운동손상 분석과 관리를 위한

KEMA 접근법 Ⅱ

운동손상 분석과 관리를 위한 KEMA 접근법 II

KEMA Approach for Analysis & Management of Movement Impairment II

2022년 5월 30일 1판 1쇄 발행
2024년 4월 15일 1판 2쇄 발행

지은이 | 권오윤 · 강민혁 · 김문환 · 김수정 · 김태호 · 박규남 · 오재섭 · 이원휘
임진용 · 장준혁 · 전인철 · 정도영 · 정성훈 · 하성민 · 황의재 공저

펴낸이 | 김진환

펴낸곳 | 학지사메디컬 HAKJISA MEDICAL
04031 서울특별시 마포구 양화로 15길 20 마인드월드빌딩
대표전화_ 02-330-5188 팩스_ 02-326-0338

등 록 | 2010년 2월 8일 제313-2010-36호

메 일 | hakjisamd@hakjisamd.co.kr

홈페이지 | http://www.hakjisamd.co.kr

ISBN 978-89-6069-837-6 94510(세트) / 978-89-6069-838-3 94510(1권) / 978-89-6069-839-0 94510(2권)

가 격 | 110,000원(세트) / 55,000(1권) / 55,000(2권)

운동손상 분석과 관리를 위한
KEMA 접근법 II

권오윤 · 강민혁 · 김문환 · 김수정 · 김태호 · 박규남 · 오재섭 · 이원휘
임진용 · 장준혁 · 전인철 · 정도영 · 정성훈 · 하성민 · 황의재 공저

KEMA Approach for
Analysis & Management of
Movement Impairment

학지사메디컬
HAKJISA MEDICAL

저자 소개

대표저자

권오윤　　연세대학교

집필진

강민혁　　부산가톨릭대학교

김문환　　연세대학교 원주세브란스기독병원

김수정　　동서대학교

김태호　　대구대학교

박규남　　연세대학교

오재섭　　인제대학교

이원휘　　전주비전대학교

임진용　　한솔병원

장준혁　　하이브리드 웰니스 센터

전인철　　호서대학교

정도영　　중부대학교

정성훈　　백석대학교

하성민　　상지대학교

황의재　　연세대학교

머리말

가상현실의 메타버스와 빅데이터에 의한 4차 산업혁명이 이루어지고, 의학 분야에서는 진단 기술, 수술, 치료 기술의 고도로 발전하고 있는 이 시점에서도 근골격계 통증은 폭발적으로 증가하고 있고 헬스케어와 피트니스 분야에서 중요한 이슈입니다. 지금까지 근골격계 통증과 관리에 대한 수많은 이론과 접근법이 있었지만, 아직까지도 이 분야의 전문가들은 통증의 이유가 무엇이고, 왜 이 부위에 통증이 나타나는지, 또 어떻게 해결해야 하는지에 대한 많은 궁금증과 완벽한 해결책을 밝혀내지 못하고 있습니다.

2002년부터 운동손상증후군을 소개하고 강의한 지 20년 가까이 시간이 흘렀습니다. 워싱턴대학교의 셔리 샤먼교수의 『운동손상증후군의 진단과 치료』라는 책을 번역하여 소개하였으며, 오랜 시간 근골격계 관리를 위한 강의, 많은 기업체에서 근골격계 관리 프로그램을 운영하면서 체득한 노하우 그리고 근골격계 평가와 관리에 대한 과학적인 연구를 통해 해외 유명 학회지에 투고된 연구 성과를 바탕으로 KEMA 학회를 통해 학문적 체계를 만들어 왔습니다.

KEMA는 Kinetic Exercise based on Movement Analysis의 약자로 운동 분석에 기초한 동역학적 운동 접근법으로, 과학적인 운동분석을 통해 인체에서 발생하는 미세한 운동 손상(movement impairment)을 규명하여 근골격계 문제를 해결하는 토탈 솔루션(total solution)을 제공하여 근골격계 통증 없는 삶의 질을 유지하게 하는 접근법입니다.

현대인이 겪고 있는 근골격계 통증의 원인은 단순하지 않습니다. 인체에서 일어나는 운동은 여러 시스템 요소가 복합적으로 상호작용하여 발생합니다. 근골격계, 신경계, 관절 시스템, 자세, 연부조직, 신경 가동성, 심혈관계, 정신적 요소가 상호작용을 하며, 이러한 각각의 시스템은 일상생활, 취미활동, 직업, 개인 요소, 스포츠 활동에 의해 영향을 받고, 이러한 시스템 중 어떤 구성요소 중 하나에 문제가 발생하면 운동손상이 발생하여 근골격계 통증을 유발하고 운동의 비효율이 발생합니다. KEMA 접근법은 이러한 요소들을 다면적으로 분석하여 운동손상의 기전을 밝히고 운동손상을 유발한 진짜원인(true cause), 근본원인(root cause)을 찾아서 근골격계 통증의 근원을 해결하는 방법을 제공해 줍니다. 현재까지의 근골격계 통증을 관리하는 방법은 주로 원천(source)를 해결하는데 집중이 되어 왔습니다. 예를 들어, 요추 디스크 탈출이 발생하여 통증이 발생한 경우 통증을 유발하는 탈출된 디스크를 제거하는 것이 원천을 해결하는 방법입니다. 그러나 디스크 탈출의 원인은 무엇일까요? 이러한 원인은 단순하지 않고, 사람마다 다양하게 나타납니다. 원인을 완전히 해결하지 못하면 요통은 지속적으로 반복될 것입니다. 이러한 경우 근본적인 원인을 해결해야 합니다. 모든 근골격계 통증은 그 원인이 있고, 원인을 알지 못하면 완전한 해결 방법도 없습니다.

KEMA 접근법은 근골격계 문제에 대해서 개인의 자세와 일상동작, 각 관절의 운동, 인체 전체에서 발생하는 운동기능을 생체역학적으로 분석/평가하고, 잘못된 운동과 문제점을 찾아내어 운동손상을 분류하고 그에 따른 개인 맞춤형, 직업 맞춤형, 활동 맞춤형 근골격계 관리 솔루션을 제공하고 있습니다.

머리말

KEMA 접근법의 저서는

1. KEMA 학회의 연수강좌의 순서와 내용에 맞춰 집필되었으며, I권에서는 목, 등, 어깨, 허리 부위에 대한 내용으로, II권에서는 골반, 엉덩관절, 무릎, 팔과 손, 발과 발목까지 신체관절영역으로 나누어 근골격계 통증을 유발하는 운동손상 평가와 관리를 체계적으로 서술하였습니다.
2. 각 장의 저자들은 학회에서 오랫동안 각 파트에 대한 연수강좌를 강의해 온 전문가 강사들입니다.
3. 모든 용어는 해부학 용어 5판 개정판을 기준으로 신용어로 서술하였습니다. 그러나 처음 나오는 용어에 대해서는 신용어(구용어, 영어)로 표기하였으니, 신용어에 익숙하지 않은 독자들은 각 장의 앞부분을 참고하기 바랍니다.
4. 평가영역에서 움직임 평가의 평가명은 여러 책에서 다르게 표기될 수 있습니다.
5. KEMA의 평가와 관리에 대한 독자들의 이해를 돕기 위해 최대한 많은 사진 자료를 포함시켜 집필하였습니다.

KEMA 접근법의 이론적 배경에 대한 부분은 본 저서에서는 다루지 않았습니다. 학회연수강좌의 소개강좌(introduction course)와 새롭게 발간될 도서를 참고하여 학습하기 바랍니다.

본 교재와 함께 과학적이고 체계적인 평가를 통해 근골격계 통증을 발생시키는 근본적인 원인을 밝히고 그에 따른 해결 방법을 제시하는 KEMA 접근법을 학습하여, 근골격계 관리 전문가로 이론과 실무능력을 겸비하기 바랍니다.

인체 운동 과학(human movement science)은 기계처럼 공학적, 수학적으로 표현하고 예측하기 어려운 학문입니다. 인체에서 일어나는 운동은 정형화된 것이 없으며, 셀 수 없는 다양한 운동이 사람마다 다르게 발생하기 때문에 인간이 영원히 정복할 수 없는 미지의 세계, 마지막 과학(last science)일 것입니다. KEMA 접근법은 인체에서 발생하는 섬세한 운동을 분석하는 방법과 운동손상을 찾아 다면적(multi-dimensional), 기전 기반(mechanism based)의 해결방법을 제공하고자 노력하고 있지만 아직 완벽하지 못하며 이제 출발점이라고 생각합니다. 많은 독자 분들도 인체에서 발생하는 잘못된 운동손상을 과학적으로 입증하는 데 있어 아낌없는 협조와 조언을 통해 인류가 통증 없이 살아가는데 함께 기여해 주시고 동참해 주시기를 바랍니다.

이 저서가 출간되기까지 2년이 넘는 긴 시간 동안 각 관절파트를 집필해 준 KEMA 학회 강사님들께 감사드리며, 많은 사진과 일러스트 작업에도 좋은 저서가 되도록 출판을 허락해 준 학지사 편집부와 대표님께 진심을 감사드립니다.

2022년 3월

저자대표 **권오윤**(연세대학교 교수)

목차

CHAPTER 5 골반 Pelvis

목차

CHAPTER 6 엉덩관절 Hip joint

목차

CHAPTER 7 무릎 Knee

목차

CHAPTER 8 상지Upper extremity: elbow, wrist and finger

목차

CHAPTER 9 발과 발목 Foot and ankle

CHAPTER

5

골반
Pelvis

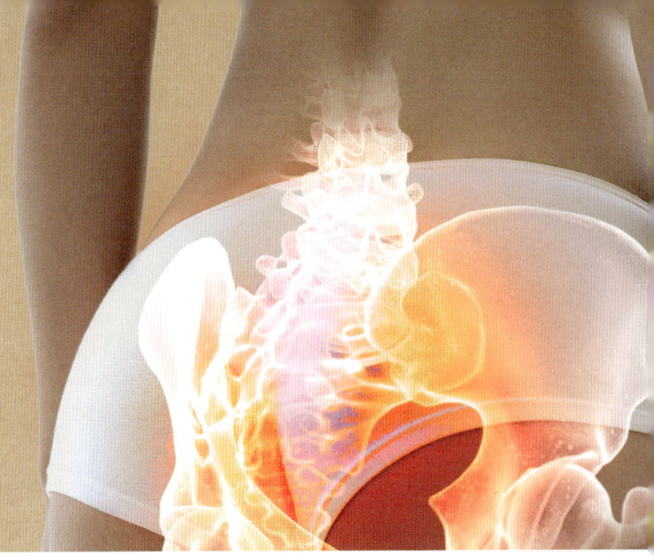

1. 서론

골반(pelvis)은 몸통과 다리를 연결해주는 중요한 인체 구조물이다. 그렇기 때문에 골반의 기능을 평가하고 적절한 기능을 회복시킬 수 있는 다양한 중재는 몸통과 다리(특히, 허리와 엉덩관절 부위)의 근골격계질환 관리에 매우 중요하다.

허리 및 엉덩관절과 골반의 기능적 연결성은 크게 운동형상학적 연결성(kinematic link)과 근육학적 연결성(muscular link)으로 나누어 생각해 볼 수 있다. 허리 및 엉덩관절과 골반의 운동형상학적 연결성은 앞에서 언급된 허리골반리듬(lumbopelvic rhythm)을 통해 설명된다.

허리 및 엉덩관절과 골반의 근육학적 연결성은 근육의 부착위치를 생각해보면 쉽게 이해할 수 있다. 척주세움근(척주기립근, erector spinae), 뭇갈래근(다열근, multifidus), 배곧은근(복직근, rectus abdominis), 배바깥빗근(외복사근, external abdominal oblique), 배속빗근(내복사근, internal abdominal oblique), 배가로근(복횡근, transversus abdominis), 허리네모근(요방형근, quadratus lumborum), 엉덩허리근(장요근, iliopsoas) 등을 생각해보자. 이 근육들은 허리뼈 또는 골반 중 어느 한 부위에만 이는곳(기시부, origin)과 닿는곳(종지부, insertion)이 있는 것이 아니다. 즉, 이러한 근육들은 허리뼈, 골반, 넙다리뼈 모두에 부착점을 가지고 있기 때문에 이 근육들의 수축은 골반의 움직임뿐만 아니라 허리뼈 및 엉덩관절의 움직임에도 관여하게 된다. 이와 반대로, 골반의 움직임 또는 정렬이 허리-골반-엉덩관절 근육에 영향을 미칠 수도 있는데, 과도한 골반의 앞/뒤기울임 및 돌림과 골반의 위치 변화는 허리-골반-엉덩관절의 비정상적인 정렬에 기여하여 허리-골반-엉덩관절 근육들의 단축 또는 약화를 유발할 수 있다.

지금까지 살펴 본 허리-골반-엉덩관절의 운동형상학적 연결성 및 근육학적 연결성을 통해 골반이 허리-골반-엉덩관절의 정렬, 움직임, 근육 기능에 중요한 역할을 한다는 사실을 알 수 있다. 결과적으로 골반은 주변 관절과 기능적 연결성을 통해 다양한 인체 움직임 시 발생되는 힘을 효율적으로 전달 및 분산시켜 줄 뿐 아니라 관절의 안정성 확보에 도움을 줌으로써 인체의 정상적인 움직임에 기여하게 된다.

2. 해부학 및 운동학

1) 해부학

(1) 뼈

골반은 엉치뼈(천골, sacrum), 꼬리뼈(미골, coccyx) 그리고 한 쌍의 볼기뼈(관골/무명골, hip bone/innominate bone)로 구성된다(그림 5.1). 출생 시 볼기뼈는 엉덩뼈(장골, ilium), 궁둥뼈(좌골, ischium), 두덩뼈(치골, pubis)로 분리되어 있으나, 성장하면서 이 뼈들은 하나의 뼈로 융합된다.

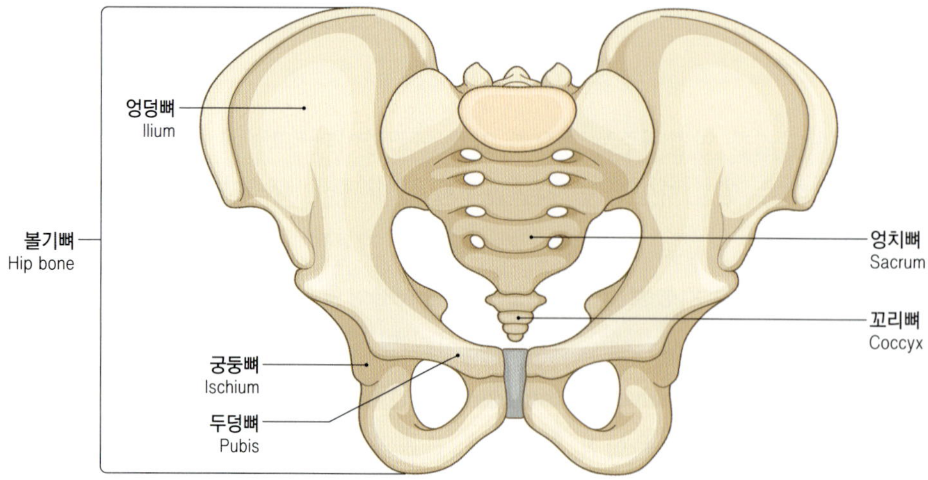

그림 5.1 골반의 구조

엉치뼈의 주요 표식점 및 구조에는 엉치뼈바닥(천골저, base of sacrum), 엉치뼈곶(천골곶, sacral promonotory), 정중엉치뼈능선(정중천골릉, median sacral crest), 중간엉치뼈능선(중간천골릉, intermediate sacral crest), 가쪽엉치뼈능선(외측천골릉, lateral sacral crest), 엉치뼈관(천골관, sacral canal), 앞엉치뼈구멍(전천골공, ventral sacral foramen), 뒤엉치뼈구멍(후천골공, dorsal sacral foramen), 엉치뼈고랑(sacral sulcus), 엉치뼈틈새(천골열공, sacral hiatus)가 있다(그림 5.2). 이러한 구조들 중에서 엉치뼈고랑과 엉치뼈틈새는 엉치엉덩관절 및 골반의 자세 정렬을 평가하는데 사용된다. 엉치뼈고랑은 위뒤엉덩뼈가시(상후장골극, posterior superior iliac spine, PSIS)와 같은 높이에 있는 엉치뼈의 정중엉치뼈능선과 위뒤엉덩뼈가시 사이의 고랑으로써, 엉치뼈의 비틀림(염전, torsion)을 평가하기 위한 표식점으로 사용된다(그림 5.3). 엉치뼈틈새는 상대적으로 편평한 엉치뼈의 끝부분으로써, 엉치뼈의 앞끄덕임(전굴, nutation)과 뒤끄덕임(후굴, counternutation) 정렬을 평가하기 위한 표식점으로 사용된다. 꼬리뼈는 엉치뼈 아래에 연결된 뼈로써 엉치뼈틈새 아래에서 촉진할 수 있다.

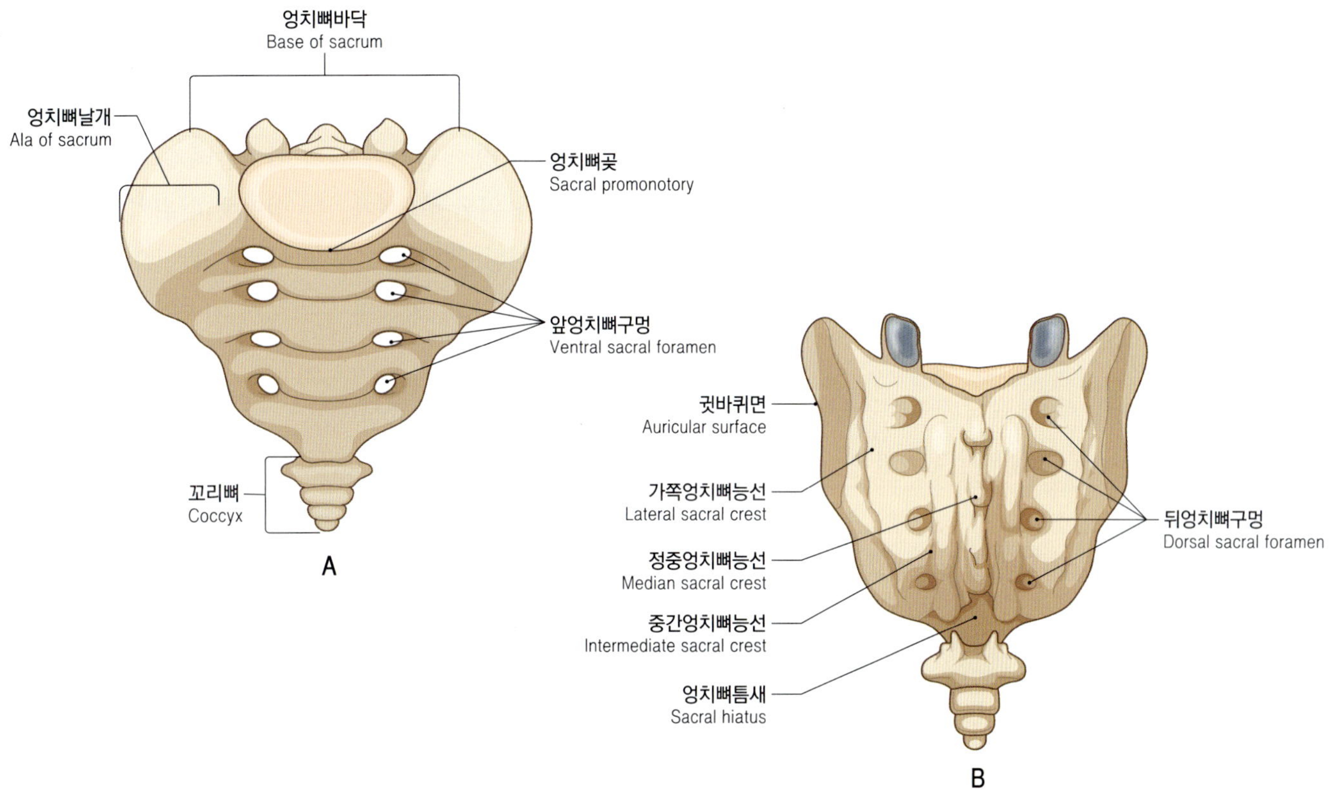

그림 5.2 엉치뼈와 꼬리뼈의 구조. A: 앞면, B: 뒷면

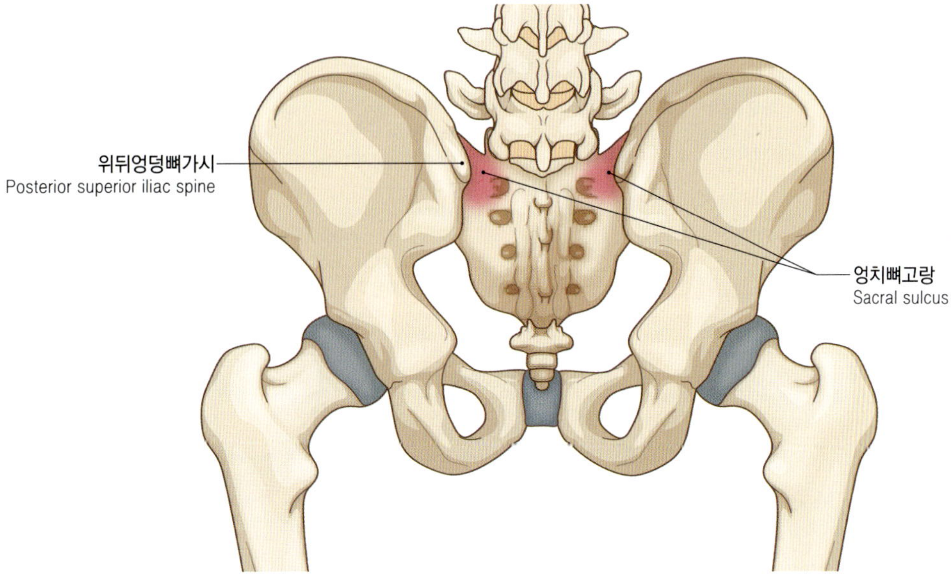

그림 5.3 엉치뼈고랑

엉덩뼈의 주요 표식점 및 구조에는 위앞엉덩뼈가시(상전장골극, anterior superior iliac spine, ASIS), 위뒤엉덩뼈가시, 엉덩뼈능선(장골능선, iliac crest), 아래앞엉덩뼈가시(하전장골극, anterior inferior iliac spine), 아래뒤엉덩뼈가시(하후장골극, posterior inferior iliac spine), 엉덩뼈날개(장골익, ala of ilium), 귓바퀴면(이상면, auricular surface)이 있다(그림 5.4). 이 중 위앞엉덩뼈가시, 위뒤엉덩뼈가시, 엉덩뼈능선은 골반의 정렬을 평가하는데 사용된다. 위앞엉덩뼈가시와 위뒤엉덩뼈가시는 엉덩뼈의 위치를 파악하는 대표적인 표식점이며, 엉덩뼈능선은 위앞엉덩뼈가시와 위뒤엉덩뼈가시를 이어주는 능선으로써 허리뼈의 위치를 파악하는데 활용된다. 귓바퀴면은 아래뒤엉덩뼈가시의 안쪽면 부위로써 엉치뼈와 관절을 이룬다.

궁둥뼈의 주요 표식점 및 구조에는 궁둥뼈결절(좌골결절, ischial tuberosity), 궁둥뼈가시(좌골극, ischial spine), 궁둥뼈가지(좌골지, ischial ramus), 큰궁둥패임(대좌골절흔, greater sciatic notch), 작은

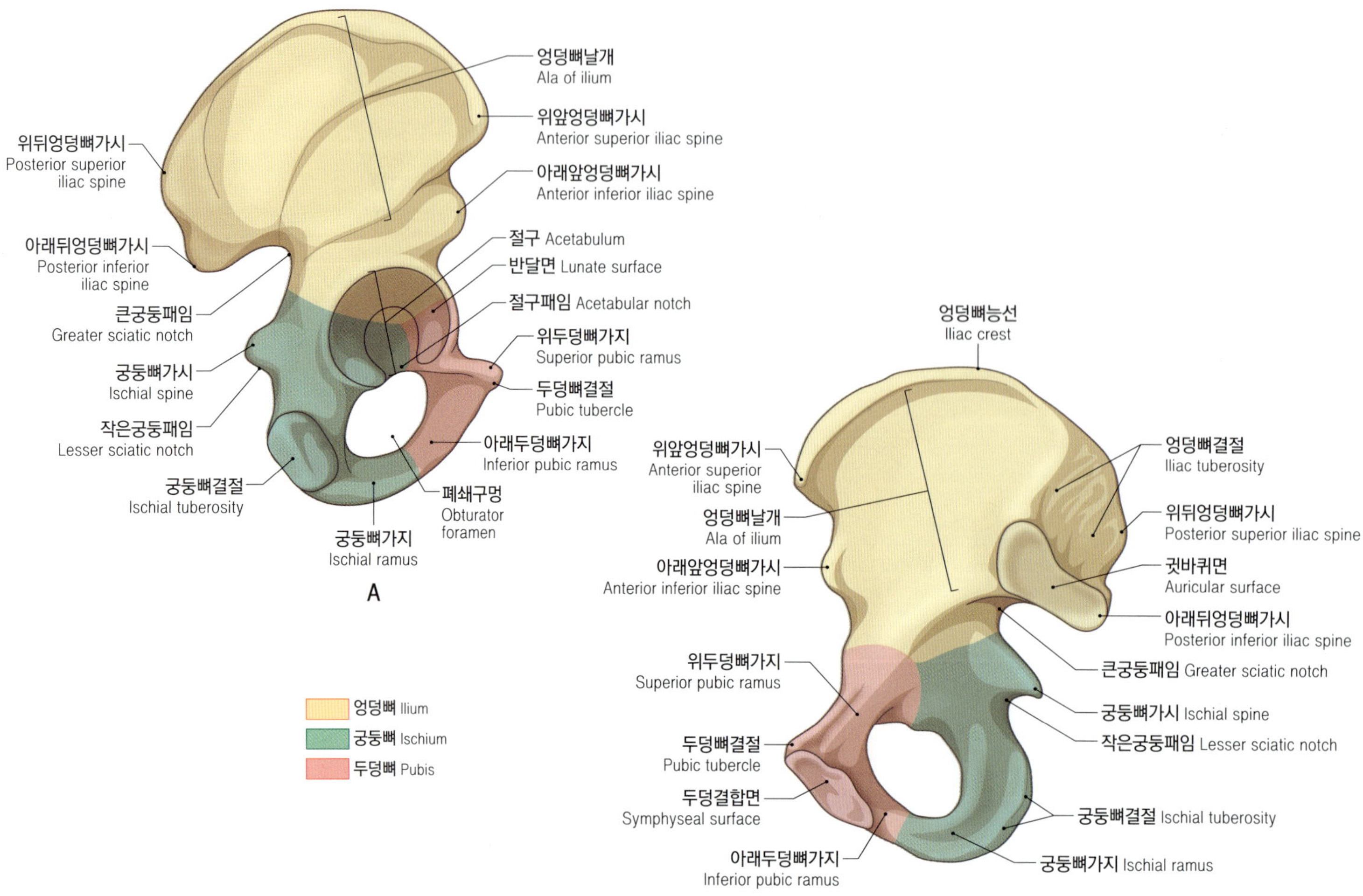

그림 5.4 볼기뼈의 구조. A: 가쪽면, B: 안쪽면

궁둥패임(소좌골절흔, lesser sciatic notch)이 있다(그림 5.4). 궁둥뼈결절은 앉은 자세 시 의자에 닿는 부위이며, 넙다리뒤근육(슬괵근, hamstring)의 이는곳을 제공한다.

두덩뼈의 주요 표식점 및 구조에는 두덩결합면(치골결합면, symphyseal surface), 두덩뼈결절(치골결절, pubic tubercle), 위두덩뼈가지(치골상지, superior pubic ramus) 및 두덩뼈빗(치골근선, pectineal line), 아래두덩뼈가지(치골하지, inferior pubic ramus)가 있다(그림 5.4). 두덩결합면은 양쪽 두덩뼈의 앞쪽면이 만나 관절을 이루는 두덩결합(치골결합, pubic symphysis)의 관절면으로써, 골반의 정렬 검사 시 사용된다.

(2) 관절

골반을 구성하는 관절에는 엉치엉덩관절(천장관절, sacroiliac joint)과 두덩결합이 있다. 엉치엉덩관절은 약간 볼록(convex)한 C모양의 엉덩뼈 귓바퀴면과 약간 오목(concave)한 엉치뼈의 귓바퀴면이 만나서 이루어지는 관절이다(그림 5.5). 엉치엉덩관절의 관절면은 수직면(vertical plane)과 거의 평행한 방향으로 배열되어 있으며, 상대적으로 편평한 관절면(relatively flat joint surface)의 형태를 가지고 있다. 따라서, 엉치엉덩관절은 관절면에 대해 수직으로 가해지는 압박력을 분산 및 이동시키는데 유리하다는 장점이 있다. 하지만 중력처럼 엉치엉덩관절의 관절면과 평행한 방향으로 가해지는 전단력(shear force)에 대해서는 취약한 단점이 있다. 엉치엉덩관절의 관절면은 유아기 때 상대적으로 편평한 모양을 이루지만, 성인이 되면서 울퉁불퉁한 모양으로 변하게 된다. 이러한 관절면의 변화로 인해 엉치엉덩관절의 움직임은 나이가 들수록 점차 뻣뻣하게 바뀌게 된다. 따라서, 엉치엉덩관절은 움직임이 원활히 이뤄지는 관절(mobile joint)인 엉덩관절에 비해 움직임이 제한적인 관절(immobile joint)이라는 대조적인 특징을 가진다.

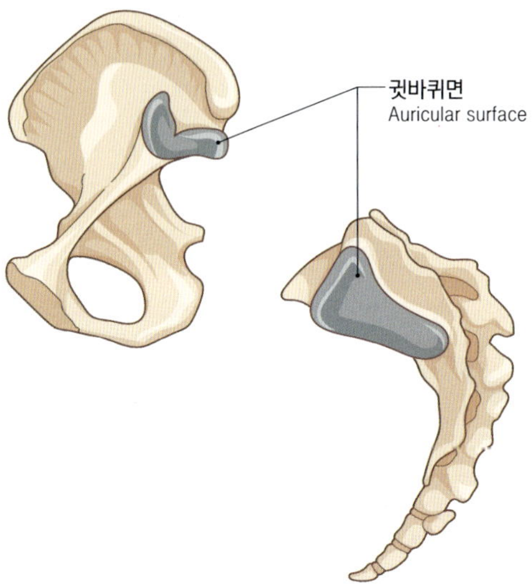

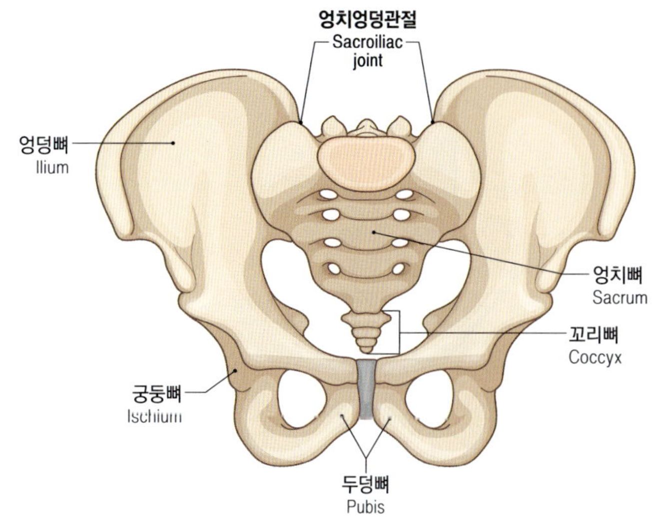

그림 5.5 엉치엉덩관절

두덩결합은 양쪽 두덩뼈의 두덩결합면이 만나 골반의 앞쪽 경계부를 형성하는 관절이다(그림 5.6). 두덩결합의 관절면 사이에는 섬유연골성 원반인 두덩사이원반(치골간원판, interpubic disc)이 위치한다. 두덩결합은 엉치엉덩관절과 유사하게 움직임이 제한적인 관절이다.

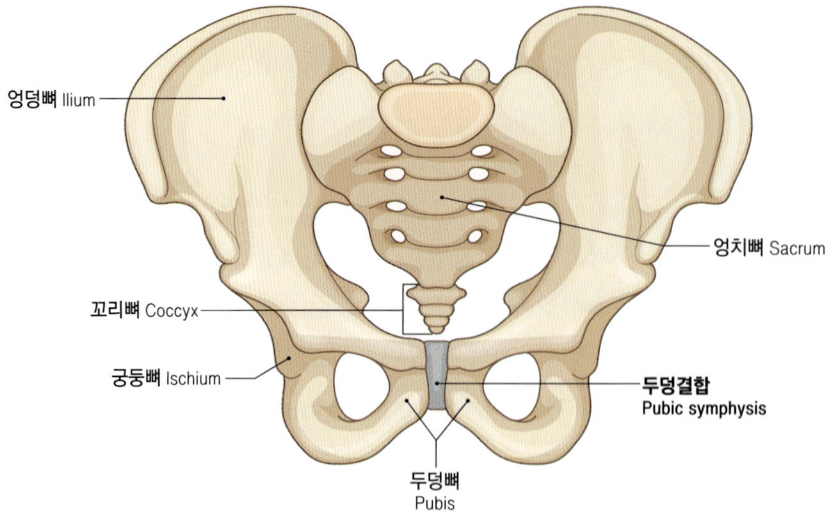

그림 5.6 두덩결합

엉치뼈는 두 개의 볼기뼈 사이에 위치하므로, 활(궁, arch) 형태 구조물의 쐐기돌(keystone)과 같은 역할을 하게 된다. 엉치뼈를 중심으로 형성된 골반은 결과적으로 몸통과 다리에서 발생되는 힘을 서로에게 전달해주고 충격을 완화시켜 주는 핵심 역할을 하게 된다(그림 5.7).

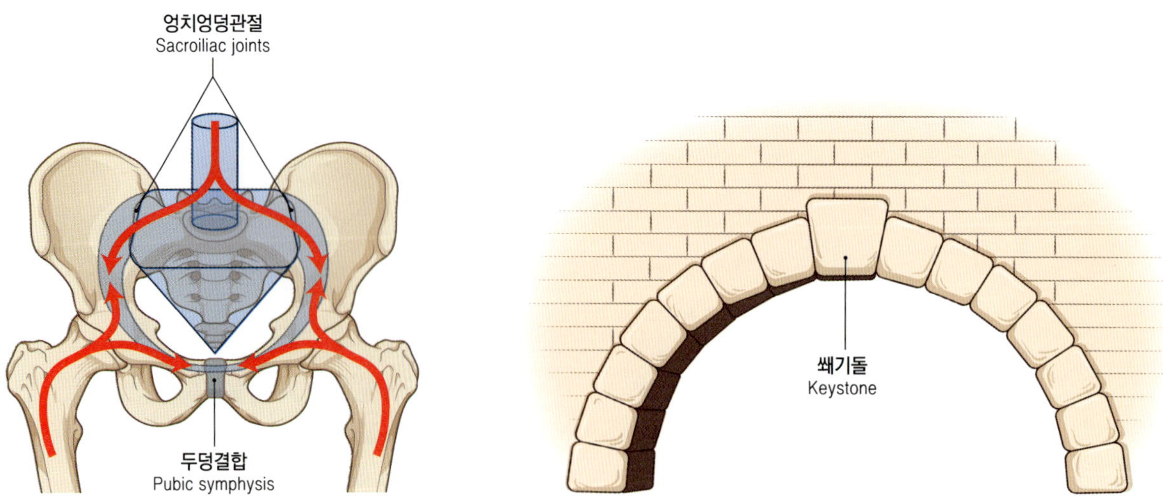

그림 5.7 엉치뼈의 쐐기돌 역할. 화살표는 힘의 이동 방향을 보여준다.

(3) 근육

① 배가로근 Transversus Abdominis

배가로근은 배(abdomen)를 구성하는 근육들 중 해부학적으로 가장 깊은 곳에 위치하는 근육이다(그림 5.8).

이는곳
- 엉덩뼈능선, 등허리근막, 6-12번 갈비연골, 샅고랑인대

닿는곳
- 백색선(백선, linea alba), 배곧은근집(복직근초, rectus sheath)

작용
- 배안압력의 증가, 등허리근막의 장력 증가

신경지배
- 갈비사이신경

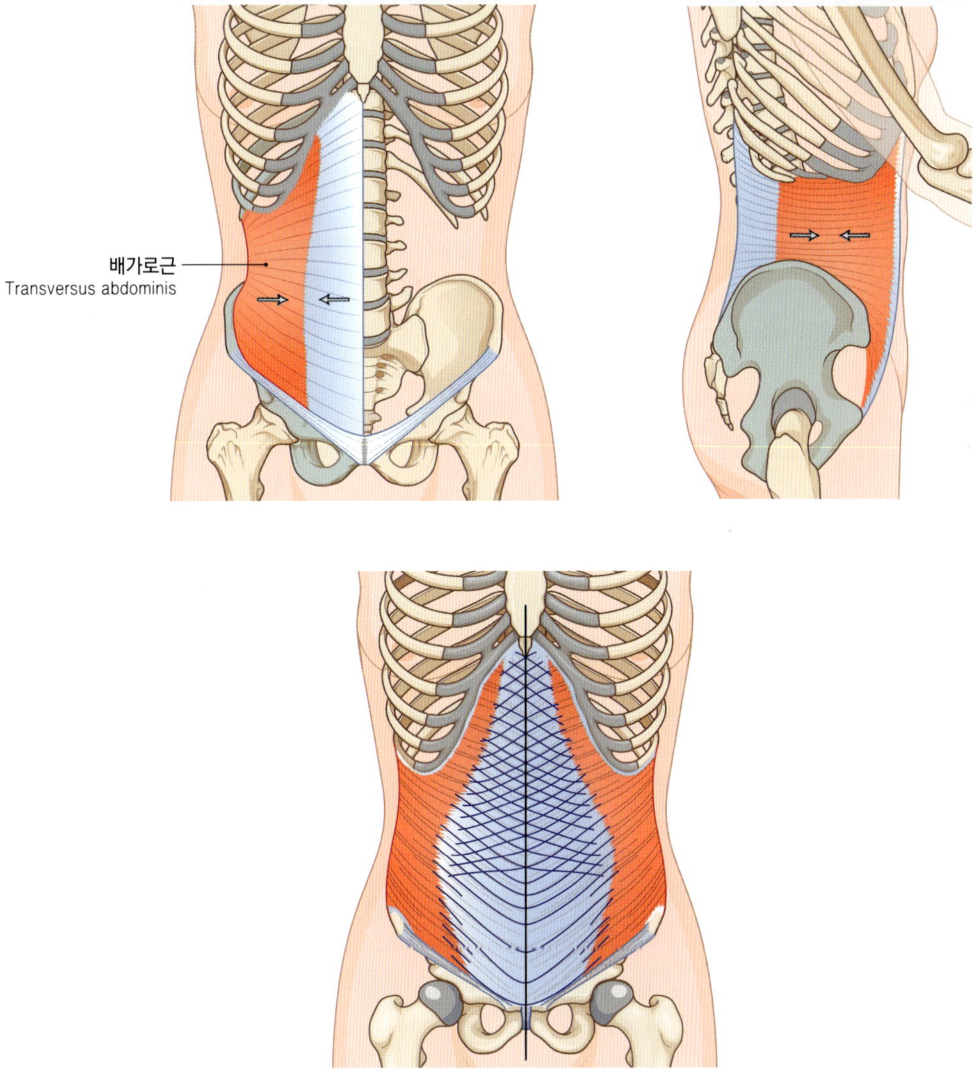

그림 5.8 배가로근

배가로근은 여성의 코르셋(corset)처럼 배를 전체적으로 감싸고 있기 때문에 배가로근의 수축은 코르셋 또는 벨트로 배를 조이듯이 압박력을 제공하여 배안압력을 증가시키고, 결과적으로 허리 안정성을 증진시킨다(그림 5.9). 또한 배가로근은 등허리근막에 부착되기 때문에, 배가로근의 수축은 등허리근막을 통해 허리의 안정화에 관여할 수 있다. 배가로근은 위치에 따라 주된 기능에 차이가 발생하는데, 위쪽 섬유들은 가슴우리(흉곽, rib cage)의 안정화에 더 큰 기여를 하며, 중간 섬유들은 허리뼈의 안정화에 더 큰 기여를 하고, 마지막으로 아래쪽 섬유는 골반의 안정화에 더 크게 관여한다.

배가로근의 앞쪽 근막 섬유들은 배꼽을 중심으로 위-아래가 다른 배열을 하고 있다. 배꼽 위쪽 섬유들은 그물처럼 엉켜 있어 수축이 쉽게 되지만, 배꼽 아래쪽 섬유들은 아래-안쪽 방향으로 평행하게 배열되어 있기 때문에 위쪽 섬유들에 비해 수축을 유도하기가 쉽지 않다.

배가로근은 다양한 팔 움직임 시 허리-골반에 가해지는 부하 및 스트레스를 줄이기 위해 가장 먼저 활성화되며, 결과적으로 허리-골반 안정화에 중요한 역할을 한다.

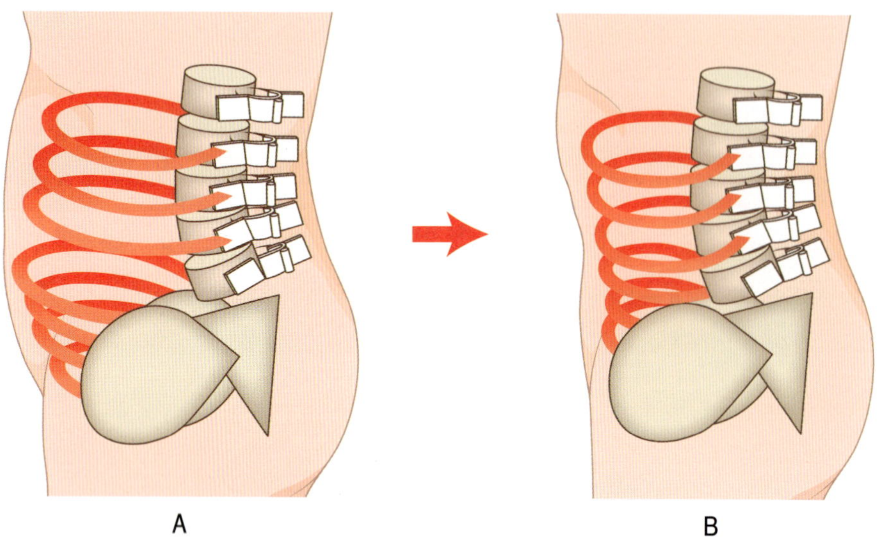

그림 5.9 배가로근의 코르셋 기능. A: 배가로근 수축 전, B: 배가로근 수축 후

② 뭇갈래근 Multifidus

뭇갈래근은 허리뼈의 가로돌기와 가시돌기 사이 공간을 채워주는 근육으로써, 허리-엉치 부위에 가장 두꺼운 근육이다(그림 5.10). 이 근육은 아래쪽으로 내려갈수록 근육의 단면적이 커지는 해부학적 특징을 가지고 있기 때문에 아래허리 부위와 허리-엉치 부위의 안정성을 제공하는데 중요한 역할을 하게 된다. 뭇갈래근은 흔들림(동요, perturbation)이 동반되는 여러 상황에서 배가로근과 함께 가장 빠르게 반응함으로써 허리-골반 부위에 안정성을 제공한다. 이전 연구들에 따르면, 건강인에 비해 허리통증 환자들에게서 뭇갈래근의 위축이 두드러지게 발생되었다. 이러한 연구 결과들은 뭇갈래근의 위축이 허리의 역학적 안정성을 감소시킴으로써 허리 손상의 잠재적 요인이 될 수 있다는 사실을 뒷받침해준다.

이는곳
- T1-T12 가로돌기, L1-L5 꼭지돌기, 엉치뼈

닿는곳
- 이는곳보다 2-4개 척추분절 위의 척추뼈의 가시돌기

작용
- 척추 폄, 척추의 반대쪽 돌림

신경지배
- 인접한 척수신경

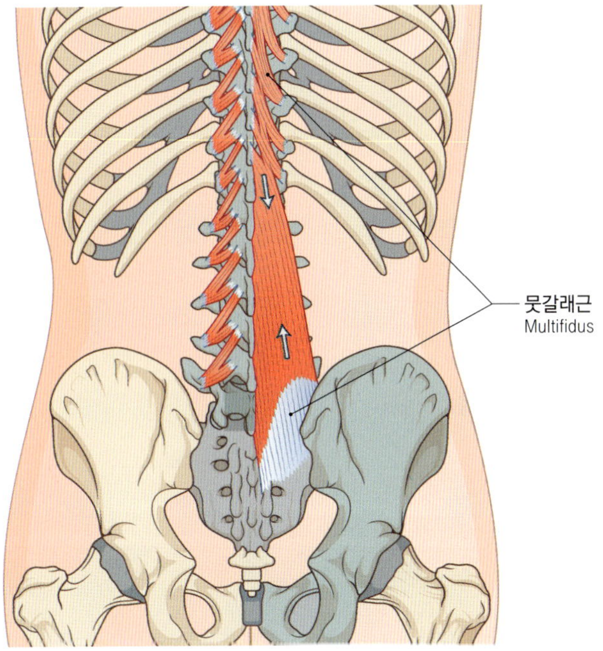

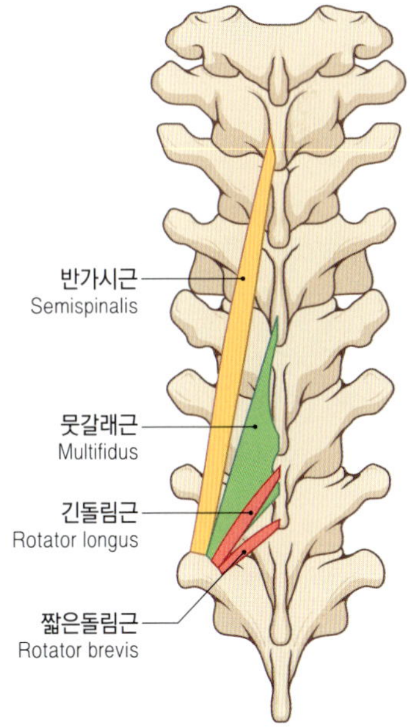

그림 5.10 뭇갈래근

③ 가로막 Diaphragm

가로막은 척추뼈에 광범위하게 부착되어 있으며(그림 5.11), 배근육들 및 골반 바닥근과 함께 수축하였을 때 배안압력을 증가시키게 되므로 허리–골반 안정화에 기여할 수 있다. 따라서, 가로막의 약화 또는 비정상적인 기능은 허리통증을 유발하는 요인이 될 수 있다. 이 근육은 허리–골반 안정화 기능 외에 호흡과 관련된 중요한 기능을 가지고 있으며, 배가로근이 날숨(호기, expiration) 시 활성화되는 반면에 가로막은 들숨(흡기, inspiration) 시 활성화된다.

이는곳
- 가슴우리, 복장뼈(흉골, sternum), 척추(L1-L3)의 안쪽면

닿는곳
- 가로막의 중심힘줄

작용
- 배호흡을 통해 가슴안 부피 증가

신경지배
- 가로막신경(C3-C5)

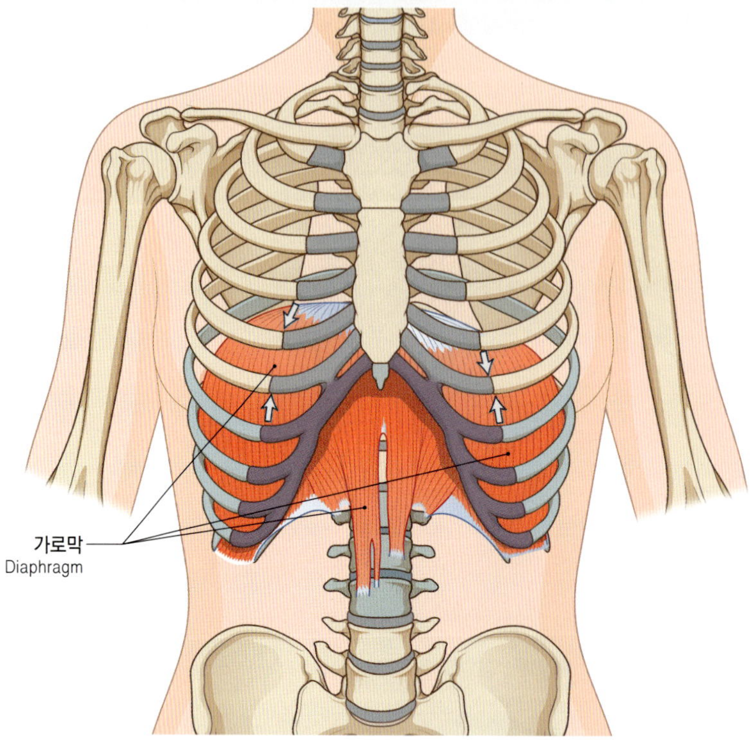

그림 5.11 가로막

④ 골반 바닥근 Pelvic Floor Muscles

골반 바닥근은 대체적으로 두덩뼈와 꼬리뼈를 연결하는 근육들로써 3개의 층으로 구성되어 있다. 첫 번째 층은 골반내막(endopelvic fascia)(그림 5.12), 두 번째 층은 골반가로막(골반격막, pelvic diaphragm) 또는 항문올림근(항문거근, levator ani)(그림 5.13), 세 번째 층은 비뇨생식가로막(비뇨생식격막, urogenital diaphragm)(그림 5.14)으로 구분된다.

골반 바닥근의 근육층은 하나의 근육으로 이루어지지 않고 여러 결합조직 및 근육들로 구성되어 있다. 골반 바닥근은 생식기관을 지지해주는 기능, 요실금이 발생하지 않도록 배뇨를 억제(continence)해주는 조임 기능 및 성적인(sexual) 측면에서 중요한 기능을 가지고 있다.

구성
- 민무늬근육, 인대, 신경, 결합조직 등으로 구성

기능
- 자궁과 방광 등을 지지

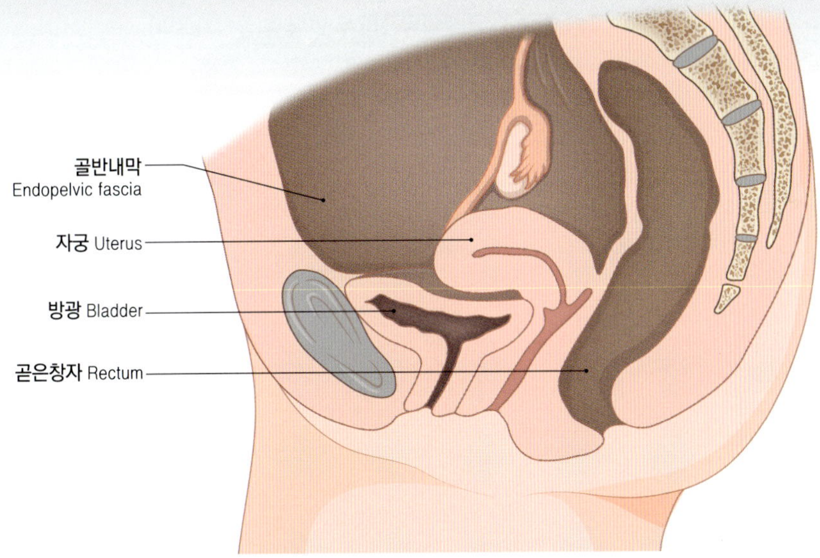

그림 5.12 골반 바닥근의 첫 번째 층(골반내막)

구성

- 두덩꼬리근(치골미골근, pubococcygeus), 두덩곧창자근(치골직장근, puborectalis), 엉덩꼬리근(iliococcygeus) 등으로 구성

기능

- 생식기관 지지 및 배설 억제

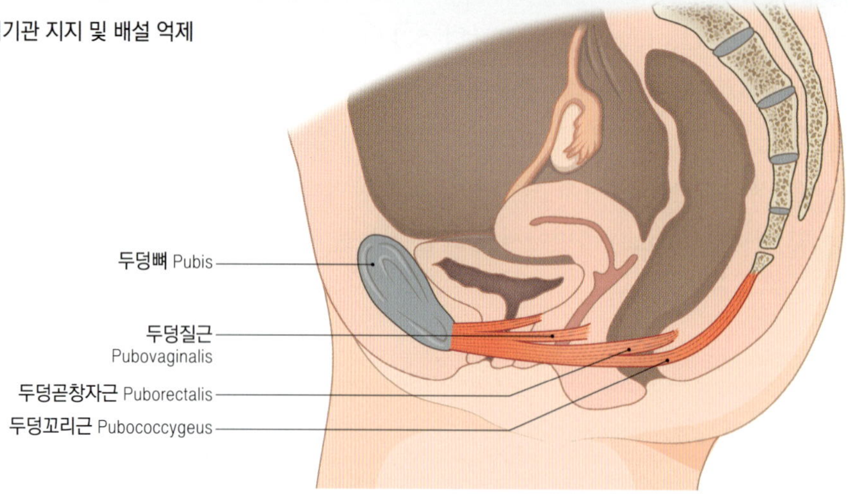

그림 5.13 골반 바닥근의 두 번째 층(골반가로막)

구성

- 깊은샅가로근(상횡회음근, deep transverse perineal), 얕은샅가로근(천횡회음근, superficial transverse perineal), 망울해면체근(구해면체근, bulbocavernosus), 궁둥해면체근(좌골해면체근, ischiocarvernous), 항문조임근(항문괄약근, anal sphincter) 등으로 구성

기능

- 골반 내의 장기 지지, 배설 억제, 성 기능

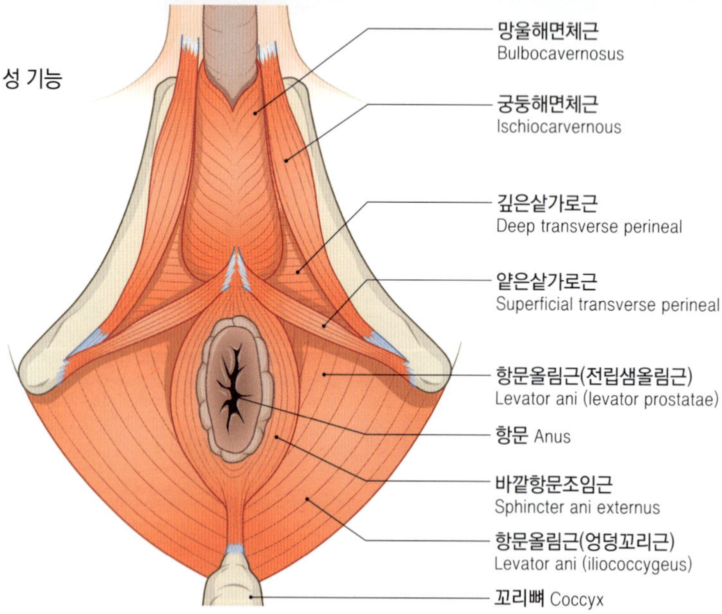

그림 5.14 골반 바닥근의 세 번째 층(비뇨생식가로막)

골반 바닥근들의 수축은 배가로근, 뭇갈래근, 가로막과 함께 배안압력을 증가시키기 때문에 허리-골반 부위의 안정성에 기여할 수 있다. 골반 바닥근들의 정상적인 수축은 골반 바닥근을 위쪽 방향으로 잡아당겨 줌으로써 배안압력을 증가시키게 된다(그림 5.15A). 따라서, 골반 바닥근의 수의적 수축 시 골반 바닥근들이 항문 안쪽으로 당겨지지 않고 오히려 항문 바깥쪽으로 밀어내는 느낌을 받게 된다면 골반 바닥근들의 비정상적인 수축을 의미하게 된다(그림 5.15B).

위에서 언급한 네 가지 근육들(배가로근, 뭇갈래근, 가로막, 골반 바닥근)은 허리-골반 부위를 위/아래/앞/뒤 방향으로 감싸줌으로써, 수축 시 배안압력을 증가시켜 허리-골반 안정성에 기여하게 되므로 허리-골반 안정화 근육으로 분류할 수 있다(그림 5.16).

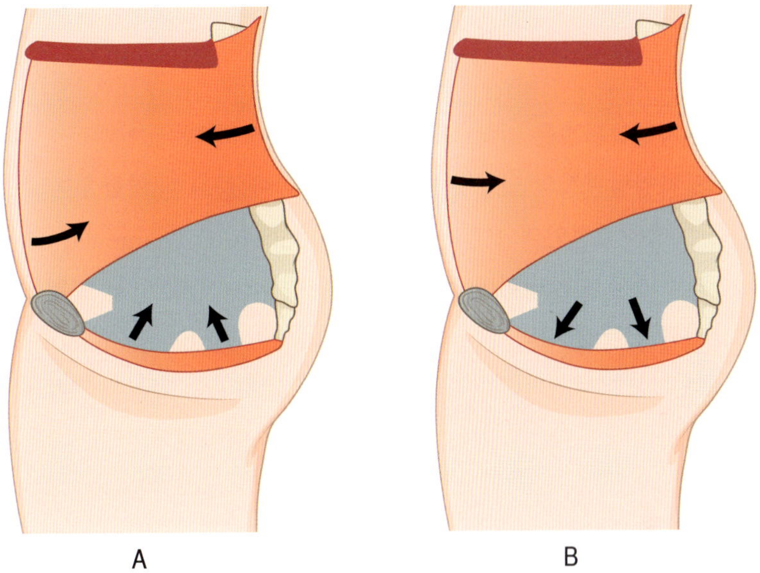

그림 5.15 골반 바닥근들의 정상적인 수축 방향. A: 정상, B: 비정상

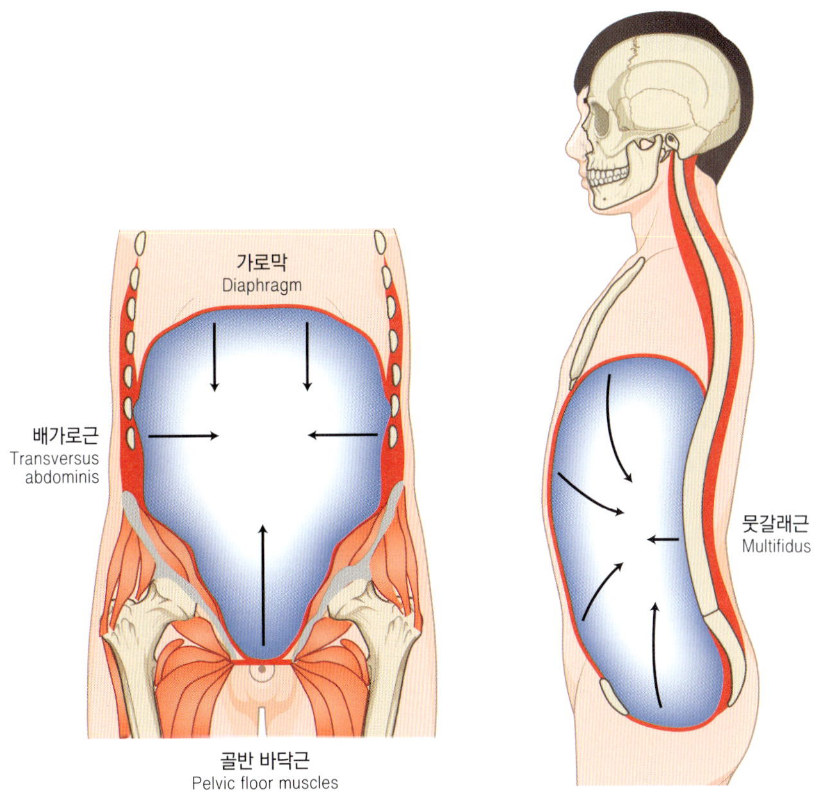

그림 5.16 허리-골반 안정화 근육의 수축에 의한 배안압력의 증가

(4) 기타

① 인대

엉치엉덩관절은 다른 관절들에 비해 굉장히 많은 인대들로 둘러싸여 있다(그림 5.17). 이러한 인대들은 엉치엉덩관절의 안정성 및 움직임 제한에 중요한 역할을 한다.

엉치결절인대(천결절인대, sacrotuberous ligament)는 위뒤엉덩뼈가시, 엉치뼈의 가쪽 부위 및 꼬리뼈에서 시작되어 궁둥뼈결절에 부착되는 인대이다. 엉치결절인대는 궁둥뼈결절 부위에서 넙다리두갈래근 긴갈래(대퇴이두근 장두, long head of biceps femoris)의 힘줄과 연결된다. 넙다리두갈래근의 수축은 볼기뼈의 뒤기울임 및 엉치뼈의 앞끄덕임을 유발하게 되고, 결과적으로 엉치결절인대의 장력을 증가시키게 된다. 따라서, 엉치결절인대는 엉치뼈의 앞끄덕임 또는 볼기뼈의 뒤기울임을 제한하는 역할을 한다.

긴뒤엉치엉덩인대(장후천장인대, long posterior sacroiliac ligament)는 뒤엉치엉덩인대들 중에서 가장 표면에 위치한 인대로써, 위뒤엉덩뼈가시와 엉치뼈의 3–4번 가쪽엉치뼈결절 사이를 연결하고 있다. 이 인대는 큰볼기근(대둔근, gluteus maximus)에 덮여 있으며, 척주세움근의 널힘줄(건막, aponeurosis) 및 뭇갈래근과 연결되어 있다. 긴뒤엉치엉덩인대는 위뒤엉덩뼈가시 바로 아래에서 촉진할 수 있는데, 촉진 시 매우 단단하고 팽팽하여 종종 뼈로 오인하기 쉬우며 많은 허리통증 환자들이 통증을 호소한다. 긴뒤엉치엉덩인대는 엉치뼈의 뒤끄덕임 또는 볼기뼈의 앞기울임을 제한하는 역할을 한다.

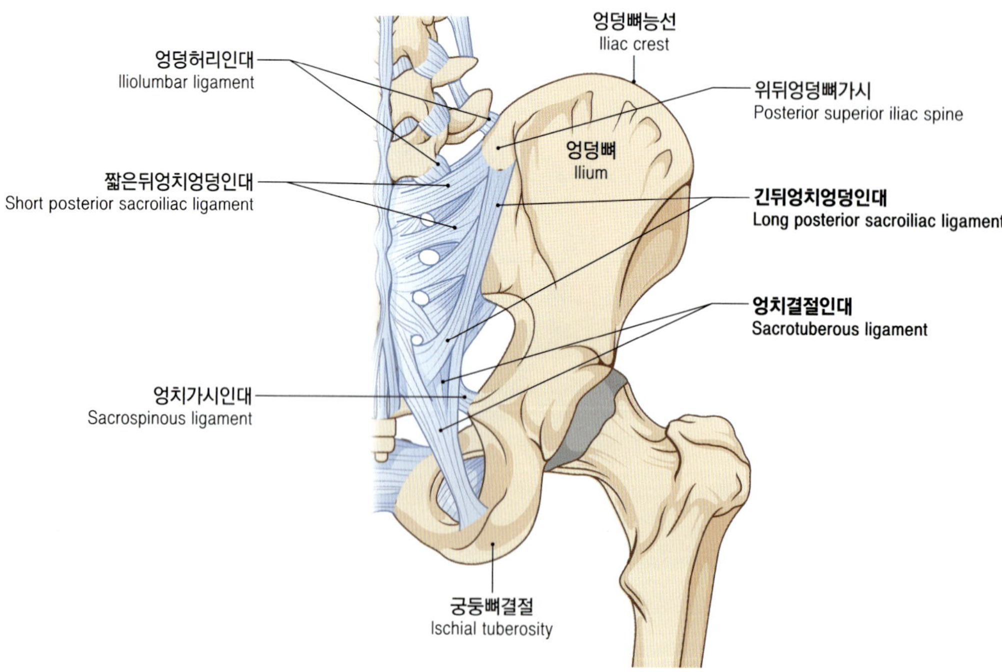

그림 5.17 엉치결절인대와 긴뒤엉치엉덩인대

비록 긴뒤엉치엉덩인대와 엉치결절인대가 서로 반대의 역할을 하지만, 두 인대는 엉치뼈 부위에서 부분적으로 연결되어 있기 때문에 두 인대의 장력 변화는 서로에게 영향을 주어 결과적으로 과도한 앞끄덕임과 뒤끄덕임을 제한하게 된다.

이외에 엉치엉덩관절과 두덩결합을 둘러싸고 있는 다양한 인대들은 관절에 압박력을 제공하며 관절의 움직임을 제한시키는 역할을 한다. 비록 이러한 인대들은 점탄성 성질(viscoelastic property)을 가지고 있지만, 지속적인 부하가 발생할 경우 크립(creep) 현상이 발생될 수 있다.

2) 운동학

(1) 앞끄덕임과 뒤끄덕임 Nutation and Counternutation

엉치엉덩관절에서 발생되는 움직임의 양은 문헌마다 다소 차이가 있으나, 약 1~4° 정도로 매우 작다. 엉치엉덩관절에서 발생되는 움직임에는 앞끄덕임과 뒤끄덕임 움직임이 있다.

엉치엉덩관절의 앞끄덕임은 엉치뼈가 엉덩뼈 귓바퀴면의 짧은팔(short arm)과 긴팔(long arm)을 따라 아래쪽 및 뒤쪽 방향으로 미끄러지는 움직임을 의미한다(그림 5.18A). 앞끄덕임은 엉치뼈와 볼기뼈의

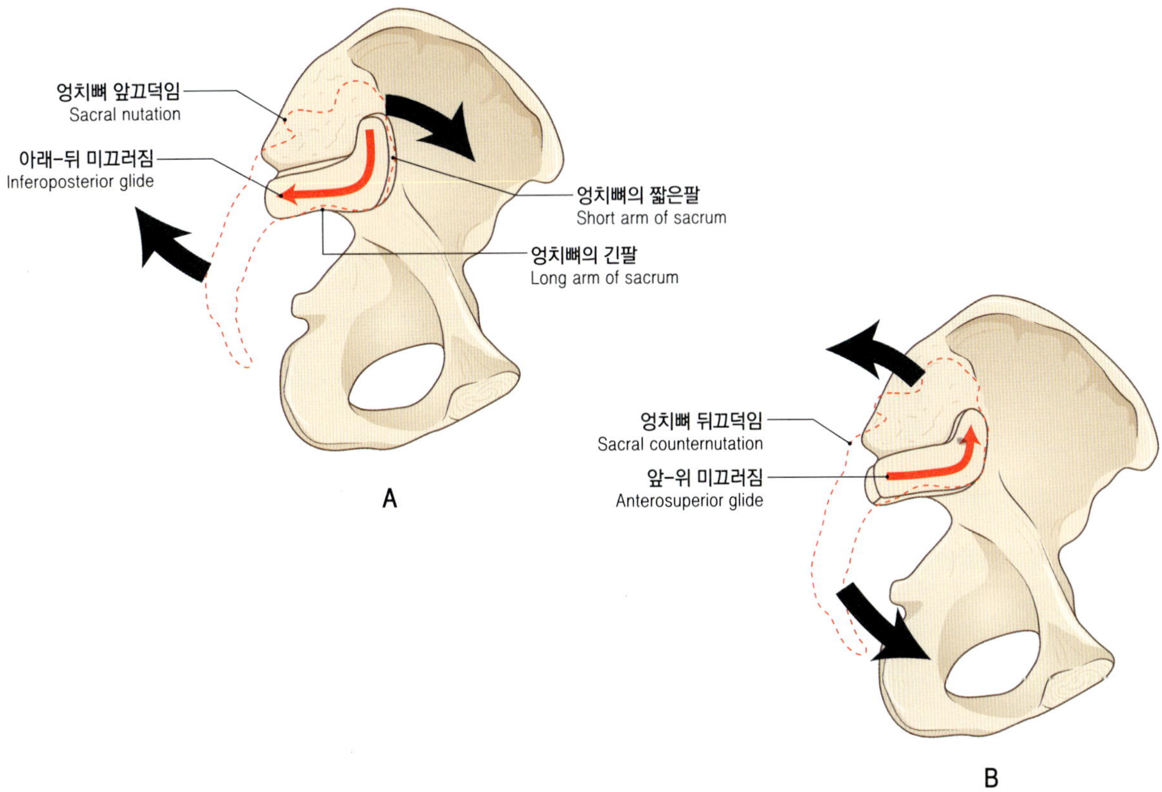

그림 5.18 엉치뼈의 움직임. A: 앞끄덕임, B: 뒤끄덕임

상대적인 움직임으로써, 엉덩뼈에 대하여 엉치뼈가 앞쪽돌림되거나 엉치뼈에 대하여 엉덩뼈가 뒤쪽돌림될 때 발생한다. 앞끄덕임은 엉치엉덩관절의 잠김 위치(close-packed position)로써, 힘을 전달하는데 가장 안정적인 자세를 제공한다. 앞끄덕임 움직임의 양은 매우 작기 때문에 촉진이 쉽지 않다.

엉치엉덩관절의 뒤끄덕임은 엉치뼈가 엉덩뼈 귓바퀴면의 짧은팔과 긴팔을 따라 위쪽 및 앞쪽 방향으로 미끄러지는 움직임을 의미한다(그림 5.18B). 뒤끄덕임은 엉치뼈와 볼기뼈의 상대적인 움직임으로써, 엉덩뼈에 대하여 엉치뼈가 뒤쪽돌림되거나 엉치뼈에 대하여 엉덩뼈가 앞쪽돌림될 때 발생한다. 뒤끄덕임 움직임 시 양쪽 엉덩뼈는 더 멀어지는 반면 양쪽 궁둥뼈결절은 더 가까워지게 된다. 뒤끄덕임은 엉치엉덩관절의 느슨한 위치(loose-packed position)로써, 엉치엉덩관절은 상대적으로 불안정한 위치에 놓이게 된다.

엉치엉덩관절의 앞끄덕임은 부하가 발생되는 자세 및 움직임(예를 들어, 바로누운 자세에서 앉거나 선 자세로 자세를 변경할 때) 시 발생된다(그림 5.19). 일반적으로 바로누운 자세에서는 엉치뼈가 뒤끄덕임 위치에 놓이게 되지만, 앉거나 선 자세에서는 엉치뼈가 약간의 앞끄덕임(slightly nutation) 위치에 놓이게 된다.

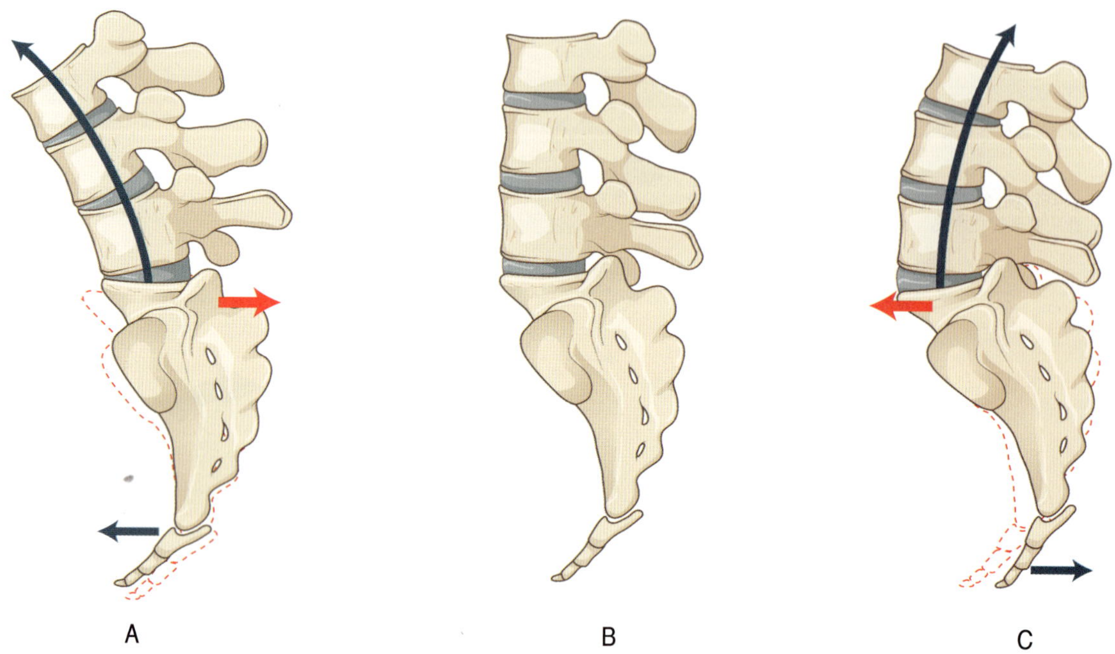

그림 5.19 앞끄덕임과 뒤끄덕임 변화. A: 뒤끄덕임, B: 중립 위치, C: 앞끄덕임

3. 촉진

1) 엉덩뼈능선Iilac Crest

몸통 가쪽 부위에서 마지막 갈비뼈 아래로 내려갈 때 처음 촉진되는 뼈 부위가 엉덩뼈능선이다(그림 5.20).

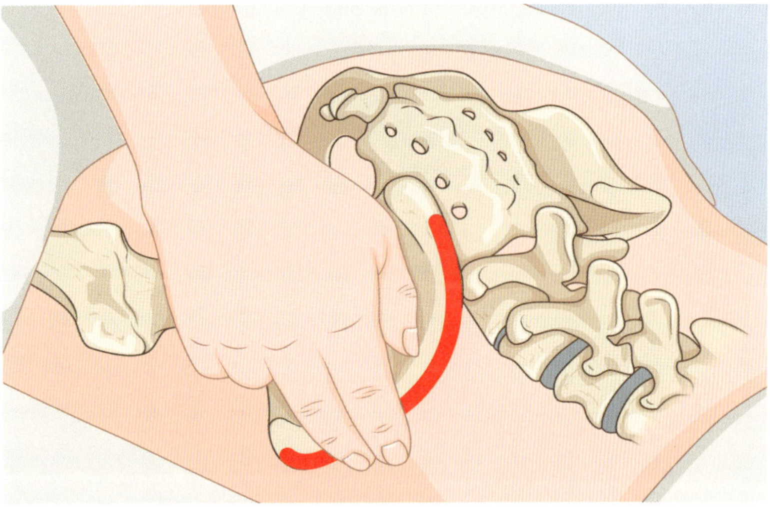

그림 5.20 엉덩뼈능선의 촉진

2) 위앞엉덩뼈가시Anterior Superior Iliac Spine, ASIS

엉덩뼈능선을 따라 앞쪽으로 이동하였을 때, 가장 앞쪽으로 돌출된 부위가 위앞엉덩뼈가시이다(그림 5.21).

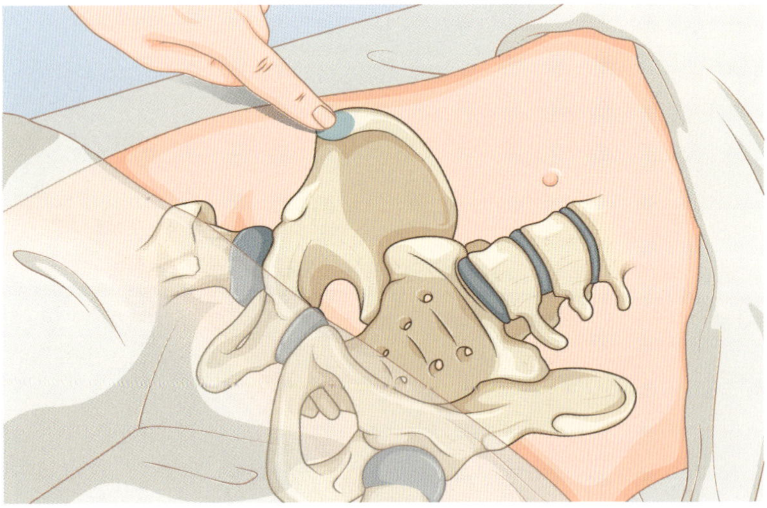

그림 5.21 위앞엉덩뼈가시의 촉진

3) 위뒤엉덩뼈가시 Posterior Superior Iliac Spine, PSIS

엉덩뼈능선을 따라 뒤쪽으로 이동하였을 때, 가장 뒤쪽으로 돌출된 부위가 위뒤엉덩뼈가시이다(그림 5.22). 다른 방법으로써, 양쪽 엉덩뼈능선과 같은 높이에 있는 척추뼈 가시돌기에서 대각선 아래 방향으로 따라가면 돌출된 위뒤엉덩뼈가시를 촉진할 수 있다. 시각적으로 판단할 경우, 엉치뼈바닥 옆에 보조개처럼 움푹 파여 있는 부위를 확인하여 그 가쪽 부위를 촉진하면 위뒤엉덩뼈가시가 촉진된다.

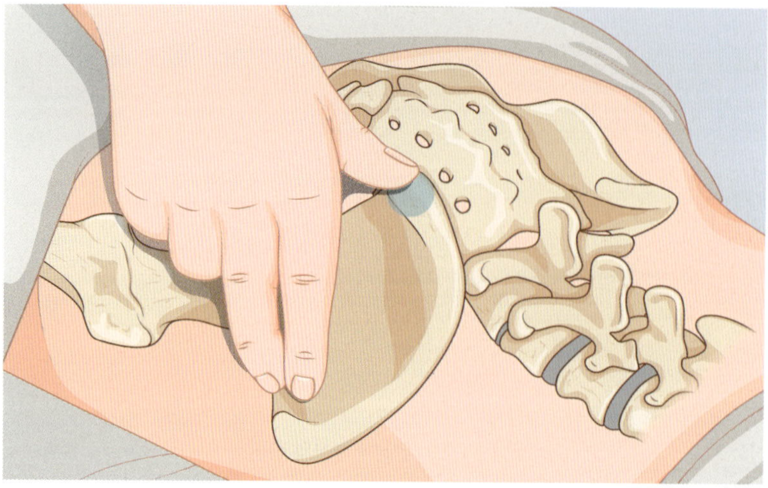

그림 5.22 위뒤엉덩뼈가시의 촉진

4) 엉치뼈고랑 Sacral Sulcus

위뒤엉덩뼈가시와 같은 높이에 있는 척추뼈 가시돌기와 위뒤엉덩뼈가시 사이의 공간이 엉치뼈고랑이다(그림 5.23).

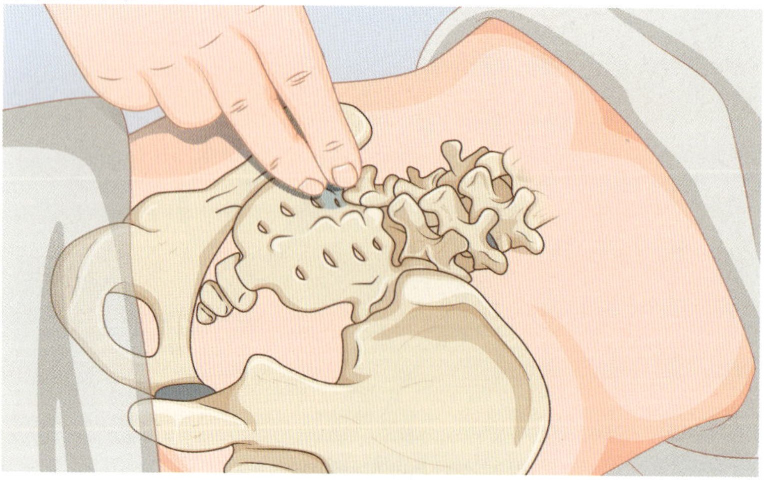

그림 5.23 엉치뼈고랑의 촉진

5) 엉치뼈틈새 Sacral Hiatus

정중엉치뼈능선을 따라 아래로 내려갔을 때 상대적으로 편평하게 촉진되는 엉치뼈의 끝부위가 엉치뼈틈새이다(그림 5.24). 엉치뼈틈새가 수평하지 않고 꼬리뼈 쪽으로 기울어져 있다면 엉치뼈의 뒤끄덕임 정렬을 의미할 수 있다.

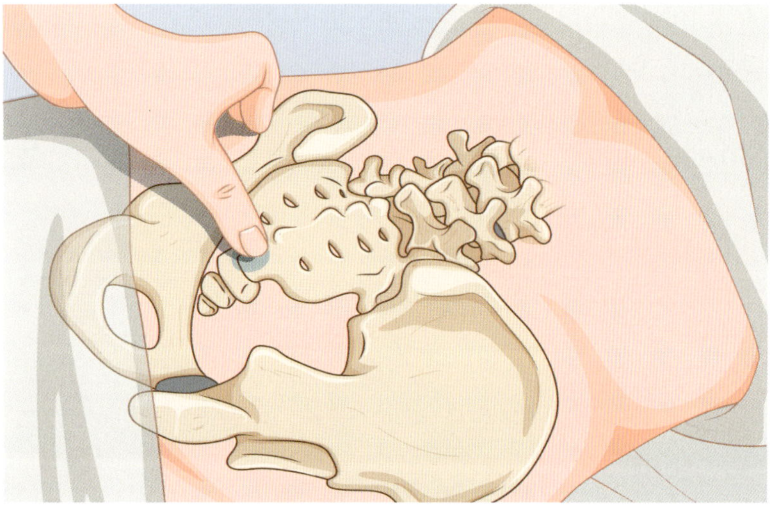

그림 5.24 엉치뼈틈새의 촉진

6) 꼬리뼈 Coccyx

엉치뼈틈새 바로 아래에 항문 쪽으로 굽어 있는 뼈가 꼬리뼈이다(그림 5.25).

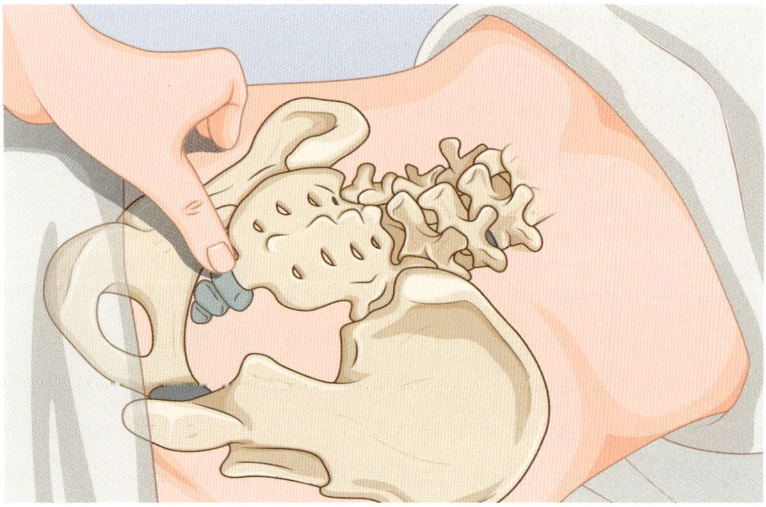

그림 5.25 꼬리뼈의 촉진

7) 궁둥뼈결절 Ischial Tuberosity

볼기주름(gluteal fold) 중간지점에서 볼기근육들을 피해 촉진하는 손가락을 위쪽 및 약간 안쪽으로 위치시키면 궁둥뼈결절이 촉진된다(그림 5.26).

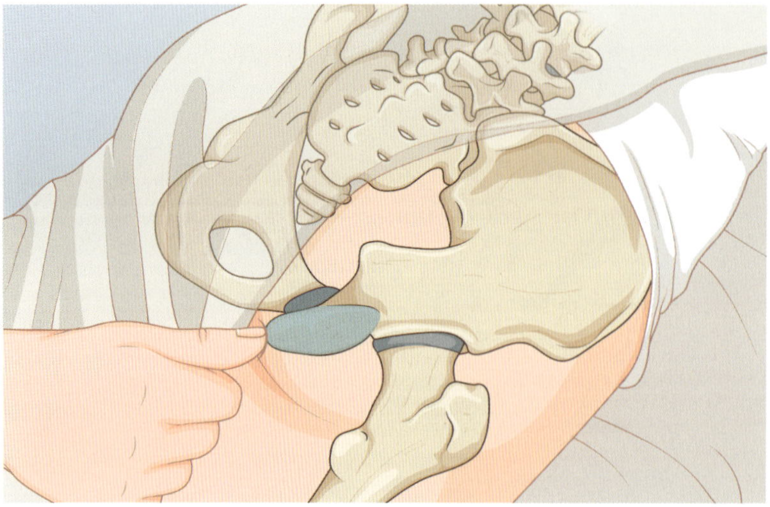

그림 5.26 궁둥뼈결절의 촉진

8) 두덩결합 Pubic Symphysis

골반 앞면의 정중선을 따라 내려가면 돌출된 부위가 촉진되는데 이곳이 두덩결합이다(그림 5.27). 두덩결합 바로 가쪽에서 두덩뼈결절을 촉진할 수 있다.

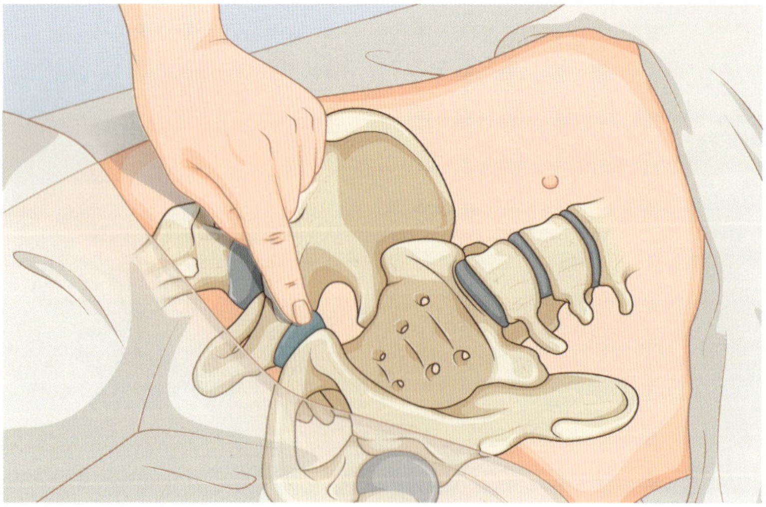

그림 5.27 두덩결합의 촉진

9) 엉치결절인대 Sacrotuberous Ligament

볼기근 아래에서 촉진된 궁둥뼈결절을 먼저 찾은 후, 궁둥뼈결절의 약간 안쪽 및 위쪽에서 엉치결절인대를 촉진할 수 있다. 넙다리뒤근육의 수축을 이용한다면 팽팽해진 엉치결절인대를 더 쉽게 촉진할 수 있다(그림 5.28).

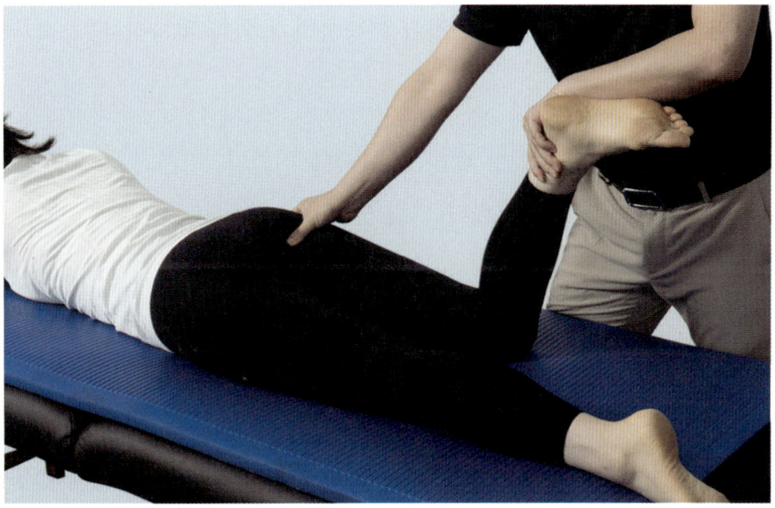

그림 5.28 엉치결절인대의 촉진

10) 긴뒤엉치엉덩인대 Long Posterior Sacroiliac Ligament

위뒤엉덩뼈가시 바로 아래쪽에 촉진할 손가락을 위치시키고 약간 안쪽으로 압력을 가하면 긴뒤엉치엉덩인대를 촉진할 수 있다(그림 5.29).

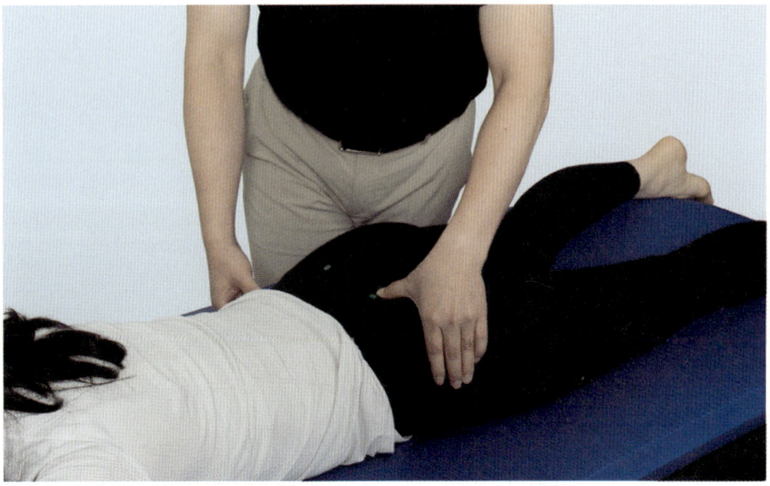

그림 5.29 긴뒤엉치엉덩인대의 촉진

4. 정렬 검사

1) 앞/뒤에서 보는 검사

(1) 엉덩뼈능선 높이 정렬 검사Iliac Crest Level Alignment Test

① 목적

엉덩뼈능선 높이 정렬 검사는 양쪽 볼기뼈의 정렬을 평가하기 위한 검사이다.

② 방법

대상자는 신발을 벗고, 어깨너비로 다리를 벌려 선 자세를 취한다. 검사자는 대상자의 양쪽 엉덩뼈능선을 촉진하여 양쪽 엉덩뼈능선의 높이를 비교한다(그림 5.30).

③ 정상 정렬

정상 정렬이라면 양쪽 엉덩뼈능선의 높이가 같아야 한다.

④ 임상적 의의

만약 오른쪽과 왼쪽 엉덩뼈능선의 높이 차이가 발생한다면 다리 길이 차이(낮은 엉덩뼈능선 쪽 다리가 짧음) 또는 한쪽 볼기뼈의 위쪽/아래쪽으로 미끄러진 볼기뼈(upslip/downslip) 정렬을 의심할 수 있다.

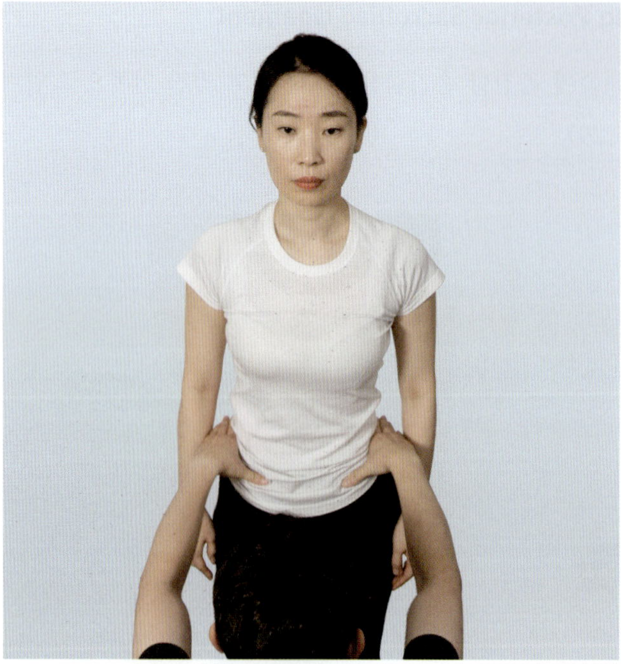

그림 5.30 엉덩뼈능선 높이 정렬 검사

(2) 위앞엉덩뼈가시 높이 정렬 검사 ASIS Level Alignment Test

① 목적

위앞엉덩뼈가시 높이 정렬 검사는 양쪽 볼기뼈의 정렬을 평가하기 위한 검사이다.

② 방법

대상자는 신발을 벗고, 어깨너비로 다리를 벌려 선 자세를 취한다. 검사자는 대상자의 양쪽 위앞엉덩뼈가시를 촉진하여 양쪽 위앞엉덩뼈가시의 높이를 비교한다(그림 5.31).

③ 정상 정렬

정상 정렬이라면 양쪽 위앞엉덩뼈가시의 높이가 같아야 한다.

④ 임상적 의의

만약 오른쪽과 왼쪽 위앞엉덩뼈가시의 높이 차이가 발생한다면 다리 길이 차이, 한쪽 볼기뼈의 위쪽/아래쪽으로 미끄러진 볼기뼈 정렬 또는 한쪽 볼기뼈의 앞쪽/뒤쪽으로 기울어진 볼기뼈(anterior/posterior innominate rotation) 정렬을 의심할 수 있다.

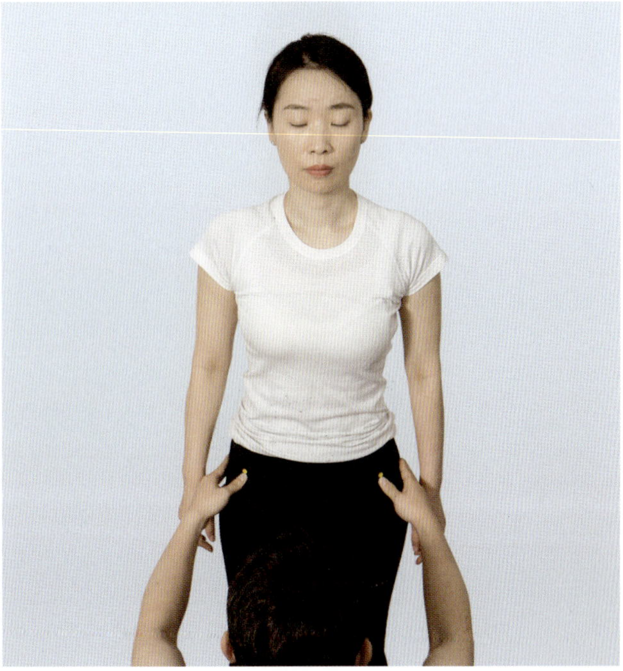

그림 5.31 위앞엉덩뼈가시 높이 정렬 검사

(3) 위뒤엉덩뼈가시 높이 정렬 검사PSIS Level Alignment Test

① 목적

위뒤엉덩뼈가시 높이 정렬 검사는 양쪽 볼기뼈의 정렬을 평가하기 위한 검사이다.

② 방법

대상자는 신발을 벗고, 어깨너비로 다리를 벌려 선 자세를 취한다. 검사자는 대상자의 양쪽 위뒤엉덩뼈가시를 촉진하여 양쪽 위뒤엉덩뼈가시의 높이를 비교한다(그림 5.32).

③ 정상 정렬

정상 정렬이라면 양쪽 위뒤엉덩뼈가시의 높이가 같아야 한다.

④ 임상적 의의

만약 오른쪽과 왼쪽 위뒤엉덩뼈가시의 높이 차이가 발생한다면 다리 길이 차이, 한쪽 볼기뼈의 위쪽/아래쪽으로 미끄러진 볼기뼈 정렬 또는 한쪽 볼기뼈의 앞쪽/뒤쪽으로 기울어진 볼기뼈 정렬을 의심할 수 있다.

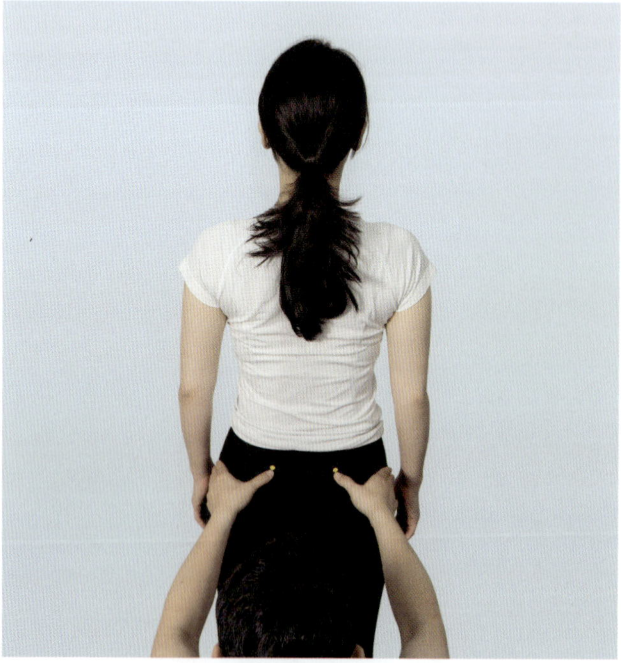

그림 5.32 위뒤엉덩뼈가시 높이 정렬 검사

(4) 위앞엉덩뼈가시/위뒤엉덩뼈가시 거리 검사 ASIS/PSIS Distance Test

① 목적

위앞엉덩뼈가시/위뒤엉덩뼈가시 거리 검사는 볼기뼈의 돌림을 평가하기 위한 검사이다.

② 방법

대상자는 신발을 벗고, 어깨너비로 다리를 벌려 선 자세를 취한다. 검사자는 신체의 정중선으로부터 양쪽 위앞엉덩뼈가시(그림 5.33A)/위뒤엉덩뼈가시(그림 5.33B)까지 거리를 비교한다.

③ 정상 정렬

정상 정렬이라면 신체의 정중선으로부터 양쪽 위앞엉덩뼈가시까지 거리가 같아야 하며, 신체의 정중선으로부터 양쪽 위뒤엉덩뼈가시까지 거리도 같아야 한다.

④ 임상적 의의

만약 한쪽 볼기뼈가 반대쪽 볼기뼈보다 신체 정중선에서 위앞엉덩뼈가시까지 거리가 더 긴 반면, 신체 정중선에서 위뒤엉덩뼈가시까지 거리는 더 짧다면 뒤쪽으로 돌림된 볼기뼈(outflare) 정렬을 의미한다. 반대로 한쪽 볼기뼈가 반대쪽 볼기뼈보다 신체 정중선에서 위앞엉덩뼈가시까지 거리가 더 짧은 반면, 신체 정중선에서 위뒤엉덩뼈가시까지 거리는 더 길다면 앞쪽으로 돌림된 볼기뼈(inflare) 정렬을 의미한다(그림 5.34).

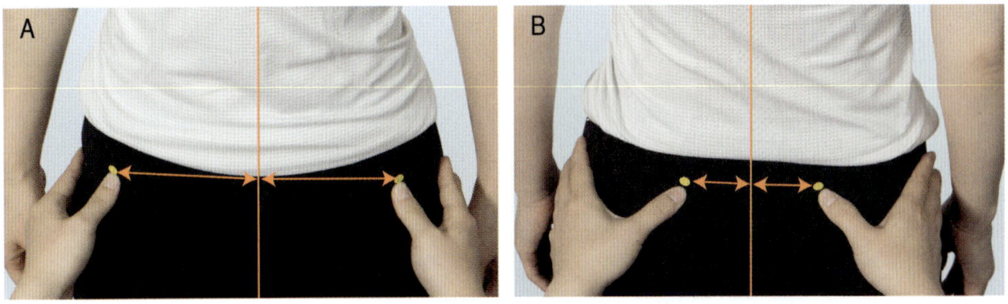

그림 5.33
위앞엉덩뼈가시/위뒤엉덩뼈가시 거리 검사.
A: 위앞엉덩뼈가시 거리 검사,
B: 위뒤엉덩뼈가시 거리 검사

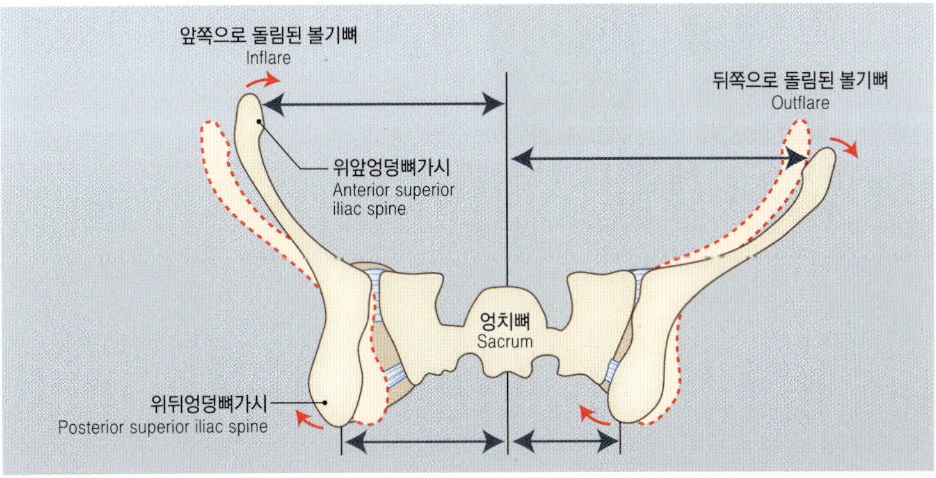

그림 5.34
앞쪽/뒤쪽으로 돌림된 볼기뼈

(5) 볼기주름 높이 정렬 및 윤곽 검사Gluteal Fold Level Alignment and Contour Test

① 목적

볼기주름 높이 정렬 및 윤곽 검사는 큰볼기근의 근긴장도를 평가하기 위한 검사이다.

② 방법

대상자는 신발을 벗고, 어깨너비로 다리를 벌려 선 자세를 취한다. 검사자는 대상자의 양쪽 볼기주름 높이와 볼기윤곽을 비교한다(그림 5.35).

③ 정상 정렬

정상이라면 양쪽 볼기주름이 높이가 같아야 하며, 볼기윤곽도 편평하지 않아야 한다.

④ 임상적 의의

만약 한쪽 볼기주름이 낮고 볼기윤곽이 편평하다면 큰볼기근의 근긴장도 감소를 의심할 수 있다.

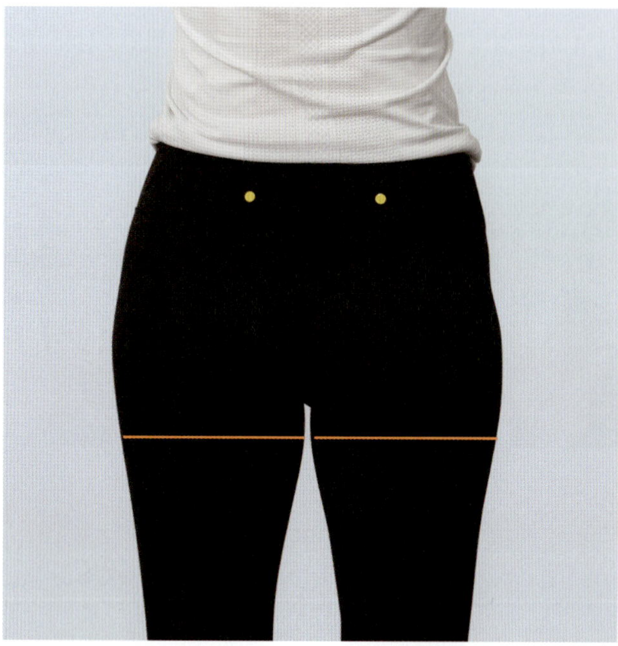

그림 5.35 볼기주름 높이 정렬 및 윤곽 검사

(6) 궁둥뼈결절 높이 정렬 검사Ischial Tuberosity Level Alignment Test

① 목적

궁둥뼈결절 높이 정렬 검사는 양쪽 볼기뼈의 정렬을 평가하기 위한 검사이다.

② 방법

대상자는 신발을 벗고, 어깨너비로 다리를 벌려 선 자세를 취한다. 검사자는 대상자의 양쪽 궁둥뼈결절을 촉진하여 양쪽 궁둥뼈결절의 높이를 비교한다(그림 5.36).

③ 정상 정렬

정상 정렬이라면 양쪽 궁둥뼈결절의 높이가 같아야 한다.

④ 임상적 의의

만약 오른쪽과 왼쪽 궁둥뼈결절의 높이 차이가 발생한다면 한쪽 볼기뼈의 위쪽/아래쪽으로 미끄러진 볼기뼈 정렬 또는 한쪽 볼기뼈의 앞쪽/뒤쪽으로 기울어진 볼기뼈 정렬을 의심할 수 있다.

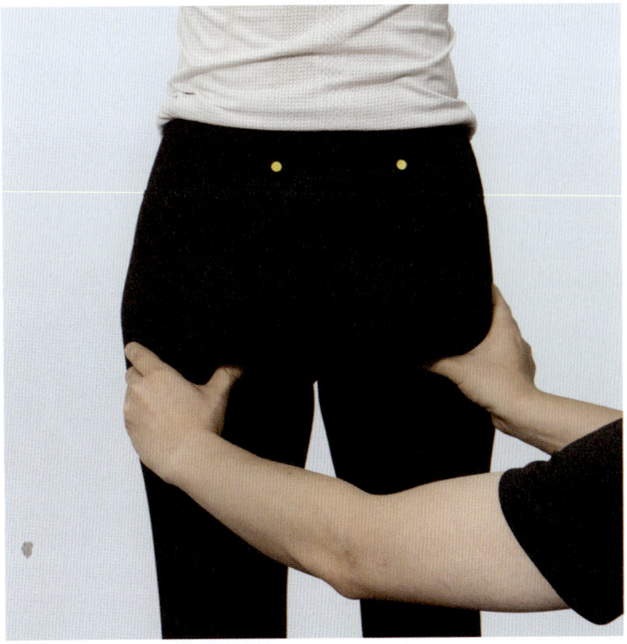

그림 5.36 궁둥뼈결절 높이 정렬 검사

2) 옆에서 보는 검사

(1) 위앞엉덩뼈가시-위뒤엉덩뼈가시 기울기 정렬 검사ASIS-PSIS Inclination Alignment Test

① 목적

위앞엉덩뼈가시-위뒤엉덩뼈가시 기울기 정렬 검사는 볼기뼈 및 골반의 정렬을 평가하기 위한 검사이다.

② 방법

대상자는 신발을 벗고, 어깨너비로 다리를 벌려 선 자세를 취한다. 검사자는 대상자의 위앞엉덩뼈가시와 위뒤엉덩뼈가시를 촉진하고, 두 표식점과 수평선이 만나는 선 사이의 각도를 측정한다(그림 5.37).

③ 정상 정렬

정상 정렬이라면 볼기뼈가 11±4°의 범위 내에서 앞쪽으로 기울어져 있어야 한다.

④ 임상적 의의

만약 볼기뼈의 앞기울임 각도가 7° 이하라면 뒤쪽으로 기울어진 볼기뼈 정렬 또는 골반 뒤기울임 정렬을 의심할 수 있고, 볼기뼈의 앞기울임 각도가 15° 이상이라면 앞쪽으로 기울어진 볼기뼈 정렬 또는 골반 앞기울임 정렬을 의심할 수 있다.

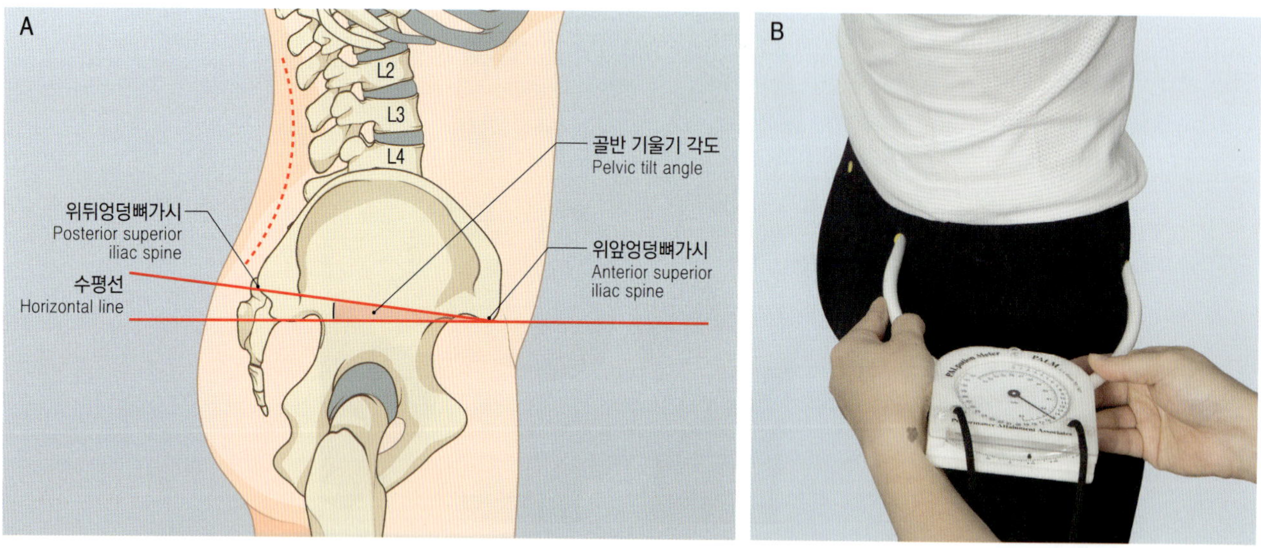

그림 5.37 위앞엉덩뼈가시-위뒤엉덩뼈가시 기울기 정렬 검사. A: 골반 기울기 각도, B: 골반 기울기 각도 측정

(2) 위앞엉덩뼈가시-두덩뼈결절 기울기 정렬 검사 ASIS-Pubic Tubercle Inclination Alignment Test

① 목적

위앞엉덩뼈가시-두덩뼈결절 기울기 정렬 검사는 볼기뼈 및 골반의 정렬을 평가하기 위한 검사이다.

② 방법

대상자는 신발을 벗고, 어깨너비로 다리를 벌려 선 자세를 취한다. 검사자는 대상자의 위앞엉덩뼈가시와 두덩뼈결합 옆에 돌출된 두덩뼈결절을 촉진하고, 두 표식점을 지나는 선과 수평면 사이의 위치를 확인한다(그림 5.38).

③ 정상 정렬

정상 정렬(골반의 중립 위치)이라면 두 표식점을 지나는 선은 수평면과 수직을 이룬다.

④ 임상적 의의

만약 위앞엉덩뼈가시가 두덩뼈결절보다 앞쪽에 놓여 있다면 앞쪽으로 기울어진 볼기뼈 정렬 또는 골반 앞기울임 정렬을 의심할 수 있으며, 위앞엉덩뼈가시가 두덩뼈결절보다 뒤쪽에 놓여 있다면 뒤쪽으로 기울어진 볼기뼈 정렬 또는 골반 뒤기울임 정렬을 의심할 수 있다.

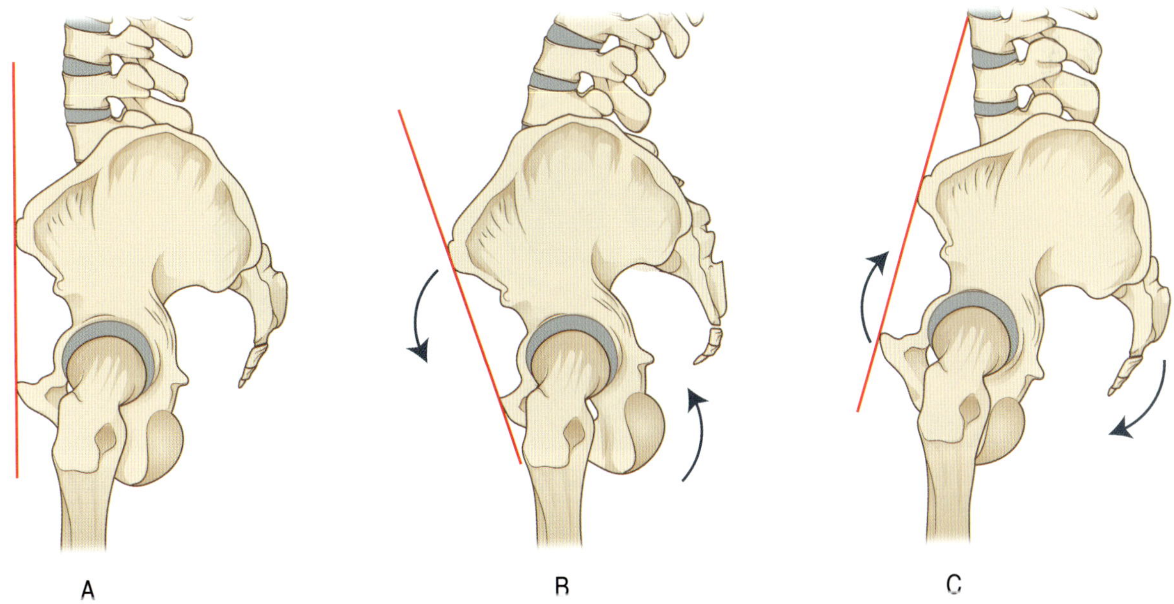

그림 5.38 위앞엉덩뼈가시-두덩뼈결절 기울기 정렬 검사.
A: 정상 정렬, B: 골반 앞기울임, C: 골반 뒤기울임

3) 바로누운 자세 검사

(1) 두덩뼈결절 높이 정렬 검사 Pubic Tubercle Level Alignment Test

① 목적

두덩뼈결절 높이 정렬 검사는 볼기뼈 정렬을 평가하기 위한 검사이다.

② 방법

대상자는 바로누운 자세를 취하고 검사자는 양쪽 두덩뼈결절을 촉진하여 양쪽 두덩뼈결절 높이를 비교한다(그림 5.39).

③ 정상 정렬

정상 정렬이라면 양쪽 두덩뼈결절의 높이가 같아야 한다.

④ 임상적 의의

만약 두덩뼈결절의 높이 차이가 발생한다면 한쪽 볼기뼈의 앞쪽/뒤쪽으로 기울어진 볼기뼈 정렬을 의심할 수 있다.

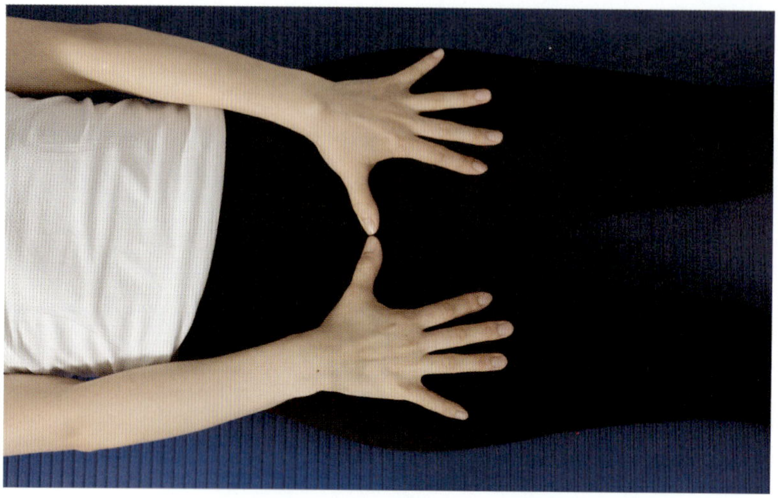

그림 5.39 두덩뼈결절 높이 정렬 검사

4) 엎드린 자세 검사

(1) 엉치뼈고랑 깊이 검사 Sacral Sulcus Depth Test

① 목적

엉치뼈고랑 깊이 검사는 엉치뼈의 비틀림 및 뭇갈래근의 위축을 평가하기 위한 검사이다.

② 방법

대상자는 엎드린 자세를 취하고 검사자는 양쪽 엉치뼈고랑을 촉진하여 양쪽 엉치뼈고랑의 깊이를 비교한다(그림 5.40).

③ 정상 정렬

정상 정렬이라면 양쪽 엉치뼈고랑의 깊이는 같아야 한다.

④ 임상적 의의

만약 한쪽 엉치뼈고랑이 더 깊게 촉진된다면 엉치뼈의 비틀림 또는 뭇갈래근의 위축을 의심할 수 있다.

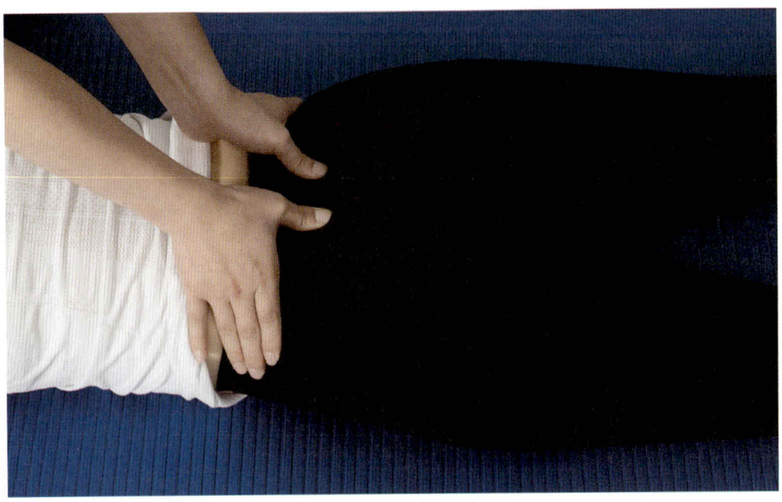

그림 5.40 엉치뼈고랑 깊이 검사

5. 근육 검사

1) 배가로근 Transversus Abdominis

(1) 배가로근 수축 검사 Transversus Abdominis Contraction Test

자세

- 무릎을 굽히고 바로누운 자세(crook-lying position)
- 네발기기 자세

방법

- 검사자의 손가락으로 대상자의 위앞엉덩뼈가시 2cm 안쪽 및 2cm 아래쪽 부위를 촉진함
- 대상자는 배꼽 아래의 아랫배를 척추를 향해 잡아당김

확인사항

- 촉진한 손가락 아래 부위가 팽팽해지는지 확인함

주의사항

- 보상적인 골반의 뒤기울임이 발생하지 않도록 주의함
- 보상적인 가슴우리의 움직임(아래 방향)이 발생하지 않도록 주의함
- 배바깥빗근이 과도하게 수축될 시 윗배가 척추를 향해 안쪽으로 들어감(draw-in)
- 배속빗근이 과도하게 수축될 시 촉진한 손가락 아래 부위가 팽창됨

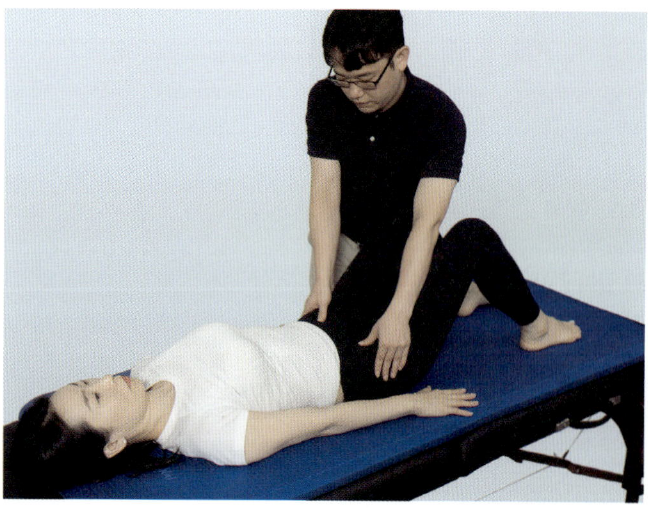

그림 5.41 무릎을 굽히고 바로누운 자세 배가로근 수축 검사

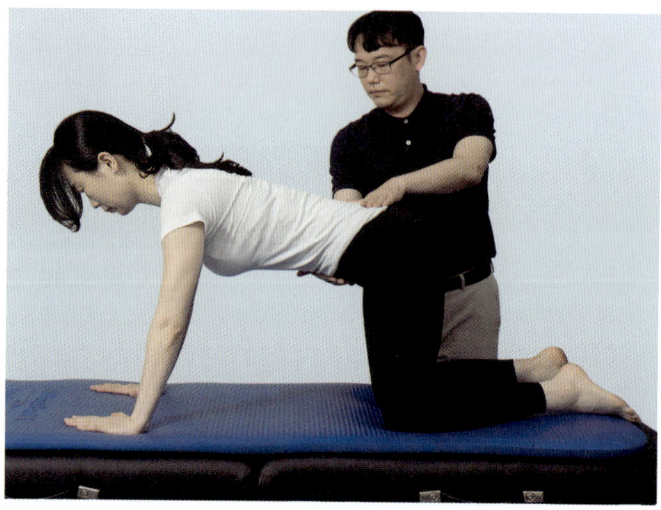

그림 5.42 네발기기 자세 배가로근 수축 검사

2) 뭇갈래근 Multifidus

(1) 뭇갈래근 수축 검사 Multifidus Contraction Test

자세

- 선 자세
- 엎드린 자세

방법

- 검사자는 대상자의 L5 가시돌기 바로 옆의 뭇갈래근을 촉진함
- 선 자세: 대상자는 발꿈치를 지면에 유지한 채로 신체를 앞쪽으로 살짝 기울이며, 이때 촉진한 손가락 아래 부위에서 뭇갈래근의 수축(팽팽함)을 느낌
- 엎드린 자세: 대상자는 엉덩관절 폄을 실시하며, 이때 촉진한 손가락 아래 부위에서 뭇갈래근의 수축(팽팽함)을 느낌
- 위의 방법으로 대상자에게 뭇갈래근의 수축을 인지시킨 다음, 대상자는 신체의 움직임(신체의 앞쪽 기울임 또는 엉덩관절 폄) 없이 뭇갈래근을 수의적으로 수축시킴
- 아랫배를 척추를 향해 잡아당기는 배가로근의 수축방법을 함께 사용하면 뭇갈래근이 더 쉽게 수축될 수 있음

확인사항

- 촉진한 손가락 아래 부위가 팽팽해지는지 확인함

주의사항

- 보상적인 신체의 움직임(신체의 앞쪽 기울임 또는 엉덩관절 폄)이 발생하지 않도록 주의함

> **참고** 여기에서 언급한 뭇갈래근 수축 검사는 표면근육들에 대한 뭇갈래근의 선택적 근육 수축(selective muscle contraction) 능력을 평가하기 위한 검사이므로, 신체 움직임이 발생하지 않는 뭇갈래근의 등척성 수축을 이용함

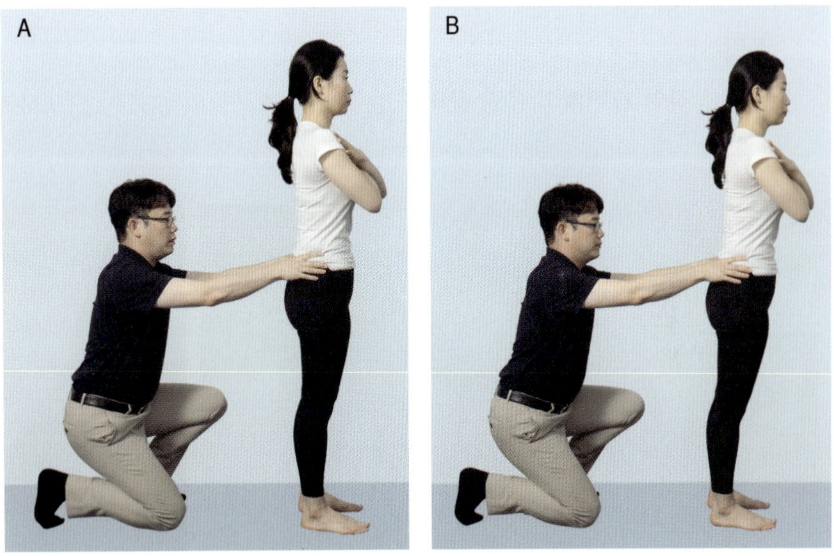

그림 5.43 선 자세 뭇갈래근 수축 검사. A: 시작 자세, B: 끝 자세

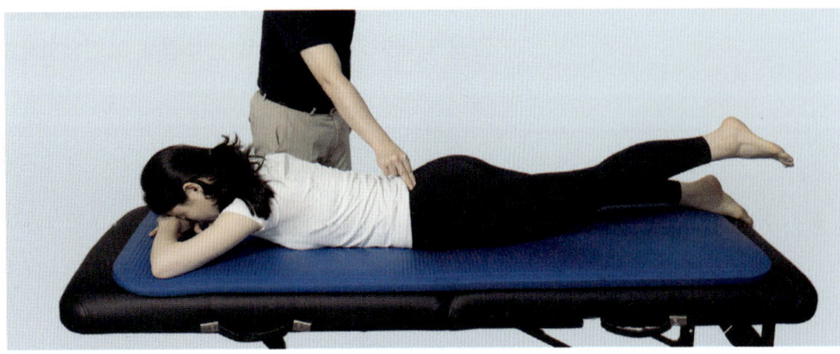

그림 5.44 엎드린 자세 뭇갈래근 수축 검사

3) 가로막 Diaphragm

(1) 가로막 긴장 및 근력 검사 Diaphragm Tension and Strength Test

자세

- 바로누운 자세

방법

- 긴장(수축) 및 근력 검사: 검사자는 7–10번 갈비뼈 가장자리를 감싸 쥠
- 근력 검사: 검사자는 손바닥을 편 상태로 중지와 손바닥을 칼돌기와 배에 각각 위치시킴
- 대상자는 들숨을 수행함

확인사항

- 들숨 시 손가락 및 손바닥을 밀어내는지 확인함

주의사항

- 보상적인 갈비뼈의 올림 동작 또는 호흡보조근들의 수축이 발생하지 않도록 주의함

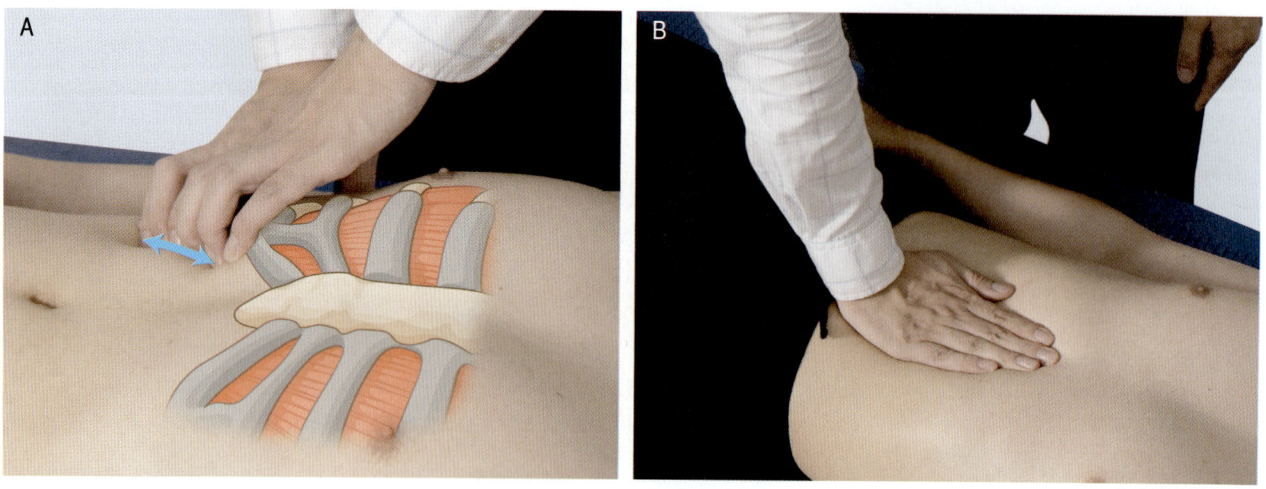

그림 5.45 가로막 긴장 및 근력 검사. **A:** 긴장 검사, **B:** 근력 검사

4) 골반 바닥근Pelvic Floor Muscles

(1) 골반 바닥근 수축 검사Pelvic Floor Muscles Contraction Test

자세

- 앉은 자세
- 옆으로누운 자세
- 무릎을 구부리고 바로누운 자세

방법

- 앉은 자세: 대상자는 한 손은 꼬리뼈를 촉진하고, 다른 손으로 두덩뼈를 촉진함
- 옆으로누운 자세/무릎을 구부리고 바로누운 자세: 대상자는 자신의 손을 항문 또는 회음부 위에 놓음
- 대상자는 꼬리뼈를 배꼽쪽으로 잡아당기는 상상을 하며 근육을 수축함

확인사항

- 촉진한 손가락에서 조임이 느껴지거나 꼬리뼈 끝부분에서 근육의 약한 수축이 느껴지는지 확인함

주의사항

- 골반 바닥근의 비정상적 수축 시 손가락을 조이는 느낌이 아니라 손가락을 밀어내는 느낌이 듦

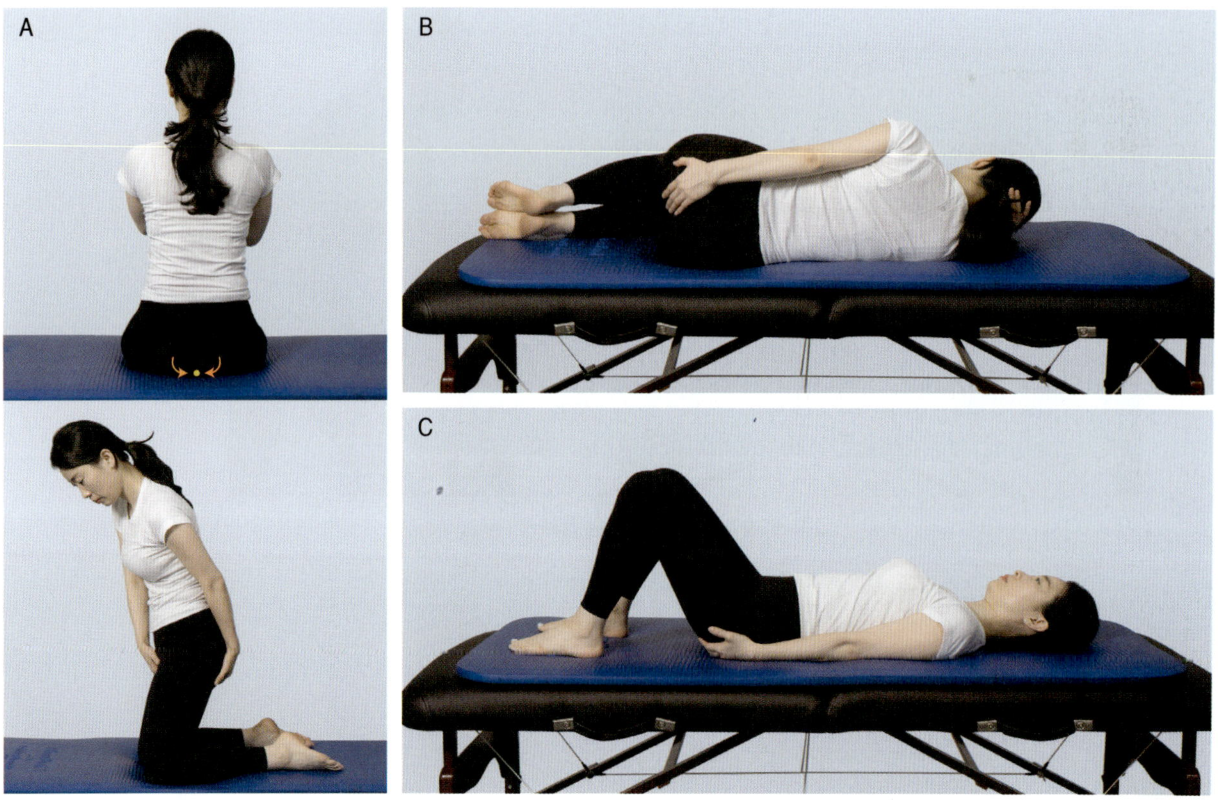

그림 5.46 골반 바닥근 수축 검사. A: 앉은 자세, B: 옆으로누운 자세, C: 무릎을 구부리고 바로누운 자세

5) 배근육 Abdominal Muscles

(1) 배곧은근 동원 검사 Rectus Abdominis Recruitment Test

자세

- 바로누운 자세

방법

- 대상자는 어깨뼈의 아래각이 테이블에서 떨어질 때까지 몸통 굽힘을 실시함

확인사항

- 몸통의 돌림 없이 몸통 굽힘을 수행하는지 확인함

주의사항

- 몸통이 한쪽으로 돌림되면서 몸통 굽힘을 수행한다면, 오른쪽/왼쪽 배곧은근의 기능적 불균형을 의심할 수 있음

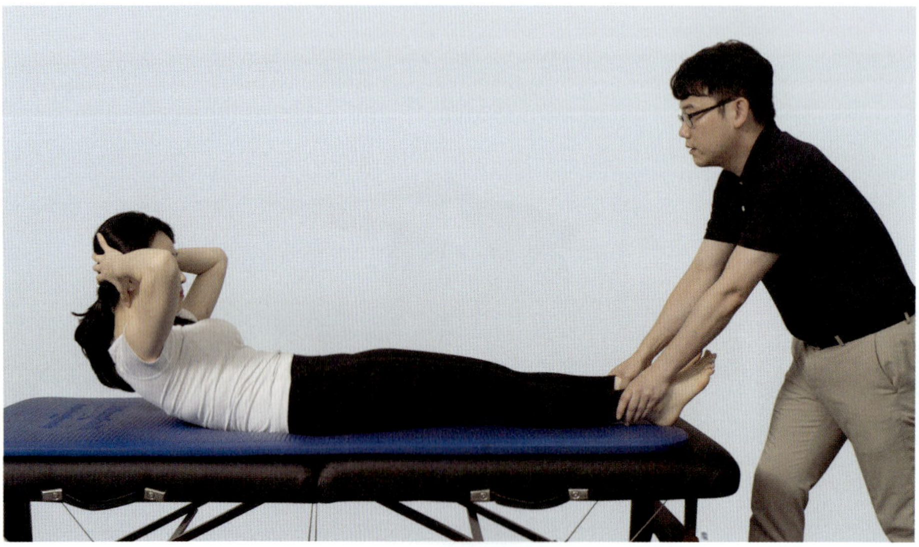

그림 5.47 배곧은근 동원 검사

(2) 아래배근육 길이 검사 Lower Abdominalis Length Test

자세

- 선 자세

방법

- 엉덩관절과 무릎을 살짝 굽힌 상태로 허리와 골반을 벽에 붙인 선 자세를 취함
- 양쪽 어깨 90° 벌림 및 90° 팔꿉관절 굽힘을 실시함
- 대상자에게 심호흡을 실시하도록 지시한 후 배의 움직임을 관찰함

확인사항

- 깊게 숨을 들이쉴 때 배가 앞으로 밀려나오는지(protrude) 확인함

주의사항

- 보상적인 가슴 올림이 발생하지 않도록 주의함
- 아래배근육 단축 시, 심호흡이 힘들거나 배를 충분히 부풀릴 수 없음

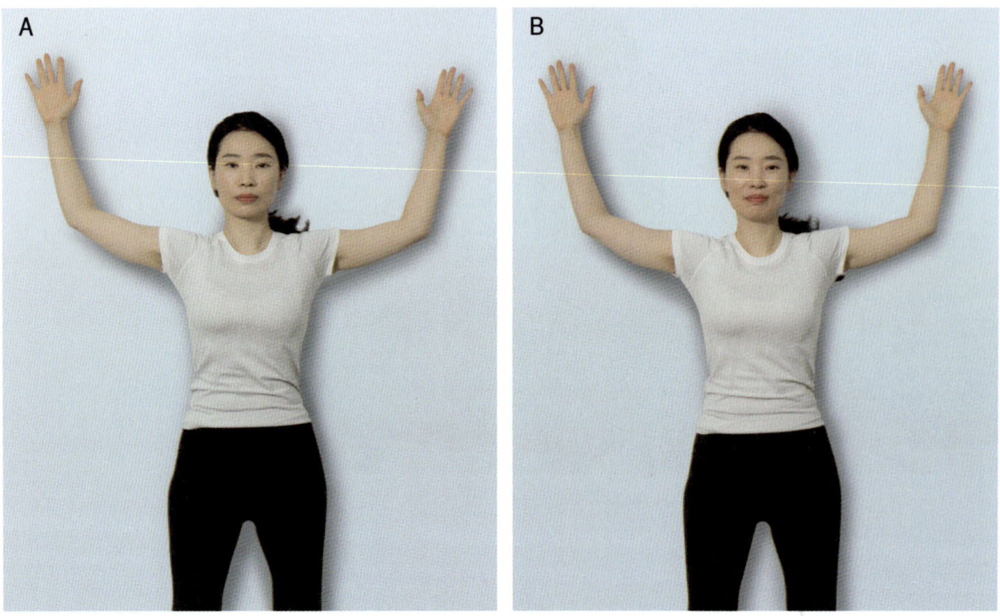

그림 5.48 아래배근육 길이 검사. A: 시작 자세, B: 끝 자세

6) 척주세움근 Erector Spinae

(1) 척주세움근 동원 검사 Erector Spinae Recruitment Test

자세

- 엎드린 자세

방법

- 대상자는 몸통 폄을 실시함

확인사항

- 몸통의 돌림 없이 몸통 폄을 수행하는지 확인함

주의사항

- 몸통이 한쪽으로 돌림되면서 몸통 폄을 수행한다면, 오른쪽/왼쪽 척주세움근(허리 폄근, lumbar extensor)의 기능적 불균형을 의심할 수 있음

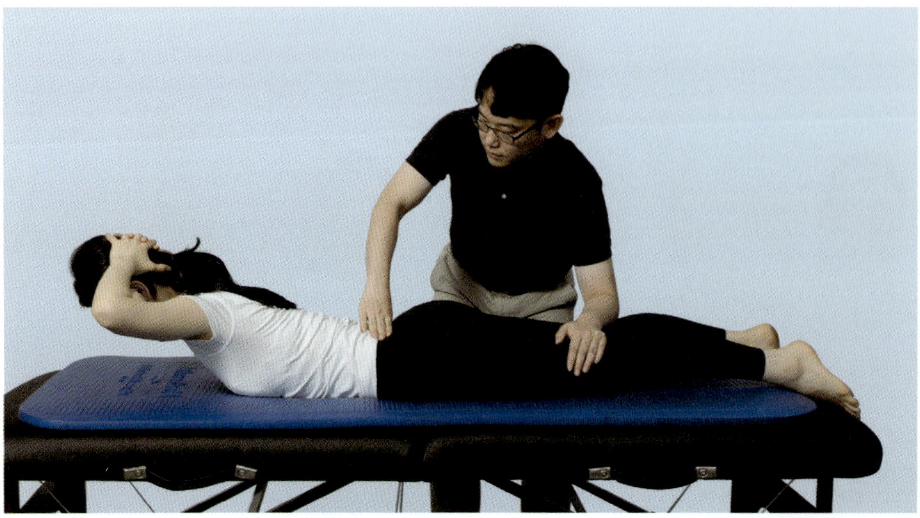

그림 5.49 척주세움근 동원 검사

(2) 척추세움근 길이 검사 Erector Spinae Length Test

자세

- 선 자세

방법

- 수정되고-수정된 쇼버 검사(modified-modified Schober test, MMST) 방법
- 대상자의 양쪽 위뒤엉덩뼈가시를 촉진하여 찾고, 두 지점을 연결하는 선의 가운데 지점(표식점 1)을 표시함
- 표식점 1에서 수직으로 위쪽 15cm 지점(표식점 2)을 표시함
- 대상자는 최대 허리 굽힘을 실시함

확인사항

- 두 표식점 사이 거리가 약 6~7cm 정도 증가되는지 확인함

주의사항

- 척추세움근 단축 시, 두 표식점 사이 거리가 정상 범주보다 작음

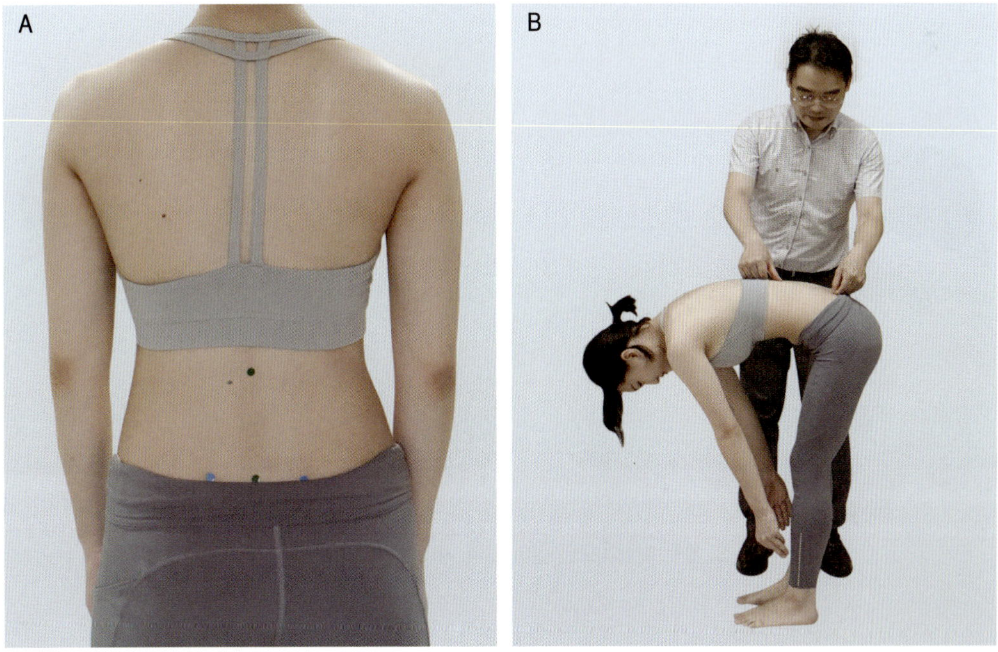

그림 5.50 척추세움근 길이 검사. A: 표식점 위치, B: 검사 자세

7) 허리네모근 Quadratus Lumborum

(1) 허리네모근 길이 검사 Quadratus Lumborum Length Test

자세

- 네발기기 자세

방법

- 대상자는 엉덩이가 발뒤꿈치에 닿도록 엉덩관절을 굽힘. 이때 손의 위치는 어깨 관절을 최대한 굽힌 상태로 바닥에 고정함
- 검사자가 엉덩관절과 골반을 고정한 상태에서 대상자는 왼쪽과 오른쪽으로 허리 가쪽굽힘을 실시함
- 검사자는 대상자의 양쪽 가쪽굽힘 범위를 확인함

확인사항

- 양쪽 몸통 가쪽굽힘 범위가 대칭적인지 확인함

주의사항

- 한쪽 허리네모근 단축 시, 비대칭적 움직임이 발생함

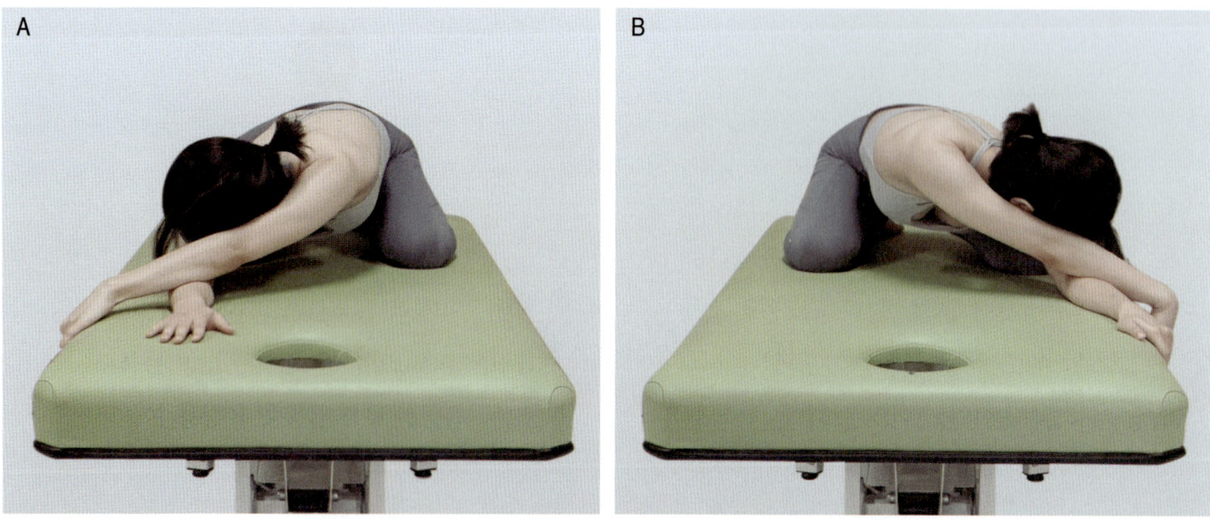

그림 5.51 허리네모근 길이 검사. A: 왼쪽, B: 오른쪽

8) 큰볼기근 Gluteus Maximus

(1) 큰볼기근 근력 검사 Gluteus Maximus Strength Test

자세

- 엎드린 자세

방법

- 대상자는 무릎을 90° 굽힌 상태에서 검사자의 저항에 대항하여 엉덩관절 폄을 수행함
- 반대쪽 다리에도 위와 같은 방법으로 엉덩관절 폄을 수행함

확인사항

- 양쪽 모두 검사자의 저항에 대항하여 엉덩관절 폄이 가능한지 확인함

주의사항

- 보상적인 골반 움직임(돌림, 앞/뒤기울임)이 발생하지 않도록 주의함
- 양쪽 엉덩관절 폄 수행력의 차이가 나타난다면 큰볼기근의 기능적 불균형을 의심할 수 있음

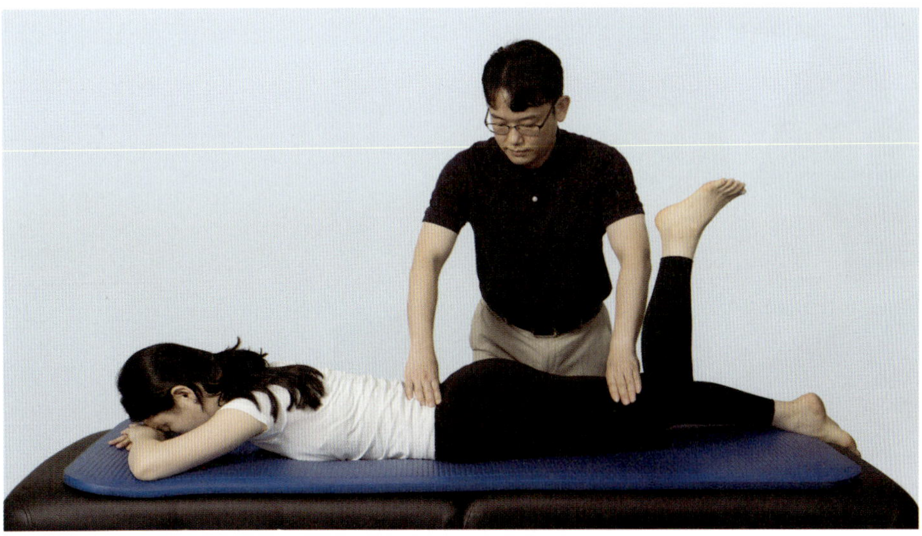

그림 5.52 큰볼기근 근력 검사

9) 엉덩관절 모음근 Hip Adductors

(1) 엉덩관절 모음근 근력 검사 Hip Adductors Strength Test

자세

- 무릎을 굽히고 바로누운 자세

방법

- 검사자는 대상자의 양쪽 무릎 안쪽에 손을 대고 무릎을 벌림
- 대상자는 검사자의 저항에 대항하여 엉덩관절 모음을 실시함

확인사항

- 검사자의 저항에 대항하여 엉덩관절 모음 자세를 유지할 수 있는지 확인함

주의사항

- 한쪽 무릎에서만 벌림이 나타난다면 엉덩관절 모음근의 기능적 불균형을 의심할 수 있음

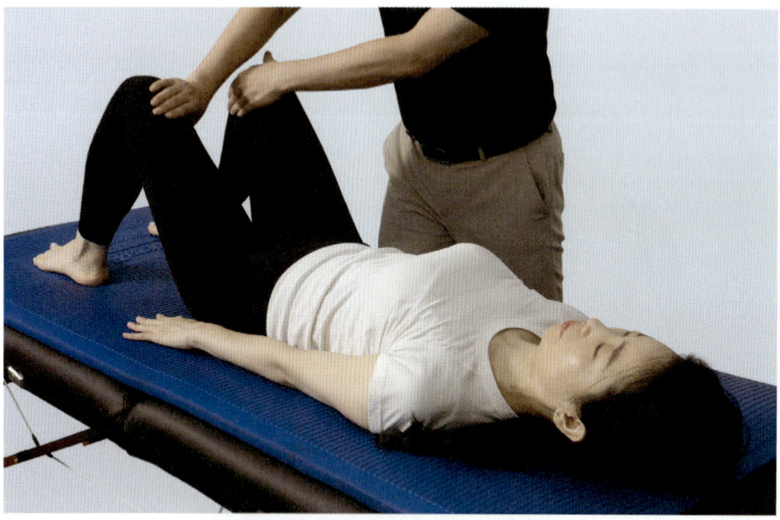

그림 5.53 엉덩관절 모음근 근력 검사

10) 엉덩관절 벌림근 Hip Abductors

(1) 엉덩관절 벌림근 및 허리네모근 동원 검사 Hip Abductors and Quadratus Lumborum Recruitment Test

자세

- 옆으로누운 자세

방법

- 이 검사는 움직임 검사(옆으로누운 자세 엉덩관절 벌림 검사)로도 사용됨
- 대상자는 약 35° 엉덩관절 벌림을 실시함

확인사항

- 골반의 가쪽 기울임 없이 엉덩관절 벌림을 수행할 수 있는지 확인함

주의사항

- 엉덩관절 벌림 시 허리네모근의 보상작용이 발생한다면 골반의 가쪽 기울임이 동반됨

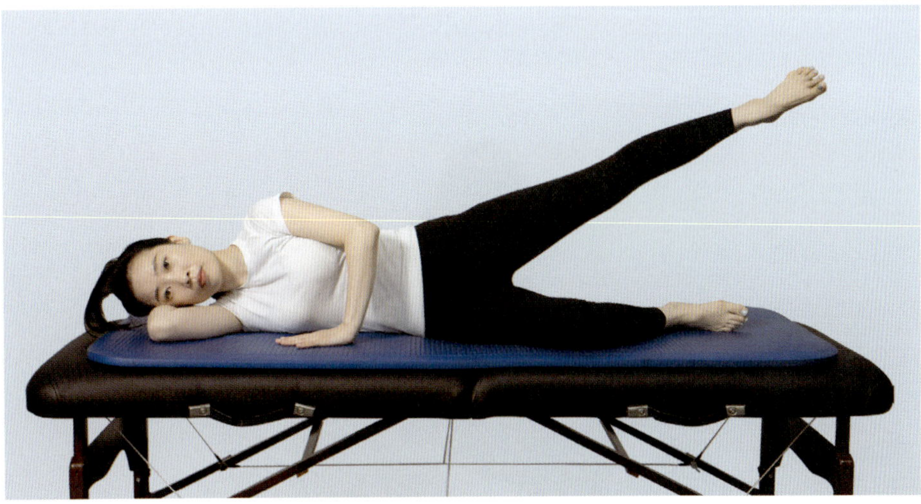

그림 5.54 엉덩관절 벌림근 및 허리네모근 동원 검사

11) 엉덩관절 굽힘근Hip Flexors

(1) 엉덩허리근 길이 검사Iliopsoas Length Test

자세

- 바로누운 자세

방법

- 바로누운 자세에서 테이블 끝에 골반을 걸치고, 대상자의 검사 반대측 엉덩관절을 굽힘시킨 후 무릎을 고정함
- 검사자는 대상자의 검사측 무릎을 굽힌 상태로 지지하면서 허벅지를 서서히 아래 방향으로 내려놓음

확인사항

- 대상자의 허벅지가 테이블의 수평선까지 내려오는지 확인함

주의사항

- 보상적인 골반 앞기울임이 발생하지 않도록 주의함
- 엉덩허리근 단축 시, 허벅지가 테이블의 수평선보다 높게 위치함

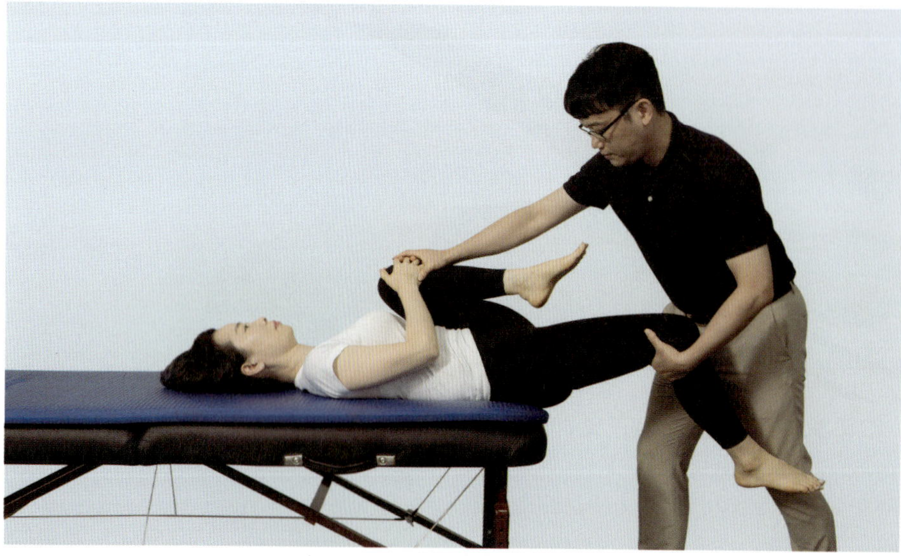

그림 5.55 엉덩허리근 길이 검사

(2) 넙다리곧은근 길이 검사 Rectus Femoris Length Test

자세

- 바로누운 자세

방법

- 바로누운 자세에서 테이블 끝에 골반을 걸치고, 대상자의 검사 반대측 엉덩관절을 굽힘시킨 후 무릎을 고정함
- 검사자는 대상자의 검사측 무릎을 굽힌 상태로 지지하면서 허벅지를 서서히 아래 방향으로 내려놓음
- 검사자는 대상자의 허벅지가 테이블의 수평선까지 내려오지 않는다면 무릎 폄을 실시함

확인사항

- 무릎관절 굽힘 각도가 80° 이상일 때, 허벅지가 테이블의 수평선까지 내려오는지 확인함

주의사항

- 보상적인 골반 앞기울임이 발생하지 않도록 주의함
- 넙다리곧은근 단축 시, 무릎관절 굽힘 각도가 80° 이하일 때 허벅지가 테이블의 수평선까지 내려감

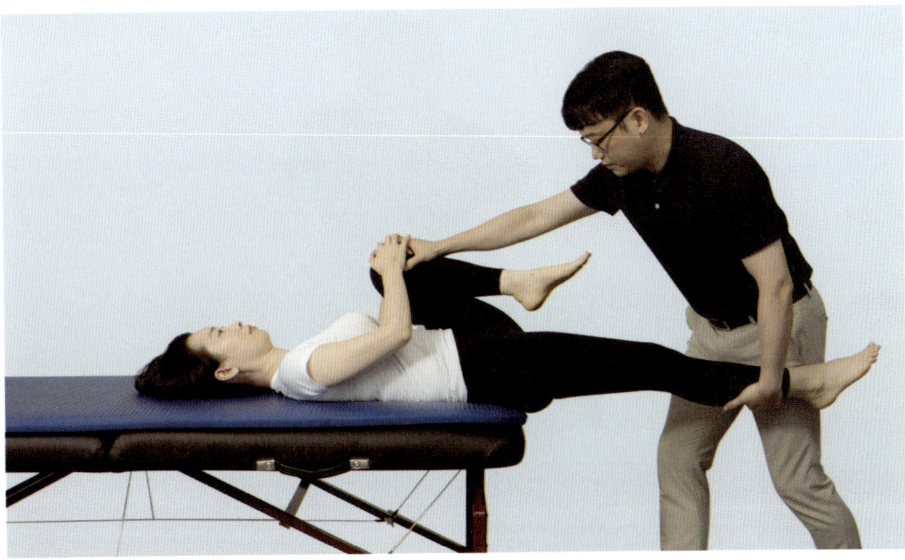

그림 5.56 넙다리곧은근 길이 검사

(3) 넙다리근막긴장근 길이 검사Tensor Fasciae Latae Length Test

자세

- 옆으로누운 자세

방법

- 대상자는 검사측 다리가 위쪽에 위치하도록 옆으로누운 자세를 취하고, 검사 반대측 엉덩관절과 무릎관절을 굽힘
- 검사자는 대상자의 검사측 무릎관절을 90° 이상 굽힌 후, 10° 엉덩관절 폄 및 10° 엉덩관절 모음을 실시함

확인사항

- 10° 엉덩관절 폄 및 10° 엉덩관절 모음이 가능한지 확인함

주의사항

- 보상적인 골반 앞기울임이 발생하지 않도록 주의함

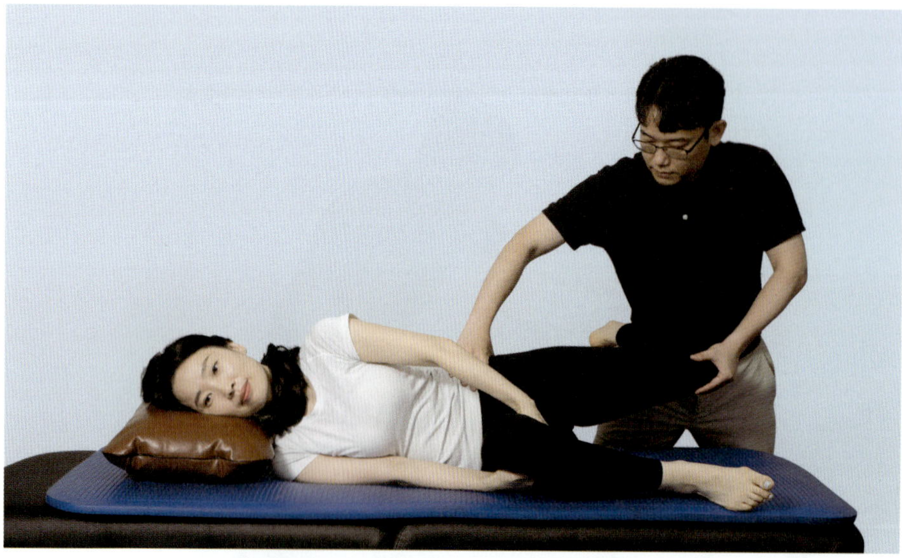

그림 5.57 넙다리근막긴장근 길이 검사

12) 넙다리뒤근육 Hamstring

(1) 넙다리뒤근육 길이 검사 Hamstring Length Test

자세

- 앉은 자세

방법

- 대상자는 바닥에 발이 닿지 않도록 테이블 끝에 걸터앉은 후 허리 및 골반 중립 자세를 취함
- 대상자는 검사측 무릎 폄을 실시함

확인사항

- 무릎관절 완전 폄 범위의 10~15° 전까지 무릎 폄을 수행하는지 확인함

주의사항

- 보상적인 허리 굽힘/돌림, 몸통 뒤기울임(leaning back) 및 골반 뒤기울임이 발생하지 않도록 주의함

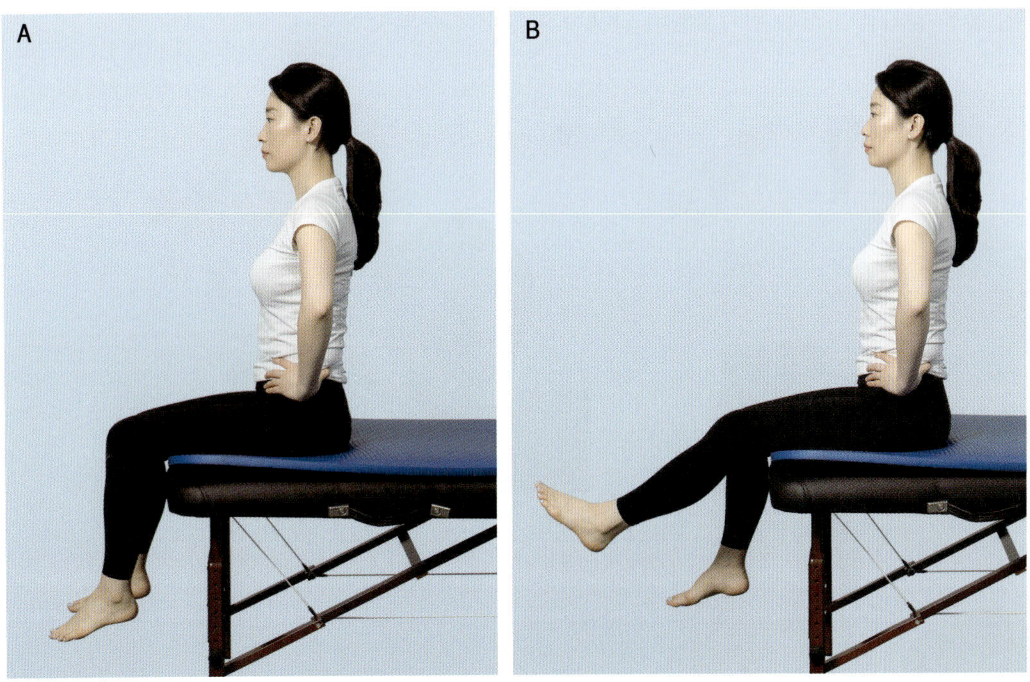

그림 5.58 넙다리뒤근육 길이 검사. A: 시작 자세, B: 끝 자세

6. 관절가동범위 검사

1) 골반 앞/뒤기울임 Anterior/Posterior Pelvic Tilt

자세

- 선 자세

방법

- 대상자는 편안하게 선 자세, 최대 골반 앞기울임 자세, 최대 골반 뒤기울임 자세를 취함
- 검사자는 대상자의 위앞엉덩뼈가시와 위뒤엉덩뼈가시를 촉진한 후, 두 개의 표식점을 잇는 선과 수평선 사이의 각도를 측정함

확인사항

- 정상일 경우, 골반 앞기울임 각도는 편안하게 선 자세에서 약 11°(7~15°), 최대 골반 앞기울임 자세에서 약 23°(18~28°), 최대 골반 뒤기울임 자세에서 약 3°(−2~8°)인지 확인함

주의사항

- 보상적인 몸통 앞기울임 또는 뒤기울임이 발생하지 않도록 주의함

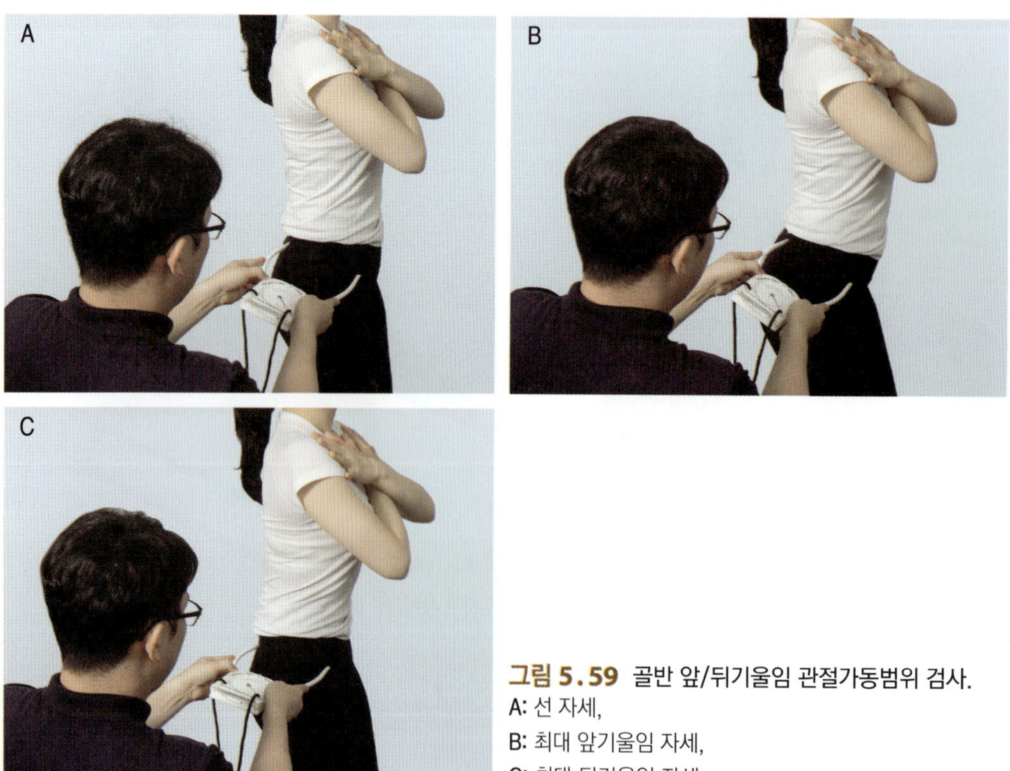

그림 5.59 골반 앞/뒤기울임 관절가동범위 검사.
A: 선 자세,
B: 최대 앞기울임 자세,
C: 최대 뒤기울임 자세

7. 움직임 검사

1) 반대쪽 다리 올림을 동반한 능동적 뻗은 다리 올림 검사
Active Straight Leg Raise with Opposite Leg Lift Test

자세

- 바로누운 자세

방법

- 대상자는 무릎 폄 상태에서 한쪽 엉덩관절 굽힘을 실시함
- 대상자는 반대쪽 다리를 살짝 들어 올린 상태에서 위와 같은 방법으로 엉덩관절 굽힘을 실시함
- 두 가지 조건에서 대상자의 엉덩관절 굽힘 수행력을 비교함

음성

- 두 가지 조건에서 모두 엉덩관절 굽힘이 가능함

양성

- 반대쪽 다리를 살짝 들어 올린 상태에서는 엉덩관절 굽힘을 수행할 수 없음

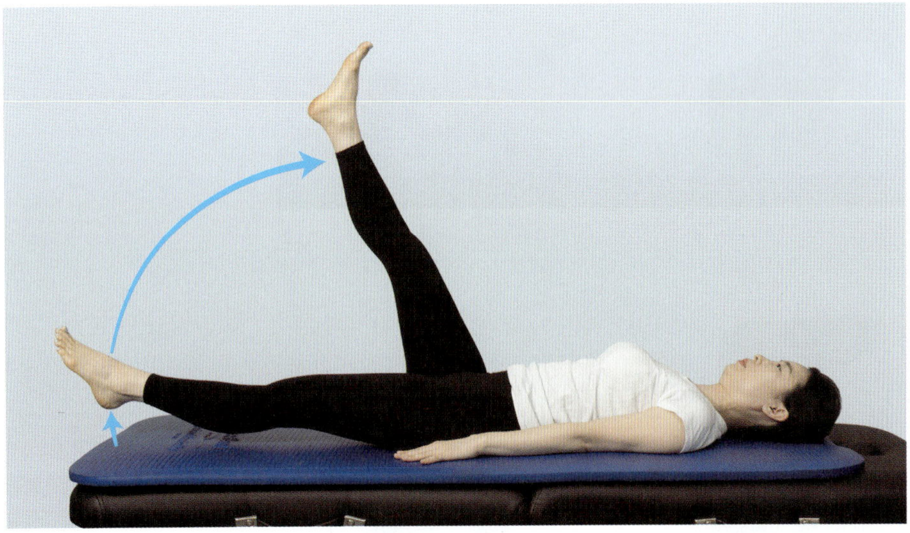

그림 5.60 반대쪽 다리 올림을 동반한 능동적 뻗은 다리 올림 검사

2) 양쪽 굽힌 다리 들기 검사 Double Bent Leg Lift Test

자세

- 무릎을 굽히고 바로누운 자세

방법

- 대상자는 90° 엉덩관절 굽힘을 실시하며, 이때 검사자는 대상자의 허리 및 골반 움직임을 관찰함

음성

- 보상적 움직임 없이 두 다리를 들어 올릴 수 있음

양성

- 허리 굽힘 증가
- 골반 뒤기울임 증가

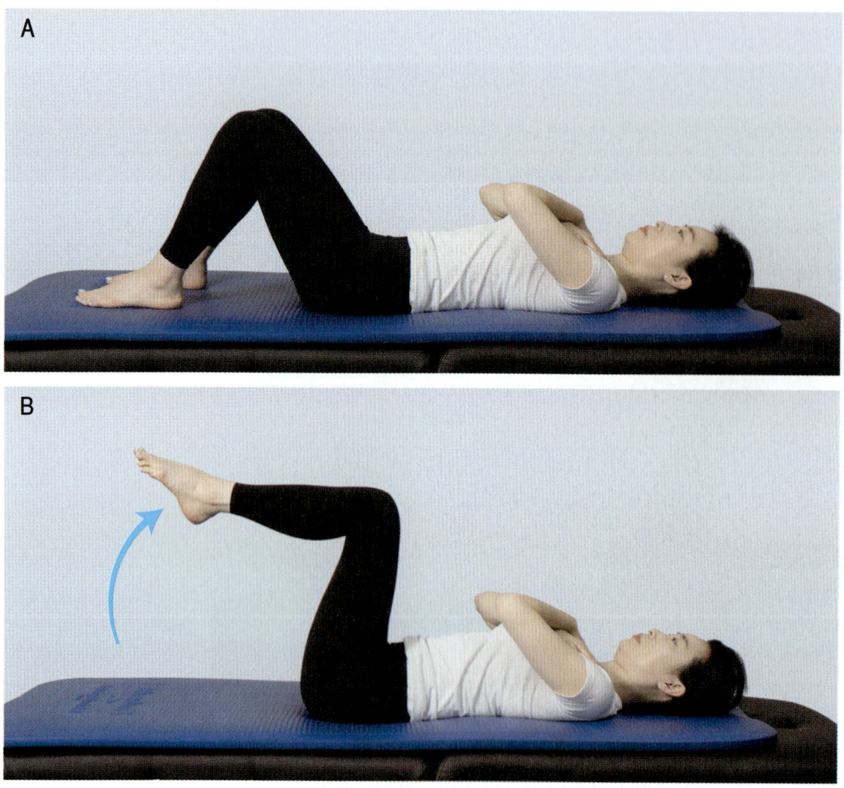

그림 5.61 양쪽 굽힌 다리 들기 검사. A: 시작 자세, B: 끝 자세

3) 양쪽 굽힌 다리 내리기 검사 Double Bent Leg Lower Test

자세

- 무릎을 굽히고 바로누운 자세

방법

- 검사자는 90° 엉덩관절 굽힘 위치까지 대상자의 다리를 수동적으로 들어 올림
- 대상자는 무릎 굽힘 상태를 유지하면서 두 발을 테이블 쪽으로 내림
- 검사자는 대상자의 다리가 테이블 위로 내려오는 동안 대상자의 허리 및 골반 움직임을 관찰함

음성

- 보상적 움직임 없이 두 다리를 천천히 테이블 위로 내려놓을 수 있음

양성

- 허리 폄 증가
- 골반 앞기울임 증가

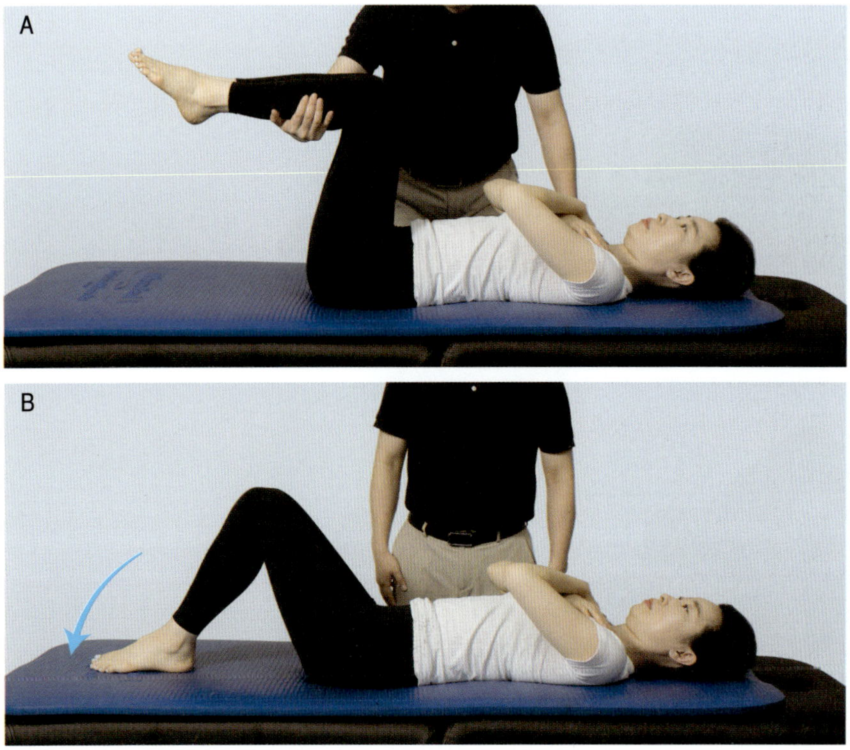

그림 5.62 양쪽 굽힌 다리 내리기 검사. A: 시작 자세, B: 끝 자세

4) 한쪽 발꿈치 미끄러짐 검사 Single Heel Slide Test

자세

- 바로누운 자세

방법

- 대상자는 한쪽 발이 반대쪽 무릎 옆에 놓이도록(약 45° 엉덩관절 굽힘) 발꿈치를 테이블을 따라 미끄러지듯이 움직임
- 검사자는 대상자의 허리 및 골반의 움직임을 관찰함

음성

- 보상적 움직임 없이 발꿈치 움직임 수행이 가능함

양성

- 허리 및 골반 돌림 증가

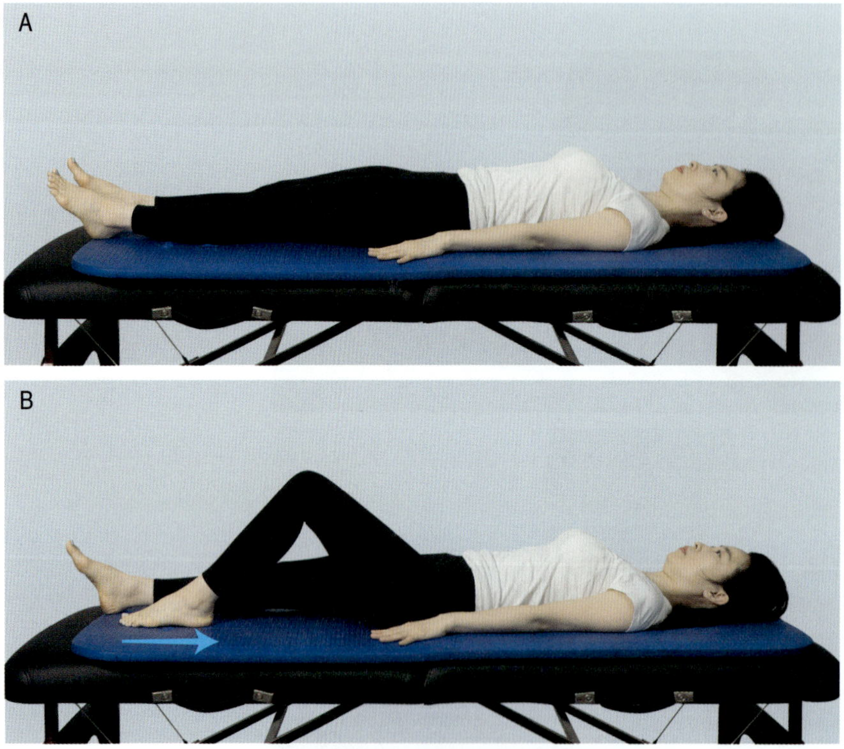

그림 5.63 한쪽 발꿈치 미끄러짐 검사. A: 시작 자세, B: 끝 자세

5) 굽힌 무릎 벌리기 검사 Bent Knee Fall Out Test

자세

- 한쪽 무릎을 굽히고 바로누운 자세

방법

- 대상자는 굽힌 다리의 무릎을 바깥쪽으로 벌리면서 테이블 쪽으로 내림(엉덩관절 벌림 및 가쪽돌림)
- 검사자는 대상자의 움직임 동안 대상자의 허리 및 골반 움직임을 확인함

음성

- 보상적 움직임 없이 45° 엉덩관절 벌림 및 가쪽돌림 수행이 가능함

양성

- 허리 및 골반 돌림 증가

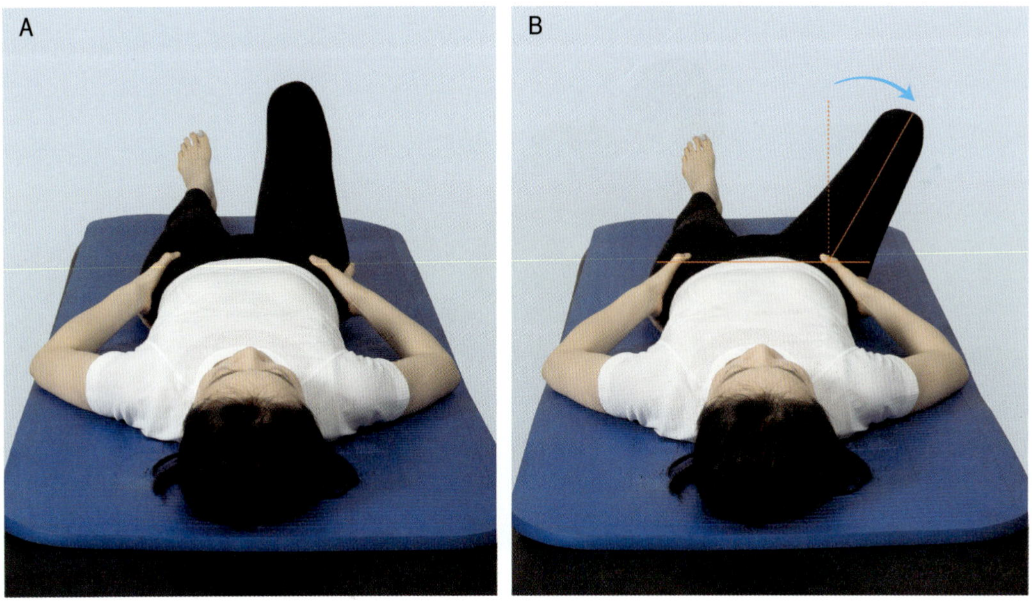

그림 5.64 굽힌 무릎 벌리기 검사. A: 시작 자세, B: 끝 자세

6) 엎드린 자세 엉덩관절 폄 검사 Prone Hip Extension Test

자세

- 엎드린 자세

방법

- 대상자는 엉덩관절 폄을 실시함

음성

- 보상적 움직임 없이 10° 엉덩관절 폄 수행이 가능함

양성

- 허리 폄 또는 골반 앞기울임 및 돌림 증가
- 대상자의 보상적 움직임을 검사자가 수동적으로 고정하였을 때, 엉덩관절 폄을 수행할 수 없음

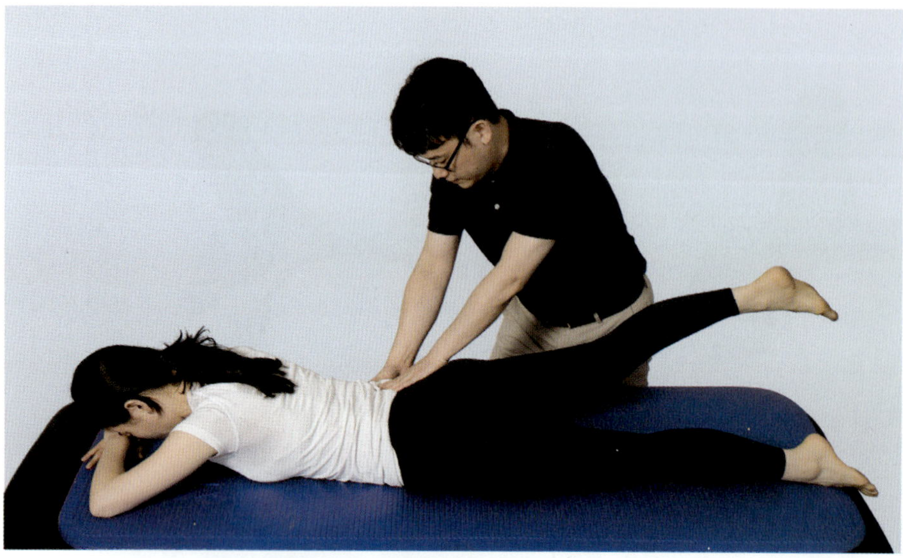

그림 5.65 엎드린 자세 엉덩관절 폄 검사

7) 한쪽 무릎 굽힘 검사 Single Knee Flexion Test

자세

- 엎드린 자세

방법

- 대상자는 한쪽 무릎을 굽힘
- 검사자는 대상자의 무릎이 굽혀지는 동안 대상자의 허리 및 골반 움직임을 관찰함

음성

- 보상적 움직임 없이 120° 무릎 굽힘 수행이 가능함

양성

- 허리 및 골반 돌림 증가

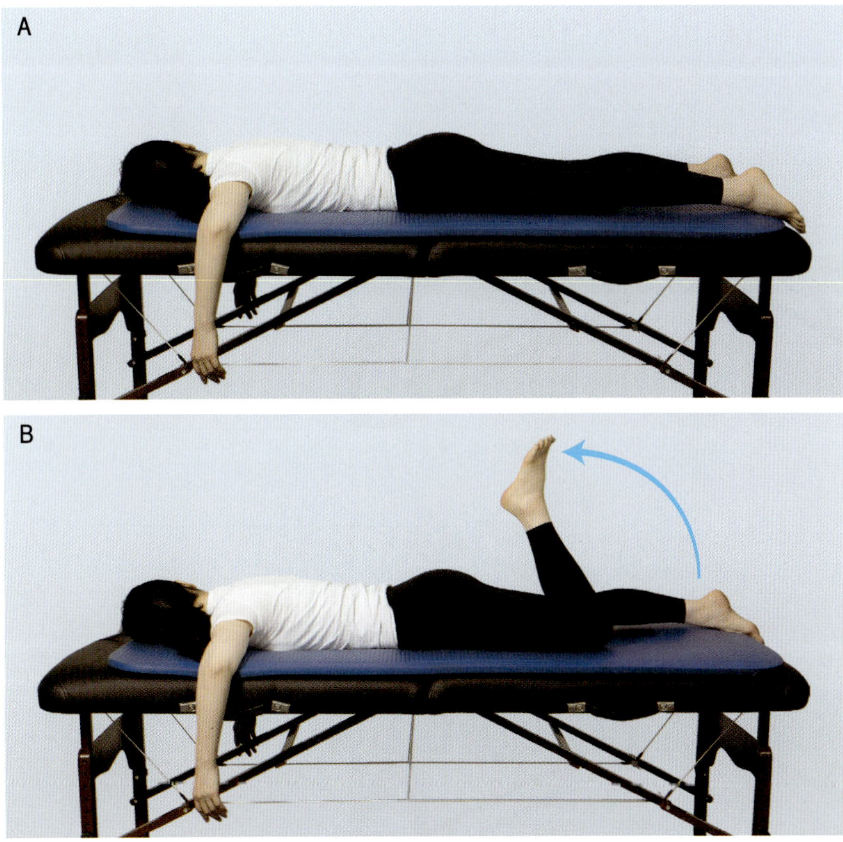

그림 5.66 한쪽 무릎 굽힘 검사. A: 시작 자세, B: 끝 자세

8) 양쪽 무릎 굽힘 검사 Double Knee Bend Test

자세

- 엎드린 자세

방법

- 대상자는 양쪽 무릎을 동시에 구부림
- 검사자는 대상자의 양쪽 무릎이 굽혀지는 동안 대상자의 허리 및 골반 움직임을 관찰함

음성

- 보상적 움직임 없이 120° 무릎 굽힘 수행이 가능함

양성

- 허리 폄 증가
- 골반 앞기울임 증가

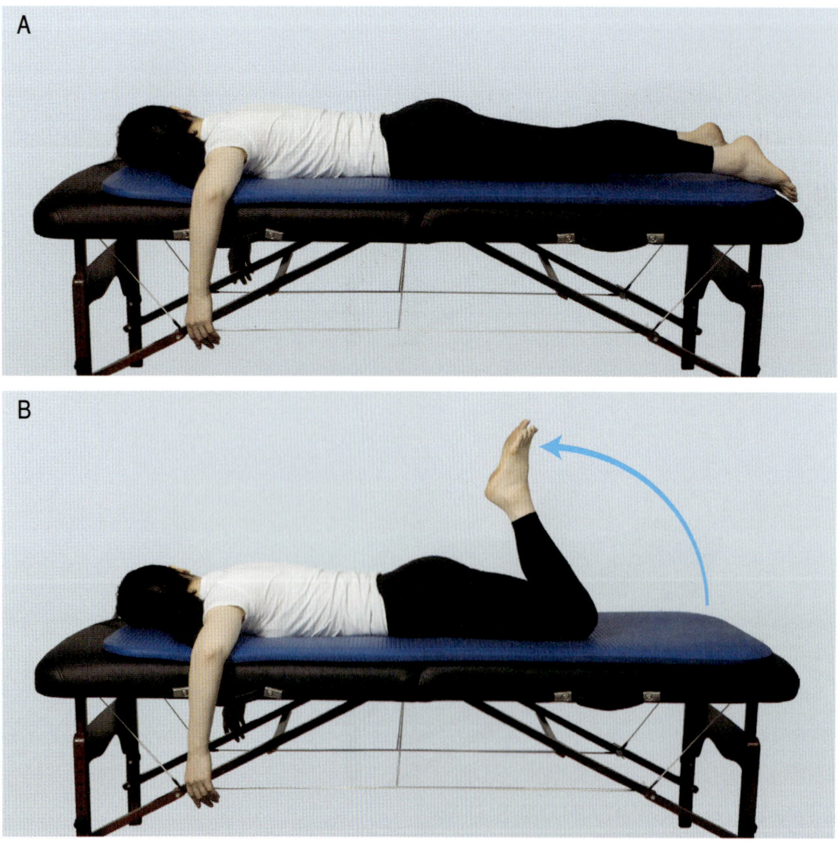

그림 5.67 양쪽 무릎 굽힘 검사. A: 시작 자세, B: 끝 자세

9) 한쪽 엉덩관절 돌림 검사 Single Hip Rotation Test

자세

- 엎드린 자세

방법

- 대상자는 한쪽 무릎을 90° 굽힌 상태에서 30° 엉덩관절 안쪽돌림 및 가쪽돌림을 실시함
- 검사자는 대상자의 엉덩관절 안쪽돌림 및 가쪽돌림 움직임 동안 대상자의 허리 및 골반 움직임을 관찰함

음성

- 보상적 움직임 없이 엉덩관절 30° 안쪽돌림 및 가쪽돌림 수행이 가능함

양성

- 허리 및 골반 돌림 증가

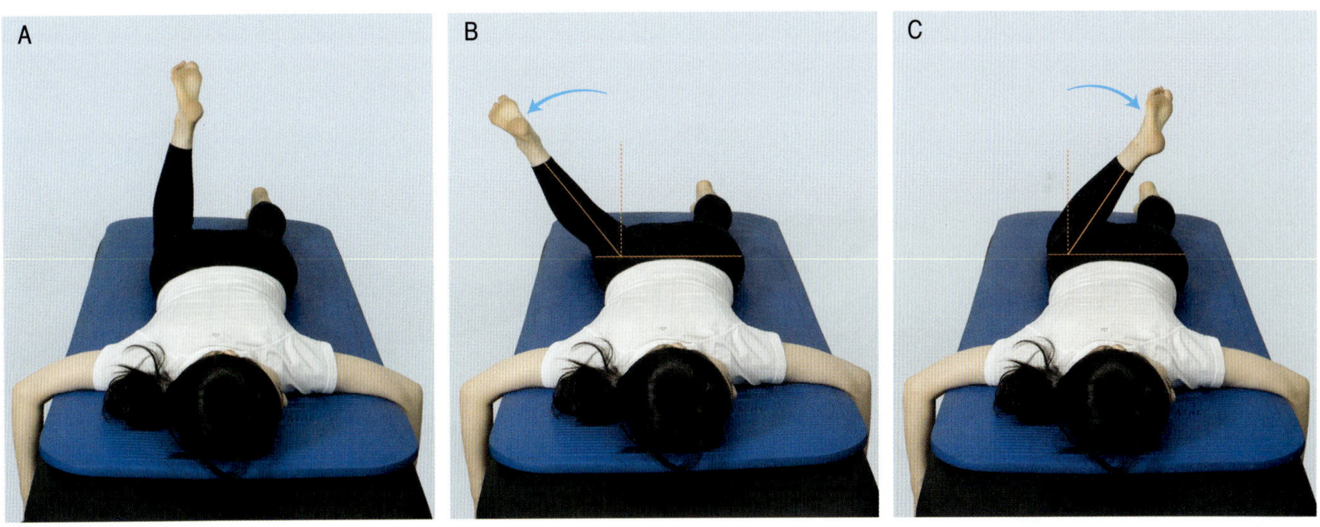

그림 5.68 한쪽 엉덩관절 돌림 검사. A: 시작 자세, B: 안쪽돌림, C: 가쪽돌림

10) 엉덩관절 폄 올림 검사Hip Extension Lift Test

자세

- 몸통을 테이블에 지지한 상태로 테이블 끝에 선 자세

방법

- 대상자는 양쪽 무릎을 살짝 구부리고, 허리가 거의 편평해지도록 골반의 앞/뒤기울임을 조절함
- 대상자는 한쪽 무릎을 폄시킨 상태에서 엉덩관절 중립 자세(0° 엉덩관절 폄)까지 다리를 들어 올림
- 검사자는 대상자의 엉덩관절 움직임 동안 대상자의 허리 및 골반 움직임을 관찰함

음성

- 보상적 움직임 없이 엉덩관절 폄 수행이 가능함

양성

- 허리 폄 증가
- 골반 앞기울임 증가

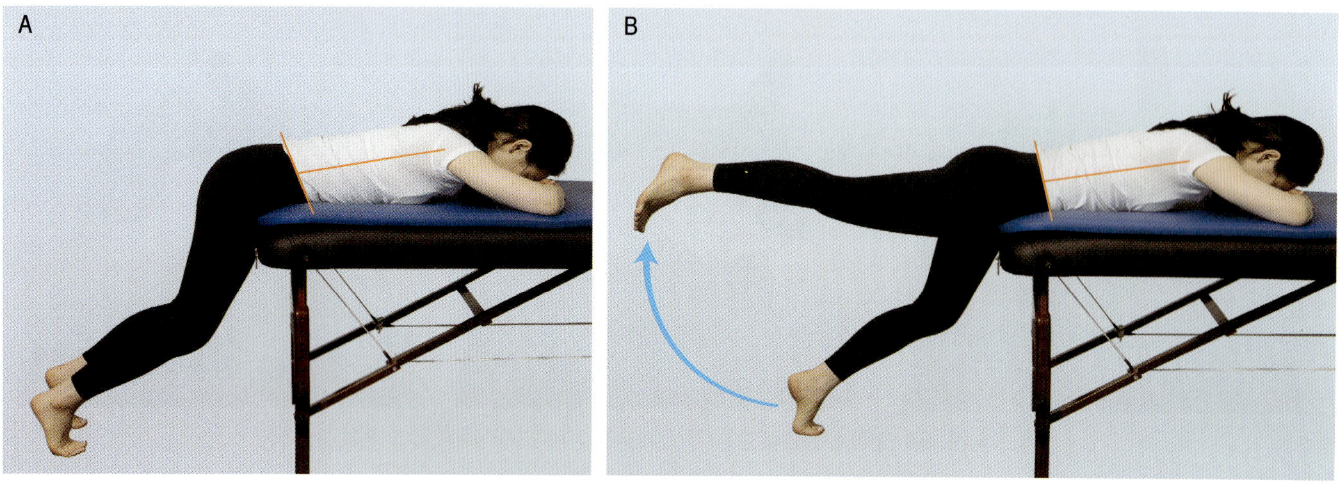

그림 5.69 엉덩관절 폄 올림 검사. A: 시작 자세, B: 끝 자세

11) 옆으로누운 자세 엉덩관절 벌림 검사Side-Lying Hip Abduction Test

자세

- 옆으로누운 자세

방법

- 이 검사는 엉덩관절 벌림근 및 허리네모근 동원 검사로도 사용됨
- 대상자는 약 35° 엉덩관절 벌림을 실시함

음성

- 보상적 움직임 없이 엉덩관절 벌림 수행이 가능함

양성

- 골반의 가쪽 기울임 및 돌림 증가
- 대상자의 보상적 움직임을 검사자가 수동적으로 고정하였을 때 엉덩관절 벌림을 수행할 수 없음

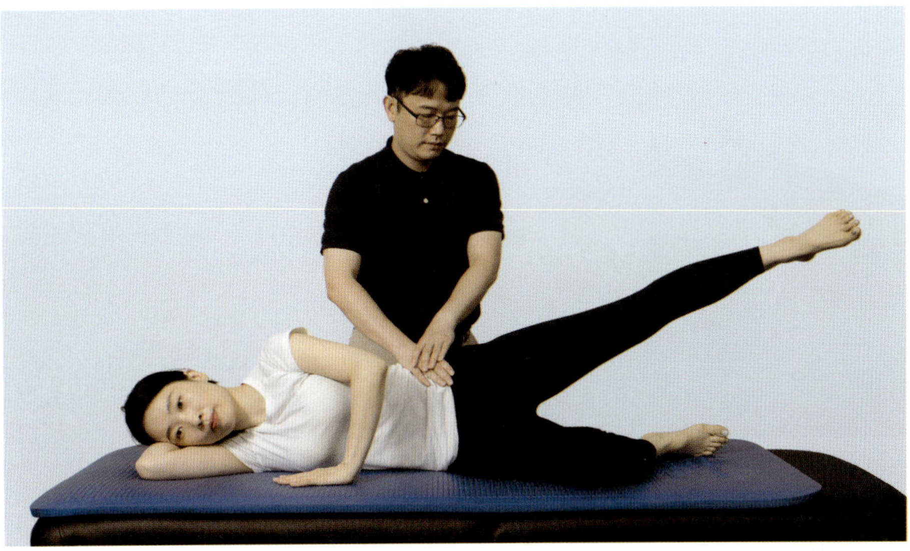

그림 5.70 옆으로누운 자세 엉덩관절 벌림 검사

12) 위쪽 다리 가쪽돌림 검사 Top Leg Turn Out Test

자세

- 옆으로누운 자세

방법

- 대상자는 45° 엉덩관절 굽힘 및 90° 무릎관절 굽힘을 실시함
- 대상자는 양쪽 발을 붙인 상태에서 위쪽 다리의 무릎을 들어 올려 엉덩관절 가쪽돌림을 실시함
- 검사자는 대상자가 위쪽 다리의 엉덩관절 가쪽돌림을 수행하는 동안 대상자의 허리 및 골반 움직임을 관찰함

음성

- 보상적 움직임 없이 약 15° 엉덩관절 가쪽돌림 수행이 가능함

양성

- 허리 및 골반 돌림 증가

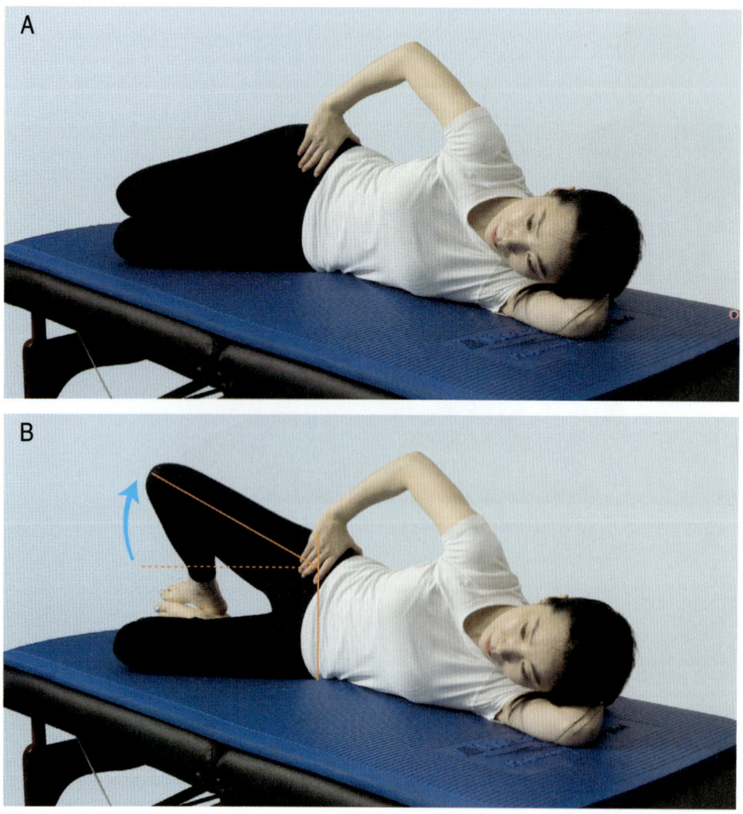

그림 5.71 위쪽 다리 가쪽돌림 검사. A: 시작 자세, B: 끝 자세

13) 수정된 앞쪽락킹 검사Modified Forward Rocking Test

자세

- 네발기기 자세

방법

- 대상자는 일반적인 네발기기 자세보다 양손을 약간 앞쪽에 위치시킴(약 120° 어깨관절 굽힘)
- 대상자는 손과 무릎의 위치는 고정하고 몸통과 넙다리가 일직선상에 놓이도록 엉덩관절 움직임을 이용해 몸통을 앞쪽으로 이동시킴(0° 엉덩관절 폄)
- 검사자는 대상자의 몸통이 앞쪽으로 이동하는 동안 대상자의 허리 및 골반 움직임을 관찰함

음성

- 보상적 움직임 없이 몸통 앞쪽 이동(0° 엉덩관절 폄)이 가능함

양성

- 허리 폄 증가
- 골반 앞기울임 증가

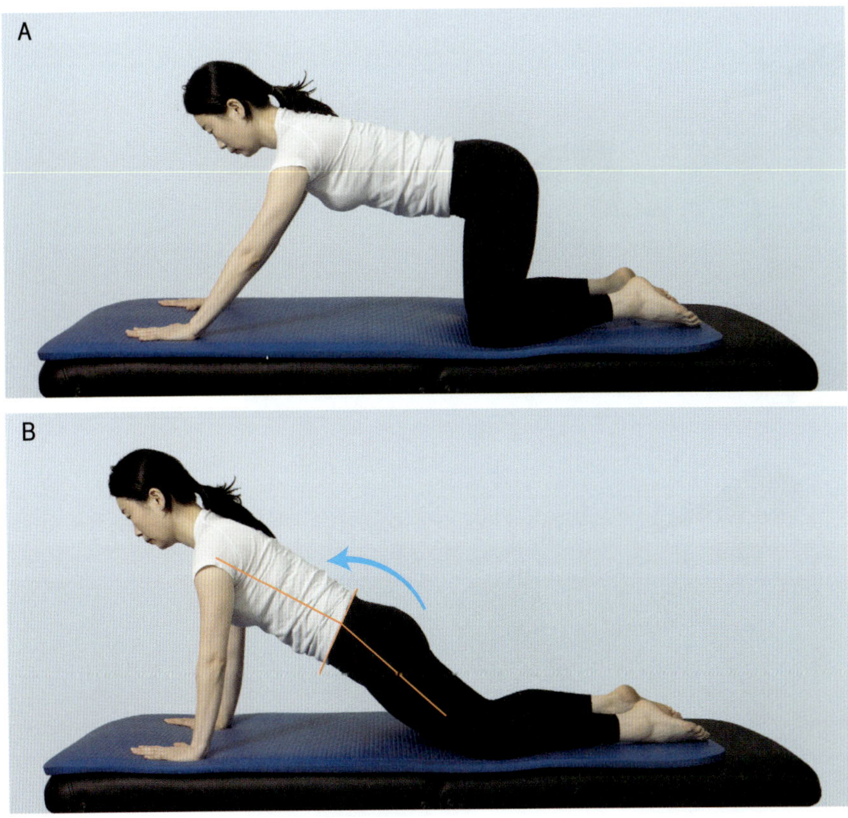

그림 5.72 수정된 앞쪽락킹 검사. A: 시작 자세, B: 끝 자세

14) 뒤쪽락킹 검사 Backward Rocking Test

자세

- 네발기기 자세

방법

- 대상자는 90° 어깨 굽힘, 90° 엉덩관절 굽힘 및 척추가 일직선상에 놓이는 네발기기 자세를 취함
- 대상자는 손과 무릎의 위치는 고정하고 몸통을 발꿈치 쪽으로 이동시킴
- 검사자는 대상자의 몸통이 뒤쪽으로 이동하는 동안 대상자의 허리 및 골반 움직임을 관찰함

음성

- 보상적 움직임 없이 120° 엉덩관절 굽힘 수행이 가능함

양성

- 허리 굽힘 증가
- 골반 뒤기울임 증가

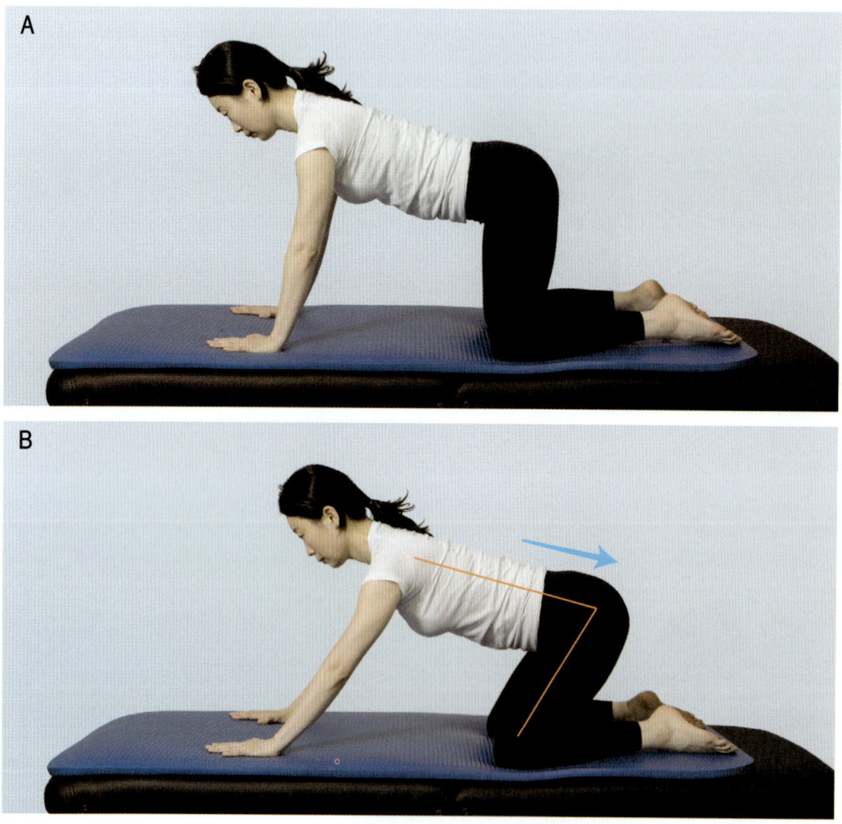

그림 5.73 뒤쪽락킹 검사. A: 시작 자세, B: 끝 자세

15) 앉은 자세 엉덩관절 굽힘 검사Sitting Hip Flexion Test

자세

- 앉은 자세

방법

- 대상자는 엉덩관절 굽힘을 실시함. 이때 검사자는 골반 및 몸통의 보상적 움직임을 확인함
- 검사자가 골반 및 몸통의 보상적 움직임을 통제한 상태에서 위와 같은 방법으로 엉덩관절 굽힘을 실시함
- 두 가지 조건에서 대상자의 엉덩관절 굽힘 수행력을 비교함

음성

- 두 가지 조건에서 모두 엉덩관절 굽힘 수행이 가능함

양성

- 허리 가쪽굽힘/돌림/굽힘/폄 또는 골반의 뒤기울임/돌림 증가
- 검사자가 대상자의 보상적 움직임을 수동적으로 고정하였을 때 엉덩관절 굽힘을 수행할 수 없음

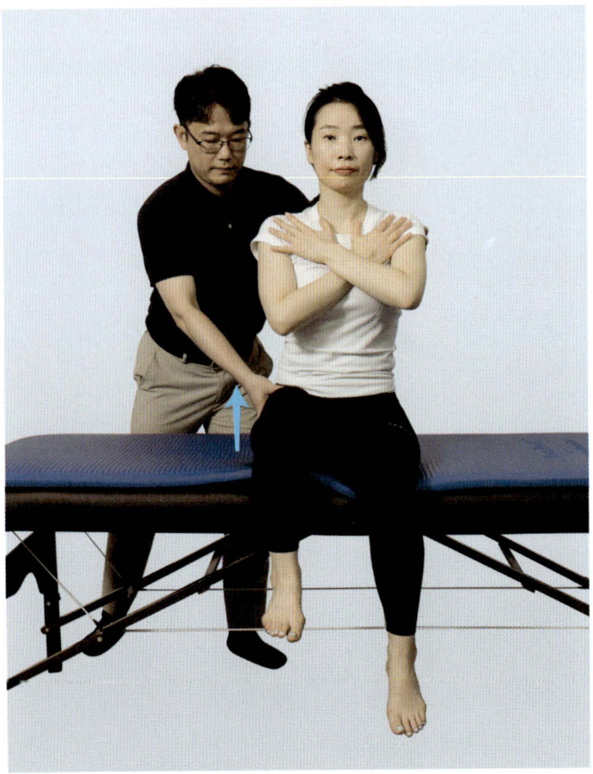

그림 5.74 앉은 자세 엉덩관절 굽힘 검사

16) 앞기울임 검사 Forward Lean Test

자세

- 앉은 자세

방법

- 대상자는 90° 엉덩관절 굽힘 및 허리와 골반의 중립 자세를 유지함
- 대상자는 양쪽 팔을 가슴 앞에 교차해서 모은 상태로 엉덩관절 움직임을 이용해 몸통을 앞쪽으로 천천히 기울임
- 검사자는 대상자의 몸통이 앞쪽으로 기울어지는 동안 대상자의 허리 및 골반 움직임을 관찰함

음성

- 보상적 움직임 없이 약 30° 몸통 앞기울임 수행이 가능함

양성

- 허리 폄/굽힘 증가
- 골반 앞기울임/뒤기울임 증가

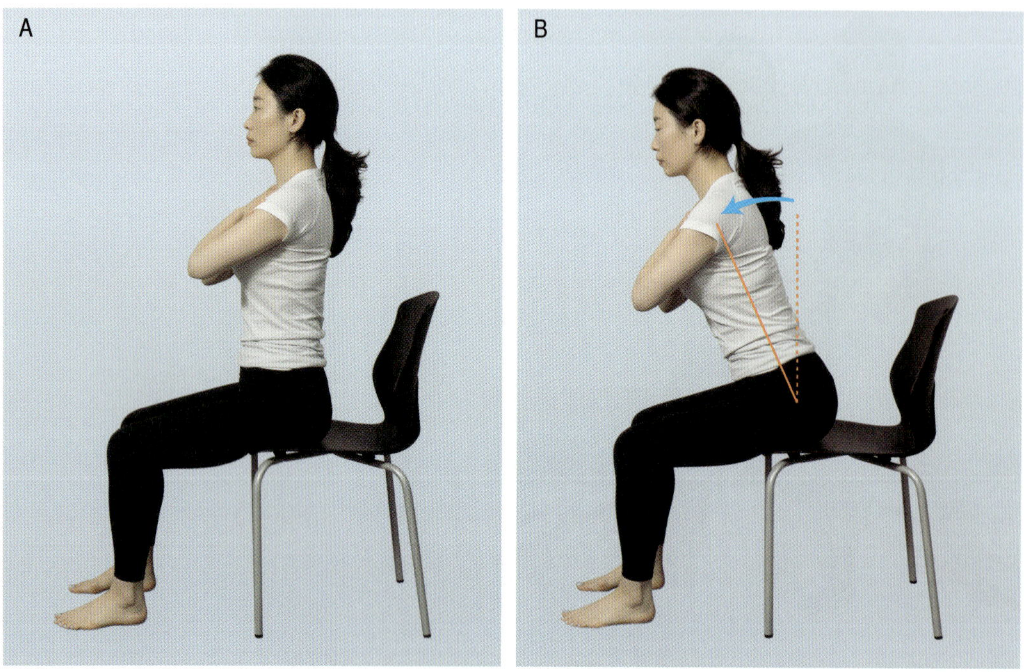

그림 5.75 앞기울임 검사. A: 시작 자세, B: 끝 자세

17) 가슴 내리기 검사 Chest Drop Test

자세

- 의자 끝에 걸터앉은 자세

방법

- 대상자는 바닥에 발이 닿지 않도록 의자 끝에 걸터앉은 후 허리 및 골반의 중립 자세를 취함
- 대상자는 한 손은 복장뼈 위에 두고, 다른 손은 엉치뼈 위에 둠
- 대상자는 복장뼈를 아래로 내리면서 등뼈 굽힘을 실시함
- 검사자 및 대상자는 복장뼈 내림(등뼈 굽힘) 동안 대상자의 허리 및 골반 움직임을 관찰함

음성

- 보상적 움직임 없이 복장뼈 내림(등뼈 굽힘) 수행이 가능함

양성

- 허리 굽힘 증가
- 골반 뒤기울임 증가

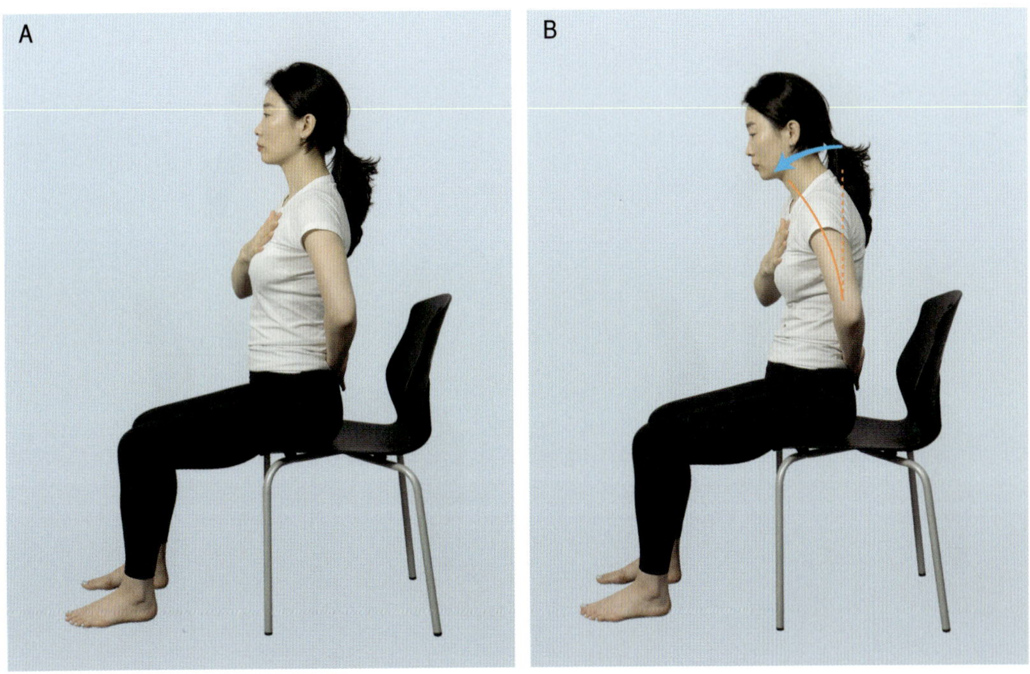

그림 5.76 가슴 내리기 검사. A: 시작 자세, B: 끝 자세

18) 가슴 올림 검사Chest Lift Test

자세

- 의자 끝에 걸터앉은 자세

방법

- 대상자는 바닥에 발이 닿지 않도록 의자 끝에 걸터앉은 후 허리 및 골반의 중립 자세를 취함
- 대상자는 한 손은 복장뼈 위에 두고, 다른 손은 엉치뼈 위에 둠
- 대상자는 복장뼈를 위로 올리면서 등뼈 폄을 실시함
- 검사자 및 대상자는 복장뼈 올림(등뼈 폄) 동안 대상자의 허리 및 골반 움직임을 관찰함

음성

- 보상적 움직임 없이 복장뼈 올림(등뼈 폄) 수행이 가능함

양성

- 허리 폄 증가
- 골반 앞기울임 증가

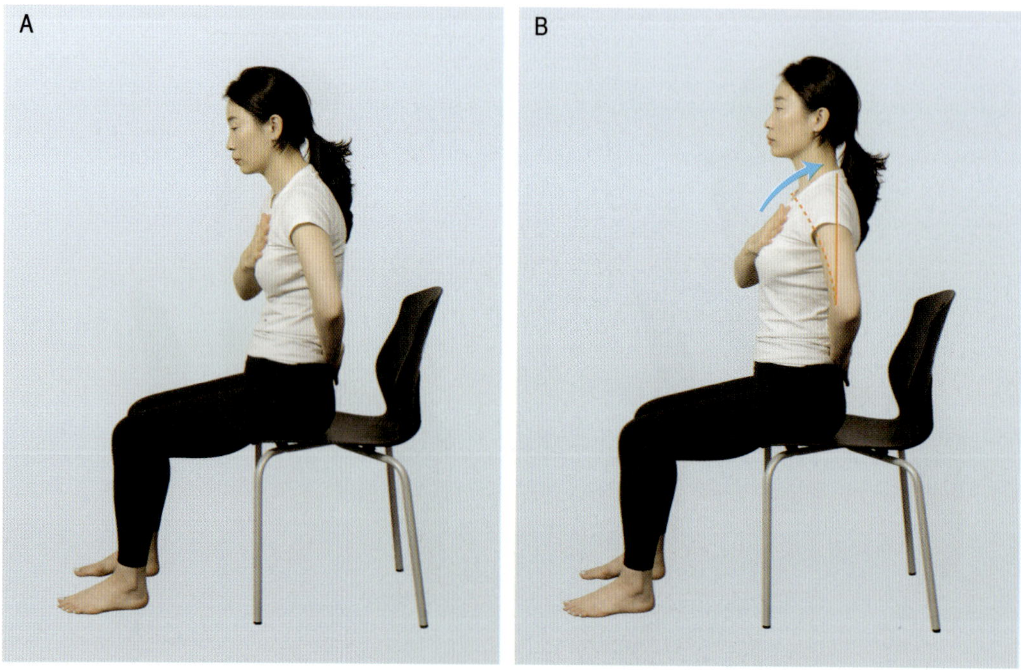

그림 5.77 가슴 올림 검사. A: 시작 자세, B: 끝 자세

19) 한쪽 무릎 폄 검사 Single Knee Extension Test

자세

- 테이블 끝에 걸터앉은 자세

방법

- 대상자는 바닥에 발이 닿지 않도록 테이블 끝에 걸터앉은 후 허리 및 골반의 중립 자세를 취함
- 대상자는 한쪽 무릎 폄을 실시함
- 검사자는 대상자가 한쪽 무릎을 펴는 동안 대상자의 허리 및 골반 움직임을 관찰함

음성

- 보상적 움직임 없이 무릎관절 완전 폄 범위의 10~15° 전까지 한쪽 무릎 폄 수행이 가능함

양성

- 허리 및 골반 돌림 증가

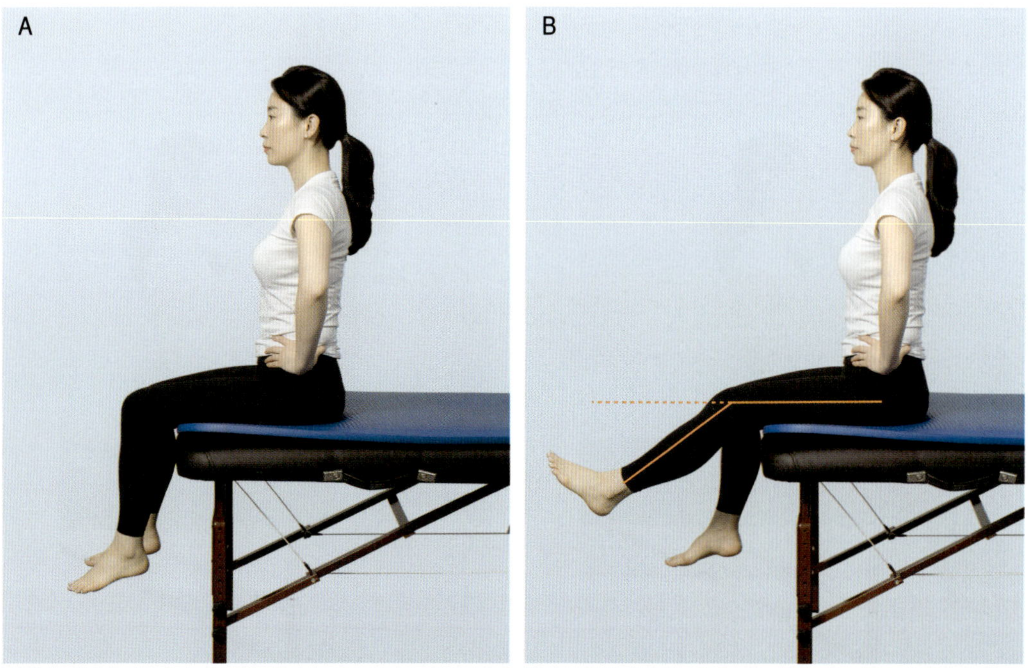

그림 5.78 한쪽 무릎 폄 검사. A: 시작 자세, B: 끝 자세

20) 양쪽 무릎 폄 검사 Double Knee Extension Test

자세

- 테이블 끝에 걸터앉은 자세

방법

- 대상자는 바닥에 발이 닿지 않도록 테이블 끝에 걸터앉은 후 허리 및 골반의 중립 자세를 취함
- 대상자는 양쪽 무릎 폄을 실시함
- 검사자는 대상자가 양쪽 무릎을 펴는 동안 대상자의 허리 및 골반 움직임을 관찰함

음성

- 보상적 움직임 없이 무릎관절 완전 폄 범위의 10~15° 전까지 양쪽 무릎 폄 수행이 가능함

양성

- 허리 굽힘 증가
- 골반 뒤기울임 증가

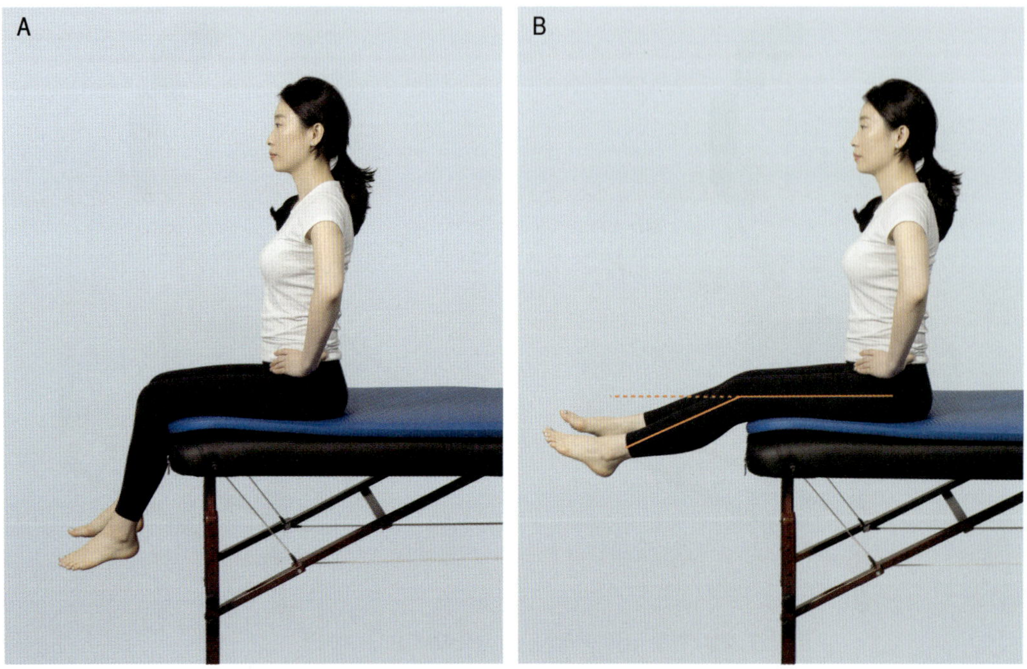

그림 5.79 양쪽 무릎 폄 검사. A: 시작 자세, B: 끝 자세

21) 한 다리 서기 검사 One Leg Standing Test

자세

- 선 자세

방법

- 대상자는 한 다리 서기(반대측 엉덩관절 45° 굽힘 및 무릎관절 90° 굽힘) 동작을 실시함. 이때 검사자는 지지측으로 이동하는 골반의 움직임을 확인함
- 검사자는 지지측 골반으로부터 약 10cm 가쪽에 손바닥을 위치시키고, 대상자는 골반이 검사자의 손바닥에 닿지 않도록 주의하며 한 다리 서기 동작을 실시함
- 두 가지 조건에서 대상자의 한 다리 서기 수행력을 비교함

음성

- 두 가지 조건에서 모두 한 다리 서기 동작 수행이 가능함

양성

- 대상자의 골반이 검사자의 손바닥에 닿지 않은 상태에서는 한 다리 서기 동작을 수행할 수 없음

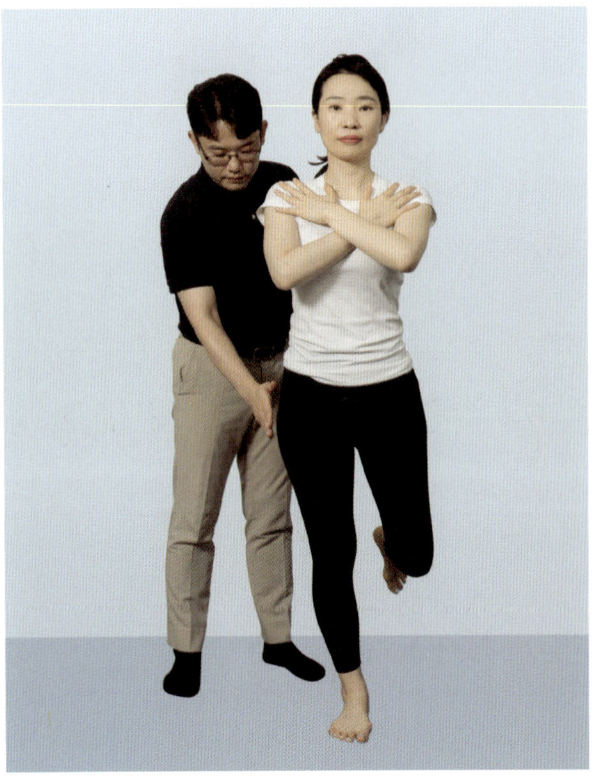

그림 5.80 한 다리 서기 검사

22) 몸통 기울임 검사 Trunk Lean Test

자세

- 선 자세

방법

- 대상자는 척추의 중립 자세를 유지하며 엉덩관절 굽힘을 이용해 몸통을 앞쪽으로 기울임
- 검사자는 대상자가 몸통을 앞쪽으로 기울이는 동안 대상자의 허리 및 골반 움직임을 관찰함

음성

- 보상적 움직임 없이 약 50° 몸통 앞쪽 기울임 수행이 가능함

양성

- 허리 굽힘 증가
- 골반 뒤기울임 증가

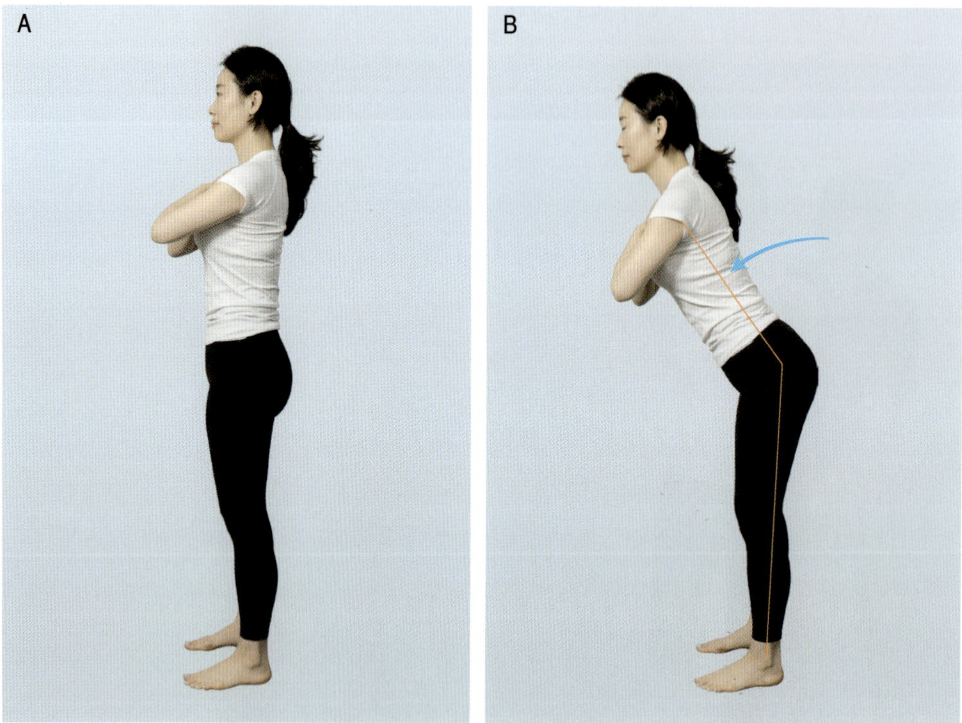

그림 5.81 몸통 기울임 검사. A: 시작 자세, B: 끝 자세

23) 선 자세 발가락 미끄러짐 검사 Standing Toe Slide Test

자세

- 선 자세

방법

- 대상자는 한쪽 발의 발가락은 바닥에 붙인 상태로 발꿈치를 들어 올린 후(약 15~20° 엉덩관절 굽힘) 지면 위에서 발가락을 뒤쪽으로 이동시키며 엉덩관절 폄을 실시함
- 검사자는 대상자가 엉덩관절 폄을 수행하는 동안 대상자의 허리 및 골반 움직임을 관찰함

음성

- 보상적 움직임 없이 약 10~15° 엉덩관절 폄 수행이 가능함

양성

- 허리 폄 증가
- 골반 앞기울임 증가

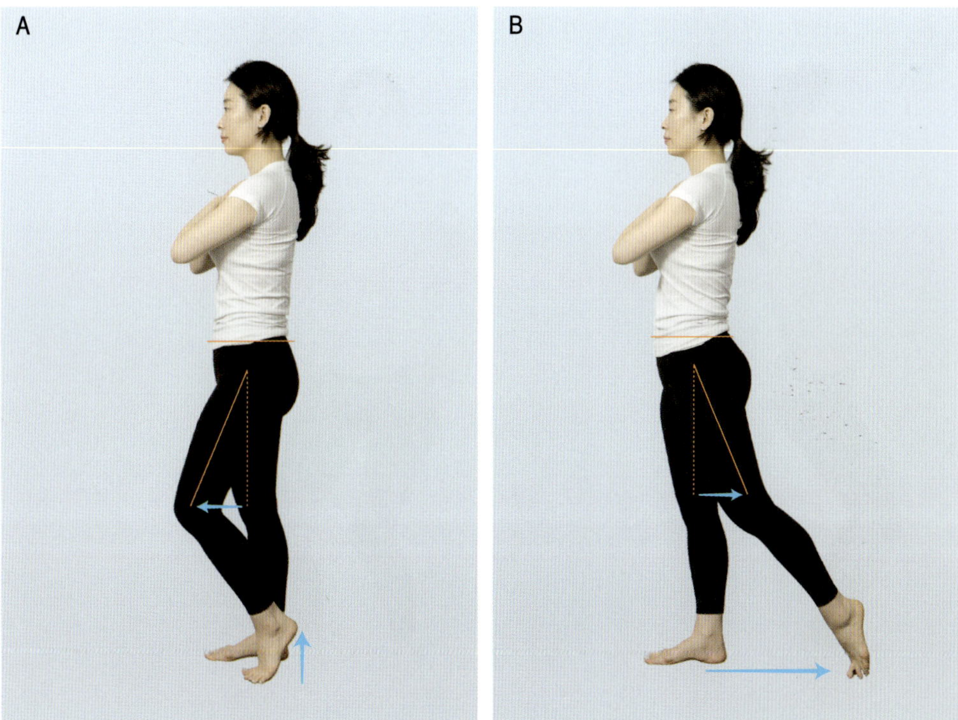

그림 5.82 선 자세 발가락 미끄러짐 검사. A: 시작 자세, B: 끝 자세

24) 양쪽 무릎 돌림 검사Double Knee Swing Test

자세

- 선 자세

방법

- 대상자는 양발을 골반 너비로 벌리고 양발이 평행하도록 양쪽 발을 위치시킴
- 대상자는 양쪽 무릎을 약간 구부린 상태에서 한쪽 방향으로 양쪽 무릎을 돌림. 이때 발의 엎침/뒤침 움직임은 허용되지만 발허리뼈머리가 지면으로부터 떨어지지 않도록 주의함
- 검사자는 대상자가 양쪽 무릎 돌림을 수행하는 동안 대상자의 허리 및 골반 움직임을 관찰함

음성

- 보상적 움직임 없이 약 20~30° 무릎 돌림 수행이 가능함

양성

- 허리 및 골반 돌림 증가

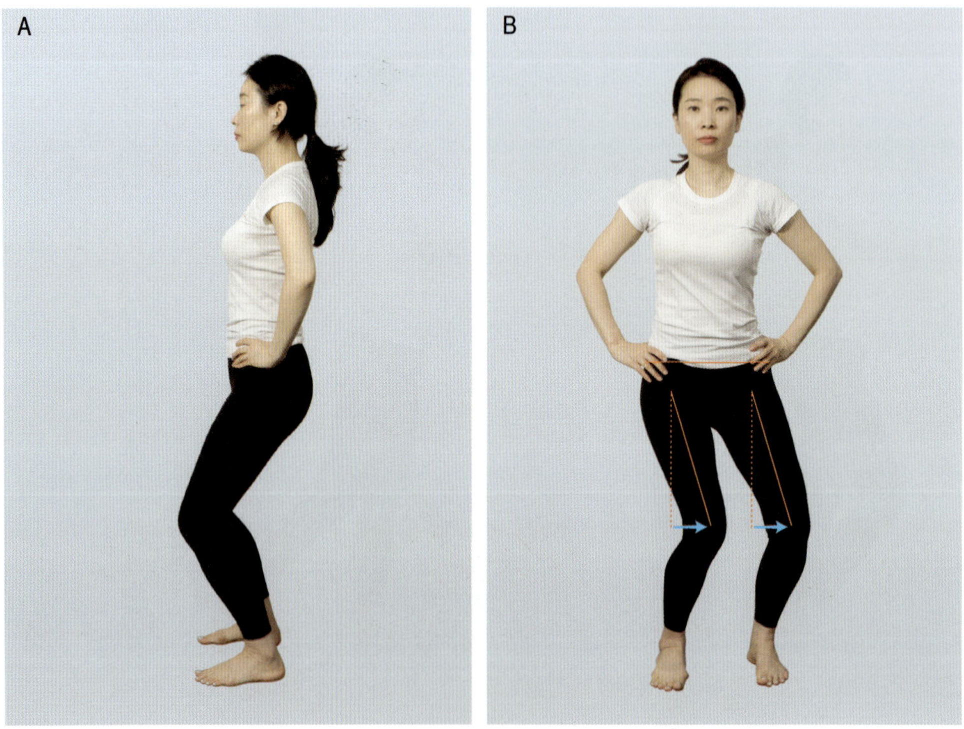

그림 5.83 양쪽 무릎 돌림 검사. A: 측면, B: 정면

25) 몸통 가쪽굽힘 검사 Trunk Lateral Flexion Test

자세

- 벽에 기대어 선 자세

방법

- 대상자는 양쪽 팔을 가슴 앞에 교차해서 모은 상태로 발을 골반 너비 이상으로 벌리고 무릎을 살짝 굽힘
- 대상자는 오른쪽/왼쪽 몸통 가쪽굽힘을 실시함
- 검사자는 대상자가 몸통을 가쪽굽힘하는 동안 대상자의 허리 및 골반 움직임을 관찰함

음성

- 보상적 움직임 없이 약 30° 몸통 가쪽굽힘 수행이 가능함

양성

- 허리 및 골반 돌림 증가
- 골반의 가쪽 기울임 및 오른쪽/왼쪽 치우침 증가

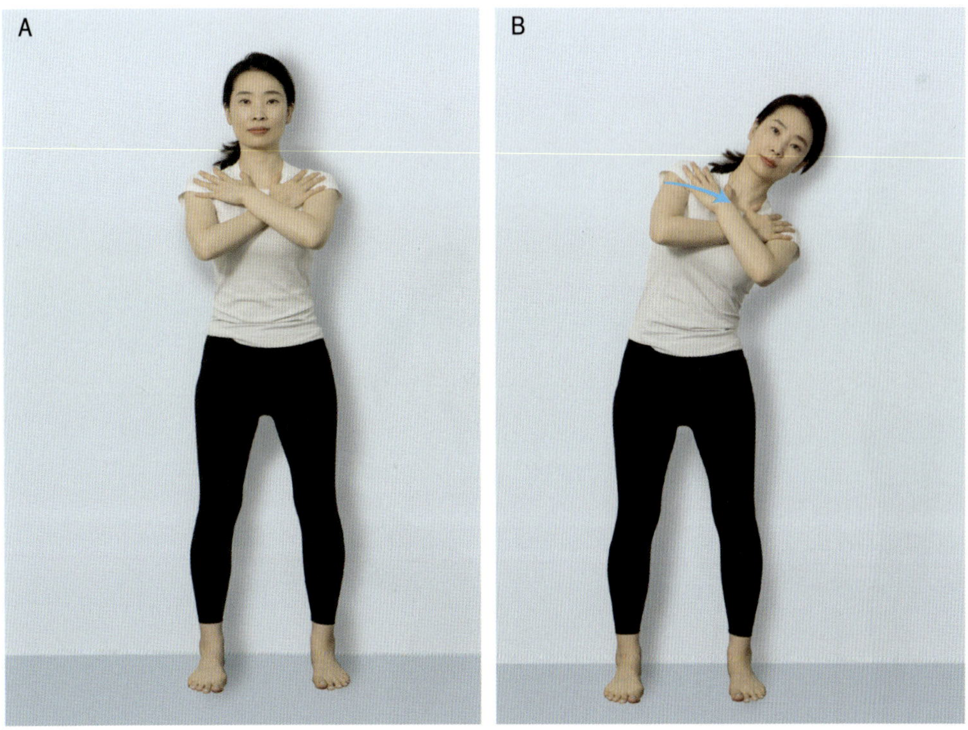

그림 5.84 몸통 가쪽굽힘 검사. A: 시작 자세, B: 끝 자세

26) 궁둥뼈 체중지지 검사Ischial Weight Bearing Test

자세

- 선 자세

방법

- 대상자는 양쪽 팔을 가슴 앞에 교차해서 모은 상태로 의자 앞에 선 자세를 취함. 이때 의자의 높이는 대상자가 앉았을 때 엉덩관절이 무릎관절보다 약 10° 정도 살짝 높은 위치에 놓이도록 조절함
- 대상자는 엉덩관절 및 무릎관절 굽힘을 이용해 천천히 의자에 앉음. 이때 척추는 중립 자세를 유지하며 몸통을 앞쪽으로 기울임
- 검사자는 대상자가 앉는 동작을 수행하는 동안 대상자의 허리 및 골반 움직임을 관찰함

음성

- 보상적 움직임 없이 선 자세에서 앉기 동작 수행이 가능함

양성

- 허리 굽힘 증가
- 골반 뒤기울임 증가

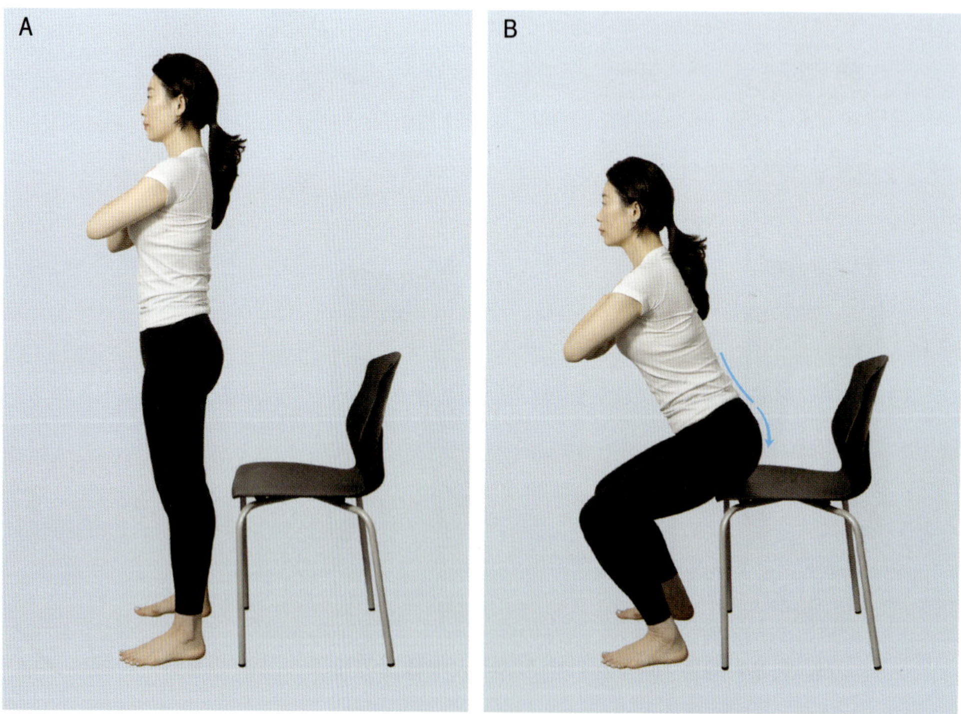

그림 5.85 궁둥뼈 체중지지 검사. A: 시작 자세, B: 끝 자세

8. 특수 검사

이 장에서 사용하는 특수 검사는 엉치엉덩관절면에 스트레스를 제공하였을 때 통증이 유발되는지 확인하는 통증유발 검사들이다. 이 검사를 통해 통증이 유발된다면 평소에 경험하는 통증이 엉치엉덩관절의 문제로 발생되었다고 판단할 수 있다.

1) 떼어당김 검사(갭핑 검사) Distraction Test (Gapping Test)

자세

- 바로누운 자세

방법

- 검사자의 양손을 대상자의 위앞엉덩뼈가시를 포함한 엉덩뼈 앞쪽 부위 위에 올려놓음
- 검사자는 양쪽 엉덩뼈가 서로 멀어지도록 양손을 이용해 엉덩뼈를 뒤쪽 및 가쪽 방향으로 힘을 가함. 결과적으로 검사자에 의해 엉치엉덩관절의 앞쪽 부위가 벌어지는(distraction) 힘이 가해짐

음성

- 엉덩부위 또는 뒤쪽 다리에 통증이 발생하지 않음

양성

- 엉치엉덩관절에 병변 또는 불안정성이 있을 경우, 엉덩부위 또는 뒤쪽 다리에 통증 또는 신경학적 증상이 발생함

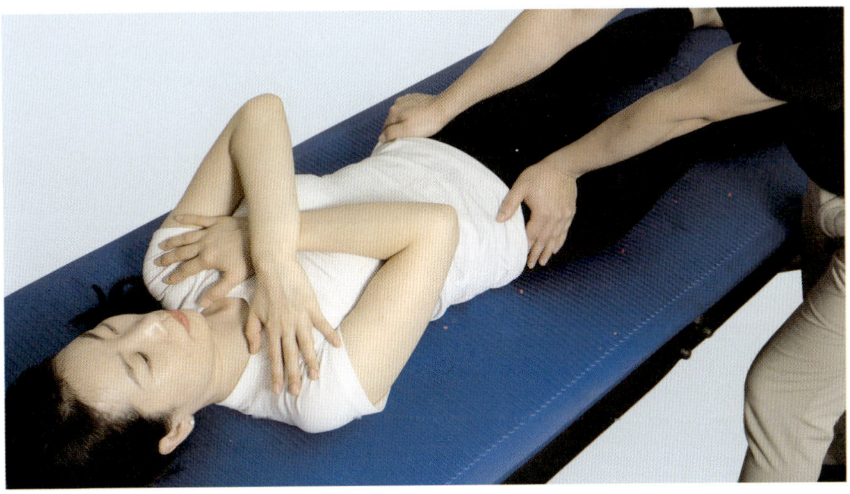

그림 5.86 떼어당김 검사

2) 넙다리밀치기 검사 Thigh Thrust Test

자세

- 한쪽 엉덩관절을 90° 굽힘(무릎관절 굽힘과 함께)시킨 바로누운 자세

방법

- 검사자는 한 손을 엉치뼈 아래에 두고, 다른 손은 엉덩관절 굽힘쪽 무릎 위에 올려놓음
- 검사자는 대상자의 무릎에 아래쪽 방향(넙다리뼈 방향)으로 힘을 가함

음성

- 엉치엉덩관절에 통증이 발생하지 않음

양성

- 엉치엉덩관절에 병변 또는 불안정성이 있을 경우, 압력을 가한 쪽 엉치엉덩관절 부위에 통증 또는 신경학적 증상이 발생함

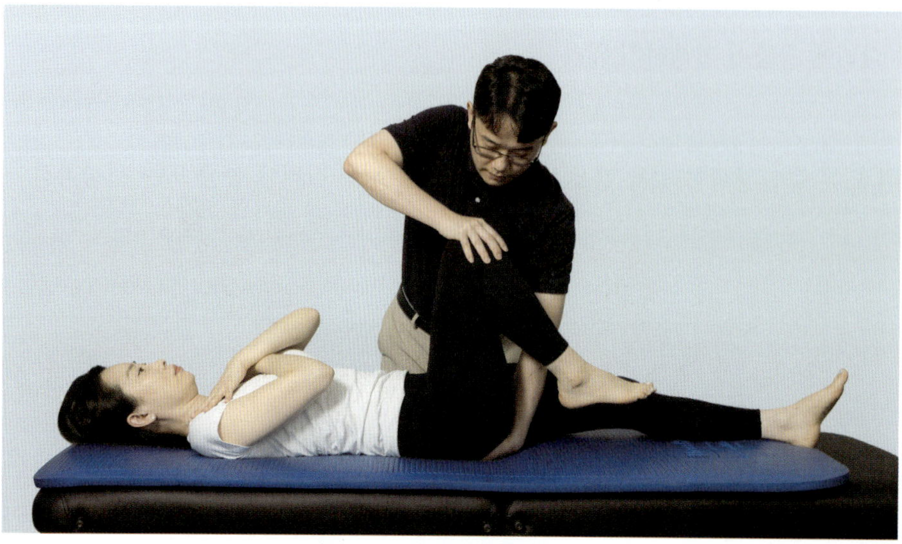

그림 5.87 넙다리밀치기 검사

3) 압박 검사/접근 검사 Compression Test/Approximation Test

자세

- 엉덩관절과 무릎관절을 굽힘시킨 옆으로누운 자세

방법

- 검사자는 대상자의 엉덩뼈 위쪽 부위에 아래쪽 방향으로 압력을 가함

음성

- 엉치엉덩관절에 통증이 발생하지 않음

양성

- 엉치엉덩관절에 병변 또는 불안정성이 있을 경우, 압력을 가한 쪽 엉치엉덩관절 부위에 통증 또는 신경학적 증상이 발생함

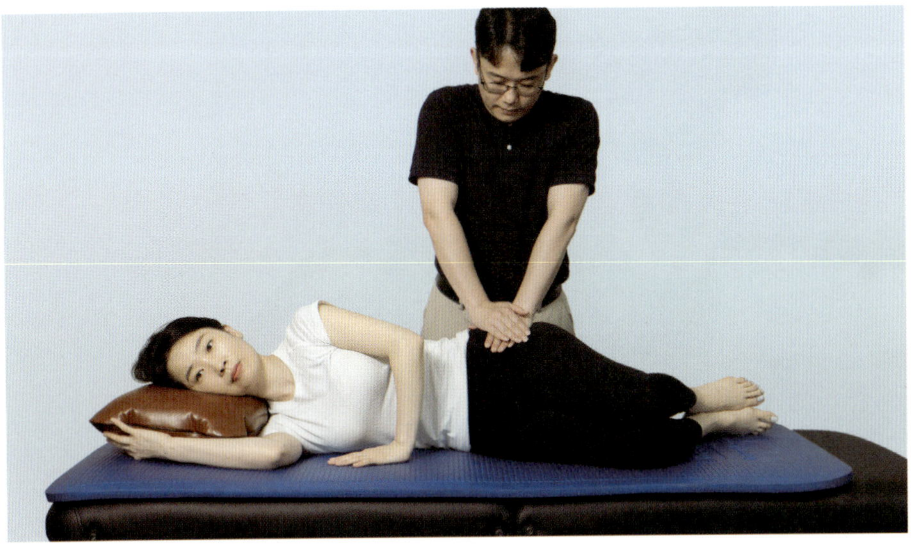

그림 5.88 압박 검사

4) 엉치뼈밀치기 검사 Sacral Thrust Test

자세

- 엎드린 자세

방법

- 검사자는 대상자의 엉치뼈 중앙 부위에 아래쪽 방향으로 압력을 가함

음성

- 엉치엉덩관절에 통증이 발생하지 않음

양성

- 엉치엉덩관절에 병변 또는 불안정성이 있을 경우, 엉치엉덩관절 부위에 통증 또는 신경학적 증상이 발생함

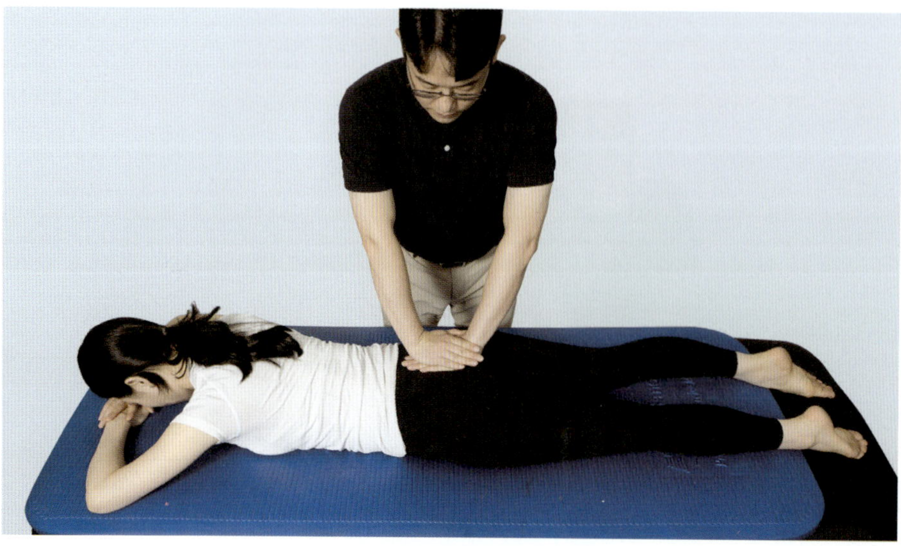

그림 5.89 엉치뼈밀치기 검사

Laslett 등(2005)은 이 책에서 다루고 있는 통증유발 검사들의 민감도(sensitivity, 실제로 질병을 가지고 있는 사람들 중 질병이 있다고 판단되는 비율)와 특이도(specificity, 실제로 질병이 없는 사람들 중 질병이 없다고 판단되는 비율)를 분석하였다. 이 연구 결과에 따르면, 민감도는 넙다리밀치기 검사가 가장 높았으며, 특이도는 떼어당김 검사가 가장 높았다. Laslett 등은 떼어당김 검사, 넙다리밀치기 검사, 압박 검사, 엉치뼈밀치기 검사, 갠슬렌 검사(오른쪽과 왼쪽 각각 검사)로 이루어진 6개의 검사들 중 3가지 이상 양성반응을 보일 경우 엉치엉덩관절의 병변을 의심할 수 있다고 하였다. 하지만, 갠슬렌 검사를 제외한 나머지 4개의 검사 방법들 중 2개 이상 양성반응을 보일 경우에도 충분히 통증의 원인이 엉치엉덩관절에 있다고 의심할 수 있으므로, 떼어당김 검사, 넙다리밀치기 검사, 압박 검사, 엉치뼈밀치기 검사를 먼저 실시할 것을 제안하였다.

9. 골반 KEMA 진단 분류

골반의 운동장애는 골반내 불안정, 앞기울임, 뒤기울임, 돌림 유형으로 분류된다(그림 5.90).

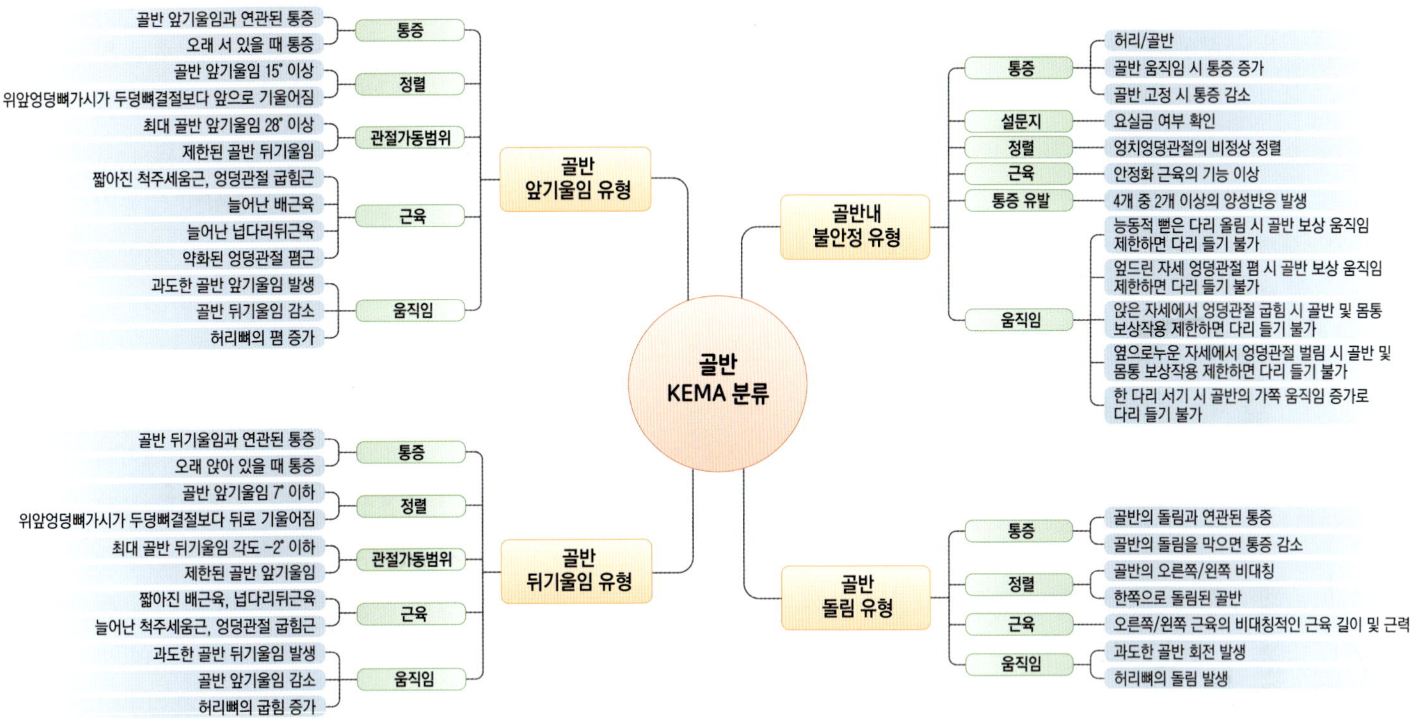

그림 5.90 골반 KEMA 분류 체계

1) 분류 기준

골반의 KEMA 분류 체계에서 생각해야 할 일차적인 문제는 골반내 불안정성으로 인한 유형인지 골반의 움직임과 관련된 유형인지를 구분해야 한다. 골반내 불안정성으로 인한 유형은 주로 엉치엉덩관절의 문제로 생기는 것으로 골반의 불안정성에 기인한다. KEMA에서는 이를 골반내 불안정 유형으로 분류하고 엉치엉덩관절의 문제를 찾는데 초점을 맞춘다. 골반내 불안정 유형은 골반의 안정성에 대한 평가가 주를 이루며, 엉치엉덩관절의 불안정뿐 아니라 골반내의 비정상적으로 증가된 움직임으로 인한 통증과 골반 바닥근의 기능 이상을 포함한다. 골반의 움직임과 관련된 유형은 골반의 움직임인 앞기울임, 뒤기울임, 돌림 움직임으로 구분하고, 골반은 위로는 허리뼈와 아래로는 엉덩관절과 연결되어 있기 때문에 골반의 움직임뿐 아니라 허리뼈와 엉덩관절의 움직임을 고려하여 분류한다. 골반의 앞기울임, 뒤기울임, 돌림 시 나타나는 통증과 움직임 손상을 기초로 평가하며 분류한다.

(1) 통증 및 증상

골반의 KEMA 분류에서 통증에 대한 적절한 평가는 대상자의 상태를 알아보는 데 유용하며 개인차가 있기 때문에 통증의 강도와 통증 행동에 대하여 구분하여 평가한다. 비록 직접적인 통증 측정은 불가능 하지만 통증의 다양한 특징들을 고려한 통증 평가도구들이 검증을 통해 사용되고 있다. 통증의 강도에 대한 질문은 시각상사척도(visual analogue scale, VAS)를 이용하는 것이 일반적이다. 골반내 불안정 유형은 주로 엉치엉덩관절의 문제로 야기되는 통증으로 요통과 비슷하게 나타나기 때문에 이를 구분해야 한다. 대부분 엉치엉덩관절의 전단력이 지속적으로 가해져 나타나거나 배가로근, 골반 바닥근 등 골반의 깊은 안정화 근육의 기능 이상으로 통증이 발생하게 된다. 또한 골반내 불안정 유형에서는 이로 인한 요실금 증상이 있는지를 평가하기 위하여 설문 조사를 실시한다. 골반 불안정으로 인한 통증은 골반을 치료사의 손이나 골반벨트 등으로 수동적으로 안정화시키면 통증이 감소하는 통증 행동이 나타난다.

골반의 움직임과 관련된 통증은 골반의 앞기울임, 뒤기울임, 돌림 등의 동작 시 통증이 나타나는지를 확인한다. 골반은 몸통과 하지를 위/아래로 연결하고, 신체의 오른쪽/왼쪽을 연결하는 연결 구조이기 때문에 골반의 움직임 시 허리뼈나 하지에 통증이 증가하는지를 확인해야 한다. 특히 골반의 움직임은 허리뼈와 엉덩관절과 직접적인 연관이 있기 때문에 허리뼈와 엉덩관절의 KEMA 분류에서 나타나는 통증과 유사함을 기억해야 하며 이를 종합적으로 평가해야 한다. 이러한 이유로 골반의 KEMA 분류 체계에서는 통증 및 증상의 변화가 골반이 아닌 다른 부위에 나타난다는 것을 기억하고, 골반의 운동손상과 주변 조직의 통증 및 증상 변화가 어떠한 인과관계가 있는지 확인해야 한다. 인과관계를 확인하는 좋은 방법으로는 발생한 통증이 골반의 움직임을 제한하는 경우 감소하는지 확인하는 것이다. 만약 감소한다면 골반 움직임의 문제로 보는 것이 타당하다.

(2) 정렬 검사

골반의 정렬을 확인하기 위해서는 골반의 위치 관계를 확인해야 한다. 골반내 불안정성과 관련된 유형에서는 주로 엉치엉덩관절의 비정상 정렬을 확인한다. 엉치엉덩관절에서의 비정상 정렬은 엉치뼈에 대하여 앞쪽/뒤쪽으로 기울어진 볼기뼈, 엉치뼈에 대하여 위쪽/아래쪽으로 미끄러진 볼기뼈, 엉치뼈에 대하여 앞쪽/뒤쪽으로 돌림된 볼기뼈 등으로 이러한 비정상 정렬이 있는지 확인한다.

골반의 움직임과 관련된 유형은 골반의 앞기울임과 뒤기울임 정도로 평가한다. 주로 위앞엉덩뼈가시와 위뒤엉덩뼈가시가 시상면에서 이루는 각에 대하여 정상 각도가 7~15°임을 기억하여, 이 각도보다 크면 골반 앞기울임 유형, 이 각도보다 작으면 골반 뒤기울임 유형으로 평가한다(그림 5.91). 또한 위앞엉덩뼈가시와 두덩뼈결절을 이은 선이 시상면에서 일직선이 되어야 정상임을 기억하여 이 선의 치우침이 어떤지 확인하여 정렬을 추가로 확인해야 한다(그림 5.91). 골반의 돌림은 오른쪽/왼쪽 위앞엉덩뼈가시와 위뒤엉덩뼈가시가 수평면에서 돌림되었는지 확인하기 위해 양측을 비교하여 결정한다(그림 5.92).

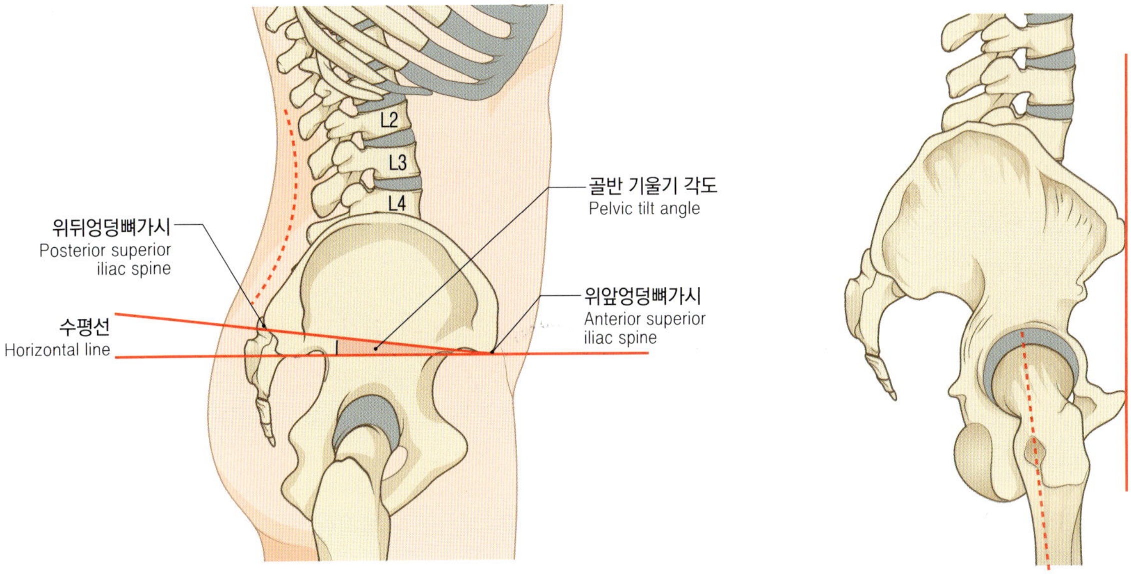

그림 5.91 골반의 앞/뒤기울임 정렬

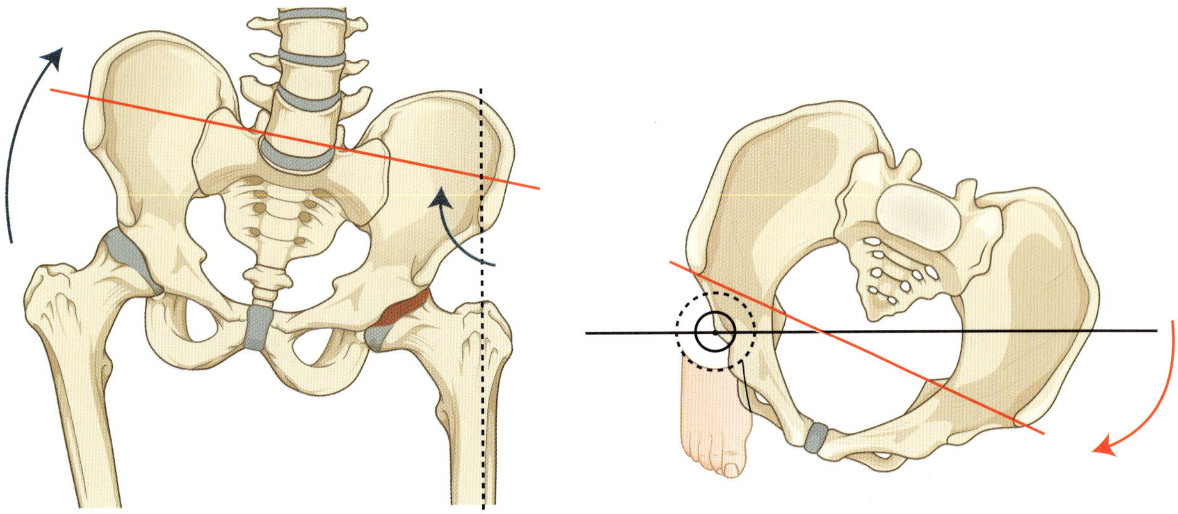

그림 5.92 골반의 돌림 정렬

(3) 설문지

골반내 불안정 유형의 경우 골반 불안정으로 인한 요실금이 있는지 확인하는 것은 대상자의 치료적 전략 수립과 예후를 알아보는데 중요하다. 특히, 중년 여성의 경우 골반 불안정과 함께 요실금 발생의 빈도가 매우 높다는 연구 결과들이 있기 때문에 이를 평가해야 한다. 요실금의 정도는 요실금 평가 설문지를 통하여 점수화할 수 있다.

(4) 관절가동범위 검사

골반에 대한 관절가동범위 검사는 골반내 움직임인 엉치엉덩관절에서 일어나는 앞끄덕임, 뒤끄덕임과 골반 움직임인 골반 앞기울임, 뒤기울임, 돌림 등을 확인한다. 골반내 움직임의 경우는 실제로 움직임의 발생 정도가 2° 미만으로 매우 작기 때문에, 이를 검사하여 정량화하기보다는 골반내 불안정 유형을 분류하기 위한 참고 자료로 생각하는 것이 좋다. 골반내 불안정 유형 진단의 기준에서도 이러한 이유로 관절가동범위 검사는 생략되어 있다.

골반 움직임인 골반 앞기울임, 뒤기울임, 돌림 등의 관절가동범위 검사는 전체적인 관절가동범위가 정상 범위에 도달하는 것을 확인해야 한다.

(5) 근육 검사

골반의 근육 검사는 골반내 불안정성 유형과 골반 움직임 유형으로 구분하여 검사한다. 특히 골반의 불안정성이 의심되는 대상자의 KEMA 평가에서는 골반의 안정성에 기여하는 배가로근, 뭇갈래근, 가로막, 골반 바닥근의 근육의 작용에 대한 평가가 이루어져야 한다. 이들 근육들은 정상적으로 작용한다면 함께 작용하여 복강내압을 높이고, 이를 통하여 허리-골반 부위의 안정성을 증진시키는 역할을 한다(그림 5.93).

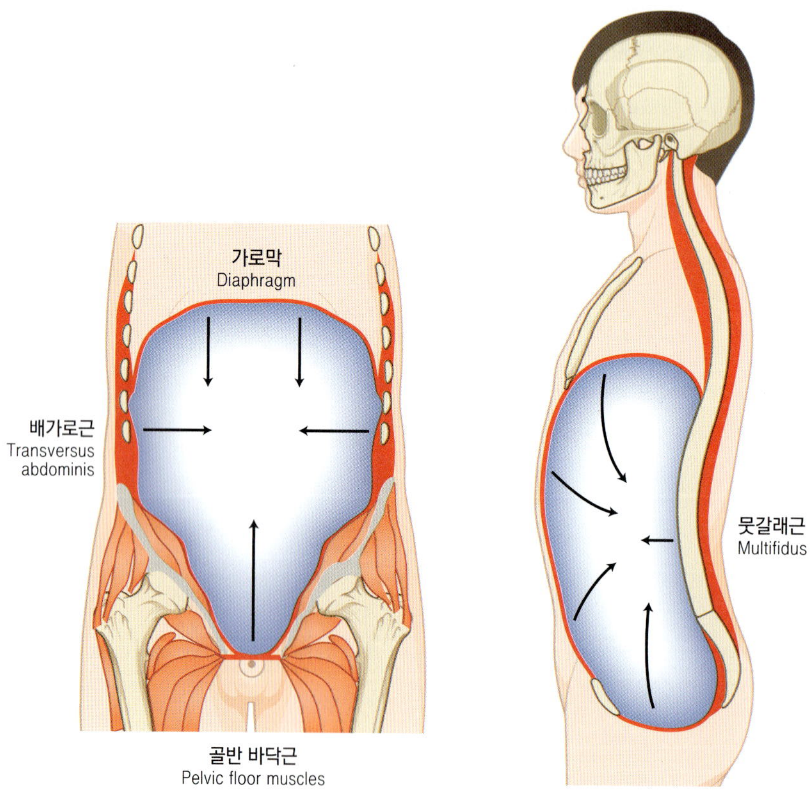

그림 5.93 허리-골반 안정화에 관여하는 심부 근육

골반의 안정성에 기여하는 근육의 기능 이상이 의심될 때는 이를 확인하고 모든 골반의 유형에 KEMA 운동을 적용하기 전 골반의 안정성에 작용하는 근육들의 기능을 회복시켜야 한다.

골반 앞기울임 유형과 뒤기울임 유형의 근육 검사는 Janda의 하부교차증후군(lower crossed syndrome)과 관련된 근육을 평가한다(그림 5.94). 앞기울임 시 짧아지는 근육인 척주세움근과 엉덩관절 굽힘근은 뒤기울임 시 늘어나는 근육이 되고, 앞기울임 시 늘어나는 근육인 배근육과 엉덩관절 폄근은 뒤기울임 시 짧아지는 상호 교차 상태가 발생하기 때문에 이를 기억하고 평가한다. 골반의 돌림을 유발하는 근육은 오른쪽/왼쪽 배바깥빗근, 넙다리근막장근, 중간볼기근, 배곧은근 등의 불균형을 평가한다.

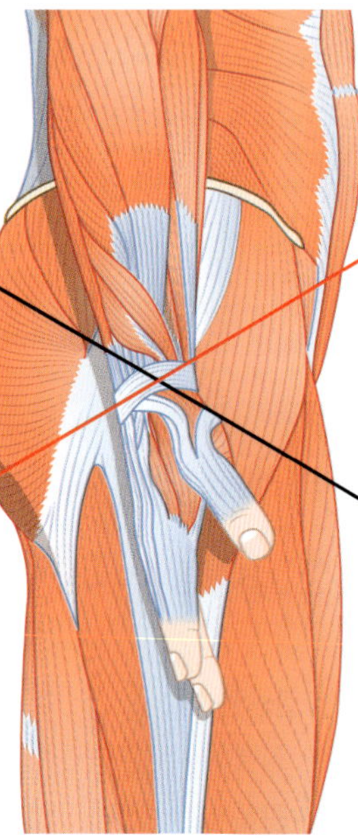

그림 5.94 하부교차증후군(골반 앞기울임 유형)

(6) 움직임 검사

골반내 불안정 유형의 움직임 평가는 주로 엉치엉덩관절의 전단력을 발생시켜 통증이 일어나는지 확인하는 검사를 실시한다. 골반의 안정화가 확보되지 않는다면 인체의 위/아래 움직임과 오른쪽/왼쪽 움직임의 연결고리인 골반에서 과도한 움직임이 발생되거나 허리 또는 엉덩관절에서 보상적 움직임이 발생하게 된다. 정상의 경우는 보상적 움직임이 발생하더라도 통증이 발생하지 않거나 보상적 움직임을 치료사가 수동적으로 제한하더라도 정상 움직임이 일어난다. 하지만 골반내 불안정 유형으로 분류되는 대상자의 경우에는 과도한 보상적 움직임과 함께 통증이 발생되거나 보상적 움직임을 수동적으로 제한하면 정상 움직임이 일어나지 않는 경우가 많다.

골반 앞기울임, 뒤기울임, 돌림 유형 등에서는 각각의 검사 자세에 따른 움직임 검사를 실시하고, 골반의 움직임이 통제되지 않고 비정상적 움직임이 일어나는지 확인한다. 골반 움직임 검사는 바로누운 자세, 엎드린 자세, 옆으로누운 자세, 네발기기 자세, 앉은 자세, 선 자세 등 다양한 자세에서 실시하며, 이러한 움직임 시 통증의 증가, 과도한 보상적 움직임 발생, 움직임 검사 수행 여부 등을 평가한다.

KEMA에서는 모든 움직임 검사는 치료적 중재의 초석이 됨을 기억하고, 이에 대한 평가뿐 아니라 KEMA 관리에서도 평가에 기반한 움직임 훈련이 이루어져야 한다.

(7) 특수 검사

골반의 KEMA 분류에서 특수 검사는 골반내 불안정 유형을 진단할 때 사용된다. 골반의 불안정성을 유발하여 통증이 발생하는지를 알아보는 통증유발 검사 4개를 실시하여 2개 이상의 양성반응이 나온다면 골반내 불안정으로 인한 통증이라 분류할 수 있다.

10. 골반내 불안정 유형

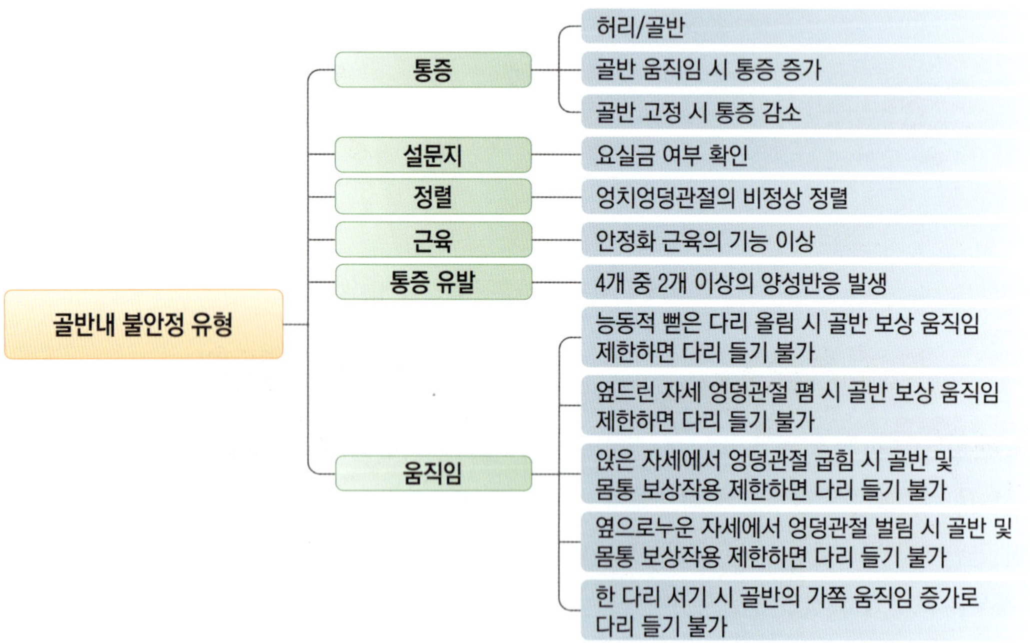

그림 5.95 골반내 불안정 유형 진단 분류

1) 분류 기준

(1) 통증 및 증상

골반내 불안정으로 인한 통증은 주로 엉치엉덩관절의 문제로 인한 통증을 의미하며 통증 부위는 엉덩이, 골반, 샅굴부위, 뒷다리 등에 나타날 수 있다(그림 5.96). 이와 관련된 통증은 통증유발 검사를 활용하여 확인할 수 있다. 불안정으로 인한 통증의 특징은 수동적 안정화에 효과적으로 반응한다는 것이다. 예를 들어, 골반의 불안정으로 인한 통증을 호소하는 대상자들은 치료사의 수동적 안정화 기법이나 대상자의 근육을 사용한 능동적 안정화 기법에 효과적으로 반응한다. 임상에서는 골반벨트(pelvic belt)의 적용으로 골반내 불안정 유형(intrapelvic instability type) 대상자의 통증을 효과적으로 감소시킬 수 있으며(그림 5.97), 골반벨트의 적용으로 통증이 감소되고 있다는 것은 통증과 관련한 골반내 불안정 유형 진단 분류 기준의 주요 요소가 된다.

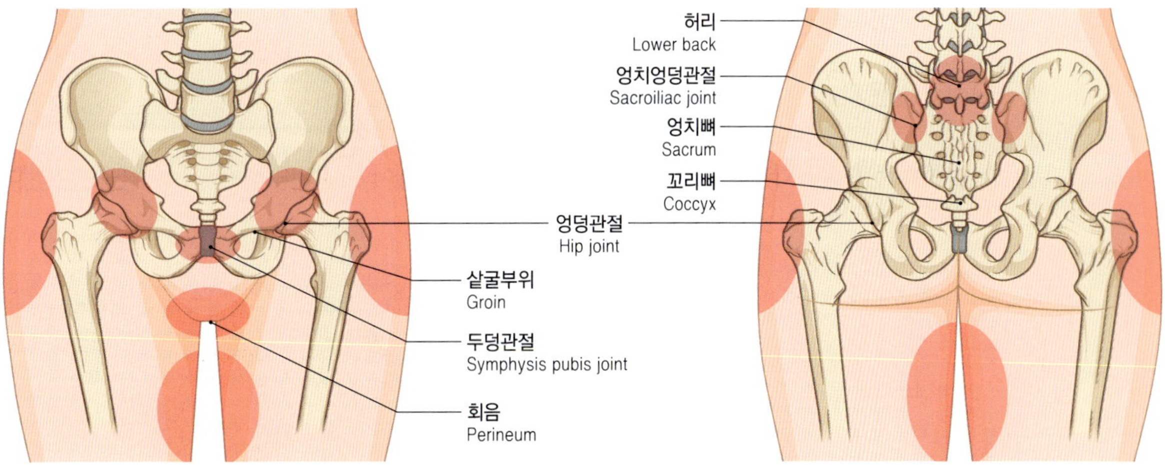

그림 5.96 골반내 불안정 유형 통증 부위(붉은색)

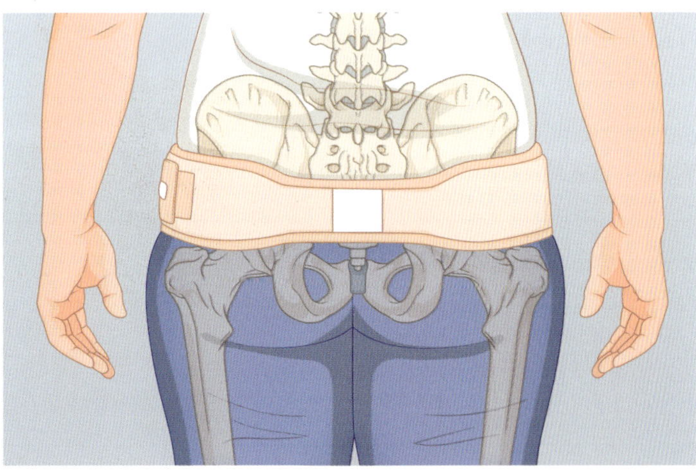

그림 5.97 골반벨트

(2) 설문지

골반내 불안정 유형의 경우 여성에서 많이 나타나며, 특히 중년 여성들에게서는 요실금을 동반하는 경우가 많다. 이러한 이유로 골반내 불안정 유형의 진단 분류 기준에서 설문지를 통한 요실금 판정 여부는 중요하다. 골반 불안정으로 인한 골반 바닥근의 기능 이상 중 하나인 요실금은 신경근 그리고 근골격계 장애의 결과로 소변의 불수의적 소실이 발생하는 것으로 정의된다. 요실금 검사는 많은 임상 검사들이 있지만, KEMA에서는 요실금의 의학적 치료나 관리를 위함이 아닌 움직임 손상과 연결되어 하나의 고려사항으로 인식하고 있기 때문에 설문지로 평가를 진행한다.

요실금 설문지는 요실금이 삶의 질에 미치는 영향을 평가하기 위해 개발되었다. 여기에서 사용하는 설문지는 urogenital distress inventory (UDI)로 점수에 따라 정상(0~3점), 약간(4~7점), 중간 정도(8~11점), 심각(12점 이상)으로 분류된다.

요실금 설문지

1. **평소 소변을 자주 봅니까?**

☐ 아니오(0) ☐ 예

("예"라고 답하셨다면 이로 인해 어느 정도 불편합니까?)

☐ 전혀 그렇지 않다(1) ☐ 약간 그렇다(2) ☐ 보통이다(3) ☐ 매우 그렇다(4)

2. **평소 소변을 몹시 보고 싶은 급박감이 있으면서 소변이 샙니까?**

☐ 아니오(0) ☐ 예

("예"라고 답하셨다면 이로 인해 어느 정도 불편합니까?)

☐ 전혀 그렇지 않다(1) ☐ 약간 그렇다(2) ☐ 보통이다(3) ☐ 매우 그렇다(4)

3. **평소 기침, 재채기, 웃을 때에 소변이 샙니까?**

☐ 아니오(0) ☐ 예

("예"라고 답하셨다면 이로 인해 어느 정도 불편합니까?)

☐ 전혀 그렇지 않다(1) ☐ 약간 그렇다(2) ☐ 보통이다(3) ☐ 매우 그렇다(4)

4. **평소 소량(몇 방울)의 소변이 샙니까?**

☐ 아니오(0) ☐ 예

("예"라고 답하셨다면 이로 인해 어느 정도 불편합니까?)

☐ 전혀 그렇지 않다(1) ☐ 약간 그렇다(2) ☐ 보통이다(3) ☐ 매우 그렇다(4)

5. 평소 소변을 보기가 힘이 듭니까?

☐ 아니오(0) ☐ 예

("예"라고 답하셨다면 이로 인해 어느 정도 불편합니까?)

☐ 전혀 그렇지 않다(1) ☐ 약간 그렇다(2) ☐ 보통이다(3) ☐ 매우 그렇다(4)

6. 평소 하복부나 아래가 불편하거나 통증이 있습니까?

☐ 아니오(0) ☐ 예

("예"라고 답하셨다면 이로 인해 어느 정도 불편합니까?)

☐ 전혀 그렇지 않다(1) ☐ 약간 그렇다(2) ☐ 보통이다(3) ☐ 매우 그렇다(4)

7. 가사일(설거지, 요리, 청소, 세탁)을 하는데, 어느 정도 지장을 줍니까?

☐ 전혀 그렇지 않다(0) ☐ 약간(1) ☐ 중간 정도(2) ☐ 꽤 많이(3)

8. 신체적 활동(수영, 등산, 조깅, 골프)을 하는데, 어느 정도 지장을 줍니까?

☐ 전혀 그렇지 않다(0) ☐ 약간(1) ☐ 중간 정도(2) ☐ 꽤 많이(3)

9. 여가활동(영화관람, 연주회 관람)을 하는데, 어느 정도 지장을 줍니까?

☐ 전혀 그렇지 않다(0) ☐ 약간(1) ☐ 중간 정도(2) ☐ 꽤 많이(3)

10. 차를 이용하여 30분 이상 장거리 여행을 하는데 어느 정도 지장을 줍니까?

☐ 전혀 그렇지 않다(0) ☐ 약간(1) ☐ 중간 정도(2) ☐ 꽤 많이(3)

11. 집 밖에서 사회활동이나 모임에 참가하는데 어느 정도 지장을 줍니까?

☐ 전혀 그렇지 않다(0) ☐ 약간(1) ☐ 중간 정도(2) ☐ 꽤 많이(3)

12. 이로 인해 우울, 불안, 초조합니까?

☐ 전혀 그렇지 않다(0) ☐ 약간(1) ☐ 중간 정도(2) ☐ 꽤 많이(3)

13. 이로 인해 좌절, 실망, 공포감을 느낍니까?

☐ 전혀 그렇지 않다(0) ☐ 약간(1) ☐ 중간 정도(2) ☐ 꽤 많이(3)

합계 점수	

(3) 정렬 검사

정렬 검사는 골반의 전체 정렬을 확인한다. 1~2가지의 정렬 검사만을 가지고 판단하지 않으며 전체 정렬 검사를 종합적으로 분석하되, 주로 맨발로 편안히 선 자세에서 골반의 정렬 상태를 확인한다. 총 10가지의 표식자를 정해 오른쪽/왼쪽을 비교하여 검사한다(표 5.1). 검사 결과에 따라 골반내 불안정 유형은 골반 자체의 비정상 정렬을 분류한다(표 5.2).

표 5.1 골반의 정렬 검사 항목

검사 자세	항목
선 자세	위앞엉덩뼈가시 높이 정렬 검사
	위뒤엉덩뼈가시 높이 정렬 검사
	엉덩뼈능선 높이 정렬 검사
	위앞엉덩뼈가시-위뒤엉덩뼈가시 기울기 정렬 검사
	위앞엉덩뼈가시-두덩뼈결절 기울기 정렬 검사
	위앞엉덩뼈가시/위뒤엉덩뼈가시 거리 검사
	볼기주름 높이 정렬 및 윤곽 검사
	궁둥뼈결절 높이 정렬 검사
바로누운 자세 또는 엎드린 자세	두덩뼈결절 높이 정렬 검사
	엉치뼈고랑 깊이 검사

표 5.2 골반내 비정상 정렬

움직임 범주	분류
앞/뒤	앞쪽으로 기울어진 볼기뼈
	뒤쪽으로 기울어진 볼기뼈
위/아래	위쪽으로 미끄러진 볼기뼈
	아래쪽으로 미끄러진 볼기뼈
앞쪽돌림/뒤쪽돌림	앞쪽으로 돌림된 볼기뼈
	뒤쪽으로 돌림된 볼기뼈

(4) 근육 검사

골반내 불안정 유형과 관련한 근육 검사는 근력이나 근육 길이 검사보다는 근육의 작용에 초점을 맞춘다. 주로 확인해야 하는 근육은 골반의 안정성에 관여하는 배가로근, 뭇갈래근, 가로막, 골반 바닥근인 깊은 근육과 큰볼기근, 엉덩관절 모음근 등 얕은 근육이다. 깊은 근육의 기능 이상은 골반의 불안정성을 초래할 수 있으므로 확인해야 하며, 임상 검사 이외에 정확한 검사를 위해 초음파 장비를 이용한 검사도 추천된다(그림 5.98). 큰볼기근과 엉덩관절 모음근도 골반에 직접적으로 부착되어 있는 근육이기 때문에 기능을 확인한다.

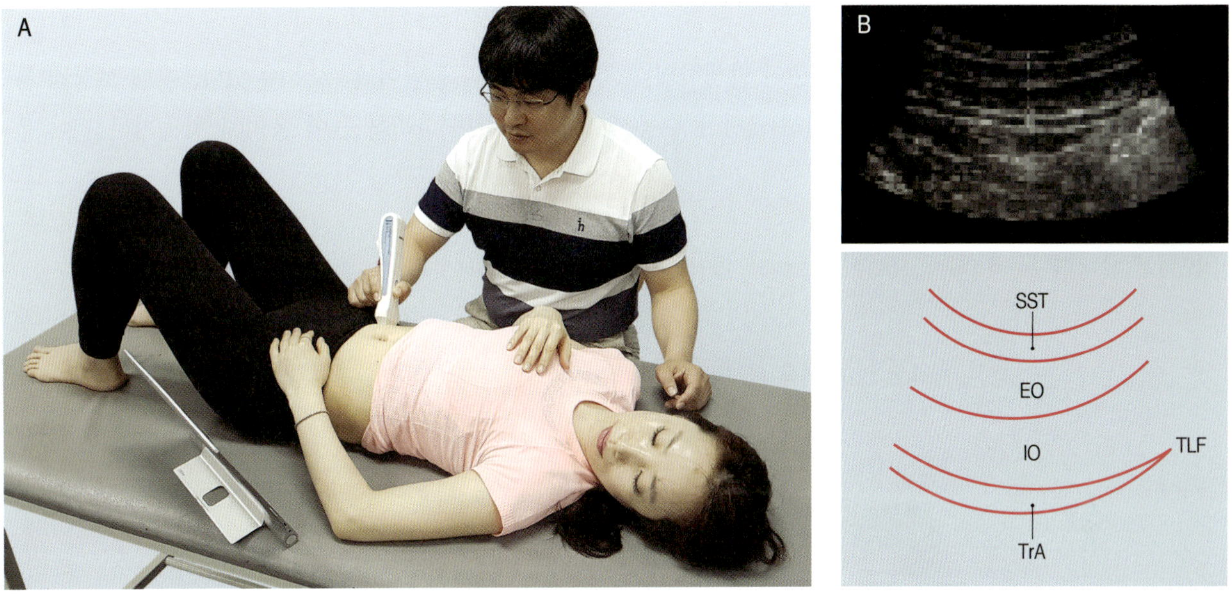

그림 5.98 초음파를 이용한 깊은 근육 활성화 검사. A: 측정 자세, B: 초음파 영상

(5) 움직임 검사

① 반대쪽 다리 올림을 동반한 능동적 뻗은 다리 올림 검사

능동적 뻗은 다리 올림 시 통증이 발생하거나 과도한 골반의 돌림이 일어날 수 있다. 이때 보상적 움직임인 과도한 골반 돌림을 막기 위해 반대쪽 다리 올림을 동반한 능동적 뻗은 다리 올림을 실시하면 다리를 들어 올리기 힘들거나 들어 올리지 못한다(그림 5.99).

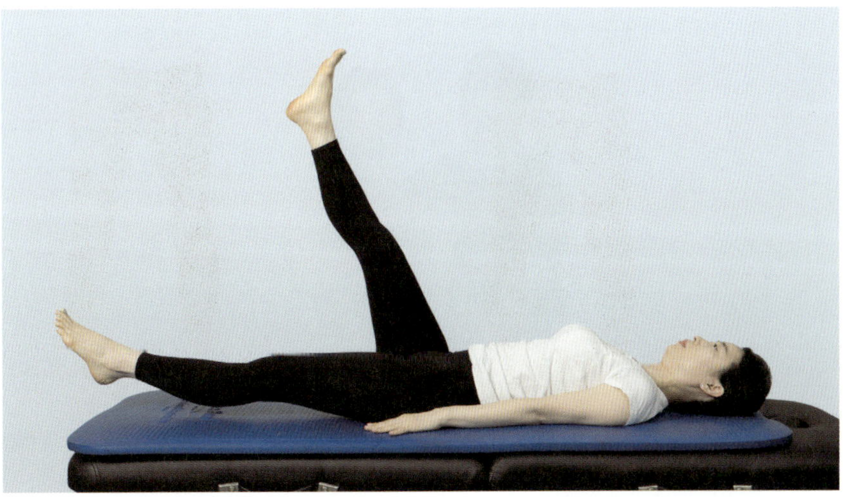

그림 5.99 반대쪽 다리 올림을 동반한 능동적 뻗은 다리 올림 검사

② 엎드린 자세 엉덩관절 폄 검사

엎드린 자세 엉덩관절 폄 시 통증이 발생하거나 과도한 골반의 돌림이 일어날 수 있다. 이때 보상적 움직임인 과도한 골반 돌림을 막기 위해 골반을 수동적으로 고정하면 다리를 들어 올리기 힘들거나 들어 올리지 못한다(그림 5.100).

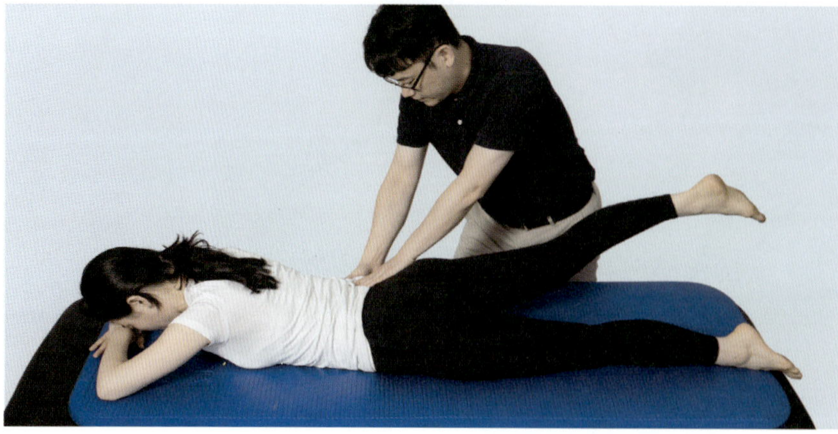

그림 5.100 엎드린 자세 엉덩관절 폄 검사

③ 앉은 자세 엉덩관절 굽힘 검사

앉은 자세 엉덩관절 굽힘 시 통증이 발생하거나 과도한 골반의 움직임 또는 허리의 굽힘, 폄, 돌림 등 보상적 움직임이 일어날 수 있다. 이때 보상적 움직임을 막기 위해 허리를 고정하면 다리를 들어 올리기 힘들거나 들어 올리지 못한다(그림 5.101).

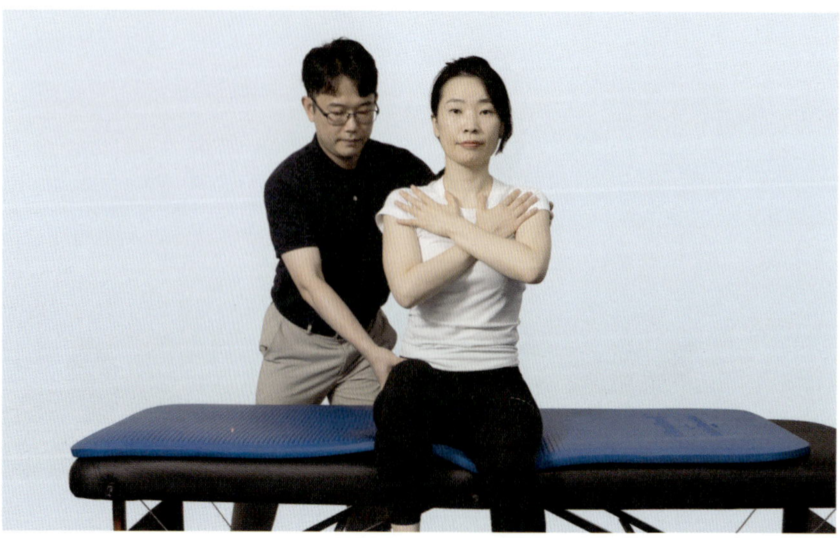

그림 5.101 앉은 자세 엉덩관절 굽힘 검사

④ 옆으로누운 자세 엉덩관절 벌림 검사

옆으로누운 자세 엉덩관절 벌림 시 통증이 발생하거나 골반이 돌림 또는 올림 등 보상적 움직임이 일어날 수 있다. 이때 보상적 움직임을 막기 위해 골반을 고정하면 다리를 들어 올리기 힘들거나 들어 올리지 못한다(그림 5.102).

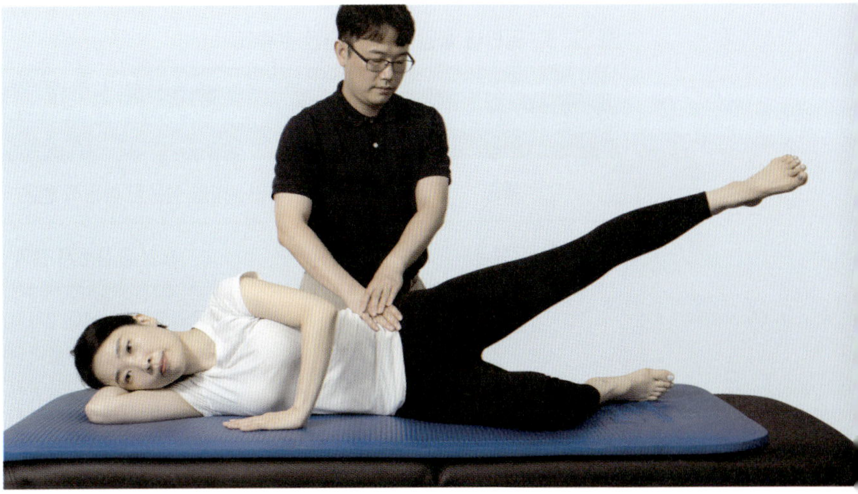

그림 5.102 옆으로누운 자세 엉덩관절 벌림 검사

⑤ 한 다리 서기 검사

한 다리 서기 검사 시 통증이 발생하거나 골반의 돌림 또는 가쪽 이동 등 보상적 움직임이 일어날 수 있고 이때 보상적 움직임을 막기 위해 골반을 고정하면 다리를 들어 올리기 힘들거나 들어 올리지 못한다(그림 5.103).

(6) 특수 검사

골반내 불안정 유형 검사에서 골반의 통증이 나타나는 것을 확인하기 위하여 특수 검사인 통증유발 검사를 실시한다. 사용되는 특수 검사는 떼어당김 검사, 넙다리밀치기 검사, 압박 검사, 엉치뼈밀치기 검사 등 4가지이다. 통증 유무는 주관적인 평가요소이기 때문에 검사의 신뢰도와 타당도를 높이기 위해 단일 검사로 확인하지 않고 4가지 검사 중 2개 이상 양성반응이 나올 때 골반내 불안정 유형으로 인한 통증으로 간주한다.

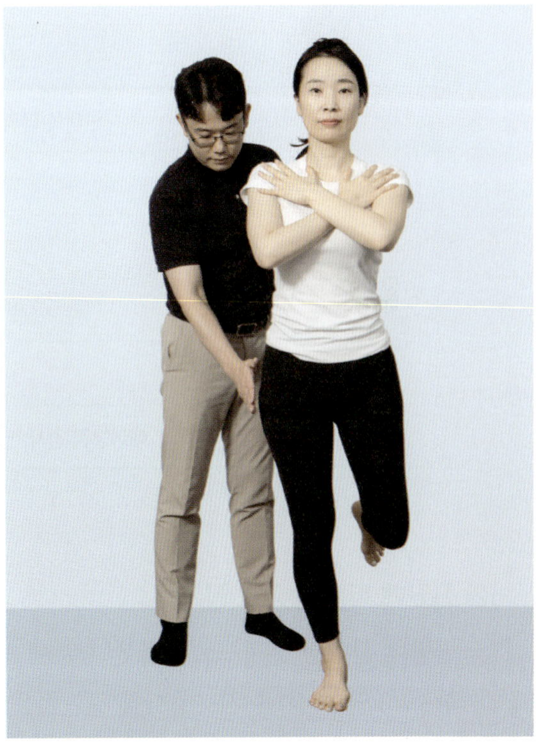

그림 5.103 한 다리 서기 검사

2) 분류

(1) 골반내 불안정 유형 진단 분류

골반내 불안정 유형은 골반의 불안정으로 인한 골반의 비정상적인 과도한 움직임과 관련된 움직임 손상이다. 손상은 골반 자체에 문제를 발생시킬 수 있으며, 특히 엉치뼈 근처의 통증을 호소할 수 있다. 골반내 불안정 유형의 기여 요인으로는 통증, 요실금 여부, 정렬, 근육, 움직임, 특수 검사 등이 있다. 평가항목 11개 중 7개 이상 양성이면(약 60% 이상) 골반내 불안정 유형으로 분류한다(표 5.3).

표 5.3 골반내 불안정 유형 진단 분류표

기여 요인	검사 내용	반응
통증	수동적 안정성을 적용한 능동적 뻗은 다리 올림 검사 시 통증 감소	양성/음성
요실금	요실금 설문지 결과 중간 정도	양성/음성
정렬	다음의 정렬 이상이 2가지 이상 발생할 때 • 앞쪽으로 기울어진 볼기뼈 • 뒤쪽으로 기울어진 볼기뼈 • 위쪽으로 미끄러진 볼기뼈 • 아래쪽으로 미끄러진 볼기뼈 • 앞쪽으로 돌림된 볼기뼈 • 뒤쪽으로 돌림된 볼기뼈	양성/음성
근육	배가로근, 뭇갈래근, 가로막, 골반 바닥근의 기능 이상 2개 이상	양성/음성
	큰볼기근, 엉덩관절 모음근 모두 약화	양성/음성
움직임	반대쪽 다리 올림을 동반한 능동적 뻗은 다리 올림 검사	양성/음성
	엎드린 자세 엉덩관절 폄 검사	양성/음성
	앉은 자세 엉덩관절 굽힘 검사	양성/음성
	옆으로누운 자세 엉덩관절 벌림 검사	양성/음성
	한 다리 서기 검사	양성/음성
특수 검사	떼어당김 검사, 넙다리밀치기 검사, 압박 검사, 엉치뼈밀치기 검사	양성/음성

(2) 진단에 따른 중증도 평가

골반내 불안정 유형으로 분류된 경우에 중증도 분류를 위해 골반내 불안정 유형 중증도 평가가 수행된다. 통증 요인(20점)은 시각상사척도를 이용한다. 해당되는 통증 점수 영역에 따라 점수가 부여된다. 요실금 요인(10점)은 설문지 점수에 따라 부여한다. 정렬 요인(10점)은 골반 정렬 검사 시 나타나는 골반내 비정상 정렬의 수에 따라 부여한다. 근육 요인(20점)은 골반내 불안정 유형을 유발할 수 있는 근육들의 기능 이상 및 근력 검사 양성반응에 따라 각각 점수가 부여된다. 움직임 요인(30점)은 다음 표에 제시된 움직임 검사의 양성반응에 따라 각각 점수가 부여된다. 특수 검사(10점)는 양성 수에 따라 각각 점수가 부여된다(표 5.4). 진단에 따른 중증도 평가는 중재 전후에 실시하여 환자 상태의 변화를 확인한다.

표 5.4 골반내 불안정 유형의 진단에 따른 중증도 평가표

기여 요인	통증 점수(VAS)			점수
통증 (20)	통증 감소가 1~2			10
	통증 감소가 3~4			15
	통증 감소가 5 이상일 때			20
요실금 (10)	**요실금 설문지 결과**			**점수**
	설문지 점수		약간(4~7점)	3
			중간 정도(8~11점)	5
			심각(12점 이상)	10
정렬 (10)	**정렬 상태**			**점수**
	앞쪽으로 기울어진 볼기뼈 뒤쪽으로 기울어진 볼기뼈 위쪽으로 미끄러진 볼기뼈 아래쪽으로 미끄러진 볼기뼈 앞쪽으로 돌림된 볼기뼈 뒤쪽으로 돌림된 볼기뼈		1~2개	3
			3~4개	5
			5~6개	10
근육 (20)	**근육**	**검사**	**검사의 양성반응**	**점수**
	가로막	기능 검사	기능 이상	4
	배가로근	기능 검사	기능 이상	4
	뭇갈래근	기능 검사	기능 이상	4
	골반 바닥근	기능 검사	기능 이상	4
	큰볼기근	근력 검사	G등급 이하	2
	엉덩관절 모음근	근력 검사	G등급 이하	2
움직임 (30)	**검사의 양성반응**			**점수**
	반대쪽 다리 올림을 동반한 능동적 뻗은 다리 올림 검사			6
	엎드린 자세 엉덩관절 폄 검사			6
	앉은 자세 엉덩관절 굽힘 검사			6
	옆으로누운 자세 엉덩관절 벌림 검사			6
	한 다리 서기 검사			6
특수 검사 (10)	**특수 검사**			**점수**
	떼어당김 검사, 넙다리밀치기 검사, 압박 검사, 엉치뼈밀치기 검사		1개	5
			2개 이상	10
총점				100

3) 중재

(1) 움직임 교육

골반내 불안정 유형의 경우 움직임 교육의 초점은 골반 안정화에 영향을 미치는 근육의 작용을 확보하여, 골반 안정화 상태에서 움직임 교육을 실시하는 것이 중요하다. 그러므로 움직임 교육 시 움직임 개선을 위한 근육 교정 도수 관리가 선행되어야 한다.

① 바로누운 자세

바로누운 자세에서는 호흡 훈련을 통하여 골반 안정화에 기여하는 가로막의 기능을 먼저 향상시킨다. 또한 이 자세에서 배 잡아당기기 기법(abdominal drawing-in maneuver, ADIM) 훈련을 통해 배가로근 작용에 대한 회복이 우선적으로 이뤄져야 한다(그림 5.104). 근육의 기능을 회복한 후 바로누운 자세에서 한쪽 다리를 들어 올리며 골반의 돌림을 감지할 수 있도록 대상자의 손가락을 위앞엉덩뼈가시에 대고 돌림이 일어나지 않도록 근육 작용을 유지하며 다리를 들어 올리는 교육을 실시한다(그림 5.105). 마지막 단계로 지속적으로 근육의 기능을 유지하며 움직임(들어 올린 다리를 벌림하거나 돌림)을 이용해 골반의 안정성을 확보하는 훈련을 한다(그림 5.106). 최종 단계에서 폼롤러 등을 이용하여 불안정 지지면을 제공하는 것은 교육 효과를 높이는데 기여한다(그림 5.107).

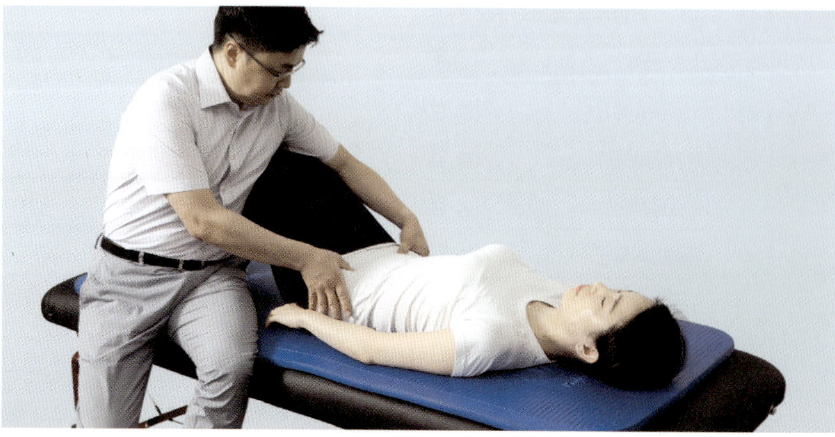

그림 5.104 바로누운 자세 배 잡아당기기 기법

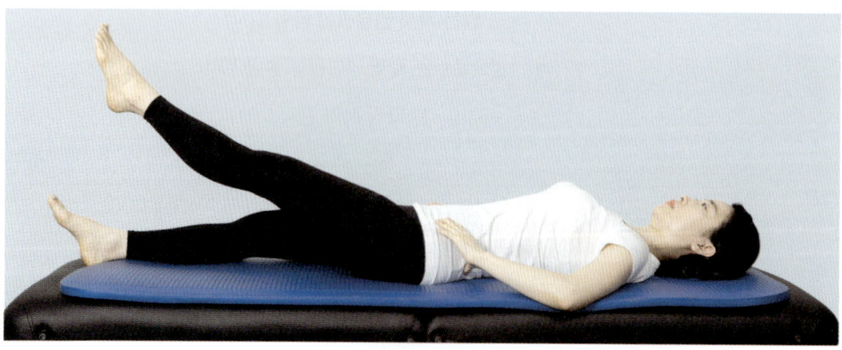

그림 5.105 골반 돌림 모니터링하며 다리 움직이기

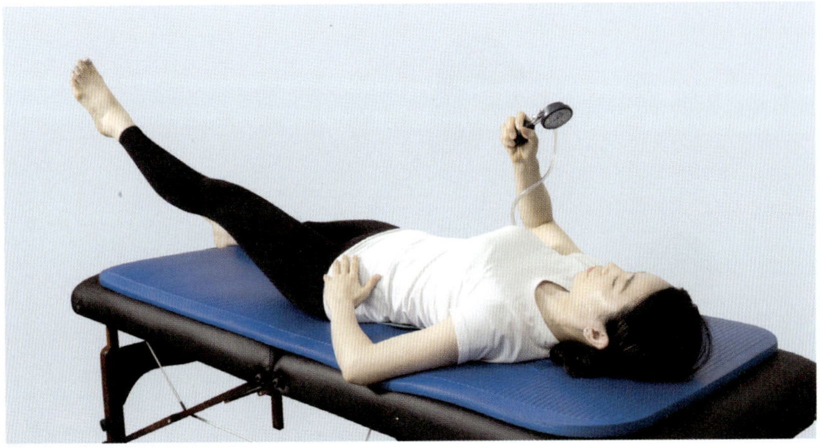

그림 5.106 골반 중립 유지 운동

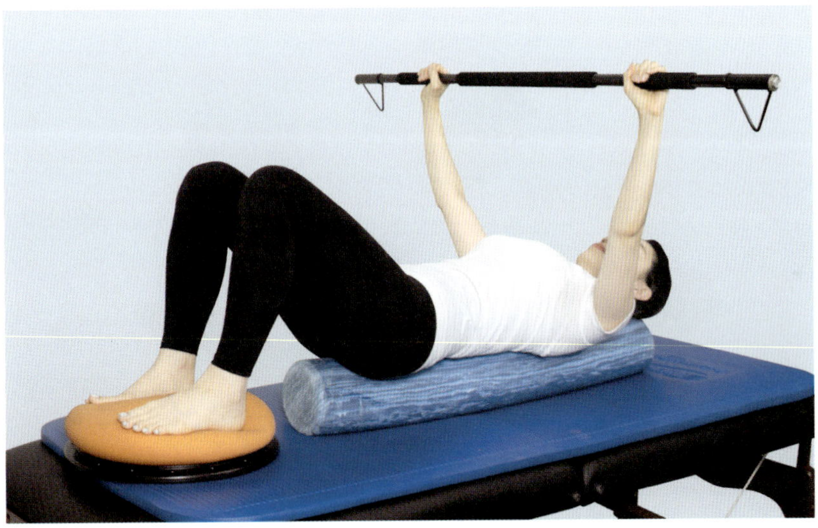

그림 5.107 폼롤러를 이용한 운동

② 엎드린 자세

엎드린 자세에서는 배 잡아당기기 기법을 통하여 배가로근과 뭇갈래근의 기능을 먼저 향상시킨다(그림 5.108). 근육의 기능을 회복한 후 엎드린 자세에서 엉덩관절 폄 동작을 실시할 때 척추의 움직임을 최소화하고 골반의 움직임을 최소화하는 움직임 교육을 실시한다(그림 5.109). 교육 시 통증을 호소하는 대상자가 있다면 골반벨트 등 수동적 안정화 방법을 권장한다(그림 5.110). 순수한 엉덩관절의 폄 동작 이외에 허리나 골반의 보상적 움직임이 과도하게 발생된다면 큰볼기근의 근력이 약화되어 있을 수 있기 때문에 큰볼기근의 근력 검사를 시행하여 확인한다.

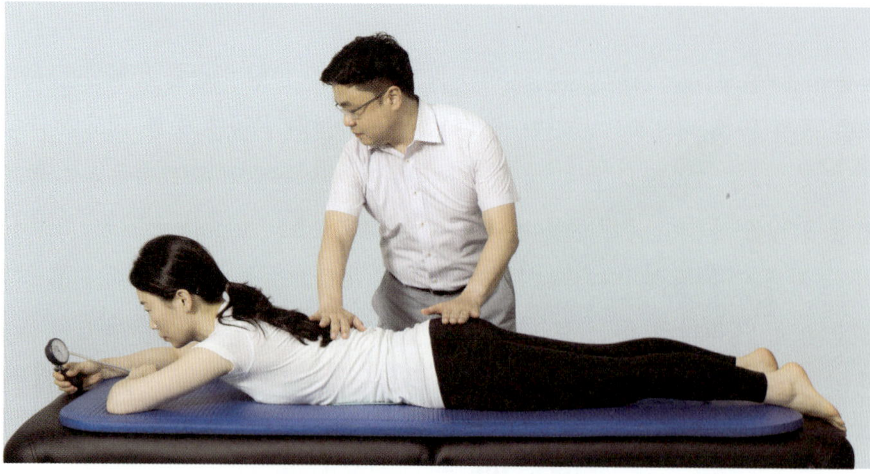

그림 5.108 엎드린 자세 배 잡아당기기 기법

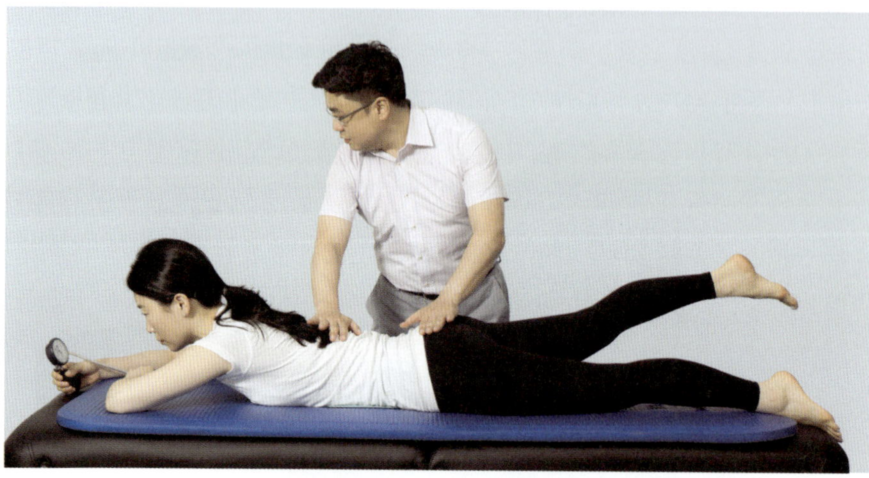

그림 5.109 골반 중립을 유지하며 엉덩관절 폄 운동

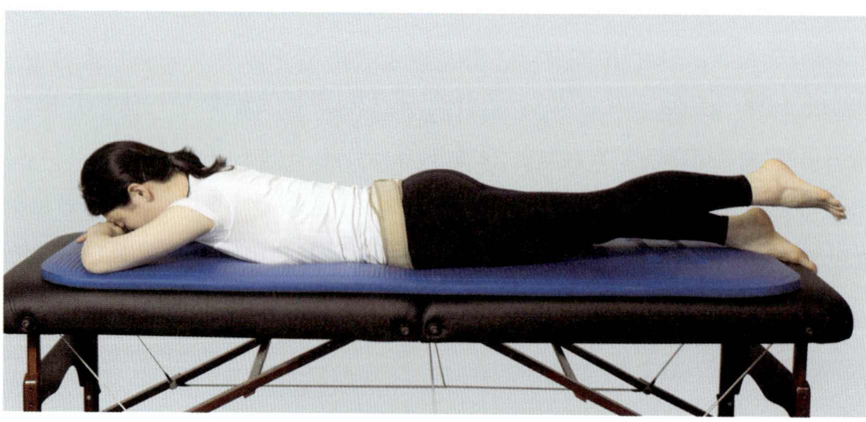

그림 5.110 골반벨트를 이용한 엉덩관절 폄 운동

③ 옆으로누운 자세

옆으로누운 자세에서는 골반의 중립을 유지하며 엉덩관절 벌림 움직임 교육을 실시한다. 엉덩관절 벌림 시 골반이 위로 올라가거나 돌림이 발생된다면 보상적 움직임으로 간주하고 대상자에게 피드백을 준다(그림 5.111). 특히, 골반의 너비가 넓고 허리가 얇은 여성의 경우 이러한 훈련으로 골반의 돌림이나 허리의 돌림을 막을 수 있기 때문에 추천된다.

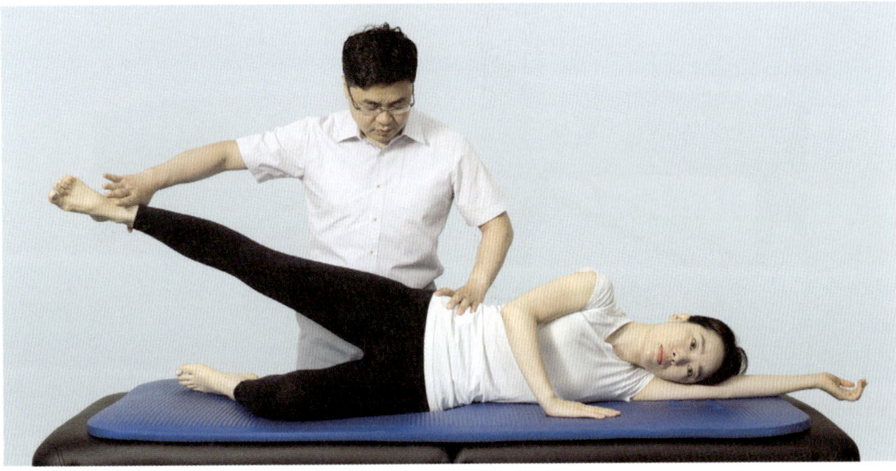

그림 5.111 옆으로누운 자세 엉덩관절 벌림 운동

④ 앉은 자세

앉은 자세에서는 골반의 중립을 유지하며 앉는 자세를 우선 교육한다(그림 5.112). 이 자세에서 골반 바닥근의 기능을 증진시킬 수 있다(그림 5.113). 앉은 자세에서 엉덩관절 굽힘이나 무릎관절 폄 시 과도한 골반의 움직임이나 허리의 움직임이 발생된다면 보상적 움직임으로 간주하고 대상자에게 피드백을 준다(그림 5.114). 이 동작은 정상인에게도 매우 어려운 동작이므로 초기에는 대상자의 양손으로 바닥을 짚고 순수하게 엉덩관절 굽힘만 일어나도록 교육한다.

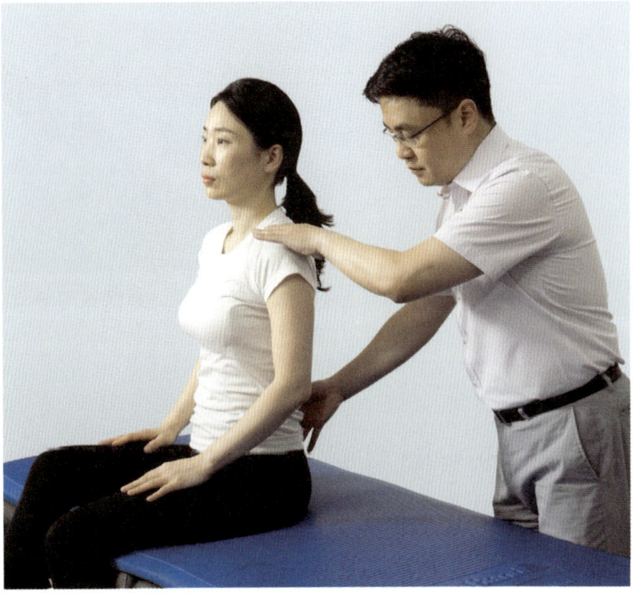

그림 5.112 골반 중립 앉기

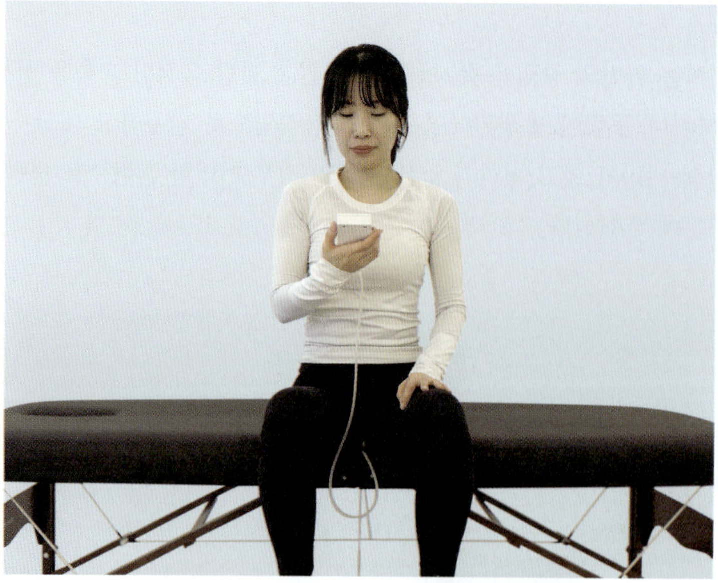

그림 5.113 앉은 자세에서 골반 바닥근 운동

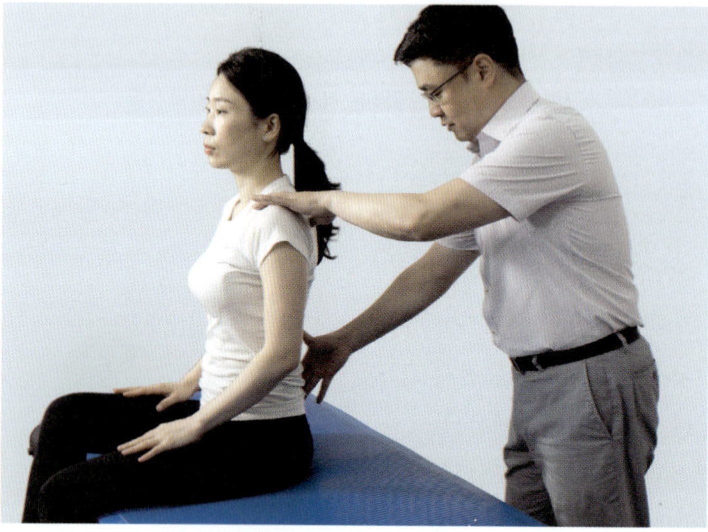

그림 5.114 앉은 자세 엉덩관절 굽힘 운동

⑤ 선 자세

선 자세에서는 엉덩관절 굽힘 시 골반의 돌림 또는 지지측 다리의 엉덩관절 돌림이 일어나는지 등을 확인한다. 치료사는 대상자의 지지측 골반으로부터 10cm 가쪽에 손바닥을 위치시키고 대상자가 치료사의 손바닥에 닿지 않고 엉덩관절 굽힘을 실시할 수 있도록 교육한다(그림 5.115). 처음에 이 움직임 교육을 실시하기 어렵다면 대상자를 벽에 기대게 하고 실시하는 것을 권장한다(그림 5.116).

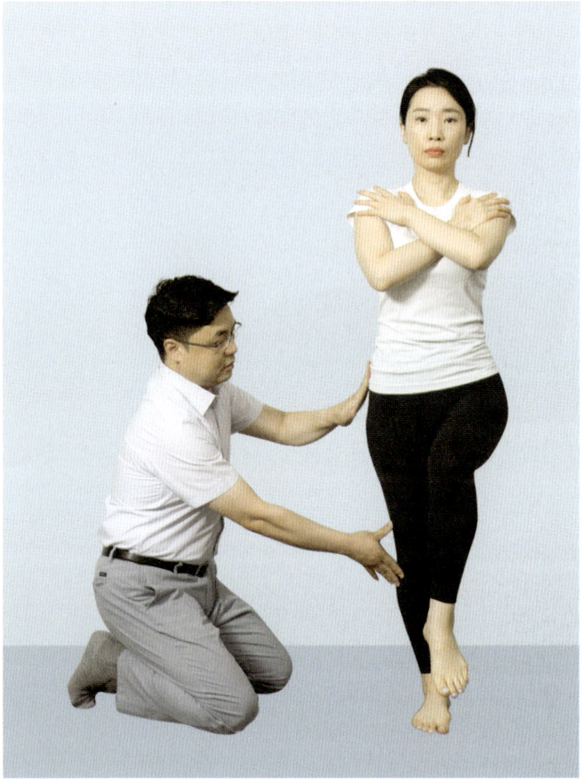

그림 5.115 한 다리 서기 운동

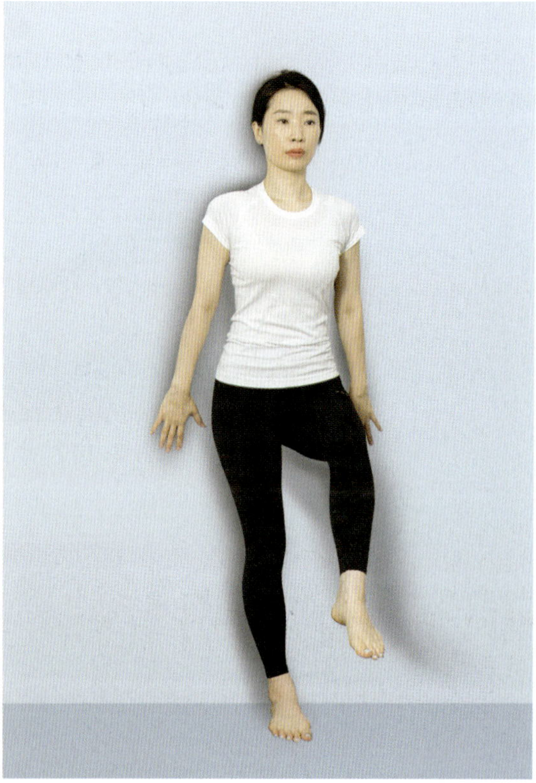

그림 5.116 벽에 기대고 한 다리 서기 운동

(2) 움직임 개선을 위한 도수 관리

① 근육 교정 운동

i) 배가로근

배가로근 운동은 배 잡아당기기 기법을 사용하여 실시한다. 대상자는 엎드린 자세를 취한다. 치료사는 압력 바이오피드백 장치(pressure biofeedback unit, PBU)를 대상자의 허리뼈 만곡과 바닥 사이에 위치시키고 압력을 70mmHg로 부풀린다. 운동하는 동안 배 잡아당기기 기법을 통해 압력을 60mmHg로 감소시키고 이 압력을 유지하도록 한다(그림 5.117). 압력 바이오피드백 장치가 없다면 바로누운 자세에서 배 잡아당기기 기법을 유도하며 대상자의 손으로 배의 증가된 팽팽함을 기억하게 하거나(그림 5.118), 네발기기 자세에서 깊은 호흡을 하며 아랫배가 들어가는 느낌을 교육한다(그림 5.119).

ii) 뭇갈래근

뭇갈래근은 대상자를 엎드려 눕힌 상태에서 대상자에게 허리뼈 4-5번 양쪽 옆 2cm를 촉지하여 근육의 수축을 유도한다. 뭇갈래근의 작용은 척추의 중립 자세에서 작용이 활성화되기 때문에 척추의 중립

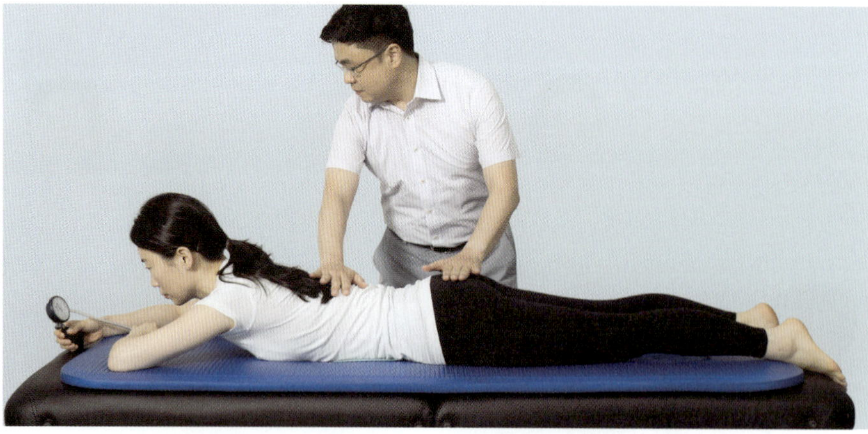

그림 5.117 배 잡아당기기 기법을 이용한 배가로근 운동

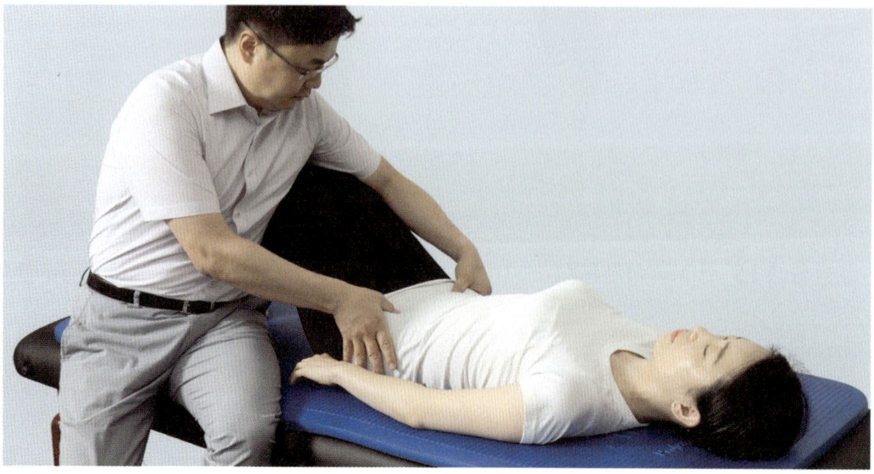

그림 5.118 바로누운 자세 배가로근 긴장 인지 교육

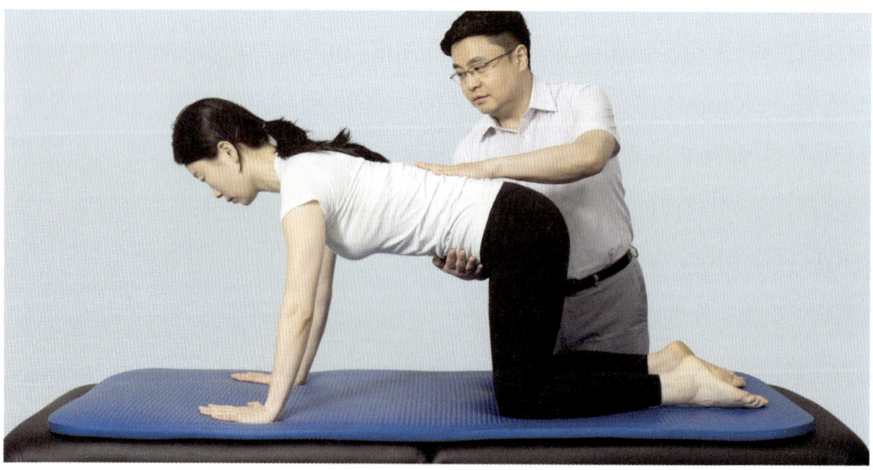

그림 5.119 네발기기 자세 배가로근 긴장 인지 교육

자세를 유지하는 것이 중요하다(그림 5.120). 다만, 뭇갈래근의 지방화 등으로 근육의 수축이 일어나지 않을 경우에는 엉덩관절 폄 동작을 통해 대상자에게 근육에 대한 인식개선이 필요하다.

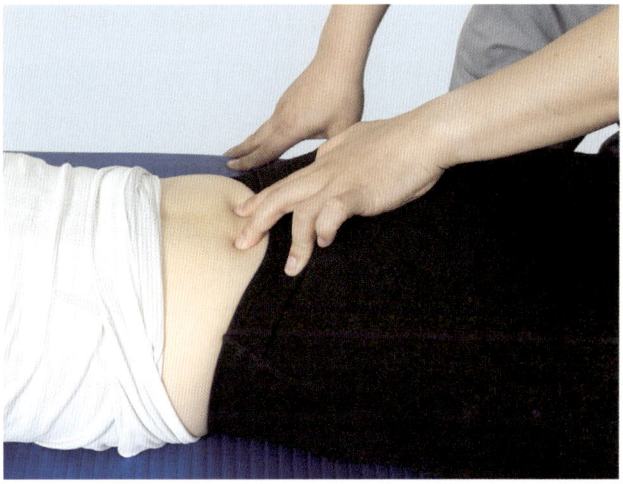

그림 5.120 뭇갈래근 운동

iii) 가로막

가로막은 호흡의 주동근으로 작용하기 때문에 호흡 훈련과 연계하여 실시한다. 대상자는 바로누운 자세로 눕는다. 그 다음 대상자의 한쪽 손은 위쪽 가슴(upper chest)에 두고 반대쪽 손은 복장뼈 바로 아래 배에 두도록 교육한다(그림 5.121). 치료사는 대상자가 가로막 호흡을 하는 동안 배만 움직이고 가슴은 움직이지 않는지 확인하고, 호기 시에 배근육의 힘으로 배가 들어가지 않도록 지시한다. 대상자는 가로막 호흡을 하는 동안 호흡이 자연스러우며 힘들이지 않아야 한다.

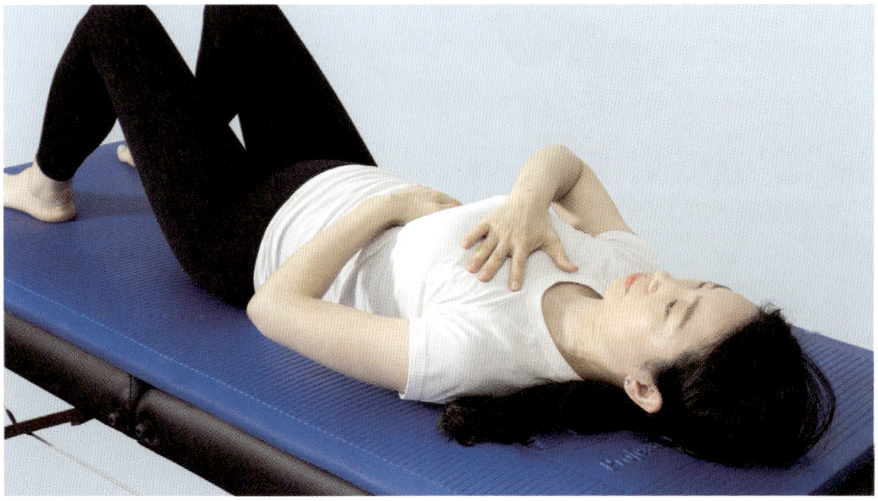

그림 5.121 가로막 운동

iv) 골반 바닥근

골반 바닥근은 골반의 아랫부분을 연결하는 근육으로 생식 및 성기능에 영향을 준다. 특히, 여성의 경우 골반의 불안정이 이 근육의 약화로 초래되어 요실금과 연관이 있을 수 있으므로 이 근육의 훈련을 신경 써야 한다. 대상자는 무릎을 구부리고 바로누운 자세를 취한다. 치료사는 먼저 대상자에게 골반 바닥근의 해부학적 위치 및 기능을 설명한다. 골반 바닥근을 수축하기 위해서 대상자는 '소변을 참는다'는 느낌으로 골반 바닥근을 조이고 위쪽으로 끌어올려서 5초 유지한다. 골반 바닥근의 수축 유무를 간접적으로 확인하기 위해서 대상자가 한 손을 꼬리뼈에 대고 골반 바닥근을 수축하는 동안 손이 항문 쪽으로 끌려 들어가는 느낌이 나면 수축이 되고 있다고 판단한다(그림 5.122). 이 자세뿐 아니라 여러 자세에서 이와 같은 방법으로 골반 바닥근 운동을 실시한다.

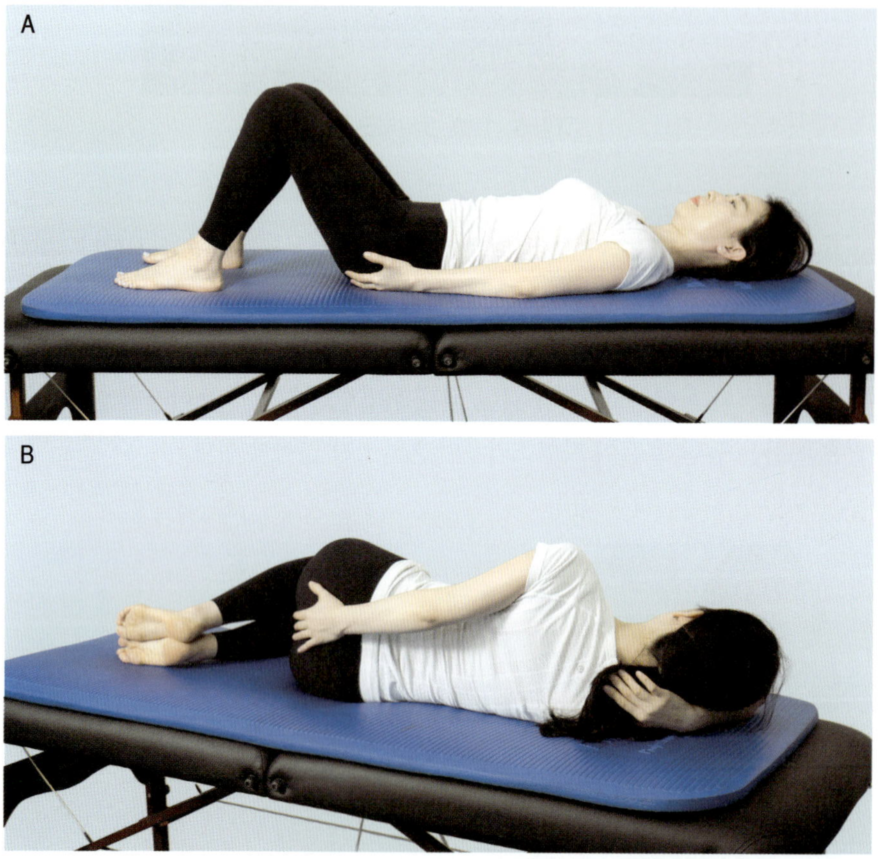

그림 5.122 골반 바닥근 운동. A: 바로누운 자세, B: 옆으로누운 자세

v) 큰볼기근

큰볼기근은 우리 몸에서 가장 강한 근육 중 하나로 골반의 안정화를 위해 중요하게 생각해야 하는 얕은 근육이다. 큰볼기근의 훈련은 일반적인 많은 운동이 있지만, 우선 등척성 수축을 위하여 엎드린 상태에서 양쪽 큰볼기근을 조이는 훈련을 실시하고(그림 5.123) 다양한 자세에서 여러 기능적 운동을 실시한다.

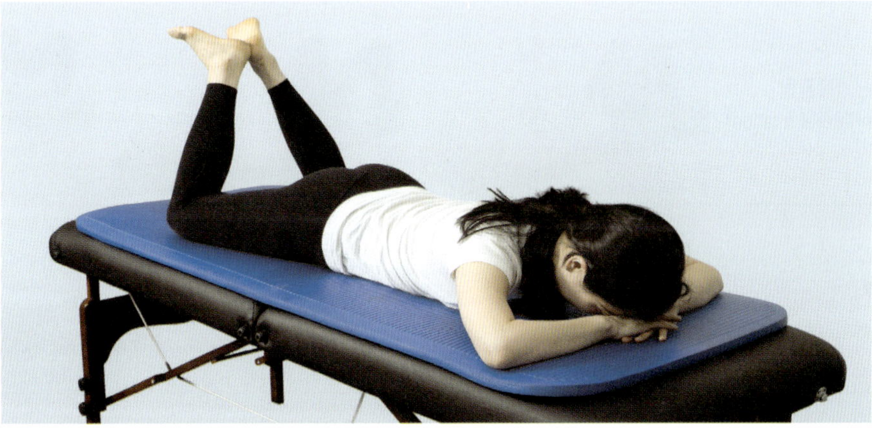

그림 5.123 큰볼기근 운동

vi) 엉덩관절 모음근

엉덩관절 모음근은 주로 이는곳이 두덩뼈에서 시작하므로, 이 근육의 오른쪽/왼쪽 균형은 골반의 안정성에 중요하다. 대상자는 무릎을 구부리고 바로누운 자세를 취한 후 엉덩관절 모음을 치료사가 지시하고, 치료사는 이를 벌리는 동작으로 저항을 주어 훈련을 시작한다(그림 5.124). 이 동작에서 근력이 확보되면 다양한 자세에서 여러 기능적인 운동을 실시한다.

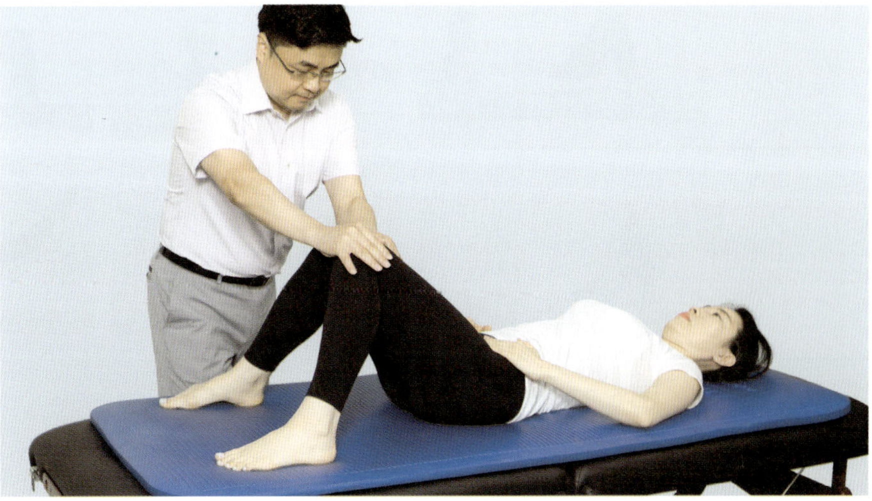

그림 5.124 엉덩관절 모음근 운동

(3) 골반 안정화 운동 프로그램

골반 안정화 운동 프로그램을 구성하여 골반내 불안정 유형 대상자에게 다음과 같이 적용할 수 있다.

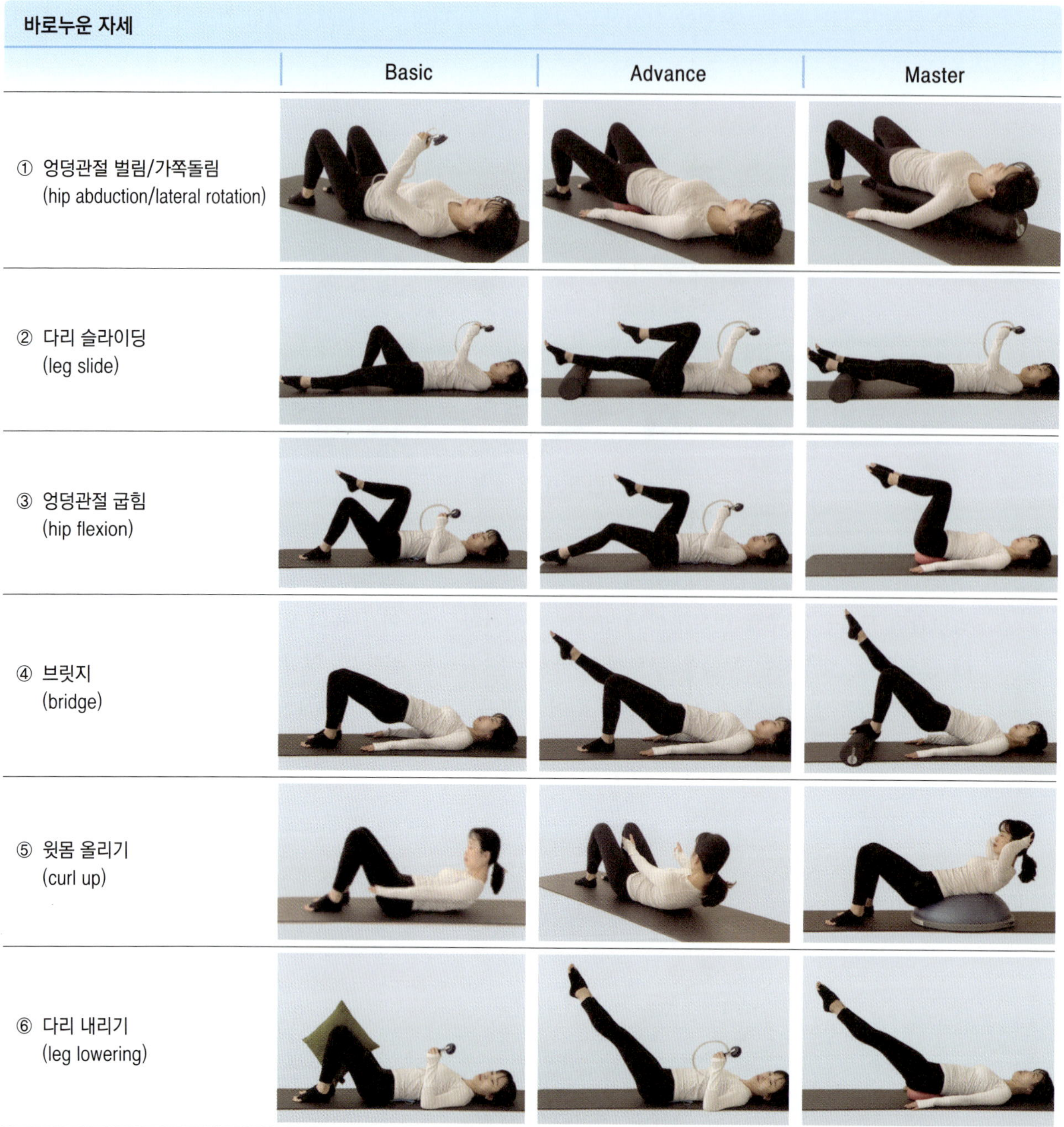
바로누운 자세
Basic
Advance
Master
① 엉덩관절 벌림/가쪽돌림
(hip abduction/lateral rotation)
② 다리 슬라이딩
(leg slide)
③ 엉덩관절 굽힘
(hip flexion)
④ 브릿지
(bridge)
⑤ 윗몸 올리기
(curl up)
⑥ 다리 내리기
(leg lowering)

그림 5.125 바로누운 자세 골반 안정화 운동 프로그램

(4) 통증 개선을 위한 골반벨트의 적용

통증으로 인해 대상자의 운동이 어려울 경우, 초기 단계에서는 골반벨트 등으로 안정성을 확보하여 운동을 시작할 수 있다.

4) KEMA 관리

표 5.5 골반내 불안정 유형 요약

잘못된 정렬	손상	KEMA 관리
• 골반내 엉치엉덩관절 비정상 정렬	• 골반 움직임 시 통증 • 배가로근, 가로막, 뭇갈래근, 골반 바닥근 등 깊은 안정화 근육 약화 • 큰볼기근, 엉덩관절 모음근 등 얕은 근육 약화 • 요실금	• 골반내 비정상 정렬의 교정 • 깊은 안정화 근육의 강화 • 얕은 근육의 강화 • 골반 안정화 운동 적용

11. 골반 앞기울임 유형

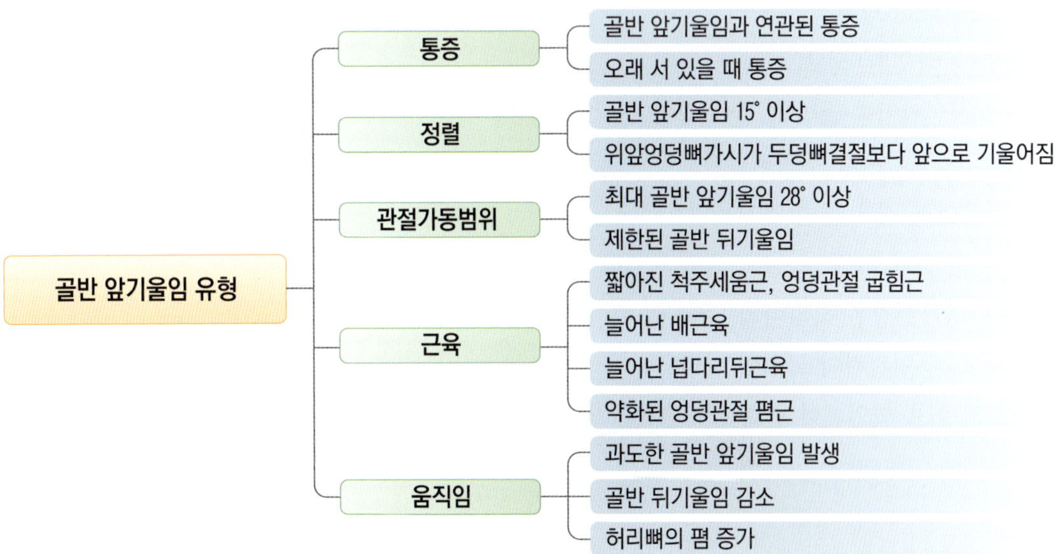

골반 앞기울임 유형
통증
골반 앞기울임과 연관된 통증
오래 서 있을 때 통증
정렬
골반 앞기울임 15° 이상
위앞엉덩뼈가시가 두덩뼈결절보다 앞으로 기울어짐
관절가동범위
최대 골반 앞기울임 28° 이상
제한된 골반 뒤기울임
근육
짧아진 척주세움근, 엉덩관절 굽힘근
늘어난 배근육
늘어난 넙다리뒤근육
약화된 엉덩관절 폄근
움직임
과도한 골반 앞기울임 발생
골반 뒤기울임 감소
허리뼈의 폄 증가

그림 5.126 골반 앞기울임 유형 진단 분류

1) 분류 기준

(1) 통증 및 증상

골반의 움직임으로 인한 통증은 골반에 나타나는 경우도 있으나 주로 골반의 움직임과 연관되어 허리, 엉덩관절, 엉덩이, 샅굴부위 등 주변 부위에 통증이 나타나는 경우가 많다. 통증이 골반에 직접적으로 나타나는 경우에는 골반의 불안정으로 인한 통증일 수 있기 때문에 구분이 필요하다. 골반 이외에 통증이 나타난다면 이 통증의 원인인 골반의 움직임에 의한 통증인지 구분하기 위해 골반을 움직여 본다. 예를 들어, 골반 앞기울임 유형(anterior pelvic tilt type)으로 인한 허리통증은 골반의 앞기울임 시 통증이 증가하고 골반의 뒤기울임 시 통증이 감소하는 통증 양상을 확인해야 한다. 통증은 대개 오래 서 있을 경우 골반이 앞으로 밀려나가는 상황에서 증가하게 되며 이를 교정할 경우 통증이 감소하게 된다.

(2) 정렬 검사

골반 앞기울임의 정렬 검사는 시상면에서 선 자세로 실시한다. 위앞엉덩뼈가시와 위뒤엉덩뼈가시가 이루는 정상 범위를 7~15°로 정의할 때 이 각도가 15° 이상이라면 골반 앞기울임 유형으로 분류한다(그림 5.127). 이를 확인하기 위한 다른 검사로는 시상면에서 양측의 위앞엉덩뼈가시와 두덩뼈결절을 연결하는 선의 정렬을 확인한다. 표식점을 연결한 선이 일직선이어야 골반의 정상 정렬인데 위앞엉덩뼈가시가 두덩뼈결절보다 앞으로 기울어질 경우 골반 앞기울임 유형이라 할 수 있다(그림 5.128). 골반의 앞기울임이 있는 경우 허리뼈의 앞굽음이 나타나고, 엉덩관절의 굽힘이 나타날 수 있으므로 이를 확인해야 한다.

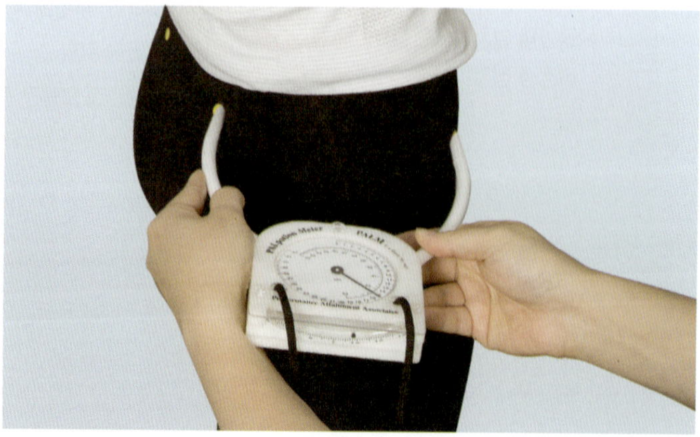

그림 5.127 위앞엉덩뼈가시와 위뒤엉덩뼈가시가 이루는 각

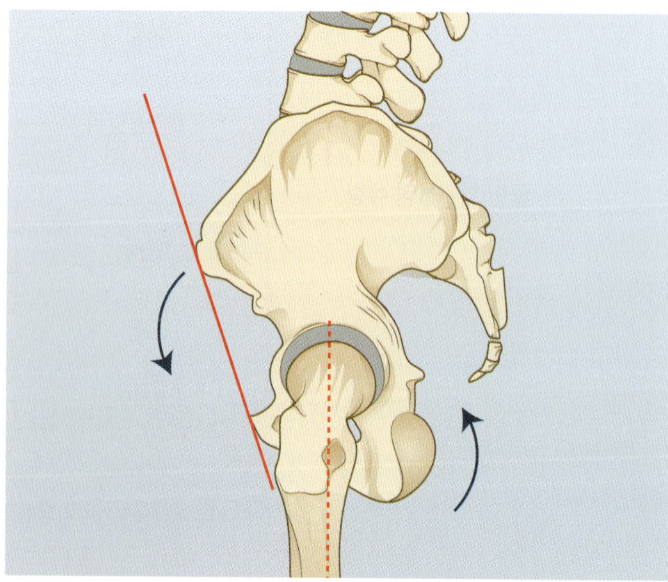

그림 5.128 위앞엉덩뼈가시와 두덩뼈결절을 연결하는 선

(3) 관절가동범위 검사

골반 앞기울임의 가동범위는 정상 범위이거나 정상 범위 이상으로 과도하게 나타나며 통증이 동반된다. 최대 골반 앞기울임 시 정상 골반 앞기울임 각도 범위가 18~28°라고 정의할 때, 최대 골반 앞기울임 각도가 28° 이상이라면 골반 앞기울임 유형이라 할 수 있다(그림 5.129).

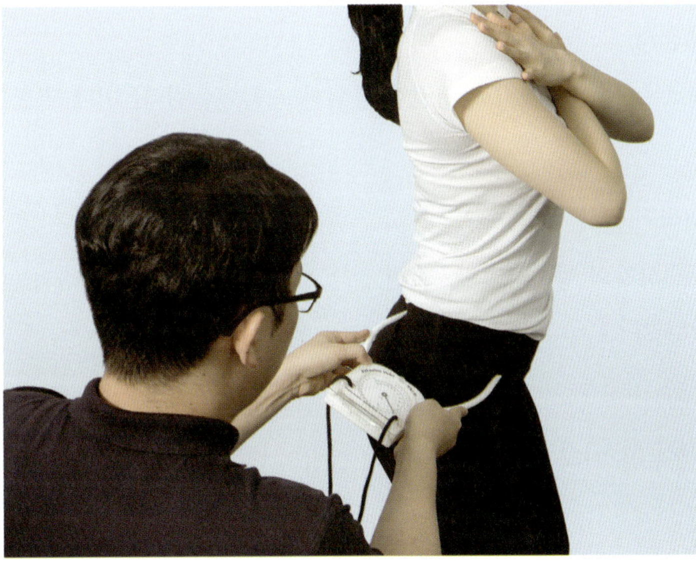

그림 5.129 최대 골반 앞기울임 각도 측정

(4) 근육 검사

Janda의 하부교차증후군을 근거로 평가한다. 허리 부위의 척주세움근 근력은 정상이며 근육의 길이가 짧아져 있기 때문에 이를 검사한다. 골반 앞기울임 양상을 보임으로써 골반의 뒤기울임 작용을 하는 아래쪽 배곧은근은 신장약화(stretch weakness)를 보일 수 있다. 또한 엉덩관절 굽힘 양상을 보임으로써 엉덩관절 폄 작용을 하는 큰볼기근, 골반의 뒤기울임 작용을 하는 넙다리뒤근육 역시 신장약화를 보일 수 있다. 엉덩관절 굽힘근은 짧아져 있을 수 있으므로 검사를 통하여 이를 확인한다.

근육별 동원 양상을 보면 앉은 자세에서 앞으로 몸통을 기울일 때 배근육들보다는 엉덩관절 굽힘근이 더 많이 동원되며, 엎드린 자세에서 엉덩관절 폄 시에는 엉덩관절 폄근인 큰볼기근보다 척주세움근이 더 많이 동원되는 것을 확인할 수 있다.

(5) 움직임 검사

골반 앞기울임 유형의 움직임 검사는 엎드린 자세, 바로누운 자세, 네발기기 자세, 앉은 자세, 선 자세에서 다양하게 실시한다.

① 양쪽 무릎 굽힘 검사

엎드린 자세에서 양쪽 무릎을 구부릴 때 골반의 앞기울임이 일어나는지 확인한다.

② 엉덩관절 폄 올림 검사

침대에 몸통을 기대고 누운 자세에서 엉덩관절을 펌하고 들어올린다. 이때 골반의 앞기울임이 일어나는지 확인한다.

③ 양쪽 굽힌 다리 내리기 검사

바로누운 자세에서 대상자의 양쪽 무릎을 굽힌 상태로 발이 바닥에 닿게 내려놓는다. 이때 골반의 앞기울임이 일어나는지 확인한다.

④ 수정된 앞쪽락킹 검사

네발기기 자세에서 몸통을 머리 쪽으로 기울일 때 골반의 앞기울임이 일어나는지 확인한다.

⑤ 가슴 올림 검사

똑바로 앉은 자세에서 가슴을 머리 쪽으로 들어 올릴 때 골반의 앞기울임이 일어나는지 확인한다.

⑥ 앞기울임 검사

똑바로 앉은 자세에서 몸통을 앞으로 기울일 때 골반의 앞기울임이 일어나는지 확인한다.

⑦ 선 자세 발가락 미끄러짐 검사

똑바로 선 자세에서 한쪽 발의 발가락을 뒤쪽으로 지면에 닿으며 미끄러트릴 때 골반의 앞기울임이 발생하는지 확인한다.

2) 분류

(1) 골반 앞기울임 유형 진단 분류

골반 앞기울임 유형은 골반의 앞기울임 움직임과 관련된 움직임 손상이다. 손상은 골반 자체에 문제가 발생할 수 있고, 허리뼈, 엉덩관절 등 주변 관절과 엉덩이, 넙다리, 샅굴부위 등 주변 부위에 발생할 수 있다. 골반 앞기울임 유형의 기여 요인으로는 통증, 정렬, 근육, 관절가동범위 및 움직임 검사의 결과 등이 있다. 평가항목 16개 중 10개 이상 양성이면(60% 이상) 골반 앞기울임 유형으로 분류한다(표 5.6).

표 5.6 골반 앞기울임 유형 진단 분류표

기여 요인	검사 내용	반응
통증	골반 앞기울임과 연관된 통증	양성/음성
정렬	위앞엉덩뼈가시와 위뒤엉덩뼈가시가 이루는 각 15° 이상	양성/음성
	위앞엉덩뼈가시와 두덩뼈결절 연결선의 앞쪽 기울어짐	양성/음성
근육	배곧은근(G등급 이하)	양성/음성
	큰볼기근(G등급 이하)	양성/음성
	넙다리뒤근육(G등급 이하)	양성/음성
	척주세움근의 단축	양성/음성
	엉덩관절 굽힘근의 단축	양성/음성
관절가동범위	최대 골반 앞기울임 각도 28° 이상	양성/음성
움직임	양쪽 무릎 굽힘 검사	양성/음성
	엉덩관절 폄 올림 검사	양성/음성
	양쪽 굽힌 다리 내리기 검사	양성/음성
	수정된 앞쪽락킹 검사	양성/음성
	가슴 올림 검사	양성/음성
	앞기울임 검사	양성/음성
	선 자세 발가락 미끄러짐 검사	양성/음성

(2) 진단에 따른 중증도 평가

골반 앞기울임 유형으로 분류된 경우에 중증도 분류를 위해 골반 앞기울임 유형 중증도 평가가 수행된다. 통증 요인(20점)은 시각상사척도를 이용한다. 해당되는 통증 점수 영역에 따라 점수가 부여된다. 정렬 요인(10점)은 선 자세에서 시상면의 골반 정렬 상태에 따라 각각 점수가 부여된다. 근육 요인(20점)은 골반 앞기울임 유형을 유발할 수 있는 근육들의 근력 및 근육 길이 검사 양성반응에 따라 각각 점수가 부여된다. 관절가동범위 요인(15점)은 기능적 검사를 실시하여 점수가 부여된다. 움직임 요인(35점)은 다음 표에 제시된 움직임 검사의 양성반응에 따라 각각 점수가 부여된다(표 5.7).

표 5.7 골반 앞기울임 유형의 진단에 따른 증증도 평가표

<table>
<tr><th>기여 요인</th><th colspan="3">통증 점수(VAS)</th><th>점수</th></tr>
<tr><td rowspan="3">통증
(20)</td><td colspan="3">1~3</td><td>10</td></tr>
<tr><td colspan="3">4~7</td><td>15</td></tr>
<tr><td colspan="3">8~10</td><td>20</td></tr>
<tr><td rowspan="5">정렬
(10)</td><td colspan="3">정렬 상태</td><td>점수</td></tr>
<tr><td colspan="2" rowspan="2">위앞엉덩뼈가시와 위뒤엉덩뼈가시가 이루는 각도</td><td>15~20°</td><td>3</td></tr>
<tr><td>20° 이상</td><td>5</td></tr>
<tr><td colspan="2" rowspan="2">위앞엉덩뼈가시와 두덩뼈결절이 이루는 선 기울어짐</td><td>2~4°</td><td>3</td></tr>
<tr><td>4° 이상</td><td>5</td></tr>
<tr><td rowspan="6">근육
(20)</td><td>근육</td><td>검사</td><td>검사의 양성반응</td><td>점수</td></tr>
<tr><td>배곧은근</td><td rowspan="3">근력 검사</td><td>G등급 이하</td><td>4</td></tr>
<tr><td>큰볼기근</td><td>G등급 이하</td><td>4</td></tr>
<tr><td>넙다리뒤근육</td><td>G등급 이하</td><td>4</td></tr>
<tr><td>척주세움근</td><td rowspan="2">근육 길이 검사</td><td>단축</td><td>4</td></tr>
<tr><td>엉덩관절 굽힘근</td><td>단축</td><td>4</td></tr>
<tr><td rowspan="2">관절가동범위
(15)</td><td colspan="3">분류</td><td>점수</td></tr>
<tr><td colspan="3">최대 골반 앞기울임 각도 28° 이상</td><td>15</td></tr>
<tr><td rowspan="8">움직임
(35)</td><td colspan="3">검사의 양성반응</td><td>점수</td></tr>
<tr><td colspan="3">양쪽 무릎 굽힘 검사</td><td>5</td></tr>
<tr><td colspan="3">엉덩관절 폄 올림 검사</td><td>5</td></tr>
<tr><td colspan="3">양쪽 굽힌 다리 내리기 검사</td><td>5</td></tr>
<tr><td colspan="3">수정된 앞쪽락킹 검사</td><td>5</td></tr>
<tr><td colspan="3">가슴 올림 검사</td><td>5</td></tr>
<tr><td colspan="3">앞기울임 검사</td><td>5</td></tr>
<tr><td colspan="3">선 자세 발가락 미끄러짐 검사</td><td>5</td></tr>
<tr><td colspan="4">총점</td><td>100</td></tr>
</table>

3) 중재

(1) 움직임 교육

골반 앞기울임 유형의 경우 움직임 교육의 초점은 여러 자세에서 움직임이 발생할 때 골반의 앞기울임을 유발하지 않고 골반 중립 자세에서 움직임이 일어나게 교육하는 것을 목적으로 한다. 움직임 교육은 엎드린 자세, 바로누운 자세, 네발기기 자세, 앉은 자세, 선 자세로 진행한다. 움직임 평가를 기반으로 평가가 운동이 될 수 있도록 교육한다. 만약 골반내 불안정성이나 골반내 비정상 정렬이 같이 있는 대상자의 경우에는 골반의 안정성을 확보한 후 움직임 교육을 권장한다.

① 엎드린 자세

엎드린 자세에서는 엉덩관절 폄 동작을 유발하며 골반이 앞으로 기울어지지 않게 유지하는 것이 중요하다. 엎드린 자세에서 두 무릎을 구부릴 때 골반이 중립 자세를 유지하며 움직임이 일어날 수 있도록 교육한다(그림 5.130). 이때 치료사는 넙다리곧은근의 길이를 미리 검사하고, 넙다리곧은근의 길이가 짧아져 있다면 이를 늘리는 것이 중요하다. 또한 배 잡아당기기 기법을 사용하여 체간과 골반의 안정성을 확보하는 것이 중요하다. 만약 이 움직임이 잘 안된다면 압력 바이오피드백 장치 등을 이용하여 체간의 안정성을 확보하고 훈련한다.

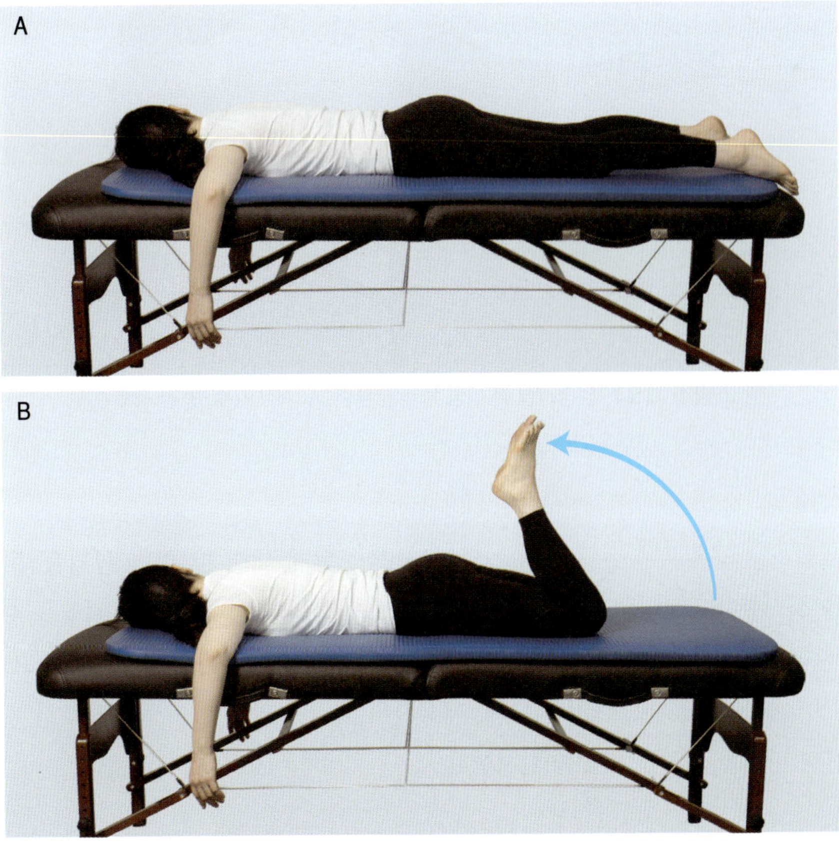

그림 5.130 양쪽 무릎 굽힘 움직임 훈련. A: 시작 자세, B: 끝 자세

몸통을 테이블에 기대게 한 후 엉덩관절 폄과 함께 들어 올리는 동작을 훈련한다(그림 5.131). 이 동작 역시 골반이 앞기울임되지 않고 중립을 유지하며 실시해야 한다. 척주세움근의 우세로 인해 골반이 앞기울임된다면 척주세움근의 작용을 억제하고 큰볼기근의 동원을 촉진해야 한다.

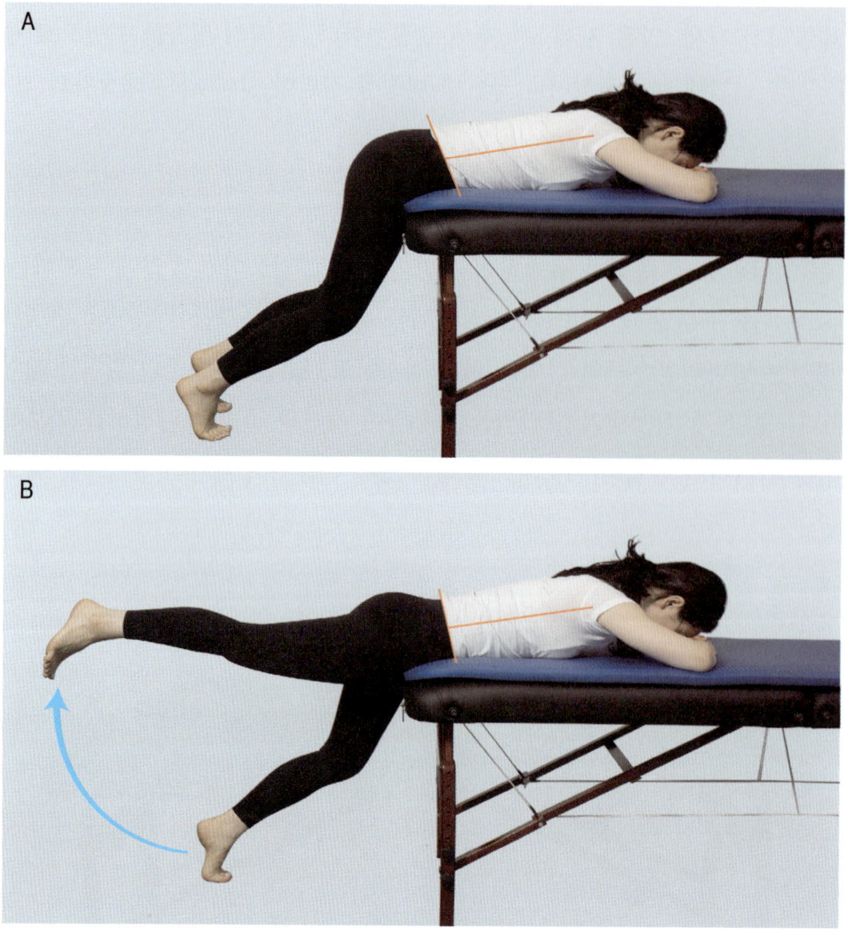

그림 5.131 엉덩관절 폄 올림 움직임 훈련. A: 시작 자세, B: 끝 자세

② 바로누운 자세

바로누운 자세에서는 양쪽 무릎을 구부리고 발이 지면에 닿게 내릴 때 골반 앞기울임이 일어나지 않도록 움직임 훈련을 실시한다(그림 5.132). 배근육의 근력이 약화되어 있다면 이 움직임을 수행하기 어렵다. 따라서 배근육의 근력을 평가 후 배근육이 약화되어 있다면 배근육의 근력을 증진시키고 시행한다. 체간 안정화를 통해 이 동작을 수행해야 하기 때문에, 대상자의 허리에 압력 바이오피드백 장치를 둔 후 압력을 일정하게 유지하며 다리를 내리는 연습을 실시한다.

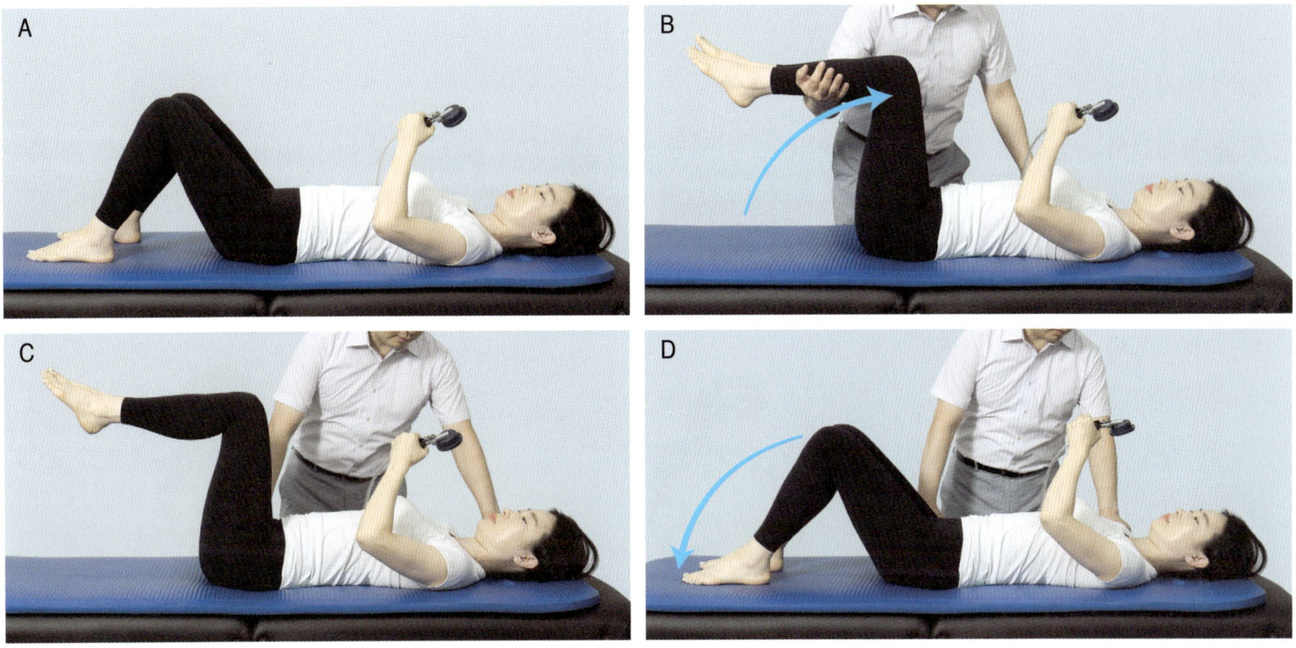

그림 5.132 양쪽 굽힌 다리 내리기 움직임 훈련. A: 1단계, B: 2단계, C: 3단계, D: 4단계

③ 네발기기 자세

네발기기 자세에서는 몸통을 앞으로 이동시킬 때 골반의 앞기울임이 일어나지 않게 움직임 교육을 실시한다(그림 5.133). 골반 중립을 유지하기 위해 체간 안정화 근육의 작용을 훈련시킨다. 이 자세가 어려운 대상자에게는 먼저 엎드린 자세에서 손으로 바닥을 밀며 몸통을 일으키도록 실시한다.

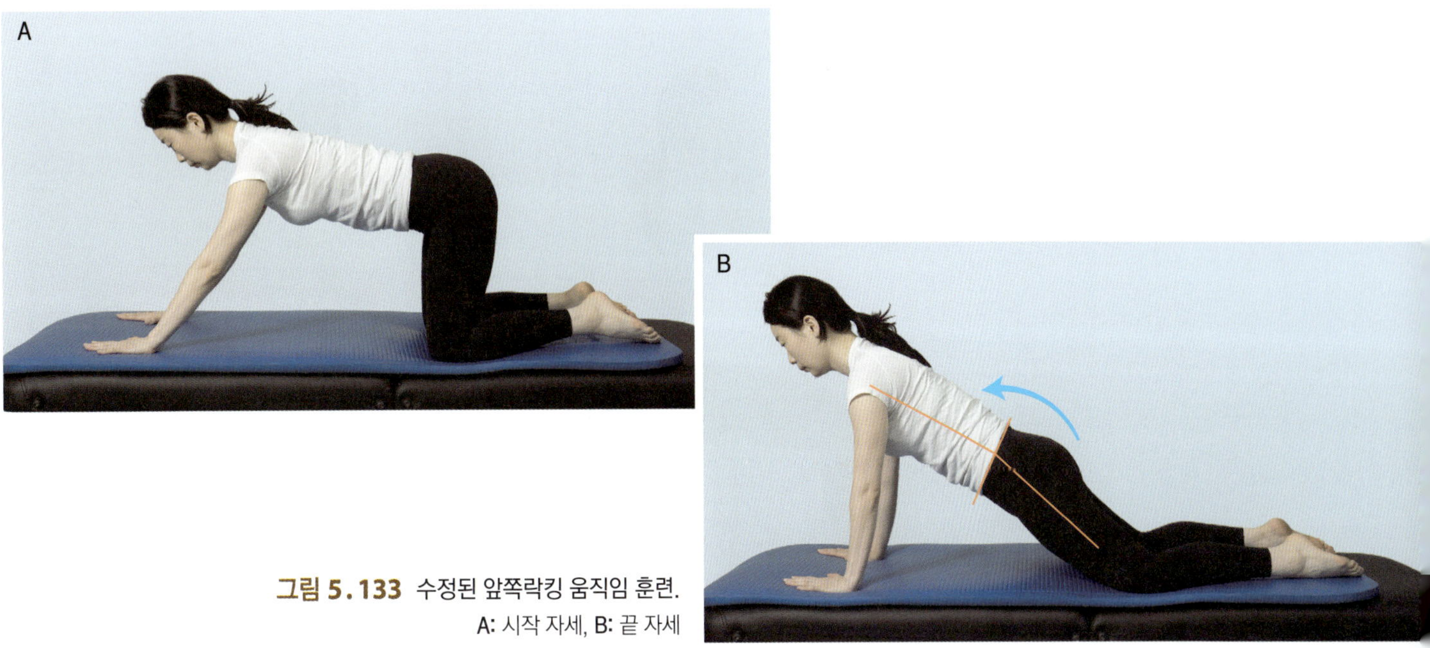

그림 5.133 수정된 앞쪽락킹 움직임 훈련.
A: 시작 자세, B: 끝 자세

④ 앉은 자세

앉은 자세에서는 골반의 중립을 유지하며 앉는 자세를 우선 교육한다. 골반의 중립이 잘 유지되면 가슴을 위로 올리며 골반의 중립 자세가 유지되도록 훈련한다(그림 5.134). 가슴을 위로 올릴 때 등뼈 부위에서만 폄이 발생하고 골반은 앞기울임이 일어나지 않도록 피드백을 준다. 촉각 피드백을 위해 허리 부위에 종이테이프를 부착하는 것을 추천한다. 가슴 올림 움직임 훈련은 몸통의 폄 동작과 골반의 앞기울임을 분리시키는 움직임 훈련이다. 다른 방법으로 골반의 중립을 유지하며 몸통을 앞으로 기울일 때 골반 앞기울임이 일어나지 않도록 유지하는 움직임 훈련을 실시한다(그림 5.135). 앞기울임 움직임 훈련은 몸통의 굽힘과 골반의 앞기울임을 분리시키는 움직임 훈련이다.

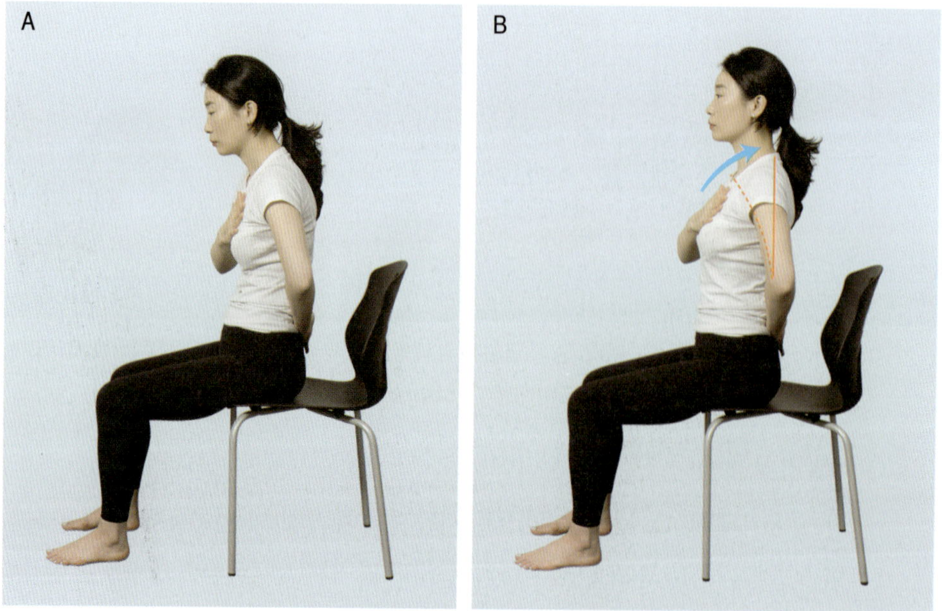

그림 5.134 가슴 올림 움직임 훈련. A: 시작 자세, B: 끝 자세

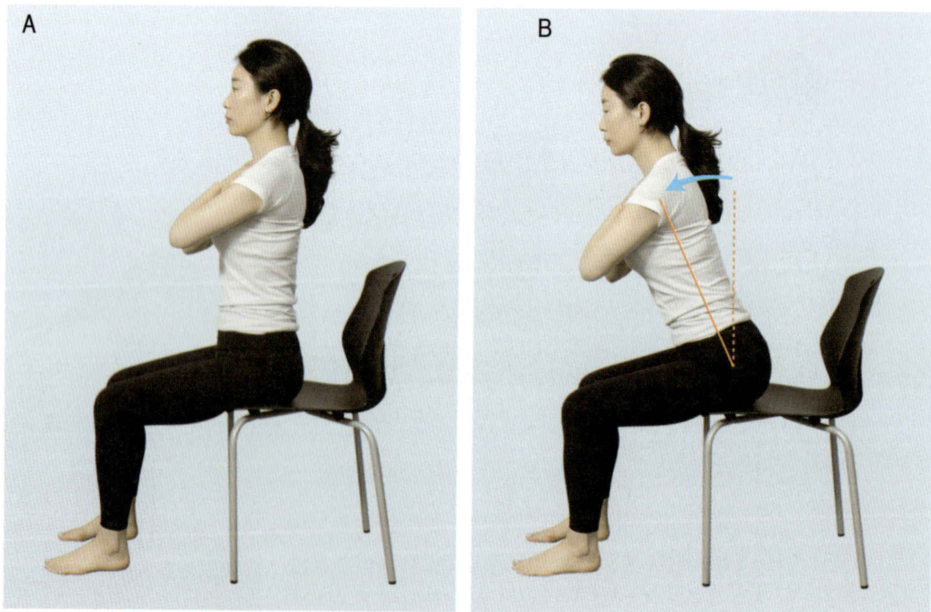

그림 5.135 앞기울임 움직임 훈련. A: 시작 자세, B: 끝 자세

⑤ 선 자세

선 자세에서는 한쪽 다리의 발가락을 지면에 닿은 채로 뒤로 이동시킬 때 골반의 앞기울임이 일어나지 않고 중립이 유지될 수 있도록 움직임 훈련을 실시한다(그림 5.136). 발가락을 뒤로 이동시킬 때 골반의 중립 자세를 위하여 체간 안정화 근육의 훈련을 먼저 시행한다.

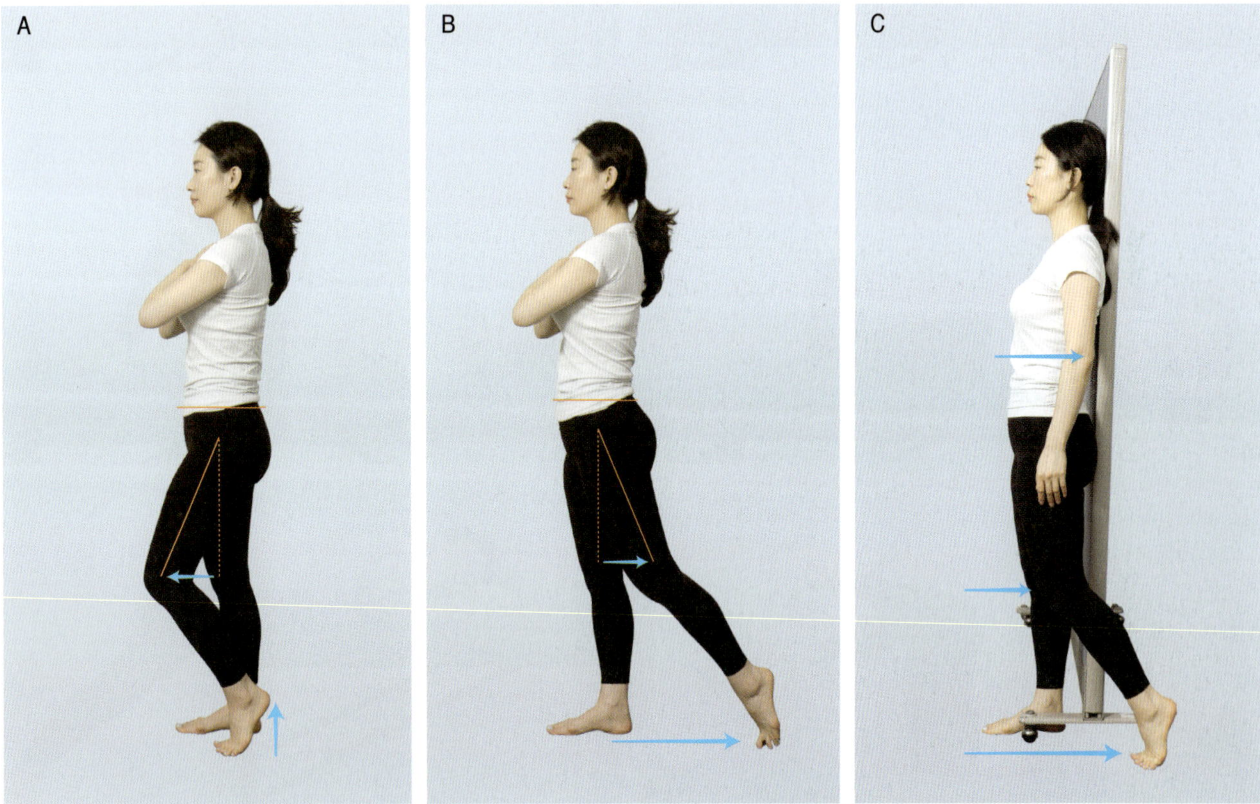

그림 5.136 선 자세 발가락 미끄러짐 움직임 훈련. A: 시작 자세, B: 끝 자세, C: 벽을 이용한 운동

(2) 움직임 개선을 위한 도수 관리

① 근육 안정화 운동

골반내 불안정 유형에서 추천한 근육 안정화 운동을 골반 앞기울임 유형 대상자의 움직임 개선 전에 실시한다. 특히 체간 안정화를 위해 배 잡아당기기 기법을 추천하며, 이를 위해 압력 바이오피드백 장치를 사용하여 훈련하는 것을 교육한다(그림 5.137).

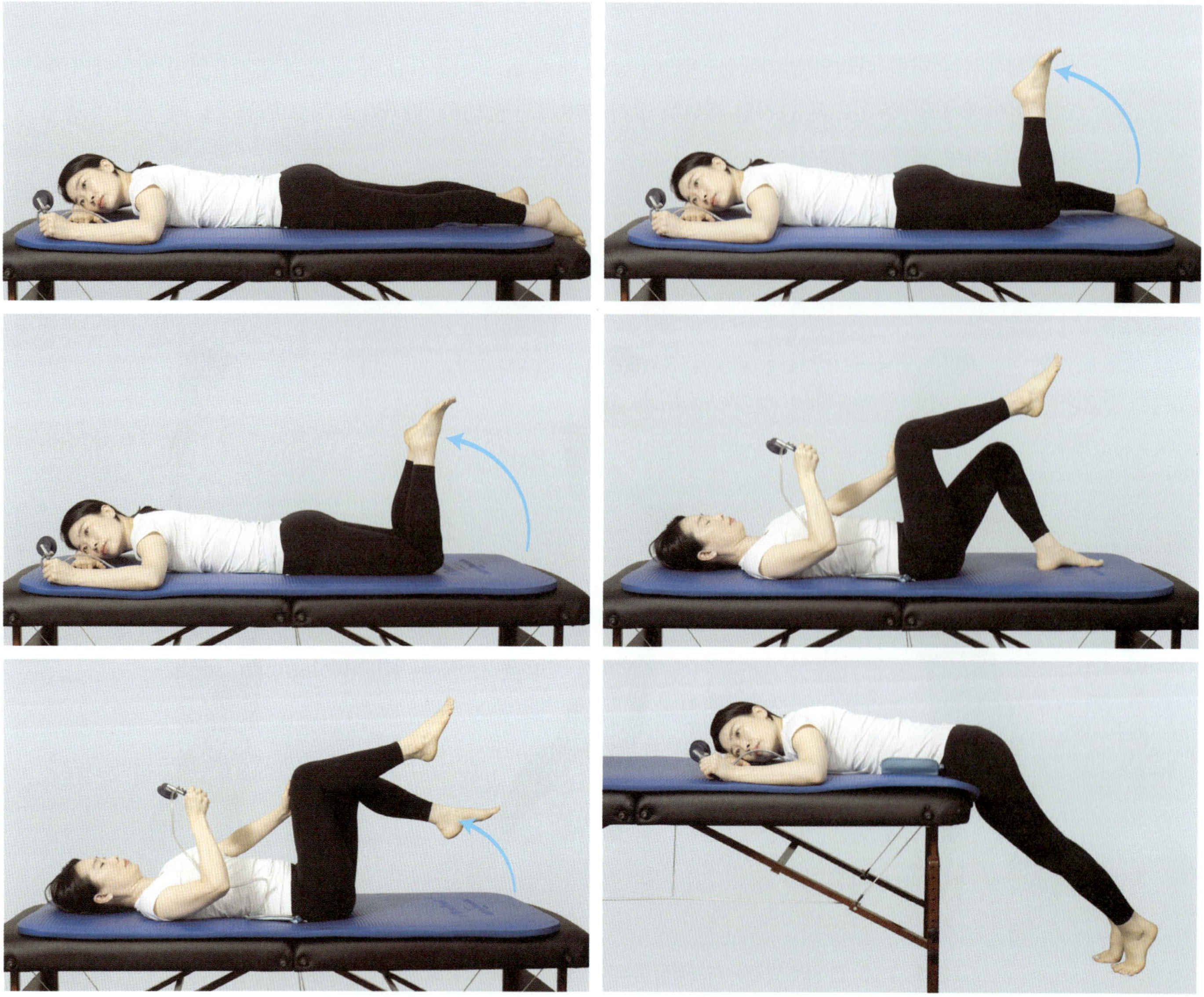

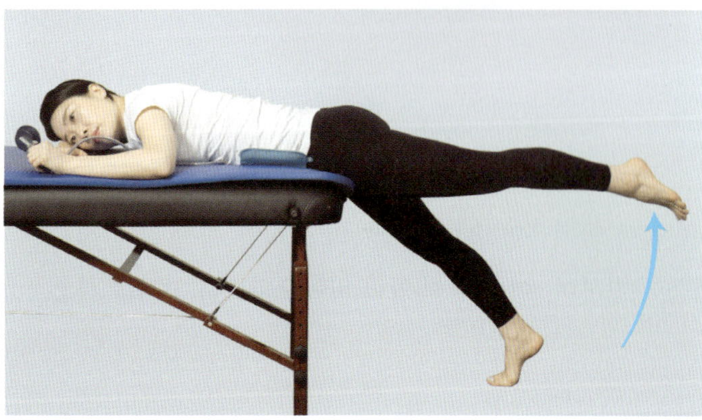

그림 5.137
압력 바이오피드백 장치를 이용한 여러 가지 자세에서 체간 안정화 운동

② 근육 교정 운동

i) 척주세움근의 근막이완기법 Myofascial Release, MFR

척주세움근의 단축이 있다면 치료사는 대상자를 엎드려 눕게 한 후, 척주세움근에 대한 근막이완기법을 적용한다(그림 5.138).

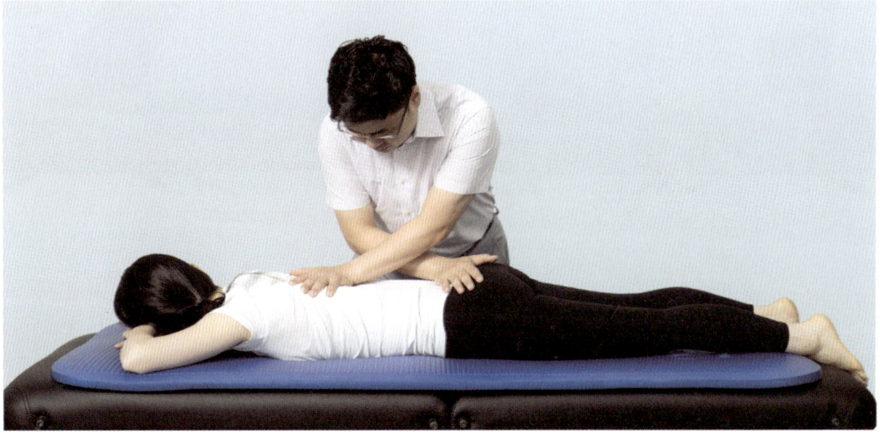

그림 5.138 척주세움근의 근막이완기법

ii) 배근육의 기능적 운동

배근육의 활성화를 위해서 대상자를 바로 눕게 한 후 90° 엉덩관절 및 무릎관절 굽힘 자세에서 자전거를 타듯이 발을 움직이게 한다(그림 5.139). 이때 압력 바이오피드백 장치를 이용하여 배근육의 수축이 유지되도록 지시하며, 대상자는 골반 중립 자세를 유지하게 한다. 또한 아래배근육의 근력 강화를 위해서 아래쪽 배곧은근과 배바깥빗근의 동시 수축을 위한 양다리 들어 올리기와 양다리 내리기 등의 근육 훈련을 실시한다(그림 5.140).

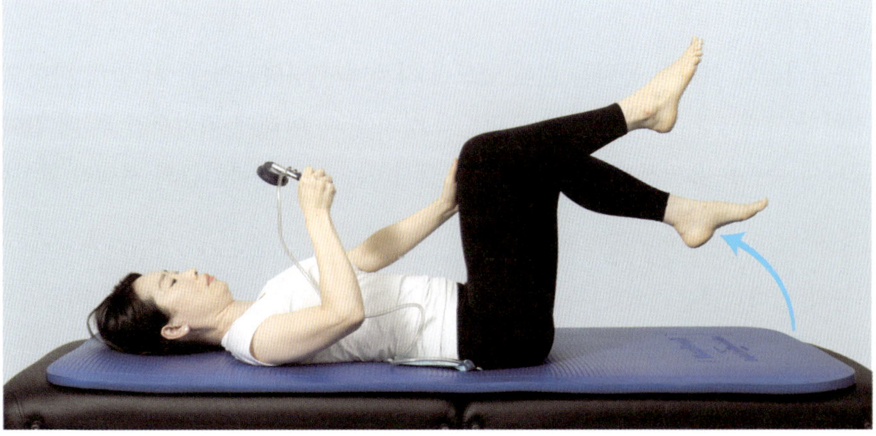

그림 5.139 배근육의 기능적 운동

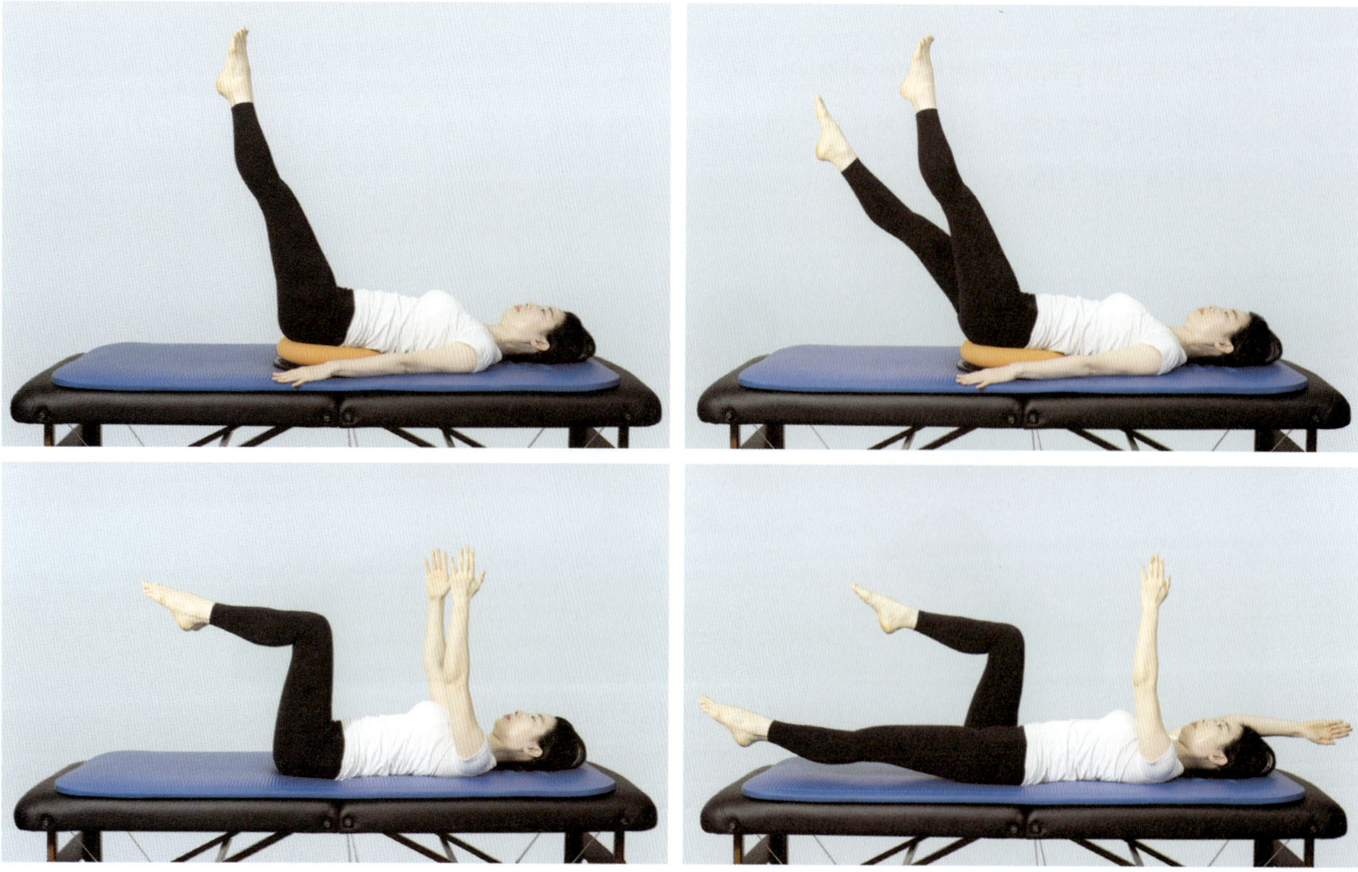

그림 5.140 여러 가지 아래배근육 강화 운동

iii) 큰볼기근의 근력 강화 운동

큰볼기근 강화 훈련을 위해 장력센서를 이용한 엉덩이 조이기 운동을 추천한다. 엎드린 자세에서 엉덩이 조이기 운동을 실시할 때 장력센서를 엉덩이 부위에 체결하여 엉덩이 조이는 힘을 피드백 주며 실시한다(그림 5.141).

또한 큰볼기근의 선택적 동원을 위해 엎드린 자세에서 엉덩관절 폄 시 압력 바이오피드백 장치의 이용을 추천한다(그림 5.142). 압력 바이오피드백 장치를 배 아래에 위치시킨 후 배 잡아당기기 기법을 실시하여 골반의 중립을 유지하며 엉덩관절 폄을 실시하는 것은 큰볼기근의 선택적 활성화에 도움을 준다.

iv) 엉덩허리근과 넙다리곧은근의 스트레칭 운동

엉덩허리근과 넙다리곧은근의 단축으로 움직임 훈련에 지장을 준다면, 먼저 이들 근육의 스트레칭 운동을 통해 근육 길이를 확보해야 한다(그림 5.143). 스트레칭 운동 시에도 골반의 앞기울임이 일어나지 않게 골반의 중립 자세를 유지하는 것이 중요하다.

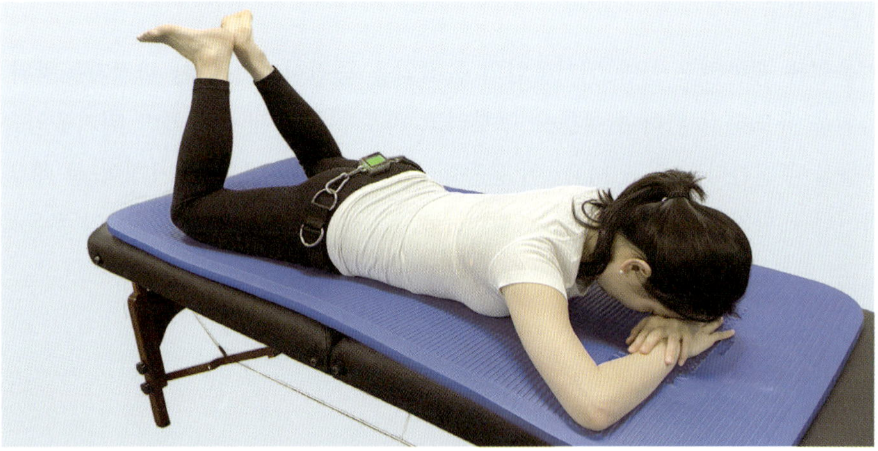

그림 5.141 장력센서를 이용한 큰볼기근 근력 강화 운동

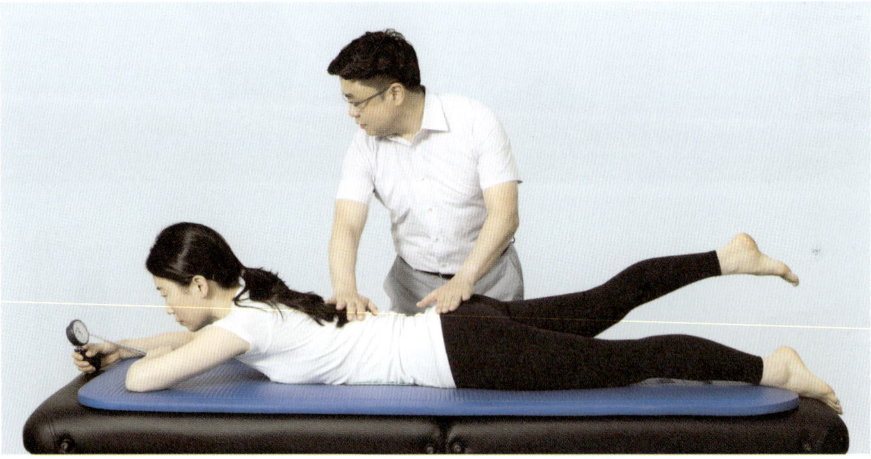

그림 5.142 압력 바이오피드백 장치를 이용한 큰볼기근의 선택적 강화 훈련

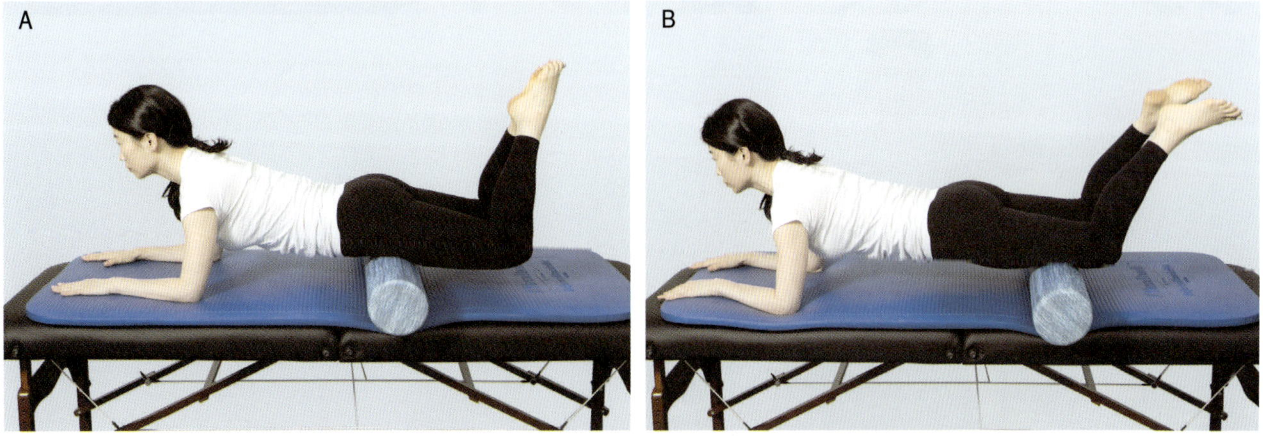

그림 5.143 엉덩허리근과 넙다리곧은근의 스트레칭 운동. A: 엉덩허리근, B: 넙다리곧은근

③ 관절가동범위 운동

골반의 앞기울임을 제한하고 골반 뒤기울임의 움직임을 증진시키기 위한 관절가동범위 운동을 실시한다. 골반 뒤기울임을 유도하기 위하여 무릎을 구부리고 바로누운 자세에서 골반 뒤기울임을 촉진시키는 골반 기울이기 운동을 추천한다(그림 5.144). 이 운동이 잘 이루어진다면 벽에 기대어 선 채로 골반 기울이기 운동을 실시하거나 네발기기 자세에서 실시한다. 짐볼 등을 이용하여 골반 뒤기울임 운동을 실시하여 운동의 강도를 높일 수 있다(그림 5.145).

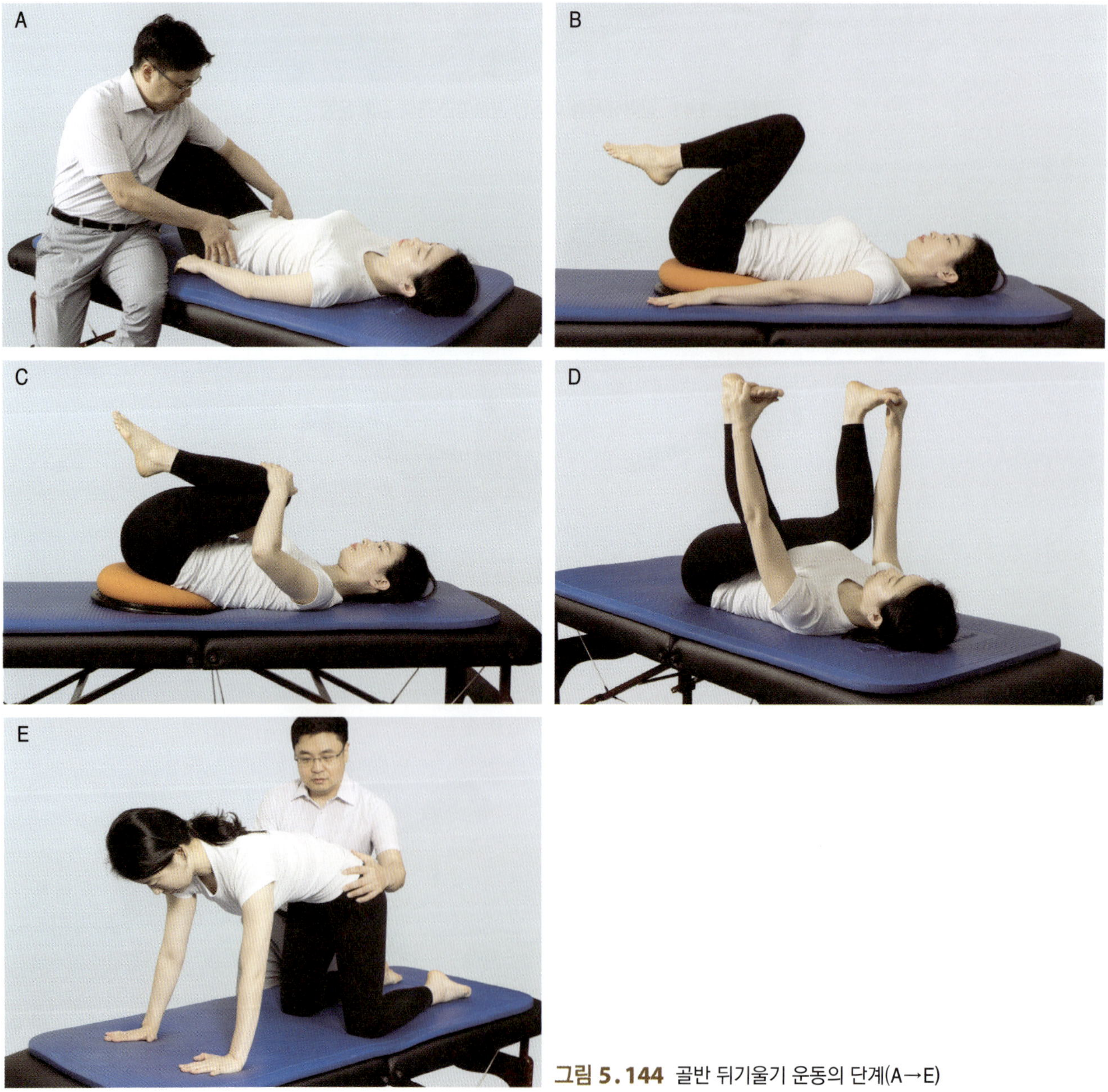

그림 5.144 골반 뒤기울기 운동의 단계(A→E)

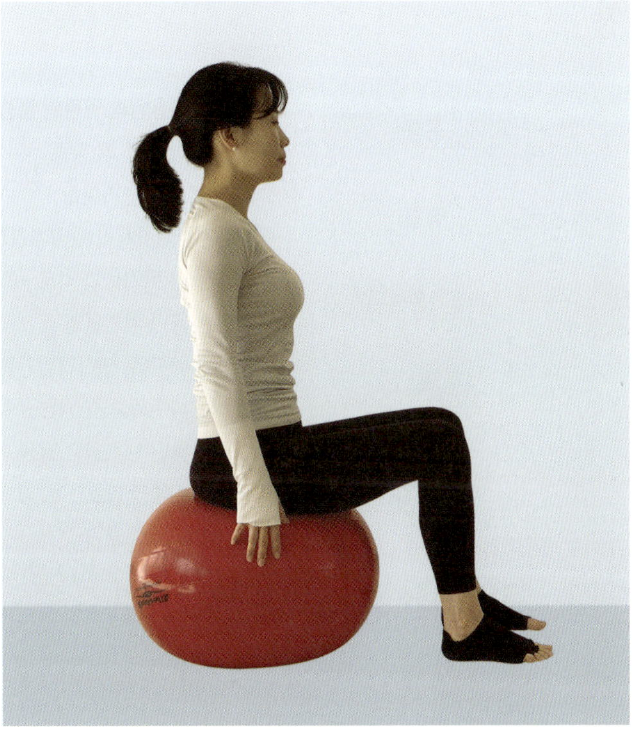

그림 5.145 짐볼을 이용한 골반 기울이기 운동

4) KEMA 관리

표 5.8 골반 앞기울임 유형 요약

잘못된 정렬	손상	KEMA 관리
• 골반의 앞기울임 • 과도한 허리 앞굽음 • 엉덩관절 굽힘	• 우세한 척주세움근, 엉덩관절 굽힘근 • 약화된 배근육군, 큰볼기근 • 불충분한 골반 뒤기울임 • 허리 통증 및 다리의 방사통	• 자세에 따른 움직임 교정 • 척주세움근의 근막이완 • 엉덩관절 굽힘근의 스트레칭 운동 • 배근육 및 큰볼기근 강화 운동 • 움직임 교정 운동

12. 골반 뒤기울임 유형

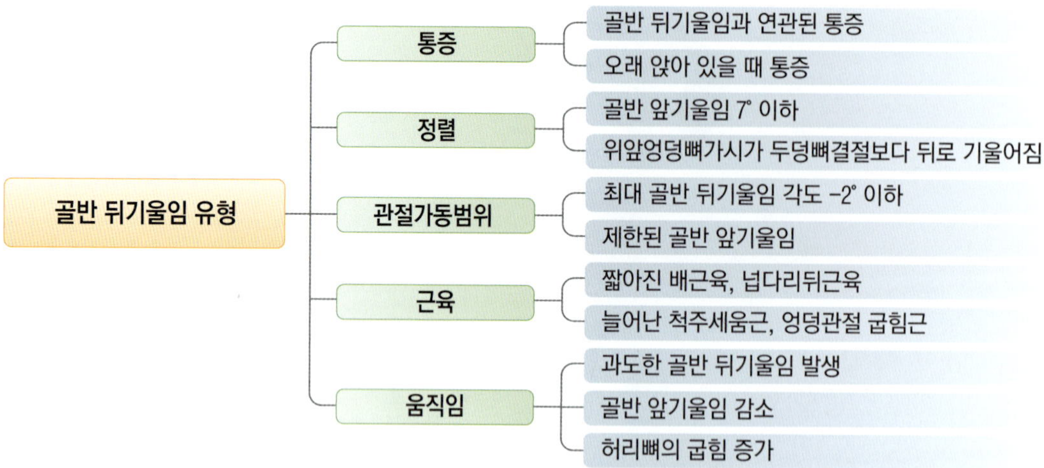

그림 5.146 골반 뒤기울임 유형 진단 분류

1) 분류 기준

(1) 통증 및 증상

골반 뒤기울임 유형(posterior pelvic tilt type)의 통증 양상은 골반 뒤기울임 움직임과 관련이 있다. 골반 뒤기울임 움직임 시 통증이 증가하고, 골반 앞기울임 또는 중립 시 통증은 감소하게 된다. 골반의 뒤기울임은 장시간의 앉은 자세에서 발생하게 되며 이는 허리뼈의 굽힘 유형과 연관되어 있다(그림 5.147). 통증 부위는 허리엉치 부위, 엉덩이 부위, 넙다리 뒤쪽 및 가쪽 부위이며, 발로 퍼지는 방사통이 나타날 수 있다.

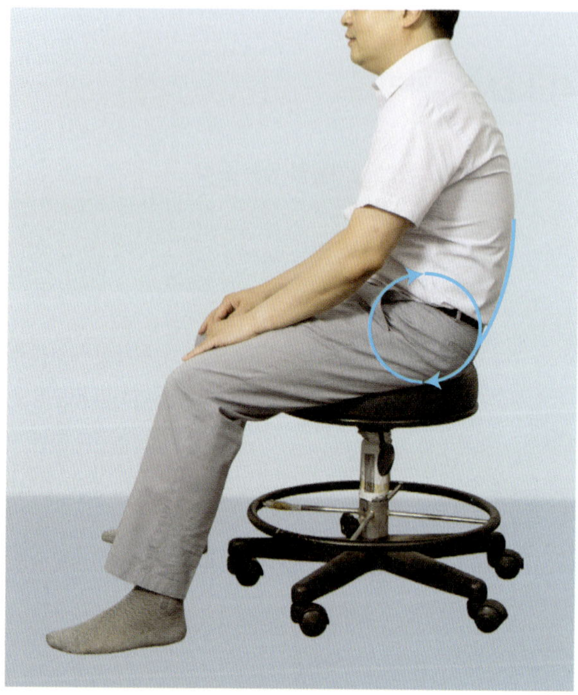

그림 5.147 앉은 자세에서의 골반 뒤기울임

(2) 정렬 검사

골반 뒤기울임의 정렬 검사는 시상면에서 선 자세로 실시한다. 위앞엉덩뼈가시와 위뒤엉덩뼈가시가 이루는 정상 범위를 7~15°로 정의할 때 이 각도가 7° 이하라면 골반 뒤기울임 유형으로 분류한다(그림 5.127). 이를 확인하기 위한 다른 검사로는 시상면에서 양측의 위앞엉덩뼈가시와 두덩뼈결절을 연결하는 선의 정렬을 확인한다. 표식점을 연결한 선이 일직선이어야 골반의 정상 정렬인데, 위앞엉덩뼈가시가 두덩뼈결절보다 뒤로 기울어질 경우 골반 뒤기울임 유형이라 할 수 있다. 골반의 뒤기울임이 있는 경우 허리뼈의 편평등이 나타나고, 엉덩관절의 폄이 나타날 수 있으므로 이를 확인해야 한다.

(3) 관절가동범위 검사

골반 뒤기울임의 가동범위는 정상 범위이거나 정상 범위 이상으로 과도하게 나타나며 통증이 동반된다. 골반 앞기울임은 움직임의 제한이 있을 수 있으나 골반 뒤기울임 유형 진단 분류에 필수 요건은 아니다. 최대 골반 뒤기울임 시 정상 골반 뒤기울임 각도 범위가 −2~8°라고 정의할 때, 최대 골반 뒤기울임 각도가 −2° 이하라면 골반 뒤기울임 유형이라 할 수 있다(그림 5.148).

앉은 자세에서는 엉덩관절을 굽히거나 무릎관절을 펼 때 과도한 골반 뒤기울임이 나타난다. 골반의 뒤기울임은 허리뼈의 굽힘과 엉덩관절의 폄을 증진시킬 수 있기 때문에 이를 확인해야 한다.

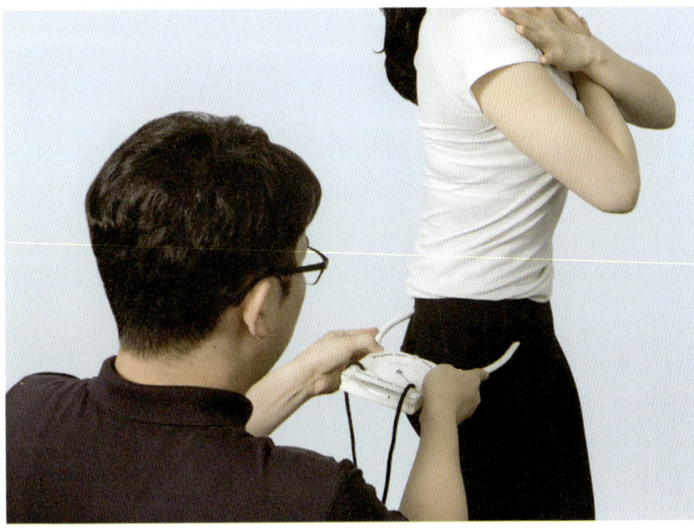

그림 5.148 최대 골반 뒤기울임 각도 측정

(4) 근육 검사

Janda의 하부교차증후군을 근거로 평가한다. 그러므로 골반 앞기울임 유형과 반대의 근육 평가가 이루어져야 한다. 넙다리뒤근육의 과도한 단축이 발생할 수 있기 때문에 이를 확인해야 한다. 또한 배근육의 단축이 있을 수 있으므로 이를 확인해야 한다. 척주세움근의 신장약화가 발생할 수 있으며 뭇갈래근의 약화도 나타날 수 있다. 엉덩관절 굽힘근의 신장약화가 발생할 수 있어 이에 대한 평가가 이루어져야 한다.

근육별 상대적인 유연성과 뻣뻣함 정도를 보면 엉덩관절 폄근에 해당하는 넙다리뒤근육, 큰볼기근 등은 엉덩관절 굽힘근보다 더욱 뻣뻣하며, 배근육들도 척주세움근보다 더욱 뻣뻣한 양상을 나타낸다.

근육별 동원 양상을 보면 앉은 자세나 선 자세에서 앞으로 몸통을 구부릴 때 엉덩관절 굽힘근보다는 배근육들이 더 쉽게 동원되는 것을 확인할 수 있다.

(5) 움직임 검사

골반 뒤기울임 유형의 움직임 검사는 바로누운 자세, 네발기기 자세, 앉은 자세, 선 자세에서 다양하게 실시한다.

① 양쪽 굽힌 다리 들기 검사

바로누운 자세에서 양쪽 무릎을 구부려 들어 올릴 때 골반의 뒤기울임이 일어나는지 확인한다.

② 뒤쪽락킹 검사

네발기기 자세에서 몸통을 엉덩이 쪽으로 이동시킬 때 골반의 뒤기울임이 일어나는지 확인한다.

③ 가슴 내리기 검사

똑바로 앉은 자세에서 가슴을 배쪽으로 내릴 때 골반의 뒤기울임이 일어나는지 확인한다.

④ 앞기울임 검사

똑바로 앉은 자세에서 몸통을 앞으로 기울일 때 골반의 뒤기울임이 일어나는지 확인한다.

⑤ 양쪽 무릎 폄 검사

똑바로 앉은 자세에서 무릎관절을 폄할 때 골반의 뒤기울임이 일어나는지 확인한다.

⑥ 몸통 기울임 검사

똑바로 선 자세에서 몸통을 앞으로 기울일 때 골반의 뒤기울임이 일어나는지 확인한다.

⑦ 궁둥뼈 체중지지 검사

똑바로 선 자세에서 앉을 때 골반의 뒤기울임이 발생하는지 확인한다.

2) 분류

(1) 골반 뒤기울임 유형 진단 분류

골반 뒤기울임 유형은 골반의 뒤기울임 움직임과 관련된 움직임 손상이다. 손상은 골반 자체에 문제가 발생 할 수 있고, 허리뼈, 엉덩관절 등 주변 관절과 엉덩이, 넙다리, 샅굴부위 등 주변 부위에 발생할 수 있다. 골반 뒤기울임 유형의 기여 요인으로는 통증, 정렬, 근육, 관절가동범위 및 움직임 검사의 결과 등이 있다. 평가항목 15개 중 9개 이상 양성이면(60% 이상) 골반 뒤기울임 유형으로 분류한다(표 5.9).

표 5.9 골반 뒤기울임 유형 진단 분류표

기여 요인	검사 내용	반응
통증	골반 뒤기울임과 연관된 통증	양성/음성
정렬	위앞엉덩뼈가시와 위뒤엉덩뼈가시가 이루는 각 7° 이하	양성/음성
	위앞엉덩뼈가시와 두덩뼈결절 연결선의 뒤쪽 기울어짐	양성/음성
근육	척주세움근(G등급 이하)	양성/음성
	엉덩관절 굽힘근(G등급 이하)	양성/음성
	넙다리뒤근육의 단축	양성/음성
	배곧은근의 단축	양성/음성
관절가동범위	최대 골반 뒤기울임 각도 −2° 이하	양성/음성
움직임	양쪽 굽힌 다리 들기 검사	양성/음성
	뒤쪽락킹 검사	양성/음성
	가슴 내리기 검사	양성/음성
	앞기울임 검사	양성/음성
	양쪽 무릎 폄 검사	양성/음성
	몸통 기울임 검사	양성/음성
	궁둥뼈 체중지지 검사	양성/음성

(2) 진단에 따른 중증도 평가

골반 뒤기울임 유형으로 분류된 경우에 중증도 분류를 위해 골반 뒤기울임 유형 중증도 평가가 수행된다. 통증 요인(20점)은 시각상사척도를 이용한다. 해당되는 통증 점수 영역에 따라 점수가 부여된다. 정렬 요인(10점)은 선 자세에서 시상면의 골반 정렬 상태에 따라 각각 점수가 부여된다. 근육 요인(20점)은 골반 뒤기울임 유형을 유발할 수 있는 근육들의 근력 및 근육 길이 검사 양성반응에 따라 각각 점수가 부여된다. 관절가동범위 요인(15점)은 기능적 검사를 실시하여 점수가 부여된다. 움직임 요인(35점)은 다음 표에 제시된 움직임 검사의 양성반응에 따라 각각 점수가 부여된다(표 5.10).

표 5.10 골반 뒤기울임 유형의 진단에 따른 증증도 평가표

기여 요인	통증 점수(VAS)			점수
통증 (20)	1~3			10
	4~7			15
	8~10			20
정렬 (10)	정렬 상태			점수
	위앞엉덩뼈가시와 위뒤엉덩뼈가시가 이루는 각도		0~7°	3
			0° 이하	5
	위앞엉덩뼈가시와 두덩뼈결절이 이루는 선 기울어짐		−4~−2°	3
			−4° 이하	5
근육 (20)	근육	검사	검사의 양성반응	점수
	척주세움근	근력 검사	G등급 이하	5
	엉덩관절 굽힘근		G등급 이하	5
	넙다리뒤근육	근육 길이 검사	단축	5
	배곧은근		단축	5
관절가동범위 (15)	분류			점수
	최대 골반 뒤기울임 각도 −2° 이하			15
움직임 (35)	검사의 양성반응			점수
	양쪽 굽힌 다리 들기 검사			5
	뒤쪽락킹 검사			5
	가슴 내리기 검사			5
	앞기울임 검사			5
	양쪽 무릎 폄 검사			5
	몸통 기울임 검사			5
	궁둥뼈 체중지지 검사			5
총점				100

3) 중재

(1) 움직임 교육

골반 뒤기울임 유형의 경우 움직임 교육의 초점은 여러 자세에서 움직임이 발생할 때 골반의 뒤기울임을 유발하지 않고 골반 중립 자세에서 움직임이 일어나게 교육하는 것을 목적으로 한다. 움직임 교육은 바로누운 자세, 네발기기 자세, 앉은 자세, 선 자세로 진행한다. 움직임 평가를 기반으로 평가가 운동이 될 수 있도록 교육한다. 만약 골반내 불안정성이나 골반내 비정상 정렬이 같이 있는 대상자의 경우에는 골반의 안정성을 확보한 후 움직임 교육을 권장한다.

① 바로누운 자세

바로누운 자세에서는 양쪽 다리를 무릎관절 굽힘 상태로 들어 올릴 때 골반의 과도한 뒤기울임이 일어나지 않도록 교육한다(그림 5.149). 엉덩관절 90° 굽힘이 일어나기 전까지는 골반의 뒤기울임이 일어나서는 안 된다. 이를 확인하기 위하여 압력 바이오피드백 장치를 이용할 수 있다. 무릎을 구부리고 바로누운 자세에서 압력 바이오피드백 장치를 L3 부위에 놓은 후 압력을 40mmHg로 정하고 양쪽 다리를 들어 올린다. 이 때 10mmHg 이상의 압력 증가가 생기면 골반 뒤기울임이 발생했다고 판단한다.

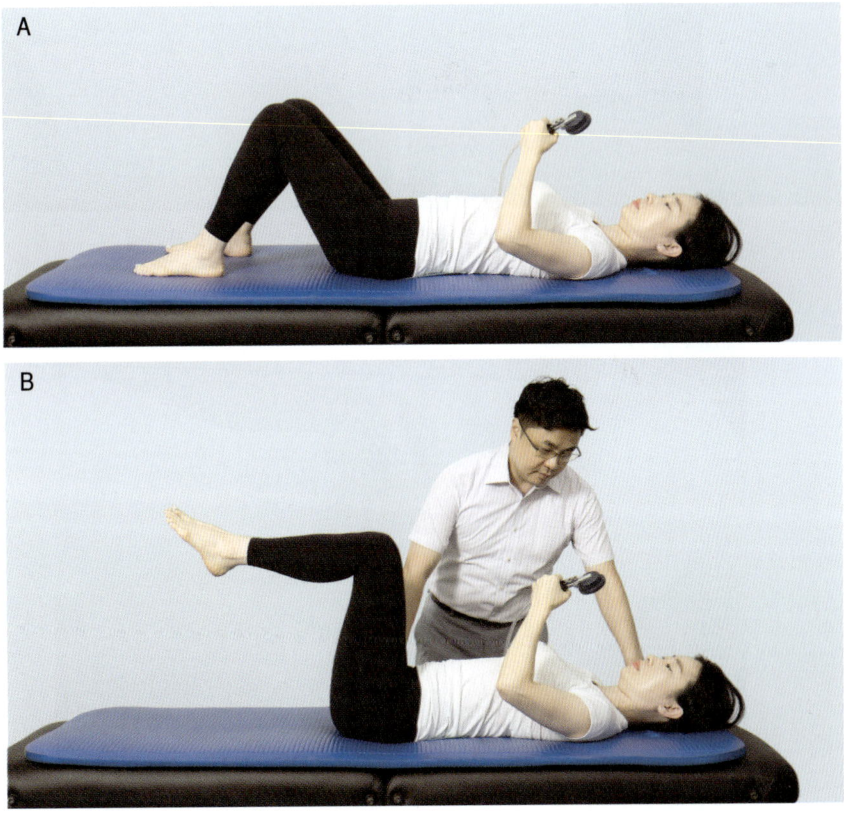

그림 5.149 양쪽 굽힌 다리 들기 움직임 훈련. A: 시작 자세, B: 끝 자세

이 움직임 훈련에서 과도한 골반 뒤기울임이 발생되었다면 배곧은근의 과도한 활성을 의심할 수 있으며, 이 경우 배곧은근의 이완을 지시한다. 또한 엉덩허리근의 신장약화가 있을 경우에도 이 움직임이 어려울 수 있다. 처음부터 이 동작을 수행하지 못한다면 체간 안정화 근육의 훈련을 먼저 권장한다.

② 네발기기 자세

네발기기 자세에서는 몸통을 뒤로 이동시킬 때 골반의 뒤기울임이 일어나지 않게 움직임 교육을 실시한다(그림 5.150). 골반의 뒤기울임이 발생되는지 확인하기 위하여 허리뼈의 굽힘이 일어나는지 확인한다. 일반적으로 엉덩관절 굽힘이 120° 일어나기 전에 허리뼈의 굽힘이 일어났다면 과도한 골반 뒤기울임이 일어났다고 판단하고 교육을 진행한다. 종이테이프를 허리뼈에 부착을 하면 대상자가 스스로 허리 굽힘이 발생하고 있는지 확인하는 좋은 촉각 피드백 훈련이 될 수 있다(그림 5.151).

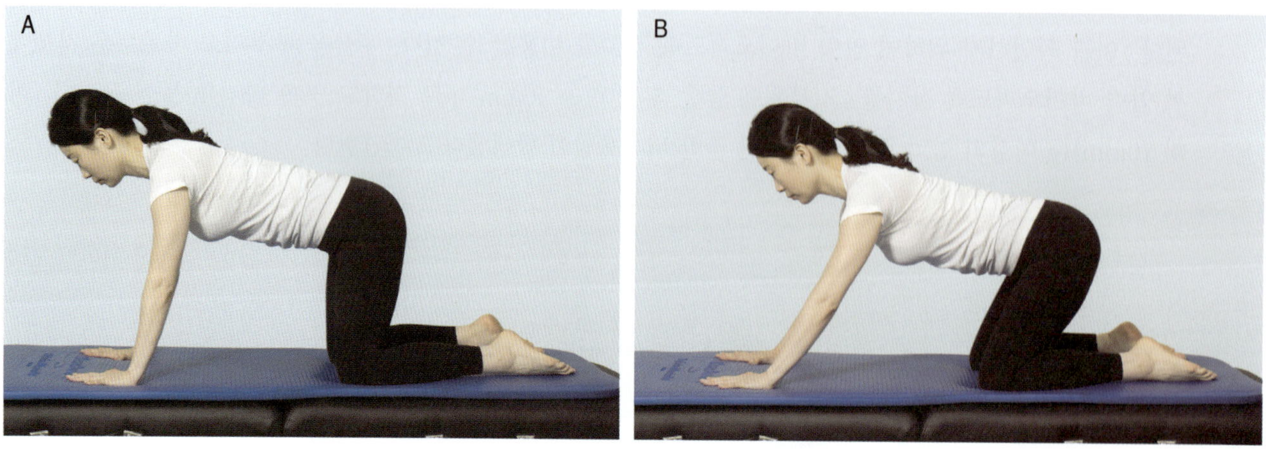

그림 5.150 뒤쪽락킹 움직임 훈련. A: 시작 자세, B: 끝 자세

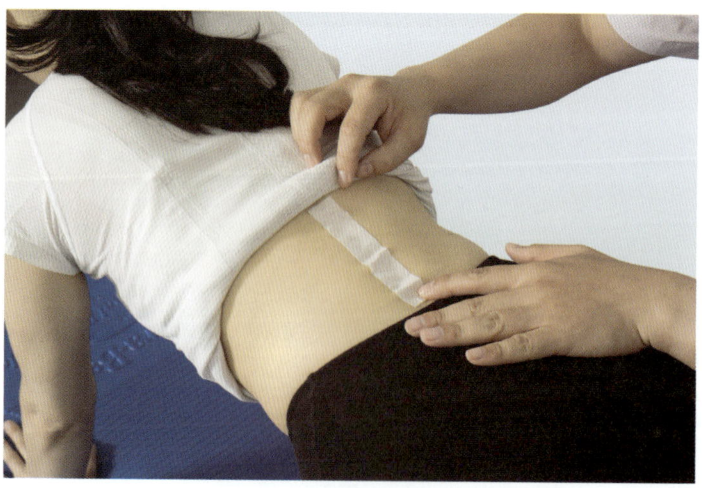

그림 5.151 종이테이프를 이용한 촉각 피드백 훈련

③ 앉은 자세

앉은 자세에서는 골반의 중립을 유지하며 앉는 자세를 우선 교육한다. 골반의 중립이 잘 유지되면 가슴을 아래로 내리며 골반의 중립 자세가 유지되도록 훈련한다(그림 5.152). 가슴을 아래로 내릴 때 등뼈 부위에서만 굽힘이 발생하고 골반은 뒤기울임이 일어나지 않도록 움직임 분리를 훈련한다. 다른 방법으로 골반의 중립을 유지하며 몸통을 앞으로 기울일 때 골반 뒤기울임이 일어나지 않도록 유지하는 움직임 훈련을 실시한다(그림 5.153). 앞기울임 움직임 훈련은 몸통의 굽힘과 골반의 뒤기울임을 분리시키는 움직임 훈련이다.

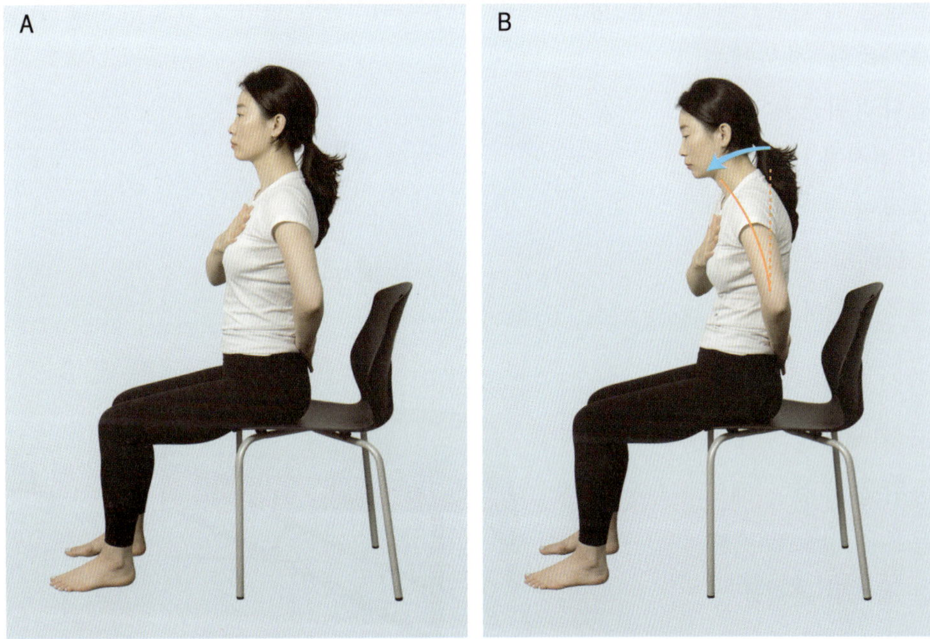

그림 5.152 가슴 내리기 움직임 훈련. A: 시작 자세, B: 끝 자세

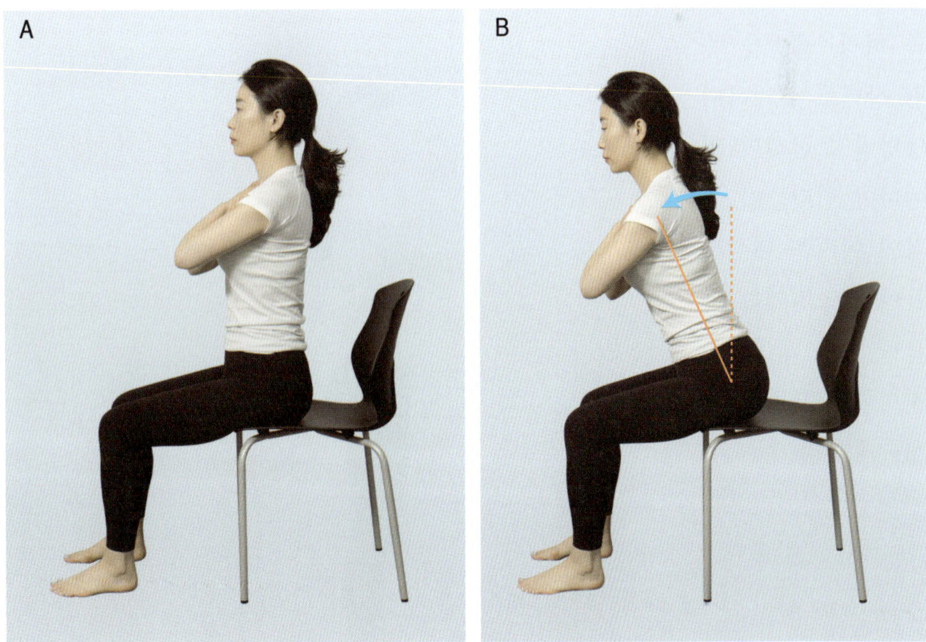

그림 5.153 앞기울임 움직임 훈련. A: 시작 자세, B: 끝 자세

또 다른 방법으로 앉은 자세에서 골반 중립을 유지하며 양쪽 무릎을 펴하는 훈련을 실시한다(그림 5.154). 무릎관절 폄 끝범위의 10~15° 정도까지는 골반의 뒤기울임 없이 중립을 유지할 수 있어야 한다. 만약 이 움직임이 불가능할 경우에는 넙다리뒤근육의 길이 검사를 실시하고 단축이 발견된다면 스트레칭 운동을 먼저 실시한다.

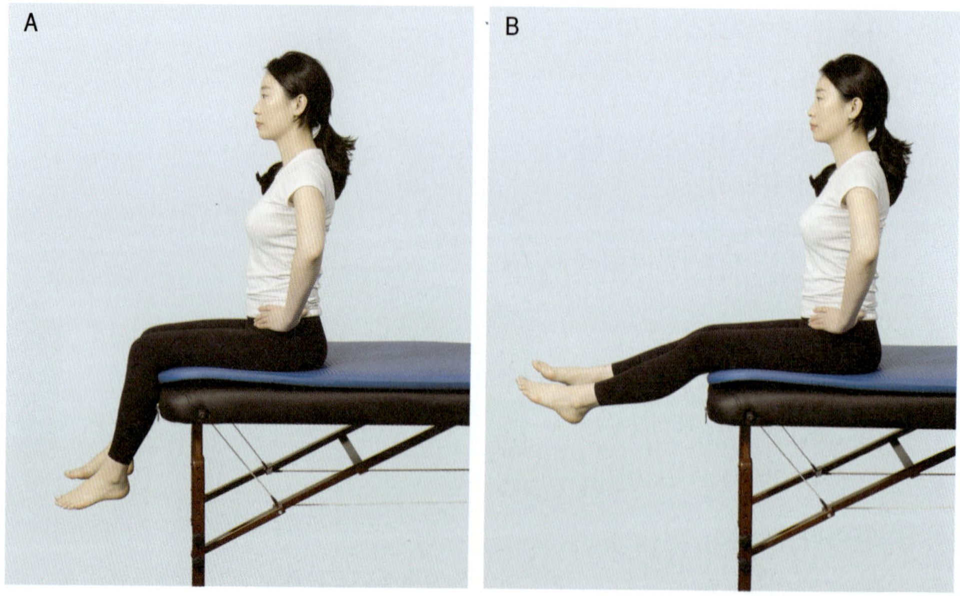

그림 5.154 양쪽 무릎 폄 움직임 훈련. A: 시작 자세, B: 끝 자세

④ 선 자세

선 자세에서는 골반 중립을 유지한 채로 몸통을 앞으로 숙이는 움직임 훈련을 실시한다(그림 5.155). 50° 몸통 굽힘이 일어나기 전까지는 등과 허리-골반을 중립 상태로 유지하며 엉덩관절 굽힘이 일어나야 한다. 이 동작이 어려운 대상자들에게 초기에는 손으로 앞쪽 테이블을 지지하며 훈련을 실시하게 한다.

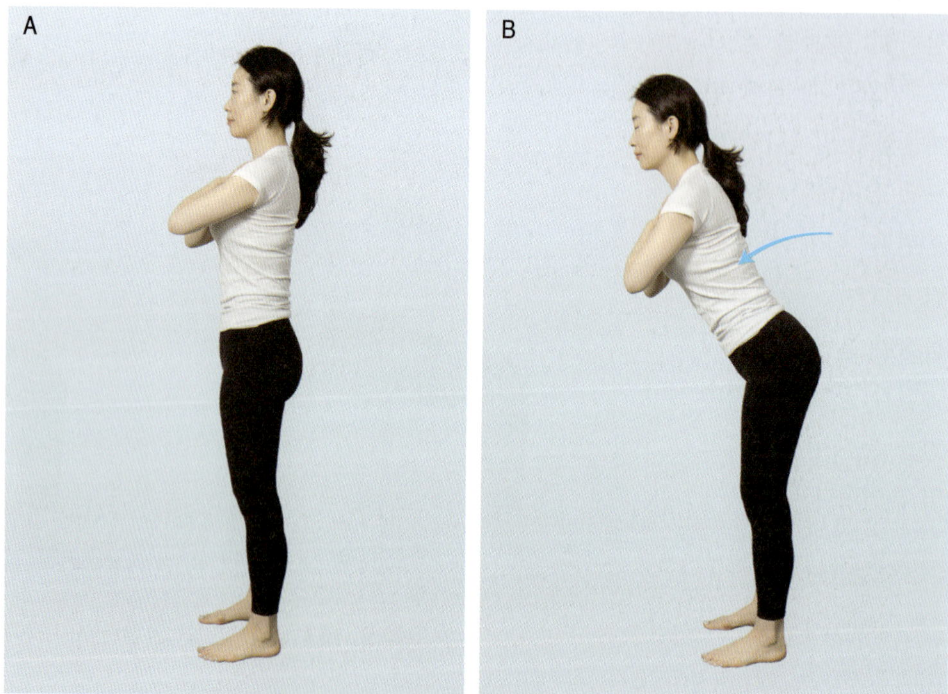

그림 5.155 몸통 기울임 움직임 훈련. A: 시작 자세, B: 끝 자세

궁둥뼈 체중지지 움직임 훈련 시 골반은 뒤기울임되지 않고 허리-골반 중립상태로 유지되어야 한다(그림 5.156A). 처음부터 낮은 의자를 사용하는 것보다는 적절한 높이의 높은 의자를 사용하여 단계를 조절해 나간다(그림 5.156B).

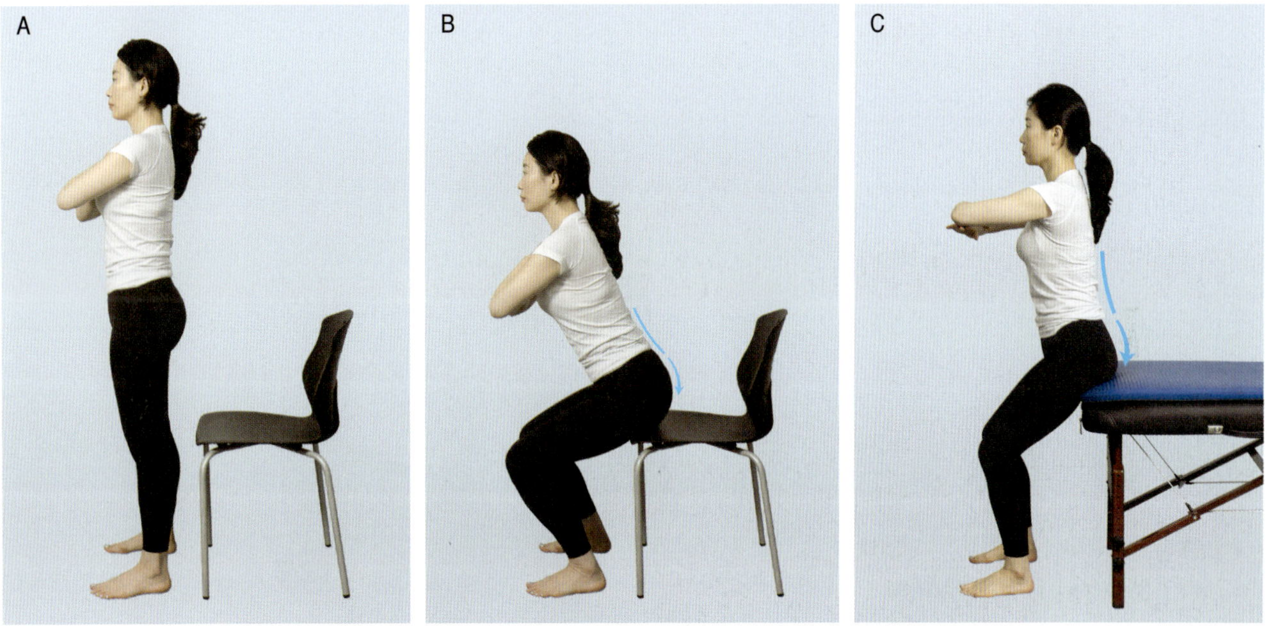

그림 5.156 궁둥뼈 체중지지 움직임 훈련. A: 시작 자세, B: 끝 자세, C: 적절한 높이의 의자 선택

(2) 움직임 개선을 위한 도수 관리

① 골반 중립을 위한 자세 교정 운동

골반 뒤기울임 유형과 골반 앞기울임 유형은 공통적으로 골반 중립 자세를 위한 자세 교정을 실시한다. 특히 골반 뒤기울임 유형에서 골반 뒤기울임의 가장 큰 원인은 넙다리뒤근육의 단축이므로, 넙다리뒤근육의 스트레칭을 유발하며 골반 중립을 유지할 수 있도록 벽에 다리를 기대고 누운 자세로 자세 교정 운동을 실시한다(그림 5.157). 또한 앉은 자세, 네발기기 자세, 선 자세 등에서 대상자에게 골반의 중립을 인지시키고 자세 교육을 실시한다.

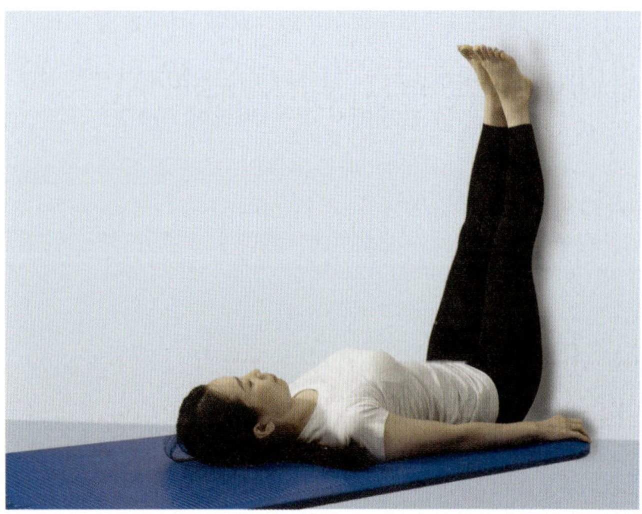

그림 5.157 골반 중립을 위한 자세 교정 운동

② 근육 교정 운동

i) 넙다리뒤근육의 스트레칭 운동

넙다리뒤근육의 단축이 있다면 치료사는 대상자를 바로누운 자세에서 스트레칭 운동을 실시한다(그림 5.158). 또한 정강신경의 단축도 같이 발생할 수 있으므로 신경의 긴장을 완화시킬 수 있는 정강신경의 신경역동학 검사와 중재를 권장한다.

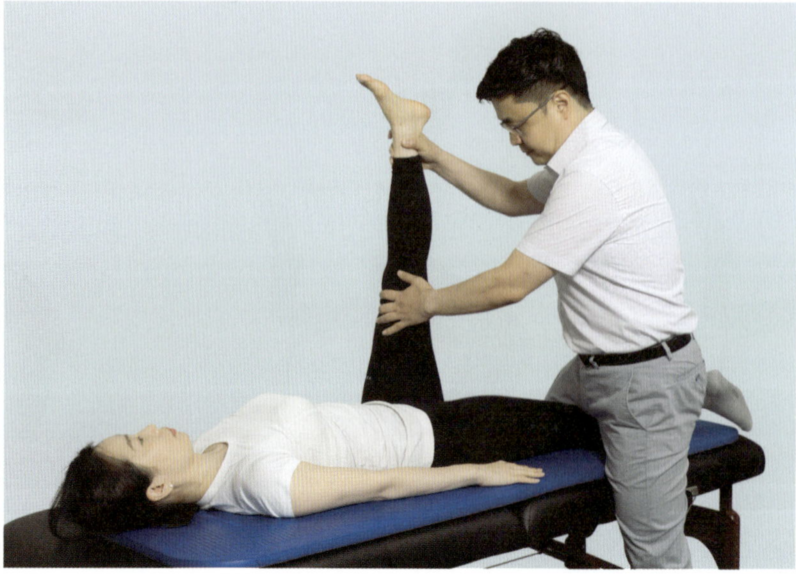

그림 5.158 넙다리뒤근육의 스트레칭 운동

ii) 배근육의 이완 운동

배근육의 과도한 활성은 골반 뒤기울임을 유발한다. 그러므로 배곧은근의 단축이 의심될 경우 바로누운 자세에서 등을 바닥에 붙이고 깊은 호흡을 실시하여 배곧은근의 이완 운동을 실시한다. 이 운동은 등을 벽에 기대고 실시해도 된다(그림 5.159).

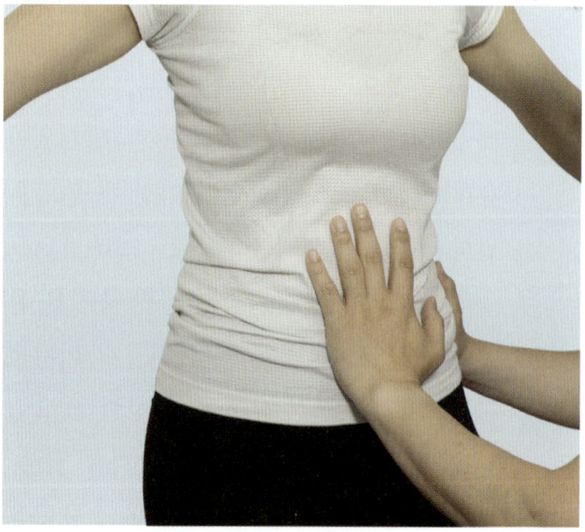

그림 5.159 배근육의 이완 운동

iii) 엉덩허리근의 근력 강화 운동

골반 뒤기울임 시 엉덩관절은 폄되어 엉덩허리근의 신장약화가 발생할 수 있다. 특히 신장약화가 발생할 경우 엉덩허리근이 짧아진 범위에서는 근력의 약화가 발생할 수 있다. 이러한 근력의 약화는 엉덩관절 굽힘을 엉덩관절 굽힘근이 아닌 배근육의 과활성이나 골반의 뒤기울임으로 보상하려 한다. 그러므로 골반 뒤기울임 유형에서 엉덩허리근의 근력을 확인하고 약화되었을 경우 근력 강화 운동을 실시한다. 치료사의 저항으로 운동을 실시할 수 있고, 똑바로 앉은 자세에서 양손으로 테이블을 지지하고 엉덩관절 굽힘하며 자가 운동을 교육할 수도 있다(그림 5.160).

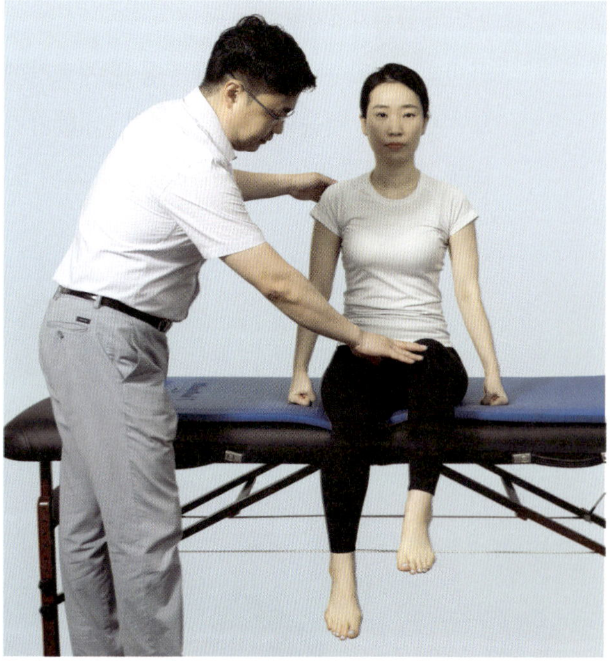

그림 5.160 엉덩허리근의 근력 강화 운동

iv) 척주세움근의 근력 강화 운동

척주세움근의 근력 약화가 있는 경우 엎드린 자세에서 배에 베개를 대고 몸통 중립을 유지하며 근력 강화 운동을 한다(그림 5.161).

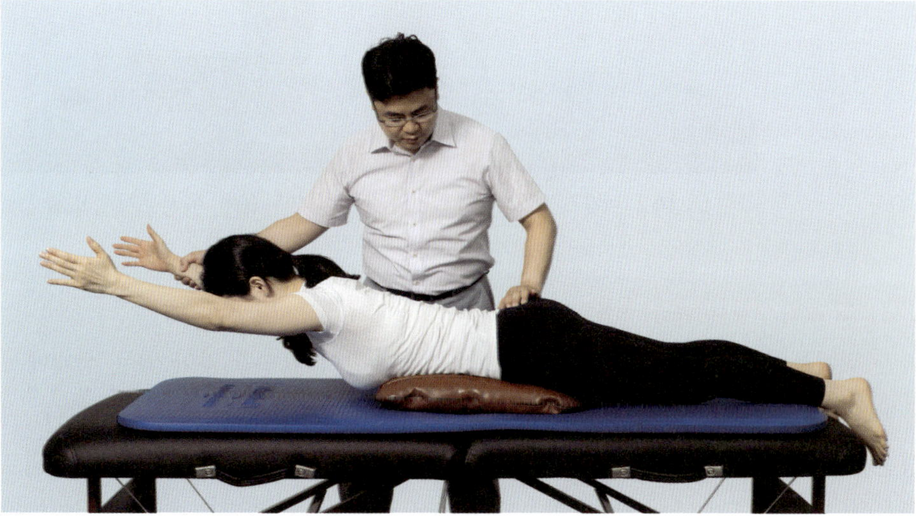

그림 5.161 척주세움근의 근력 강화 운동

③ 관절가동범위 운동

i) 골반의 관절가동범위 운동

골반의 앞/뒤 관절가동범위 운동은 치료사에 의해 수동적으로 실시하는 것보다 대상자 스스로 능동적으로 수행하는 것을 추천한다. 특히, 네발기기 자세에서 골반의 앞/뒤기울임 관절가동범위를 증진시키는 능동 관절가동범위 운동을 추천한다(그림 5.162).

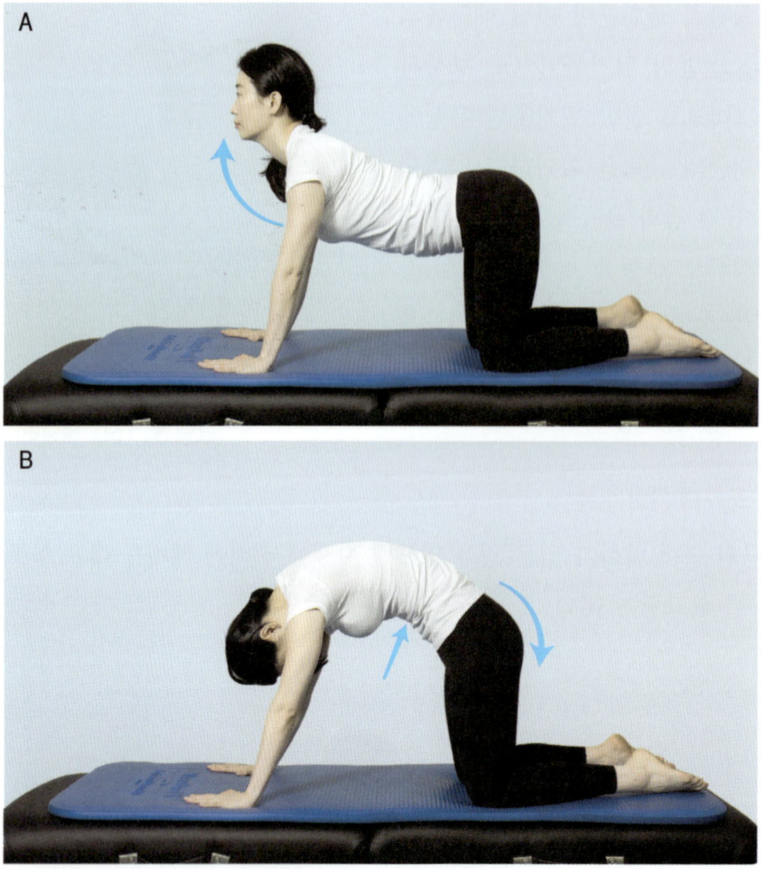

그림 5.162 네발기기 자세에서 골반의 관절가동범위 운동. A: 시작 자세, B: 끝 자세

ii) 엉덩관절 굽힘 관절가동범위 운동

골반 뒤기울임 유형의 경우 엉덩관절의 굽힘에 제한이 있으면 앉아 있는 상태에서 골반의 뒤기울임이 유발되기 쉽다. 그러므로 엉덩관절의 굽힘은 120° 이상 부드럽게 발생해야 한다. 바로누운 자세에서 엉덩관절 굽힘 관절가동범위를 증진시키는 운동을 필수적으로 적용한다. 특히 스쿼트 자세에서 엉덩관절 굽힘이 잘 일어나지 않는 경우, 발꿈치를 높여 허리-골반 중립을 유지하며 엉덩관절 굽힘 관절가동범위를 증진시키는 운동을 추천한다(그림 5.163).

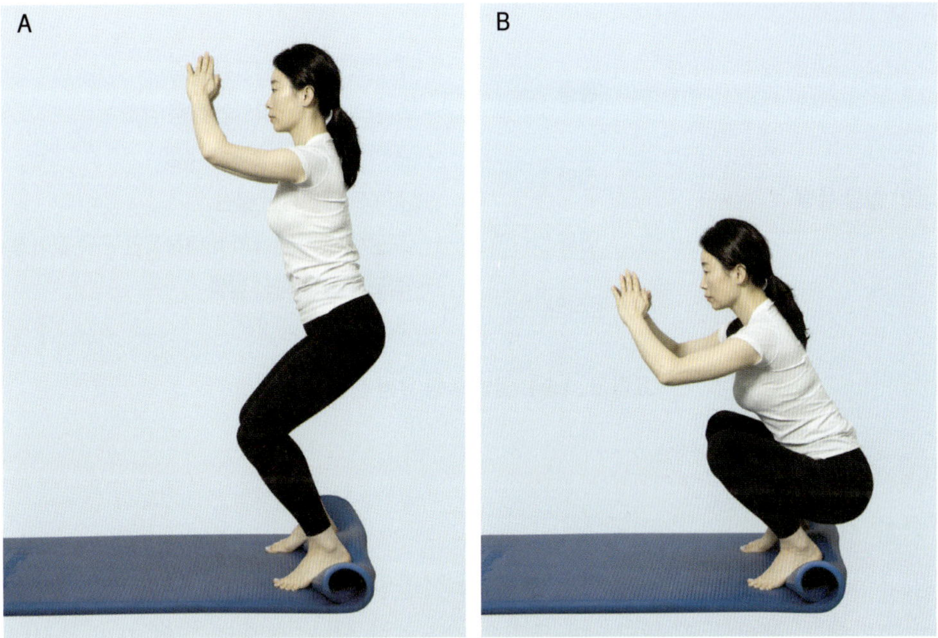

그림 5.163 엉덩관절 굽힘 관절가동범위 운동. A: 시작 자세, B: 끝 자세

4) KEMA 관리

표 5.11 골반 뒤기울임 유형 요약

잘못된 정렬	손상	KEMA 관리
• 골반의 뒤기울임 • 허리뼈 뒤굽음 • 엉덩관절 폄	• 약화된 척주세움근, 엉덩관절 굽힘근 • 우세한 배근육군, 큰볼기근 • 불충분한 골반 앞기울임 • 허리 통증 및 다리의 방사통	• 자세에 따른 움직임 교정 • 넙다리뒤근육의 스트레칭 • 엉덩관절 굽힘근 및 척주세움근의 근력 강화 • 배근육 이완 • 움직임 교정 운동

13. 골반 돌림 유형

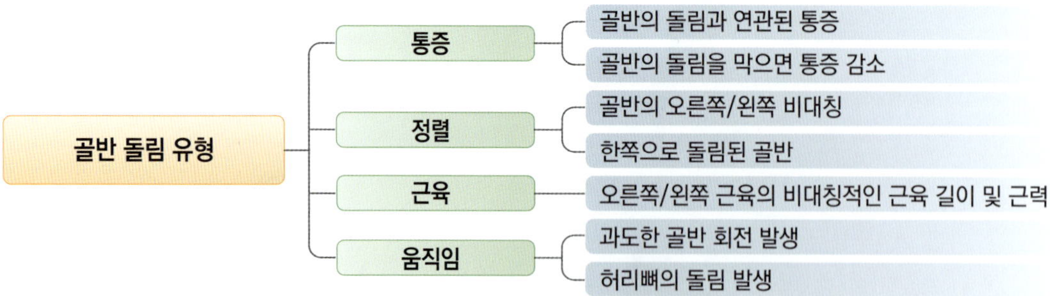
골반 돌림 유형
통증
골반의 돌림과 연관된 통증
골반의 돌림을 막으면 통증 감소
정렬
골반의 오른쪽/왼쪽 비대칭
한쪽으로 돌림된 골반
근육
오른쪽/왼쪽 근육의 비대칭적인 근육 길이 및 근력
움직임
과도한 골반 회전 발생
허리뼈의 돌림 발생

그림 5.164 골반 돌림 유형 진단 분류

1) 분류 기준

(1) 통증 및 증상

골반 돌림 유형(pelvic rotation type)의 통증 양상은 골반 돌림 움직임과 관련이 있다. 골반 돌림 움직임 시 통증이 증가하고, 골반 돌림을 막으면 통증은 감소하게 된다. 옆으로 누워 자면 증상이 증가하게 되는데, 이는 허리뼈의 돌림 유형과 연관되어 있다. 통증 부위는 주로 허리 부위와 골반에 국한되어 나타난다.

(2) 정렬 검사

골반 돌림 및 가쪽 기울임의 정렬 검사는 이마면에서 선 자세로 실시한다. 주로 골반의 오른쪽/왼쪽 비대칭이 발견되며, 골반이 한쪽으로 돌림되어 있거나 가쪽으로 기울어져 있어 이에 따른 양쪽의 큰볼기근의 비대칭이 관찰된다. 양쪽 다리 길이 차이를 검사하여 다리 길이 차이가 발견된다면 골반 돌림 유형의 중요 요인이 된다. 허리뼈의 돌림 또는 가쪽굽힘이 발견되며 척추측만증과 관련이 있다. 골반 돌림 유형을 지니고 있다면, 골반이 일반인에 비해 넓고 허리는 좁은 형태의 정렬 상태를 보인다(그림 5.165).

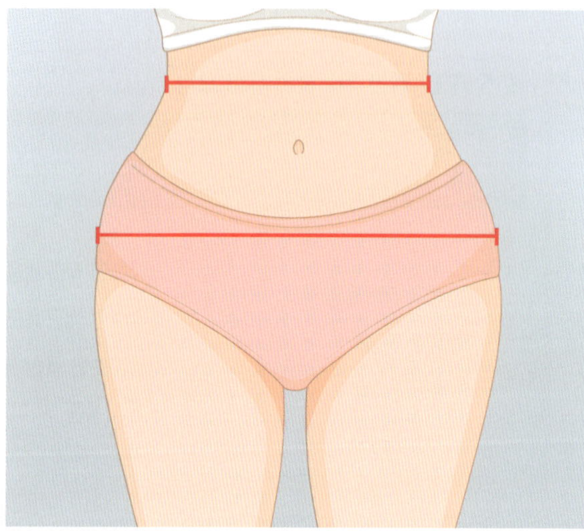

그림 5.165 골반 너비

(3) 근육 검사

골반 돌림 유형의 근육 검사는 오른쪽/왼쪽 근육의 비대칭에 초점을 맞추어 검사한다. 양쪽 몸통 회전 근육들의 근력이 비대칭하다. 허리네모근, 넙다리곧은근, 넙다리뒤근육, 넙다리근막긴장근 등도 양쪽의 근육 길이가 비대칭하다.

근육별 상대적인 유연성과 뻣뻣함 정도를 보면 넙다리근막긴장근과 같은 엉덩관절 벌림근이 가쪽 배근육들보다 뻣뻣하거나 길이가 단축된 양상을 나타내어 엉덩관절 벌림이나 모음 움직임 시 골반의 돌림과 가쪽 기울임이 함께 나타난다.

(4) 움직임 검사

골반 돌림 유형의 움직임 검사는 엎드린 자세, 바로누운 자세, 옆으로누운 자세, 앉은 자세, 선 자세에서 다양하게 실시한다.

① 한쪽 엉덩관절 돌림 검사

엎드린 자세에서 한쪽 다리 무릎을 구부리고 엉덩관절 돌림을 할 때 골반의 돌림이 일어나는지 확인한다.

② 한쪽 무릎 굽힘 검사

엎드린 자세에서 한쪽 무릎을 굽힘할 때 골반의 돌림이 일어나는지 확인한다.

③ 한쪽 발꿈치 미끄러짐 검사

바로누운 자세에서 한쪽 발을 지면에 닿으며 몸통 쪽으로 끌어당길 때 골반의 돌림이 일어나는지 확인한다.

④ 굽힌 무릎 벌리기 검사

바로누운 자세에서 한쪽 무릎을 굽히고 바깥쪽으로 벌릴 때 골반의 돌림이 일어나는지 확인한다.

⑤ 위쪽 다리 가쪽돌림 검사

옆으로누운 자세에서 양쪽 무릎을 구부리고 위쪽 다리를 벌릴 때 골반의 돌림이 발생하는지 확인한다.

⑥ 한쪽 무릎 폄 검사

똑바로 앉은 자세에서 한쪽 무릎관절을 폄할 때 골반의 돌림이 발생하는지 확인한다.

⑦ 양쪽 무릎 돌림 검사

똑바로 선 자세에서 무릎을 약간 구부리고 오른쪽/왼쪽으로 흔들 때 골반의 돌림이 발생하는지 확인한다.

⑧ 몸통 가쪽굽힘 검사

벽에 똑바로 기대어 선 자세에서 몸통을 오른쪽/왼쪽으로 가쪽굽힘할 때 골반의 가쪽 기울임 또는 오른쪽/왼쪽 치우침이 나타나는지 확인한다.

2) 분류

(1) 골반 돌림 유형 진단 분류

골반 돌림 유형은 골반의 돌림 움직임과 관련된 움직임 손상이다. 손상은 주로 허리와 골반에 발생할 수 있다.

골반 돌림 유형의 기여 요인으로는 통증, 정렬, 근육, 움직임 검사의 결과 등이 있다. 평가항목 18개 중 11개 이상 양성이면(60% 이상) 골반 돌림 유형으로 분류한다(표 5.12).

표 5.12 골반 돌림 유형 진단 분류표

기여 요인	검사 내용	반응
통증	골반 돌림과 연관된 통증	양성/음성
정렬	오른쪽/왼쪽 골반의 비대칭 발견	양성/음성
	다리 길이 차이	양성/음성
	엉덩이 주름 비대칭	양성/음성
근육	오른쪽/왼쪽 배빗근의 근력 비대칭	양성/음성
	오른쪽/왼쪽 척주세움근의 근력 비대칭	양성/음성
	오른쪽/왼쪽 허리네모근의 근육 길이 비대칭	양성/음성
	오른쪽/왼쪽 넙다리곧은근의 근육 길이 비대칭	양성/음성
	오른쪽/왼쪽 넙다리뒤근육의 근육 길이 비대칭	양성/음성
	오른쪽/왼쪽 넙다리근막긴장근의 근육 길이 비대칭	양성/음성
움직임	한쪽 엉덩관절 돌림 검사	양성/음성
	한쪽 무릎 굽힘 검사	양성/음성
	한쪽 발꿈치 미끄러짐 검사	양성/음성
	굽힌 무릎 벌리기 검사	양성/음성
	위쪽 다리 가쪽돌림 검사	양성/음성
	한쪽 무릎 폄 검사	양성/음성
	양쪽 무릎 돌림 검사	양성/음성
	몸통 가쪽굽힘 검사	양성/음성

(2) 진단에 따른 중증도 평가

골반 돌림 유형으로 분류된 경우에 중증도 분류를 위해 골반 돌림 유형 중증도 평가가 수행된다. 통증 요인(20점)은 시각상사척도를 이용한다. 해당되는 통증 점수 영역에 따라 점수가 부여된다. 정렬 요인(20점)은 선 자세에서 이마면의 골반 정렬 상태에 따라 각각 점수가 부여된다. 근육 요인(30점)은 골반 돌림 유형을 유발할 수 있는 근육들의 오른쪽/왼쪽 비대칭 근력 및 근육 길이 검사 양성 반응에 따라 각각 점수가 부여된다. 움직임 요인(30점)은 아래 표에 제시된 움직임 검사의 양성반응에 따라 각각 점수가 부여된다(표 5.13).

표 5.13 골반 돌림 유형의 진단에 따른 증증도 평가표

기여 요인	통증 점수(VAS)	점수
통증 (20)	1~3	10
	4~7	15
	8~10	20
정렬 (20)	**정렬 상태**	**점수**
	오른쪽/왼쪽 골반의 비대칭	10
	다리 길이 차이	5
	엉덩이 주름 비대칭	5
근육 (30)	**근육 검사**	**점수**
	오른쪽/왼쪽 배빗근의 근력 비대칭	5
	오른쪽/왼쪽 척주세움근의 근력 비대칭	5
	오른쪽/왼쪽 허리네모근의 근육 길이 비대칭	5
	오른쪽/왼쪽 넙다리곧은근의 근육 길이 비대칭	5
	오른쪽/왼쪽 넙다리뒤근육의 근육 길이 비대칭	5
	오른쪽/왼쪽 넙다리근막긴장근의 근육 길이 비대칭	5
움직임 (30)	**검사의 양성반응**	**점수**
	한쪽 엉덩관절 돌림 검사	4
	한쪽 무릎 굽힘 검사	4
	한쪽 발꿈치 미끄러짐 검사	4
	굽힌 무릎 벌리기 검사	4
	위쪽 다리 가쪽돌림 검사	4
	한쪽 무릎 폄 검사	4
	양쪽 무릎 돌림 검사	3
	몸통 가쪽굽힘 검사	3
총점		100

3) 중재

(1) 움직임 교육

골반 돌림 유형의 경우 움직임 교육의 초점은 여러 자세에서 움직임이 발생할 때 골반의 과도한 돌림을 유발하지 않고 골반 중립 자세에서 움직임이 일어나게 교육하는 것을 목적으로 한다. 움직임 교육은 엎드린 자세, 바로누운 자세, 옆으로누운 자세, 앉은 자세, 선 자세로 진행한다. 움직임 평가를 기반으로 평가가 운동이 될 수 있도록 교육한다. 만약 골반내 불안정성이나 골반내 비정상 정렬이 같이 있는 대상자의 경우에는 골반의 안정성을 확보한 후 움직임 교육을 권장한다.

① 엎드린 자세

엎드린 자세에서 한쪽 무릎을 90° 구부리고 엉덩관절을 안쪽돌림/가쪽돌림을 실시할 때 골반의 과도한 돌림이 일어나지 않도록 교육한다(그림 5.166). 30° 엉덩관절 안쪽돌림/가쪽돌림이 일어나기 전까지는 골반의 돌림이 일어나서는 안 된다. 이를 확인하기 위하여 골반의 돌림을 측정하는 장비를 이용할 수 있다. 만약 골반의 돌림이 일어난다면 압력 바이오피드백 장치를 이용하여 체간의 안정화 훈련과 함께 적용하거나 대상자에게 골반의 돌림 정도를 알 수 있게 자가 골반 조절 방법(pelvic control method)을 이용하여 훈련한다. 만약 엉덩관절의 돌림에 제한이 있어 이 움직임 훈련을 수행하지 못할 경우에는 먼저 엉덩관절의 관절가동범위 훈련을 실시한 후 시행한다.

엎드린 자세에서 한쪽 다리를 구부릴 때도 골반의 돌림이 일어나지 않게 훈련을 실시한다(그림 5.167). 이 경우에도 훈련의 효과를 높이기 위하여 압력 바이오피드백 장치를 이용할 수 있다.

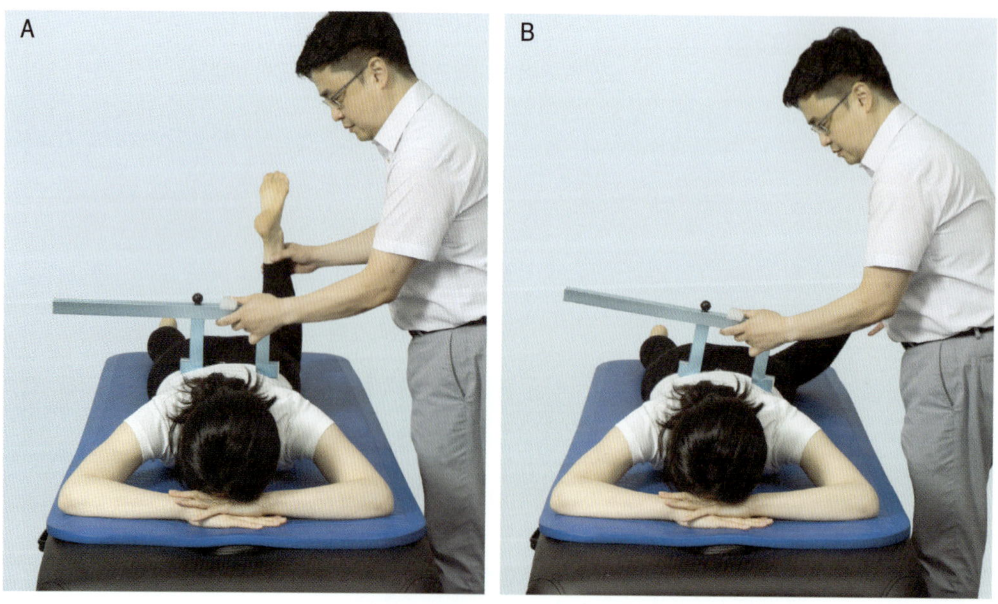

그림 5.166 한쪽 엉덩관절 돌림 움직임 훈련. A: 시작 자세, B: 끝 자세

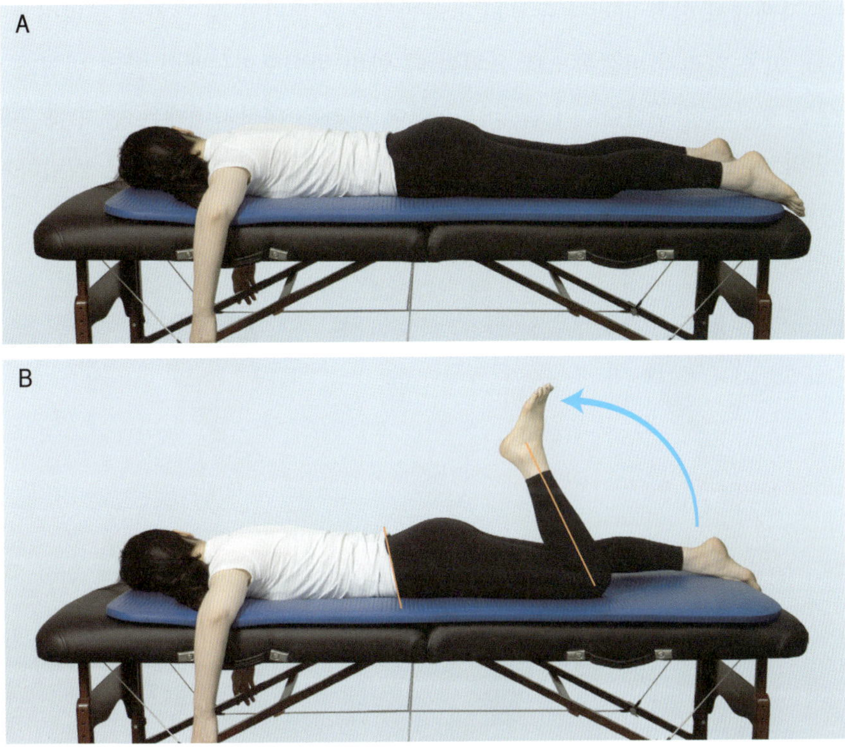

그림 5.167 한쪽 무릎 굽힘 움직임 훈련. A: 시작 자세, B: 끝 자세

② 바로누운 자세

바로누운 자세에서는 한쪽 발꿈치가 지면에 닿으며 몸통 쪽으로 끌어당길 때 골반의 돌림이 일어나지 않게 훈련한다(그림 5.168). 대상자의 골반 돌림을 조절하기 위하여 허리 부위에 압력 바이오피드백 장치를 두어 압력의 변화 없이 움직임 훈련을 실시한다. 허리 부위 양쪽에 2개의 압력 바이오피드백 장치를 두어 훈련을 할 수도 있다.

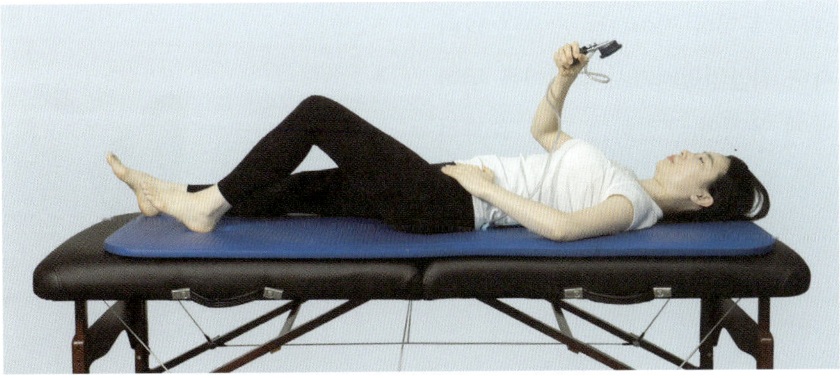

그림 5.168 한쪽 발꿈치 미끄러짐 움직임 훈련

바로누운 자세에서 한쪽 다리를 구부리고 바깥쪽으로 돌림할 때 골반의 돌림이 일어나지 않게 훈련한다(그림 5.169). 한쪽 다리가 바깥쪽으로 돌림될 때 압력 바이오피드백의 압력 변화가 일어나는 것은 골반의 돌림이 발생한 것으로 간주한다. 이 움직임 훈련이 어려운 대상자에게는 먼저 배근육의 조절을 훈련한 후 실시한다. 만약 이 단계를 잘 수행한다면 다리를 폄한 상태에서 바깥쪽으로 벌림하거나 등에 불안정한 지지면을 제공한 상태에서 움직임 훈련을 실시하여 운동의 강도를 높일 수 있다.

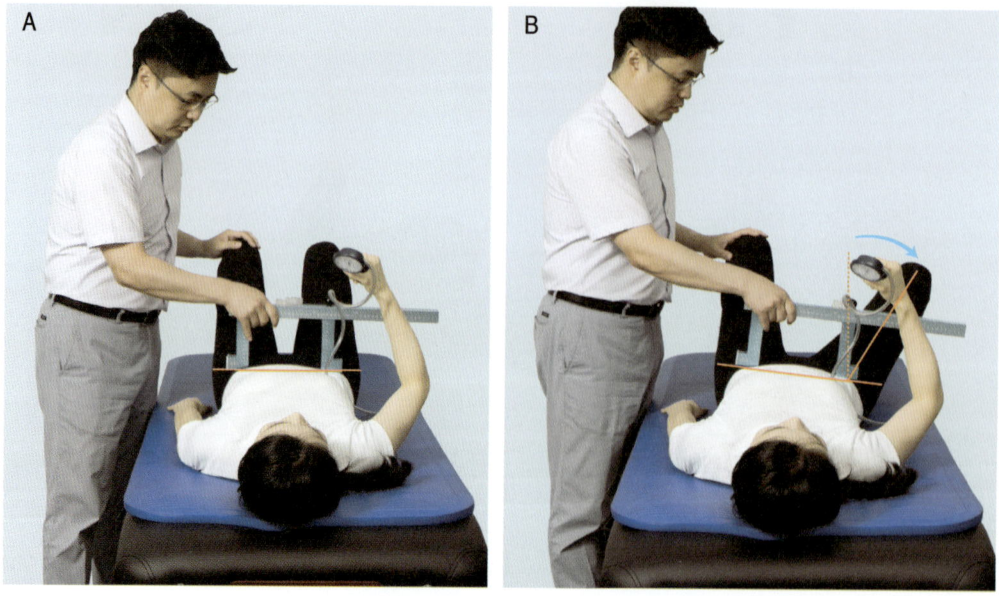

그림 5.169 굽힌 무릎 벌리기 움직임 훈련. A: 시작 자세, B: 끝 자세

③ 옆으로누운 자세

옆으로누운 자세에서는 골반의 중립을 유지하며 다리를 가쪽돌림할 수 있게 훈련한다(그림 5.170). 골반의 돌림이 일어나는 것을 모니터링하기 위하여 위앞엉덩뼈가시에 막대를 두어 떨어지지 않게 움직임 훈련하는 것이 효과적이다.

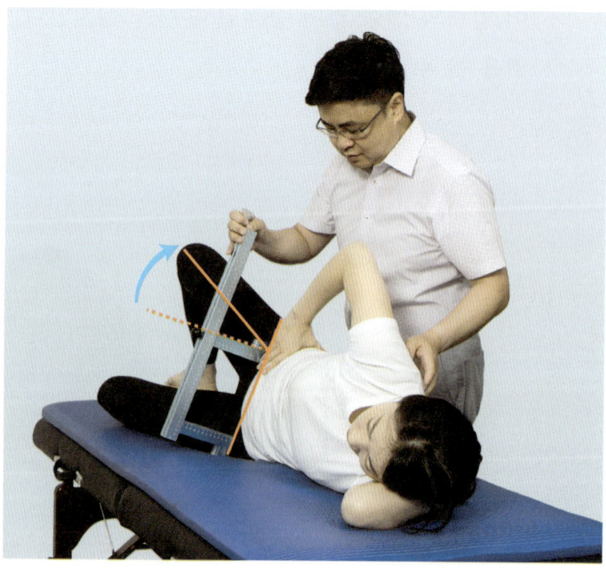

그림 5.170 위쪽 다리 가쪽돌림 움직임 훈련

④ 앉은 자세

앉은 자세에서는 골반 중립을 유지하며 한쪽 무릎을 펌하는 훈련을 실시한다(그림 5.171). 정상 범위는 무릎관절 폄 끝범위의 10~15° 정도까지는 골반의 돌림 없이 중립을 유지할 수 있어야 한다. 만약 이 움직임이 불가능할 경우에는 넙다리뒤근육 길이 검사를 실시하고 단축이 발견된다면 스트레칭 운동을 먼저 실시한다.

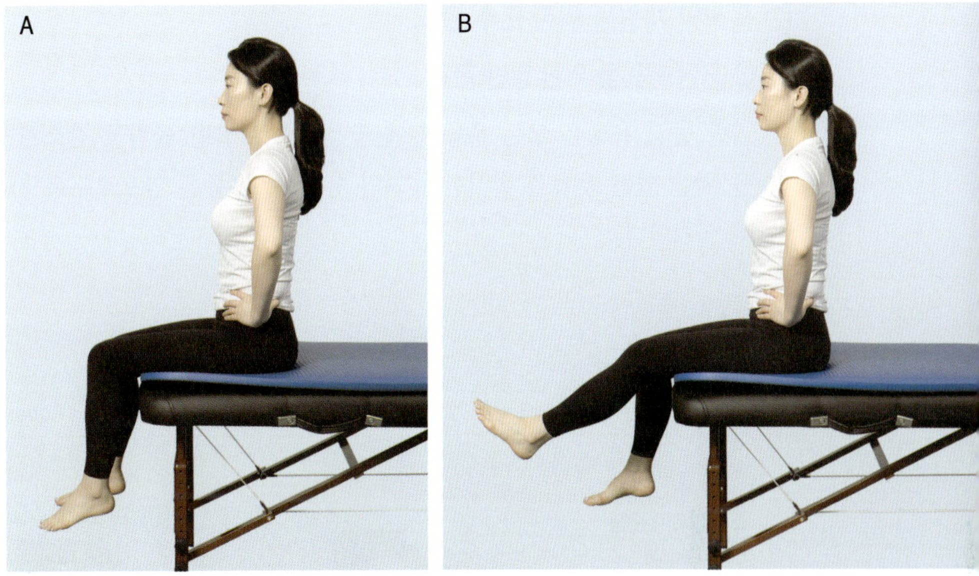

그림 5.171 한쪽 무릎 폄 움직임 훈련. A: 시작 자세, B: 끝 자세

⑤ 선 자세

선 자세에서 양쪽 무릎 돌림 훈련 시 골반은 돌림되지 않고 중립상태로 유지되어야 한다(그림 5.172). 처음부터 양쪽 발을 같이 움직이는 것보다 한쪽 다리씩 훈련하여 단계를 조절해 나간다. 선 자세에서 벽에 기대어 몸통 가쪽굽힘 움직임 훈련을 실시할 때 골반의 중립을 유지할 수 있도록 훈련한다(그림 5.173).

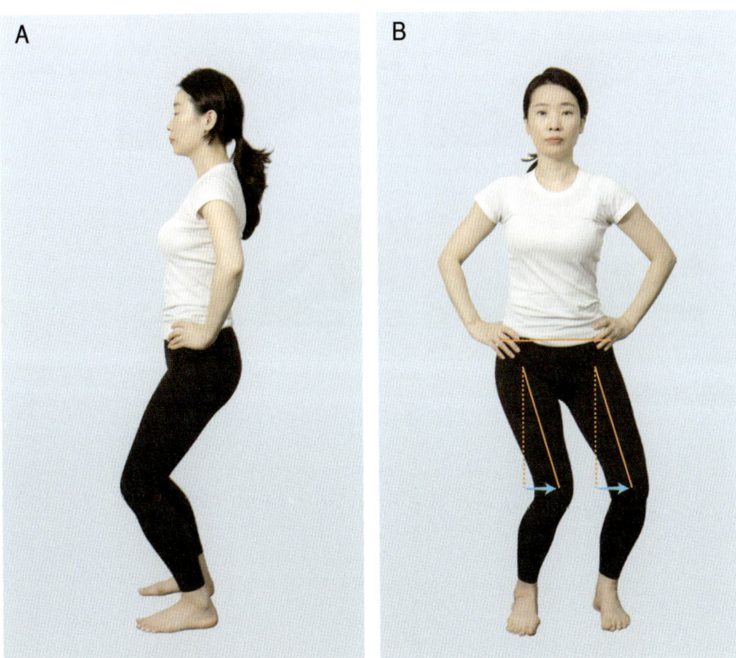

그림 5.172 양쪽 무릎 돌림 움직임 훈련. A: 측면, B: 정면

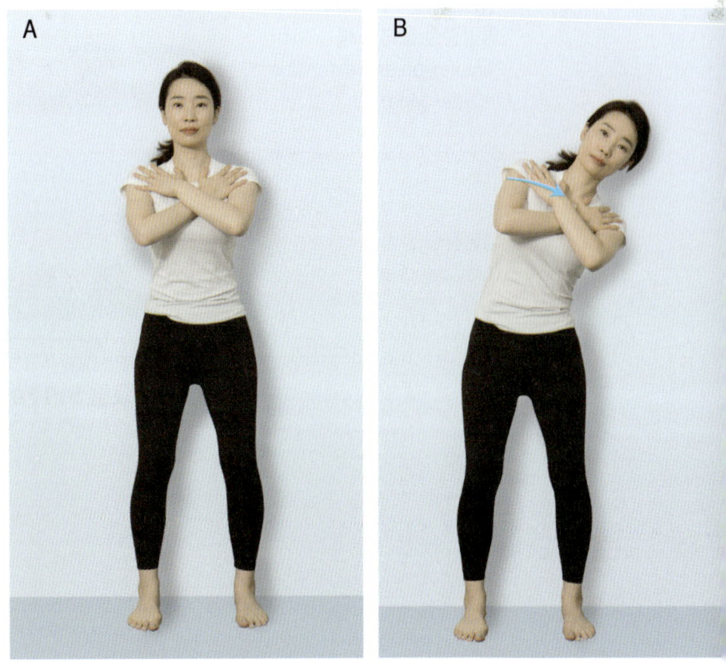

그림 5.173 몸통 가쪽굽힘 움직임 훈련. A: 시작 자세, B: 끝 자세

(2) 움직임 개선을 위한 도수 관리

① 골반 돌림을 위한 일반 운동

골반 돌림 유형은 모든 운동 전에 공통적으로 골반 돌림을 감소시키고 골반의 중립을 유지하는 골반 돌림을 위한 일반 운동을 실시한다(그림 5.174). 운동은 옆으로누운 자세에서 실시하며 오른쪽/왼쪽으로 번갈아 실시한다.

옆으로누운 자세	Basic	Advance	Master
① 조개껍데기 운동 (clam shell)	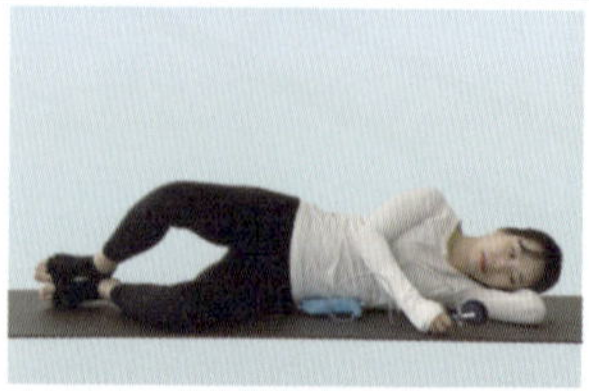	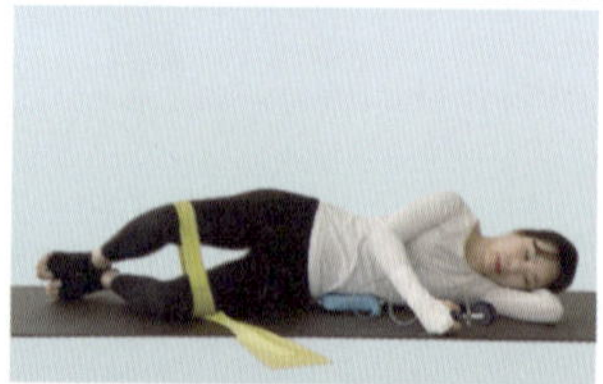	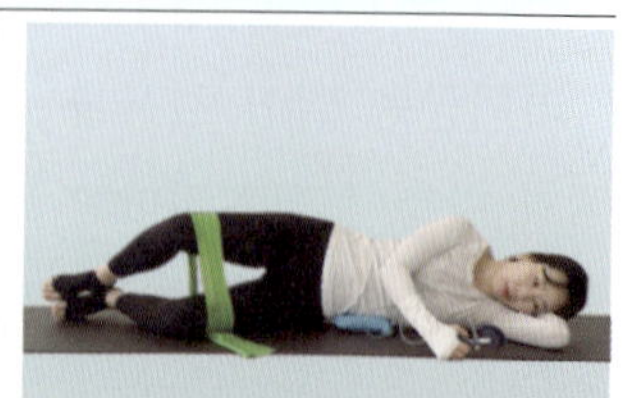
② 사이드 플랭크 (side plank)	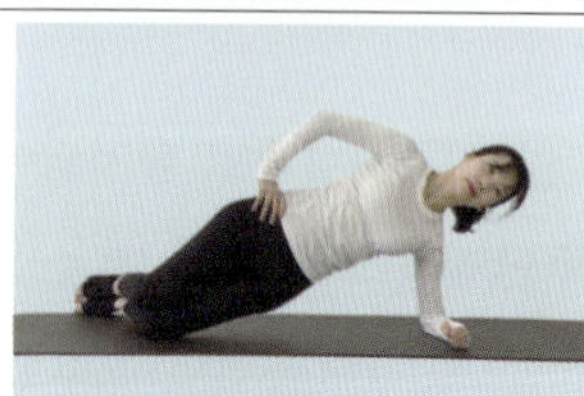	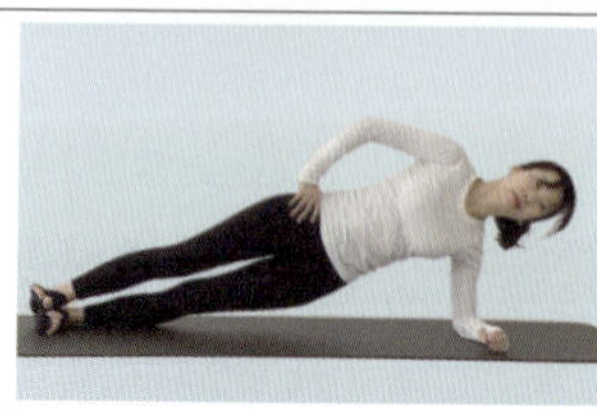	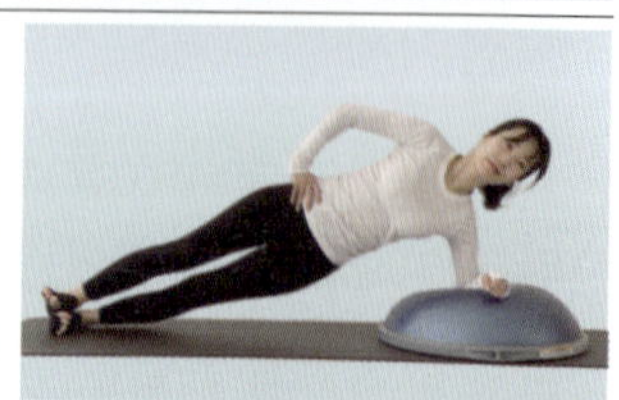
③ 옆으로누운 자세에서 엉덩관절 굽힘과 폄 (hip flexion and extension in side-lying)	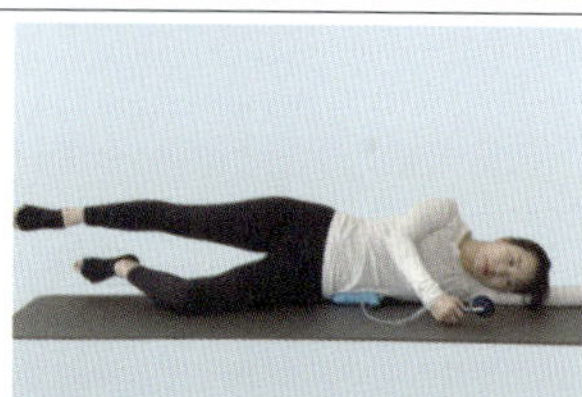	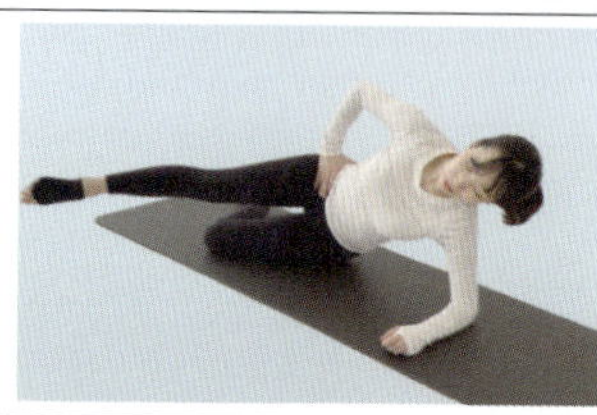	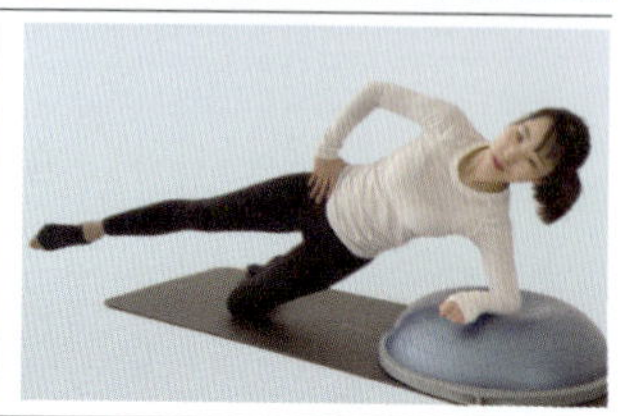
④ 엉덩관절 벌림 (hip abduction)	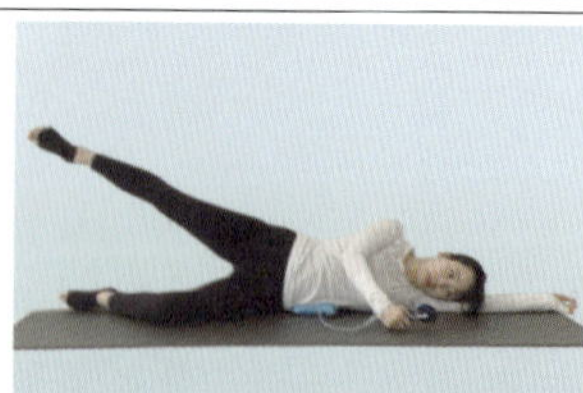	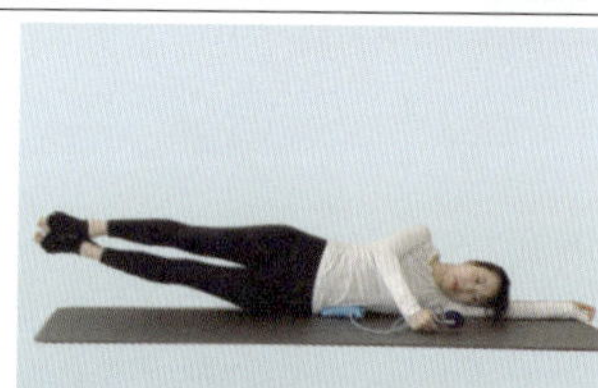	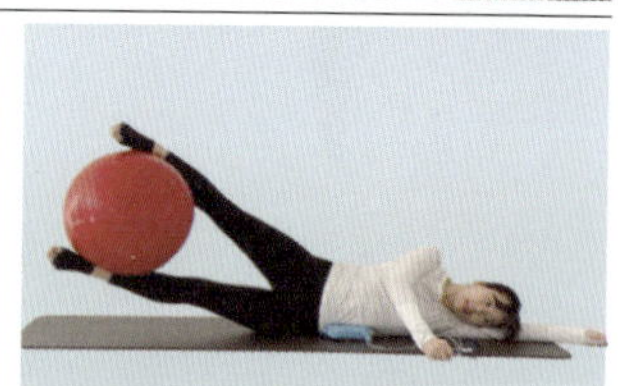

그림 5.174 골반 돌림 개선을 위한 운동

② 근육 교정 운동

i) 배근육의 오른쪽/왼쪽 균형 운동

배근육의 오른쪽/왼쪽 불균형이 있다면 치료사는 오른쪽/왼쪽 근육 길이와 근력을 평가하여 대칭적으로 근육 교정 운동을 실시해야 한다. 이 경우 폼롤러나 짐볼 등에서의 운동을 추천한다. 불안정한 지지면에서 팔, 다리를 움직여 골반의 돌림을 감소시키면 배근육의 오른쪽/왼쪽 균형 증진에 도움을 줄 수 있다(그림 5.175).

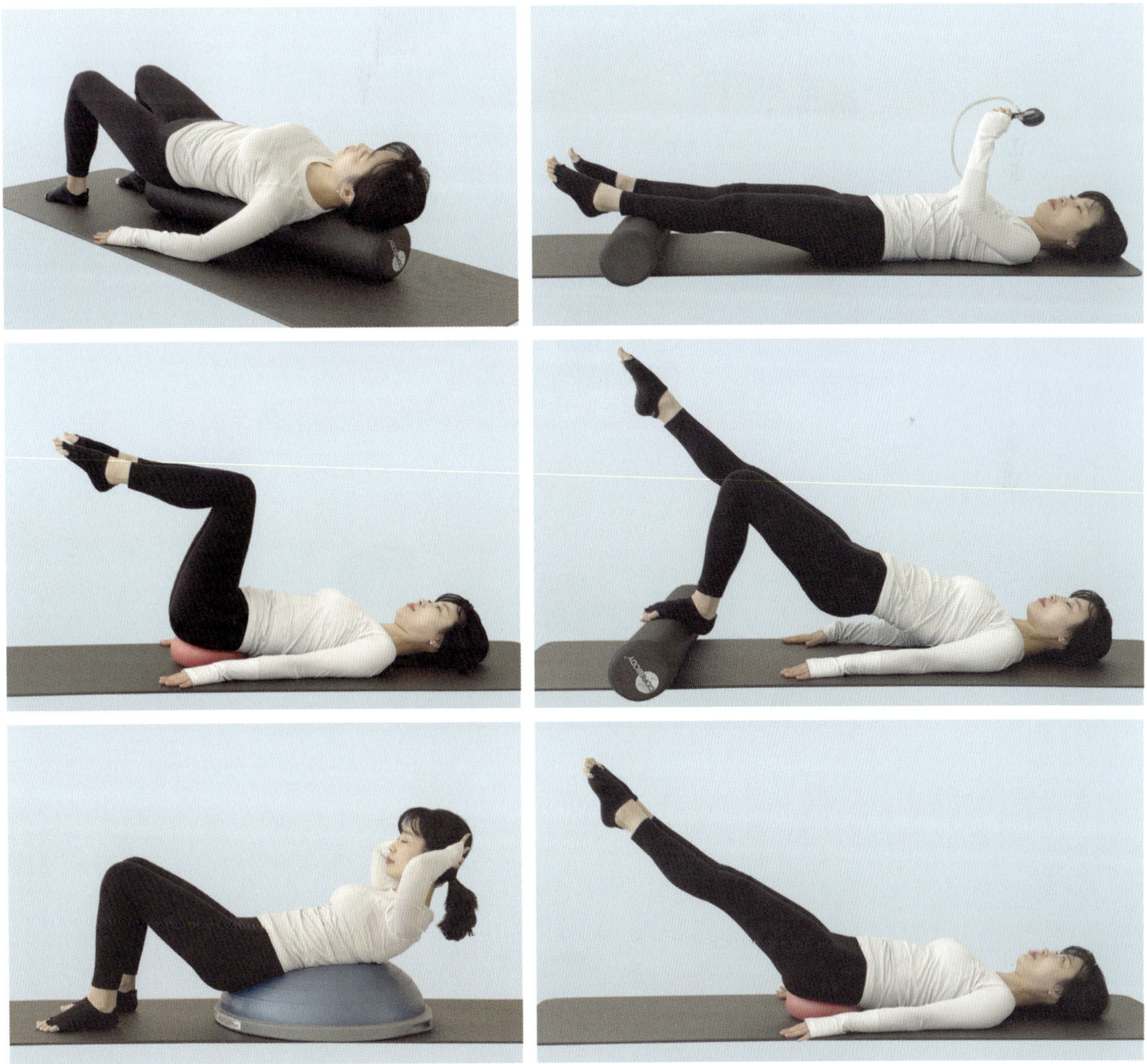

그림 5.175 불안정한 지지면을 이용한 배근육의 오른쪽/왼쪽 균형 운동

ii) 척주세움근과 큰볼기근의 오른쪽/왼쪽 균형 운동

척주세움근과 큰볼기근의 오른쪽/왼쪽 불균형이 있는 경우 불안정한 지지면을 이용하여 근육 교정 운동을 실시한다. 근육의 오른쪽/왼쪽 불균형이 발생할 경우, 이를 기능적으로 훈련하기 위해 불안정한 지지면을 이용한다(그림 5.176).

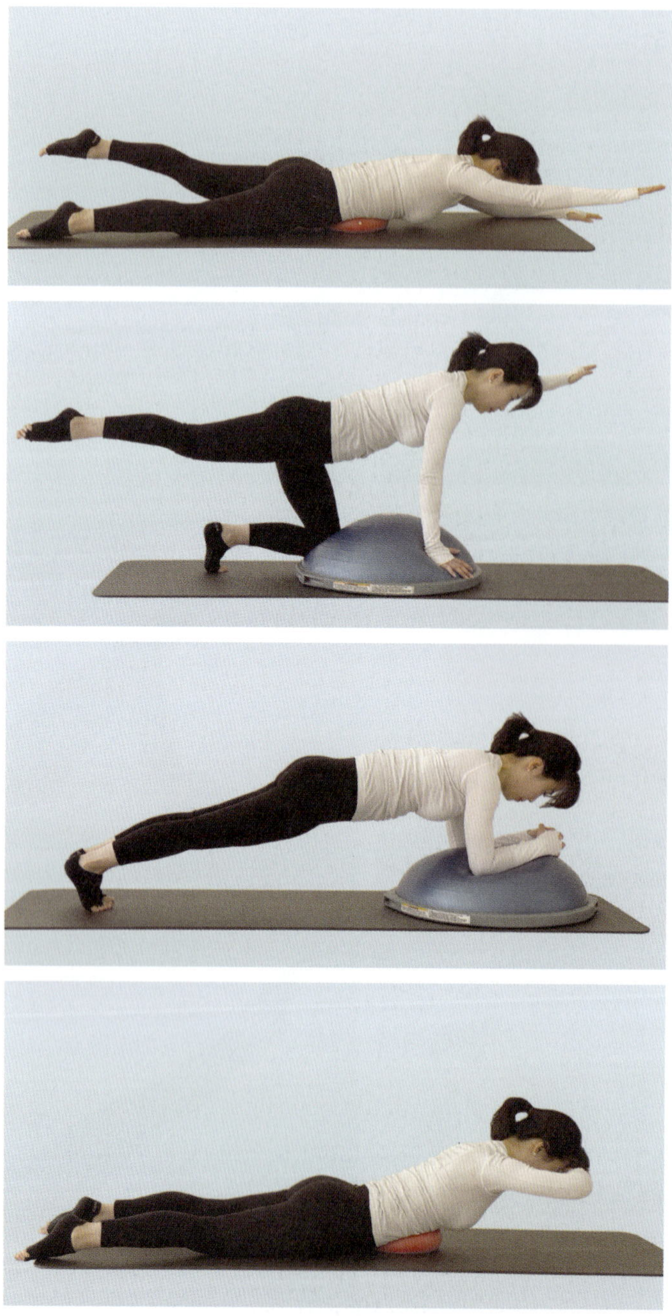

그림 5.176 불안정한 지지면을 이용한 척주세움근과 큰볼기근의 오른쪽/왼쪽 균형 운동

③ 관절가동범위 운동

i) 골반 돌림 관절가동범위 운동

골반의 돌림 관절가동범위 운동은 치료사에 의해 수동적으로 실시할 수 있다. 옆으로누운 자세에서 허리뼈를 고정하고 골반을 수동적으로 돌림하여 제한된 쪽의 움직임을 확보한다(그림 5.177).

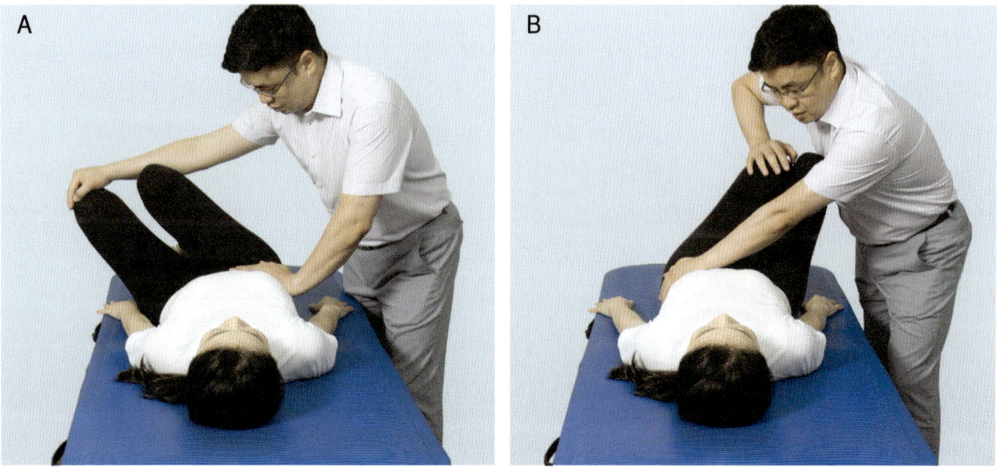

그림 5.177 수동 골반 돌림. A: 시작 자세, B: 끝 자세

ii) 엉덩관절 돌림 관절가동범위 운동

골반 돌림 유형의 경우 엉덩관절의 돌림에 제한이 있으면 골반의 돌림이 유발되기 쉽다. 그러므로 엉덩관절의 돌림은 30° 이상 부드럽게 발생해야 한다. 바로누운 자세에서 엉덩관절 돌림 관절가동범위를 증진시키는 운동을 필수적으로 적용한다(그림 5.178).

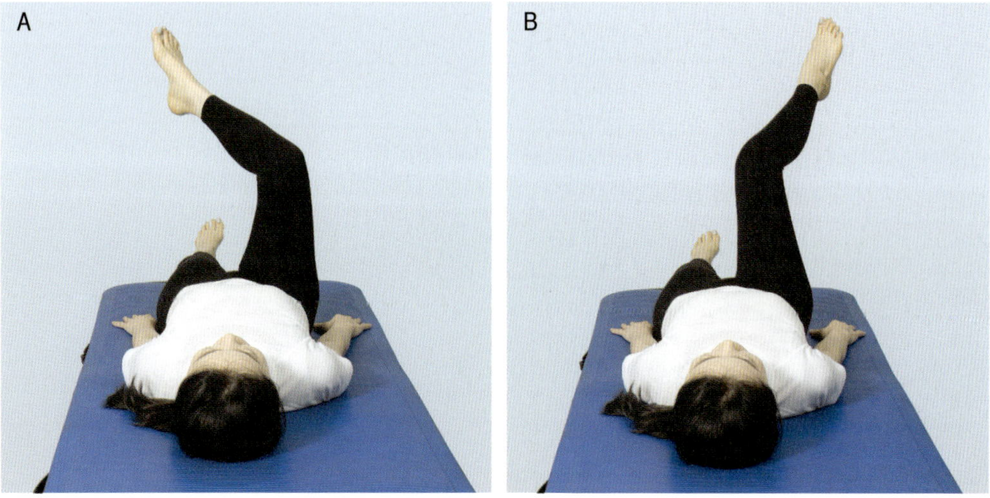

그림 5.178 엉덩관절 돌림 관절가동범위 운동. A: 시작 자세, B: 끝 자세

4) KEMA 관리

표 5.14 골반 돌림 유형 요약

잘못된 정렬	손상	KEMA 관리
• 한쪽 방향으로 골반 돌림 • 허리뼈 돌림 • 엉덩관절 돌림	• 비대칭적인 배근육들과 척주세움근의 근력 • 비대칭적인 다리근육들 및 허리네모근의 근육 길이 • 허리 통증	• 자세에 따른 움직임 교정 • 오른쪽/왼쪽의 몸통 근육들의 대칭적인 근력을 위한 근력 운동 • 오른쪽/왼쪽의 몸통 근육 및 다리 근육의 대칭적인 근육 길이를 위한 스트레칭 운동 • 엉덩관절 돌림 관절가동범위 운동 • 움직임 교정 운동

참고문헌

1. Comerford M, Mottram S. Kinetic control: The management of uncontrolled movement. Elsevier Health Sciences. 2012.
2. Danneels LA, Vanderstraeten GG, Cambier DC, Witvrouw EE, De Cuyper HJ. CT imaging of trunk muscles in chronic low back pain patients and healthy control subjects. Eur Spine J. 2000; 9; 266-72.
3. Hides JA, Stokes MJ, Saide M, Jull GA, Cooper DH. Evidence of lumbar multifidus muscle wasting ipsilateral to symptoms in patients with acute/subacute low back pain. Spine. 1994; 19; 165-72.
4. Hodges PW, Richardson CA. Feedforward contraction of transversus abdominis is not influenced by the direction of arm movement. Exp Brain Res. 1997; 114(2); 362-70.
5. Hodges PW, Richardson CA. Inefficient muscular stabilization of the lumbar spine associated with low back pain. A motor control evaluation of transversus abdominis. Spine (Phila Pa 1976). 1996; 21(22); 2640-50.
6. Laslett M, Aprill CN, McDonald B, Young SB. Diagnosis of sacroiliac joint pain: validity of individual provocation tests and composites of tests. Man Ther. 2005; 10(3); 207-18.
7. Lee D. The pelvic girdle: An integration of clinical expertise and research (4th ed.). Edinburgh: Churchill Livingstone. 2011.
8. Levine D, Whittle MW. The effects of pelvic movement on lumbar lordosis in the standing position. J Orthop Sports Phys Ther. 1996; 24(3); 130-5.
9. Magee DJ. Orthopedic physical assessment (6th ed.). St. Louis. Elsevier. 2013.
10. Neumann DA. Kinesiology of the musculoskeletal system: Foundations for rehabilitation (3rd ed.). St Louis. Elsevier. 2017.
11. Page P, Frank C, Lardner. Assessment and treatment of muscle imbalance: The janda approach. Champaign: Human Kinetics. 2010.
12. Parkkola R, Rytokoski U, Kormano M. Magnetic resonance imaging of the discs and trunk muscles in patients with chronic low back pain and healthy control subjects. Spine. 1993; 18(7); 830-6.
13. Vleeming A, Schuenke MD, Masi AT, Carreiro JE, Danneels L, Willard FH. The sacroiliac joint: an overview of its anatomy, function and potential clinical implications. J Anat. 2012; 221(6); 537-67.
14. Wallwork TL, Stanton WR, Freke M, Hides JA. The effect of chronic low back pain on size and contraction of the lumbar multifidus muscle. Man Ther. 2009; 14(5); 496-500.
15. Willard FH, Vleeming A, Schuenke MD, Danneels L, Schleip R. The thoracolumbar fascia: anatomy, function and clinical considerations. J Anat. 2012; 221(6); 507-36.

CHAPTER

6

엉덩관절

Hip joint

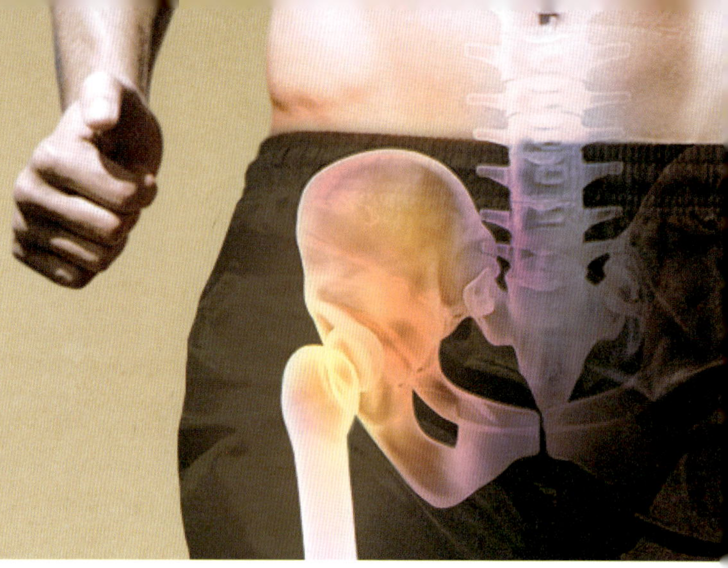

1. 서론

엉덩관절(고관절, hip joint)은 일반적으로 골반(pelvis)과 허리뼈(요추, lumbar spine)와 밀접한 영향을 주고받는다. 따라서 엉덩관절 자체의 문제로 인해서 통증 및 손상을 불러일으키기도 하고, 엉덩관절의 운동손상이 골반을 비롯한 허리뼈에도 영향을 미치기도 한다. 예를 들어, 엉덩관절의 굽힘 운동에 제한이 있을 경우, 보상작용(compensation)은 허리뼈 굽힘으로 나타날 수 있다. 반대로 엉덩관절의 폄 운동에 제한이 있을 경우, 보상작용은 엉덩관절 폄 운동 동안에 허리척주앞굽음(요추전만, lumbar lordosis)이 증가되는 것으로 나타날 수 있다. 따라서, 엉덩관절 움직임의 제한은 인접한 허리뼈 부위의 과도한 움직임을 일으키기 때문에, 엉덩관절의 안정성을 동반한 가동성을 확보하는 것이 필요하다. 엉덩관절의 가동성 평가 역시 허리뼈를 정확하게 고정하여 수행하는 것이 필수적인 이유이다. 따라서 엉덩관절을 평가하면서, 허리골반 부위는 중립 자세를 유지하는 것이 좋다. 또한, 엉덩관절은 무릎관절(슬관절, knee joint) 그리고 발목관절(족관절, ankle joint)과 밀접한 영향을 주고받는다. 엉덩관절의 해부학적인 형태 또는 운동손상이 무릎관절에 영향을 미치기도 한다. 엉덩관절의 안쪽돌림(내회전, internal rotation) 또는 가쪽돌림(외회전, external rotation)이 제한이 있는 경우, 회전 움직임이 많은 활동에서 무릎관절의 비틀림(꼬임, torsion)이 상대적으로 증가되면서, 무릎통증을 일으킬 수 있다. 그만큼 엉덩관절에서 부족한 돌림 운동에 대한 보상작용으로 무릎관절에서 비틀림을 발생시키는 것이라고 볼 수 있다. 그러므로 엉덩관절에서의 문제가 무릎관절과 발목관절에 영향을 주는 것에 대해서 충분한 평가가 필요하다. 이 장에서는 엉덩관절의 해부학적인 내용과 더불어 엉덩관절 자체에서 발생할 수 있는 운동손상 그리고 그 운동손상이 주변 관절에 미치는 영향에 대해서 다루어보고자 한다.

2. 해부학 및 운동학

1) 해부학

(1) 뼈

엉덩관절은 골반의 엉덩뼈(장골, ilium), 궁둥뼈(좌골, ischium), 두덩뼈(치골, pubis)로 구성되어 있는 절구(관골, acetabulum)와 넙다리뼈(대퇴골, femur)의 머리가 관절을 구성하고 있는 부위이다. 구성은 넙다리뼈머리(대퇴골두, femoral head), 넙다리뼈목(대퇴골경, femoral neck), 큰돌기(대전자, greater trochanter), 돌기오목(전자와, trochanteric fossa), 네모근결절(방형결절, quadrate tubercle), 작은돌기(소전자, lesser trochanter)로 이뤄져 있다(그림 6.1).

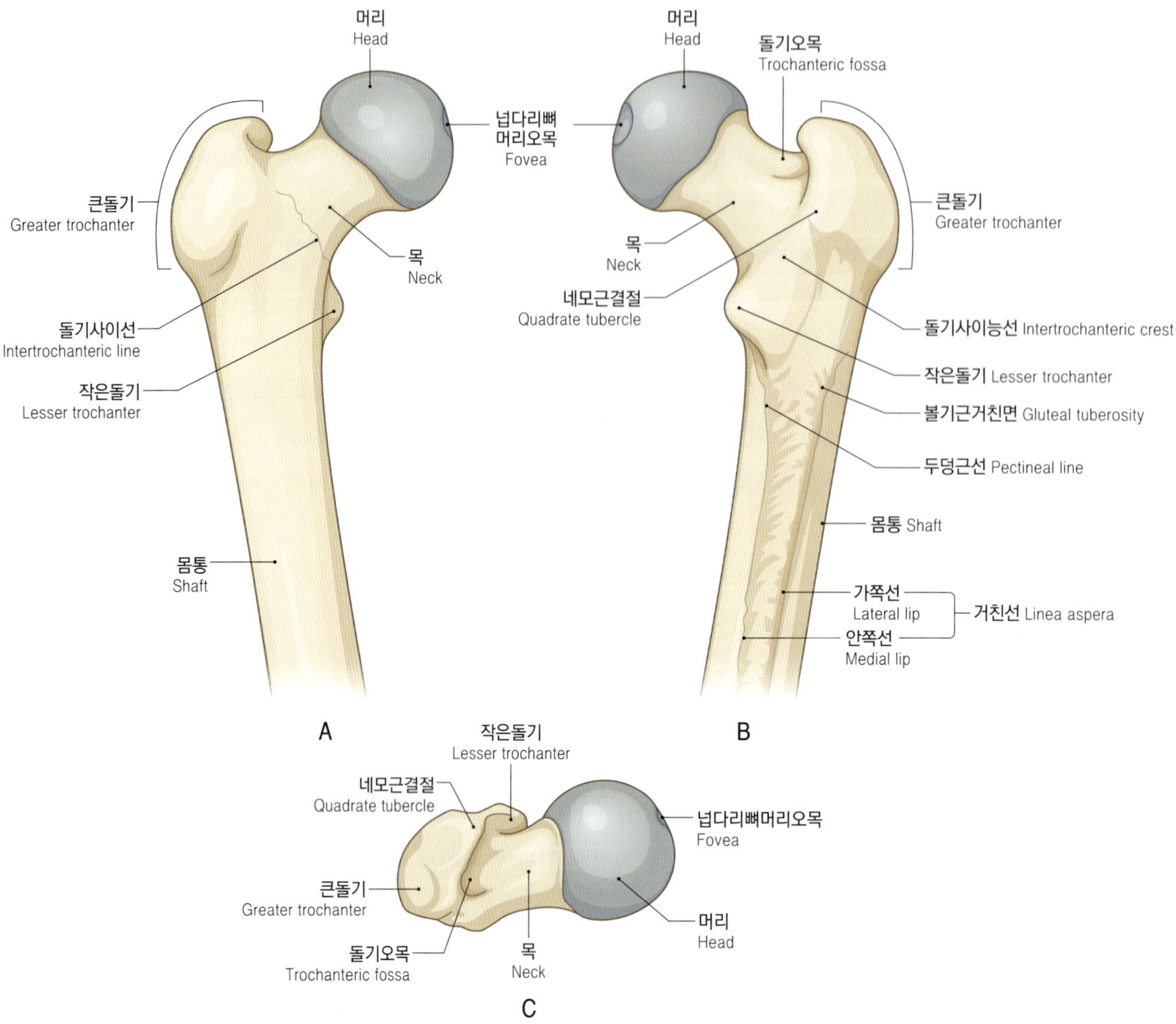

그림 6.1 몸쪽 넙다리뼈. A: 앞면, B: 뒷면, C: 윗면. 앞쪽에서는 돌기사이선이 보이고, 뒤쪽에서는 돌기사이능선과 거친선이 잘 보인다.

(2) 관절

체중을 지지하고 골반의 볼기뼈 절구에 지면 반발력을 전달한다. 넙다리뼈 목과 넙다리뼈 몸통 사이의 경사각(보통 125~139°)으로, 안굽이엉덩관절(내반고, coxa vara)인 경우 각도가 125° 미만으로 형성되어 있고, 밖굽이엉덩관절(외반고, coxa valga)인 경우 각도가 140° 이상으로 형성되어 있다(그림 6.2). 절구와 소켓으로 결합된 3축 관절이고, 넙다리뼈 머리와 볼기뼈 절구로 구성되어 있다. 그리고 해당 관절은 강한 관절주머니에 의해서 지지된다. Y ligaments는 엉덩관절의 과도한 폄을 제한한다. 엉덩넙다리인대(장골대퇴인대, iliofemoral ligament)는 가장 강한 지지를 제공하고, 엉덩관절 앞쪽을 보강하고 가쪽돌림을 제한한다. 두덩넙다리인대(치골대퇴인대, pubofemoral ligament)는 관절주머니 아래쪽과 앞쪽을 지지하고 벌림을 제한한다. 궁둥넙다리인대(좌골대퇴인대, ischiofemoral ligament)는 관절주머니 뒤쪽을 지지하고 안쪽돌림을 제한한다.

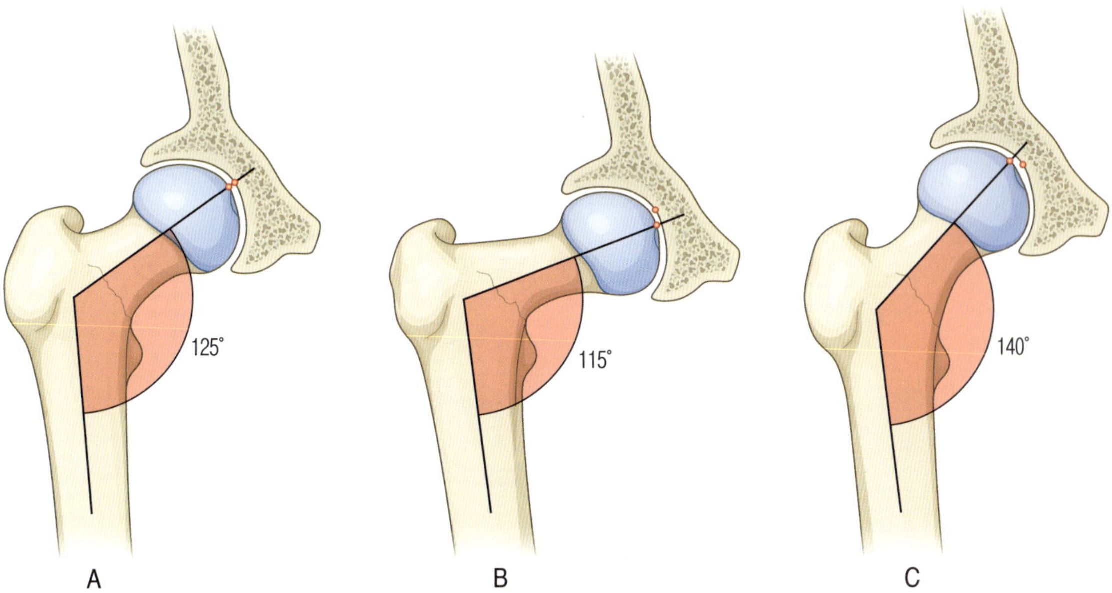

그림 6.2 넙다리뼈의 경사각. **A:** 정상, **B:** 안굽이엉덩관절, **C:** 밖굽이엉덩관절.
정상 각도에서 엉덩관절이 최적 정렬을 이루지만, 비정상적인 각도에서는 심한 정렬 이상과 엉덩관절의 움직임에도 영향을 미친다.

(3) 근육

① 엉덩허리근 Iliopsoas

엉덩허리근(장요근, iliopsoas)은 척주의 마지막 등뼈와 허리뼈 전체에서 시작해서 넙다리뼈의 작은돌기에 붙는 근육으로써, 척주와 엉덩관절에서 많은 기능을 수행한다(그림 6.3). 척주에서는 허리척주앞굽음을 형성할 수 있도록 도와주며, 몸통을 세워주는 역할도 수행한다. 엉덩관절에서는 굽힘과 가쪽돌림을 수행한다. 누워있는 자세에서 엉덩관절의 굽힘을 수행하는 초기 각도에서 척주의 안정성에 기여하는 역할도 수행한다.

i) 엉덩근 Iliacus

이는곳 엉덩뼈오목(iliac fossa)

닿는곳 넙다리뼈의 작은돌기

작용 엉덩관절 굽힘, 가쪽돌림

신경지배 넙다리신경(femoral nerve)

ii) 큰허리근 Psoas Major

이는곳 T12–L5의 몸통 앞–가쪽

닿는곳 넙다리뼈의 작은돌기

작용 엉덩관절 굽힘, 가쪽돌림

신경지배 넙다리신경(L1–L4)

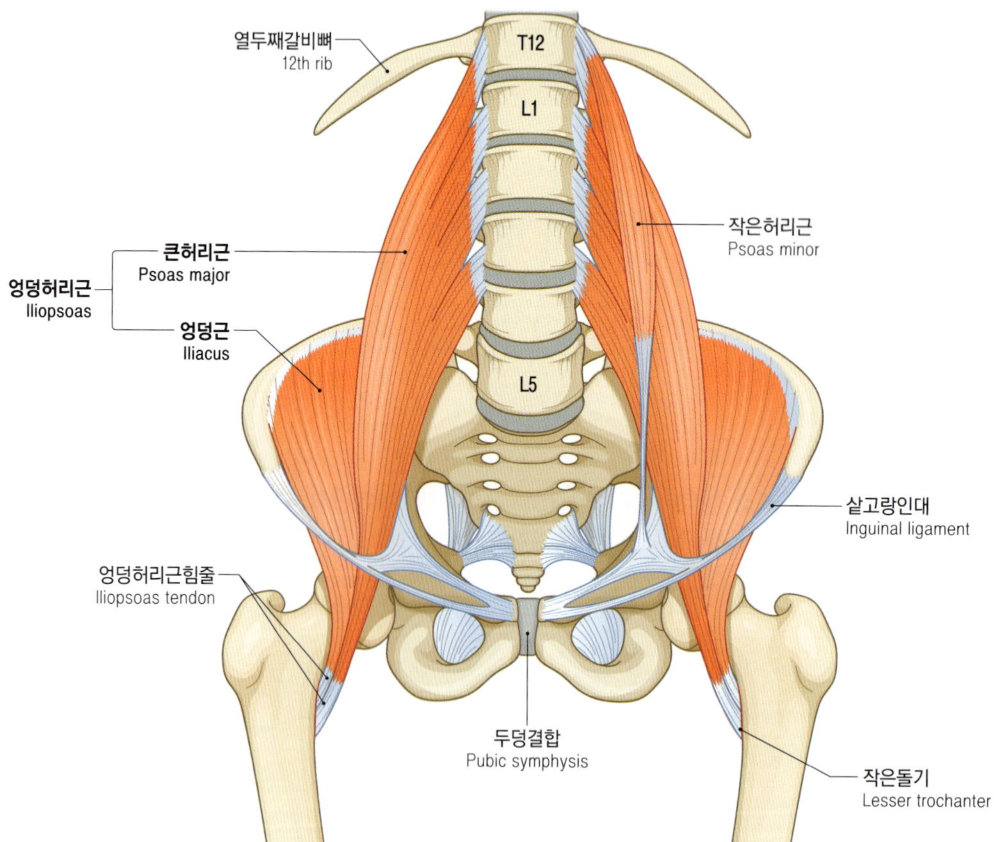

그림 6.3 엉덩허리근

② 큰볼기근 Gluteus Maximus

큰볼기근(대둔근, gluteus maximus)은 엉덩관절에서 다양한 기능을 수행하는 근육 중에 하나이다(그림 6.4). 엉덩뼈와 엉치뼈 주변에서 시작하여, 넙다리뼈 주변에 닿는 근육으로써, 근육 수축 시 엉덩관절 폄과 가쪽돌림을 수행한다. 엉덩관절의 안정성에 기여하는 근육으로써, 근육 약화가 발생하면 넙다리뒤근육과의 근육 불균형으로 인해서 엉덩관절 통증을 일으킬 수 있다. 또한, 근육 단축이 발생하면, 무릎을 굽힌 상태에서 엉덩관절 굽힘 제한을 발생시켜, 허리뼈의 과도한 굽힘을 일으킬 수 있다.

이는곳
- 엉덩뼈와 엉치뼈의 가쪽

닿는곳
- 넙다리뼈 위와 뒷면, 엉덩정강근막띠(iliotibial band)

작용
- 엉덩관절 폄, 가쪽돌림, 벌림(위섬유), 모음(아래섬유)

신경지배
- 아래볼기신경(inferior gluteal nerve)

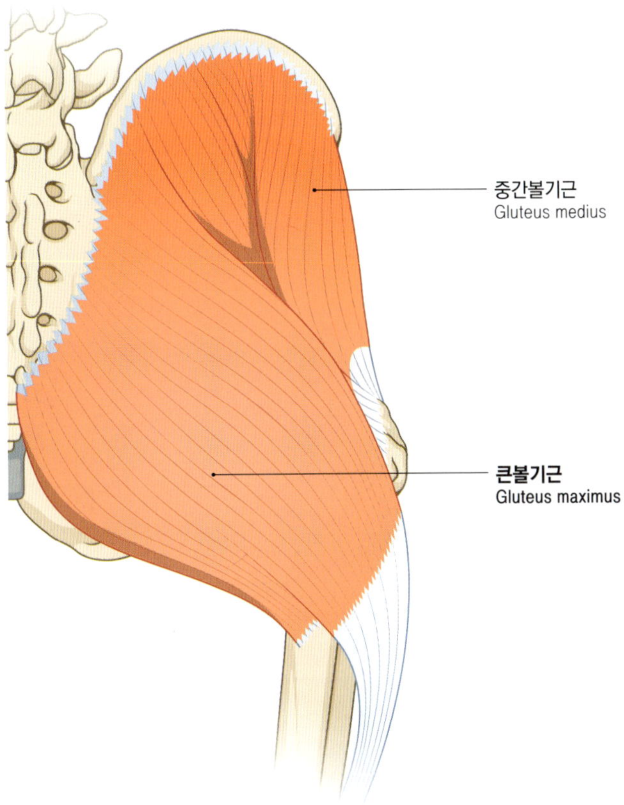

그림 6.4 큰볼기근

③ 중간볼기근 Gluteus Medius

중간볼기근(중둔근, gluteus medius)은 엉덩뼈의 가쪽면에서 시작해서 넙다리뼈 큰돌기에 닿는 근육이다(그림 6.5). 중간볼기근은 크게 3개의 갈래(앞섬유, 중간섬유, 뒤섬유)로 구분되며, 근육의 세부 갈래에 따라 근육의 작용이 다르다. 엉덩관절의 안정성에 크게 기여하는 근육 중의 하나로써, 선 자세에서 균형을 유지하거나, 보행 시 엉덩관절의 안정성과 골반의 중심 유지에 기여하는 근육이다. 근육 약화가 발생하면, 넙다리근막긴장근과의 근육 불균형으로 인해서 엉덩관절 통증을 일으킬 수 있다.

이는곳
- 엉덩뼈의 가쪽면의 앞 볼기선과 뒤 볼기선 사이

닿는곳
- 넙다리뼈 큰돌기의 가쪽

작용
- 엉덩관절 벌림(중간섬유), 엉덩관절 굽힘과 안쪽돌림(앞섬유), 엉덩관절 폄과 가쪽돌림(뒤섬유)

신경지배
- 위볼기신경(superior gluteal nerve)

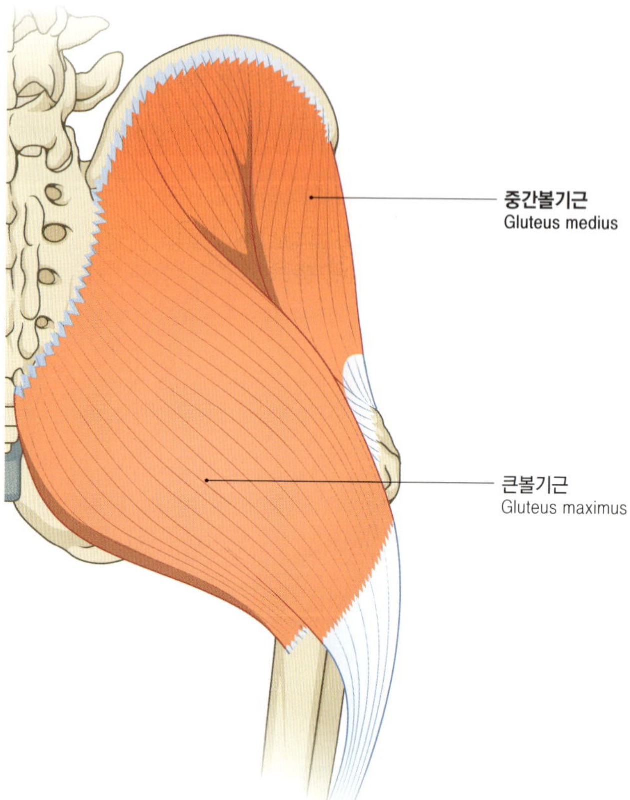

그림 6.5 중간볼기근

④ 넙다리뒤근육 Hamstring

넙다리뒤근육(슬괵근, hamstring)은 크게 세 갈래로 구분되며, 궁둥뼈결절 주변에서 시작하여, 무릎관절의 안쪽과 가쪽 관절융기 주변에 각각 닿는다(그림 6.6). 큰볼기근과 마찬가지로 엉덩관절 폄을 수행하며, 추가적으로 무릎관절 굽힘을 수행하는 기능을 한다. 넙다리뒤근육은 큰볼기근과의 근육 균형이 중요하며, 임상적으로, 근육 단축으로 인해서 무릎을 편 상태에서 엉덩관절의 굽힘을 제한하는 근육이다. 또한 이 근육이 큰볼기근보다 우세할 경우, 엉덩관절 폄을 수행하면서 넙다리뼈머리의 중심 유지가 어려울 수 있다.

i) 반막모양근 Semimembranosus

이는곳 궁둥뼈가지(ramus) 위섬유와 두덩뼈의 아래가지,
궁둥뼈결절(ischial tuberosity) 아래섬유

닿는곳 앞부분: 넙다리뼈거친선
뒷부분: 넙다리뼈 안쪽관절융기 위의 모음근결절

작용 엉덩관절 폄, 무릎관절 굽힘, 골반 뒤기울임, 종아리 안쪽돌림

신경지배 폐쇄신경(obturator nerve), 궁둥신경(sciatic nerve)

ii) 반힘줄근 Semitendinosus

이는곳 궁둥뼈결절

닿는곳 정강뼈의 거위발 힘줄을 통과하는 안쪽면

작용 엉덩관절 폄, 무릎관절 굽힘, 골반 뒤기울임, 종아리 안쪽돌림

신경지배 궁둥신경

iii) 넙다리두갈래근 Biceps Femoris

이는곳 긴갈래: 궁둥뼈결절
짧은갈래: 넙다리뼈의 거친선

닿는곳 종아리뼈머리(head of fibula)

작용 엉덩관절 폄과 무릎관절 굽힘, 넙다리뼈 가쪽돌림, 종아리 가쪽돌림

신경지배 궁둥신경

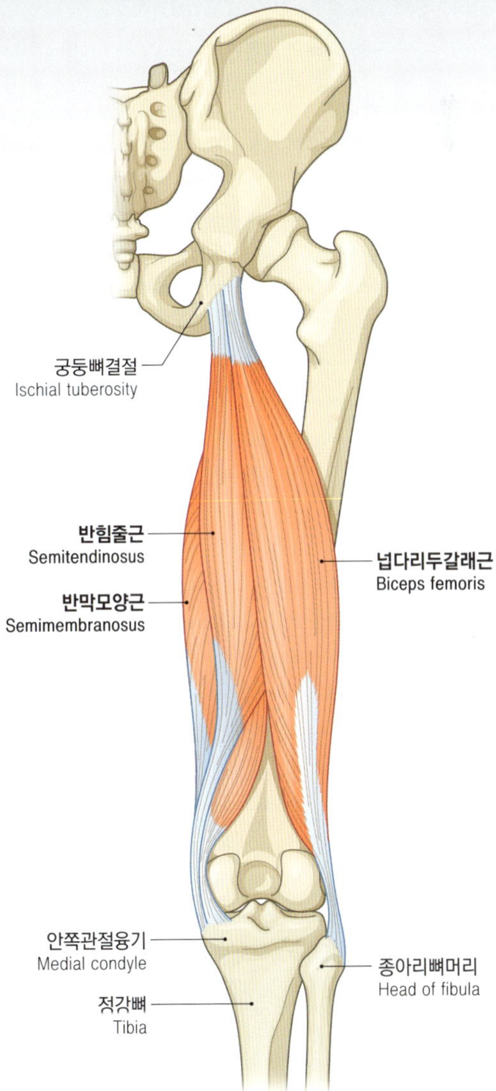

그림 6.6 넙다리뒤근육

⑤ 궁둥구멍근 Piriformis

궁둥구멍근(이상근, piriformis)은 엉치뼈 부위에서 시작해서 넙다리뼈 큰돌기 부위에 닿는 근육이다(그림 6.7). 엉덩관절 굽힘 각도에 따라서 근육 작용이 달라지는 것이 특징이다. 엉덩관절 굽힘 90° 이하에서는 폄과 가쪽돌림을 수행하고, 굽힘 90° 이상에서는 벌림과 안쪽돌림을 수행한다. 근육 약화가 발생될 경우, 엉덩관절의 불충분한 움직임과 더불어 통증을 일으킬 수 있다. 그리고 근육 단축이 발생될 경우, 엉덩관절 굽힘 제한과 더불어 압통(tenderness) 또는 방사통(radiating pain)을 일으킬 수 있다.

이는곳
- 엉치뼈의 앞쪽면

닿는곳
- 넙다리뼈 큰돌기의 뒤 모서리

작용
- 엉덩관절 가쪽돌림, 벌림

신경지배
- 엉치신경얼기, L5-S1, S2

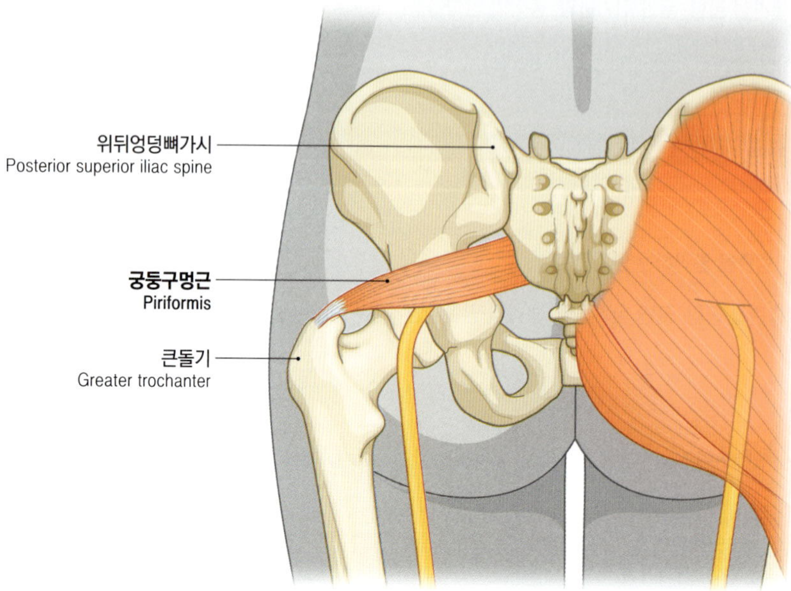

그림 6.7 궁둥구멍근

⑥ 넙다리근막긴장근 Tensor Fascia Latae

넙다리근막긴장근(대퇴근막장근, tensor fascia latae)은 위앞엉덩뼈가시(상전장골극, anterior superior iliac spine, ASIS) 부위에서 시작해서 정강뼈의 가쪽관절융기 주변에 닿는 근육이다(그림 6.8). 근육의 길이가 긴 2개의 관절 근육으로써 엉덩관절에서는 굽힘, 벌림, 안쪽돌림을 수행하고, 무릎관절에서는 가쪽돌림을 수행한다. 중간볼기근과 넙다리근막긴장근의 근육 균형이 중요하며, 임상적으로 근육 단축으로 인해서 엉덩관절 및 해당 근육 부위에 압통을 일으킨다. 특히 엉덩관절에서 이 근육의 기능은 중간볼기근의 앞섬유와 같기 때문에, 중간볼기근 약화 시 앞섬유의 선택적 강화 운동은 넙다리근막긴장근의 보상작용을 주의한다.

이는곳
- 위앞엉덩뼈가시의 앞-가쪽

닿는곳
- 엉덩정강근막띠를 통해 정강뼈의 가쪽관절융기(lateral condyle)

작용
- 엉덩관절 굽힘, 벌림, 안쪽돌림

신경지배
- 위볼기신경(L4-S1)

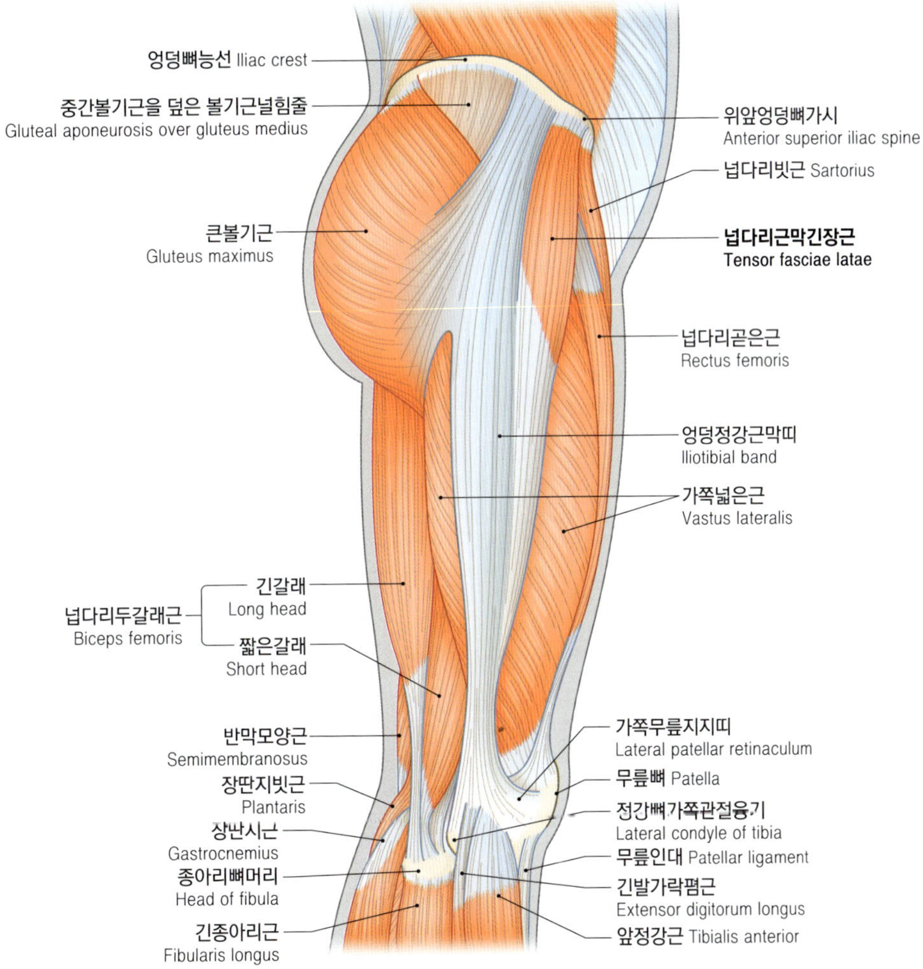

그림 6.8 넙다리근막긴장근

⑦ 넙다리곧은근 Rectus Femoris

넙다리곧은근(대퇴직근, rectus femoris)은 아래앞엉덩뼈가시(하전장골극, anterior inferior iliac spine, AIIS)에서 시작해서 정강뼈거친면(경골조면, tibial tuberosity)에 닿는다(그림 6.9). 근육의 길이가 긴 2개의 관절 근육으로써, 엉덩관절에서는 굽힘, 무릎관절에서는 폄을 수행한다. 근육 단축으로 인해서 과도한 골반 앞기울임을 일으키며, 무릎뼈를 위쪽으로 당기는 작용을 발생시킨다. 근육 약화로 인해서 정상적인 무릎뼈 위치에서 아래쪽으로 미끄러짐(glinding)되는 것을 조절하지 못한다.

이는곳
- 아래앞엉덩뼈가시

닿는곳
- 정강뼈거친면

작용
- 엉덩관절 굽힘, 무릎관절 폄

신경지배
- 넙다리신경

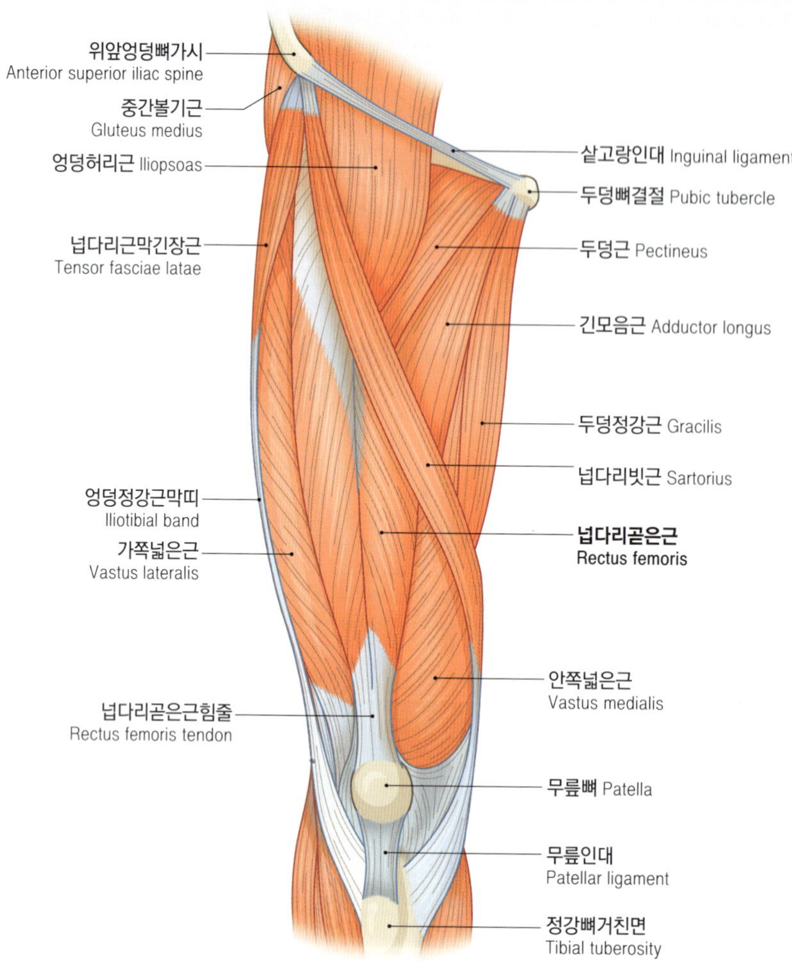

그림 6.9 넙다리곧은근

2) 운동학

엉덩관절 굽힘 각도는 125°가 발생한다. 굽힘 동작을 수행하면서 엉덩관절에서 넙다리뼈머리의 관절운동형상학은 앞쪽으로 구름이 일어나고, 뒤쪽으로 미끄러짐이 일어난다. 엉덩관절 폄 각도는 10°가 발생한다. 폄 동작을 수행하면서 엉덩관절에서 넙다리뼈머리의 관절운동형상학은 뒤쪽으로 구름이 일어나고, 앞쪽으로 미끄러짐이 일어난다. 엉덩관절 안쪽돌림 각도는 45°가 발생한다. 안쪽돌림 동작을 수행하면서 엉덩관절에서 넙다리뼈머리의 관절운동형상학은 안쪽으로 구름이 일어나고, 뒤쪽으로 미끄러짐이 일어난다. 엉덩관절 가쪽돌림 각도는 45°가 발생한다. 가쪽돌림 동작을 수행하면서 엉덩관절에서 넙다리뼈머리의 관절운동형상학은 가쪽으로 구름이 일어나고, 앞쪽으로 미끄러짐이 일어난다. 엉덩관절 벌림 각도는 45°가 발생한다. 벌림 동작을 수행하면서 엉덩관절에서 넙다리뼈머리의 관절운동형상학은 가쪽으로 구름이 일어나고, 아래쪽으로 미끄러짐이 일어난다. 엉덩관절 모음 각도는 10°가 발생한다. 모음 동작을 수행하면서 엉덩관절에서 넙다리뼈머리의 관절운동형상학은 안쪽으로 구름이 일어나고, 위쪽으로 미끄러짐이 일어난다.

엉덩관절 굽힘을 수행하면서 제한이 발생된다면 보상작용으로 발생될 수 있는 것은 허리뼈 굽힘이다. 따라서 정확한 엉덩관절 굽힘 측정을 위해서 허리뼈 굽힘을 확인하는 것이 필수적이다. 반대로 엉덩관절 폄을 수행하면서 발생할 수 있는 보상작용으로 허리척주앞굽음 증가와 허리골반 부위 돌림이 있다. 따라서 정확한 엉덩관절 폄 측정을 위해서 과도한 허리척주앞굽음과 허리골반 부위 돌림을 확인하는 것이 좋다. 엉덩관절 벌림을 수행하면서 나타날 수 있는 보상작용은 엉덩뼈능선의 올림(hiking)이 발생될 수 있다. 따라서 정확한 엉덩관절 벌림을 수행하기 위해서 엉덩뼈능선의 올림을 확인하는 것이 필요하다. 엉덩관절 안쪽돌림 또는 가쪽돌림 시 나타날 수 있는 보상작용은 허리뼈 옆굽음 또는 몸통 변위(displacement)이다. 따라서 정확한 엉덩관절의 안쪽돌림 또는 가쪽돌림을 수행하기 위해서 허리뼈를 포함한 몸통의 변위를 제한하는 것이 필요하다. 전체적으로 엉덩관절의 움직임 제한은 주변 부위의 보상작용을 발생시키고, 특히 허리뼈의 불필요한 움직임을 일으키기 때문에, 엉덩관절에서 선택적인 움직임과 운동이 수행되는 것이 이상적이다.

3. 촉진

1) 큰돌기 Greater Trochanter

엎드린 자세에서 검사측 엉덩관절은 중립 자세(neutral posture)를 취하고, 무릎관절은 90° 굽힘한다(그림 6.10). 발목관절은 편안한 자세를 취한다. 검사자는 엉덩관절 부위에서 가장 돌출되어 있는 큰돌기를 촉진한다. 큰돌기를 촉진하면서, 엄지손가락은 큰돌기의 편평한 부위를 치료 테이블의 편평한 부위와 평행하게 위치해 준다. 이때, 정강뼈의 각도가 몇 도를 이루는지 확인한다. 정상 각도는 15°를 이룬다. 이것은 정상적인 앞경사(normal anteversion)를 의미한다. 이 검사를 크레이그 검사(Craig test)라고 한다.

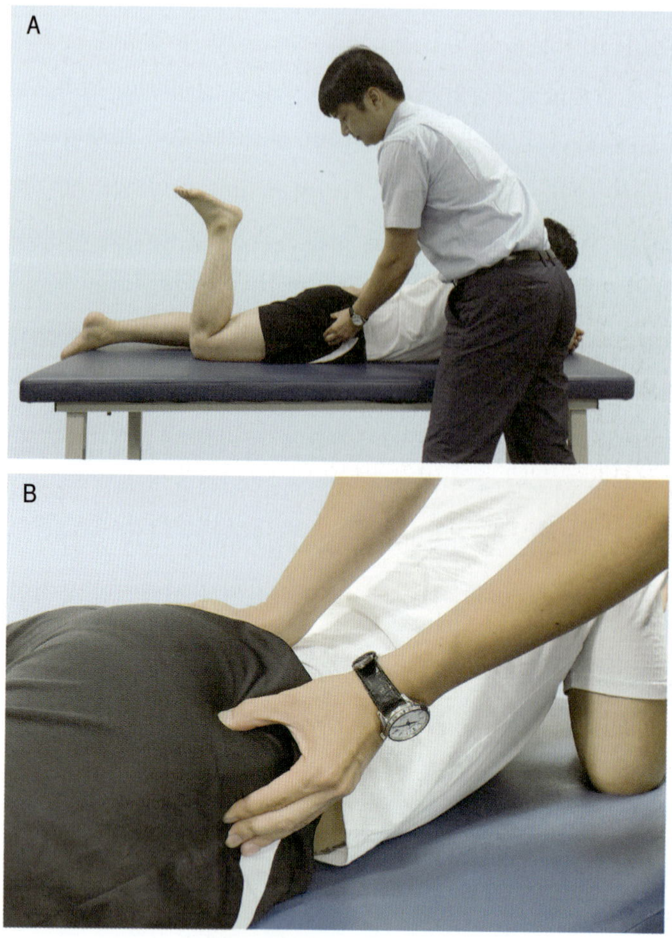

그림 6.10 큰돌기 촉진.
A: 전체 모습, B: 확대 모습(옆면)

2) 엉덩허리근 Iliopsoas

위앞엉덩뼈가시에서 샅고랑인대를 확인한 후 엉덩허리근이 향하는 근육 방향에 직각으로 교차하도록 손가락을 배열한 뒤 엉덩허리근을 촉진할 수 있다(그림 6.11A, B). 엉덩관절 굽힘, 약간 벌림, 가쪽돌림 자세에서 근육 수축을 더 크게 확인할 수 있다(그림 6.11C, D).

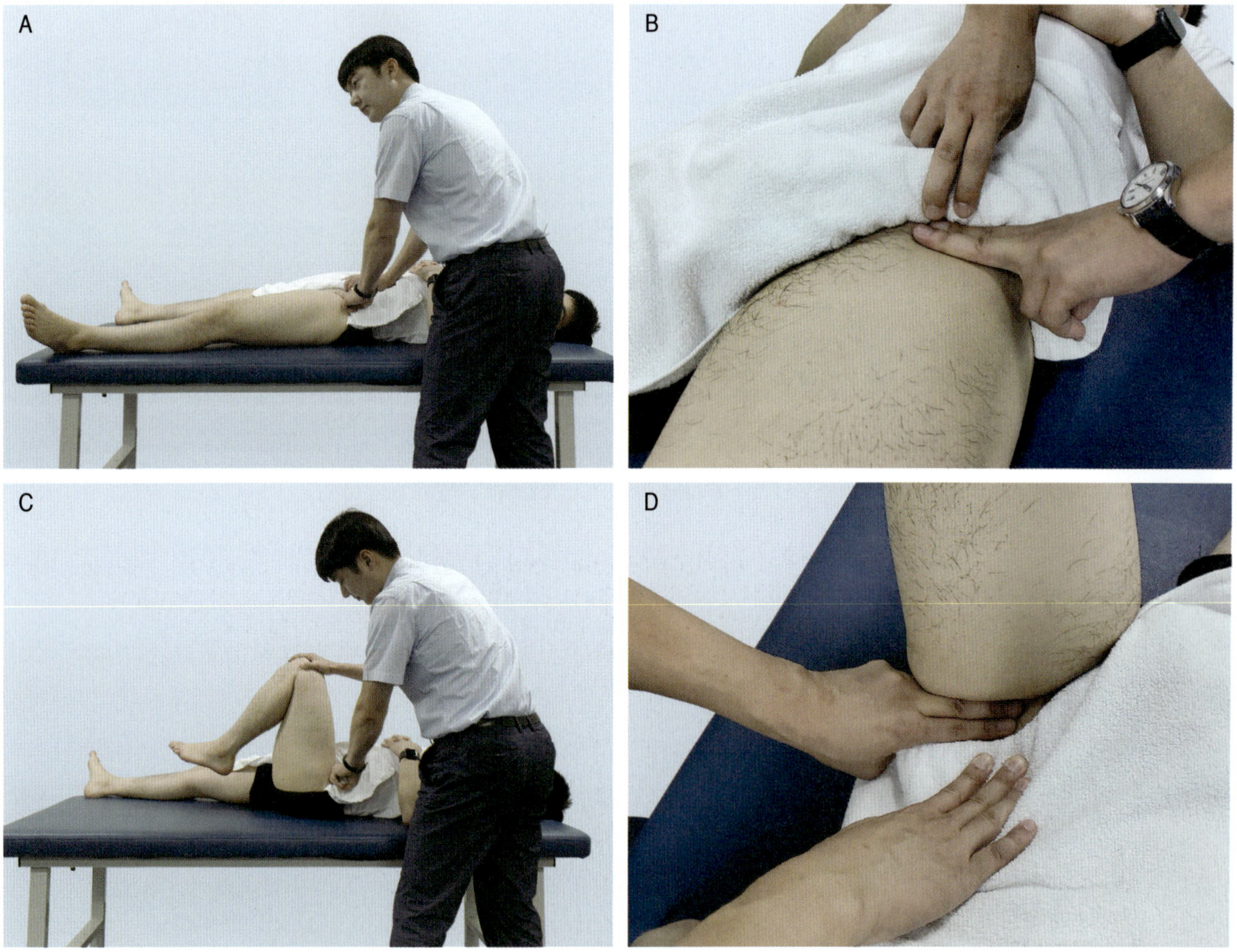

그림 6.11 엉덩허리근 촉진.
A: 전체 모습(다리 폄), B: 확대 모습(다리 폄), C: 전체 모습(다리 굽힘), D: 확대 모습(다리 굽힘)

3) 큰볼기근Gluteus Maximus

엎드린 자세에서 궁둥뼈결절을 촉진한 뒤, 그 위쪽 부위에서 비스듬히 향하는 근육을 촉진할 수 있다. 엉덩관절 폄 자세에서 큰볼기근의 수축을 확인할 수 있다(그림 6.12). 추가적으로 무릎 굽힘 후 엉덩관절 폄을 수행한다면 더 큰 수축을 확인할 수 있다.

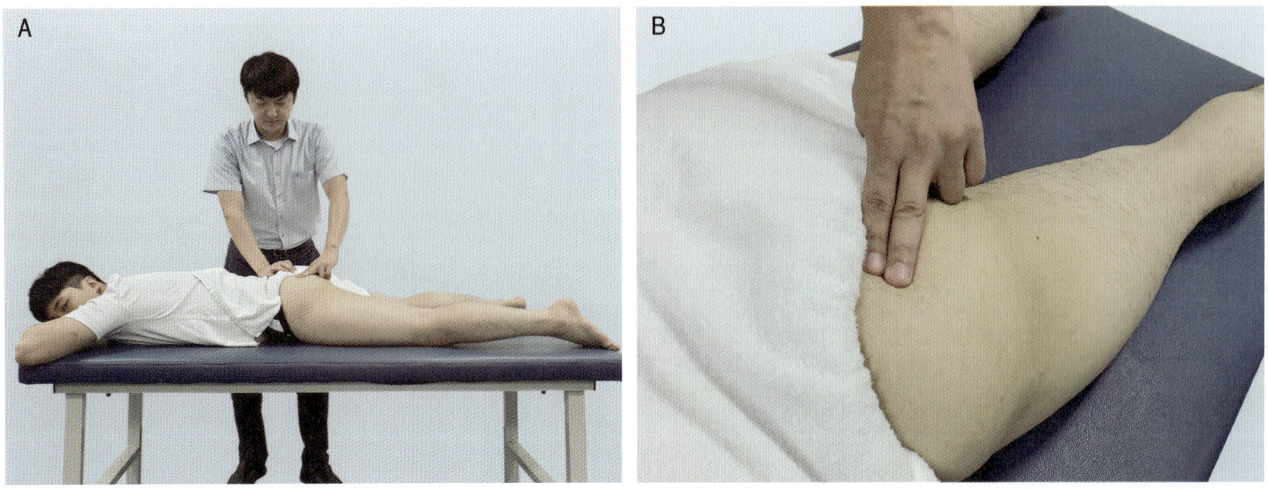

그림 6.12 큰볼기근 촉진. A: 전체 모습, B: 확대 모습

4) 중간볼기근Gluteus Medius

옆으로누운 자세로 위쪽에 위치한 다리의 벌림을 수행한 후, 위앞엉덩뼈가시 뒷쪽 부위 그리고 엉덩뼈능선 아래 부위를 촉진한다(그림 6.13).

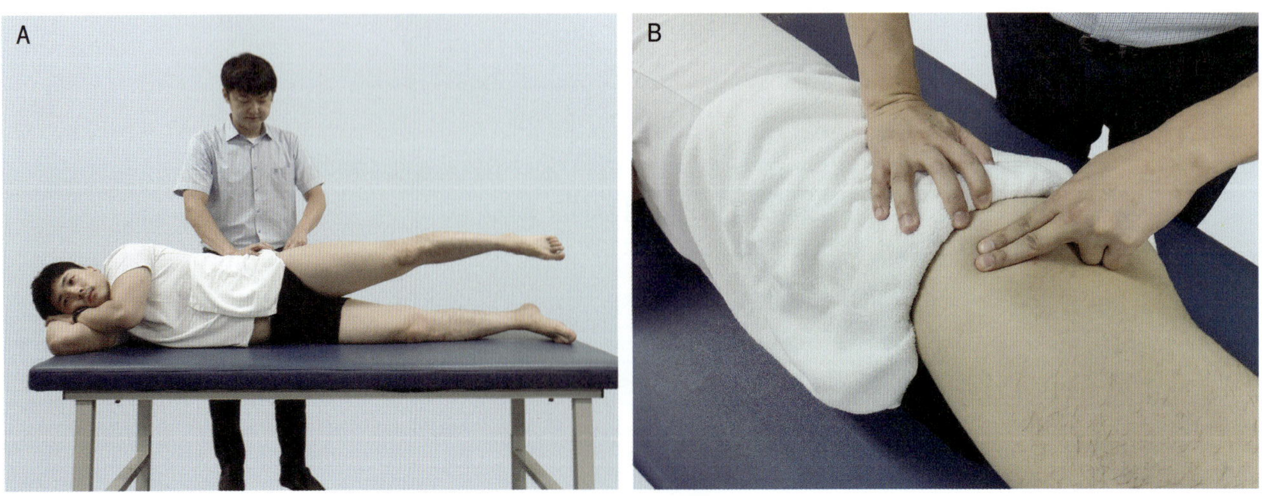

그림 6.13 중간볼기근 촉진. A: 전체 모습, B: 확대 모습

5) 넙다리뒤근육 Hamstring

(1) 반막모양근과 반힘줄근 Semimembranosus and Semitendinosus

반막모양근과 반힘줄근을 촉진하기 전에, 궁둥뼈결절과 정강뼈의 안쪽관절융기 촉진한 후 각 부위의 중간 부분을 촉진한다. 무릎 굽힘을 수행하면서 저항을 준다면 반막모양근과 반힘줄근의 더 큰 수축을 확인할 수 있다(그림 6.14).

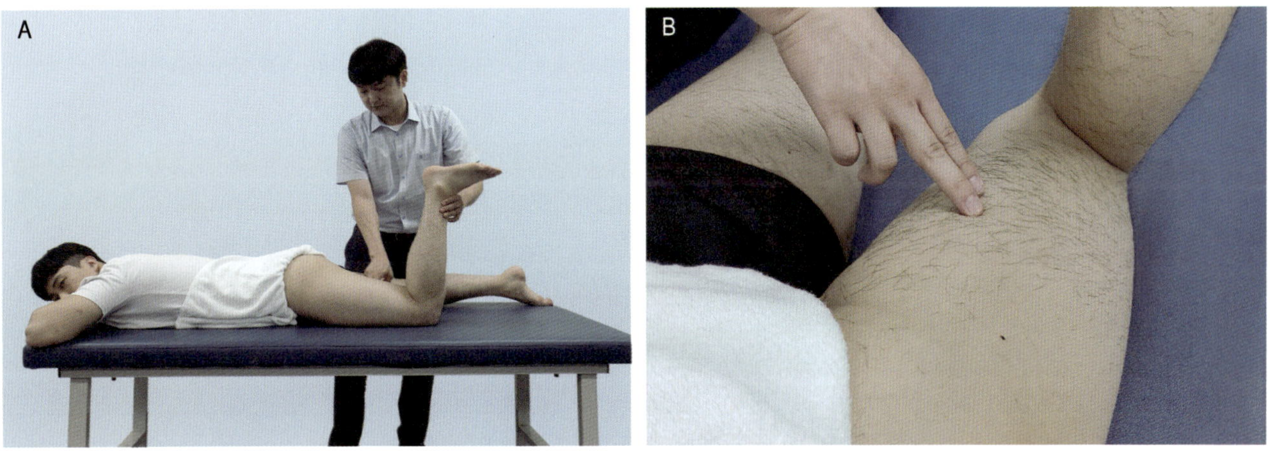

그림 6.14 안쪽넙다리뒤근육 촉진. A: 전체 모습, B: 확대 모습

(2) 넙다리두갈래근 Biceps Femoris

넙다리두갈래근을 촉진하기 전에, 궁둥뼈결절과 정강뼈의 가쪽관절융기를 촉진한 후 각 부위의 중간 부분을 촉진한다. 무릎 굽힘을 수행하면서 저항을 준다면 넙다리두갈래근의 더 큰 수축을 확인할 수 있다(그림 6.15).

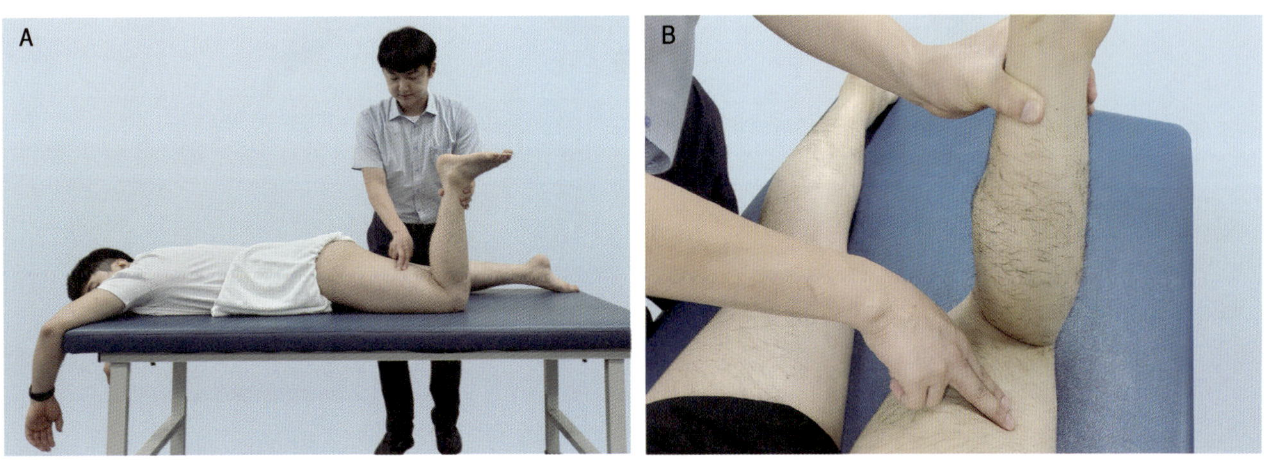

그림 6.15 가쪽넙다리뒤근육 촉진. A: 전체 모습, B: 확대 모습

6) 궁둥구멍근 Piriformis

옆으로 누워 무릎을 구부린 자세에서 큰돌기를 촉진하고, 큰돌기로부터 뒤쪽, 위쪽으로 향하는 직선으로 기준하여 대각선 45° 방향에서 촉진할 수 있다. 엉덩관절을 가쪽돌림하면, 궁둥구멍근의 더 큰 수축을 확인할 수 있다(그림 6.16).

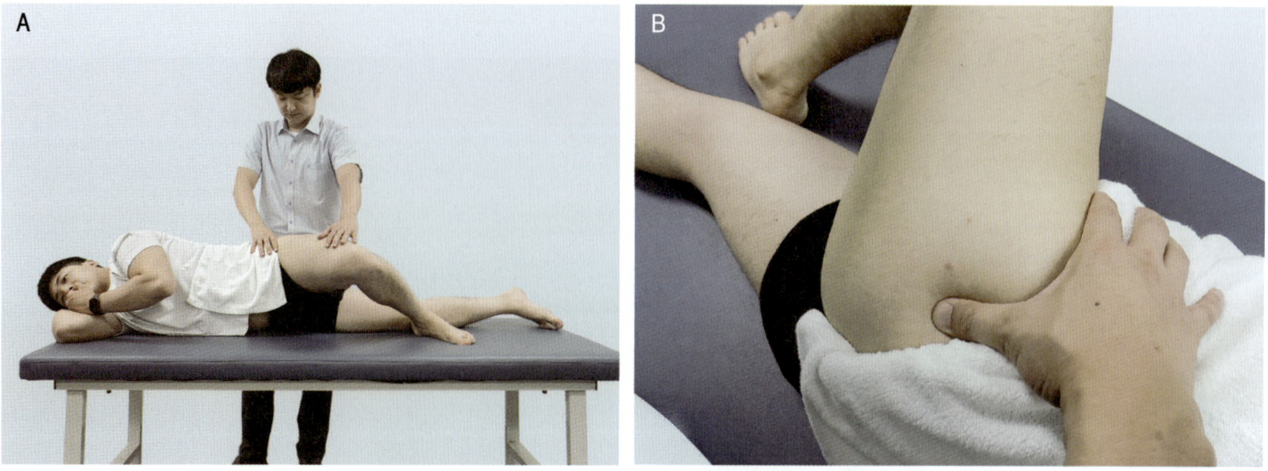

그림 6.16 궁둥구멍근 촉진. A: 전체 모습, B: 확대 모습

7) 넙다리근막긴장근 Tensor Fascia Latae

옆으로 누워 무릎을 구부린 자세에서 위앞엉덩뼈가시의 앞-가쪽을 확인한 후 큰결절로부터 아래쪽으로 내려가며 촉진을 하면, 허벅지의 측면에서 넙다리근막긴장근을 확인할 수 있다(그림 6.17).

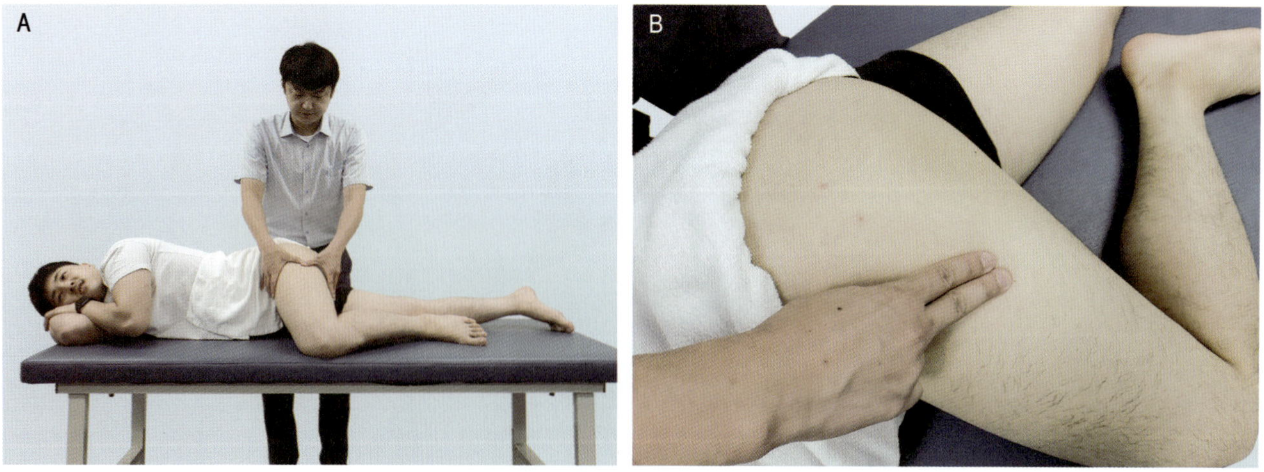

그림 6.17 넙다리근막긴장근 촉진. A: 전체 모습, B: 확대 모습

8) 넙다리곧은근 Rectus Femoris

앉은 자세에서 엉덩관절을 굽힘한 채 무릎관절을 폈을 때, 허벅지의 앞쪽 부위에서 넙다리곧은근을 촉진할 수 있다. 무릎관절 폄에 저항을 가하고 촉진하면 넙다리곧은근의 수축을 더 크게 확인할 수 있다(그림 6.18).

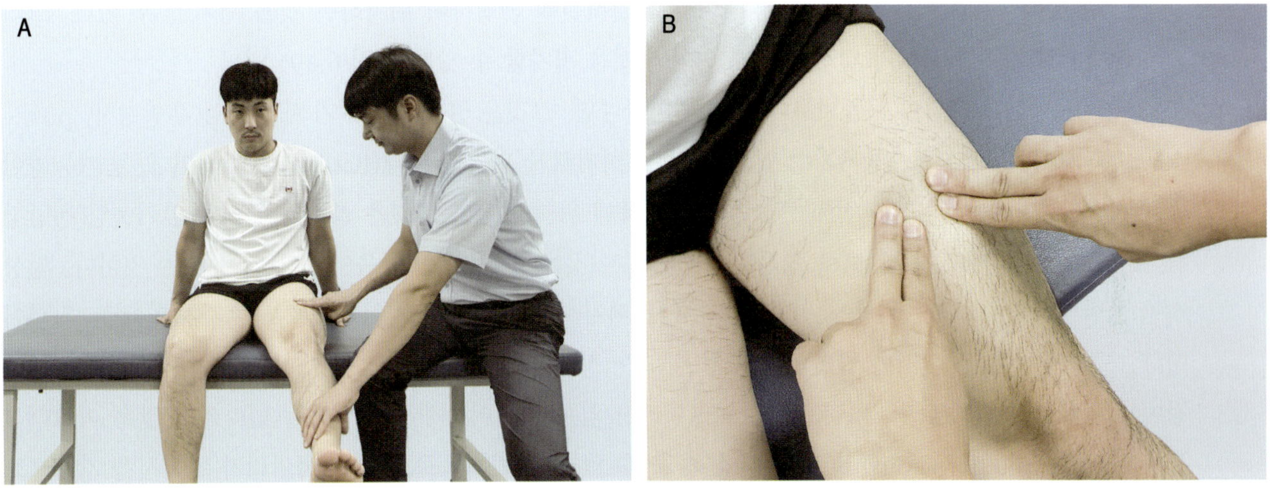

그림 6.18 넙다리곧은근 촉진. A: 전체 모습, B: 확대 모습

4. 정렬 검사

1) 정상 정렬과 손상된 정렬

(1) 선 자세에서 엉덩관절 정렬

엉덩뼈능선의 최고점(iliac crest top)과 큰돌기가 일직선(추선, plumb line) 위에 놓여 있어야 정상 정렬로 평가할 수 있다. 무릎관절에서는 종아리뼈머리가 일직선에 근접하여 위치하는 것을 평가할 수 있다. 그리고 마지막으로 가쪽 복사뼈가 일직선 위에 위치된 것을 평가할 수 있다(그림 6.19).

엉덩뼈능선의 최고점이 큰돌기보다 뒤에 위치한다면, 그것은 골반의 위치가 뒤기울임(후방경사, posterior tilt)되어 있는 것으로 평가할 수 있고, 이것은 허리뼈가 편평한 형태(flat back)로 되어 있을 가능성이 높다. 만약 엉덩뼈능선의 최고점이 큰돌기보다 앞쪽에 위치한다면, 그것은 골반의 위치가 앞기울임(전방경사, anteiror tilt)되어 있는 것으로 평가할 수 있고, 이것은 허리척주앞굽음이 증가되어 있는 것이다. 정상적인 골반 기울임 각도는 뒤쪽에 위치한 위뒤엉덩뼈가시와 앞쪽에 위치한 위앞엉덩뼈가시를 잇는 직선이 대략 15°를 형성한다. 하지만 골반의 기울임 각도가 정상임에도 불구하고, 큰돌기보다 엉덩뼈능선의 최고점이 뒤쪽에 위치해 있다면, 이것은 넙다리뼈머리가 앞쪽으로 이동해서 발생하는 넙다리뼈 앞쪽 미끄러짐 유형(femoral anterior gliding type)을 의심해 볼 수 있다. 추가적으로, 종아리뼈머리가 일직선을 기준으로 과도하게 뒤쪽으로 위치해 있다면, 이것은 젖힌무릎(전반슬, genu recurvatum)으로 의심해 볼 수 있다.

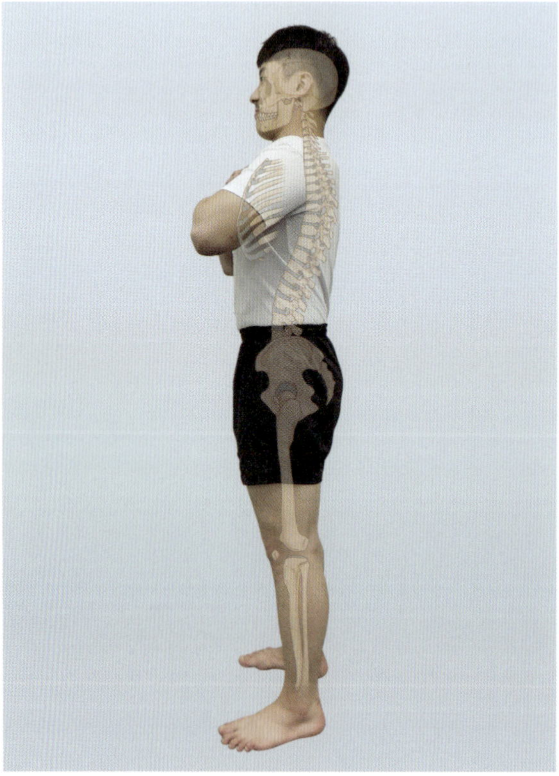

그림 6.19 바른 자세

(2) 스웨이백 자세 Swayback Posture

그림에서 보여지는 자세와 같이, 몸통은 구부정한 자세에서 엉덩관절과 무릎관절이 과도하게 폄된 채, 골반뼈는 뒤기울임되어 있는 자세를 의미한다(그림 6.20). 주로, 장거리 달리기와 발레와 같은 하지 운동을 많이 하는 사람에게서 나타나는 자세라고 볼 수 있다. 근육의 경우, 넙다리뒤근육과 배곧은근의 단축을 의심해 볼 수 있고, 엉덩허리근과 뭇갈래근의 약화를 의심해 볼 수 있다. 엉덩관절에서는 넙다리뒤근육의 단축과 함께 우세화가 발생할 경우, 큰볼기근과 근육 불균형이 심화되면서, 큰볼기근 약화를 일으킬 수 있다. 몸통에서는 배곧은근의 단축과 더불어 골반뼈의 뒤기울임이 나타나기 때문에, 뭇갈래근의 약화가 심화될 수 있다. 또한, 이와 같은 스웨이백 자세에서는 넙다리뼈 머리를 안정화시켜 줄 수 있는 앞쪽 구조물로써, 엉덩허리근의 약화가 발생된다면 넙다리뼈 앞쪽 미끄러짐 유형을 일으킬 수 있다.

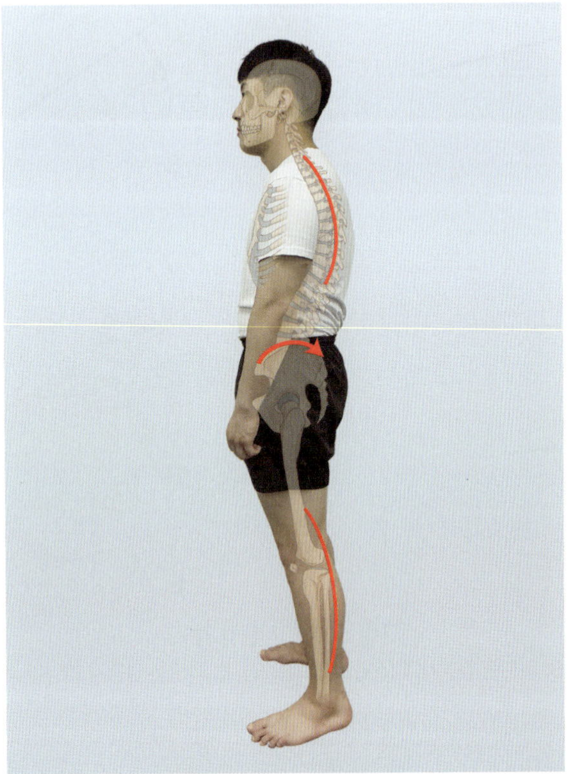

그림 6.20 스웨이백 자세

2) 비틀림 각도 Angle of Torsion

넙다리뼈 관절융기의 축과 넙다리뼈 목의 축에 의해 수평면에서 형성되는 각도로써, 범위는 8~25°이고 평균값은 15°이다(그림 6.21A). 정상적인 각도에서 앞경사(anteversion)로 지칭하며, 30° 이상의 각도를 이룰 경우, 과도한 앞경사(excessive anteversion)라고 지칭한다(그림 6.21B). 5° 이내의 각도를 이룰 경우, 뒤경사(retroversion)라고 지칭한다(그림 6.21D). 일반적으로, 뒤경사의 형태는 여성보다 남성에게서 더 많이 나타난다. 그리고 과도한 앞경사의 형태는 남성보다 여성에게서, 성인보다는 소아에서 더 많이 나타난다.

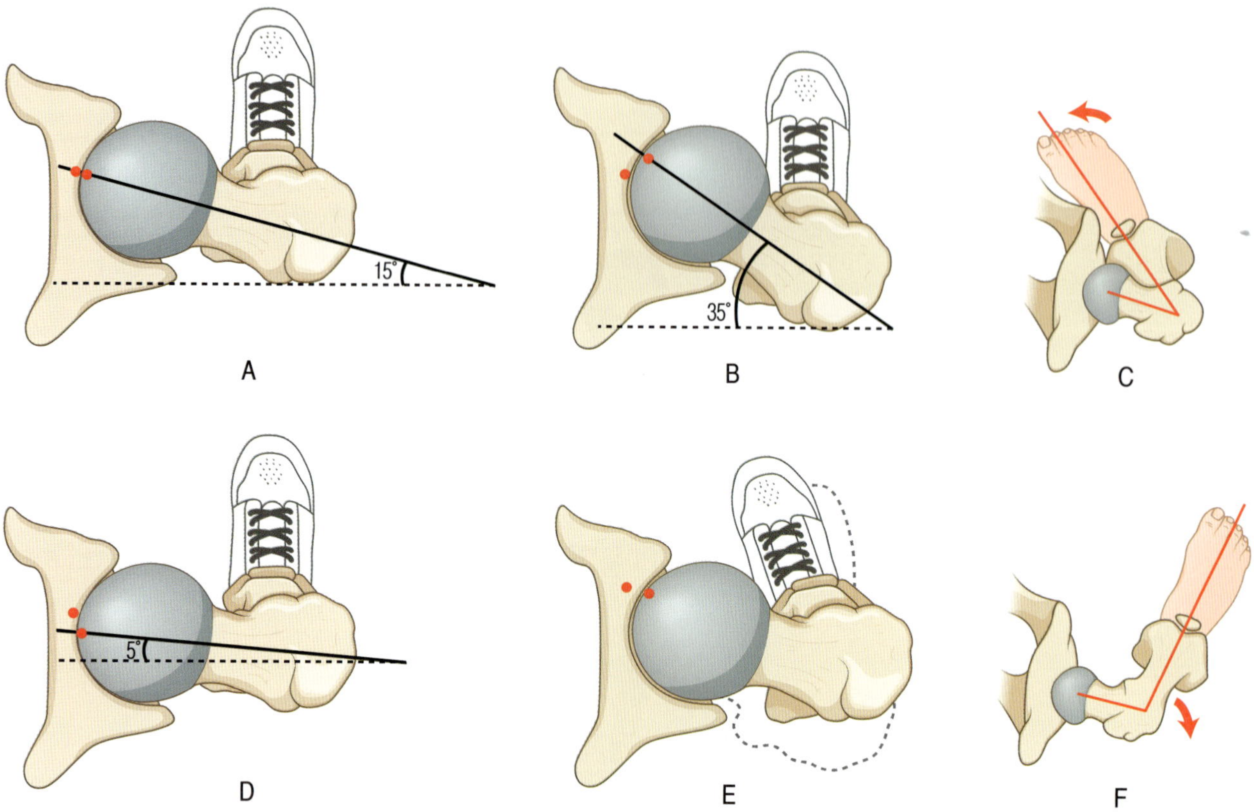

그림 6.21 비틀림 각도.
A: 정상 앞경사, B: 과도한 앞경사, C: toe in, D: 뒤경사, E: 과도한 앞경사 안짱다리 보행, F: toe out

3) 앞경사의 특징

"W" 형태의 앉기 자세가 가능하다. 정강뼈는 가쪽 비틀림이 발생된다. 정강뼈의 비틀림 없이 보행할 때 비둘기 보행(pigeon−toe gait) 또는 안짱다리 보행(내족지 보행, toe in gait)을 보인다.

4) 과도한 앞경사의 특징

넙다리뼈머리가 과도하게 비틀려져 있는 것을 의미한다. 이와 같은 보행을 교정하기 위해서 엉덩관절 가쪽돌림으로 수행 시 통증 원인이 된다. 과도한 엉덩관절 안쪽돌림과 밖굽이무릎이 원인이다. 보행 시 가쪽돌림의 부족은 척주에서의 돌림 패턴 형태의 보상작용으로 발생한다. Q각(Q angle)이 증가하여 무릎뼈의 부정정렬(malalignment)을 일으키고, 러닝 시 증상이 악화될 수 있다. 엉덩관절 절구의 앞쪽 그리고 위쪽 부분에 과도한 압력이 발생한다. 엉덩관절 절구 안에서 넙다리뼈머리의 잘못된 정렬은 엉덩관절의 구조를 훼손시키고, 이것이 골관절염(osteoarthritis)의 원인이 된다.

5) 뒤경사의 특징

넙다리뼈머리의 비틀림 각도가 과도하게 감소한 것을 의미한다. 출생 시, 약 30~35°의 비틀림 각도로 형성되어 있다. 찰리채플린 보행 또는 오리걸음 보행을 보인다. 보행 시 발이 바깥쪽으로 향하는 것은 잠정적으로 무지외반증을 일으킬 가능성이 높다. 발의 정렬을 교정하는 것은 과도한 엉덩관절 돌림을 일으킨다. 이 요소가 허리뼈 돌림 보상작용을 발생시킨다.

6) 자세에 따른 엉덩관절 안쪽/가쪽돌림 각도에 미치는 영향

그림에서 볼 수 있듯이, 앉은 자세에서 엉덩관절 굽힘 상태로 안쪽돌림과 가쪽돌림의 각도가 비슷하게 수행된 것을 확인할 수 있다(그림 6.22).

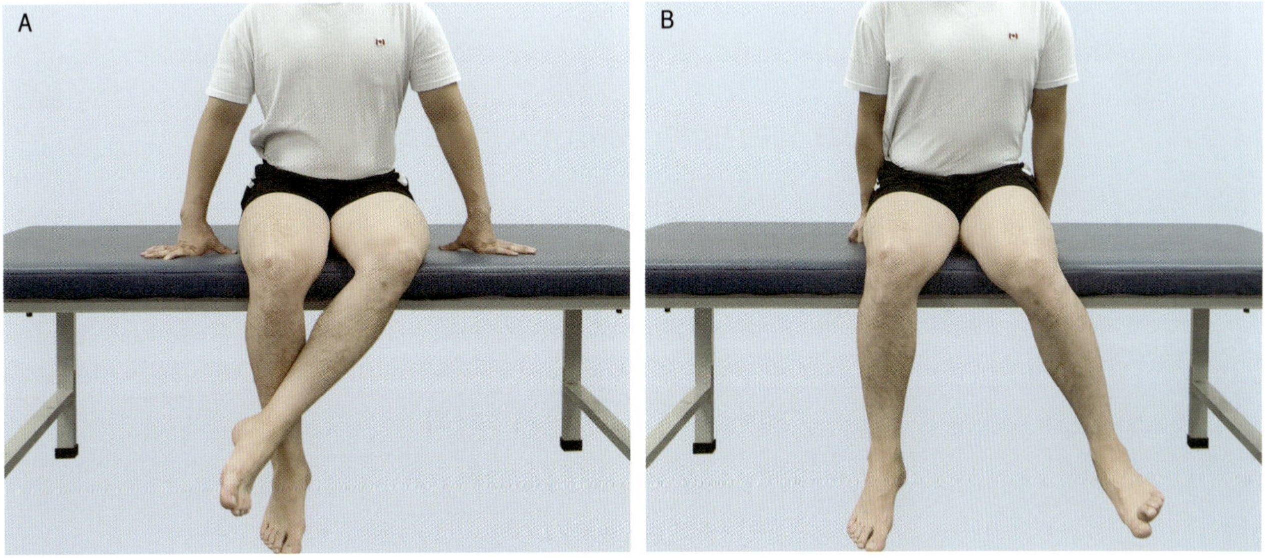

그림 6.22 앉은 자세에서 엉덩관절 굽힘. A: 가쪽돌림, B: 안쪽돌림

반면, 엎드린 자세에서 엉덩관절 폄 상태로 안쪽돌림과 가쪽돌림의 각도가 비대칭적으로 수행된 것을 확인할 수 있다(그림 6.23). 특히 엉덩관절 가쪽돌림 각도가 제한이 큰 것으로 확인된다. 예상할 수 있는 원인은 다음과 같다. 넙다리근막긴장근은 엉덩관절에서 굽힘, 안쪽돌림, 벌림 기능을 수행하고, 무릎관절에서는 가쪽돌림 기능을 수행한다. 넙다리근막긴장근의 단축이 발생된다면, 특히 엉덩관절 폄 상태에서 근육의 장력이 증가된다. 그 상태에서 가쪽돌림까지 수행하게 되면, 짧아진 근육의 장력은 더욱 증가되기 때문에 가쪽돌림 각도 제한으로 나타날 수 있다.

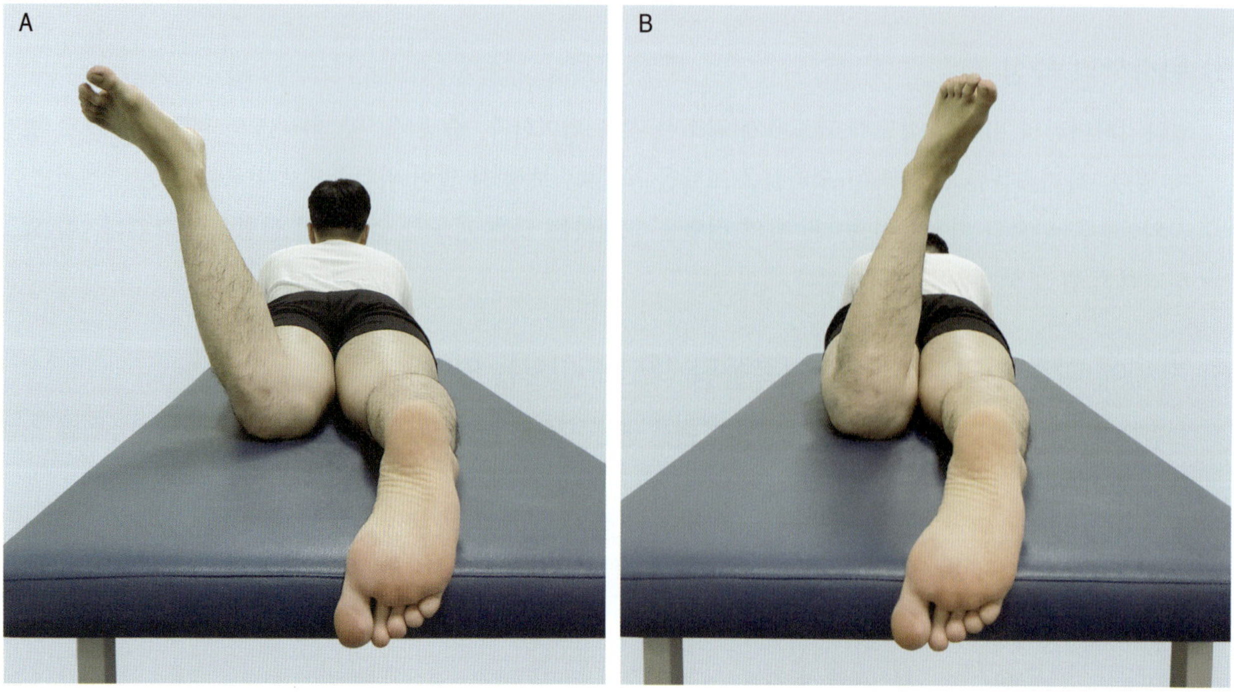

그림 6.23 엎드린 자세에서 엉덩관절 폄. A: 안쪽돌림, B: 가쪽돌림

7) 불충분한 엉덩관절 안쪽/가쪽돌림 각도가 신체에 미치는 영향

돌림 패턴이 있는 스포츠 활동을 수행할 경우, 엉덩관절에서 보여지는 앞경사와 뒤경사가 몸통의 회전 각도에 많은 영향을 미치게 된다(그림 6.24). 엉덩관절의 과도한 앞경사인 경우, 엉덩관절에서는 가쪽돌림의 정상 관절 각도가 부족한 상태이기 때문에, 가쪽돌림이 많이 발생되는 운동을 수행하게 되면, 그만큼 불충분한 가쪽돌림 관절 각도 대신 허리뼈의 돌림 각도 또는 굽힘 각도가 증가된다. 예를 들어, 제기차기, 축구 등과 같은 운동을 수행하면서 엉덩관절에서 가쪽돌림을 많이 사용하기 때문에, 엉덩관절이 과도한 앞경사인 사람은 운동 후에 허리뼈 부위에 통증을 일으킬 가능성이 높다. 반대로, 엉덩관절의 뒤경사인 경우, 엉덩관절에서는 안쪽돌림의 정상 관절 각도가 불충분한 상태이기 때문에, 안쪽돌림이 많이 발생되는 운동을 수행하게 되면, 그만큼 불충분한 관절 각도에 대한 보상작용으로 허리뼈의 돌림 각도 또는 굽힘 각도 증가가 나타난다. 예를 들어, 골프, 테니스 등과 같은 운동을 수행하면서 엉덩관절에서 안쪽돌림을 많이 사용하기 때문에, 엉덩관절이 뒤경사인 사람은 운동 후에 허리뼈 또는 무릎관절 부위에 통증을 일으킬 가능성이 높다.

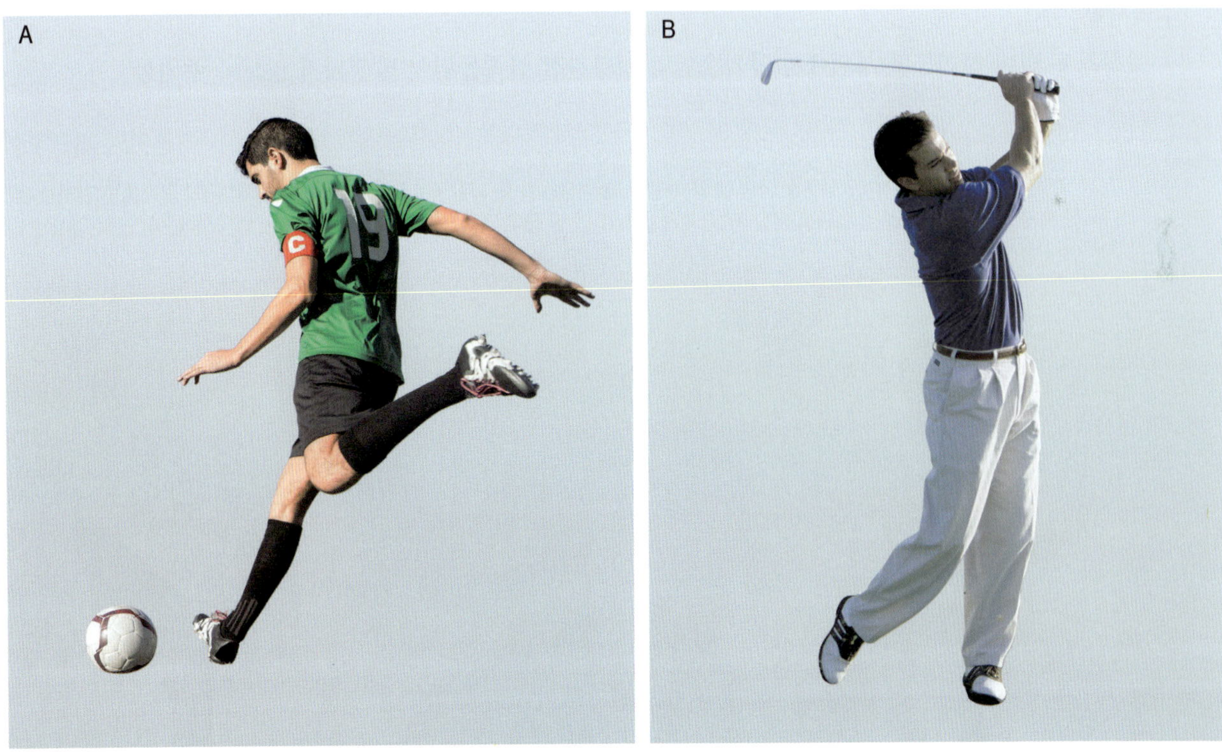

그림 6.24 돌림 패턴이 있는 스포츠. A: 축구, B: 골프

5. 근육 검사

1) 엉덩허리근 Iliopsoas

(1) 엉덩허리근 근력 검사 Iliopsoas Strength Test

자세

- 바로누운 자세

방법

- 엉덩관절 굽힘 90°를 수행함
- 검사자는 대상자의 무릎뼈 위 5cm 부분에 엉덩관절 폄 방향으로 저항을 부여함

확인사항

- 보상작용 없이 엉덩관절 굽힘을 유지하는지 확인함

주의사항

- 보상작용 없이 허리골반 부위에서 앞기울임과 엉덩관절 안쪽돌림이 발생되지 않도록 주의함

> **참고** 검사 목적은 바로누운 자세에서엉덩관절 굽힘 90°를 수행할 때 엉덩관절 폄 방향으로 저항을 주어 엉덩허리근의 근력을 평가하는 것임. 근력을 평가하면 서 대상자는 엉덩관절 굽힘 90° 자세가 유지가 안 될 경우 약화가 있다고 평가함. 또한, 엉덩허리근의 근력 검사는 앉은 자세에서 평가가 가능함

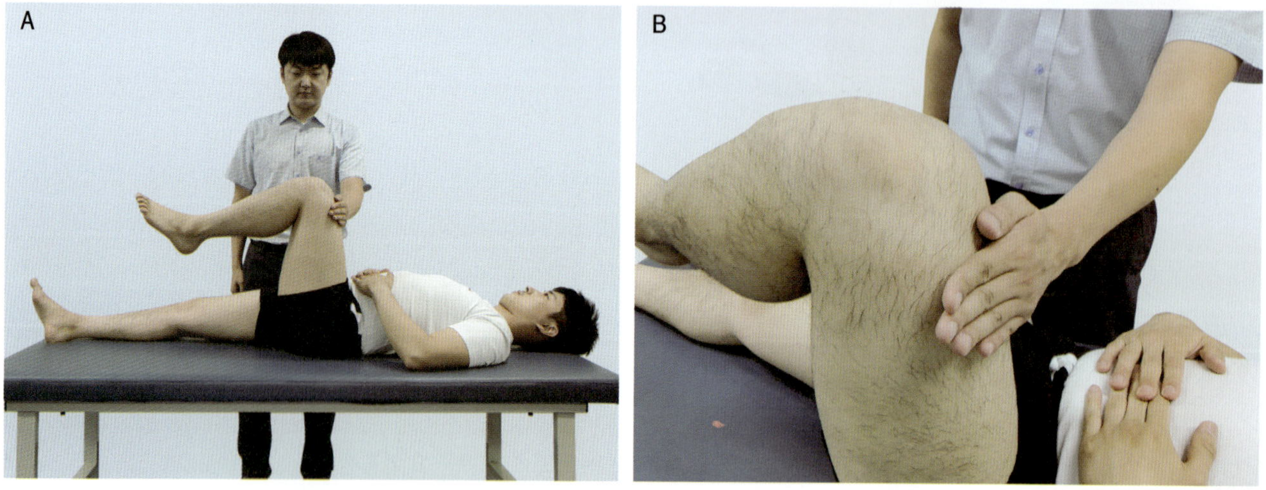

그림 6.25 바로누운 자세에서 엉덩허리근 근력 검사. A: 전체 모습, B: 확대 모습

자세

- 앉은 자세

방법

- 앉은 자세에서 허리골반 부위의 중립 자세를 유지한 채 엉덩관절 굽힘을 수행할 수 있는지를 평가할 수 있음
- 엉덩관절 굽힘을 수행할 때, 검사자는 대상자의 허리골반 부위를 고정함

확인사항

- 엉덩관절 굽힘 수행 동안 보상작용 없이 엉덩관절 굽힘을 유지하는지 확인함

주의사항

- 엉덩허리근의 약화가 있을 경우, 몸통에서 옆으로 굽힘 동작이 발생하거나 몸통이 뒤쪽으로 기울어지지 않도록 주의함
- 동작을 수행하면서, 우선 고정 없이 수행했을 때의 보상작용을 확인함
- 보상작용을 모두 고정한 후에 동작 수행이 가능한지를 평가하면 더 정확한 근력 평가가 가능함

참고 검사 목적은 앉은 자세에서 허리골반 부위의 중립 자세를 유지한 채 엉덩관절 굽힘을 수행할 수 있는지를 평가하는 것임. 엉덩관절 굽힘을 수행할 때, 검사자는 대상자의 허리골반 부위를 고정함. 엉덩허리근의 약화가 있을 경우, 보상작용으로 몸통에서 옆으로 굽힘 동작이 발생하거나, 몸통이 뒤쪽으로 기울어짐. 동작을 수행하면서, 우선 고정 없이 수행했을 때의 보상작용을 확인함. 보상작용을 모두 고정한 후에 동작 수행이 가능한지를 평가하면 더 정확한 근력 평가가 가능함

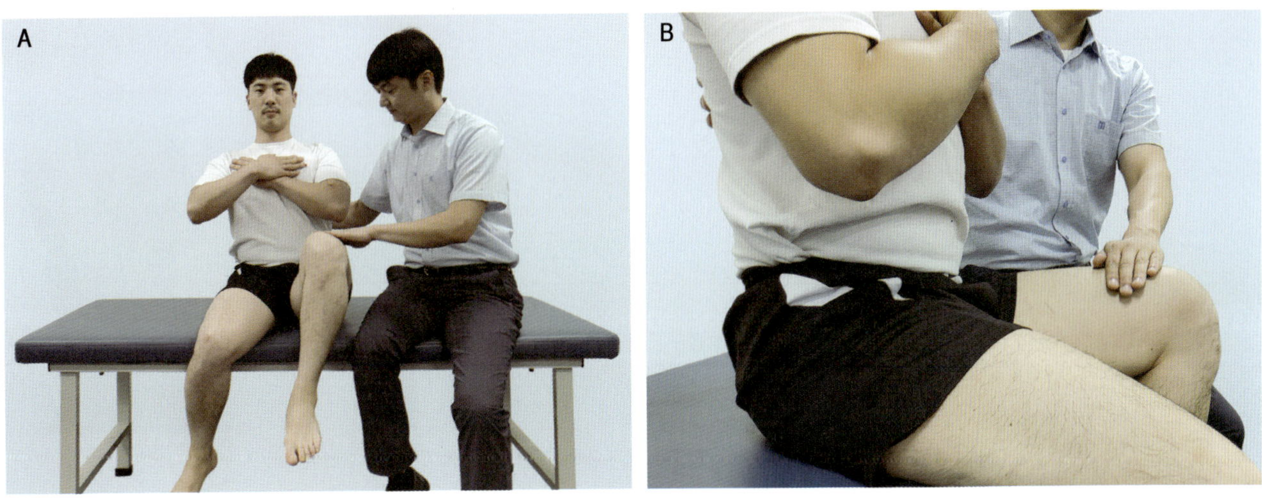

그림 6.26 앉은 자세에서 엉덩허리근 근력 검사. A: 전체 모습, B: 확대 모습

(2) 엉덩허리근 길이 검사 Iliopsoas Length Test

자세

- 바로누운 자세

방법

- 바로누운 자세에서 테이블 끝에 엉덩관절을 걸치고, 반대쪽 무릎관절은 고정함
- 검사자는 대상자의 무릎관절을 지지하면서 서서히 중력 방향으로 내려놓음
- 엉덩관절 폄 각도가 수평선 이하로 내려오는지 확인함

확인사항

- 보상작용 없이 엉덩관절 폄 각도가 0° 이상이 되지 않으면, 엉덩허리근의 단축을 확인함

주의사항

- 보상적인 허리골반 부위 앞기울임이 발생하지 않도록 주의함

참고 바로누운 자세에서 엉덩허리근과 넙다리곧은근 그리고 넙다리근막긴장근의 길이를 확인하는 평가 방법으로, 수정된 토마스 검사(the modified Thomas test)라고 불림. 바로누운 자세에서 테이블 끝에 엉덩관절을 걸치고, 반대쪽 무릎관절은 고정함. 엉덩관절 폄 각도가 0° 이상 되지 않으면, 엉덩허리근의 단축을 확인할 수 있음. 넙다리뼈 앞쪽 미끄러짐 유형이 있는 경우, 엉덩관절 폄을 수행하면서 넙다리뼈 머리가 앞쪽 미끄러짐되면서 폄이 수행될 수 있으므로 정확한 평가를 위해서는 넙다리뼈 머리 부위를 고정해서 넙다리뼈 앞쪽 미끄러짐을 최소화시켜서 평가하는 것이 정확함

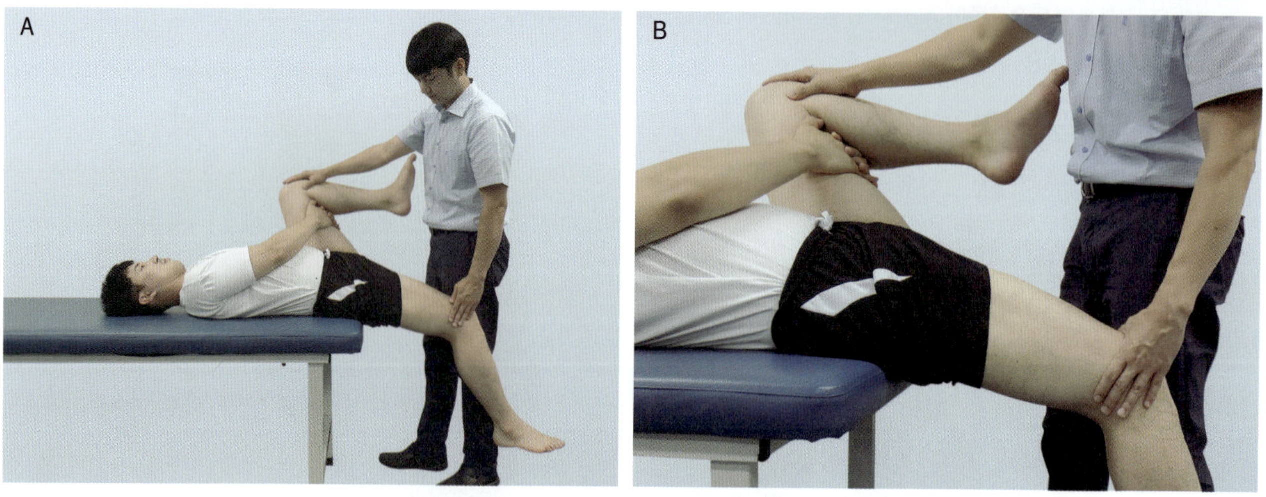

그림 6.27 바로누운 자세에서 엉덩허리근 길이 검사. A: 전체 모습, B: 확대 모습

자세

- 엎드린 자세

방법

- 검사자는 길이 검사를 적용하고자 하는 쪽의 무릎관절을 잡음
- 반대손으로 대상자의 허리골반 부위를 고정함
- 무릎관절을 잡고 서서히 올리면서 엉덩관절 폄을 수행함

확인사항

- 보상작용 없이 해당 엉덩관절이 정확한 폄을 수행하고 있는지 확인함

주의사항

- 엉덩관절 폄 운동이 수행되면서, 보상작용 없이 허리골반 부위에서 과도한 앞기울임 또는 돌림이 발생하지 않도록 주의함
- 이때 넙다리곧은근 길이 검사가 될 수 있기 때문에, 무릎관절이 과도하게 굽힘이 발생하지 않도록 주의함

참고 엎드린 자세에서 검사자는 길이 검사를 적용하고자 하는 쪽의 무릎관절을 잡음. 엉덩허리근 단축으로 인해서 길이 검사 시 보상작용을 최소화하기 위해서 반대손으로 대상자의 허리골반 부위를 고정시킴. 무릎관절을 잡고 서서히 올리면서 엉덩관절 폄 동작이 수행되는지 확인함

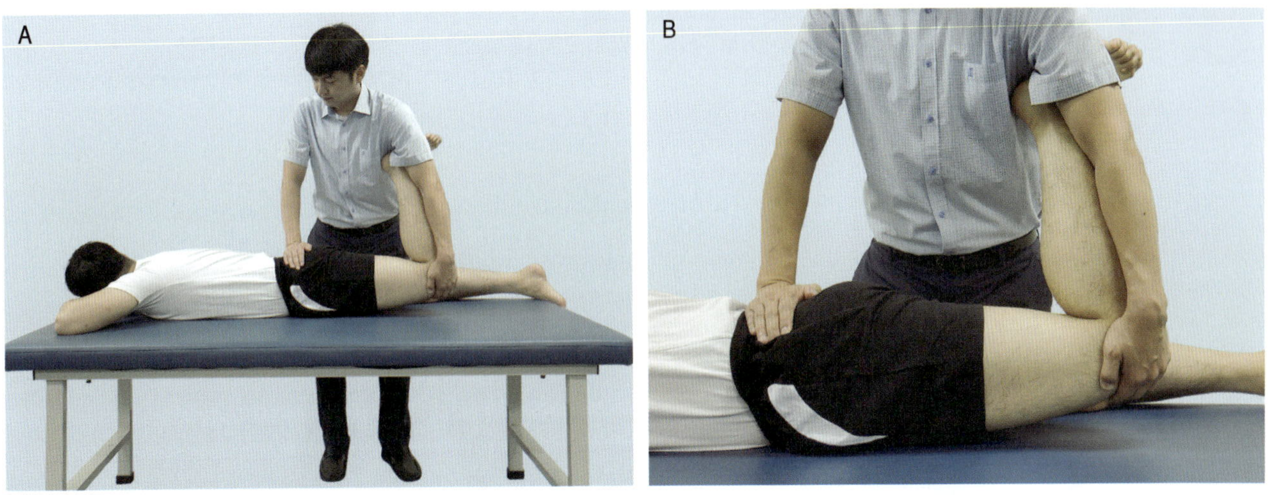

그림 6.28 엎드린 자세에서 엉덩허리근 길이 검사. A: 전체 모습, B: 확대 모습

자세

- 런지 자세

방법

- 스트레칭을 적용하고자 하는 방향의 다리를 뒤쪽에 둠
- 반대측 다리는 엉덩관절 굽힘과 무릎관절 굽힘을 90° 수행함
- 몸통을 수직선에 바르게 맞춤
- 시선은 정면을 보고 턱을 당긴 채 앞쪽으로 몸통을 이동시킴
- 앞쪽으로 몸통을 이용한 상태에서 10초를 유지함

확인사항

- 보상작용 없이 스트레칭하고자 하는 쪽의 엉덩관절이 정확한 폄을 수행하고 있는지 확인함

주의사항

- 보상적인 몸통이 기울어짐이 발생하지 않도록 주의함
- 반대쪽 엉덩관절에서 보상적인 안쪽 또는 가쪽돌림이 발생하지 않도록 주의함
- 반대쪽 무릎관절의 무릎뼈 중심은 2번째 발가락 위치의 수직선상에서 유지하는 것이 좋음

참고 런지 자세를 취한 후, 스트레칭을 적용하고자 하는 방향의 다리를 뒤쪽에 둠. 반대쪽 다리는 엉덩관절 굽힘과 무릎관절 굽힘을 90°가량 수행한 후, 몸통을 수직선에 바르게 맞춤. 시선은 정면을 보고 턱을 당긴 채 앞쪽으로 몸통을 이동시킴. 이때 뒤쪽에 위치한 엉덩관절에서 폄 동작이 수행되면서, 엉덩허리근의 자가 스트레칭을 적용할 수 있음. 앞쪽으로 몸통을 이용한 상태에서 10초를 유지함

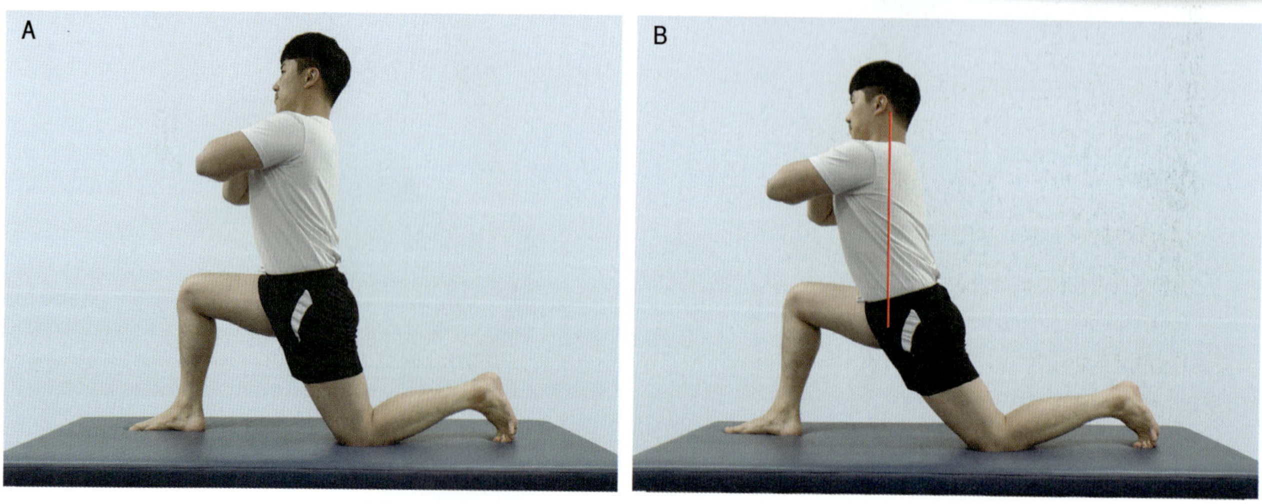

그림 6.29 엉덩허리근 자가 스트레칭. A: 시작 자세, B: 끝 자세

2) 큰볼기근 Gluteus Maximus

(1) 큰볼기근 근력 검사 Gluteus Maximus Strength Test

자세

- 엎드린 자세

방법

- 대상자는 테이블에 엎드린 자세를 취함
- 검사자는 엉치뼈 부위를 고정함
- 대상자의 엉덩관절 폄을 수행하면서 무릎관절은 굽힘을 수행함
- 검사자는 무릎관절 위 부위에 저항을 부여함

확인사항

- 엉덩관절 폄 수행 동안 저항이 제공되었을 때 보상작용 없이 엉덩관절 폄을 유지하는지 확인함

주의사항

- 허리골반 부위에서 보상적인 앞기울임과 돌림이 발생하지 않도록 주의함

참고 엉덩관절 폄을 수행하기 때문에 엎드린 자세에서 시작함. 이 검사를 진행할 때 엉치뼈 부위를 고정해주는 것이 필요함. 큰볼기근의 근력이 약화될 경우, 엉치뼈와 연결된 허리뼈에서 돌림 보상작용이 일어날 수 있음. 순수한 엉덩관절 폄근인 큰볼기근의 근력을 검사하는 것이기 때문에, 넙다리뒤근의 수축은 최소화하는 것이 필요함. 이를 위해, 엉덩관절 폄을 수행하면서 무릎관절은 굽히는 것이 좋음

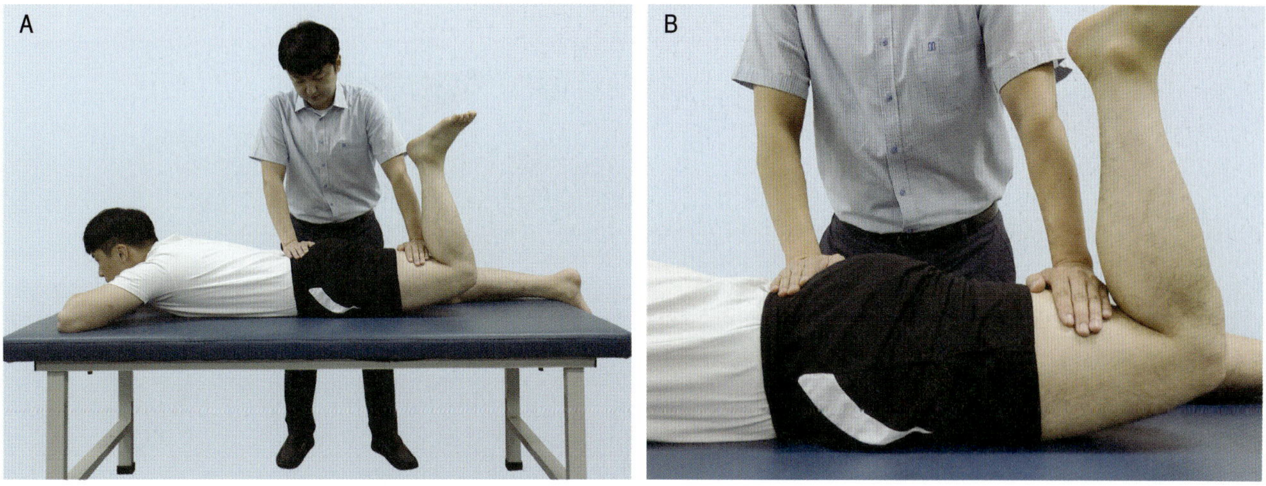

그림 6.30 큰볼기근 근력 검사. A: 전체 모습, B: 확대 모습

(2) 큰볼기근 길이 검사 Gluteus Maximus Length Test

자세

- 바로누운 자세

방법

- 바로누운 자세에서 엉덩관절 굽힘 각도 120°를 수행함
- 반대쪽 다리가 끌려 올라가지 않도록 고정함
- 무릎관절이 대상자의 가슴 부위까지 닿는지 확인함

확인사항

- 과도한 허리뼈 굽힘을 확인함
- 엉덩관절 굽힘을 수행하면서 충돌 발생을 확인함

주의사항

- 보상적인 허리뼈 굽힘이 발생하지 않도록 주의함
- 보상적인 엉덩관절 벌림이 발생하지 않도록 주의함
- 보상적인 엉덩관절 가쪽돌림이 발생하지 않도록 주의함

참고 바로누운 자세에서 엉덩관절 굽힘 각도 120°를 수행하여, 큰볼기근의 길이를 확인하는 평가 방법이면서 스트레칭 운동임. 엉덩관절 굽힘을 수행하면서 반대쪽 다리가 끌려 올라가지 않도록 고정해주는 것이 좋음. 발생할 수 있는 보상작용은 엉덩관절 굽힘을 수행하면서 허리뼈 굽힘이 발생하지 않도록 타올을 해당 부위에 받쳐두고 평가함. 엉덩관절 굽힘에 제한이 있는 경우, 평가하면서 허리뼈 굽힘이 과도하게 발생할 수 있기 때문에 주의해야 함. 또한 넙다리뼈 앞쪽 미끄러짐 유형이 있는 경우, 엉덩관절 굽힘을 수행하면서 충돌이 발생할 수 있기 때문에 주의해야 함

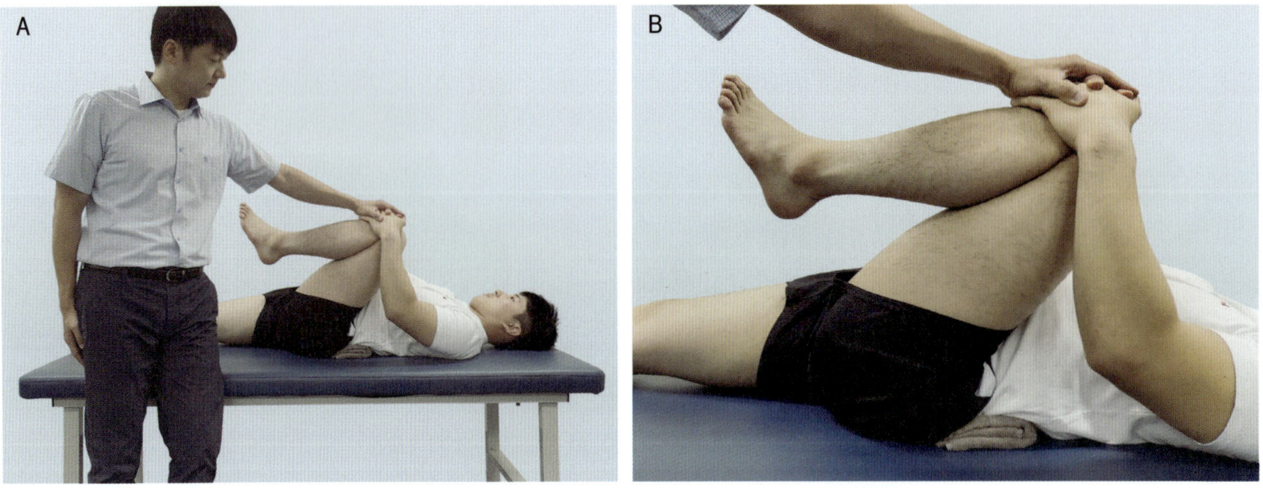

그림 6.31 큰볼기근 길이 검사. A: 전체 모습, B: 확대 모습

3) 넙다리뒤근육 Hamstring

(1) 넙다리뒤근육 근력 검사 Hamstring Strength Test

자세

- 엎드린 자세

방법

- 엎드린 자세에서 엉덩관절은 중립 자세를 유지함
- 검사자의 손은 측정하고자 하는 쪽의 발목관절에서 일정한 위치를 유지함
- 무릎관절 굽힘 90°를 수행한 채 무릎관절 폄 방향의 저항을 부여함

확인사항

- 보상작용 없이 무릎관절 굽힘을 유지하고 있는지 확인함

주의사항

- 보상적인 허리골반 부위의 앞기울임이 발생하지 않도록 주의함
- 보상적인 정강뼈 돌림이 발생하지 않도록 주의함
- 무릎관절 굽힘 90°를 유지하기 어려움

참고 엎드린 자세에서 엉덩관절은 중립 자세를 유지하고, 무릎관절 굽힘 90°를 수행한 채 무릎관절 폄 방향의 저항을 버티는 넙다리뒤근육의 근력 검사임. 엎드린 자세에서 대상자의 양쪽 손은 몸통 옆에 두는 것이 좋으며, 검사자의 손은 측정하고자 하는 쪽의 발목관절에서 일정한 위치를 유지함. 엎드린 자세에서 넙다리뒤근육의 약화가 있을 경우, 보상작용으로 허리척주앞굽음이 심해지거나, 정강뼈 돌림이 발생하거나, 무릎관절 굽힘 90°의 각도를 유지하기 어려워짐. 대상자가 동작을 유지하는 동안, 너무 과도한 저항을 이용한 평가는 무릎관절의 손상 및 넙다리뒤근육의 경련이 발생될 수 있기 때문에 주의해야 함

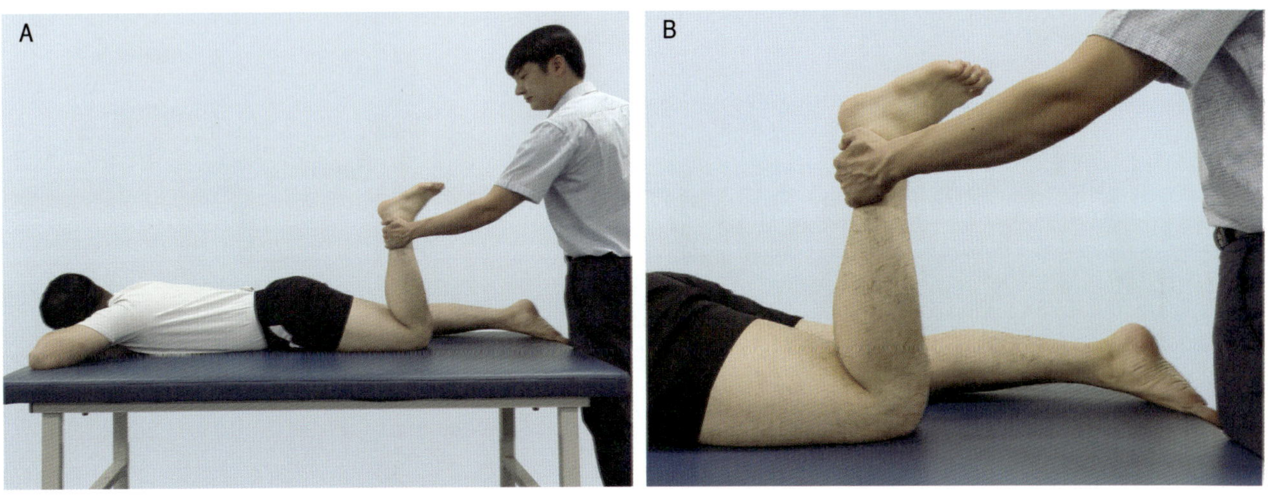

그림 6.32 넙다리뒤근육 근력 검사. A: 전체 모습, B: 확대 모습

(2) 넙다리뒤근육 길이 검사 Hamstring Length Test

자세

- 앉은 자세

방법

- 테이블에 몸통을 중립 자세에 맞춘 후 앉은 자세를 취함
- 검사자의 반대손으로 대상자의 허리골반 부위를 고정함
- 무릎관절 폄을 수행함

확인사항

- 무릎관절 폄 각도를 확인함

주의사항

- 무릎관절 폄 수행하면서 보상적인 발등굽힘이 발생하지 않도록 주의함

참고 앉은 자세에서 무릎관절 폄을 수행하여, 넙다리뒤근육의 길이를 확인하는 평가 방법이면서 스트레칭 운동임. 무릎관절 폄을 수행하면서 허리골반 부위를 고정해줌. 무릎관절 폄을 수행하면서 허리뼈 굽힘과 골반 뒤기울임이 보상작용으로 발생할 수 있음. 엉덩관절의 가쪽 또는 안쪽돌림이 발생할 수 있음. 발목관절의 발등굽힘을 수행한 채 무릎관절 폄을 수행하면 궁둥신경의 길이를 검사하는 자세가 되기 때문에, 넙다리뒤근육 길이 검사를 수행하기 위해서는 반드시 발바닥쪽굽힘 또는 발목관절의 중립 자세를 수행한 상태에서 검사를 진행해야 함

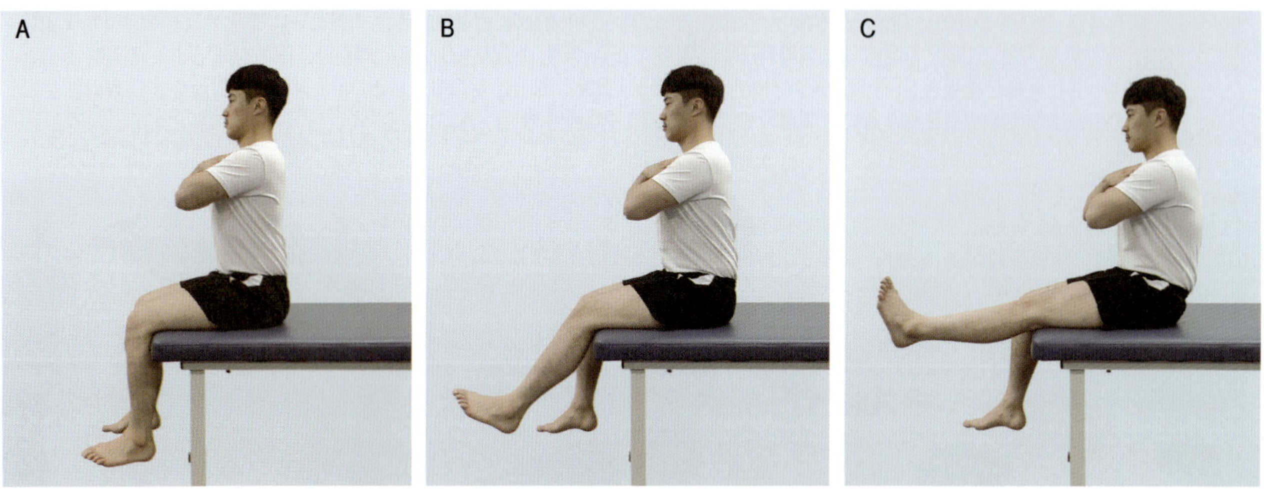

그림 6.33 넙다리뒤근육 길이 검사. A: 시작 자세, B: 끝 자세, C: 보상작용

4) 중간볼기근 Gluteus Medius

(1) 중간볼기근 근력 검사 Gluteus Medius Strength Test

자세

- 옆으로누운 자세

방법

- 옆으로누운 자세에서 엉덩관절 벌림 10°를 수행함
- 앞섬유–엉덩관절 굽힘 10°와 벌림 10°를 수행함
- 중간섬유–엉덩관절 벌림 10°를 수행함
- 뒤섬유–엉덩관절 폄 10°와 벌림 10°를 수행함
- 대상자는 한 손으로 엉덩뼈능선을 아래로 고정함

확인사항

- 흔들림이 많이 발생하거나, 옆으로누운 자세를 유지하지 못하는지 확인함

주의사항

- 보상적인 엉덩관절 벌림이 발생하는 쪽으로 골반이 끌려가는 것을 주의함
- 보상적인 몸통 또는 골반의 돌림이 발생하지 않도록 주의함

참고 옆으로누운 자세에서 엉덩관절 벌림 10°를 수행한 채 균형을 유지하는 중간볼기근의 기능 검사이면서 운동임. 중간볼기근의 앞섬유는 옆으로누운 자세에서 엉덩관절 굽힘 10°와 벌림 10°를 수행함. 중간볼기근의 중간섬유는 옆으로누운 자세에서 엉덩관절 벌림 10°를 수행함. 중간볼기근의 뒤섬유는 옆으로누운 자세에서 엉덩관절 폄 10°와 벌림 10°를 수행함. 대상자는 옆으로누운 자세에서 엉덩관절 벌림 동작을 수행할 때, 같은쪽 골반이 끌려 올라가지 않도록 한 손으로 엉덩뼈능선을 아래로 고정함. 보상작용으로 엉덩관절 벌림이 발생하는 쪽으로 골반 끌려감이 발생하거나, 몸통 또는 골반의 돌림이 발생함. 대상자가 동작을 수행하면서 흔들림이 많이 발생하거나 옆으로누운 자세를 유지하지 못하면, 중간볼기근 약화로 평가함

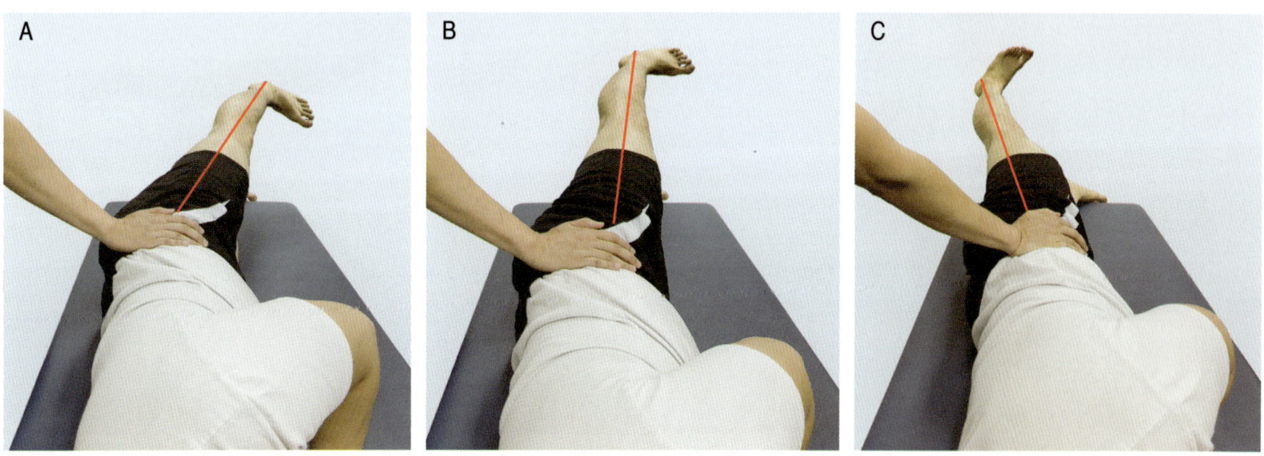

그림 6.34 중간볼기근 근력 검사. A: 앞섬유, B: 중간섬유, C: 뒤섬유

5) 궁둥구멍근 Piriformis

(1) 궁둥구멍근 근력 검사 Piriformis Strength Test

자세

- 옆으로누운 자세

방법

- 대상자는 허리골반 부위는 중립 자세를 유지함
- 대상자는 엉덩관절은 가쪽돌림을 수행함
- 무릎관절 굽힘 90°를 유지함
- 검사자는 안쪽돌림 방향으로의 저항을 제공함

확인사항

- 검사자는 보상작용 없이 안쪽돌림 방향으로의 저항을 버티는지 확인함

주의사항

- 보상적인 허리골반 부위의 돌림이 발생하지 않도록 주의함
- 몸통의 균형을 유지하기 어려워짐

참고 옆으로누운 자세에서 궁둥구멍근의 근력 검사면서, 강화 운동임. 허리골반 부위는 중립 자세 그리고 무릎관절 굽힘 90°를 유지한 채 엉덩관절은 가쪽돌림을 수행하면서, 안쪽돌림 방향으로의 저항을 버티는 궁둥구멍근의 근력 검사이면서 운동 방법임. 옆으로누운 자세에서 대상자의 양쪽 손은 몸통 앞에 두는 것이 좋으며, 검사자의 손은 허리골반 부위를 지지해 주거나, 지지해 주지 않은 채 보상작용을 확인함. 동작을 수행하는 동안, 대상자가 엉덩관절 가쪽돌림을 수행할 수 있는지를 확인한 후, 허리골반 부위에서 돌림 보상작용이 발생하는지 확인함. 그 경우, 허리골반 부위를 고정해주고, 엉덩관절 가쪽돌림의 수행이 가능한지를 확인함

참고 동작을 수행하는 동안, 궁둥구멍근의 근력 검사를 위해서는 측정하고자 하는 방향의 발의 위치를 반대쪽 무릎 뒤에 두어 지지면을 좁히는 것이 좋음. 궁둥구멍근의 근력 강화를 위해서는 측정하고자 하는 방향의 발의 위치를 반대쪽 무릎 앞에 두어 지지면을 넓히는 것이 효과적임

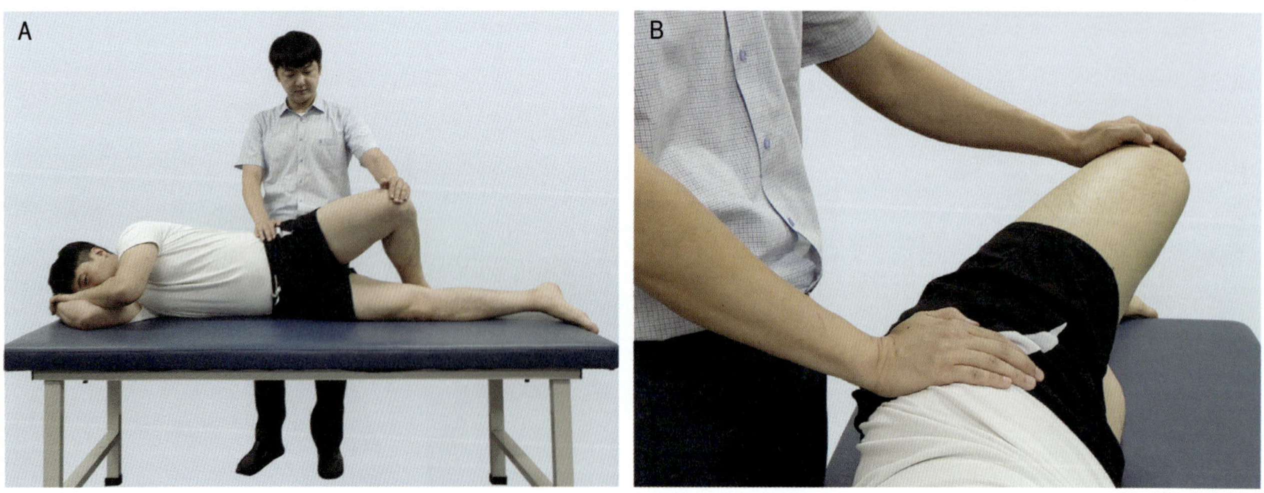

그림 6.35 궁둥구멍근 근력 검사. A: 전체 모습, B: 확대 모습

(2) 궁둥구멍근 길이 검사 Piriformis Length Test

자세

- 바로누운 자세

방법

- 검사자는 대상자의 엉덩관절 굽힘 90°를 수행함
- 검사자는 같은쪽 엉덩뼈능선을 고정함
- 엉덩관절 모음을 수행함

확인사항

- 검사측 무릎뼈의 위치가 보상작용 없이, 반대쪽 넙다리뼈머리의 큰돌기의 수직선상까지 가는지 확인함

주의사항

- 엉덩관절에서의 충돌이 발생하지 않도록 주의함

참고 바로누운 자세에서 수동적 엉덩관절 굽힘 각도 90°를 수행하여, 모음 동작을 수행하여 궁둥구멍근의 길이를 확인하는 평가 방법임. 해당 동작에서 검사하는 쪽의 무릎뼈의 위치가 반대쪽 큰돌기의 수직선상까지 가지 못하면, 궁둥구멍근의 단축으로 평가하게 됨. 엉덩관절 굽힘 상태에서 모음을 수행하면서 골반의 엉덩뼈능선을 고정해줌. 엉덩관절 굽힘 각도가 90°에서 벗어난 채 모음이 일어날 수 있음. 엉덩관절 굽힘과 모음에 제한이 있는 경우 또는 넙다리뼈 앞쪽 미끄러짐 유형이 있는 경우, 검사를 수행하면서 충돌이 발생할 수 있기 때문에 주의해야 함

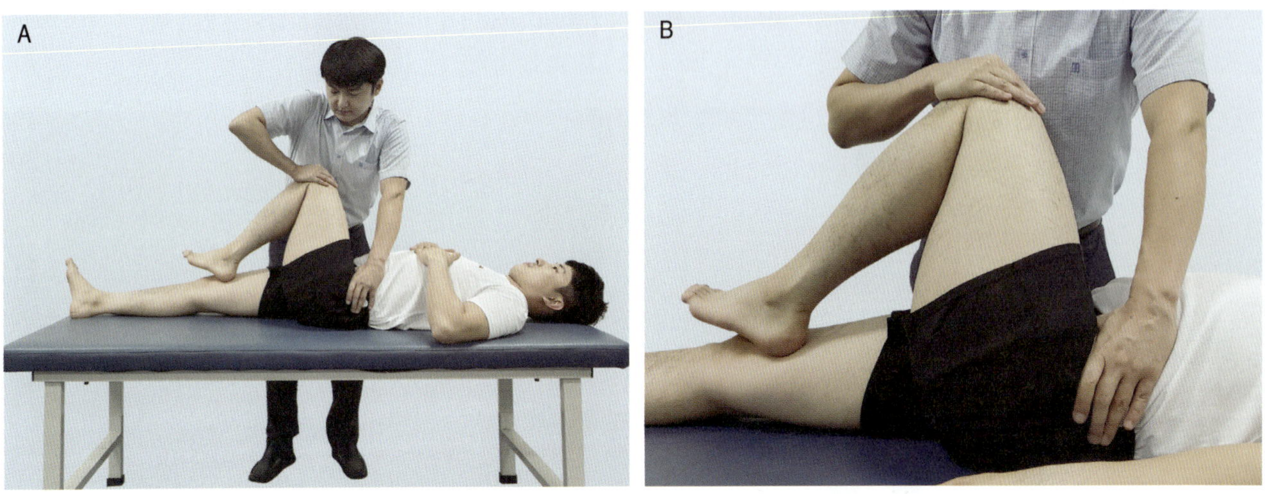

그림 6.36 궁둥구멍근 길이 검사. A: 전체 모습, B: 확대 모습

6) 넙다리근막긴장근 Tensor Fascia Latae

(1) 수정된 넙다리근막긴장근 길이 검사 Tensor Fascia Latae Length Test

자세

- 옆으로누운 자세

방법

- 검사자는 대상자의 무릎관절 굽힘 각도 90° 이상 수행함
- 엉덩관절 폄 10°와 모음 10°를 수행함
- 넙다리근막긴장근의 길이를 확인함

확인사항

- 보상작용 없이 엉덩관절 폄과 모음이 10°까지 가는지 확인함

주의사항

- 보상적인 허리골반 부위의 앞기울임이 발생하지 않도록 주의함

참고 옆으로누운 자세에서 무릎관절 굽힘 각도 90° 이상, 엉덩관절 폄 10°에서 엉덩관절 모음 10°를 수행하여 넙다리근막긴장근의 길이를 확인하는 평가 방법이면서 스트레칭 운동임. 무릎관절 굽힘 자세에서 엉덩관절 폄, 모음 자세를 수행할 때 넙다리뼈 머리가 축을 유지할 수 있도록, 검사자의 손을 이용하여 고정함. 엉덩관절 폄을 수행하면서, 허리척주앞굽음 그리고 골반의 앞기울임이 증가될 수 있음. 그렇기 때문에 반대쪽 허벅지를 대상자의 상지를 이용해 고정할 경우, 허리골반 부위에서의 보상작용은 최소화될 수 있음. 넙다리근막긴장근의 단축이 심할 경우, 해당 검사를 수행하면서 무릎뼈에서 가쪽 미끄러짐이 일어나며 통증을 유발할 수 있기 때문에, 검사자의 손을 이용해서 무릎뼈를 고정해주는 것이 필요함

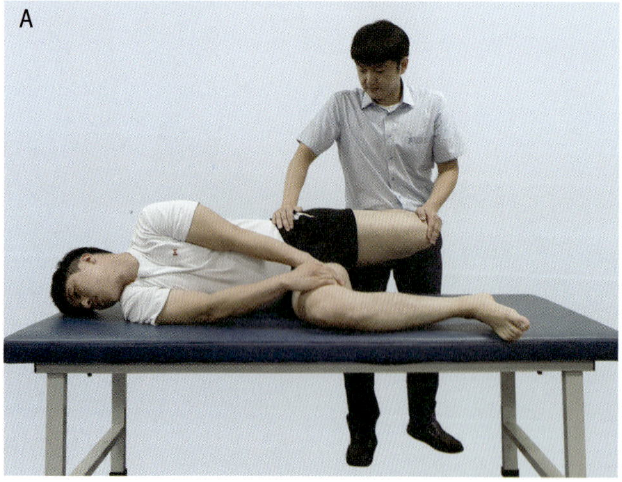

A

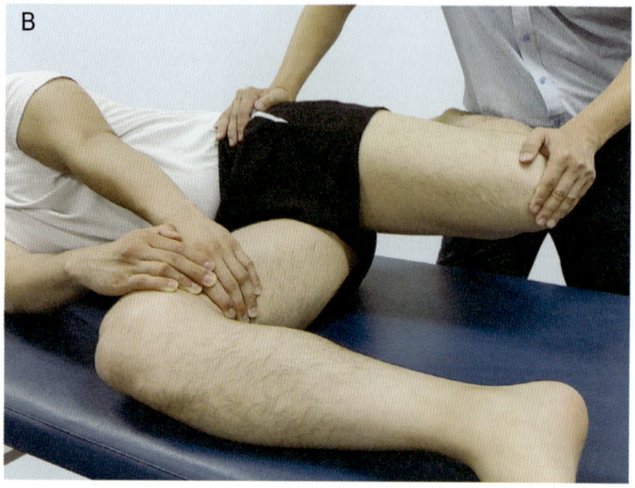

B

그림 6.37 옆으로누운 자세에서 넙다리근막긴장근 길이 검사. A: 전체 모습, B: 확대 모습

자세

- 바로누운 자세

방법

- 테이블 끝에 엉덩관절을 걸치고, 반대쪽 무릎관절은 고정함
- 검사자는 대상자의 무릎관절을 지지하면서 서서히 중력 방향으로 내려놓음
- 엉덩관절 벌림이 발생하는지 확인함
- 엉덩관절 벌림이 발생할 경우, 검사자는 대상자의 무릎관절 모음을 10° 수행한 상태에서 서서히 중력 방향으로 내려놓음
- 엉덩관절 폄 각도가 수평선 이하로 내려오는지 확인함

확인사항

- 엉덩관절 모음을 10° 수행한 상태에서 폄 각도가 0° 이상이 되지 않으면, 넙다리근막긴장근의 단축을 확인함

주의사항

- 평가를 위해 엉덩관절 폄이 수행되면서, 보상적인 허리뼈의 폄과 골반의 앞기울임이 발생되지 않도록 주의함

참고 엉덩관절 벌림이 발생할 경우, 엉덩관절을 모음한 채 중력 방향으로 내려가도록 한 후, 엉덩관절 폄 0° 이상이 되지 않으면 넙다리근막긴장근의 단축을 확인할 수 있음. 바로누운 자세에서 측정하는 쪽의 반대쪽 무릎관절을 잘 고정하는 것이 필요함. 고정이 되지 않을 경우 골반의 앞기울임이 발생할 수 있음. 평가를 위해 엉덩관절 폄이 수행되면서, 허리뼈의 폄과 골반의 앞기울임이 발생될 수 있음. 넙다리뼈 앞쪽 미끄러짐 유형이 있는 경우, 엉덩관절 폄을 수행하면서 0° 이상 수행될 수 있기 때문에, 정확한 평가를 위해서는 넙다리뼈머리 부위를 고정해서 넙다리뼈 앞쪽 미끄러짐을 최소화하여 평가하는 것이 정확함

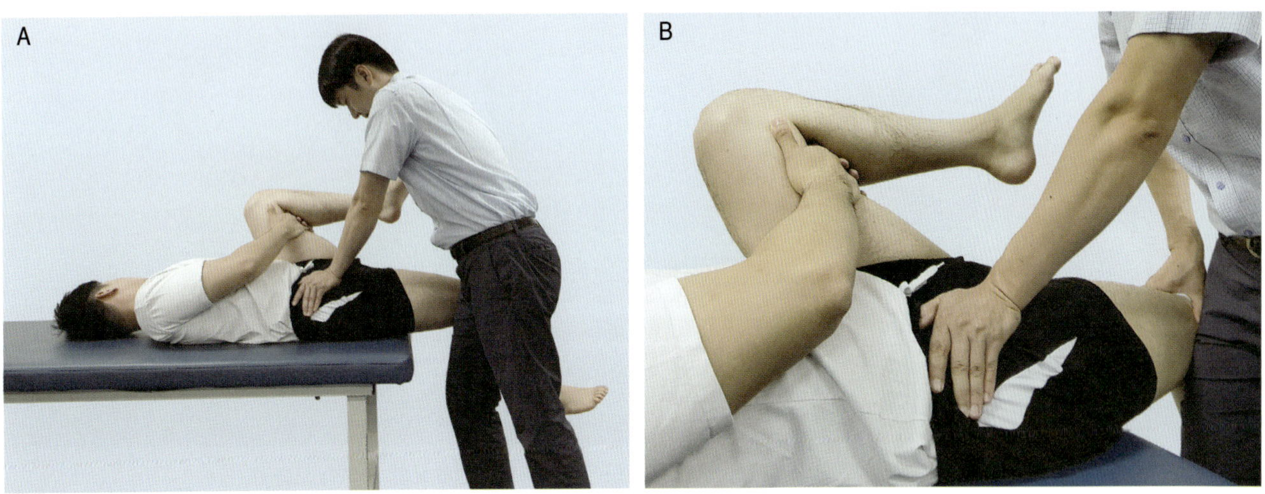

그림 6.38 바로누운 자세에서 넙다리근막긴장근 길이 검사. A: 전체 모습, B: 확대 모습

7) 넙다리곧은근 Rectus Femoris

(1) 넙다리곧은근 길이 검사 Rectus Femoris Length Test

자세

- 엎드린 자세

방법

- 검사자는 대상자의 발목관절을 잡고 무릎관절 굽힘을 최대로 수행함
- 넙다리곧은근의 길이를 확인함

확인사항

- 보상작용 없이 발꿈치가 엉덩이까지 닿는지 확인함

주의사항

- 보상적인 허리골반 부위의 앞기울임이 발생되지 않도록 주의함

참고 엎드린 자세에서 무릎관절 전체 굽힘을 수행하여, 넙다리곧은근의 길이를 확인하는 평가 방법이자 스트레칭 운동임. 엎드린 자세에서 무릎관절 굽힘을 수행하면서, 엉치뼈 부분을 대상자의 손을 이용해 고정함. 무릎관절 굽힘을 수행하면서, 넙다리곧은근의 단축이 심할 경우 허리척주앞굽음과 골반의 앞기울임이 증가될 수 있음. 넙다리곧은근은 두 개의 관절을 지나는 근육이기 때문에, 무릎관절 굽힘이 일어나기 위해서 엉덩관절이 굽힘이 발생될 수 있음. 따라서 엉덩관절 굽힘이 발생되지 않도록 무릎뼈 위쪽에 수건을 받쳐서 평가하는 것이 추천됨. 또한, 발꿈치가 엉덩이까지 닿을 수 있어야 음성 반응으로 평가할 수 있기 때문에, 해당 근육에 단축이 심한 경우 너무 무리한 적용을 피하는 것이 좋음

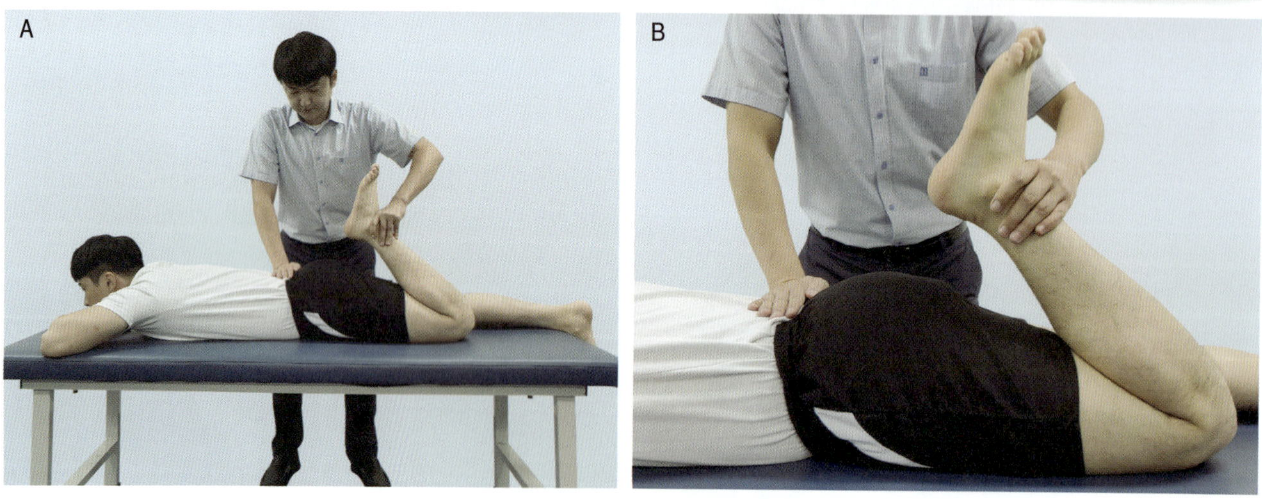

그림 6.39 엎드린 자세에서 넙다리곧은근 길이 검사. A: 전체 모습, B: 확대 모습

자세

- 바로누운 자세

방법

- 바로누운 자세에서 테이블 끝에 엉덩관절을 걸치고, 반대쪽 무릎관절은 고정함
- 검사자는 대상자의 무릎관절을 지지하면서 서서히 중력 방향으로 내려놓음
- 무릎관절 굽힘 각도가 80° 이하로 내려오는지 확인함

확인사항

- 무릎관절 굽힘 각도가 80° 이상 되지 않으면, 넙다리곧은근의 단축을 확인함

주의사항

- 보상적인 허리골반 부위 앞기울임이 발생되지 않도록 주의함

참고 바로누운 자세에서 엉덩허리근과 넙다리곧은근 그리고 넙다리근막긴장근의 길이를 확인하는 평가 방법임. 수정된 토마스 검사라고 불리며, 바로누운 자세에서 테이블 끝에 엉덩관절을 걸치고, 반대쪽 무릎관절은 고정시킴. 무릎관절 굽힘 각도가 80°가 되지 않으면, 넙다리곧은근의 단축을 확인할 수 있음

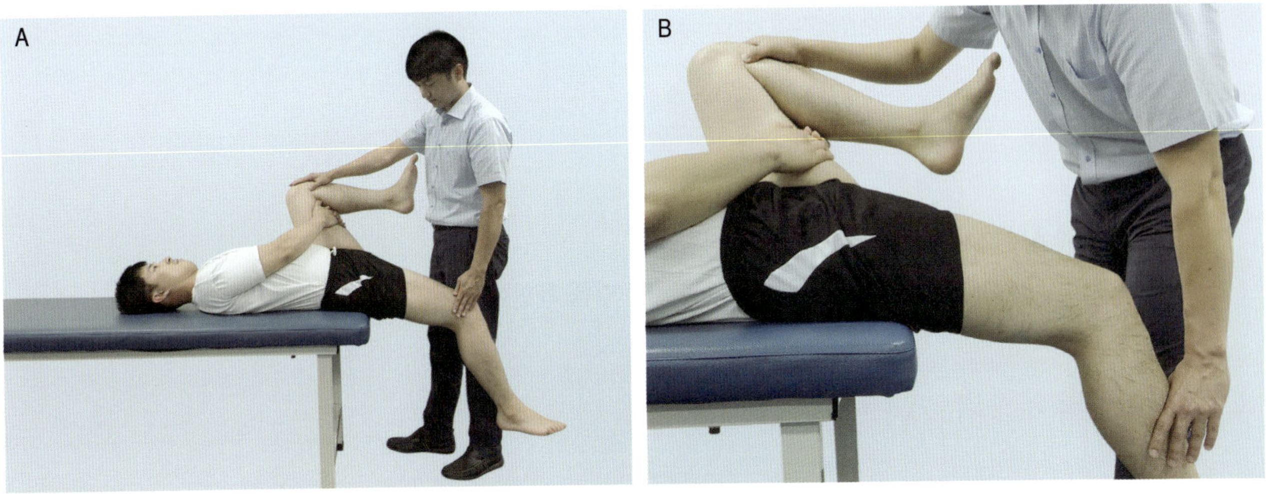

그림 6.40 바로누운 자세에서 넙다리곧은근 길이 검사. A: 전체 모습, B: 확대 모습

6. 관절가동범위 검사

1) 굽힘과 폄 Flexion and Extension

(1) 굽힘

자세

- 바로누운 자세

방법

- 바로누운 자세에서 대상자의 허리에 수건을 고정함
- 대상자는 양손을 가슴에 놓고 측정하는 엉덩관절의 굽힘을 확인함

확인사항

- 엉덩관절 굽힘 각도가 125°까지 가능한지 확인함

주의사항

- 수건을 허리뼈 부위에 받쳐서 진행해야 보상작용 없이 엉덩관절에서의 굽힘이 가능함

(2) 폄

자세

- 엎드린 자세

방법

- 엎드린 자세에서 대상자의 배에 수건을 고정함
- 대상자는 양손을 머리에 놓고 측정하는 엉덩관절의 폄을 확인함

확인사항

- 엉덩관절 폄 각도가 10°까지 가능한지 확인함

주의사항

- 수건을 배 부위에 받쳐서 진행해야 보상작용 없이 엉덩관절에서의 폄이 가능함

참고 엉덩관절의 굽힘과 폄을 위한 관절가동범위 검사는 바로누운 자세와 엎드린 자세에서 수행할 수 있음. 엉덩관절 굽힘의 경우, 바로누운 자세에서 엉덩관절에서 125°의 굽힘이 수행될 수 있음. 엉덩관절 굽힘 관절가동범위 검사 시 주의사항은 굽힘 동작을 수행하면서 허리뼈 부위를 받쳐서 진행해야 순수한 엉덩관절에서의 굽힘을 검사할 수 있음

참고 엉덩관절 폄의 경우, 엎드린 자세에서 엉덩관절에서 10°의 폄이 수행될 수 있음. 엉덩관절 폄 관절가동범위 검사 시 주의사항은 폄 동작을 수행하면서 엉치뼈 또는 배 부위를 받쳐서 진행해야 순수한 엉덩관절에서의 폄을 검사할 수 있음

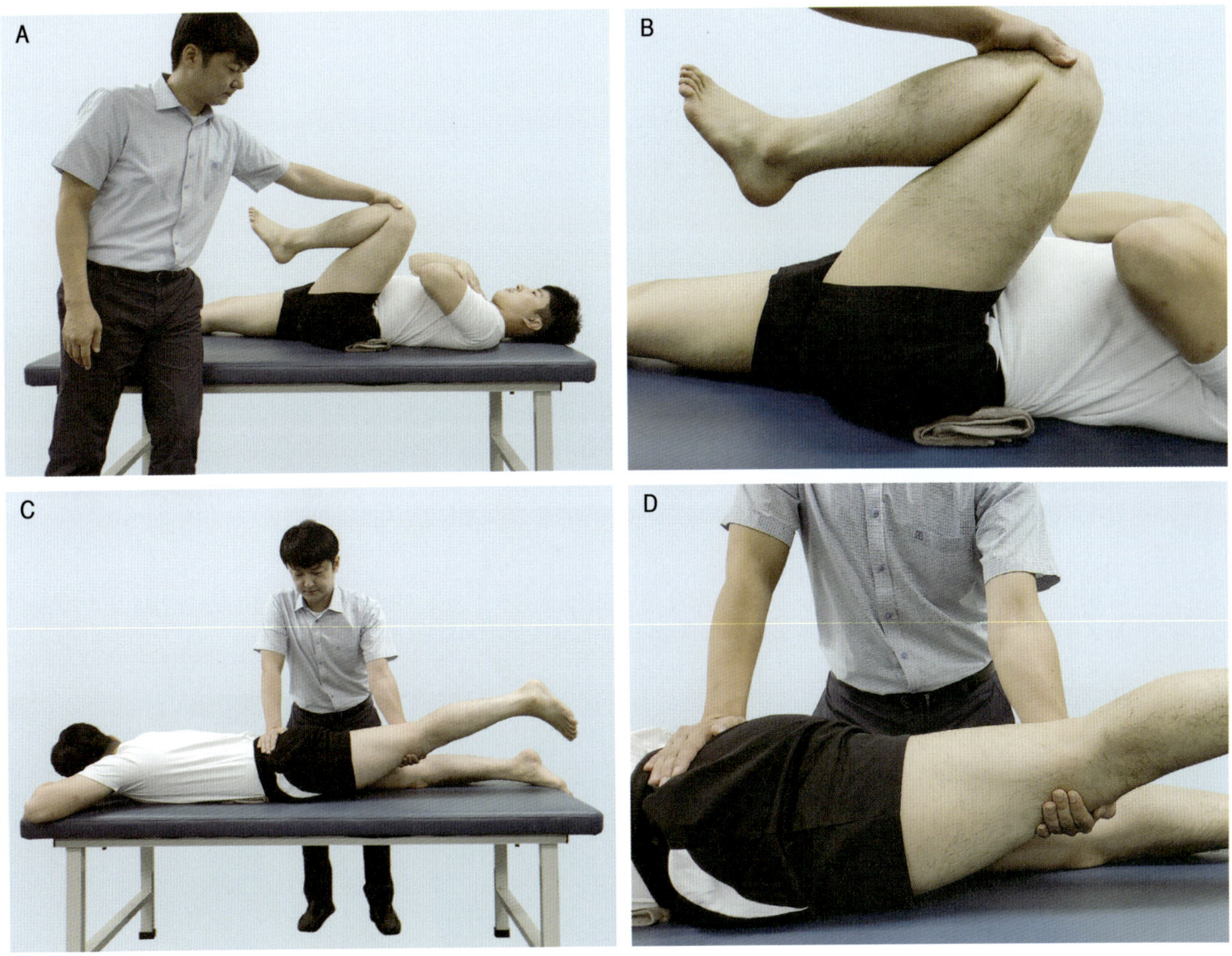

그림 6.41 엉덩관절 관절가동범위 검사.
A: 굽힘 전체 모습, B: 굽힘 확대 모습, C: 폄 전체 모습, D: 폄 확대 모습

2) 벌림과 모음 Abduction and Adduction

자세

- 바로누운 자세

방법

- 바로누운 자세에서 검사자는 대상자의 골반을 손으로 고정함

확인사항

- 엉덩관절 벌림 각도가 45°까지 가능한지 확인함
- 엉덩관절 모음 각도가 10°까지 가능한지 확인함

주의사항

- 엉덩관절 벌림 시 보상적인 허리뼈 부위에서 가쪽굽힘이 과도하게 발생되는 것을 주의함
- 엉덩관절 모음 시 엉덩뼈능선을 고정해야 보상작용 없이 엉덩관절에서의 폄이 가능함

참고 엉덩관절의 벌림과 모음을 위한 관절가동범위 검사는 바로누운 자세에서 수행할 수 있음. 엉덩관절 벌림의 경우, 바로누운 자세에서 엉덩관절에서 45°의 벌림이 수행될 수 있음. 엉덩관절 벌림 관절가동범위 검사 시 주의사항은 벌림 동작을 수행하면서 허리뼈 부위에서 가쪽굽힘이 과도하게 발생되는 것을 방지하며 진행해야 순수한 엉덩관절에서의 벌림을 검사할 수 있음

참고 엉덩관절 모음의 경우, 바로누운 자세에서 엉덩관절에서 10°의 모음이 수행될 수 있음. 엉덩관절 모음 관절가동범위 검사 시 주의사항은 모음 동작을 수행하면서 엉덩뼈능선을 고정해서 진행해야 순수한 엉덩관절에서의 모음을 검사할 수 있음

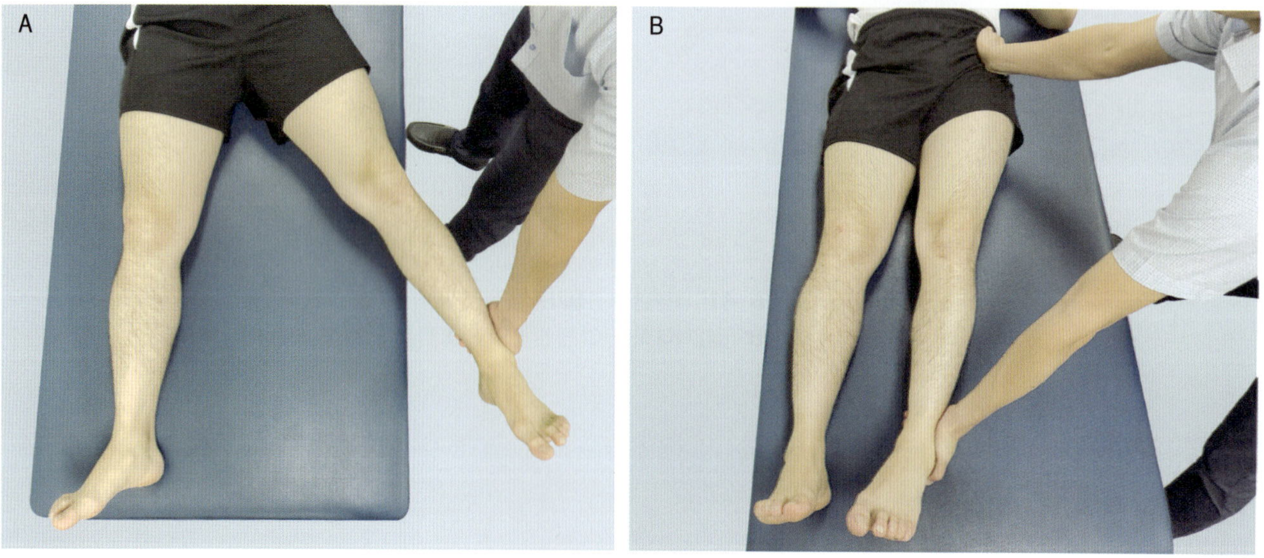

그림 6.42 엉덩관절 관절가동범위 검사. A: 벌림, B: 모음

3) 안쪽돌림과 가쪽돌림 Internal Rotation and External Rotation

자세

- 바로누운 자세

방법

- 바로누운 자세에서 대상자는 양손을 가슴에 올리고 엉덩관절을 굽힘 90°로 고정함
- 넙다리뼈를 수직으로 고정한 상태에서 검사자는 무릎관절 이하의 부분을 고정하여 측정함

확인사항

- 엉덩관절 안쪽돌림의 각도가 45°까지 가능한지 확인함
- 엉덩관절 가쪽돌림의 각도가 45°까지 가능한지 확인함

주의사항

- 엉덩관절 안쪽돌림 시 보상적인 허리뼈 부위에서 가쪽굽힘이 과도하게 발생되는 것을 주의함
- 엉덩관절 가쪽돌림 시 보상적인 허리뼈 부위에서 가쪽굽힘이 과도하게 발생되는 것을 주의함
- 발목관절을 잡고 안쪽 또는 가쪽돌림 검사를 수행할 때, 무릎관절 조직의 이완(laxity)이 발생되어 부정확한 측정이 될 수 있음을 주의함

참고 엉덩관절의 안쪽돌림과 가쪽돌림을 위한 관절가동범위 검사는 바로누운 자세에서 수행할 수 있음. 엉덩관절 안쪽돌림의 경우, 바로누운 자세에서 엉덩관절에서 45°의 안쪽돌림이 수행될 수 있음. 엉덩관절 안쪽돌림 관절가동범위 검사 시 주의사항은 안쪽돌림 동작을 수행하면서 허리뼈 부위에서 가쪽굽힘이 과도하게 발생되는 것을 방지하며 진행해야 순수한 엉덩관절에서의 안쪽돌림을 검사할 수 있음

참고 엉덩관절 가쪽돌림의 경우, 바로누운 자세에서 엉덩관절에서 45°의 가쪽돌림이 수행될 수 있음. 엉덩관절 가쪽돌림 관절가동범위 검사 시 주의사항은 가쪽돌림 동작을 수행하면서 허리뼈 부위에서 가쪽굽힘이 과도하게 발생되는 것을 방지하며 진행해야 순수한 엉덩관절에서의 가쪽돌림을 검사할 수 있음

참고 안쪽돌림과 가쪽돌림을 검사할 때 넙다리뼈의 축은 모두 수직을 유지해야 하며, 검사자의 양손은 먼쪽 넙다리뼈를 잡고 관절 각도를 검사하는 것이 정확함. 발목관절 또는 정강뼈를 잡고 진행할 경우, 무릎관절의 이완이 영향을 줄 수 있음

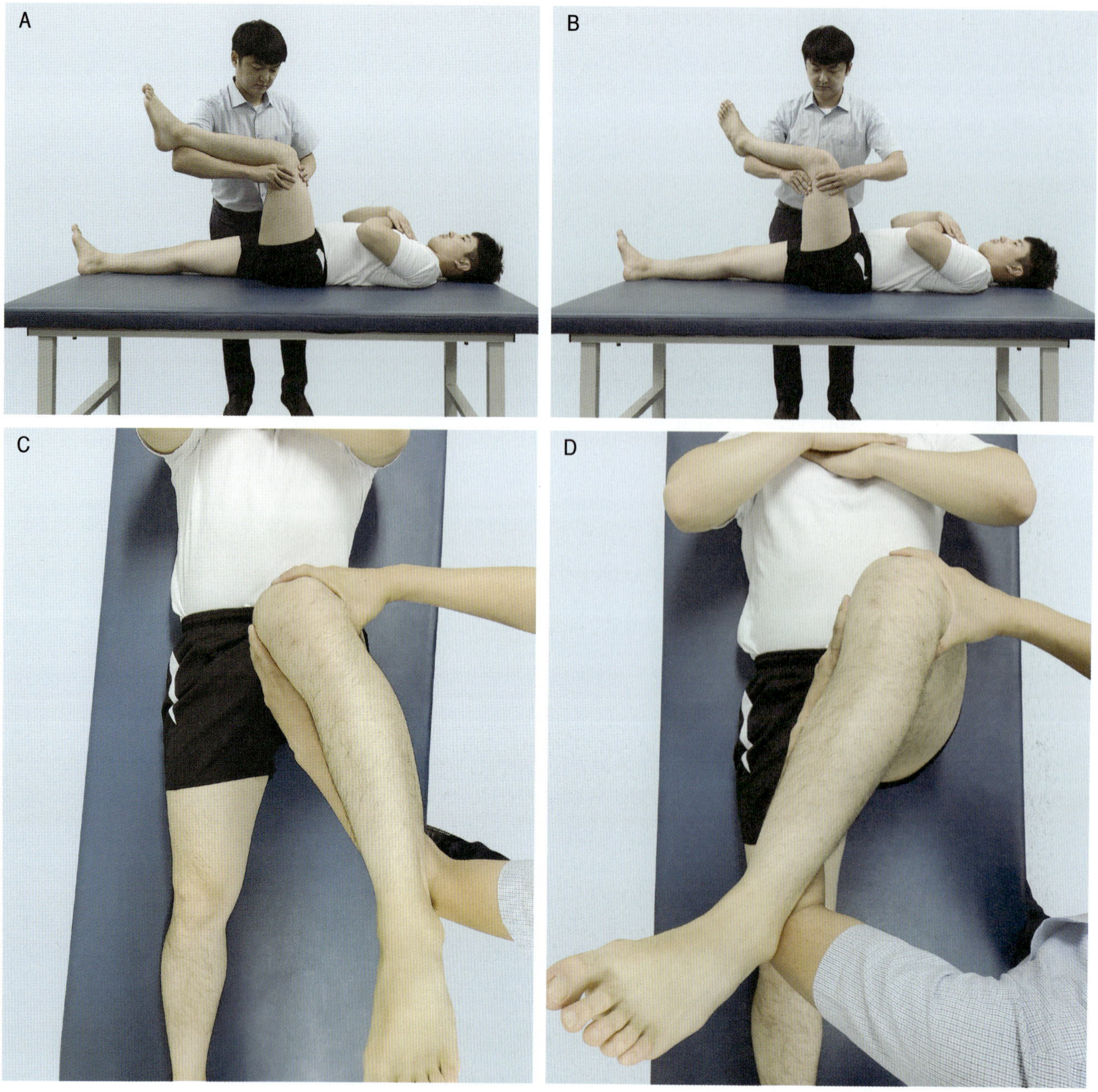

그림 6.43 엉덩관절 관절가동범위 검사.
A: 안쪽돌림 전체 모습, B: 가쪽돌림 전체 모습, C: 안쪽돌림 확대 모습, D: 가쪽돌림 확대 모습

7. 움직임 검사

1) 앞쪽굽힘 검사 Forward Bending Test

자세

- 선 자세

방법

- 앞쪽으로 몸통 굽힘을 수행함
- 양손의 끝이 최대한 지면에 닿을 수 있도록 수행함
- 마지막 자세에서 유지함

음성

- 적절한 허리뼈 굽힘이 발생함
- 충분한 엉덩관절 굽힘이 발생함
- 몸통 굽힘을 수행하면서 엉덩관절 굽힘, 허리뼈 굽힘이 순차적으로 일어남

양성

- 과도한 허리뼈 굽힘이 발생함
- 불충분한 엉덩관절 굽힘이 발생함
- 몸통 굽힘을 수행하면서 허리뼈 굽힘이 엉덩관절 굽힘보다 먼저 일어나고, 더 많이 일어남

참고 엉덩굽힘 각도에서 대략 70° 수행되면서 등뼈와 허리뼈에서 이상적인 굽힘이 발생되는지 평가함. 이때 넙다리뼈는 뒤쪽으로 10cm 이상 이동되지 않는 것이 좋음

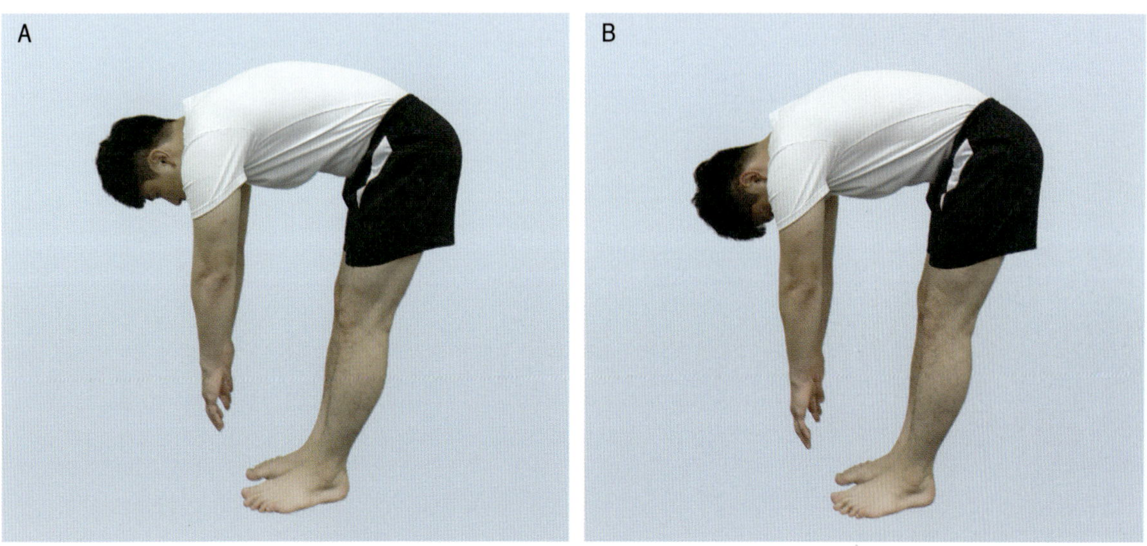

그림 6.44 앞쪽굽힘 검사. A: 시작 자세, B: 끝 자세

2) 무릎 살짝 굽힘 검사Small Knee Bend Test

자세

- 선 자세

방법

- 양쪽 무릎을 20° 굽힘

음성

- 무릎뼈의 중심이 두 번째 발가락과 수직선상에서 일치되는 것을 확인함

양성

- 무릎뼈의 중심이 안쪽으로 향하는지 확인함

참고 선 자세에서 무릎 굽힘 각도를 대략 20° 수행했을 때, 무릎뼈의 중심이 두 번째 발가락과 수직선상에서 일치되는 것이 이상적임. 무릎을 굽힘하면서 무릎뼈의 중심이 발등의 안쪽으로 돌아가는 것은 좋지 않은 자세라고 볼 수 있음

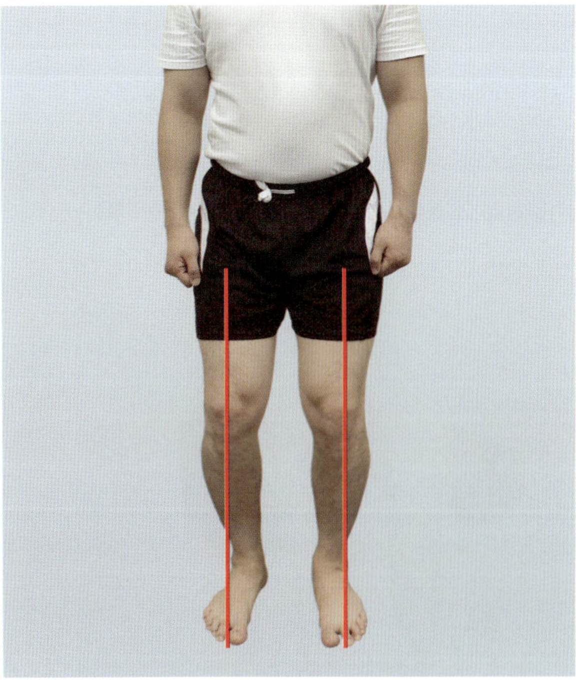

그림 6.45 무릎 살짝 굽힘 검사

(1) 엉덩관절 안쪽돌림 기능장애

Hip Internal Rotation Dysfunction

무릎 굽힘이 수행되면서 엉덩관절 안쪽돌림이 발생하는 유형이다.

(2) 정강뼈 가쪽돌림 기능장애

Tibial External Rotation Dysfunction

무릎 굽힘이 수행되면서 정강뼈 가쪽돌림이 발생하는 유형이다(그림 6.46).

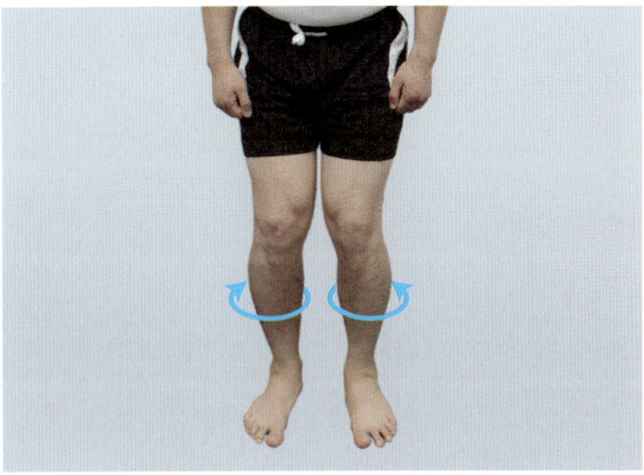

그림 6.46 정강뼈 가쪽돌림 기능장애

(3) 엉덩관절 안쪽돌림/정강뼈 가쪽돌림 기능장애

Hip Internal Rotation and Tibial External Rotation Dysfunction

무릎 굽힘이 수행되면서 엉덩관절은 안쪽돌림이 발생하고, 정강뼈는 가쪽돌림이 발생하는 유형이다(그림 6.47).

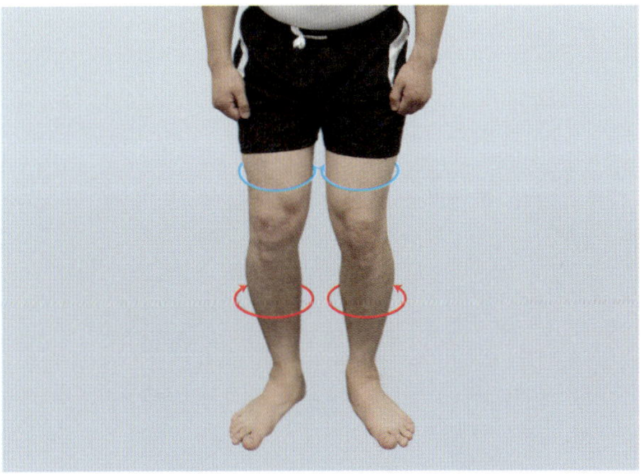

그림 6.47 엉덩관절 안쪽돌림/정강뼈 가쪽돌림 기능장애

3) 한쪽 다리 무릎 살짝 굽힘 검사 Single Leg 1/4 Squat Test

자세

- 선 자세

방법

- 양발은 10~15cm 간격을 유지함
- 한쪽 무릎을 20° 굽힘

음성

- 무릎뼈의 중심이 두 번째 발가락과 수직선상에서 일치되는 것을 확인함

양성

- 무릎뼈가 발가락 끝에서부터 3~8cm 사이의 범위에서 벗어나는 것을 확인함

> **참고** 선 자세에서 양발은 10~15cm 간격을 유지함. 한쪽 다리로 체중을 지지한 채 무릎 굽힘 각도를 대략 20° 수행했을 때, 무릎뼈의 중심이 발가락의 끝에서부터 3~8cm 사이의 범위에서 유지되는 것이 좋음. 무릎 굽힘이 수행되면서, 무릎뼈의 위치가 발가락의 끝으로부터 3cm가 안 되는 경우, 가자미근의 단축을 의심할 수 있음. 무릎 굽힘이 수행되면서, 무릎뼈의 위치가 발가락의 끝으로부터 8cm를 넘는 경우, 비정상적인 서기 전략을 의심할 수 있음

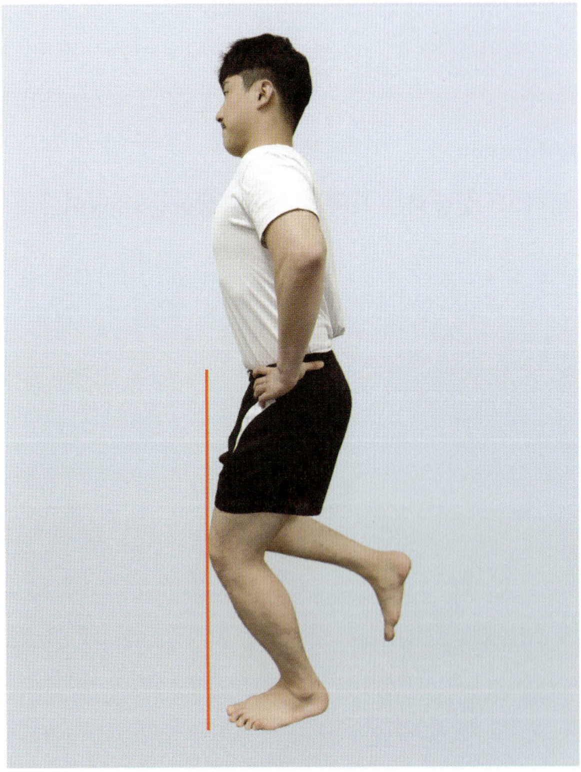

그림 6.48 한쪽 다리 무릎 살짝 굽힘 검사

4) 한쪽 무릎 들기와 무릎 펌 검사 Single Knee Lift and Knee Extension Test

자세

- 선 자세

방법

- 양발은 10~15cm 간격을 유지함
- 한쪽 다리로 체중을 지지함
- 반대쪽 엉덩관절 굽힘을 90° 수행함
- 자세를 유지한 채 무릎관절 폄을 수행함

음성

- 해당 자세에서 무릎관절 폄을 수행하면서, 엉덩관절 굽힘을 그대로 유지할 수 있음

양성

- 해당 자세에서 무릎관절 폄을 수행하면서, 엉덩관절 굽힘 유지가 불가능함

참고 선 자세에서 한쪽 다리로 체중을 지지하며, 반대쪽 엉덩관절 굽힘 90°를 유지함. 엉덩관절 굽힘 90°를 유지한 채, 무릎관절에서 폄(완전한 폄에서 20°까지 허용)을 수행할 수 있어야 함. 무릎관절을 펼 때, 엉덩관절 폄이 발생될 경우 조절되지 않은 엉덩관절 폄이 발생한 것으로 평가할 수 있음

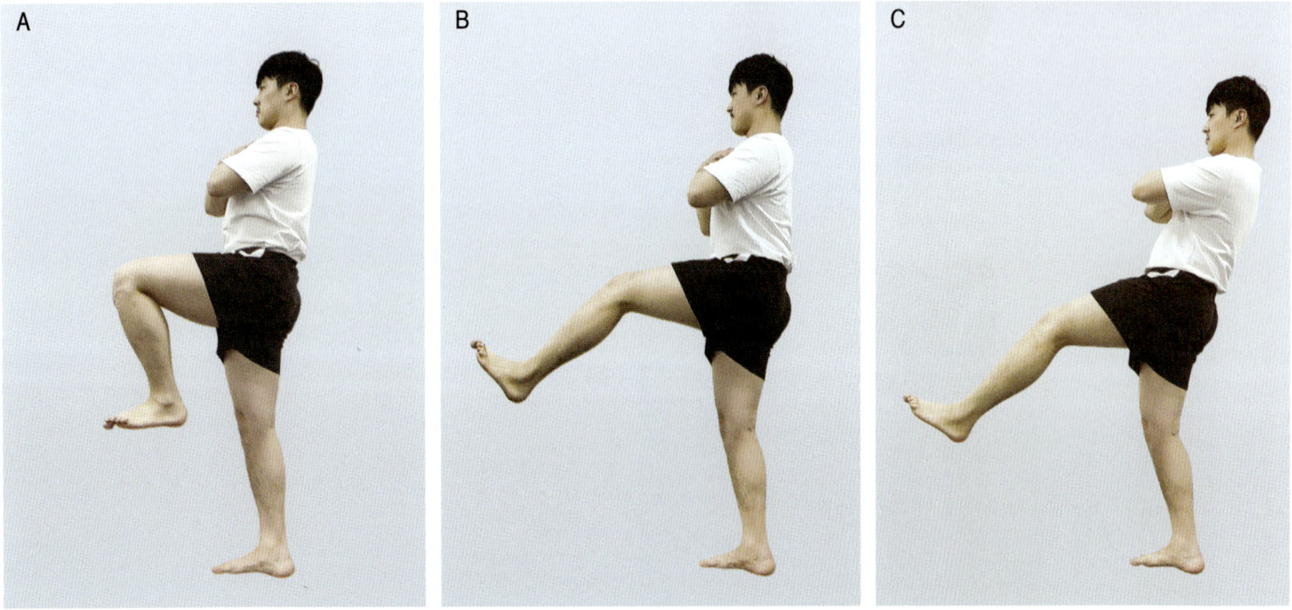

그림 6.49 한쪽 무릎 들기와 무릎 폄 검사. A: 시작 자세, B: 끝 자세, C: 보상작용

5) 엉덩관절 안쪽돌림/가쪽돌림 검사 Hip Internal Rotation/External Rotation Test

자세

- 선 자세

방법

- 양발은 10~15cm 간격을 유지함
- 몸통 돌림과 엉덩관절 돌림을 수행함
- 골반과 몸통의 회전을 최대한 수행함

음성

- 몸통 돌림이 지면을 기준으로 90° 돌림 가능을 확인함

양성

- 몸통 돌림이 지면을 기준으로 90° 돌림이 발생되지 않음을 확인함

참고 선 자세에서 양발은 10~15cm 간격을 유지하고 몸통 돌림과 엉덩관절 돌림을 수행함. 골반은 지면에 있는 양발을 기준으로 45° 회전하고, 몸통은 지면에 있는 양발을 기준으로 45° 회전한 후 양쪽 방향 돌림을 비교함. X factor라고도 하며, 테니스 또는 골프와 같이 돌림 성분의 스포츠 활동을 수행하기 전에 스포츠 손상 예방을 위해서 평가할 수 있음

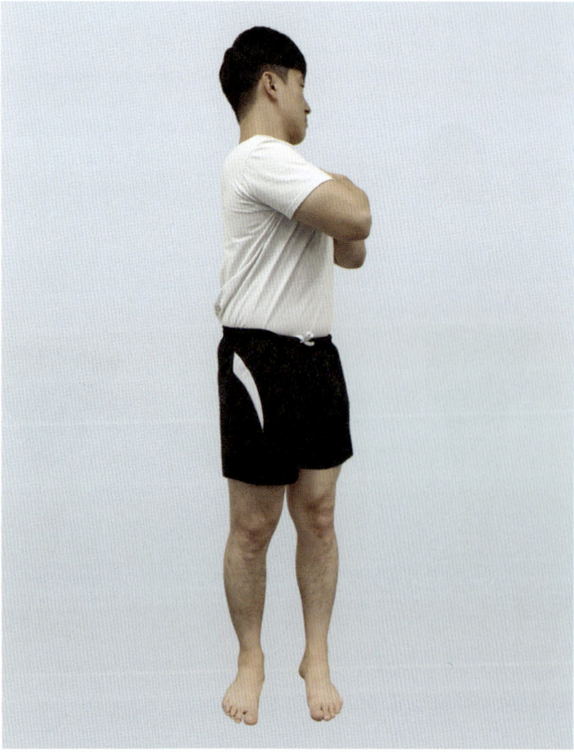

그림 6.50 몸통 방향에 따라 엉덩관절 돌림 방향 제시

6) 엉덩관절 돌림 조절 검사 Hip Rotation Control Test

자세

- 선 자세

방법

- 양발은 10~15cm 간격을 유지함
- 한쪽 다리로 체중을 지지함
- 무릎관절은 20° 굽힘을 수행함
- 엉덩관절 돌림을 양쪽 방향으로 35° 수행함

음성

- 해당 자세를 수행하면서 무릎뼈의 중심이 두 번째 발가락과 수직선상에서 일치되는 것을 확인함

양성

- 해당 자세가 수행됐을 때 무릎뼈가 처음 위치에서 유지가 안 되는지 확인함

참고 선 자세에서 양발은 10~15cm 간격을 유지함. 한쪽 다리로 체중을 지지한 채 무릎 굽힘 각도를 대략 20° 수행했을 때, 무릎뼈의 중심이 발가락의 끝에서부터 3~8cm 사이의 범위에서 유지되는 것이 좋음. 양쪽으로 엉덩관절 돌림 각도 35°까지 수행됐을 때, 무릎관절이 처음 위치를 유지하는 것이 좋음. 무릎관절의 중심이 안쪽으로 움직일 경우 조절되지 않은 엉덩관절 돌림 현상이 있다고 평가할 수 있음

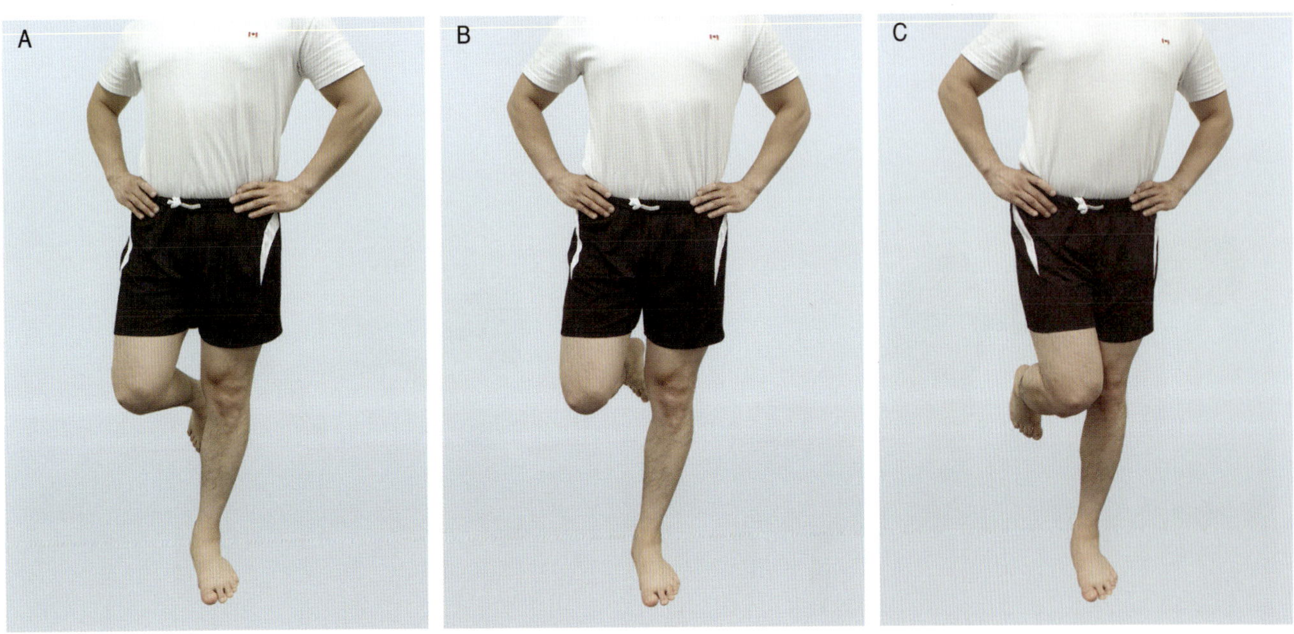

그림 6.51 엉덩관절 돌림 조절 검사. A: 가쪽돌림, B: 중립 자세, C: 안쪽돌림

7) 뒤쪽락킹 검사 Backward Rocking Test

자세

- 네발기기 자세

방법

- 엎드린 자세에서 엉덩관절, 무릎관절, 어깨관절 90° 굽힘을 수행함
- 턱을 당긴 채 척주는 곧게 유지함
- 엉덩관절을 뒤쪽 발꿈치 쪽으로 서서히 이동시킴

음성

- 엉덩관절 120° 이전에 엉덩관절에서 굽힘이 발생하고, 엉덩관절 120°가 지나면서 허리뼈에서 굽힘, 골반뼈에서 뒤기울임이 발생함

양성

- 엉덩관절 120° 이전에, 허리골반 부위의 굽힘 발생을 확인함
- 엉덩관절 120° 이후에, 허리골반 부위의 굽힘과 골반 뒤기울임이 발생되지 않는지 확인함

참고 네발기기 자세에서 엉덩관절, 무릎관절, 어깨관절은 90° 굽힘 자세를 취함. 턱은 당긴 채 몸통을 뒤쪽으로 움직이면서, 엉덩관절 굽힘 각도 120°까지 이동함. 초기 움직임에서는 엉덩관절 굽힘으로 시작되는 것이 이상적이며, 엉덩관절 120°에 접근하였을 때는 골반 뒤기울임 또는 허리뼈 굽힘이 동반되는 것이 좋음. 등뼈 굽힘의 제한에 의한 상대적인 뻣뻣함으로 인해 허리뼈 굽힘이 증가하는 것을 보상작용으로 볼 수 있음. 또한 엉덩이가 발꿈치에 닿았을 때까지도 골반 뒤기울임 또는 허리뼈 굽힘이 발생하지 않는다면 과도한 엉덩관절 굽힘 또는 엉덩관절 불안정성을 의심해 볼 수 있음

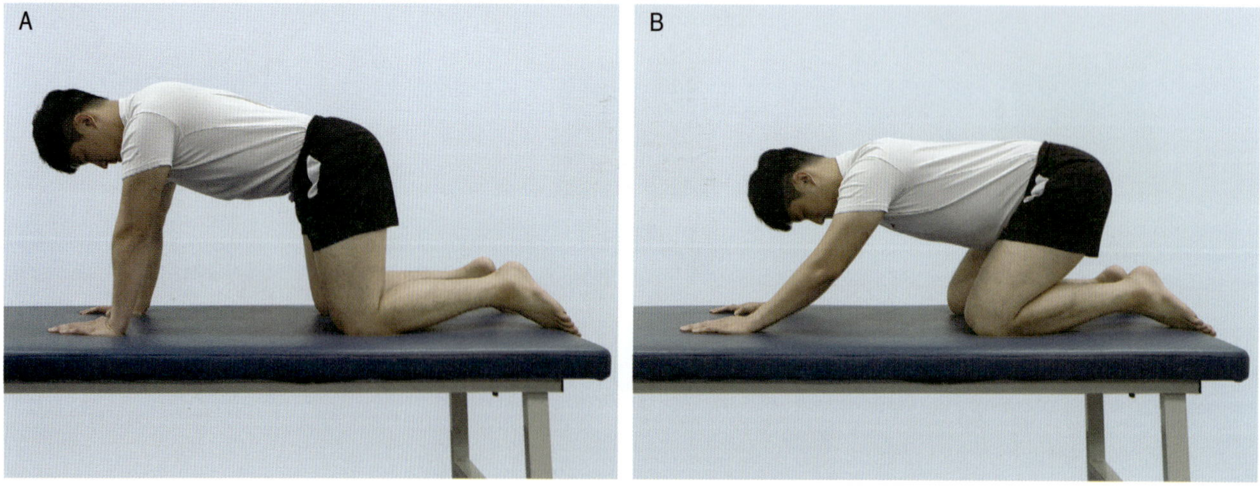

그림 6.52 뒤쪽락킹 검사. A: 시작 자세, B: 끝 자세

8) 네발기기 자세 무릎 굽힘 엉덩관절 폄 검사Quadruped Bent Knee Hip Extension Test

자세

- 네발기기 자세

방법

- 엎드린 자세에서 엉덩관절, 무릎관절, 어깨관절은 90° 굽힘을 수행함
- 턱을 당긴 채 척주는 곧게 유지함
- 한쪽 무릎을 90°로 유지함
- 엉덩관절 폄 10°를 수행함

음성

- 엉덩관절 벌림과 가쪽돌림이 확인되지 않음
- 엉덩관절 폄이 수직선을 따라 수행될 수 있음

양성

- 엉덩관절 벌림 확인함
- 엉덩관절 가쪽돌림 확인함

참고 네발기기 자세에서 엉덩관절, 무릎관절, 어깨관절은 90° 굽힘 자세를 취함. 한쪽 다리를 무릎 굽힘 각도 90°를 유지한 채, 엉덩관절 폄 각도를 10°까지 수행함. 엉덩관절 폄을 수행하면서 엉덩관절 가쪽돌림 또는 벌림이 발생하지 않는 것이 좋음. 이상적으로, 엉덩관절 폄을 수행하면서 무릎뼈의 중심과 발꿈치가 수직선상에서 유지되는 것이 좋음

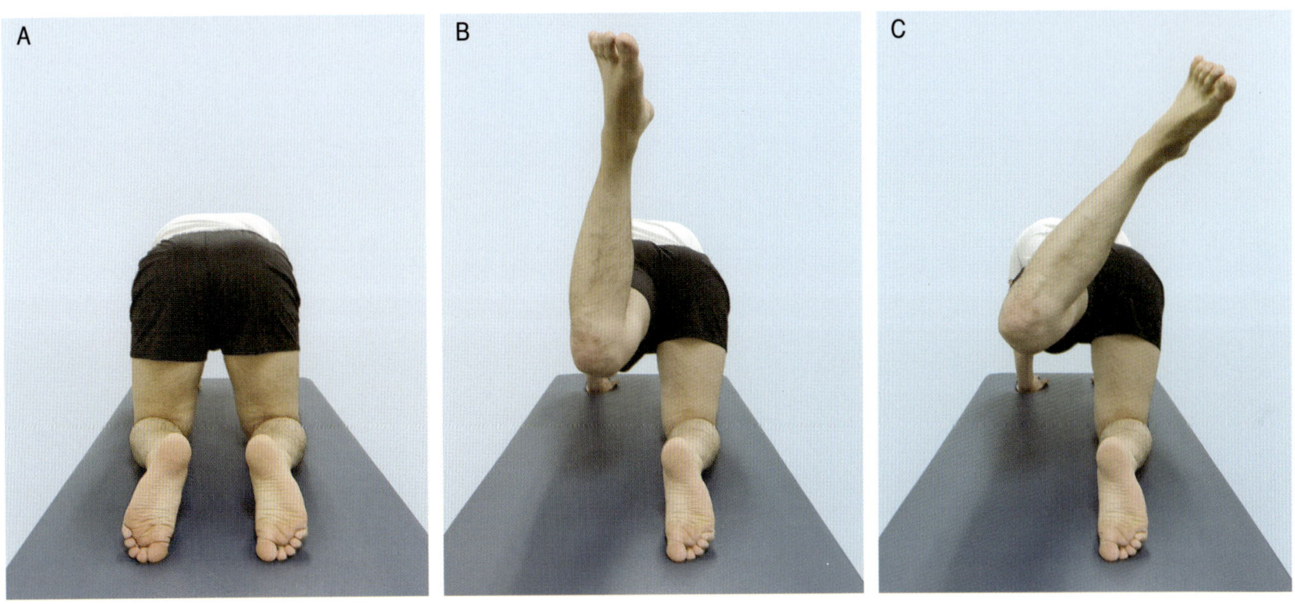

그림 6.53 네발기기 자세 무릎 굽힘 엉덩관절 폄 검사. A: 시작 자세, B: 엉덩관절 폄, C: 보상작용

8. 엉덩관절 KEMA 진단 분류

엉덩관절의 운동장애는 넙다리뼈 앞쪽 미끄러짐, 넙다리뼈 앞쪽 미끄러짐과 가쪽돌림, 엉덩관절 모음, 엉덩관절 폄과 무릎관절 폄, 엉덩관절 가쪽돌림, 넙다리뼈 부수적 과운동성, 넙다리뼈 저운동성과 위쪽 미끄러짐, 넙다리뼈 뒤쪽 미끄러짐과 안쪽돌림 유형으로 분류된다(그림 6.54).

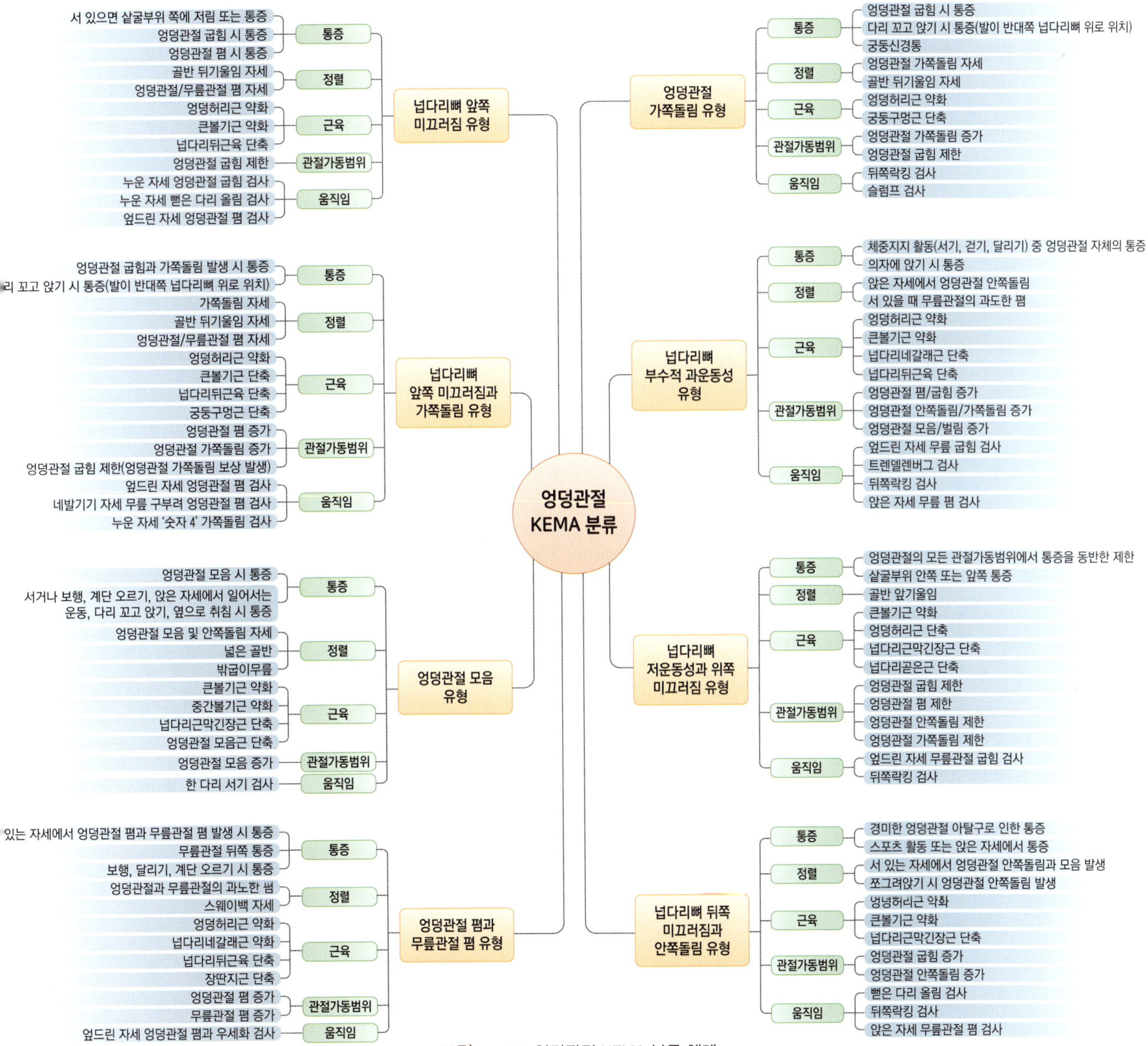

그림 6.54 엉덩관절 KEMA 분류 체계

1) 분류 기준

(1) 통증 및 증상

엉덩관절에 손상을 발생시키는 요인은 통증, 정렬 검사, 근육 검사, 관절가동범위 검사 그리고 움직임 검사 등 다양한 검사들을 통해 평가한다. 하지만, 한 가지 요인으로만 평가하지 않고, 다양한 요인들이 복합적으로 존재할 때 많은 검사 결과를 고려하여 최종적으로 평가를 완료한다. 통증의 경우는 정적인 상태에서 발생할 수 있고, 엉덩관절 굽힘 또는 폄, 안쪽돌림 또는 가쪽돌림, 벌림 또는 모음 자세처럼 동적인 상태에서 통증이 발생할 수 있다. 일반적으로 엉덩관절 굽힘의 경우에는 넙다리뼈머리의 충돌로 인한 날카로운 통증이 느껴지게 된다. 폄 자세가 과도하게 발생될 경우에도 넙다리뼈머리가 앞쪽 미끄러짐이 증가되면서 저림이 발생하게 된다. 따라서 엉덩관절을 포함한 그 주변 부위에서 느껴지는 통증 강도를 대상자가 느끼는 주관적 점수로 등급을 부여한다. 통증 강도는 시각상사척도(visual analogue scale, VAS)를 이용한다.

(2) 정렬 검사

엉덩관절에서 정렬 평가는 정적 정렬과 동적 정렬로 구분될 수 있는데, 정적 정렬부터 검사를 시작한다. 엉덩관절을 포함한 하지의 정렬을 검사하기 위해서는 고려해야 할 부위들이 존재한다. 엉덩뼈능선의 가장 높은 부분, 넙다리뼈 큰돌기, 종아리뼈머리, 가쪽 복사뼈의 위치를 일직선을 기준으로 해서 정적 정렬을 평가한다. 엉덩뼈능선의 가장 높은 부분에서 넙다리뼈 큰돌기, 종아리뼈머리 그리고 가쪽 복사뼈가 일직선상에 존재하는 것이 중요하다. 정면에서 평가를 할 때도 양쪽에 엉덩뼈능선의 가장 높은 부분과 큰돌기의 높이가 수평면을 기준으로 동일선상에 존재하는 것이 중요하다. 넙다리뼈 앞쪽 미끄러짐 유형이 가진 정렬인 경우, 일반적으로 스웨이백 자세(swayback posture)를 취하고 있음으로써, 골반의 뒤기울임으로 인해 엉덩뼈능선의 가장 높은 부분이 큰돌기보다 뒤쪽에 위치해 있다. 그러나, 정상적인 골반기울기임에도 불구하고, 넙다리뼈머리의 앞쪽 미끄러짐이 발생하면서, 엉덩뼈능선의 가장 높은 부분이 뒤쪽으로 이동됐다고 잘못된 검사를 할 수가 있다. 동적 정렬의 경우, 엉덩관절에서 관절가동범위를 수행하면서 나타날 수 있는 넙다리뼈의 움직임 정렬을 분석할 수 있다. 따라서, 허리골반 부위와 엉덩관절 그리고 넙다리뼈머리의 해부학적 위치와 기능적인 움직임을 종합적으로 평가하여 해석하는 것이 정확한 검사가 될 수 있다.

(3) 관절가동범위 검사

관절가동범위 평가를 진행하면서 한쪽 방향의 양성반응만으로 최종 평가를 진행하지 않고, 연관된 관절가동범위들의 양성반응이 많아질 경우, 전체적인 평가 결과를 고려하여 최종 판단한다. 엉덩관절의 경우, 발생하는 관절가동범위는 굽힘, 폄, 안쪽돌림, 가쪽돌림, 벌림, 모음으로 총 6가지의 움직임이다.

엉덩관절에서 발생하는 관절가동범위의 정상 각도 평가가 필요하다. 또한 관절가동범위 검사는 해당관절에서의 관절 움직임만 검사할 뿐만 아니라, 주변 부위를 고려한 검사가 필요하다. 예를 들어, 엉덩관절 굽힘 제한이 있는 대상자의 경우, 누운 자세에서 단순히 수동적 엉덩관절 굽힘을 측정하는 것보다 허리 부위의 굽힘 보상작용을 발생되지 않게 허리를 받쳐준 상태에서 엉덩관절 굽힘 관절가동범위를 측정하는 것이 정확하다. 이는 엉덩관절 굽힘 제한이 심할 경우, 엉덩관절 굽힘 대신 허리뼈 굽힘으로 보상작용이 발생할 수 있기 때문이다. 따라서 엉덩관절의 순수한 각도뿐만 아니라, 주변 부위에 영향을 미칠 수 있는 요소를 종합적으로 고려하여 평가하는 것이 정확하다.

(4) 근육 검사

근육 검사 평가를 진행하면서 한 개 근육의 양성반응만으로 최종 평가를 진행하지 않고, 연관된 근육들의 양성반응이 많아질 경우, 전체적인 검사 결과를 고려하여 최종 판단한다. 예를 들어, 넙다리뼈 앞쪽 미끄러짐 유형의 경우 근육 검사를 수행하면서 근력에 영향을 미치는 근육이 크게 큰볼기근, 뒤쪽 중간볼기근 그리고 엉덩허리근으로 3가지가 있고, 길이에 영향을 미치는 근육이 넙다리뒤근육 그리고 넙다리근막긴장근으로 2가지가 있는데, 해당하는 유형에서 근력과 관절가동범위에 영향을 미치는 근육을 모두 평가하여, 양성반응이 몇 가지가 나오는지 분석하는 것이 필요하다.

(5) 움직임 검사

엉덩관절의 움직임 검사를 수행하면서, 정적 자세를 유지할 수 있는 능력과 조절되지 않은 움직임이 발생되는 요소를 종합적으로 고려하여 등급을 부여한다. 넙다리뼈 앞쪽 미끄러짐 유형의 경우, 필요한 움직임 검사는 누운 자세 엉덩관절 굽힘 검사, 한쪽 무릎 들기와 무릎 폄 검사, 뒤쪽락킹 검사, 누운 자세 뻗은 다리 올림 검사 그리고 엎드린 자세 엉덩관절 폄 검사 이렇게 5가지이다. 따라서 검사를 진행하면서 한 개 검사의 양성반응만으로 최종 평가를 진행하지 않고, 연관된 움직임 검사를 모두 평가하여, 해당하는 검사에서 양성반응이 몇 가지가 나오는지 분석하는 것이 필요하다.

9. 넙다리뼈 앞쪽 미끄러짐 유형

넙다리뼈 앞쪽 미끄러짐 유형(femoral anterior gliding type)은 엉덩관절 굽힘을 수행할 때, 넙다리뼈머리의 뒤쪽 미끄러짐이 부족하고, 엉덩관절 내부에서 부딪히는 통증이 발생된다. 엉덩관절 폄근의 전반적인 단축과 관절주머니의 뒤쪽 부분에 뻣뻣함이 발생되고, 엉덩관절 굽힘근의 약화로 인해 넙다리뼈머리가 앞쪽으로 미끄러짐이 발생하는 것이 특징이다.

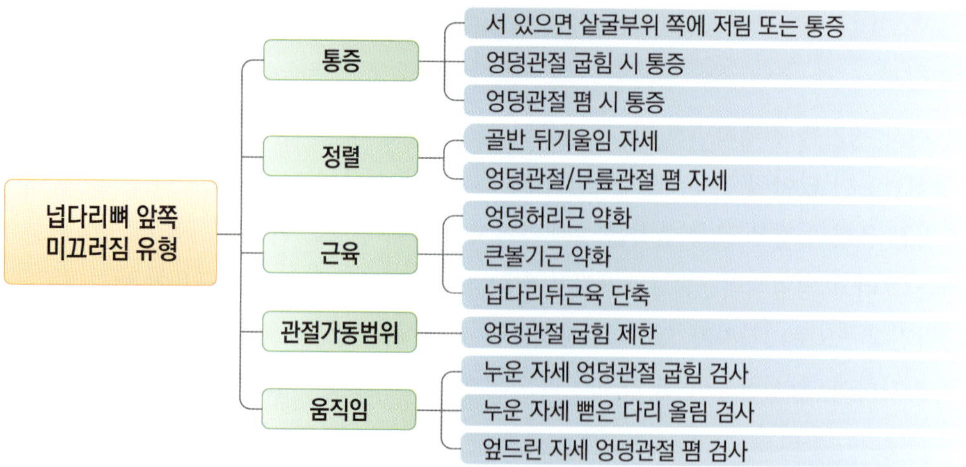

그림 6.55 넙다리뼈 앞쪽 미끄러짐 유형 진단 분류

1) 분류 기준

(1) 통증 및 증상

넙다리뼈 앞쪽 미끄러짐 유형은 가만히 서 있으면 샅굴부위 쪽에 저림 증상 또는 통증이 발생할 수 있으며, 엉덩관절 굽힘 시 관절이 부딪히는 통증이 발생한다. 또한, 엉덩관절 폄 시 넙다리뼈 머리 및 목 부위 주변에 저림이 증가될 수 있다.

(2) 정렬 검사

넙다리뼈 앞쪽 미끄러짐 유형에서는 일반적으로 스웨이백 자세를 보이며, 골반 뒤기울임 자세가 동반된다. 이로 인해, 엉덩관절에서는 폄 자세가 보여지며, 무릎관절 역시 폄 자세를 보일 수 있다.

(3) 근육 검사

넙다리뼈 앞쪽 미끄러짐 유형의 경우 골반 뒤기울임과 관련된 큰볼기근의 약화를 확인할 수 있다. 그로 인해 정상적인 허리척주앞굽음(lumbar lordosis)도 감소되기 때문에, 엉덩허리근 약화를 일으킬 수 있다. 뒤쪽 중간볼기근의 약화도 발생될 수 있다. 엉덩관절과 무릎관절에서는 과도한 폄의 자세를 갖기 때문에, 넙다리뒤근육은 단축되어 있고, 넙다리근막긴장근의 단축을 발생시킬 수도 있다.

(4) 관절가동범위 검사

넙다리뼈 앞쪽 미끄러짐 유형에서 엉덩관절 굽힘 관절가동범위에 제한이 있으며, 반대로 엉덩관절 폄 관절가동범위는 과도하게 나타나는 것이 특징이다. 따라서, 엉덩관절과 무릎관절을 능동적으로 굽힘 90° 이상 수행할 경우 통증이 나타날 수 있다. 엉덩관절과 무릎관절의 수동적인 굽힘을 수행했을 때, 뒤–아래 미끄러짐을 치료적으로 적용하면 통증이 감소되고, 엉덩관절 굽힘의 관절가동범위가 증가된다.

(5) 움직임 검사

① 누운 자세 엉덩관절 굽힘 검사 Supine Hip Flexion Test

대상자는 누워 있는 자세에서 허리뼈 부위를 수건으로 지지하고, 엉덩관절과 무릎관절의 굽힘을 수행한다. 엉덩관절과 무릎관절의 굽힘을 수행하면서, 허리뼈에서 굽힘이 발생되면 보상작용이라고 할 수 있다(그림 6.56).

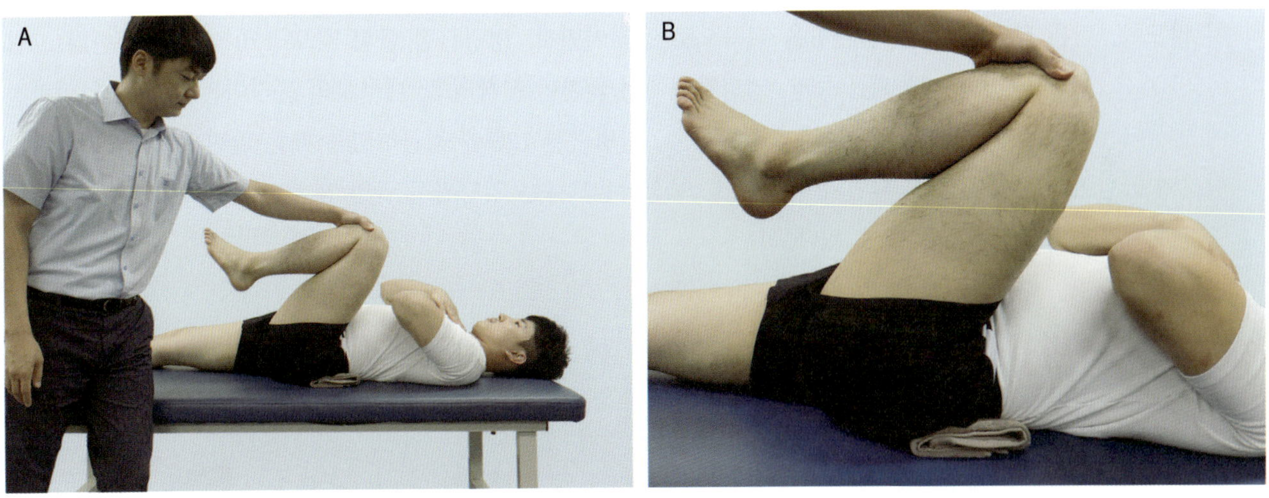

그림 6.56 누운 자세 엉덩관절 굽힘 검사. A: 전체 모습, B: 확대 모습

② 한쪽 무릎 들기와 무릎 폄 검사 Single Knee Lift with Knee Extension Test

바로선 자세에서 한쪽 다리로 체중을 지지한다. 반대쪽 엉덩관절 굽힘 90°를 유지한다(그림 6.57A). 엉덩관절 굽힘 90°를 유지한 채, 무릎관절에서 폄을 수행할 수 있어야 한다(그림 6.57B). 이 때, 무릎관절의 완전한 폄에서 굽힘 각도 20°까지 허용할 수 있다. 무릎관절 폄이 수행되는 동안, 엉덩관절 폄이 보상작용으로 발생될 경우 조절되지 않은 엉덩관절 폄이 발생된 것으로 평가할 수 있다. 또한, 발생할 수 있는 보상작용으로써 엉덩관절 굽힘 상태에서 무릎관절 폄을 수행하면서, 몸통이 뒤로 기울어질 수 있다(그림 6.57C).

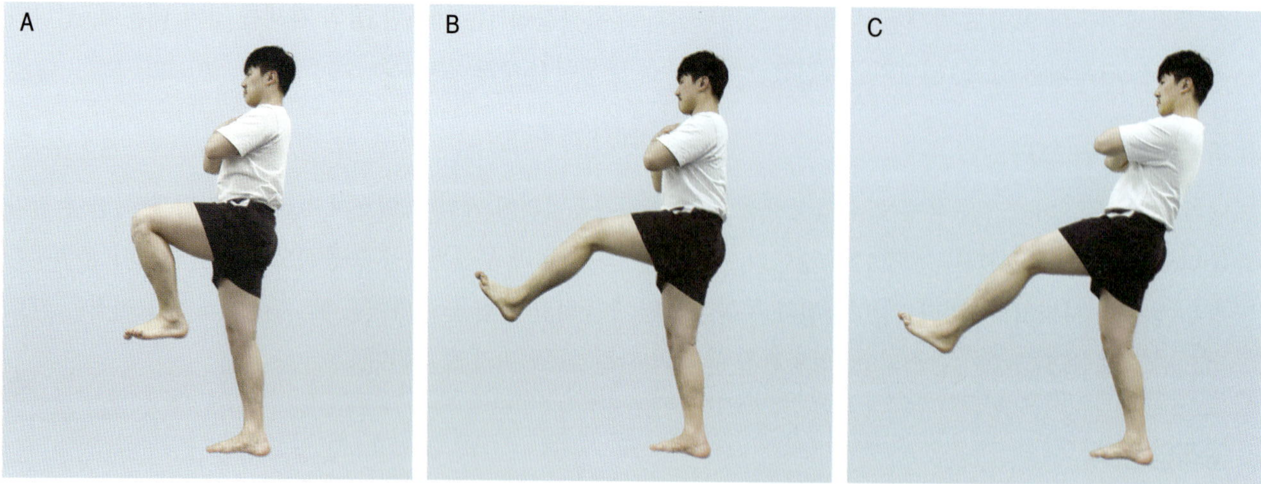

그림 6.57 한쪽 무릎 들기와 무릎 폄 검사. A: 시작 자세, B: 끝 자세, C: 보상작용

③ 뒤쪽락킹 검사 Backward Rocking Test

네발기기 자세에서 어깨관절, 엉덩관절, 무릎관절은 90° 굽힘 자세를 취한다(그림 6.58A). 목뼈 폄이 발생되지 않도록, 턱은 당긴다. 몸통과 골반을 뒤쪽으로 움직이면서, 엉덩관절 굽힘 각도 120°까지 이동한다(그림 6.58B). 초기에 뒤쪽으로 이동되는 동안, 엉덩관절에서 굽힘이 시작되고, 대부분의 움직이는 부위는 엉덩관절에 발생되는 것이 이상적이다. 끝 자세에 도달하여, 엉덩관절 120°에 접근하였을 때는 골반의 뒤기울임 또는 허리뼈 굽힘이 동반되는 것이 확인되어야 한다. 보상작용으로는 엉덩관절 굽힘 제한으로 인해 허리뼈 굽힘이 증가하는 것을 보상작용으로 볼 수 있다.

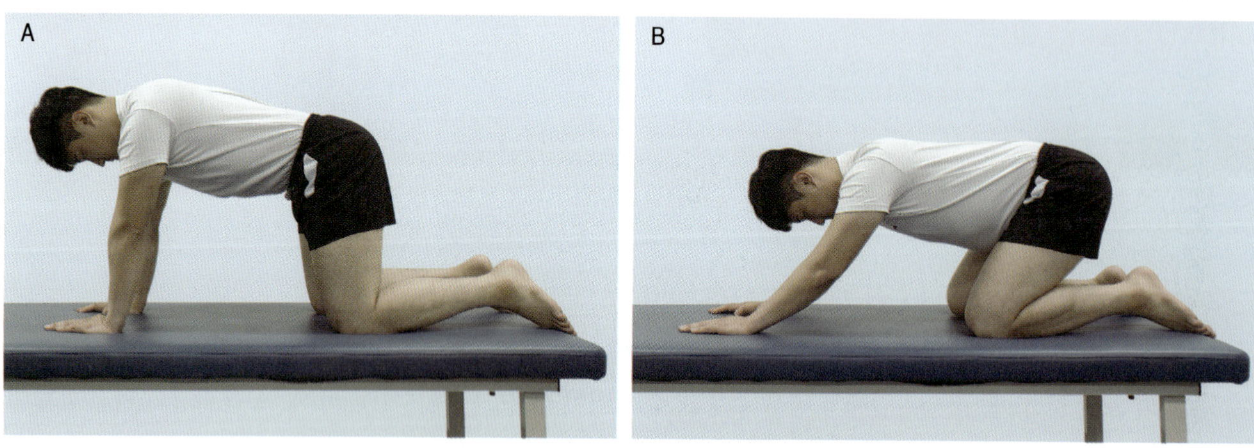

그림 6.58 뒤쪽락킹 검사. A: 시작 자세, B: 끝 자세

④ 누운 자세 뻗은 다리 올림 검사 Supine Straight Leg Raising Test

대상자는 바른 자세로 눕는다. 평가자는 대상자의 큰돌기를 촉진하여 대상자가 다리를 드는 동안, 큰돌기의 움직임을 파악한다. 큰돌기의 위치가 앞쪽 방향으로 이동되는지 확인한다(그림 6.59). 다리를 드는 동안 큰돌기에서 위치가 그대로 유지되는 것이 가장 이상적이다. 이 검사는 능동적 및 수동적으로 수행할 수 있다.

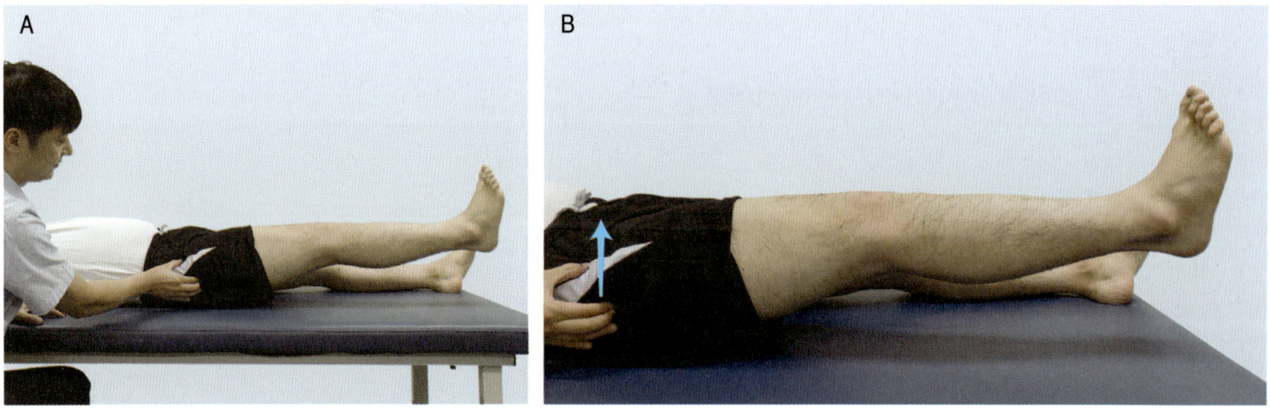

그림 6.59 누운 자세 뻗은 다리 올림 검사. A: 전체 모습, B: 확대 모습

⑤ 엎드린 자세 엉덩관절 폄 검사 Prone Hip Extension Test

대상자는 엎드린 자세에서 엉덩관절 폄 각도 10°를 수행한다. 엉덩관절 폄을 수행하는 동안 큰돌기의 위치가 앞쪽으로 이동되는지 확인한다(그림 6.60). 엉덩관절 폄을 수행하는 동안 큰돌기의 위치가 그대로 유지되는 것이 가장 이상적이다. 넙다리뒤근육의 우세와 엉덩허리근 및 큰볼기근의 약화가 있을 경우, 넙다리뼈머리의 앞쪽 미끄러짐이 발생하고, 양성반응으로 평가한다. 또한 넙다리근막긴장근의 단축으로 인해 큰돌기의 안쪽돌림이 발생할 수 있다. 이 검사는 능동적 및 수동적으로 수행할 수 있다.

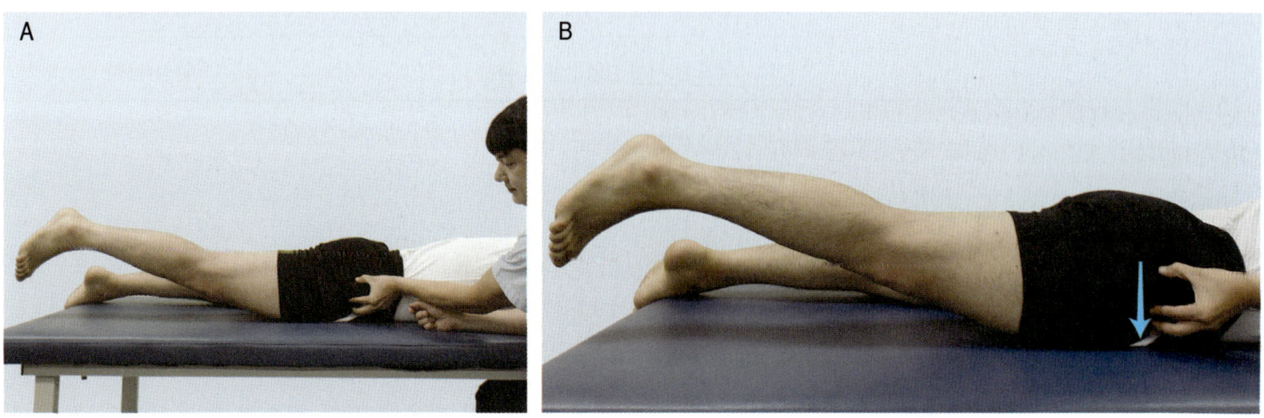

그림 6.60 엎드린 자세 엉덩관절 폄 검사. A: 전체 모습, B: 확대 모습

2) 분류

(1) 넙다리뼈 앞쪽 미끄러짐 유형 진단 분류

넙다리뼈 앞쪽 미끄러짐 유형의 기여 요인으로는 통증, 정렬, 관절가동범위, 근육 기능, 움직임 검사의 결과 등이 있다. 평가항목 12개 중에 7개 이상 양성이면(60% 이상) 넙다리뼈 앞쪽 미끄러짐 유형으로 분류한다(표 6.1).

표 6.1 넙다리뼈 앞쪽 미끄러짐 유형 진단 분류표

기여 요인	검사 내용	반응
통증	서 있으면 샅굴부위 쪽에 저림 또는 통증	양성/음성
	엉덩관절 굽힘 시 통증	양성/음성
	엉덩관절 폄 시 통증	양성/음성
정렬	골반 뒤기울임 자세	양성/음성
	엉덩관절/무릎관절 폄 자세	양성/음성
근육	엉덩허리근 약화	양성/음성
	큰볼기근 약화	양성/음성
	넙다리뒤근육 단축	양성/음성
관절가동범위	엉덩관절 굽힘 제한	양성/음성
움직임	누운 자세 엉덩관절 굽힘 검사	양성/음성
	누운 자세 뻗은 다리 올림 검사	양성/음성
	엎드린 자세 엉덩관절 폄 검사	양성/음성

(2) 진단에 따른 중증도 평가

평가된 검사 점수(총점 100점)에 따라 넙다리뼈 앞쪽 미끄러짐 유형의 중증도를 분류한다. 통증 요인(10점)은 시각상사척도를 이용한다. 해당되는 통증 점수 영역에 따라 점수가 부여된다. 정렬 요인(15점)은 선 자세에서의 골반뼈와 엉덩관절, 무릎관절의 정렬 상태에 따라 각각 점수가 부여된다. 해당 유형을 유발할 수 있는 근육들의 근력 및 근육 길이 검사 결과에 따라 양성반응인 경우에 각각 점수가 부여된다(30점). 엉덩관절의 움직임 각도를 통해 관절가동범위 요인(10점)의 점수를 부여한다. 움직임 요인(35점)은 아래 표에 제시된 움직임 검사의 결과에 따라 양성반응인 경우에 각각 점수가 부여된다. 진단에 따른 중증도 평가는 중재 전후에 실시하여 환자 상태의 변화를 확인한다(표 6.2).

표 6.2 넙다리뼈 앞쪽 미끄러짐 유형의 진단에 따른 중증도 평가표

기여 요인	통증 점수(VAS)			점수
통증 (10)	1~3			1
	4~7			5
	8~10			10
정렬 (15)	정렬 상태			점수
	스웨이백 자세			5
	골반 뒤기울임 자세			5
	엉덩관절/무릎관절 폄 자세			5
근육 (30)	근육	검사	검사의 양성반응	점수
	엉덩허리근	근력 검사	G등급 이하	10
	큰볼기근		G등급 이하	5
	뒤쪽 중간볼기근		G등급 이하	5
	넙다리근막긴장근	근육 길이 검사	단축	5
	넙다리뒤근육		단축	5
관절가동범위 (10)	분류			점수
	엉덩관절 폄 증가			5
	엉덩관절 굽힘 제한			5
움직임 (35)	검사의 양성반응			점수
	누운 자세 엉덩관절 굽힘 검사			5
	한쪽 무릎 들기와 무릎 폄 검사			5
	뒤쪽락킹 검사			5
	누운 자세 뻗은 다리 올림 검사			10
	엎드린 자세 엉덩관절 폄 검사			10
총점				100

3) 중재

(1) 움직임 교육

① 앉은 자세

앉은 자세에서는 몸통은 중립 자세를 유지한 채 궁둥뼈결절로 체중을 지지해서 앉는 것이 중요하다. 넙다리뼈 앞쪽 미끄러짐 유형을 갖고 있는 대상자들은 일반적으로 골반을 과도하게 앞쪽으로 내밀고, 엉덩관절 가쪽돌림과 벌림 자세가 노출된 채로 장시간 앉아 있는 경향이 있다(그림 6.61). 골반이 앞쪽으로 이동될수록 앉은 자세에서 체중지지는 꼬리뼈와 엉치뼈로 이동되고, 넙다리뼈머리는 앞쪽 미끄러짐이 발생되기 때문에, 골반 위치를 의자 중앙으로 당겨서 앉아 체중지지가 궁둥뼈결절에 실린 상태를 유지하는 것이 이상적이다. 또한, 엉덩관절에서는 과도한 벌림 또는 가쪽돌림 상태를 피하는 것이 좋고, 양쪽 무릎관절의 위치는 어깨너비 정도로 벌리고, 중립 자세로 앉는 것이 필요하다(그림 6.62).

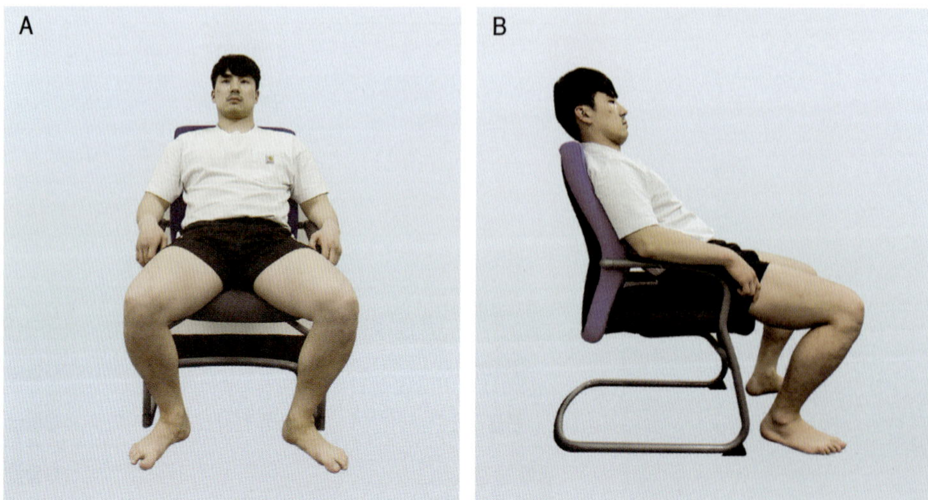

그림 6.61 잘못된 앉은 자세. A: 앞면, B: 옆면

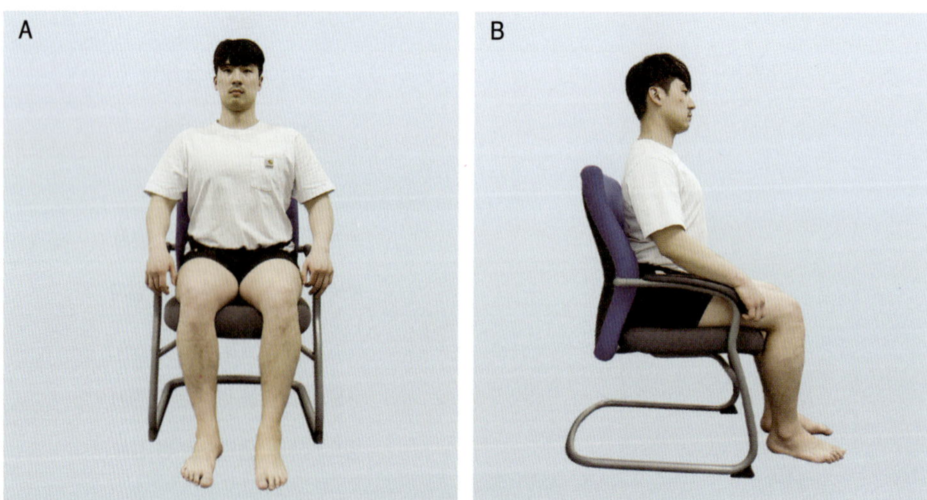

그림 6.62 올바른 앉은 자세. A: 앞면, B: 옆면

② 선 자세

선 자세에서는 등뼈는 곧게 펴고, 적절한 허리척주앞굽음을 유지하는 것이 좋다. 이 유형에서는 골반이 뒤기울임되어 있는 것이 특징이기 때문에, 정상적인 골반 기울임(위뒤엉덩뼈가시와 위앞엉덩뼈가시를 잇는 직선)이 수평면으로부터 15°를 유지한 채 서 있는 것이 필요하다. 이런 자세에서는 뭇갈래근과 큰볼기근의 활성도가 증가하게 되고, 골반을 앞쪽으로 이동시켜 엉덩관절을 과도하게 편 채 구부정하게 서 있는 것을 최소화하여, 넙다리뒤근육의 단축을 예방한다. 추가적으로 무릎관절은 과도한 폄이 일어나지 않도록 무릎을 중립 자세에 두고 선다. 엉덩뼈능선의 최고점, 넙다리뼈 큰돌기, 종아리뼈머리, 가쪽 복사뼈가 일직선상에 위치하는 것이 이상적인 선 자세이다(그림 6.63).

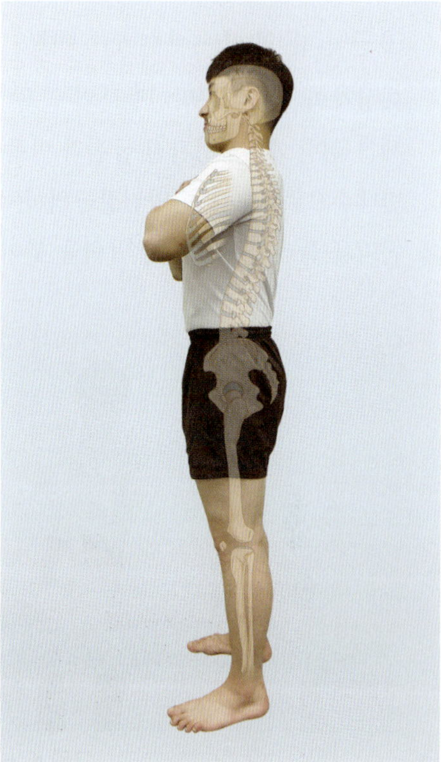

그림 6.63 바른 자세

③ 쪼그려앉기 자세

쪼그려앉기 자세를 취할 때, 등뼈, 허리뼈, 엉덩관절, 무릎관절에서 굽힘 동작이 발생된다. 이때 굽힘 동작이 가장 많이 수행되어야 하는 관절은 엉덩관절과 무릎관절이다. 넙다리뼈 앞쪽 미끄러짐 유형이 있는 경우 넙다리뼈머리의 앞쪽 미끄러짐으로 인해서 엉덩관절 굽힘에 제한이 생긴다. 따라서 허리뼈 굽힘 또는 등뼈 굽힘이 과도하게 발생될 가능성이 높다. 양발을 어깨너비로 벌린 쪼그려앉기 자세를 취할 때 허리뼈와 등뼈 굽힘이 과도하게 증가된다면, 엉덩관절 굽힘 각도를 확인하는 것이 좋다(그림 6.64).

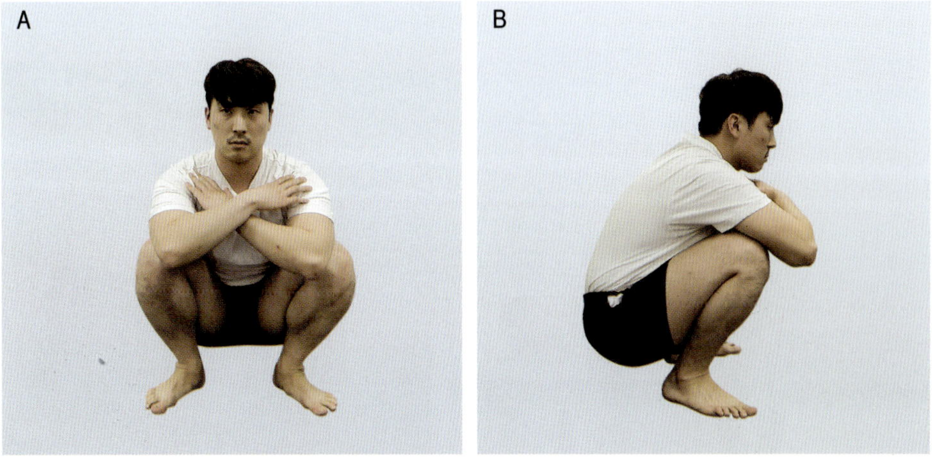

그림 6.64 잘못된 쪼그려앉기 자세. A: 앞면, B: 옆면

(2) 움직임 개선을 위한 도수 관리

① 근막이완Myofascial Release, MFR

대상자의 넙다리근막긴장근의 근육 길이를 확보하고, 근막을 늘리기 위해 적용된다. 대상자는 옆으로누운 자세를 취한 후, 엉덩관절 굽힘과 안쪽돌림 그리고 모음 자세를 취한다. 평가자는 한쪽 손으로 골반을 고정하고, 반대손으로 넙다리근막긴장근의 근섬유 방향을 따라 근막을 늘리기 위한 도수 적용을 수행한다(그림 6.65). 근막을 늘리면서 적절한 압력을 부여한다.

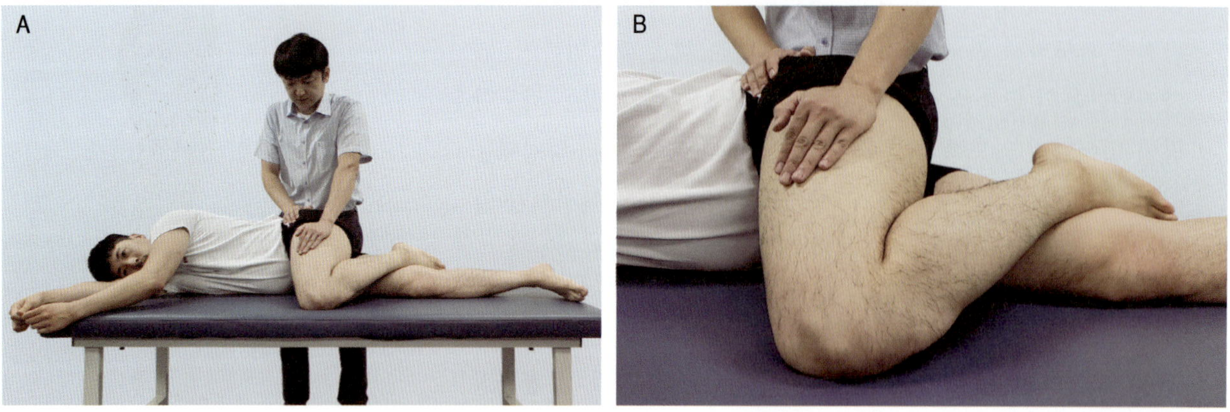

그림 6.65 넙다리근막긴장근 근막이완. A: 전체 모습, B: 확대 모습

② 관절 미끄러짐Joint Gliding

i) 넙다리뼈머리 뒤쪽 미끄러짐Femoral Head Posterior Gliding

대상자의 엉덩관절 주머니의 가동성을 확보하기 위해 적용된다. 미끄러짐 적용 방향은 뒤쪽 또는 뒤쪽/아래쪽 미끄러짐을 적용한다. 점진적으로 미끄러짐을 위한 압력을 증가시킨다. 가능하다면 엉치뼈를 반대손으로 받쳐주는 것이 골반의 안정화를 증가시킨 상태에서 엉덩관절 주머니에 미끄러짐을 더 강하게 부여할

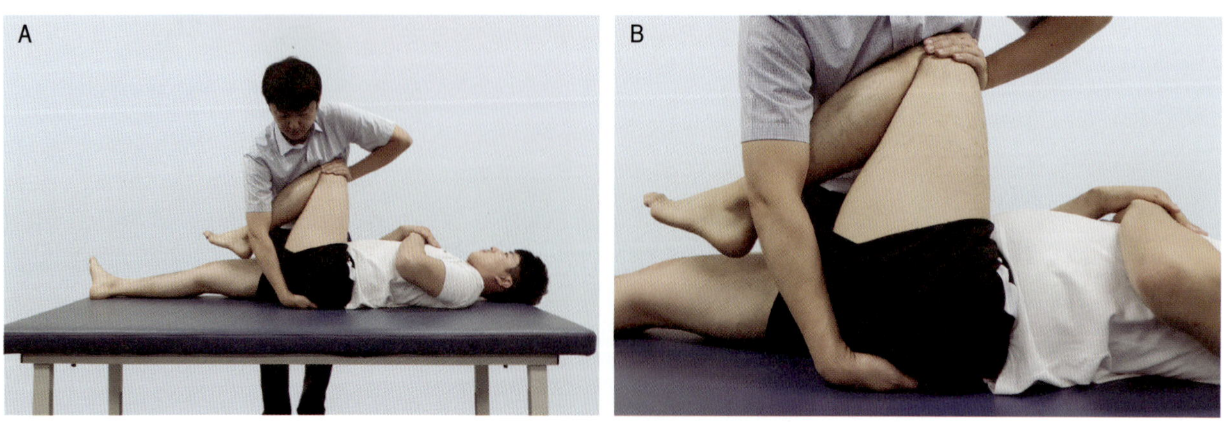

그림 6.66 넙다리뼈머리 뒤쪽 미끄러짐. A: 전체 모습, B: 확대 모습

수 있다(그림 6.66). 엉덩관절에서 충돌이 발생하지 않는 범위에서 엉덩관절 굽힘과 모음 각도를 증가시켜서 미끄러짐을 더욱 강하게 적용할 수 있다.

ii) 벨트를 이용한 넙다리뼈머리 아래쪽 미끄러짐 Femoral Head Inferior Gliding with Belt

엉덩관절에서 충돌이 발생될 경우, 비탄력 벨트를 이용하여 넙다리뼈머리를 아래쪽으로 미끄러짐시켜 엉덩관절 내부의 공간을 확보해서 안정적으로 엉덩관절 굽힘 운동을 수행할 수 있다(그림 6.67). 적용하면서 통증이 발생되지 않는지 확인한다. 통증이 발생되지 않는 범위까지 점진적으로 아래쪽 미끄러짐을 증가시켜서 적용한다.

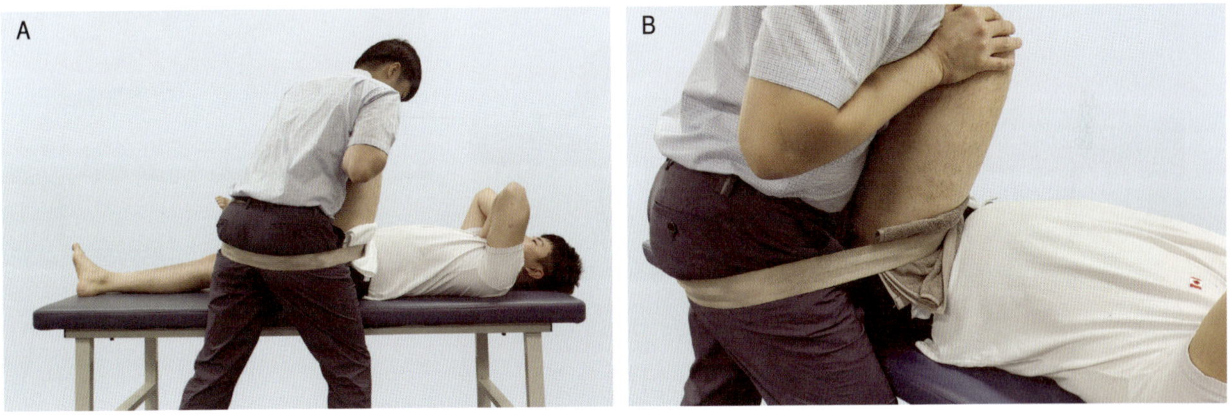

그림 6.67 벨트를 이용한 넙다리뼈머리 아래쪽 미끄러짐. A: 전체 모습, B: 확대 모습

③ 근력 강화

i) 엉덩허리근

대상자는 바로누운 자세에서 엉덩관절 굽힘 90°와 무릎관절 굽힘 90°를 수행한다. 한 손으로는 복부를 지지해 주면서 복부당기기를 유지하고, 반대 손으로는 무릎뼈 아래 5cm 부위를 밀어낸 채 엉덩허리근의 등척성 수축을 10초간 유지한다. 주의사항은 운동을 수행하면서 허리뼈 폄, 엉덩관절 가쪽놀림 및 안쪽돌림이 발생되지 않도록 한다(그림 6.68).

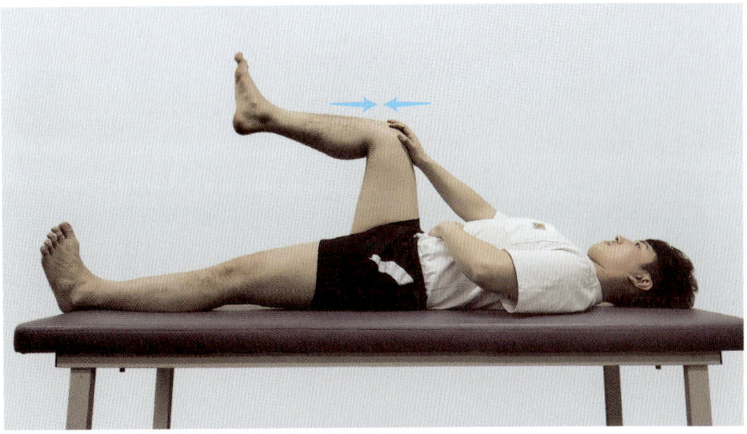

그림 6.68 엉덩허리근 강화 운동

ii) 큰볼기근

대상자는 엎드린 자세에서 양쪽 다리를 벌리고, 무릎 굽힌 자세에서 양발을 서로 마주 보게 한 후 큰볼기근의 등척성 수축을 10초간 유지한다. 주의사항은 운동을 수행하면서, 무릎관절의 굽힘을 유지하도록 한다(그림 6.69).

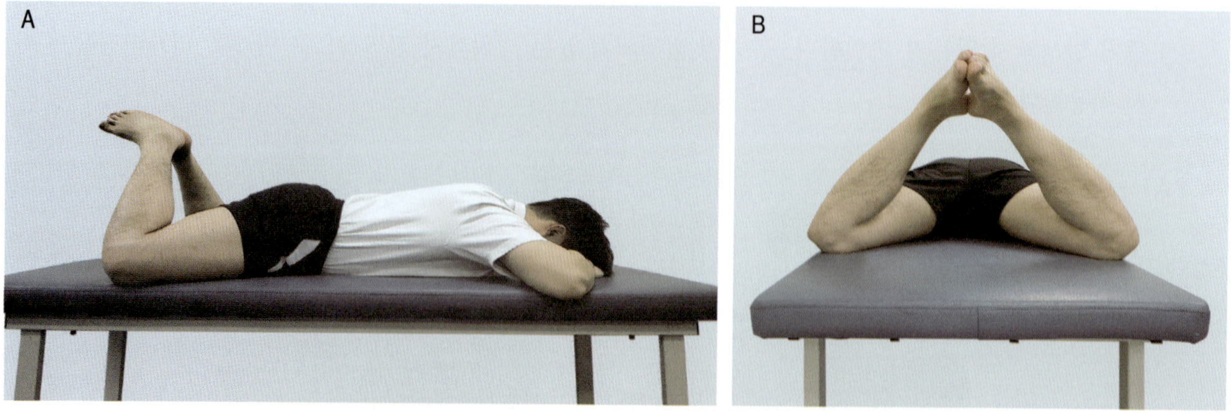

그림 6.69 큰볼기근 강화 운동. A: 옆면, B: 아래면

iii) 뒤쪽 중간볼기근

대상자는 옆으로누운 자세에서 양쪽 발목관절에 탄력밴드를 적용하고, 엉덩관절 폄 10°, 벌림 10°, 가쪽돌림 10°를 수행한 후 뒤쪽 중간볼기근의 등척성 수축을 10초간 유지한다. 주의사항은 운동을 수행하면서, 몸통이나 골반이 돌아가거나 올라가지 않도록 한다(그림 6.70).

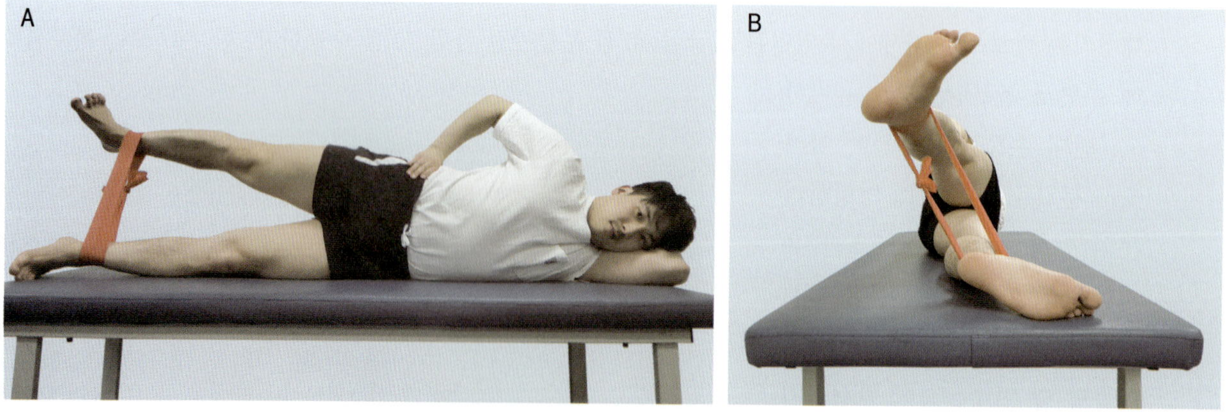

그림 6.70 뒤쪽 중간볼기근 강화 운동. A: 옆면, B: 아래면

④ 근육 스트레칭

i) 넙다리근막긴장근

대상자는 옆으로누운 자세에서 한쪽 손으로 발목관절을 뒤쪽으로 잡아서 해당 엉덩관절의 폄이 수행되도록 한다. 그리고 반대쪽 다리를 이용하여, 해당 엉덩관절을 모음시켜서 넙다리근막긴장근의 스트레칭을 10초간 유지한다. 주의사항은 운동을 수행하면서, 골반뼈의 과도한 앞기울임은 피한다(그림 6.71).

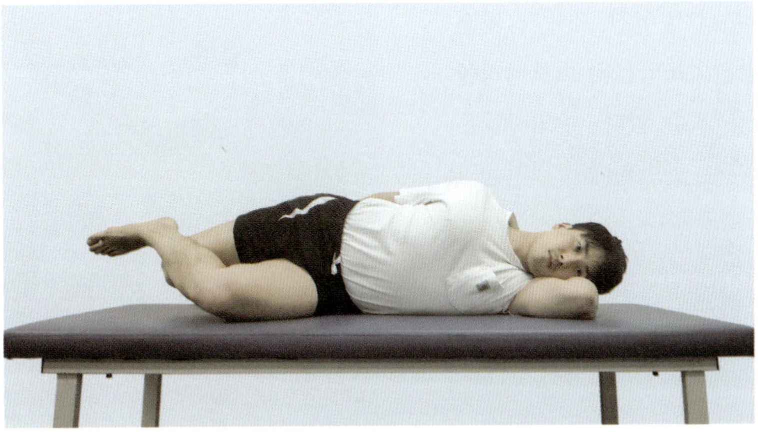

그림 6.71 넙다리근막긴장근 스트레칭 운동

ii) 넙다리뒤근육

대상자는 바로누운 자세에서 허리에 수건을 받친 후, 양손으로 한쪽 무릎관절 뒤쪽을 고정한다. 발목관절은 중립 자세를 유지한 채 무릎관절의 폄을 수행하면서, 넙다리뒤근육의 스트레칭을 10초간 유지한다. 주의사항은 운동을 수행하면서, 발목관절에서 발등굽힘을 발생시키면, 넙다리뒤근육보다 궁둥신경에 더 많은 장력이 발생될 수 있으니 주의한다(그림 6.72).

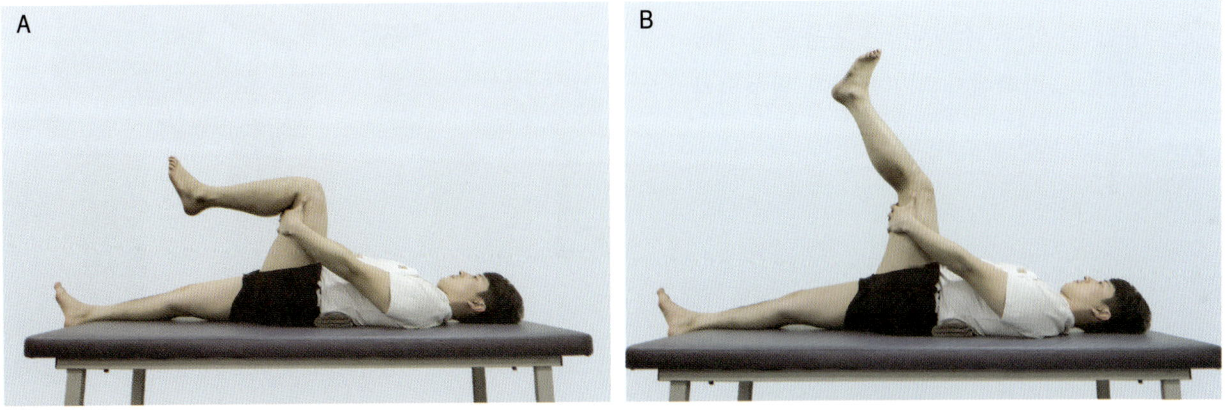

그림 6.72 넙다리뒤근육 스트레칭 운동. A: 시작 자세, B: 끝 자세

iii) 선택적 넙다리뒤근육 스트레칭

a. 반힘줄근과 반막모양근

대상자는 앉은 자세에서 엉덩관절 가쪽 돌림과 무릎관절 폄을 수행한다(그림 6.73). 이 경우 엉덩관절에서 반힘줄근과 반막모양근의 닿는곳이 이는곳인 궁둥뼈결절의 위치로부터 멀어진 자세가 되면서, 반힘줄근과 반막모양근의 스트레칭을 선택적으로 적용할 수 있다. 주의사항은 운동을 수행하면서, 골반뼈에서 뒤기울임이 발생되지 않도록 한다.

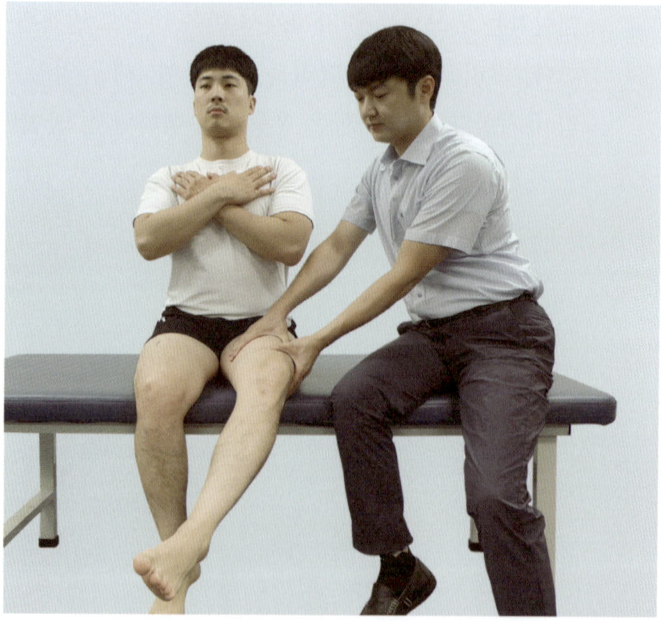

그림 6.73 선택적 넙다리뒤근육 스트레칭 운동 – 반힘줄근과 반막모양근

b. 넙다리두갈래근

대상자는 앉은 자세에서 엉덩관절 안쪽 돌림과 무릎관절 폄을 수행한다(그림 6.74). 이 경우 엉덩관절에서 넙다리두갈래근의 닿는곳이 이는곳인 궁둥뼈결절의 위치로부터 멀어진 자세가 되면서, 넙다리두갈래근의 스트레칭을 선택적으로 적용할 수 있다. 주의사항은 운동을 수행하면서, 골반뼈에서 뒤기울임이 발생되지 않도록 한다.

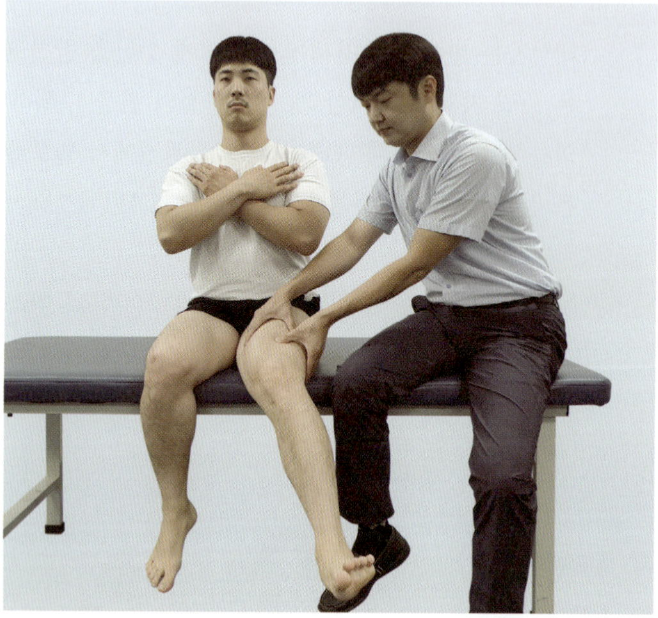

그림 6.74 선택적 넙다리뒤근육 스트레칭 운동 – 넙다리두갈래근

4) KEMA 관리

역학적 스트레스는 엉덩관절 폄근과 뒤쪽 구조물들의 뻣뻣함으로 발생될 수 있으며, 엉덩관절 굽힘근과 앞쪽 구조물들의 유연함으로 인해서도 발생될 수 있다. 인간공학적 요인으로써 낮은 작업대에 서 있을 때 구부정한 자세에 대한 환경적 개선이 필요하다. 예를 들어, 작업대 높이를 높이거나, 높은 의자에 앉아서 곧은 앉기 자세로 작업을 할 수 있게 한다. 의자에 앉아 있을 때 골반을 앞으로 빼고 앉는 자세에 대한 환경적 개선도 필요한데, 의자 기울기를 수평으로 맞추거나, 골반을 의자 안쪽 끝까지 당겨서 앉는 것이 중요하다. 활동적 요인으로는 빈번하고 과도한 엉덩관절 폄이 동반된 활동이 있으며, 엉덩관절 굽힘과 구부정한 자세로 서 있는 자세가 동반될 때 발생된다. 개인적 특성으로는 다리를 교차하고 앉는 습관이 있다.

표 6.3 넙다리뼈 앞쪽 미끄러짐 유형 요약

잘못된 정렬	손상	KEMA 관리
• 스웨이백 자세 • 골반 뒤기울임 자세 • 엉덩관절 폄 자세 • 무릎관절 폄 자세	• 엉덩허리근 약화 • 큰볼기근 약화 • 뒤쪽 중간볼기근 약화 • 넙다리근막긴장근 단축 • 넙다리뒤근육 단축	• 엉덩허리근, 큰볼기근 및 뒤쪽 중간볼기근 강화 운동 적용 • 넙다리근막긴장근 및 넙다리뒤근육 스트레칭 운동 적용 • 자세 및 움직임 조절 교육

10. 넙다리뼈 앞쪽 미끄러짐과 가쪽돌림 유형

넙다리뼈 앞쪽 미끄러짐과 가쪽돌림 유형(femoral anterior gliding with lateral rotation type)은 엉덩관절 폄과 가쪽돌림이 발생한 채로, 특히 서 있는 자세에서 넙다리뼈머리가 가쪽돌림되면서 앞쪽으로 미끄러지는 유형이다. 앉은 자세에서도 한쪽 다리를 반대쪽 허벅지 위에 걸친 채로 골반을 앞으로 빼서 앉게 되면, 엉덩관절 주변 및 샅굴부위에 통증이 발생된다. 엉덩관절 폄근 및 궁둥구멍근의 단축과 엉덩허리근을 포함한 엉덩관절 앞쪽 구조물들의 약화와 큰볼기근보다 넙다리뒤근육이 더 우세할 경우, 엉덩관절 폄 시 넙다리뼈머리의 앞쪽 미끄러짐이 과도하게 발생한다.

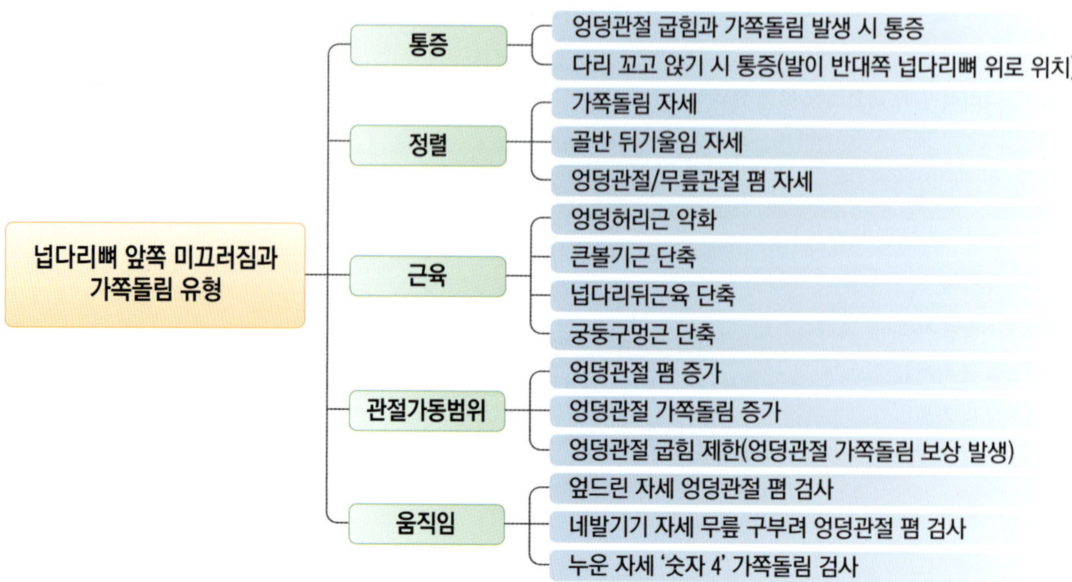

그림 6.75 넙다리뼈 앞쪽 미끄러짐과 가쪽돌림 유형 진단 분류

1) 분류 기준

(1) 통증 및 증상

넙다리뼈 앞쪽 미끄러짐과 가쪽돌림 유형은 가만히 서 있으면 엉덩관절 벌림과 가쪽돌림 발생 시 샅굴부위 통증이 발생할 수 있으며, 엉덩관절 굽힘과 가쪽돌림 발생 시 엉덩관절 통증이 발생한다. 또한 엉덩허리근 통증과 다리 꼬고 앉기 시(한발이 반대쪽 넙다리뼈 위로 위치) 통증이 나타날 수 있다.

(2) 정렬 검사

넙다리뼈 앞쪽 미끄러짐과 가쪽돌림 유형에서는 일반적으로 스웨이백 자세를 보일 수 있으며, 골반 뒤기울임 자세가 동반된다. 또한, 엉덩관절에서는 폄과 가쪽돌림 자세가 확인되고, 무릎관절 역시 폄 자세를 보일 수 있다.

(3) 근육 검사

넙다리뼈 앞쪽 미끄러짐과 가쪽돌림 유형에서는 넙다리뼈 앞쪽 미끄러짐 유형과 마찬가지로 스웨이백 자세로 인해 자세 정렬에 많은 영향을 받는다. 골반의 뒤기울임으로 인해 엉덩허리근의 약화가 나타날 수 있다. 또한, 엉덩관절과 무릎관절의 과도한 폄으로 인해서 넙다리뒤근육의 단축을 일으킬 수 있다. 이 유형에서 나타나는 가쪽돌림 유형으로 인해서 큰볼기근과 궁둥구멍근의 단축이 더 과도하게 발생되고, 가쪽돌림근들의 단축으로 인해서 가쪽돌림 관절가동범위가 증가되는 악순환을 형성한다.

(4) 관절가동범위 검사

넙다리뼈 앞쪽 미끄러짐과 가쪽돌림 유형의 경우, 엉덩관절 굽힘 관절가동범위에서 제한이 발생되며, 넙다리뼈 앞쪽 미끄러짐이 증가되면서 가쪽돌림이 동반되는 보상작용이 있다. 또한 능동적 움직임을 수행할 때도 엉덩관절 가쪽 관절가동범위가 발생되면서 통증이 동반될 수 있다. 안쪽돌림 관절가동범위는 제한을 유발할 수 있다. 엉덩관절의 폄 관절가동범위는 골반 뒤기울임으로 인해서 과도하게 발생된다.

(5) 움직임 검사

① 엉덩관절 폄과 가쪽돌림 검사

엎드린 자세에서 엉덩관절 폄을 수행하면서 가쪽돌림이 동반되면, 엉덩관절 주변에서 통증이 증가한다(그림 6.76).

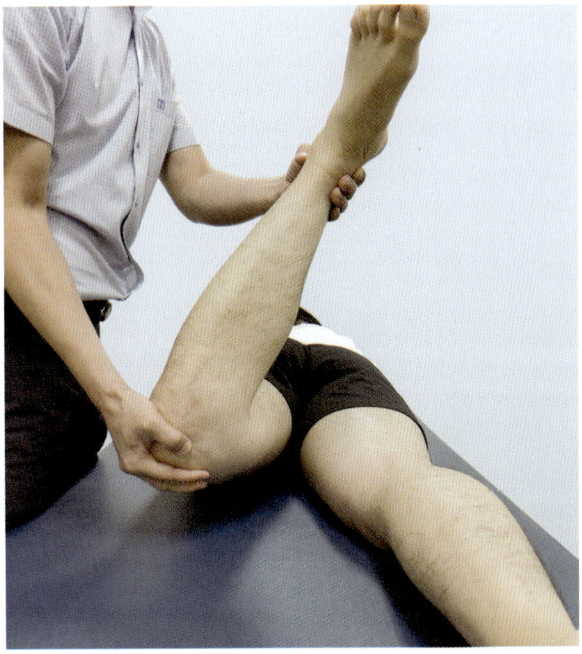

그림 6.76 엉덩관절 폄과 가쪽돌림

② 엉덩관절 폄과 안쪽돌림 검사

엎드린 자세에서 엉덩관절 폄을 수행하면서 안쪽돌림이 동반되면, 엉덩관절 주변에서 통증이 감소한다(그림 6.77).

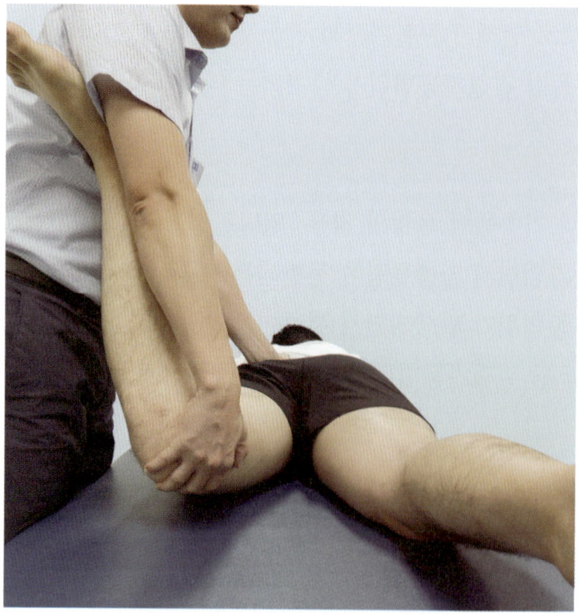

그림 6.77 엉덩관절 폄과 안쪽돌림

③ 누운 자세 뻗은 다리 올림 검사 Supine Straight Leg Raising Test

대상자는 바른 자세로 눕는다. 평가자는 대상자의 큰돌기를 촉진한다. 대상자가 다리를 드는 동안, 큰돌기의 움직임을 파악한다. 큰돌기의 위치가 앞쪽 또는 가쪽 방향으로 이동되는지 확인한다(그림 6.78). 다리를 드는

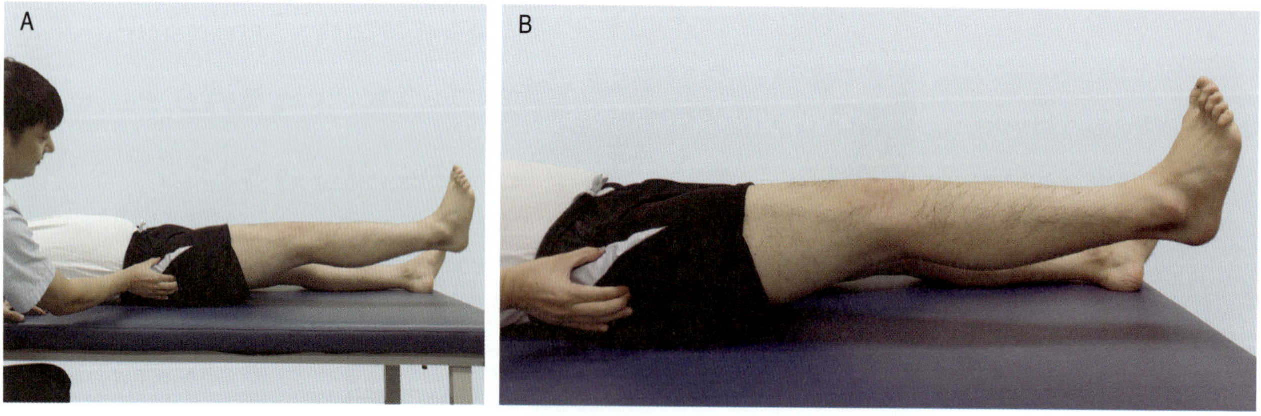

그림 6.78 누운 자세 뻗은 다리 올림 검사. A: 전체 모습, B: 확대 모습

동안 큰돌기에서 위치가 그대로 유지되는 것이 가장 이상적이다. 이 검사는 능동적 및 수동적으로 수행할 수 있다.

④ 네발기기 자세 무릎 구부려 엉덩관절 폄 검사 Quadruped Bent Knee Hip Extension

네발기기 자세에서 어깨관절, 엉덩관절, 무릎관절은 90° 굽힘 자세를 취한다(그림 6.79A). 목뼈 폄이 발생되지 않도록, 턱은 당긴다. 한쪽 다리의 무릎 굽힘 각도 90°를 유지한 채, 엉덩관절 폄 각도를 10°까지 수행한다(그림 6.79B). 검사는 양쪽 다리 모두 수행한다. 엉덩관절 폄을 수행하면서 엉덩관절 가쪽돌림 또는 벌림이 발생되는지 확인한다(그림 6.79C). 엉덩관절 폄을 수행하면서 가쪽돌림이나 벌림 발생 없이, 무릎뼈의 중심과 발꿈치를 잇는 선이 일직선상에서 유지되는 것이 좋다.

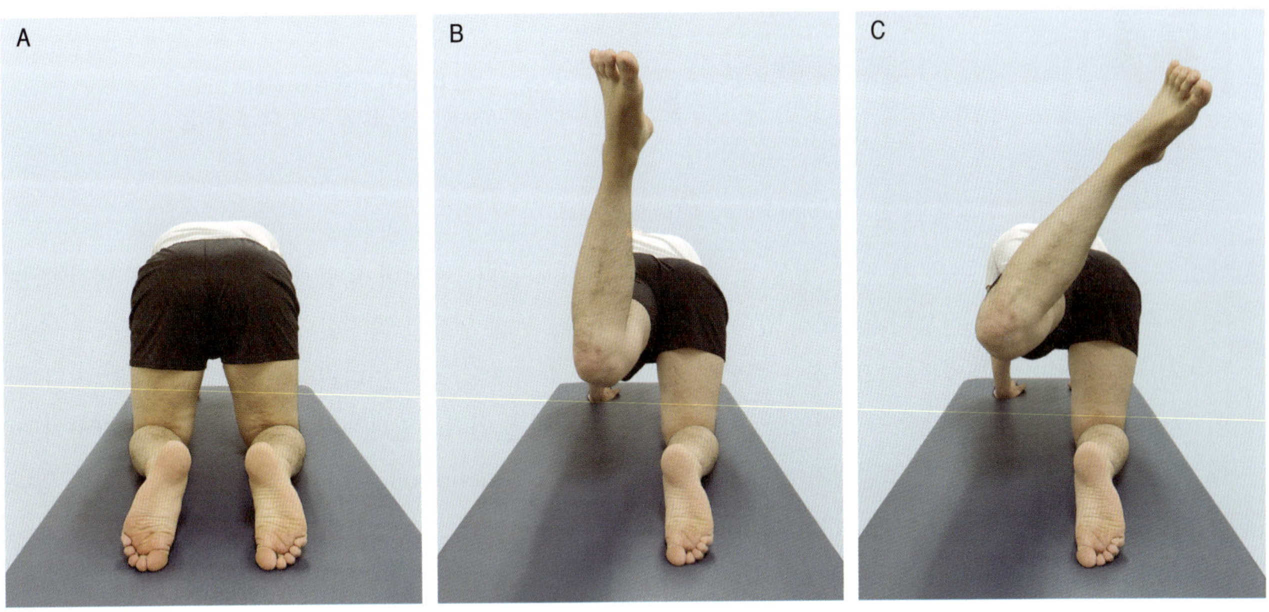

그림 6.79 네발기기 자세 무릎 구부려 엉덩관절 폄 검사.
A: 시작 자세, B: 엉덩관절 폄, C: 보상작용

⑤ 뒤쪽락킹 검사 Backward Rocking Test

넙다리뼈 앞쪽 미끄러짐과 가쪽돌림 유형에서 뒤쪽락킹 검사를 수행할 때, 넙다리뼈 앞쪽 미끄러짐을 수행할 때와 동일한 평가 기준으로 진행할 수 있다. 추가적으로, 뒤쪽락킹이 수행되면서 한쪽 또는 양쪽 엉덩관절에서 가쪽돌림이 발생되는 경우 그리고 가쪽돌림과 함께 엉덩관절 주변에서 통증이 동반되는 경우에는 양성반응이라고 평가한다(그림 6.80).

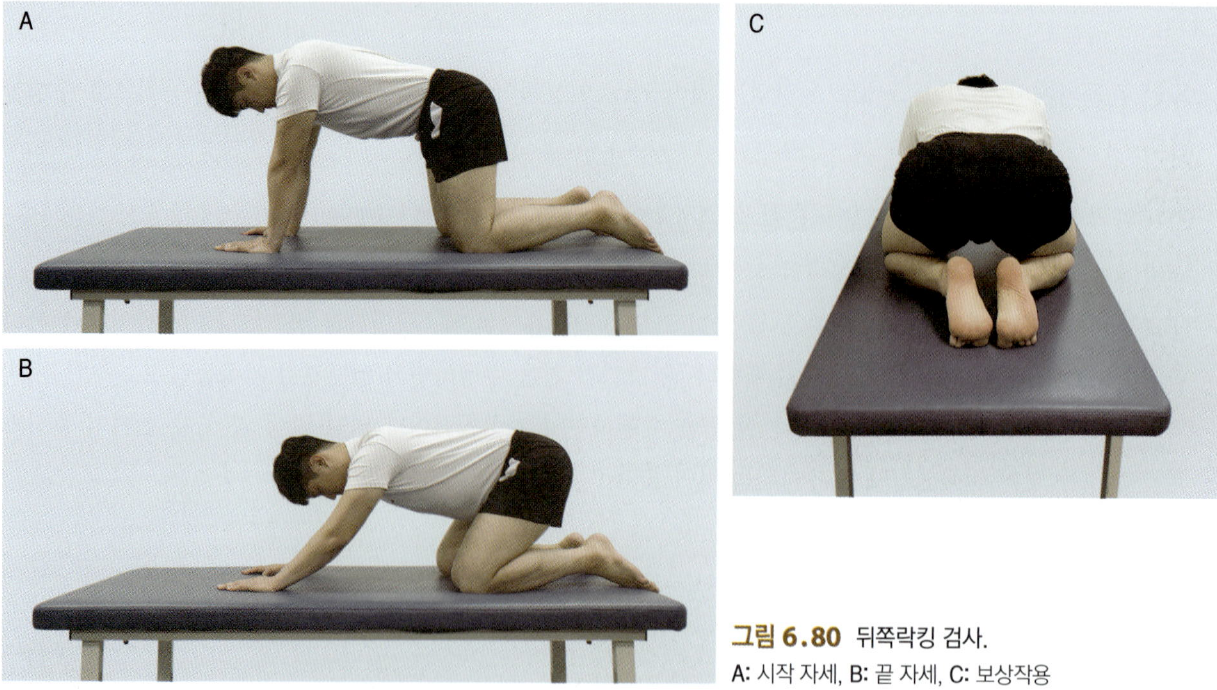

그림 6.80 뒤쪽락킹 검사.
A: 시작 자세, B: 끝 자세, C: 보상작용

⑥ 누운 자세 '숫자 4' 가쪽돌림 검사 Supine Figure 4 Turnout Test

대상자는 바른 자세로 누운 채 한쪽 발을 반대쪽 무릎 위치에 둔다. 서서히 엉덩관절 가쪽돌림과 벌림 각도 60°를 수행한다. 평가자는 넙다리뼈머리 앞쪽을 포함하여 샅굴부위 인대를 촉진한다(그림 6.81). 동작을 수행하면서 넙다리뼈머리의 앞쪽 미끄러짐을 확인한다. 동작을 수행하는 동안 넙다리뼈머리는 앞쪽 미끄러짐 없이 그대로 유지되는 것이 가장 이상적이다. 추가적으로, 엉덩관절 가쪽돌림과 벌림 각도 60°까지 도달하기 전에, 골반 돌림이 발생된다면, 조절되지 않은 허리골반 돌림 증상(uncontrolled lumbopelvic rotation)이 있다고 확인할 수 있다. 이 검사는 FABER (flexion, abduction, external rotation) test라고도 불린다.

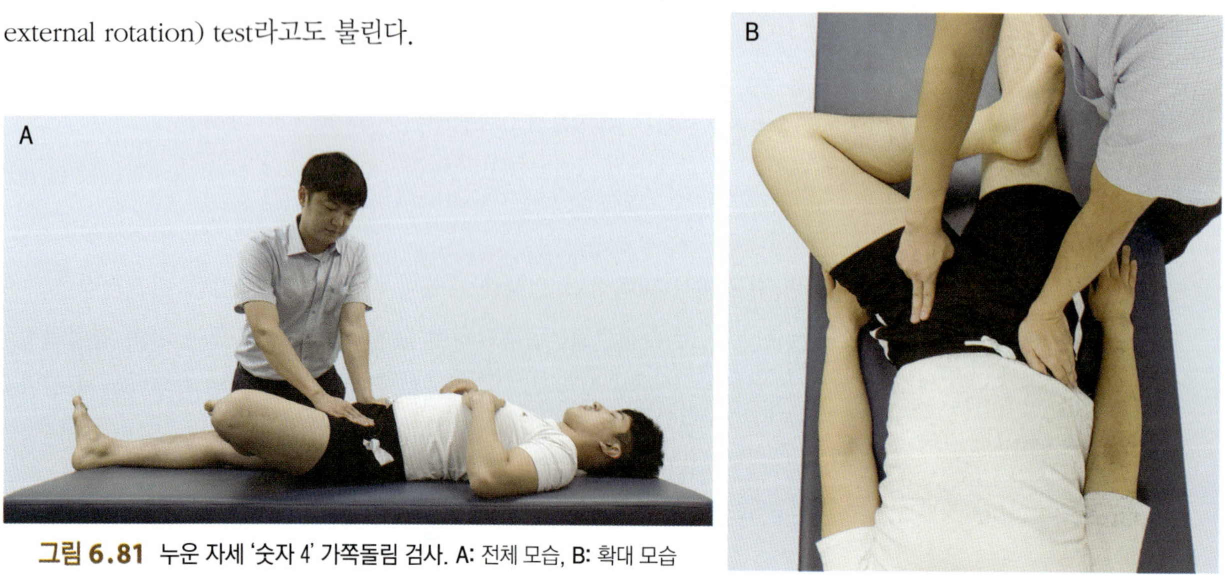

그림 6.81 누운 자세 '숫자 4' 가쪽돌림 검사. A: 전체 모습, B: 확대 모습

2) 분류

(1) 넙다리뼈 앞쪽 미끄러짐과 가쪽돌림 유형 진단 분류

넙다리뼈 앞쪽 미끄러짐과 가쪽돌림 유형의 기여 요인으로는 통증, 정렬, 관절가동범위, 근육 기능 및 움직임 검사의 결과 등이 있다. 평가항목 15개 중에 9개 이상 양성이면(60% 이상) 넙다리뼈 앞쪽 미끄러짐과 가쪽돌림 유형으로 분류한다(표 6.4).

표 6.4 넙다리뼈 앞쪽 미끄러짐과 가쪽돌림 유형 진단 분류표

기여 요인	검사 내용	반응
통증	엉덩관절 굽힘과 가쪽돌림 발생 시 통증	양성/음성
	다리 꼬고 앉기 시 통증(발이 반대쪽 넙다리뼈 위로 위치)	양성/음성
정렬	가쪽돌림 자세	양성/음성
	골반 뒤기울임 자세	양성/음성
	엉덩관절/무릎관절 폄 자세	양성/음성
근육	엉덩허리근 약화	양성/음성
	큰볼기근 단축	양성/음성
	넙다리뒤근육 단축	양성/음성
	궁둥구멍근 단축	양성/음성
관절가동범위	엉덩관절 폄 증가	양성/음성
	엉덩관절 가쪽돌림 증가	양성/음성
	엉덩관절 굽힘 제한(엉덩관절 가쪽돌림 보상 발생)	양성/음성
움직임	엎드린 자세 엉덩관절 폄 검사	양성/음성
	네발기기 자세 무릎 구부려 엉덩관절 폄 검사	양성/음성
	누운 자세 '숫자 4' 가쪽돌림 검사	양성/음성

(2) 진단에 따른 중증도 평가

평가된 검사 점수(총점 100점)에 따라 넙다리뼈 앞쪽 미끄러짐과 가쪽돌림 유형의 중증도를 분류한다. 통증 요인(10점)은 시각상사척도를 이용한다. 해당되는 통증 점수 영역에 따라 점수가 부여된다. 정렬 요인(20점)은 선 자세에서의 골반뼈와 엉덩관절, 무릎관절의 정렬 상태에 따라 각각 점수가 부여된다. 해당 유형을 유발할 수 있는 근육들의 근력 및 근육 길이 검사 결과에 따라 양성반응인 경우에 각각 점수가 부여된다(20점). 엉덩관절의 움직임 각도를 통해 관절가동범위 요인(20점)의 점수를 부여한다. 움직임 요인(30점)은 아래 표에 제시된 움직임 검사의 결과에 따라 양성반응인 경우에 각각 점수가 부여된다(표 6.5).

표 6.5 넙다리뼈 앞쪽 미끄러짐과 가쪽돌림 유형의 진단에 따른 중증도 평가표

기여 요인	통증 점수(VAS)			점수
통증 (10)	1~3			1
	4~7			5
	8~10			10
정렬 (20)	**정렬 상태**			**점수**
	스웨이백 자세			5
	가쪽돌림 자세			5
	골반 뒤기울임 자세			5
	엉덩관절/무릎관절 폄 자세			5
근육 (20)	**근육**	**검사**	**검사의 양성반응**	**점수**
	엉덩허리근	근력 검사	G등급 이하	5
	큰볼기근	근육 길이 검사	단축	5
	넙다리뒤근육		단축	5
	궁둥구멍근		단축	5
관절가동범위 (20)	**분류**			**점수**
	엉덩관절 폄 증가			5
	엉덩관절 가쪽돌림 증가			5
	엉덩관절 안쪽돌림 제한			5
	엉덩관절 굽힘 제한(엉덩관절 가쪽돌림 보상 발생)			5
움직임 (30)	**검사의 양성반응**			**점수**
	엉덩관절 폄과 가쪽돌림 시 통증 증가			5
	엉덩관절 폄과 안쪽돌림 시 통증 감소			5
	누운 자세 뻗은 다리 올림 검사			5
	네발기기 자세 무릎 구부려 엉덩관절 폄 검사			5
	뒤쪽락킹 검사			5
	누운 자세 '숫자 4' 가쪽돌림 검사			5
총점				100

3) 중재

(1) 움직임 교육

① 앉은 자세

대상자는 앉은 자세에서 골반뼈를 당겨서 궁둥뼈결절로 체중을 지지하며 앉아 있는 것이 필요하다. 또한, 앉은 자세에서 엉덩관절에서 폄과 가쪽돌림으로 향하는 것을 피하고, 양쪽 무릎관절이 벌어지거나 모아지지 않고 중립을 유지하는 자세를 수행할 수 있다(그림 6.82).

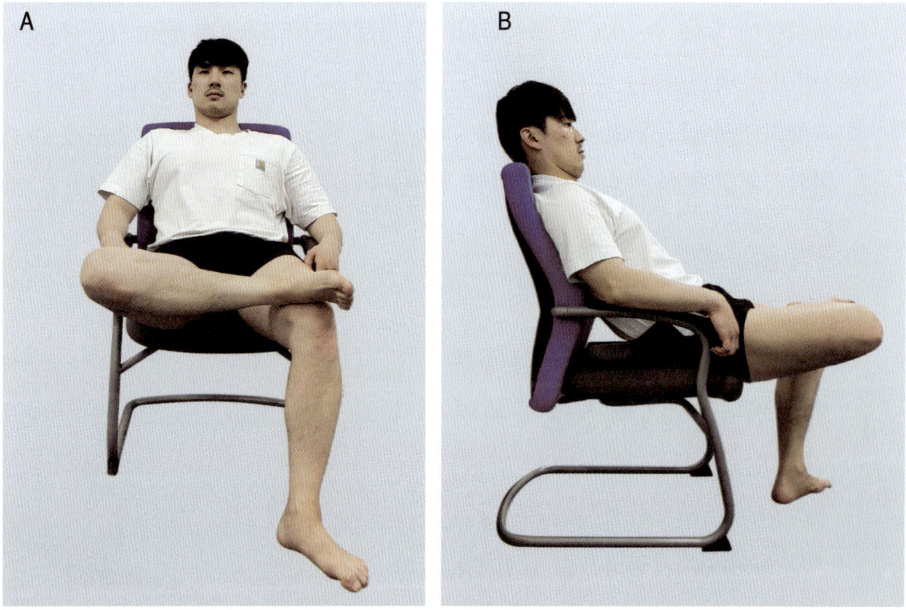

그림 6.82 잘못된 앉은 자세. A: 앞면, B: 옆면

② 네발기기 자세

대상자는 네발기기 자세에서 뒤쪽락킹을 수행하는 동안, 엉덩관절에서 가쪽돌림과 벌림이 발생되지 않도록 조절하면서 뒤쪽락킹을 이뤄져야 한다. 엉덩관절이 굽힘되면서 통증이 동반되며 가쪽돌림과 벌림이 보상작용으로 일어날 수 있기 때문에, 네발기기 자세에서 뒤쪽락킹을 수행하는 동안 해당 증상이 발생되지 않게 주의해야 한다.

네발기기 자세 무릎 구부려 엉덩관절 폄 동작을 수행할 때, 발의 위치가 일직선상으로 무릎뼈의 중심과 일치하는 것이 이상적이다. 엉덩관절의 폄이 수행되면서, 발의 위치가 무릎뼈로부터 안쪽으로 돌아가며 엉덩관절 가쪽돌림 또는 벌림이 발생할 수 있기 때문에, 엉덩관절 가쪽돌림이 발생되지 않도록 조절하면서 엉덩관절 폄을 수행해야 한다(그림 6.83).

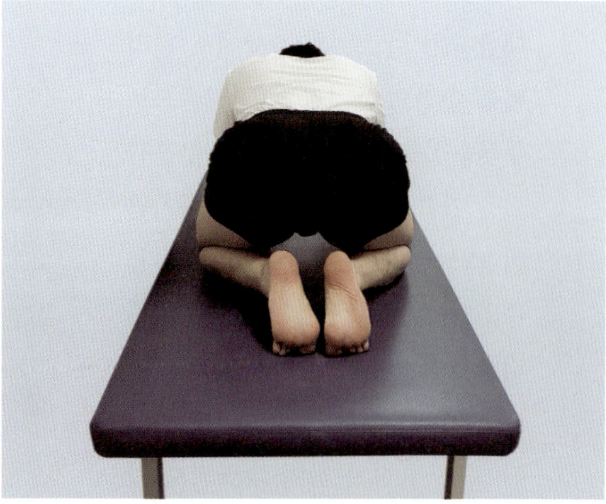

그림 6.83 뒤쪽락킹 검사 보상작용

(2) 움직임 개선을 위한 도수 관리

① 근막이완Myofascial Release, MFR

궁둥구멍근 근막이완을 수행하기 위해 옆으로누운 자세에서, 엉덩관절과 무릎관절을 90° 굽힘하고, 무릎관절이 테이블에 닿을 수 있도록 모음한다. 그 자세에서 넙다리뼈 큰돌기를 찾아서, 그 뒤쪽으로 위치하고 있는 궁둥구멍근을 촉진한다. 촉진한 근육이 궁둥구멍근이 맞는지 확인하기 위해, 해당 자세에서 엉덩관절 가쪽돌림을 수행하면서 궁둥구멍근의 수축을 확인한다. 궁둥구멍근에 근막이완을 적용한다. 또한, 폼롤러 위에 올라가서 이완시키고자 하는 다리를 굽힘한 후, 넙다리뼈 큰돌기의 뒤쪽에 위치한 궁둥구멍근에 이완을 적용한다.

② 근력 강화

i) 엉덩허리근

대상자는 바로누운 자세에서 한쪽 발과 반대쪽 무릎뼈 5cm 아래 부위에 탄력밴드를 적용한다. 양 손은 복부를 지지하면서 복부 당기기를 수행한다. 엉덩관절 굽힘 90°를 유지하며 엉덩허리근의 등척성 수축을 10초간 유지한다. 주의사항은 운동을 수행하면서 허리뼈의 폄이 발생되지 않도록 한다(그림 6.84).

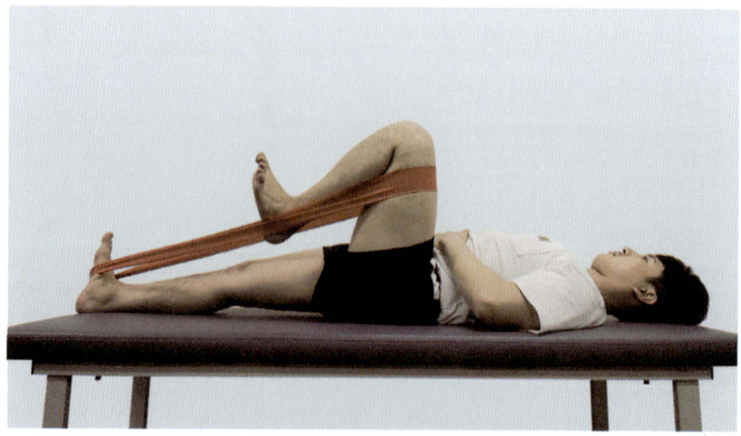

그림 6.84 엉덩허리근 강화 운동

③ 근육 스트레칭

i) 큰볼기근

대상자는 바로누운 자세에서 허리뼈를 수건으로 지지하고, 양손으로 무릎관절을 고정한다. 굽힌 무릎관절을 가슴으로 당기면서, 큰볼기근의 스트레칭을 10초간 유지한다. 주의사항은 운동을 수행하면서, 허리뼈의 과도한 굽힘이 발생되지 않도록 하며, 엉덩관절 벌림이 발생된 채로 굽힘 동작이 수행되지 않도록 한다(그림 6.85).

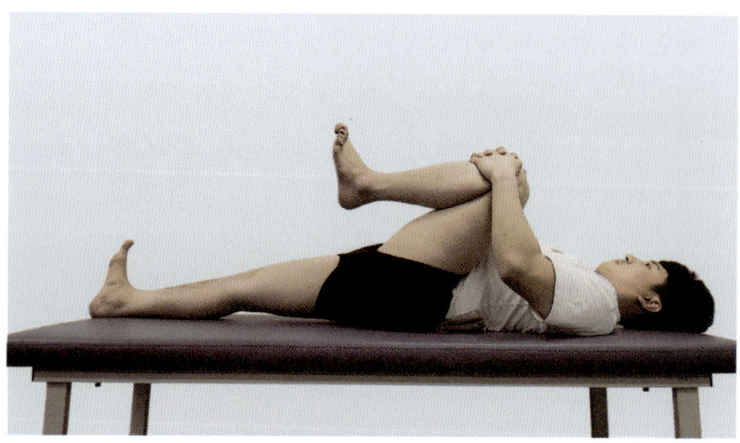

그림 6.85 큰볼기근 스트레칭 운동

ii) 넙다리뒤근육

대상자는 테이블 위에 앉은 자세에서 양손은 가슴 위에 올린다. 골반의 앞기울임을 유지하면서, 몸통은 앞으로 기울인다. 발목관절은 중립 자세를 유지한 채, 무릎관절 폄을 수행하면서, 넙다리뒤근육의 스트레칭을 10초간 유지한다. 주의사항은 운동을 수행하면서, 발목관절에서 발등굽힘을 발생시키면, 넙다리뒤근육보다 궁둥신경에 더 많은 장력이 발생될 수 있으니 주의한다. 또한 운동을 수행하면서 엉덩관절 가쪽돌림이 발생되지 않도록 주의한다(그림 6.86).

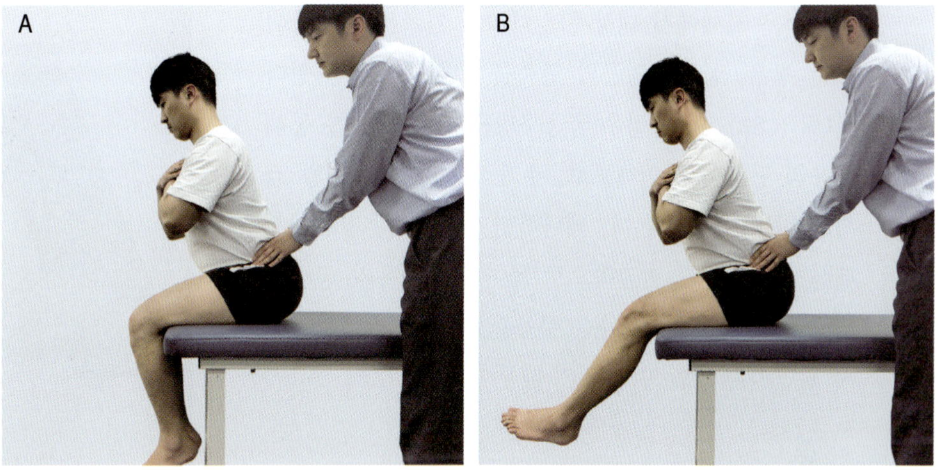

그림 6.86 넙다리뒤근육 스트레칭 운동. A: 시작 자세, B: 끝 자세

iii) 궁둥구멍근

대상자는 선 자세에서 테이블에 한쪽 다리를 올리고, 골반의 앞기울임을 유지한다. 몸통을 앞으로 기울이면서, 궁둥구멍근의 스트레칭을 10초간 유지한다. 주의사항은 운동을 수행하면서 골반의 뒤기울임이나 허리뼈 굽힘이 발생되지 않도록 한다. 또한, 엉덩관절 굽힘 90° 이상의 각도에서는 가쪽돌림이 충분히 발생될 수 있도록 한다(그림 6.87).

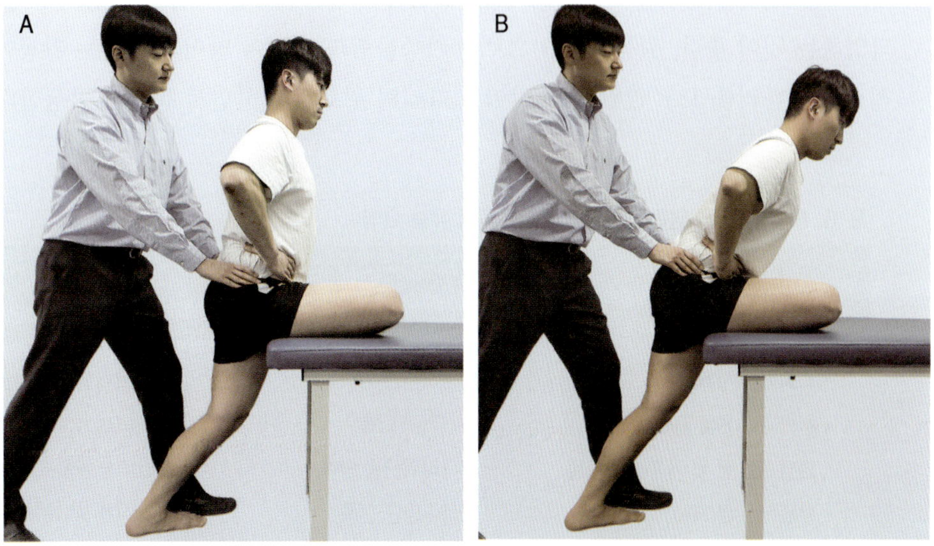

그림 6.87 궁둥구멍근 스트레칭 운동. A: 시작 자세, B: 끝 자세

④ 기타 검사

바로누운 자세에서 대상자의 다리가 가쪽돌림 현상이 보일 경우, 궁둥구멍근의 단축을 의심해 볼 수 있다(그림 6.88). 이런 경우 궁둥구멍근 길이 검사를 통해 근육의 단축을 확인해보고, 추가적으로 정적 정렬 검사도 같이 수행해 본다. 왜냐하면, 바로누운 자세에서 대상자의 다리가 바깥쪽으로 돌아가는 이유가 궁둥구멍근의 단축 때문이 아닌 무릎관절 또는 발목관절에서 원인이 발생할 수도 있기 때문이다.

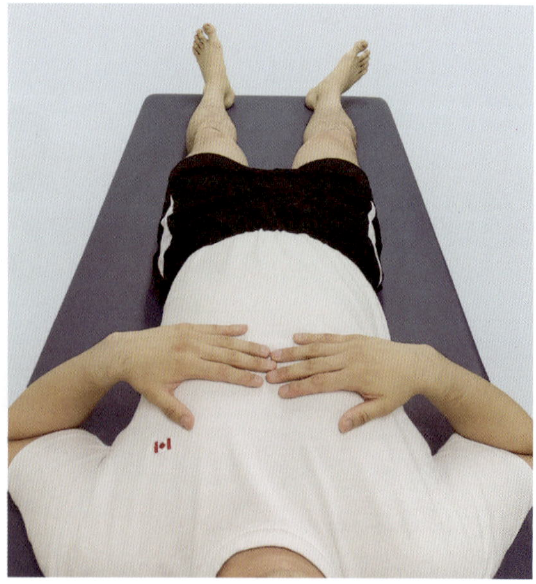

그림 6.88 정적 정렬 검사

4) KEMA 관리

역학적 스트레스는 엉덩관절 폄근과 뒤쪽 구조물들의 뻣뻣함이 발생될 수 있으며, 엉덩관절 굽힘근과 앞쪽 구조물들의 유연함이 과도하게 발생된다. 또한 엉덩관절 가쪽돌림 시 통증을 동반하고 체중지지 시 더 악화된다. 인간공학적 요인으로써 낮은 작업대에서 양쪽 엉덩관절을 가쪽돌림한 채 서 있을 때 구부정한 자세에 대한 환경적 개선이 필요하다. 예를 들어, 작업대 높이를 높인 후 다리를 중립 상태로 작업을 할 수 있게 해준다. 의자에 앉아 있을 때는 골반을 앞으로 빼고 한쪽 다리를 반대쪽 허벅지 위에 올린 채 앉는 자세를 피하는 것이 좋다. 또한 의자 기울기를 수평으로 맞추거나, 골반을 의자 안쪽 끝까지 당겨서 앉고, 양쪽 무릎은 모은 상태로 작업하는 것이 좋다. 활동적 요인으로는 가쪽돌림과 벌림이 많이 일어나는 활동에 참여하는 것이며, 개인적 특성으로는 다리를 꼬고 앉았을 때 발이 넙다리뼈 위로 위치하면서 통증이 발생한다.

표 6.6 넙다리뼈 앞쪽 미끄러짐과 가쪽돌림 유형 요약

잘못된 정렬	손상	KEMA 관리
• 스웨이백 자세 • 골반 뒤기울임 자세 • 엉덩관절 폄 및 가쪽돌림 자세 • 무릎관절 폄 자세	• 엉덩허리근 약화 • 큰볼기근 단축 • 넙다리뒤근육 단축 • 궁둥구멍근 단축	• 엉덩허리근 강화 운동 적용 • 큰볼기근, 넙다리뒤근육 및 궁둥구멍근 스트레칭 운동 적용 • 자세 및 움직임 조절 교육

11. 엉덩관절 모음 유형

엉덩관절 모음 유형(hip adduction type)은 엉덩관절 주머니의 바깥쪽과 뒤쪽 부위가 과도하게 늘어나고, 그 부위 근육들의 약화가 발생하며, 엉덩관절 모음근의 단축으로 인해서 발생한다. 이러한 발생은 서 있는 자세에서 한쪽 다리로 체중지지를 많이 할 경우, 엉덩관절 안쪽 부위의 근육들은 짧아진 상태가 발생하고, 바깥쪽 부위의 근육들은 늘어난 상태가 발생하여 근육 불균형을 유발한다. 또한, 엉덩관절 바깥돌림근과 벌림근보다 안쪽돌림근과 모음근이 우세한 특징이 있다. 큰볼기근, 중간볼기근과 궁둥구멍근이 신장되어 약화가 발생하는 반면, 넙다리뒤근육과 넙다리근막긴장근의 단축과 우세화 현상이 발생한다.

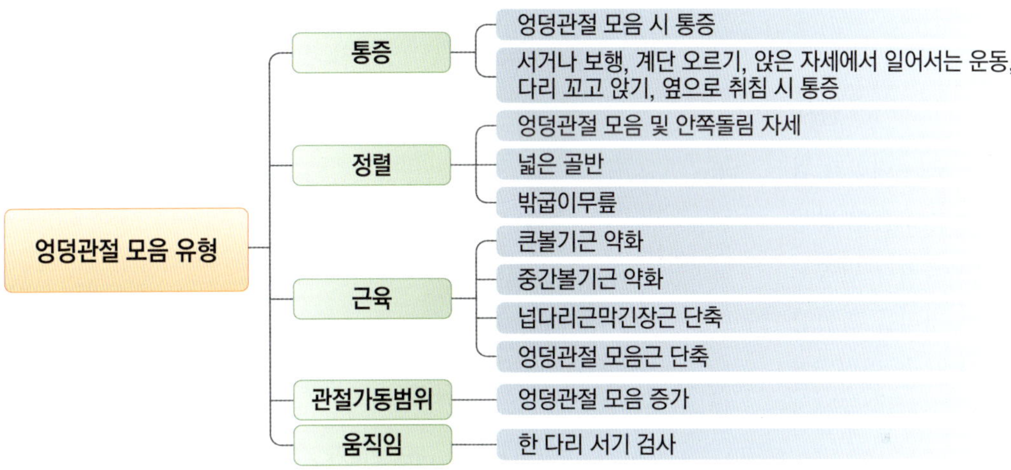

그림 6.89 엉덩관절 모음 유형 진단 분류

1) 분류 기준

(1) 통증 및 증상

엉덩관절 모음 유형의 경우, 엉덩관절 모음 시 통증이 나타나고, 서거나, 보행, 계단 오르기, 앉은 자세에서 일어서는 운동, 때로는 다리를 교차하고 앉아 있을 때 엉덩관절과 다리 가쪽에 통증이 나타날 수 있다. 넙다리 안쪽으로 통증이 동반될 수 있고, 엉덩관절 모음한 채 옆으로누운 자세로 취침하는 경향을 보인다.

(2) 정렬 검사

엉덩관절 모음 유형의 경우, 엉덩관절 모음 그리고 안쪽돌림 자세를 습관적으로 취하며, 넓은 골반과 엎침 발(pronated foot) 그리고 밖굽이무릎을 보일 수 있다.

(3) 근육 검사

엉덩관절 모음 유형에서는 엉덩관절의 모음과 안쪽돌림 관절가동범위가 과도하게 발생되기 때문에, 중간볼기근과 궁둥구멍근의 약화가 발생될 수 있다. 추가적으로 큰볼기근 약화가 발생될 수 있다. 엉덩관절 모음과 안쪽돌림 동작을 수행하는데 기여하는 넙다리뒤근육, 넙다리근막긴장근 그리고 엉덩관절 모음근들의 단축이 발생될 수 있다.

(4) 관절가동범위 검사

엉덩관절 모음 유형에서는 엉덩관절에서 모음과 안쪽돌림이 과도하게 나타나며, 통증이 동반될 수 있다.

(5) 움직임 검사

① 계단 오르기/내리기 검사

계단 오르기 또는 내리기 검사 시 엉덩관절 모음이 발생되는 것을 무릎뼈가 안쪽으로 이동되는 거리를 확인함으로써 검사할 수 있다. 검사를 수행하는 동안 무릎뼈의 중심은 두 번째 발가락과 일직선상에 위치한 채로 유지하는 것이 이상적이다(그림 6.90, 6.91).

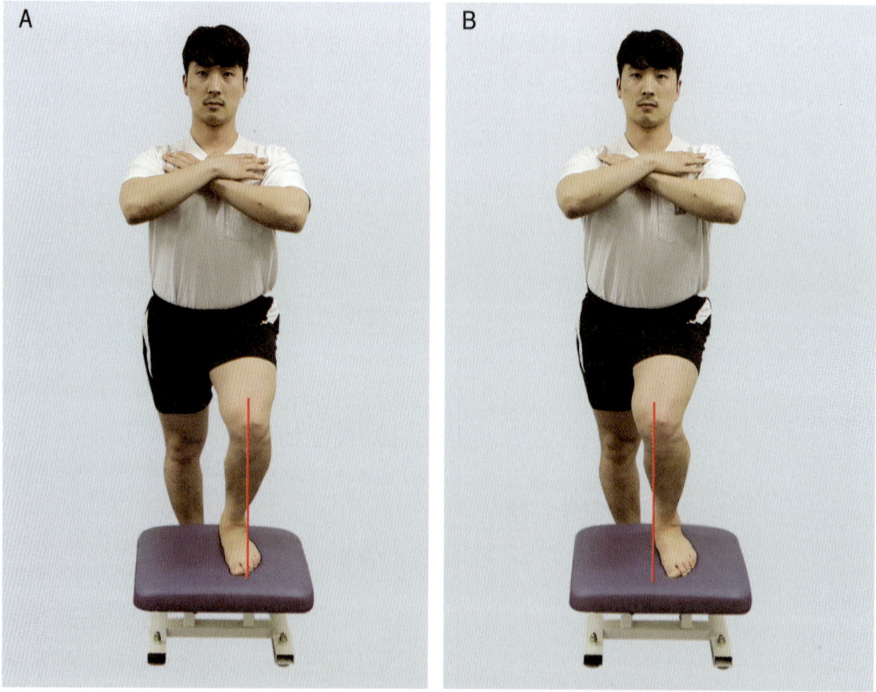

그림 6.90 계단 오르기 검사. **A:** 계단 오르기, **B:** 보상작용

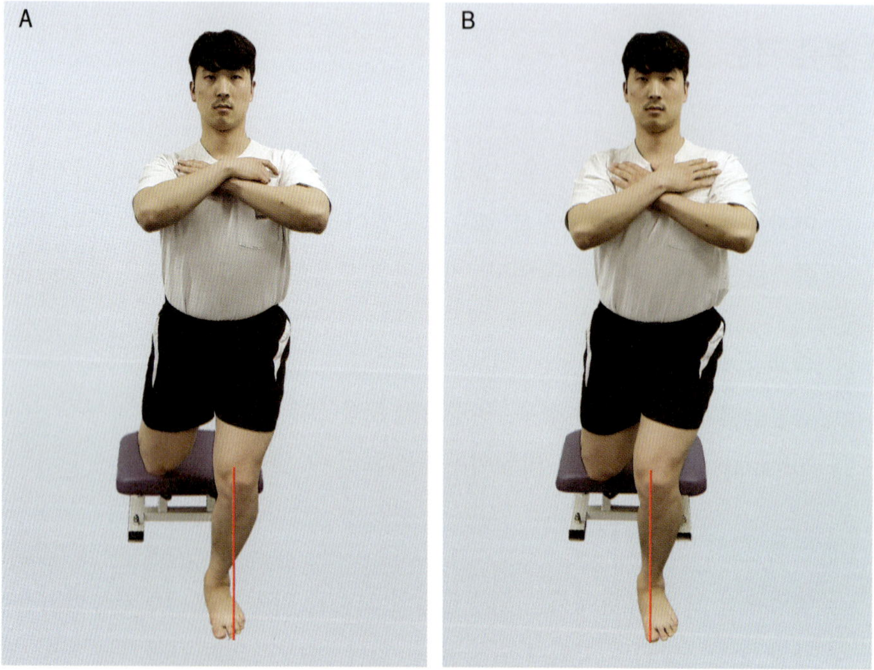

그림 6.91 계단 내리기 검사. **A:** 계단 내리기, **B:** 보상작용

② 보행 검사

보행 시에 체중을 지지하고 있는 다리의 무릎뼈 또는 지지하지 않는 다리의 무릎뼈에서 안쪽으로 이동되며 엉덩관절 모음이 발생된다(그림 6.92).

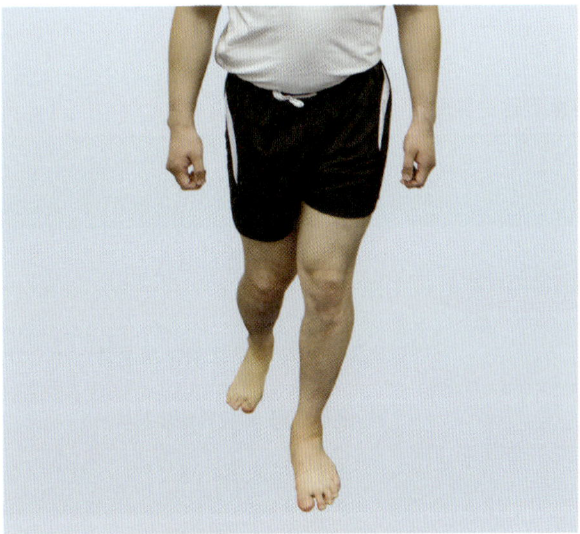

그림 6.92 보행 검사 보상작용

③ 한 다리 서기 검사

한 다리 서기를 수행하는 동안, 체중을 지지하고 있는 다리의 무릎뼈 또는 지지하지 않는 다리의 무릎뼈에서 안쪽으로 이동되며 엉덩관절 모음이 발생된다(그림 6.93).

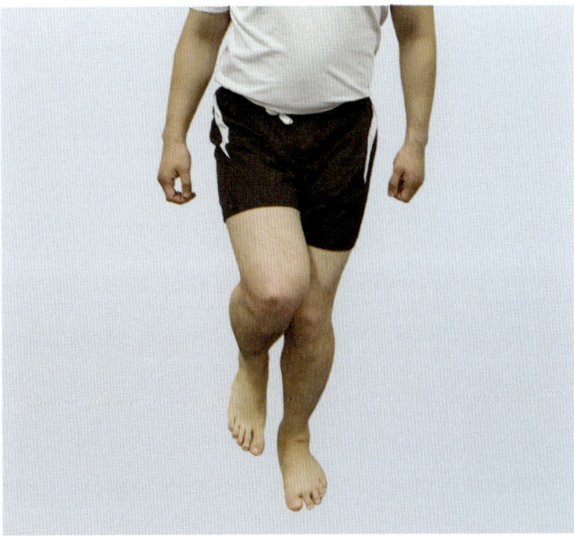

그림 6.93 한 다리 서기 검사 보상작용

2) 분류

(1) 엉덩관절 모음 유형 진단 분류

엉덩관절 모음 유형의 기여 요인으로는 통증, 정렬, 관절가동범위, 근육 및 움직임 검사의 결과 등이 있다. 평가항목 11개 중에 7개 이상 양성이면(60% 이상) 엉덩관절 모음 유형으로 분류한다(표 6.7).

표 6.7 엉덩관절 모음 유형 진단 분류표

기여 요인	검사 내용	반응
통증	엉덩관절 모음 시 통증	양성/음성
	서거나 보행, 계단 오르기, 앉은 자세에서 일어서는 운동, 다리 꼬고 앉기, 옆으로 취침 시 통증	양성/음성
정렬	엉덩관절 모음 및 안쪽돌림 자세	양성/음성
	넓은 골반	양성/음성
	밖굽이무릎	양성/음성
근육	큰볼기근 약화	양성/음성
	중간볼기근 약화	양성/음성
	넙다리근막긴장근 단축	양성/음성
	엉덩관절 모음근 단축	양성/음성
관절가동범위	엉덩관절 모음 증가	양성/음성
움직임	한 다리 서기 검사	양성/음성

(2) 진단에 따른 중증도 평가

평가된 검사 점수(총점 100점)에 따라 엉덩관절 모음 유형의 중증도를 분류한다. 통증 요인(10점)은 시각상사척도를 이용한다. 해당되는 통증 점수 영역에 따라 점수가 부여된다. 정렬 요인(20점)은 선 자세에서의 골반뼈와 엉덩관절, 무릎관절, 발의 정렬 상태에 따라 각각 점수가 부여된다. 해당 유형을 유발할 수 있는 근육들의 근력 및 근육 길이 검사 결과에 따라 양성반응인 경우에 각각 점수가 부여된다(35점). 엉덩관절의 움직임 각도를 통해 관절가동범위 요인(5점)의 점수를 부여한다. 움직임 요인(30점)은 아래 표에 제시된 움직임 검사의 결과에 따라 양성반응인 경우에 각각 점수가 부여된다(표 6.8).

표 6.8 엉덩관절 모음 유형의 진단에 따른 중증도 평가표

기여 요인	통증 점수(VAS)			점수
통증 (10)	1~3			1
	4~7			5
	8~10			10
정렬 (20)	**정렬 상태**			**점수**
	엉덩관절 모음 및 안쪽돌림 자세			5
	넓은 골반			5
	엎침발			5
	밖굽이무릎			5
근육 (35)	**근육**	**검사**	**검사의 양성반응**	**점수**
	큰볼기근	근력 검사	G등급 이하	5
	중간볼기근		G등급 이하	10
	궁둥구멍근		G등급 이하	5
	넙다리근막긴장근	근육 길이 검사	단축	5
	넙다리뒤근육		단축	5
	엉덩관절 모음근		단축	5
관절가동범위 (5)	**분류**			**점수**
	엉덩관절 모음 증가			5
움직임 (30)	**검사의 양성반응**			**점수**
	계단 오르기/내리기 검사			10
	보행 검사			10
	한 다리 서기 검사			10
총점				100

3) 중재

(1) 움직임 교육

① 선 자세

대상자는 서 있는 동안, 한쪽 다리로 체중을 지지해서 서 있을 것을 최소화한다. 한쪽 다리로 서 있는 동안 엉덩벌림근이 늘어난 상태가 되고, 엉덩관절 모음근의 길이는 단축이 발생될 수 있다. 양쪽 다리를 통해 체중부하를 하는 훈련이 필요하다(그림 6.94).

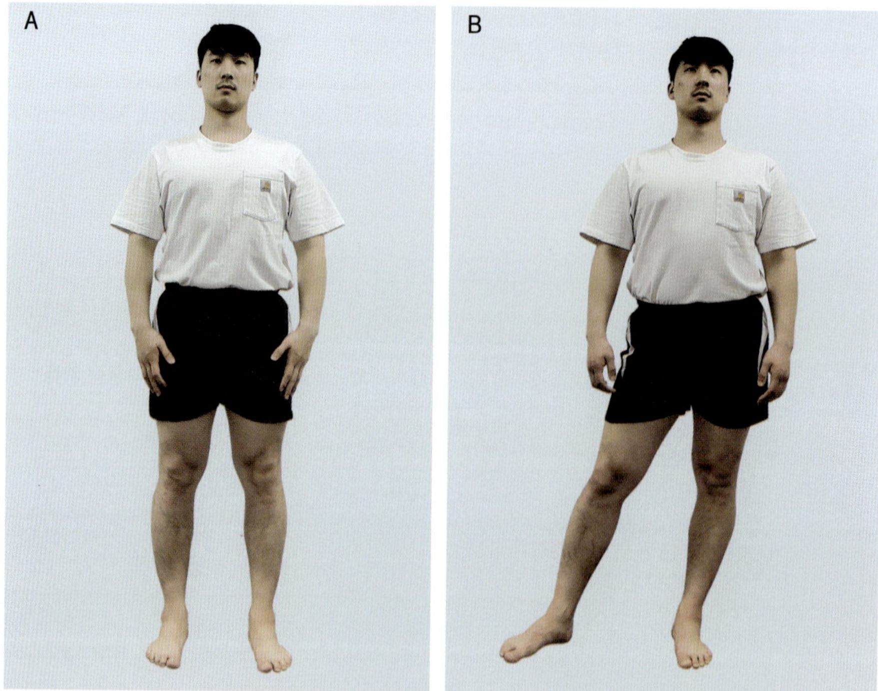

그림 6.94 선 자세. A: 올바른 자세, B: 잘못된 자세

② 옆으로누운 자세

대상자는 옆으로누운 자세를 취할 때 가능하면 무릎관절 사이에 쿠션을 받치는 것이 좋다. 특히 골반의 넓이가 큰 사람들은 옆으로누운 자세에서 한쪽 엉덩관절의 모음 각도가 증가되면서 엉덩모음근 길이도 단축될 수 있기 때문에 옆으로누운 자세를 가능한 피하는 것이 좋고, 피할 수 없다면 무릎관절 사이를 벌려서 모음 각도가 최소화될 수 있도록 지지해주는 것이 필요하다(그림 6.95).

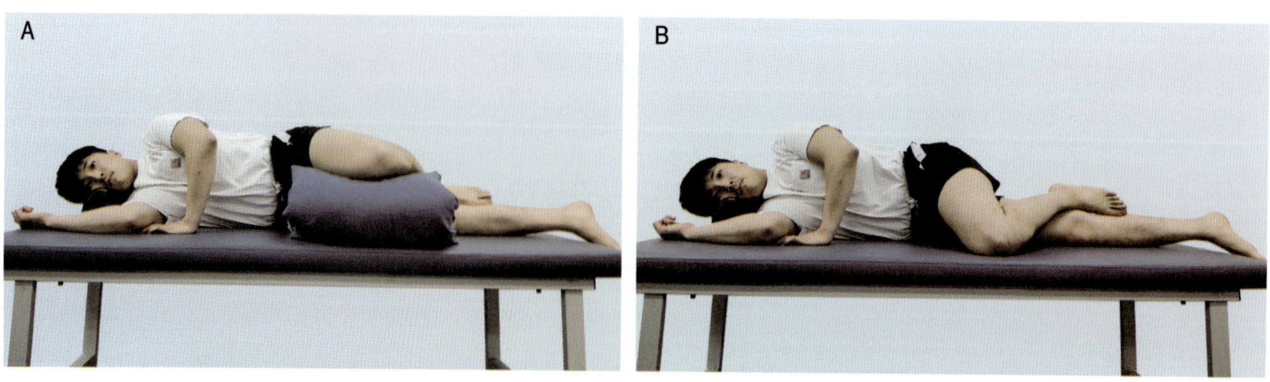

그림 6.95 옆으로누운 자세. A: 올바른 자세, B: 잘못된 자세

(2) 움직임 개선을 위한 도수 관리

① 근력 강화

i) 큰볼기근

대상자는 바로누운 자세에서 양쪽 무릎관절을 굽힌한 채, 저항을 제공하기 위해 탄력밴드는 양쪽 위앞엉덩뼈가시에 적용한다. 엉덩관절 폄을 수행하면서 큰볼기근의 강화 운동을 할 수 있다. 주의사항은 운동을 수행하면서 과도한 허리뼈 폄과 엉덩관절 모음이 발생되지 않도록 한다(그림 6.96).

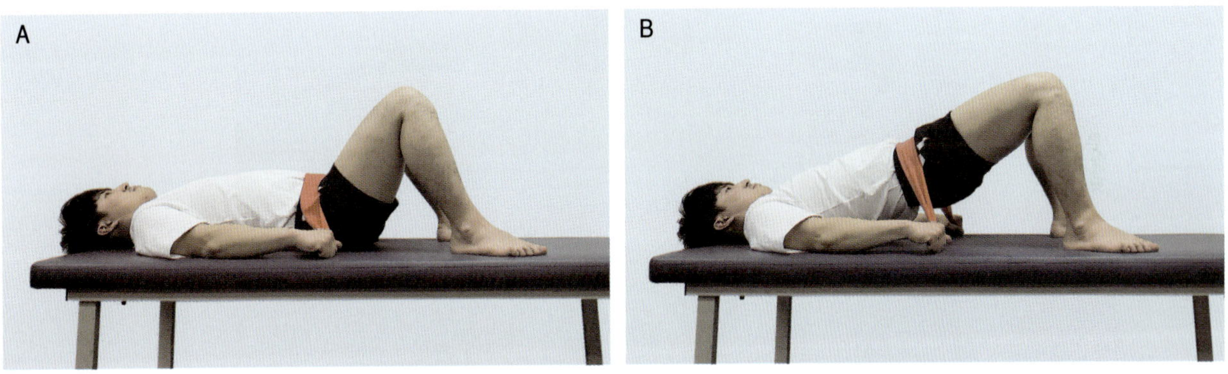

그림 6.96 큰볼기근 강화 운동. A: 시작 자세, B: 끝 자세

ii) 중간볼기근

대상자는 바로누운 자세에서 양쪽 발목관절에 탄력밴드를 적용한다. 양발을 평행하도록 엉덩관절 벌림을 수행하면서 중간볼기근의 강화 운동을 할 수 있다. 주의사항은 운동을 수행하면서 양발을 평행하게 유지하면서 무릎뼈가 바깥쪽 또는 안쪽 방향으로 향하지 않도록 한다(그림 6.97).

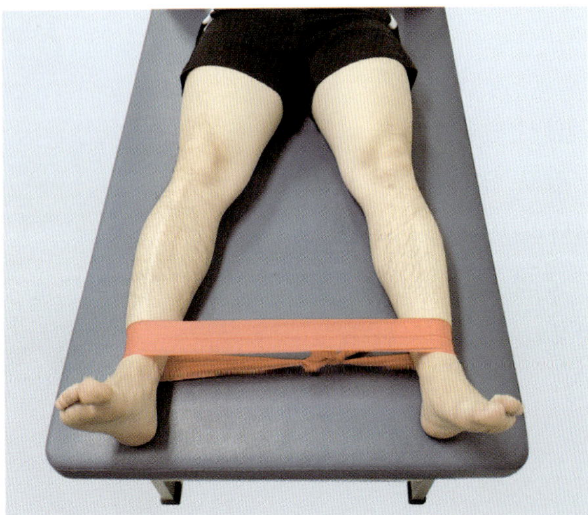

그림 6.97 중간볼기근 강화 운동

iii) 궁둥구멍근

대상자는 옆으로누운 자세에서 양쪽 무릎관절에 탄력밴드를 적용한다. 엉덩관절에서 가쪽돌림을 수행하면서, 궁둥구멍근의 강화 운동을 할 수 있다. 주의사항은 운동을 수행하면서, 몸통 돌림 또는 허리골반 부위의 돌림이 발생되지 않도록 한다(그림 6.98).

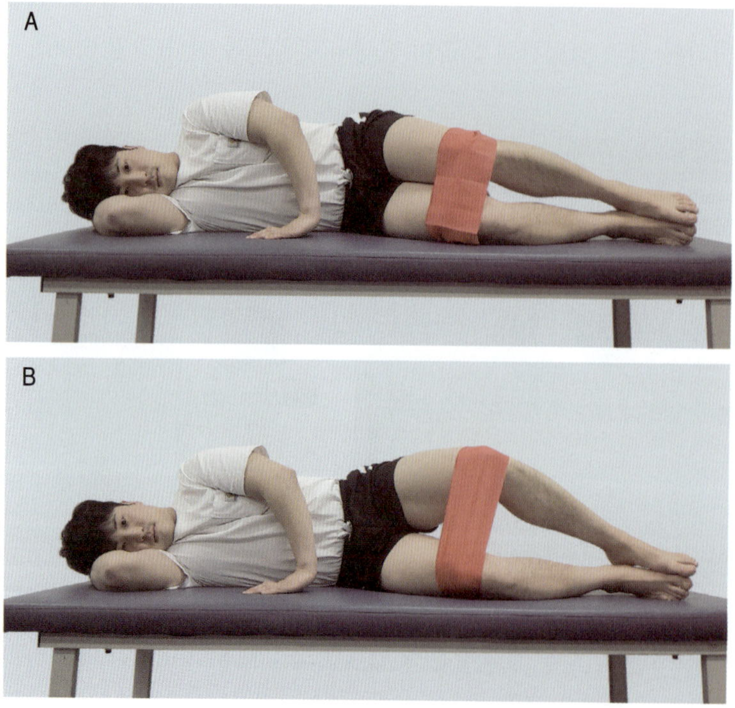

그림 6.98 궁둥구멍근 강화 운동. A: 시작 자세, B: 끝 자세

② 근육 스트레칭

i) 넙다리근막긴장근

대상자는 옆으로누운 자세에서 한쪽 무릎을 고정한다. 검사자는 무릎뼈를 잡고, 엉덩관절에서 폄과 모음을 적용하면서, 넙다리근막긴장근의 스트레칭을 10초간 유지한다. 주의사항은 운동을 수행하면서 허리뼈 폄이 발생되지 않도록 한다(그림 6.99).

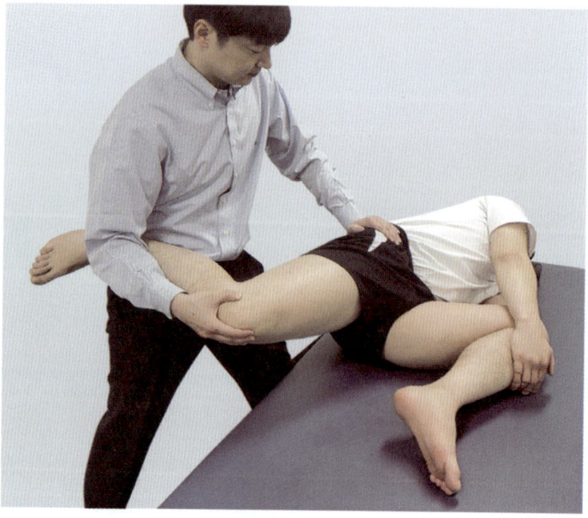

그림 6.99 넙다리근막긴장근 스트레칭 운동

ii) 넙다리뒤근육

대상자는 바로누운 자세에서 허리뼈에 수건으로 지지한다. 검사자는 한쪽 손은 넙다리뼈를 고정하고, 반대쪽 손은 대상자의 반대쪽 발목관절을 잡는다. 무릎관절 폄을 적용하면서, 넙다리뒤근육의 스트레칭을 10초간 유지한다. 주의사항은 운동을 수행하면서, 허리뼈 굽힘이 발생되지 않도록 한다. 또한 발목관절에서 발등굽힘을 발생시키면, 넙다리뒤근육보다 궁둥신경에 더 많은 장력이 발생될 수 있으니 주의한다(그림 6.100).

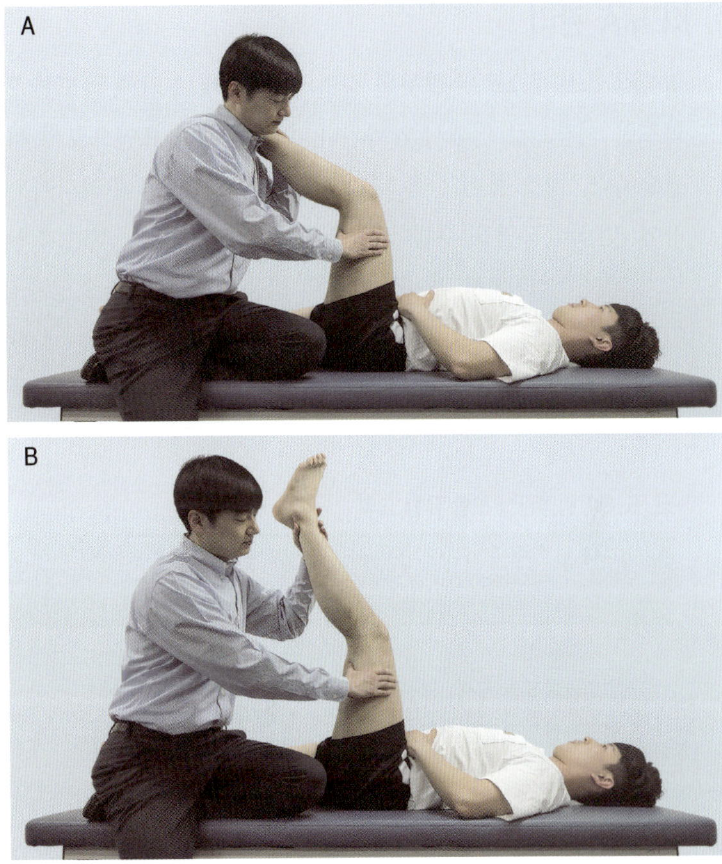

그림 6.100 넙다리뒤근육 스트레칭 운동. A: 시작 자세, B: 끝 자세

iii) 엉덩관절 모음근

대상자는 앉은 자세에서 양발을 마주 보며 벌림과 가쪽돌림을 수행한다. 엉덩관절에서 벌림이 발생될 수 있도록 양손에 부하를 적용하면서, 엉덩관절 모음근의 스트레칭을 적용시킬 수 있다. 주의사항은 운동을 진행하면서 골반뼈의 뒤기울임이 발생되지 않도록 한다(그림 6.101).

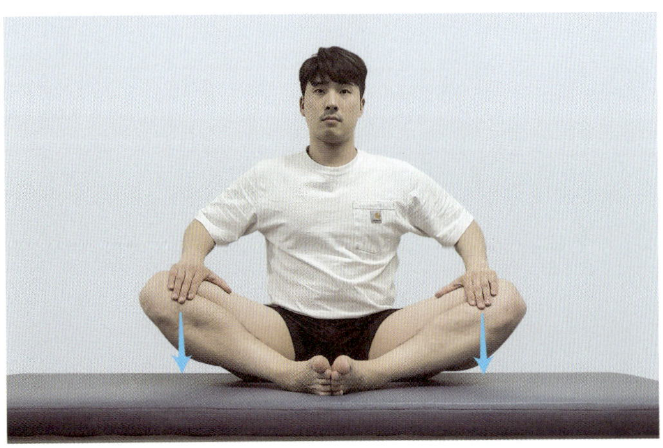

그림 6.101 엉덩관절 모음근 스트레칭 운동

4) KEMA 관리

역학적 스트레스로써 잘못된 정렬의 선 자세로 인해 과도한 엉덩관절모음이 발생하고, 뒤-가쪽 관절주머니의 과도한 신장으로 인해서 악화된다. 인간공학적 요인으로써 서 있는 자세에서 작업을 수행할 때 환경적 개선이 필요하다. 예를 들어 한쪽 다리로 서 있는 자세를 주의시키고 최소화할 수 있도록 교육해 준다. 또는 높은 의자에 앉아서 작업을 수행할 수 있도록 개선해 주는 것이 추천된다. 활동적 요인으로는 서거나, 걷기, 계단 오르기, 앉은 상태에서 일어서기 등의 활동이 많아지면 엉덩관절 또는 다리 바깥쪽에 통증이 발생될 수 있다. 개인적 특성으로는 옆으로누운 자세로 엉덩관절이 모음된 채 잠을 자는 습관과 다리를 교차해서 앉는 습관 그리고 한쪽 다리로 서 있는 습관이 있다.

표 6.9 엉덩관절 모음 유형 요약

잘못된 정렬	손상	KEMA 관리
• 엉덩관절 모음 자세 • 엉덩관절 안쪽돌림 자세 • 넓은 골반 • 엎침발 • 밖굽이무릎	• 큰볼기근 약화 • 중간볼기근 약화 • 궁둥구멍근 약화 • 넙다리근막긴장근 단축 • 넙다리뒤근육 단축 • 엉덩관절 모음근 단축	• 큰볼기근, 중간볼기근 및 궁둥구멍근 강화 운동 적용 • 넙다리근막긴장근, 넙다리뒤근육, 및 엉덩관절 모음근 스트레칭 운동 적용 • 자세 및 움직임 조절 교육

12. 엉덩관절 폄과 무릎관절 폄 유형

엉덩관절 폄과 무릎관절 폄 유형(hip extension with knee extension type)은 큰볼기근보다 넙다리뒤근육의 우세화로 인해서 발생한다. 따라서, 무릎관절에서도 과도한 폄이 발생하는 것이 특징이다. 엉덩관절 폄과 무릎관절 폄이 복합적으로 과도하게 발생할 경우, 넙다리네갈래근 약화와 넙다리뒤근육 및 장딴지근의 단축으로 인해서 발생될 수 있고, 무릎관절 주머니의 뒤쪽 부위가 늘어나서 발생하기도 한다.

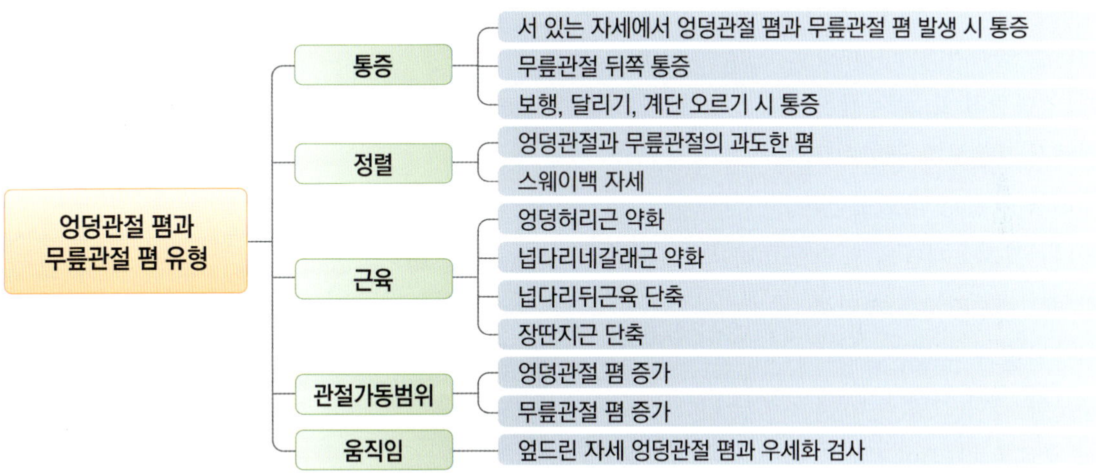

그림 6.102 엉덩관절 폄과 무릎관절 폄 유형 진단 분류

1) 분류 기준

(1) 통증 및 증상

엉덩관절 폄과 무릎관절 폄 유형의 경우, 서 있는 자세에서 엉덩관절 폄과 무릎관절 폄 발생 시 통증이 나타나고, 무릎관절 뒤쪽 관절주머니에 통증이 동반될 수 있다. 보행, 달리기, 계단 오르기 시 통증이 심해지고, 궁둥뼈결절, 넙다리뒤근육에 통증이 동반될 수 있다.

(2) 정렬 검사

엉덩관절 폄과 무릎관절 폄 유형의 경우, 젖힌무릎(genu recurvatum)과 엉덩관절과 무릎관절에서 과도한 폄 자세를 보이고, 서 있는 자세 정렬은 일반적으로 스웨이백 자세를 보인다.

(3) 근육 검사

엉덩관절 폄과 무릎관절 폄 유형에서는 과도한 엉덩관절과 무릎관절의 폄 관절가동범위 발생으로 인하여, 넙다리뒤근육과 장딴지근의 단축과 우세화가 발생될 가능성이 높다. 이로 인해, 큰볼기근의 약화가 발생될 수 있으며, 넙다리네갈래근 약화에도 영향을 미칠 수 있다. 스웨이백 자세를 갖고 있기 때문에 골반 뒤기울임이 발생되고, 이로 인해 엉덩허리근의 약화도 발생될 수 있다.

(4) 관절가동범위 검사

엉덩관절 폄과 무릎관절 폄 유형에서는 과도한 엉덩관절과 무릎관절 폄 관절가동범위가 발생되는 것이 특징이다. 스웨이백 자세도 이와 같은 유형에 많은 영향을 미칠 수 있는데, 엉덩관절 폄 관절가동범위의 과도한 증가로 인해서 엉덩관절 굽힘 관절가동범위는 제한이 나타날 수 있다.

(5) 움직임 검사

① 계단 오르기/내리기 검사

계단을 올라가거나 내려갈 때 엉덩관절 또는 무릎관절에서 불충분한 굽힘으로 인해서 통증이 유발될 수 있다. 특히, 계단을 내려갈 때, 체중지지를 하면서 엉덩관절과 무릎관절에서 충분한 굽힘(그림 6.103A의 오른쪽 다리)이 수행될 수 있어야 한다. 불충분한 엉덩관절과 무릎관절 굽힘은 해당 관절에 스트레스를 증가시킬 수 있다(그림 6.103B의 오른쪽 다리).

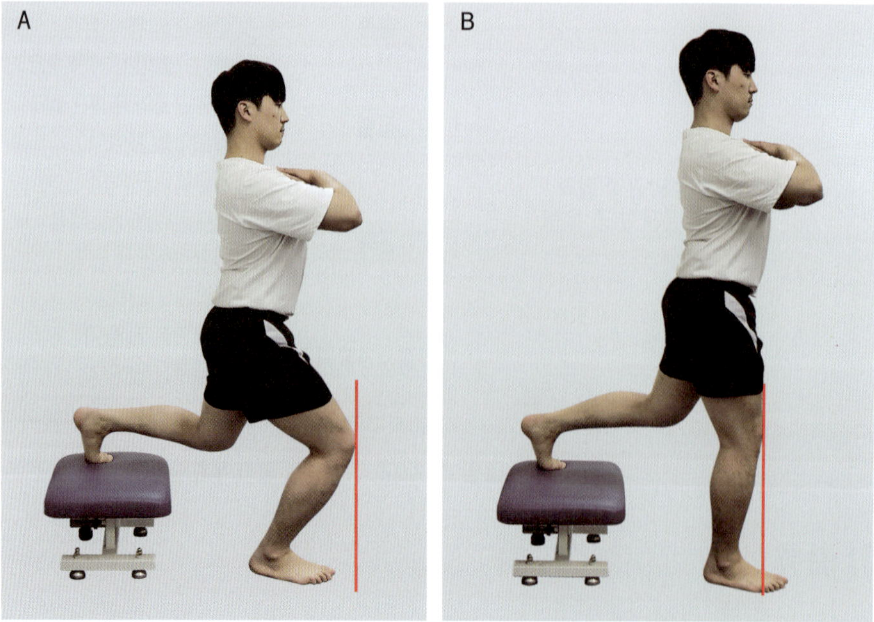

그림 6.103 계단 내리기 검사. A: 올바른 계단 내리기, B: 잘못된 계단 내리기

② 엎드린 자세 엉덩관절 폄과 우세화 검사 Prone Hip Extension and Dominance Test

엎드린 자세에서 엉덩관절 폄을 수행할 때, 큰볼기근과 넙다리뒤근육을 양손으로 촉진을 하면서, 어떤 근육에서 먼저 수축이 일어나는지 검사할 수 있다. 큰볼기근의 먼저 수축을 시작하거나, 거의 동시에 큰볼기근과 넙다리뒤근육이 수축하는 것이 이상적이고, 넙다리뒤근육이 큰볼기근보다 더 빠르게 수축한다면 넙다리뒤근육이 우세하다고 평가할 수 있다(그림 6.104).

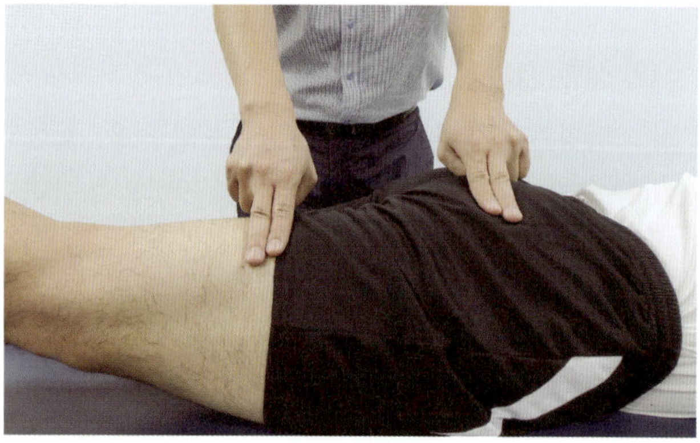

그림 6.104 엎드린 자세 엉덩관절 폄과 우세화 검사

2) 분류

(1) 엉덩관절 폄과 무릎관절 폄 유형 진단 분류

엉덩관절 폄과 무릎관절 폄 유형의 기여 요인으로는 통증, 정렬, 관절가동범위, 근육 및 움직임 검사의 결과 등이 있다. 평가항목 12개 중에 7개 이상 양성이면(60% 이상) 엉덩관절 폄과 무릎관절 폄 유형으로 분류한다(표 6.10).

표 6.10 엉덩관절 폄과 무릎관절 폄 유형 진단 분류표

기여 요인	검사 내용	반응
통증	서 있는 자세에서 엉덩관절 폄과 무릎관절 폄 발생 시 통증	양성/음성
	무릎관절 뒤쪽 통증	양성/음성
	보행, 달리기, 계단 오르기 시 통증	양성/음성
정렬	엉덩관절과 무릎관절의 과도한 폄	양성/음성
	스웨이백 자세	양성/음성
근육	엉덩허리근 약화	양성/음성
	넙다리네갈래근 약화	양성/음성
	넙다리뒤근육 단축	양성/음성
	장딴지근 단축	양성/음성
관절가동범위	엉덩관절 폄 증가	양성/음성
	무릎관절 폄 증가	양성/음성
움직임	엎드린 자세 엉덩관절 폄과 우세화 검사	양성/음성

(2) 진단에 따른 중증도 평가

평가된 검사 점수(총점 100점)에 따라 엉덩관절 폄과 무릎관절 폄 유형의 중증도를 분류한다. 통증 요인(10점)은 시각상사척도를 이용한다. 해당되는 통증 점수 영역에 따라 점수가 부여된다. 정렬 요인(15점)은 선 자세에서의 골반뼈와 엉덩관절, 무릎관절의 정렬 상태에 따라 각각 점수가 부여된다. 해당 유형을 유발할 수 있는 근육들의 근력 및 근육 길이 검사 결과에 따라 양성반응인 경우에 각각 점수가 부여된다(40점). 엉덩관절의 움직임 각도를 통해 관절가동범위 요인(15점)의 점수를 부여한다. 움직임 요인(20점)은 아래 표에 제시된 움직임 검사의 결과에 따라 양성반응인 경우에 각각 점수가 부여된다(표 6.11).

표 6.11 엉덩관절 폄과 무릎관절 폄 유형의 진단에 따른 중증도 평가표

기여 요인	통증 점수(VAS)			점수
통증 (10)	1~3			1
	4~7			5
	8~10			10
정렬 (15)	**정렬 상태**			**점수**
	엉덩관절과 무릎관절의 과도한 폄			10
	스웨이백 자세			5
근육 (40)	**근육**	**검사**	**검사의 양성반응**	**점수**
	엉덩허리근	근력 검사	G등급 이하	5
	큰볼기근		G등급 이하	5
	넙다리네갈래근		G등급 이하	10
	넙다리뒤근육	근육 길이 검사	단축	10
	장딴지근		단축	10
관절가동범위 (15)	**분류**			**점수**
	엉덩관절 폄 증가			5
	무릎관절 폄 증가			5
	엉덩관절 굽힘 제한			5
움직임 (20)	**검사의 양성반응**			**점수**
	계단 오르기/내리기 검사			10
	엎드린 자세 엉덩관절 폄과 우세화 검사			10
총점				100

3) 중재

(1) 움직임 교육

대상자는 엎드린 자세에서 엉덩관절 폄을 수행하면서, 큰볼기근보다 넙다리뒤근육이 우세화되지 않고, 큰볼기근의 수축을 먼저 발생시키면서 동작을 수행하는 것이 필요하다. 일반적으로 엉덩관절 폄이 수행되면서 큰볼기근보다 넙다리뒤근육이 우세할 경우, 넙다리뒤근육의 길이가 길기 때문에 먼저 강하게 수축하게 되면, 넙다리뼈 앞쪽 미끄러짐을 유발할 수 있고, 엉덩관절 주변에 통증을 일으킬 수 있다. 반면, 큰볼기근의 경우 근육의 길이가 넙다리뒤근육보다 짧고, 넙다리뼈에 근접해 있기 때문에, 엉덩관절 폄을 수행하면서 먼저 강하게 수축할 경우, 넙다리뼈머리 중심의 이동이 최소화될 수 있다. 엎드린 자세에서 엉덩관절 폄을 서서히 수행하면서 큰볼기근을 촉진한 후, 넙다리뒤근육보다 먼저 수축할 수 있게 움직임 교육을 한다(그림 6.105).

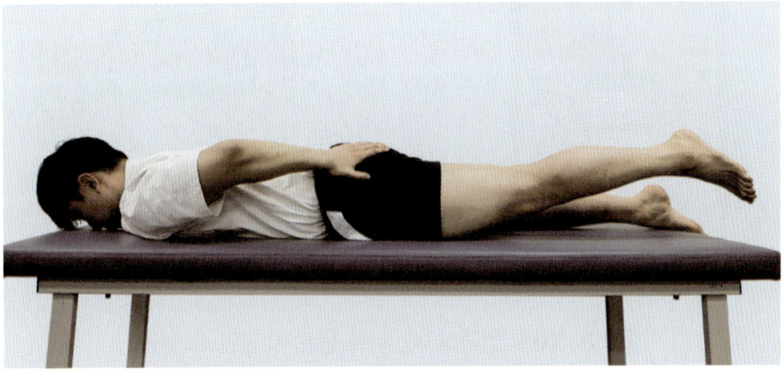

그림 6.105 엎드린 자세 엉덩관절 폄 움직임 교육

(2) 움직임 개선을 위한 도수 관리

① 관절 미끄러짐 Joint Gliding

i) 넙다리뼈머리 뒤쪽 미끄러짐 Femoral Head Posterior Gliding

대상자의 엉덩관절 주머니의 가동성을 확보하기 위해 적용된다. 미끄러짐 적용 방향은 뒤쪽 또는 뒤쪽/아래쪽 미끄러짐을 적용한다. 점진적으로 미끄러짐을 위한 압력을 증가시킨다. 가능하다면 엉치뼈를 반대쪽 손으로 받쳐주는 것이 골반의 안정화를 증가시킨 상태에서 엉덩관절 주머니에 미끄러짐을 더 강하게 부여할 수 있다. 엉덩관절에서 충돌이 발생하지 않는 범위에서 엉덩관절 굽힘과 모음 각도를 증가시켜서 미끄러짐을 더욱 강하게 적용할 수 있다.

② 근력 강화

i) 엉덩허리근

대상자는 등받침이 있는 의자에 몸통을 붙이고 바른 자세로 앉는다. 한 손으로는 복부를 지지해 주면서 복부 당기기를 유지하고, 반대 손으로는 무릎뼈 아래 5cm 부위를 밀어낸 채 엉덩허리근의 등척성 수축을 10초간 유지한다. 주의사항은 운동을 수행하면서 엉덩관절 굽힘은 점진적으로 진행한다. 또한, 엉덩관절의 가쪽돌림 및 안쪽돌림이 발생되지 않도록 한다(그림 6.106).

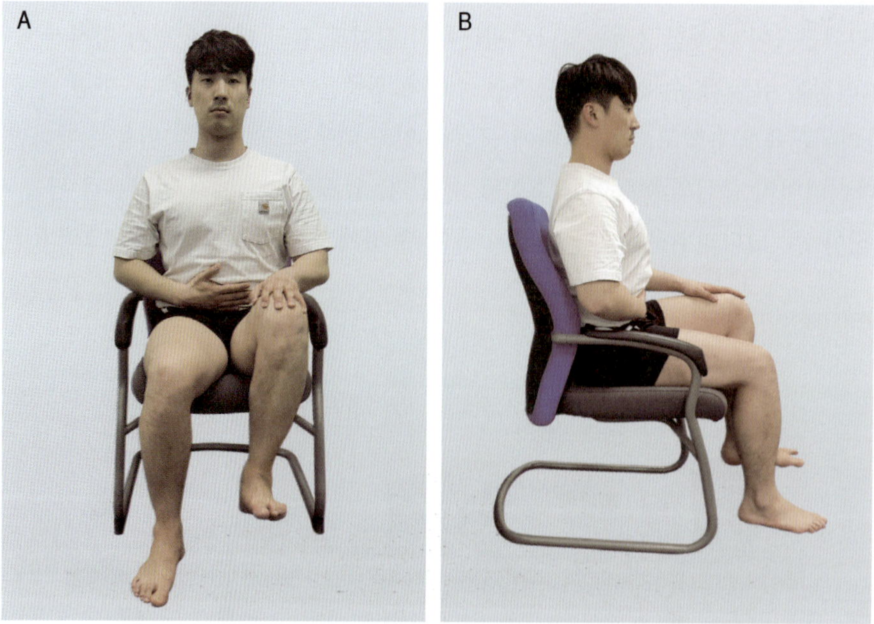

그림 6.106 엉덩허리근 강화 운동. A: 앞면, B: 옆면

ii) 큰볼기근

대상자는 바로누운 자세에서 무릎관절을 굽힌 채, 양쪽 엉덩관절 벌림 30°를 수행한다. 엉덩관절 폄을 수행한다. 주의사항은 운동을 수행하면서 허리뼈 폄이 발생되지 않도록 한다(그림 6.107).

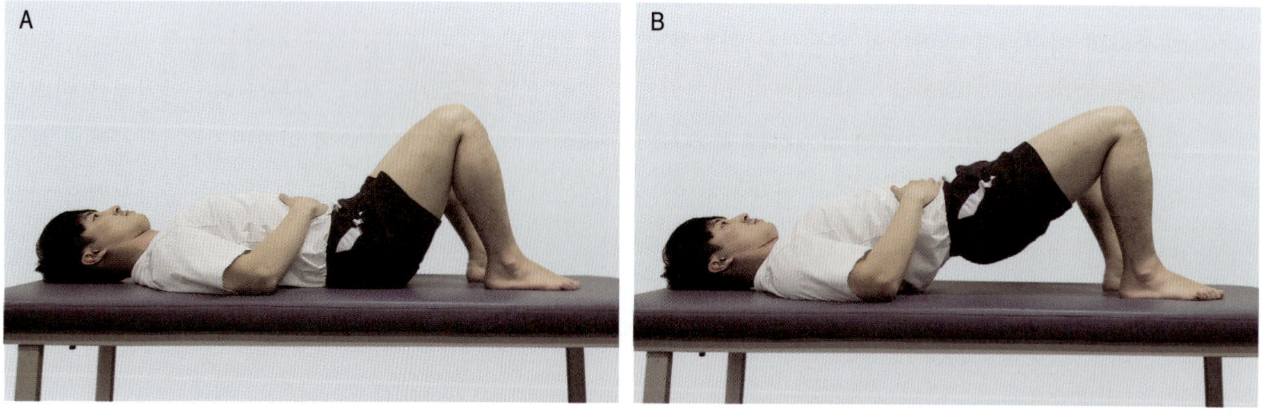

그림 6.107 큰볼기근 강화 운동. A: 시작 자세, B: 끝 자세

iii) 넙다리네갈래근

대상자는 테이블 위에 앉은 자세에서 한쪽 무릎관절 폄을 수행한다. 반대쪽 다리를 이용하여 부하를 적용해서 넙다리네갈래근의 강화 운동을 할 수 있다(그림 6.108).

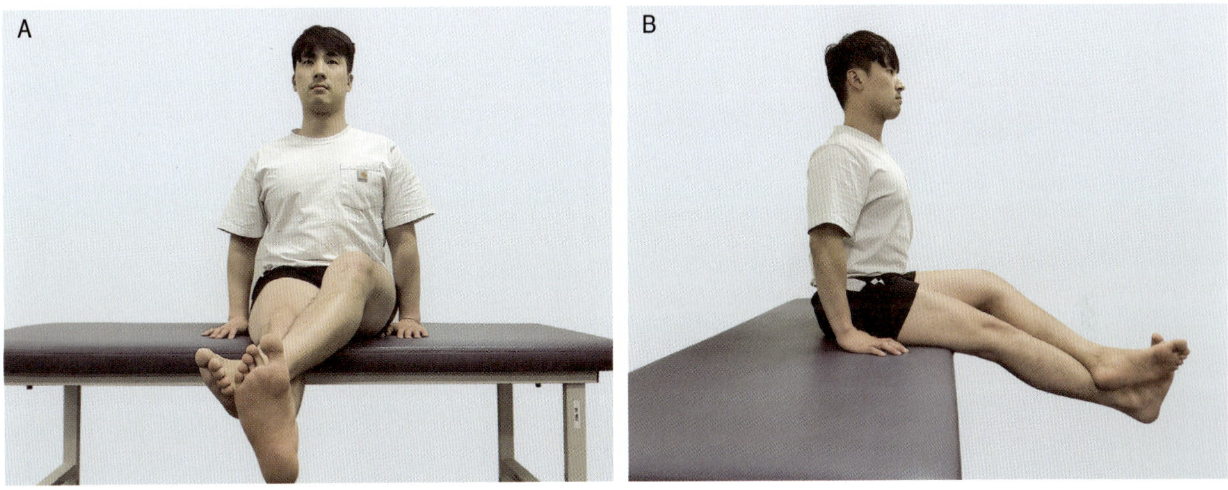

그림 6.108 넙다리네갈래근 강화 운동. A: 앞면, B: 옆면

③ 근육 스트레칭

i) 넙다리뒤근육

대상자는 선 자세에서 테이블을 잡고, 양쪽 무릎관절을 굽힌다. 골반은 앞기울임한 상태에서 무릎관절 폄을 서서히 수행하면서 넙다리뒤근육의 스트레칭을 적용할 수 있다. 주의사항은 운동을 수행하면서 골반뼈의 뒤기울임이 발생되지 않도록 한다(그림 6.109).

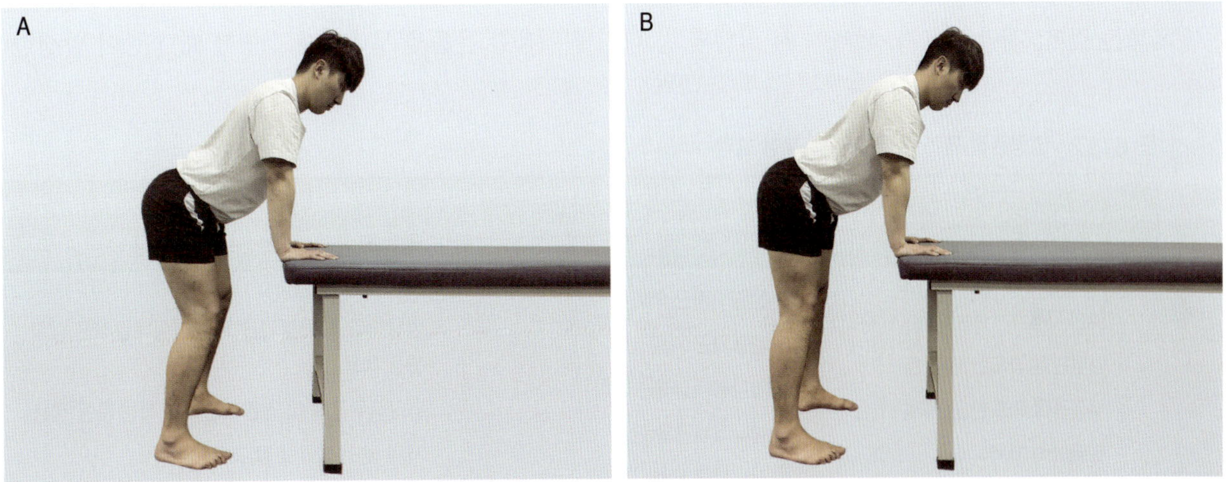

그림 6.109 넙다리뒤근육 스트레칭 운동. A: 시작 자세, B: 끝 자세

ii) 장딴지근

대상자는 벽을 짚고 양발을 앞뒤로 위치하여 선다. 벽을 미는 동작을 수행하면서, 뒤쪽에 위치한 장딴지근을 스트레칭할 수 있다. 주의사항은 운동을 수행하면서 뒤쪽에 위치한 무릎관절이 굽힘되지 않도록 한다(그림 6.110).

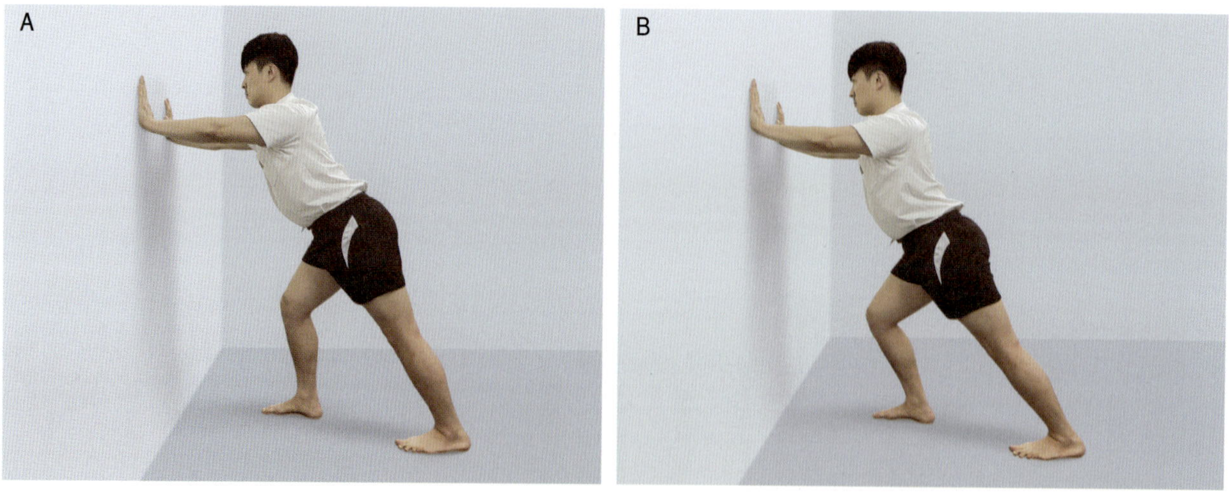

그림 6.110 선 자세 벽 스트레칭 운동. A: 시작 자세, B: 끝 자세

4) KEMA 관리

역학적 스트레스는 엉덩관절 굽힘근과 폄근 사이의 불균형으로 인해 과도한 폄이 발생되고, 넙다리뒤근육의 우세화로 인해서 무릎관절의 과도한 폄도 나타난다. 인간공학적 요인으로써 서 있는 자세에서 작업을 수행할 때에 대한 환경적 개선이 필요하다. 예를 들어, 엉덩관절과 무릎관절을 과도하게 편 채 서 있는 작업 자세를 개선해야 된다. 또는 높은 의자에 앉아서 바른 앉기 자세로 작업을 수행할 수 있도록 해주는 것이 추천된다. 활동적 요인으로는 큰볼기근보다 우세한 넙다리뒤근육을 이용해 과도한 활동을 수행할 때 발생될 수 있다. 또는 넙다리네갈래근보다 우세한 넙다리뒤근육을 이용해 과도한 활동을 수행할 때 발생될 수 있다. 개인적 특성으로는 걷기, 계단 오르기, 달리기 시 발생되고, 다리를 이용한 운동을 무리하게 수행할 때 통증이 발생한다.

표 6.12 엉덩관절 폄과 무릎관절 폄 유형 요약

잘못된 정렬	손상	KEMA 관리
• 젖힌 무릎 • 엉덩관절 과도한 폄 자세 • 무릎관절 과도한 폄 자세 • 스웨이백 자세	• 엉덩허리근 약화 • 큰볼기근 약화 • 넙다리네갈래근 약화 • 넙다리뒤근육 단축 • 장딴지근 단축	• 엉덩허리근, 큰볼기근 및 넙다리네갈래근 강화 운동 적용 • 넙다리뒤근육 및 장딴지근 스트레칭 운동 적용 • 자세 및 움직임 조절 교육

13. 엉덩관절 가쪽돌림 유형

엉덩관절 가쪽돌림 유형(hip lateral rotation type)은 궁둥구멍근 단축으로 인해서 궁둥신경이 압박이 발생될 수 있는 것이 특징이다. 궁둥구멍근 단축으로 인해서 엉덩관절 굽힘 및 안쪽돌림 각도 제한이 발생할 수 있다. 또한, 슬럼프 검사에서도 양성반응이 나올 가능성이 높다.

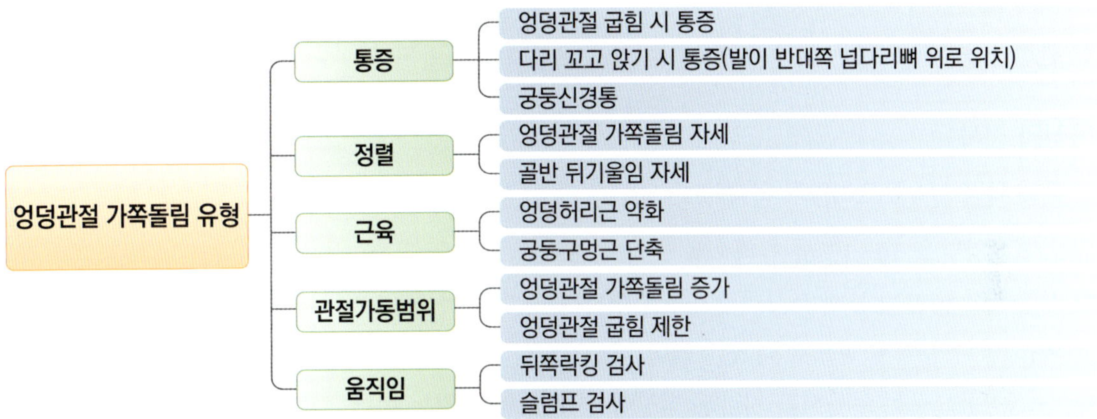

그림 6.111 엉덩관절 가쪽돌림 유형 진단 분류

1) 분류 기준

(1) 통증 및 증상

엉덩관절 가쪽돌림 유형의 경우, 엉덩관절 가쪽돌림 시 통증이 나타나고, 앉아있을 때보다 서거나 보행 시 통증이 증가한다. 또한, 엉덩관절 굽힘 제한이 발생하기 때문에 굽힘 관절가동범위 수행 시 엉덩관절에 통증이 발생될 수 있다. 궁둥신경통으로 인해서 엉덩관절 주변에 전반적인 저림을 발생시킬 수 있으며, 다리 꼬고 앉기 시 통증(발이 반대쪽 넙다리뼈 위로 위치)이 궁둥신경통과 동반될 수 있다. 궁둥구멍근 유형 1의 경우 엉덩관절이 과도한 앞경사(>35°)인 경우에 많이 발생하며, 궁둥구멍근의 근육 길이가 늘어나서 늘어난 궁둥구멍근의 장력이 궁둥신경을 압박하여 통증이 발생하는 경우이다. 궁둥구멍근 유형 2의 경우 엉덩관절 뒤경사(<5°)인 경우에 많이 발생하며, 궁둥구멍근의 근육 길이가 짧아져 짧아진 궁둥구멍근의 장력이 궁둥신경을 압박하여 통증이 발생하는 경우이다.

(2) 정렬 검사

엉덩관절 가쪽돌림 유형의 경우, 골반 뒤기울임 자세와 엉덩관절 폄 자세를 보일 수 있다.

(3) 근육 검사

엉덩관절 가쪽돌림 유형에서는 과도한 엉덩관절 가쪽돌림 관절가동범위로 인하여 궁둥구멍근의 단축 및 우세화가 발생할 수 있고, 이로 인해 중간볼기근의 약화를 일으킬 수 있다. 골반 뒤기울임 자세로 인하여 엉덩허리근의 약화가 발생할 수 있고, 엉덩관절 폄 자세로 인하여 넙다리뒤근육의 단축이 발생될 수 있다.

(4) 관절가동범위 검사

엉덩관절 가쪽돌림 유형에서는 궁둥구멍근의 단축과 우세화 현상으로 인해 엉덩관절 가쪽돌림 관절가동범위가 과도하게 증가되고, 엉덩관절 안쪽돌림 관절가동범위에서 제한이 발생될 수 있다. 이로 인해, 엉덩관절 굽힘 관절가동범위에서는 제한이 나타날 수 있으며 통증이 동반된다.

(5) 움직임 검사

① 한쪽 다리 1/4 쪼그려앉기 검사Single Leg 1/4 Squat Test

대상자는 양발을 10~15cm 간격으로 벌리고 바로선 자세를 취한다. 한쪽 다리로 체중을 지지하는 동안 경미한 무릎관절 굽힘을 통해 쪼그려앉기를 수행하면서, 무릎뼈 끝을 지나는 직선이 발가락 끝을 지나는 직선보다 3~8cm 범위 안에서 앞으로 나가는 것이 이상적이다. 또한 몸통을 일직선에 맞춰 곧게 세운 자세가 이상적이다. 보상작용으로는 무릎뼈를 지나는 직선이 3~8cm의 범위를 벗어나거나, 몸통이 앞으로 또는 뒤로 기울어지는 것을 확인할 수 있다. 무릎뼈가 발끝으로부터 3cm 이상 나가지 못할 경우, 몸통이 앞으로 기울어지면서 과도한 엉덩관절 굽힘을 통한 무릎관절 굽힘과 발등굽힘의 제한을 보상작용으로 의심해 볼 수 있다. 무릎뼈가 발끝으로부터 8cm 이상 나갈 경우, 몸통이 뒤로 기울어지면서, 과도한 발목관절의 발등굽힘을 통한 엉덩관절 굽힘의 제한을 보상작용으로 볼 수 있다(그림 6.112).

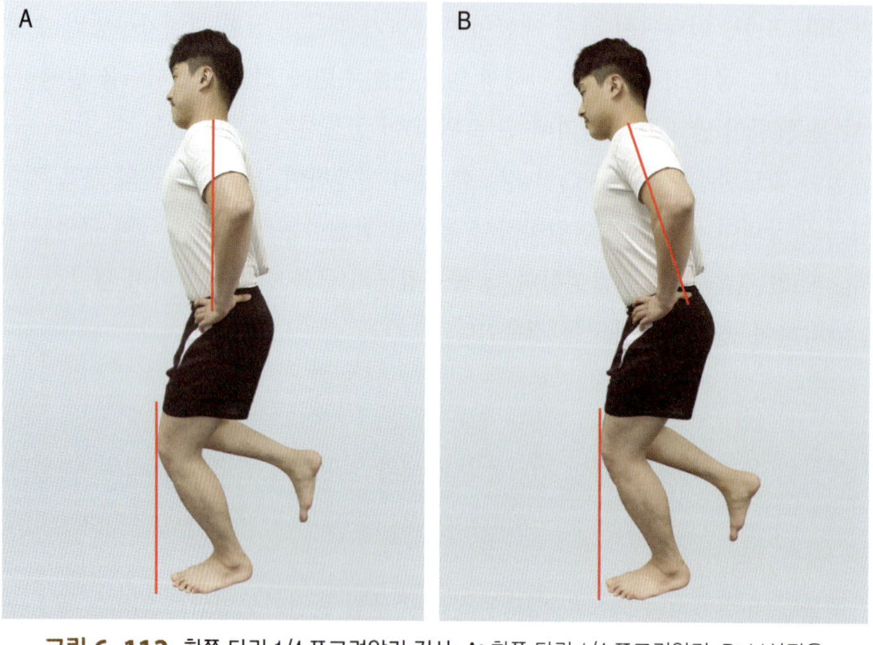

그림 6.112 한쪽 다리 1/4 쪼그려앉기 검사. A: 한쪽 다리 1/4 쪼그려앉기, B: 보상작용

② 계단 오르기 검사

체중을 지지한 채로 계단 오르기가 수행될 때, 체중을 지지하는 다리의 무릎뼈 중심이 과도하게 바깥쪽으로 향하는 것을 평가할 수 있다. 계단 오르기가 수행되면서, 무릎뼈의 중심이 두 번째 발가락의 위치와 일직선상에서 유지되는 것이 이상적이다(그림 6.113).

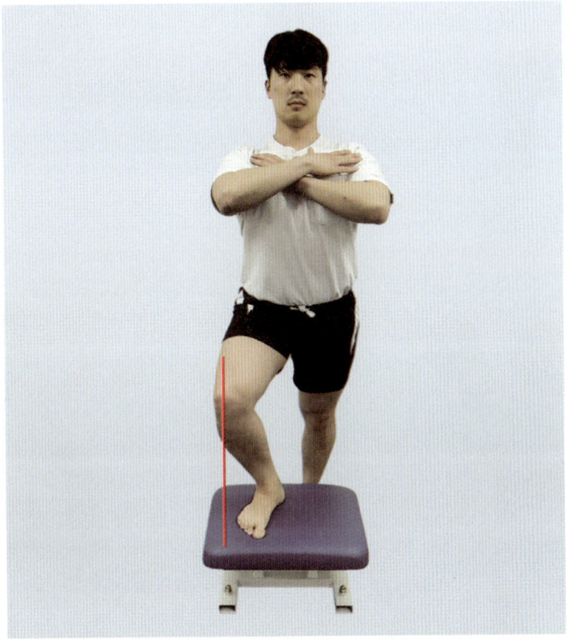

그림 6.113 계단 오르기 시 엉덩관절 가쪽돌림 발생

③ 뒤쪽락킹 검사 Backward Rocking Test

엉덩관절 가쪽돌림 유형에서 뒤쪽락킹 검사를 수행할 때, 넙다리뼈 앞쪽 미끄러짐과 가쪽돌림을 수행할 때와 동일한 평가 기준으로 진행할 수 있다. 추가적으로, 뒤쪽락킹이 수행되면서 한쪽 또는 양쪽 엉덩관절에서 가쪽돌림이 발생되는 경우 그리고 가쪽돌림과 함께 엉덩관절 주변에서 통증이 동반되는 경우에 양성반응이라고 평가한다.

④ 슬럼프 검사 SLUMP Test

슬럼프 검사의 경우 바로앉은 자세에서 양손은 등 뒤로 위치시킨다, 목뼈 굽힘을 수행한 채, 발등굽힘을 동반한 무릎관절 폄을 수동적으로 수행했을 때 저리는 증상이 발생하는지 확인하고, 다시 목뼈를 중립 자세로 위치시켰을 때, 수동적으로 무릎관절 폄 또는 저리는 증상이 완화되는지 확인한다(그림 6.114). 이것을 통해 신경수막경로에 대해 긴장을 유발시켜, 허리골반신경통 또는 궁둥신경에 대한 압박이나 긴장을 검사할 수 있다. 통증이 발생되면, 궁둥신경 등의 긴장을 의미한다. 등과 허벅지 뒤쪽, 무릎 뒤쪽에 일반적인 저림이 아닌 병적인 증상을 확인하는 것이 좋다. 이 검사는 83%의 민감도와 55%의 특이도를 갖는다.

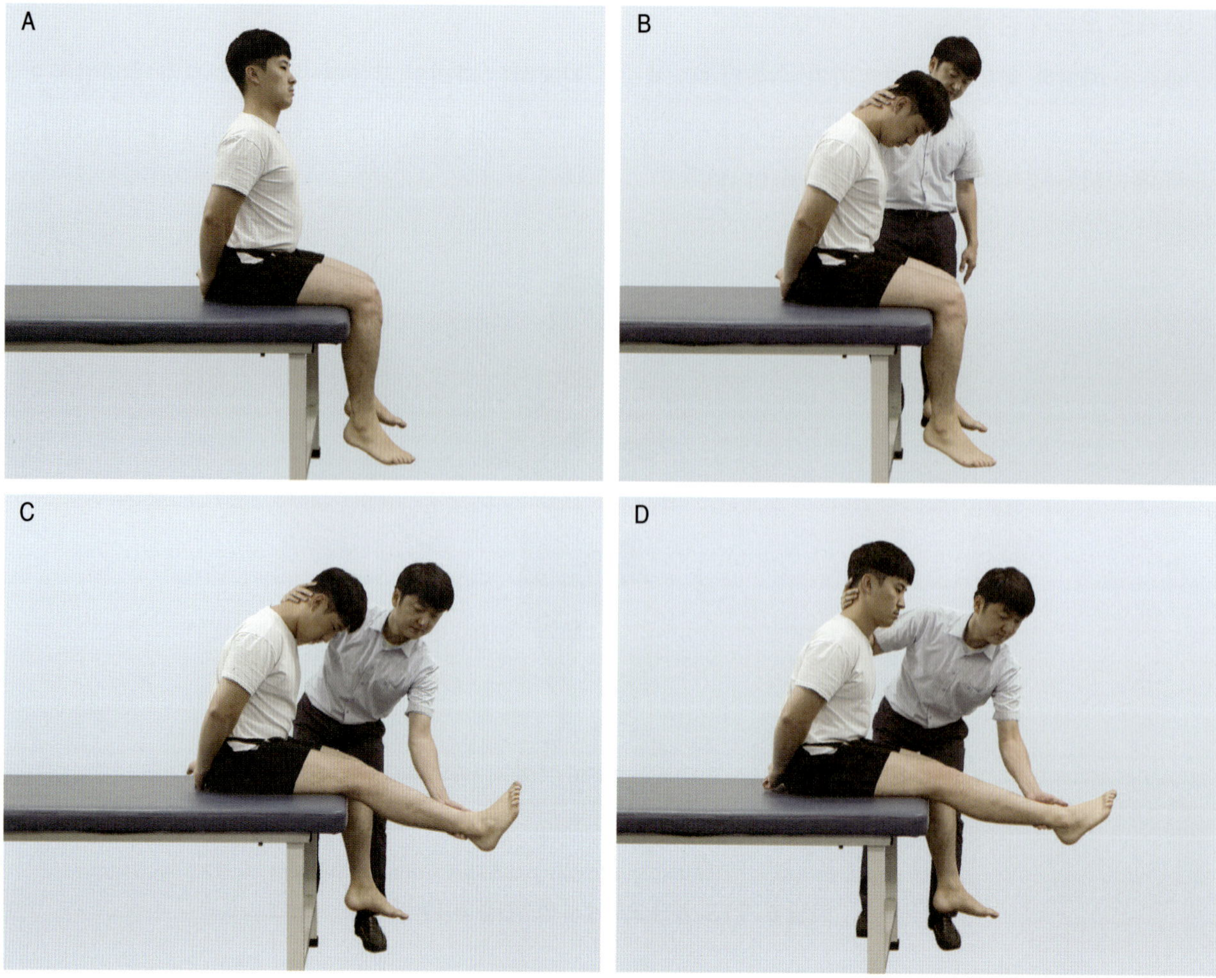

그림 6.114 슬럼프 검사.
A: 시작 자세, B: 목뼈 굽힘 자세, C: 발등굽힘을 동반한 수동적 무릎 폄 자세, D: 목뼈 중립 자세를 동반한 수동적 무릎 폄 자세

2) 분류

(1) 엉덩관절 가쪽돌림 유형 진단 분류

엉덩관절 가쪽돌림 유형의 기여 요인으로는 통증, 정렬, 관절가동범위, 근육 기능, 및 움직임 검사의 결과 등이 있다. 평가항목 11개 중에 7개 이상 양성이면(60% 이상) 엉덩관절 가쪽돌림 유형으로 분류한다(표 6.13).

표 6.13 엉덩관절 가쪽돌림 유형 진단 분류표

기여 요인	검사 내용	반응
통증	엉덩관절 굽힘 시 통증	양성/음성
	다리 꼬고 앉기 시 통증(발이 반대쪽 넙다리뼈 위로 위치)	양성/음성
	궁둥신경통	양성/음성
정렬	엉덩관절 가쪽돌림 자세	양성/음성
	골반 뒤기울임 자세	양성/음성
근육	엉덩허리근 약화	양성/음성
	궁둥구멍근 단축	양성/음성
관절가동범위	엉덩관절 가쪽돌림 증가	양성/음성
	엉덩관절 굽힘 제한	양성/음성
움직임	뒤쪽락킹 검사	양성/음성
	슬럼프 검사	양성/음성

(2) 진단에 따른 중증도 평가

평가된 검사 점수(총점 100점)에 따라 엉덩관절 가쪽돌림 유형의 중증도를 분류한다. 통증 요인(10점)은 시각상사척도를 이용한다. 해당되는 통증 점수 영역에 따라 점수가 부여된다. 정렬 요인(20점)은 선 자세에서의 골반뼈와 엉덩관절의 정렬 상태에 따라 각각 점수가 부여된다. 해당 유형을 유발할 수 있는 근육들의 근력 및 근육 길이 검사 결과에 따라 양성반응인 경우에 각각 점수가 부여된다(20점). 엉덩관절의 움직임 각도를 통해 관절가동범위 요인(20점)의 점수를 부여한다. 움직임 요인(30점)은 아래 표에 제시된 움직임 검사의 결과에 따라 양성반응인 경우에 각각 점수가 부여된다(표 6.14).

표 6.14 엉덩관절 가쪽돌림 유형의 진단에 따른 중증도 평가표

<table>
<tr><th>기여 요인</th><th colspan="3">통증 점수(VAS)</th><th>점수</th></tr>
<tr><td rowspan="3">통증
(10)</td><td colspan="3">1~3</td><td>1</td></tr>
<tr><td colspan="3">4~7</td><td>5</td></tr>
<tr><td colspan="3">8~10</td><td>10</td></tr>
<tr><td rowspan="4">정렬
(20)</td><th colspan="3">정렬 상태</th><th>점수</th></tr>
<tr><td colspan="3">엉덩관절 가쪽돌림 자세</td><td>10</td></tr>
<tr><td colspan="3">골반 뒤기울임 자세</td><td>5</td></tr>
<tr><td colspan="3">엉덩관절 폄 자세</td><td>5</td></tr>
<tr><td rowspan="4">근육
(20)</td><th>근육</th><th>검사</th><th>검사의 양성반응</th><th>점수</th></tr>
<tr><td>엉덩허리근</td><td>근력 검사</td><td>G등급 이하</td><td>5</td></tr>
<tr><td>궁둥구멍근</td><td rowspan="2">근육 길이 검사</td><td>단축</td><td>10</td></tr>
<tr><td>넙다리뒤근육</td><td>단축</td><td>5</td></tr>
<tr><td rowspan="3">관절가동범위
(20)</td><th colspan="3">분류</th><th>점수</th></tr>
<tr><td colspan="3">엉덩관절 가쪽돌림 증가</td><td>10</td></tr>
<tr><td colspan="3">엉덩관절 굽힘 제한</td><td>10</td></tr>
<tr><td rowspan="5">움직임
(30)</td><th colspan="3">검사의 양성반응</th><th>점수</th></tr>
<tr><td colspan="3">한쪽 다리 1/4 쪼그려앉기 검사</td><td>5</td></tr>
<tr><td colspan="3">계단 오르기 검사</td><td>5</td></tr>
<tr><td colspan="3">뒤쪽락킹 검사</td><td>10</td></tr>
<tr><td colspan="3">슬럼프 검사</td><td>10</td></tr>
<tr><th colspan="4">총점</th><td>100</td></tr>
</table>

3) 중재

(1) 움직임 교육

① 앉은 자세

대상자는 앉은 자세에서 엉덩관절 폄과 가쪽돌림이 발생되는 자세가 긴 시간 동안 발생되지 않도록 주의해야 한다(그림 6.115).

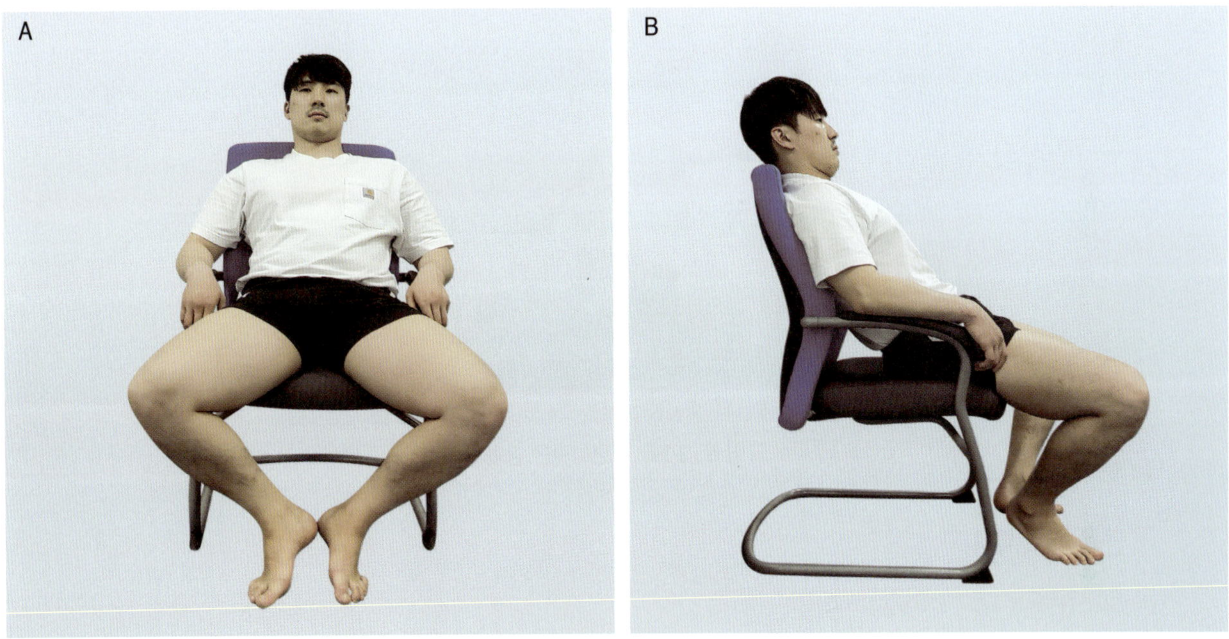

그림 6.115 잘못된 앉은 자세. A: 앞면, B: 옆면

(2) 움직임 개선을 위한 도수 관리

① 근막이완 Myofascial Release, MFR

i) 궁둥구멍근 근막이완

궁둥구멍근 근막이완을 수행하기 위해 옆으로누운 자세에서, 엉덩관절과 무릎관절을 90° 굽힘하고, 무릎관절이 테이블에 닿을 수 있도록 모음한다. 그 자세에서 넙다리뼈 큰돌기를 찾아서 뒤쪽으로 위치하고 있는 궁둥구멍근을 촉진한다. 촉진한 근육이 궁둥구멍근이 맞는지 확인하기 위해, 해당 자세에서 엉덩관절 가쪽돌림을 수행하면서 궁둥구멍근의 수축을 확인한다. 궁둥구멍근에 근막이완을 적용한다. 또한, 폼롤러 위에 올라가서 이완시키고자 하는 다리를 그림과 같이 굽힘한 후, 넙다리뼈 큰돌기 뒤쪽에 위치하고 있는 궁둥구멍근에 이완을 적용한다.

② 근력 강화

i) 엉덩허리근

대상자는 바로누운 자세에서 엉덩관절 굽힘 90°와 무릎관절 굽힘 90°를 수행한다. 한 손으로는 복부를 지지해 주면서 복부 당기기를 유지하고, 반대쪽 손으로는 무릎뼈 아래 5cm 부위를 밀어낸 채 엉덩허리근의 등척성 수축을 10초간 유지한다. 주의사항은 운동을 수행하면서 허리뼈 폄과 엉덩관절 가쪽돌림 및 안쪽돌림이 발생되지 않도록 한다(그림 6.116).

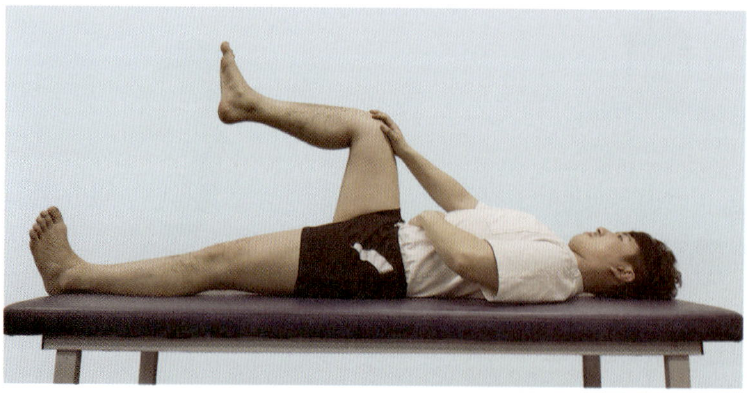

그림 6.116 엉덩허리근 강화 운동

③ 근육 스트레칭

i) 궁둥구멍근

대상자는 바로누운 자세에서 한쪽 다리는 반대쪽 다리 위로 올린다. 양손으로 한쪽 다리를 잡고 끌어당기는 동작을 수행하면서, 궁둥구멍근의 스트레칭을 적용할 수 있다. 주의사항은 운동을 수행하면서 허리뼈 굽힘이 발생되지 않도록 한다(그림 6.117).

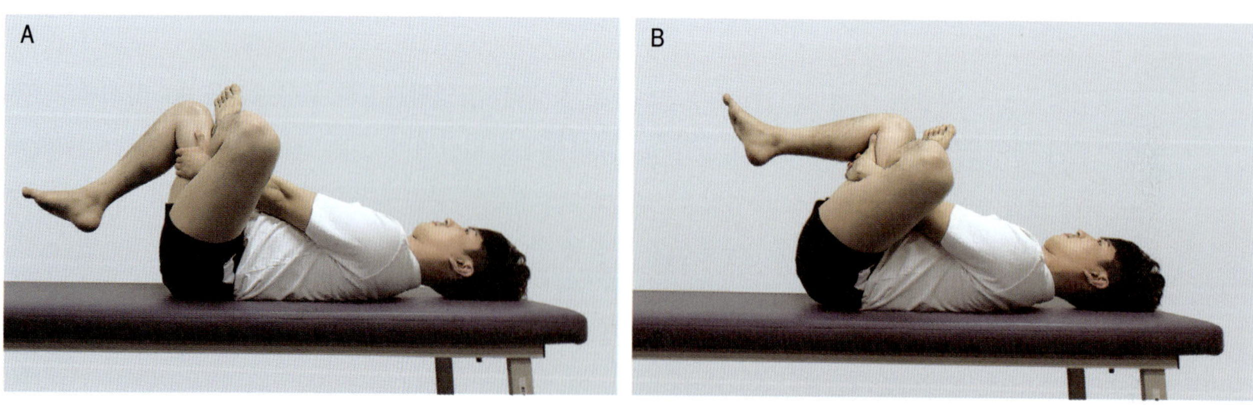

그림 6.117 궁둥구멍근 스트레칭 운동. A: 시작 자세, B: 끝 자세

참고

엉덩관절 각도에 따른 궁둥구멍근 기능의 변화

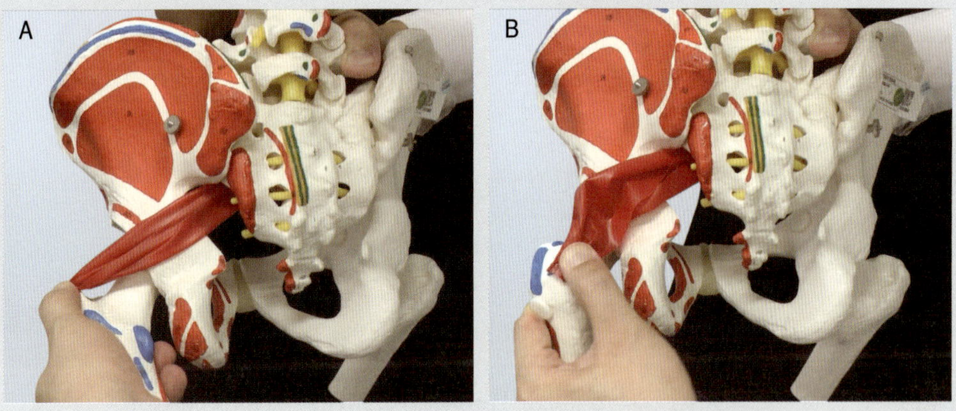

그림 6.118 엉덩관절 굽힘 각도 90° 이하에서 기능. A: 폄, B: 가쪽돌림

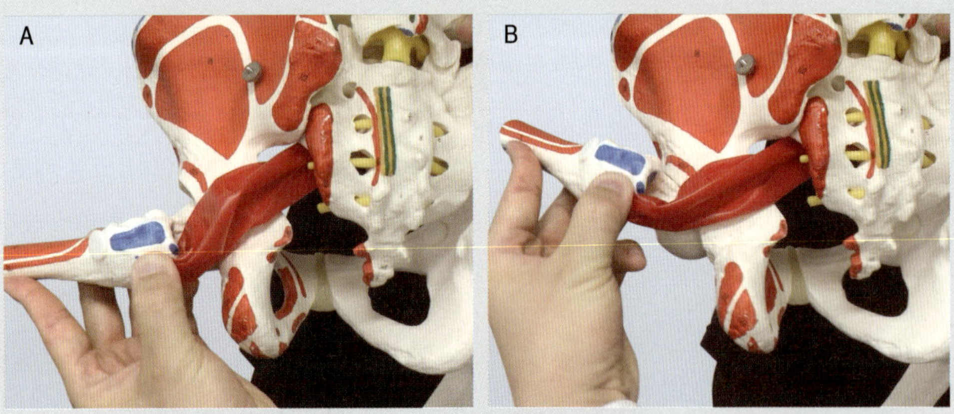

그림 6.119 엉덩관절 굽힘 각도 90° 이상에서 기능. A: 벌림, B: 안쪽돌림

ii) 넙다리뒤근육

대상자는 바로선 자세에서 양발을 어깨 간격으로 벌린다. 막대기를 몸통의 뒤쪽으로 지지해 주고 골반 앞기울임을 유지한다. 무릎관절 폄을 서서히 수행하면서 넙다리뒤근육을 스트레칭할 수 있다. 주의사항은 운동을 수행하면서 골반뼈에서 뒤기울임이 발생되지 않도록 한다(그림 6.120). 추가적으로, 이 운동은 코어근육 훈련으로도 사용될 수 있다.

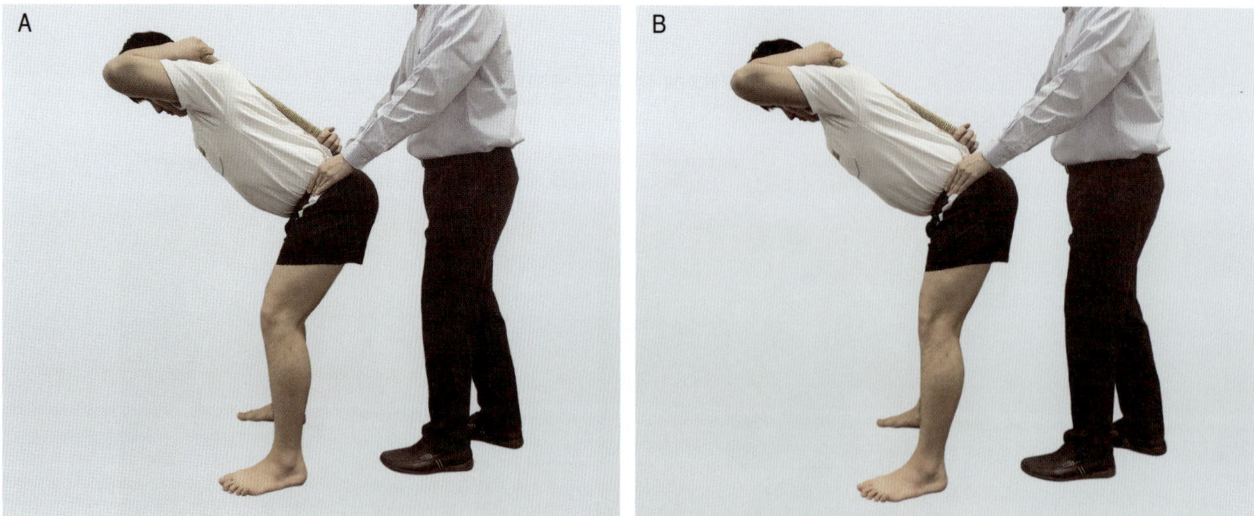

그림 6.120 넙다리뒤근육 스트레칭 운동. A: 시작 자세, B: 끝 자세

4) KEMA 관리

역학적 스트레스는 짧아진 궁둥구멍근으로 인해 궁둥신경이 압박되면서 발생된다. 인간공학적 요인으로써 앉은 자세에서 낮은 의자에 대한 환경적 개선이 필요하다. 예를 들어, 의자 높이를 높이거나 양쪽 엉덩관절 벌림 및 가쪽돌림의 과도한 발생을 최소화하는 것이 추천된다. 활동적 요인으로는 앉아 있을 때보다 서거나 걸을 때 통증이 더욱 악화된다. 그리고 엉덩관절 굽힘, 모음, 안쪽돌림을 동반한 활동 시 통증이 증가될 수 있다. 개인적 특성으로는 골프를 많이 치는 남성에게 많이 발생할 수 있다. 다리를 교차해서 앉기 시 발이 넙다리뼈 위로 위치되면서 통증이 발생될 수 있다.

표 6.15 엉덩관절 가쪽돌림 유형 요약

잘못된 정렬	손상	KEMA 관리
• 엉덩관절 앞경사 또는 뒤경사 • 골반 뒤기울임 자세 • 엉덩관절 폄 자세	• 엉덩허리근 약화 • 궁둥구멍근 단축 • 넙다리뒤근육 단축	• 엉덩허리근 강화 운동 적용 • 궁둥구멍근 및 넙다리뒤근육 스트레칭 운동 적용 • 자세 및 움직임 조절 교육

14. 넙다리뼈 부수적 과운동성 유형

넙다리뼈 부수적 과운동성 유형(femoral accessory hypermobility type)은 엉덩관절에서 발생하는 불안정성과 관련이 깊다. 따라서 이 유형이 악화될 경우, 초기 뼈관절염을 발생시킬 가능성이 높다. 엉덩관절의 불안정성이 크기 때문에, 체중지지 활동 중에 넙다리뼈머리 주변 및 샅굴부위에 통증이 발생하고, 엉덩관절 가동범위에서 전반적인 증가를 보이는 것이 특징이다.

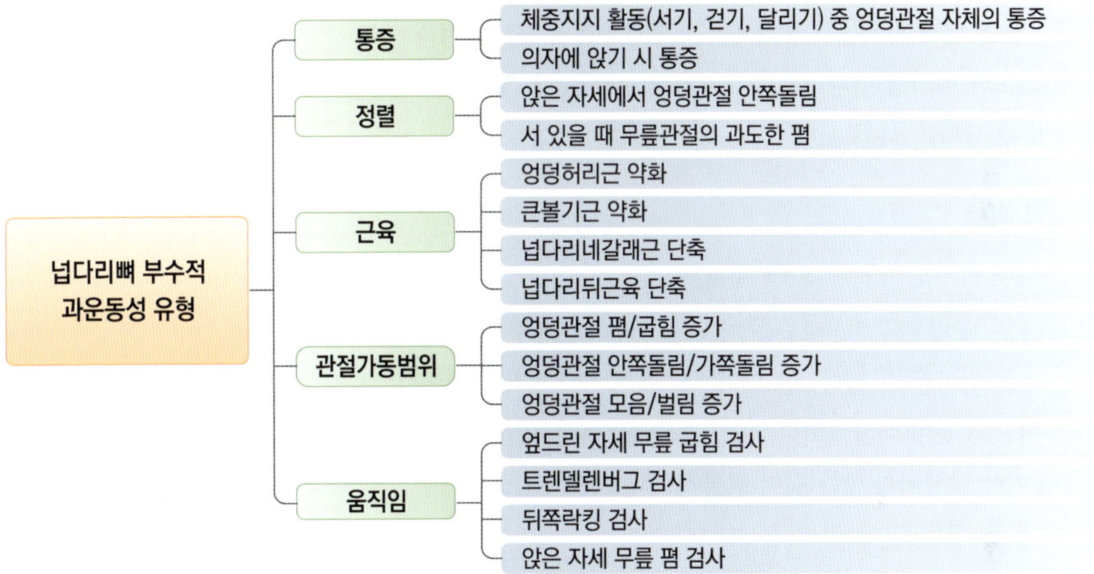

그림 6.121 넙다리뼈 부수적 과운동성 유형 진단 분류

1) 분류 기준

(1) 통증 및 증상

넙다리뼈 부수적 과운동성 유형의 경우, 체중지지 활동(서기, 걷기, 달리기) 중 엉덩관절 자체의 통증이 나타나며, 샅굴부위 통증 및 허벅지 안쪽 또는 앞쪽 통증을 동반한다. 또한, 의자에 앉기 시 통증이 나타날 수 있다.

(2) 정렬 검사

넙다리뼈 부수적 과운동성 유형의 경우, 앉은 자세에서 엉덩관절 안쪽돌림 자세를 보일 수 있다. 엎드려 엉덩관절 폄 시 넙다리뼈머리 앞쪽 미끄러짐이 나타나거나, 서 있을 때 무릎관절의 과도한 폄을 보인다.

(3) 근육 검사

넙다리뼈 부수적 과운동성 유형에서는 엉덩관절 자체에서 불안정성이 증가된 상태라고 볼 수 있다. 따라서 엉덩관절 주변에서 안정화에 기여하는 근육들은 모두 약화가 나타날 수 있다. 특히, 엉덩관절 안정화에 기여하는 큰볼기근과 중간볼기근의 약화가 나타난다. 또한 넙다리뼈 앞쪽 미끄러짐을 조절하여 넙다리뼈머리의 안정화에 기여하는 엉덩허리근의 약화도 나타날 수 있다. 빈번하고 과도한 엉덩관절 안쪽돌림 관절가동범위로 인하여 뒤쪽 중간볼기근 약화와 통증을 동반할 수 있다. 반면에 엉덩관절의 가동성에 더 많이 기여하는 2개 관절 근육인 넙다리네갈래근과 넙다리뒤근육은 단축이 발생되면서, 엉덩관절의 움직임 동안에 넙다리뼈머리의 중심이 과도한 이동을 유발하며 불안정한 상태가 된다.

(4) 관절가동범위 검사

넙다리뼈 부수적 과운동성 유형에서는 엉덩관절의 불안정성과 연관이 큰 유형으로써, 모든 엉덩관절 가동범위에서 과도한 움직임이 나타날 수 있다. 엉덩관절 폄, 굽힘, 안쪽돌림, 가쪽돌림, 모음, 벌림의 관절가동범위가 증가될 수 있다.

(5) 움직임 검사

① 한 다리 서기 검사One Leg Standing Test

한 다리로 서 있는 동안, 체중을 지지하는 다리의 무릎뼈 중심이 안쪽으로 돌아가거나 과도하게 바깥쪽으로 향하는 것을 평가할 수 있다. 한 다리 서기가 수행되면서, 무릎뼈의 중심이 두 번째 발가락의 위치와 일직선상에서 유지되는 것이 이상적이다. 또한, 동작을 수행하면서, 체중을 지지하는 쪽으로 골반과 무게 중심이 이동이 10cm 이상 발생되지 않는 것이 이상적이다(그림 6.122).

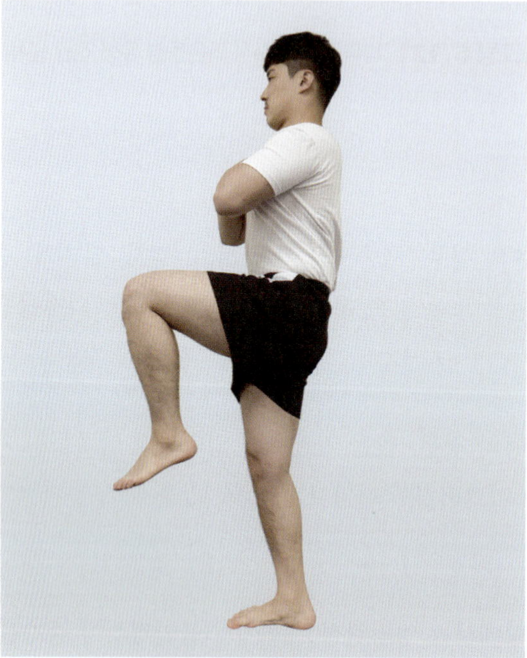

그림 6.122 한 다리 서기 검사

② 엎드린 자세 무릎 굽힘 검사 Prone Knee Flexion Test

엎드린 자세에서 대상자의 복부 부위에 수건을 받쳐서 골반 앞기울임을 최소화한 채, 무릎관절 굽힘을 수행했을 때, 발꿈치가 엉덩 부위에 닿는 것이 이상적이다. 닿지 않는 경우, 넙다리곧은근의 단축을 확인할 수 있다(그림 6.123).

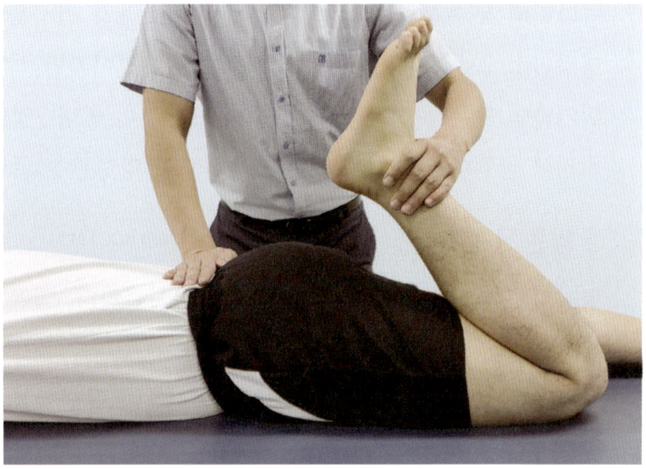

그림 6.123 엎드린 자세 무릎 굽힘 검사

③ 트렌델렌버그 검사 Trendelenburg Test

넙다리뼈 부수적 과운동성 유형의 경우 엉덩관절의 불안정성으로 인해 트렌델렌버그 검사가 필수적이다. 체중을 지지하는 쪽의 중간볼기근이 약할 경우, 몸통을 체중지지하는 쪽으로 구부린다. 또는 체중을 지지하는 쪽의 반대쪽 골반이 아래쪽으로 떨어진다(그림 6.124B, C).

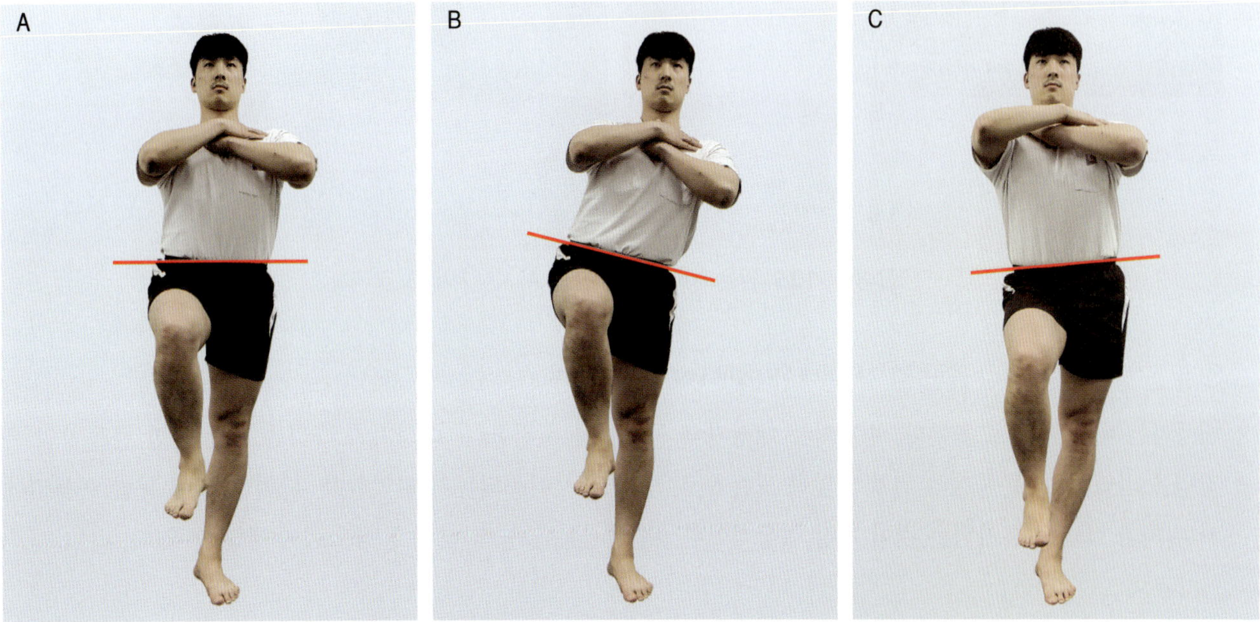

그림 6.124 트렌델렌버그 검사. A: 음성, B: 양성 1, C: 양성 2

④ 뒤쪽락킹 검사Backward Rocking Test

넙다리뼈 부수적 과운동성 유형에서 뒤쪽락킹 검사를 수행할 때, 뒤쪽락킹이 수행되면서 초기 움직임에서는 엉덩관절에서 굽힘이 시작되는 것이 이상적이지만, 마지막 단계인 엉덩관절 120°에 접근하였을 때는 골반의 뒤기울임 또는 허리뼈 굽힘이 동반되는 것이 좋다. 엉덩이가 발꿈치에 닿았을 때까지도 골반의 뒤기울임 또는 허리뼈 굽힘이 발생하지 않는다면 과도한 엉덩관절 굽힘 또는 엉덩관절 불안정성으로 평가한다.

⑤ 앉은 자세 무릎 폄 검사Sitting Knee Extension Test

평가자는 대상자의 샅굴부위에 손을 위치시킨다. 앉은 자세에서 무릎관절 폄을 수행했을 때, 넙다리뼈 머리가 앞쪽 미끄러짐이 발생되는지를 확인할 수 있다(그림 6.125). 무릎관절 폄이 수행되면서, 넙다리뼈의 과운동성으로 인해 넙다리뼈 머리가 앞쪽 미끄러짐이 발생할 수 있다.

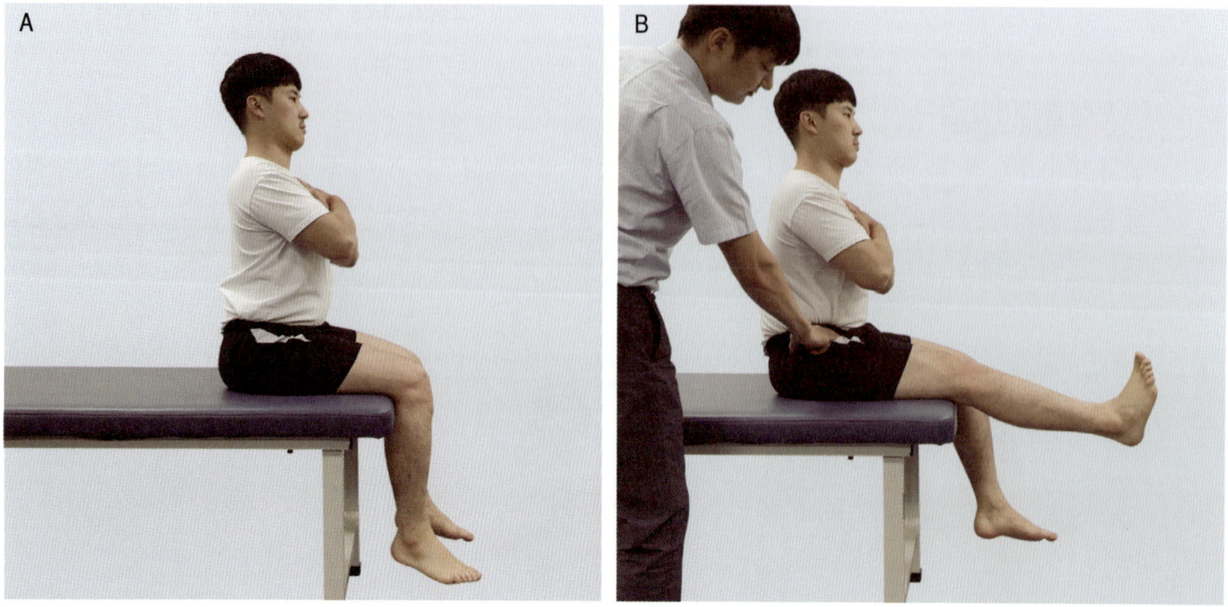

그림 6.125 앉은 자세 무릎 폄 검사. A: 시작 자세, B: 끝 자세

⑥ 누운 자세 뻗은 다리 올림 검사Supine Straight Leg Raising Test

대상자는 바른 자세로 눕는다. 평가자는 대상자의 큰돌기를 촉진한다. 대상자가 다리를 드는 동안 큰돌기의 움직임을 파악한다. 큰돌기의 위치가 앞쪽 또는 안쪽 방향으로 이동되는지 확인한다. 다리를 드는 동안 큰돌기에서 위치가 그대로 유지되는 것이 가장 이상적이다. 이 검사는 능동적 및 수동적으로 수행할 수 있다.

2) 분류

(1) 넙다리뼈 부수적 과운동성 유형 진단 분류

넙다리뼈 부수적 과운동성 유형의 기여 요인으로는 통증, 정렬, 관절가동범위, 근육 기능 및 움직임 검사의 결과 등이 있다. 평가항목 15개 중에 9개 이상 양성이면(60% 이상) 넙다리뼈 부수적 과운동성 유형으로 분류한다(표 6.16).

표 6.16 넙다리뼈 부수적 과운동성 유형 진단 분류표

기여 요인	검사 내용	반응
통증	체중지지 활동(서기, 걷기, 달리기) 중 엉덩관절 자체의 통증	양성/음성
	의자에 앉기 시 통증	양성/음성
정렬	앉은 자세에서 엉덩관절 안쪽돌림	양성/음성
	서 있을 때 무릎관절의 과도한 폄	양성/음성
근육	엉덩허리근 약화	양성/음성
	큰볼기근 약화	양성/음성
	넙다리네갈래근 단축	양성/음성
	넙다리뒤근육 단축	양성/음성
관절가동범위	엉덩관절 폄/굽힘 증가	양성/음성
	엉덩관절 안쪽돌림/가쪽돌림 증가	양성/음성
	엉덩관절 모음/벌림 증가	양성/음성
움직임	엎드린 자세 무릎 굽힘 검사	양성/음성
	트렌델렌버그 검사	양성/음성
	뒤쪽락킹 검사	양성/음성
	앉은 자세 무릎 폄 검사	양성/음성

(2) 진단에 따른 중증도 평가

평가된 검사 점수(총점 100점)에 따라 넙다리뼈 부수적 과운동성 유형의 중증도를 분류한다. 통증 요인(10점)은 시각상사척도를 이용한다. 해당되는 통증 점수 영역에 따라 점수가 부여된다. 정렬 요인(10점)은 선 자세에서의 골반뼈와 엉덩관절의 정렬 상태에 따라 각각 점수가 부여된다. 해당 유형을 유발할 수 있는 근육들의 근력 및 근육 길이 검사 결과에 따라 양성반응인 경우에 각각 점수가 부여된다(30점). 엉덩관절의 움직임 각도를 통해 관절가동범위 요인(15점)의 점수를 부여한다. 움직임 요인(35점)은 아래 표에 제시된 움직임 검사의 결과에 따라 양성반응인 경우에 각각 점수가 부여된다(표 6.17).

표 6.17 넙다리뼈 부수적 과운동성 유형의 진단에 따른 중증도 평가표

<table>
<tr><th>기여 요인</th><th colspan="3">통증 점수(VAS)</th><th>점수</th></tr>
<tr><td rowspan="3">통증
(10)</td><td colspan="3">1~3</td><td>1</td></tr>
<tr><td colspan="3">4~7</td><td>5</td></tr>
<tr><td colspan="3">8~10</td><td>10</td></tr>
<tr><td rowspan="3">정렬
(10)</td><td colspan="3">정렬 상태</td><td>점수</td></tr>
<tr><td colspan="3">앉은 자세에서 엉덩관절 안쪽돌림</td><td>5</td></tr>
<tr><td colspan="3">서 있을 때 무릎관절의 과도한 폄</td><td>5</td></tr>
<tr><td rowspan="6">근육
(30)</td><td>근육</td><td>검사</td><td>검사의 양성반응</td><td>점수</td></tr>
<tr><td>엉덩허리근</td><td rowspan="3">근력 검사</td><td>G등급 이하</td><td>5</td></tr>
<tr><td>큰볼기근</td><td>G등급 이하</td><td>10</td></tr>
<tr><td>뒤쪽 중간볼기근</td><td>G등급 이하</td><td>5</td></tr>
<tr><td>넙다리네갈래근</td><td rowspan="2">근육 길이 검사</td><td>단축</td><td>5</td></tr>
<tr><td>넙다리뒤근육</td><td>단축</td><td>5</td></tr>
<tr><td rowspan="4">관절가동범위
(15)</td><td colspan="3">분류</td><td>점수</td></tr>
<tr><td colspan="3">엉덩관절 폄/굽힘 증가</td><td>5</td></tr>
<tr><td colspan="3">엉덩관절 안쪽돌림/가쪽돌림 증가</td><td>5</td></tr>
<tr><td colspan="3">엉덩관절 모음/벌림 증가</td><td>5</td></tr>
<tr><td rowspan="7">움직임
(35)</td><td colspan="3">검사의 양성반응</td><td>점수</td></tr>
<tr><td colspan="3">한 다리 서기 검사</td><td>5</td></tr>
<tr><td colspan="3">엎드린 자세 무릎 굽힘 검사</td><td>5</td></tr>
<tr><td colspan="3">트렌델렌버그 검사</td><td>10</td></tr>
<tr><td colspan="3">뒤쪽락킹 검사</td><td>5</td></tr>
<tr><td colspan="3">앉은 자세 무릎 폄 검사</td><td>5</td></tr>
<tr><td colspan="3">누운 자세 뻗은 다리 올림 검사</td><td>5</td></tr>
<tr><td colspan="4">총점</td><td>100</td></tr>
</table>

3) 중재

(1) 움직임 교육

① 한쪽 다리로 선 자세

대상자는 한쪽 다리로 선 자세에서 엉덩관절이 안쪽돌림되지 않도록, 궁둥구멍근과 큰볼기근 그리고 뒤쪽 중간볼기근과 같은 엉덩관절 가쪽돌림근의 활성화를 유지하는 것이 필요하다. 한쪽 다리로 선 자세에서 장시간 유지하는 것은 피하는 것이 좋다(그림 6.126).

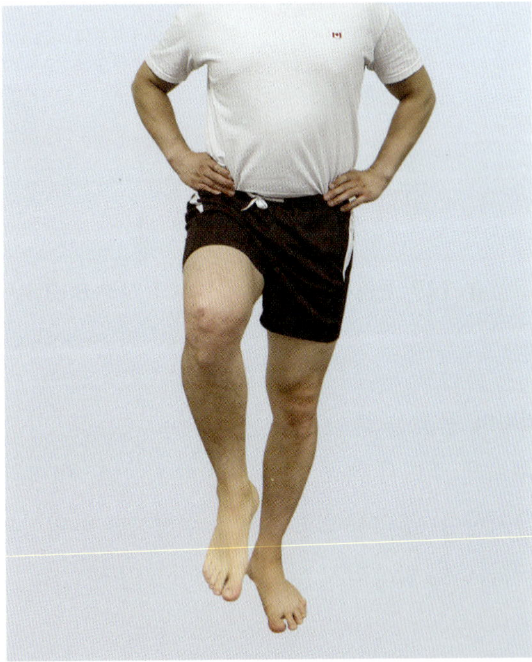

그림 6.126 한쪽 다리로 선 자세

② 앉은 자세

대상자는 너무 푹신한 소파에 앉거나 쪼그려 앉는 것을 피하는 것이 좋다.

(2) 움직임 개선을 위한 도수 관리

① 근막이완Myofascial Release, MFR

i) 넙다리네갈래근 근막이완

대상자는 서 있는 자세에서 한쪽 무릎관절 굽힘을 수행한 채, 발목을 테이블 위에 올려서 기댄다. 골반은 뒤기울임을 수행하면서 넙다리네갈래근이 신장된 정렬을 유지하면서 무릎관절을 중력 방향으로 내린다. 평가자는 도수를 이용하여, 넙다리네갈래근이 신장된 상태에서 근섬유 방향으로 근막이완을 적용한다.

② 근력 강화

i) 큰볼기근

대상자는 엎드린 자세에서 양쪽 무릎관절에 탄력밴드를 적용한다. 한쪽 무릎관절을 굽힌 채 엉덩관절 폄을 수행한다. 주의사항은 운동을 수행하면서 엉덩관절의 가쪽돌림이 발생되지 않도록 한다(그림 6.127).

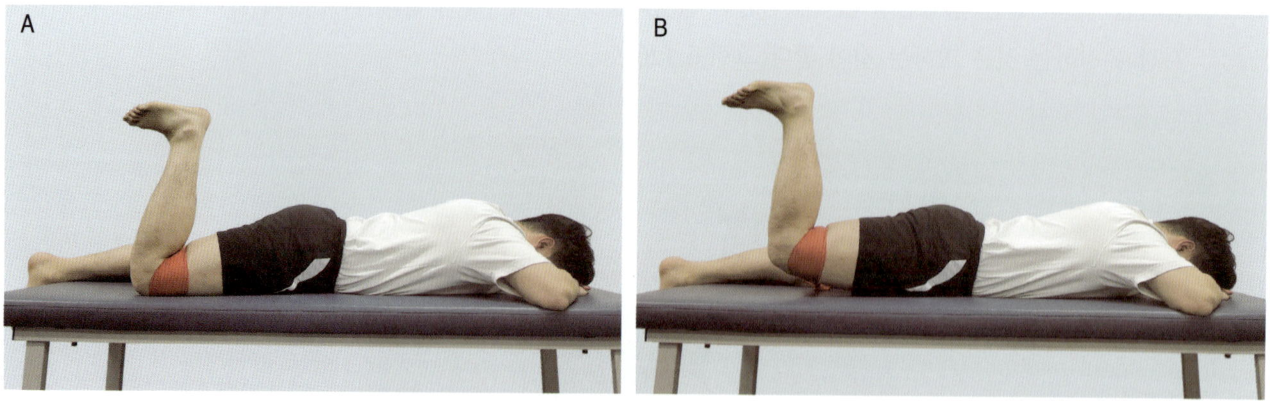

그림 6.127 큰볼기근 강화 운동. A: 시작 자세, B: 끝 자세

ii) 엉덩허리근

대상자는 등받침이 있는 의자에 몸통을 붙이고 바른 자세로 앉는다. 양쪽 무릎관절 위에 탄력밴드를 적용하고, 양손으로는 복부를 지지해 주면서 복부 당기기를 유지한다. 엉덩관절 굽힘을 수행한 채 엉덩허리근의 등척성 수축을 10초간 유지한다. 주의사항은 운동을 수행하면서 엉덩관절 굽힘을 점진적으로 진행하며, 엉덩관절의 가쪽돌림 및 안쪽돌림이 발생되지 않도록 한다(그림 6.128).

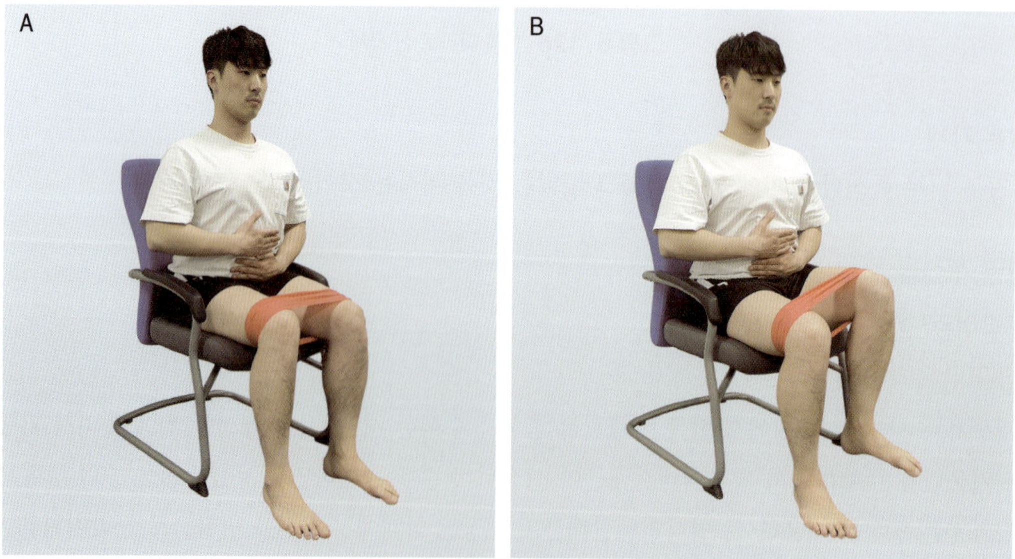

그림 6.128 엉덩허리근 강화 운동. A: 시작 자세, B: 끝 자세

iii) 뒤쪽 중간볼기근

대상자는 옆으로누운 자세에서 양쪽 발목관절에 탄력밴드를 적용하고, 엉덩관절 폄 10°, 벌림 10°, 가쪽돌림 10°를 수행한 후 뒤쪽 중간볼기근의 등척성 수축을 10초간 유지한다. 주의사항은 운동을 수행하면서 골반이 돌아가거나 올라가지 않도록 한다.

③ 근육 스트레칭

i) 넙다리네갈래근

대상자는 엎드린 자세에서 한쪽 무릎에 수건을 지지한다. 한쪽 손을 이용하여 같은쪽 발목관절을 잡는다. 발꿈치가 엉덩이에 닿을 수 있도록 서서히 무릎관절 굽힘을 적용하면, 넙다리네갈래근(넙다리곧은근)의 스트레칭을 적용할 수 있다. 주의사항은 운동을 수행하면서 골반뼈의 앞기울임이 발생되지 않도록 한다(그림 6.129).

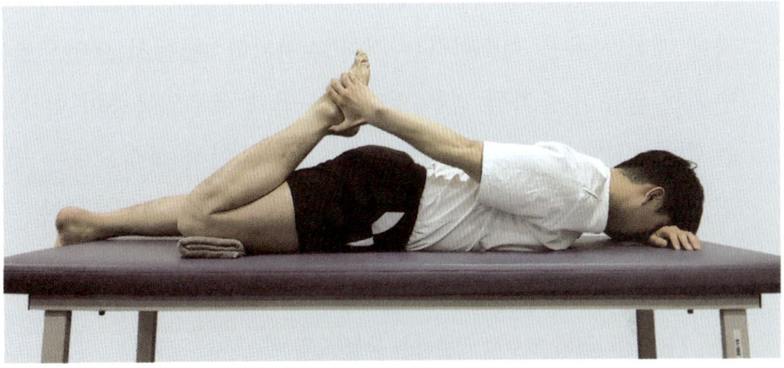

그림 6.129 넙다리네갈래근 스트레칭 운동

ii) 넙다리뒤근육

대상자는 테이블 위에 한쪽 다리를 올리고, 양손으로 허리를 지지해 주면서 골반의 앞기울임을 유지한다. 몸통을 앞으로 기울이며 넙다리뒤근육의 스트레칭을 적용할 수 있다. 주의사항은 운동을 수행하면서 발목관절에서 발등굽힘을 발생시키면, 넙다리뒤근육보다 궁둥신경에 더 많은 장력이 발생될 수 있으니 주의한다(그림 6.130).

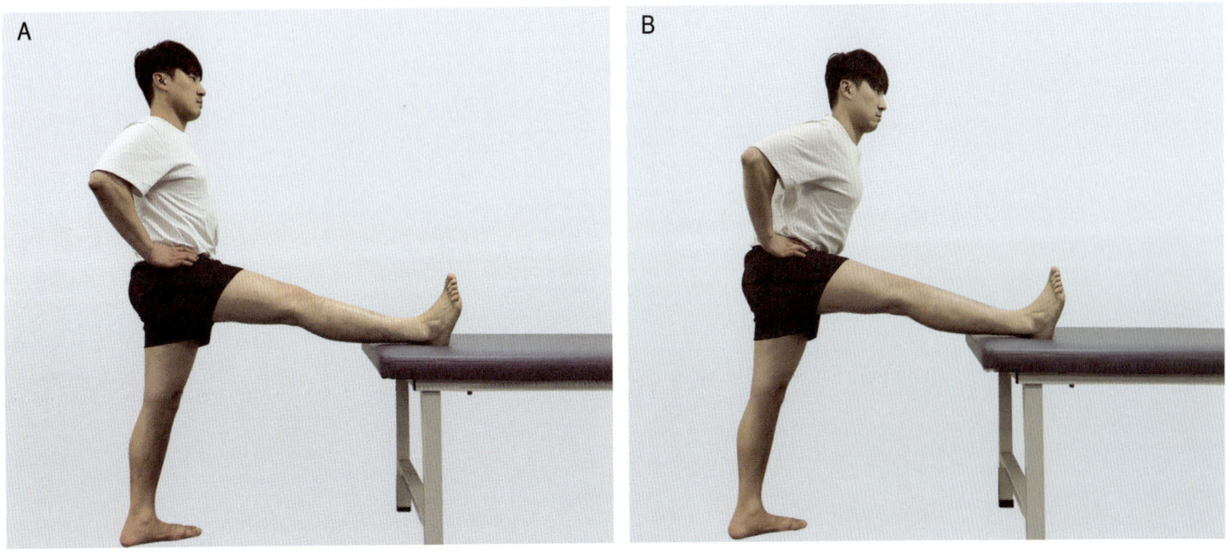

그림 6.130 넙다리뒤근육 스트레칭 운동. A: 시작 자세, B: 끝 자세

4) KEMA 관리

역학적 스트레스는 엉덩관절의 과운동성으로 인해 초기 퇴행성관절염의 발생 가능성이 증가되는 것이다. 인간공학적 요인으로써 체중지지 작업 활동에 대한 환경적 개선이 필요하다. 예를 들어, 과도한 체중지지가 빈번하게 발생되는 것을 최소화하기 위해 의자를 이용한 작업 환경이 조성되어야 한다. 또한 앉기 자세에서 작업 시 의자에 대한 환경적 개선이 필요하다. 예를 들어, 푹신한 의자 또는 엉덩관절이 무릎관절 아래로 내려가는 의자에 대한 사용을 최소화하는 것이 추천된다. 활동적 요인으로는 체중지지활동(서기, 걷기, 달리기)이 많이 동반되는 활동이 증가될 경우 엉덩관절 및 샅굴부위통증이 발생될 수 있다. 또한 높이가 낮고 푹신한 의자에 앉는 활동 증가 시 통증이 발생될 수 있다. 개인적 특성으로는 넙다리네갈래근과 넙다리뒤근의 우세화가 나타나고, 엉덩관절의 모든 방향에서 과도한 관절가동범위 발생하는 것이다.

표 6.18 넙다리뼈 부수적 과운동성 유형 요약

잘못된 정렬	손상	KEMA 관리
• 앉은 자세에서 엉덩관절 안쪽돌림 • 엎드려 엉덩관절 폄 시 넙다리뼈 머리 앞쪽 미끄러짐 • 서 있을 때 무릎관절의 과도한 폄	• 엉덩허리근 약화 • 큰볼기근 약화 • 뒤쪽 중간볼기근 약화 • 넙다리네갈래근 단축 • 넙다리뒤근육 단축	• 엉덩허리근, 큰볼기근 및 뒤쪽 중간볼기근 강화 운동 적용 • 넙다리네갈래근 및 넙다리뒤근육 스트레칭 운동 적용 • 자세 및 움직임 조절 교육

15. 넙다리뼈 저운동성과 위쪽 미끄러짐 유형

넙다리뼈 저운동성과 위쪽 미끄러짐 유형(femoral hypomobility with superior glide type)은 엉덩관절 공간의 감소와 관절주머니를 포함하는 퇴행성 통증 질환이라고 볼 수 있다. 엉덩관절의 모든 관절가동범위에서 통증을 동반한 제한이 있으며, 엉덩관절 굽힘에서 가장 큰 제한을 확인할 수 있다.

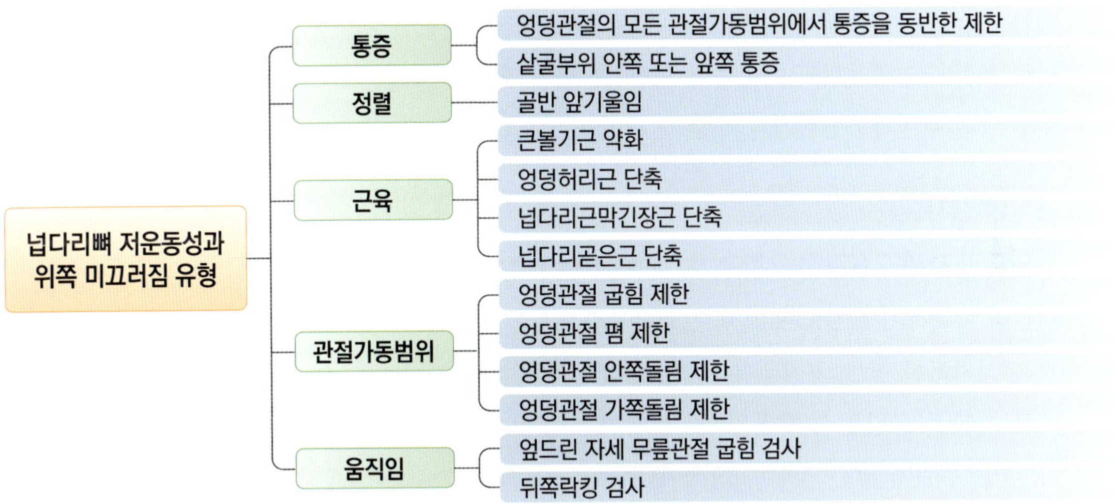

그림 6.131 넙다리뼈 저운동성과 위쪽 미끄러짐 유형 진단 분류

1) 분류 기준

(1) 통증 및 증상

넙다리뼈 저운동성과 위쪽 미끄러짐 유형의 경우, 엉덩관절과 관절주머니를 포함한 퇴행성 통증 질환이 있을 수 있다. 엉덩관절의 모든 관절가동범위에서 통증을 동반한 제한이 나타나며, 엉덩관절 자체의 통증과 샅굴부위 안쪽 또는 앞쪽 통증이 나타날 수 있다.

(2) 정렬 검사

넙다리뼈 저운동성과 위쪽 미끄러짐 유형의 경우, 허리척주앞굽음 및 골반 앞기울임 정렬을 보인다. 또한, 엉덩관절을 굽힘하고 있는 자세를 보일 수 있다.

(3) 근육 검사

넙다리뼈 저운동성과 위쪽 미끄러짐 유형은 엉덩관절에서 저가동성이 동반된 퇴행성 통증 질환과 연관이 있는 유형이기 때문에 가동성에 기여하는 넙다리근막긴장근의 단축이 발생될 수 있다. 또한 허리척주앞굽음의 증가와 골반 앞기울임의 자세로 인하여 엉덩허리근과 넙다리곧은근의 단축도 동반될 수 있다. 저가동성으로 인해 모든 방향에서의 관절가동범위가 불충분한 상태이기 때문에, 엉덩관절 주변의 근육인 큰볼기근과 중간볼기근의 약화가 나타날 수 있다.

(4) 관절가동범위 검사

넙다리뼈 저운동성과 위쪽 미끄러짐 유형은 엉덩관절에서 저가동성이 동반된 퇴행성 통증 질환과 연관이 있기 때문에 엉덩관절에서 대부분의 방향에서 관절가동범위 제한을 갖는다. 엉덩관절 폄과 굽힘 관절가동범위 제한과 안쪽돌림과 가쪽돌림 관절가동범위 제한이 발생될 수 있다. 특히, 퇴행성 통증으로 인한 엉덩관절 굽힘 관절가동범위에서 가장 큰 제한을 일으킬 수 있다.

(5) 움직임 검사

① 엎드린 자세 무릎관절 굽힘 검사 Prone Knee Flexion Test

엎드린 자세에서 대상자의 복부 부위에 수건을 지지하여 골반 앞기울임을 최소화한 채 무릎관절 굽힘을 수행했을 때, 발꿈치가 엉덩 부위에 닿는 것이 이상적이다(그림 6.132). 보상작용으로 무릎관절이 수행되면서, 넙다리곧은근의 단축으로 인해 골반 앞기울임이 증가될 수 있다.

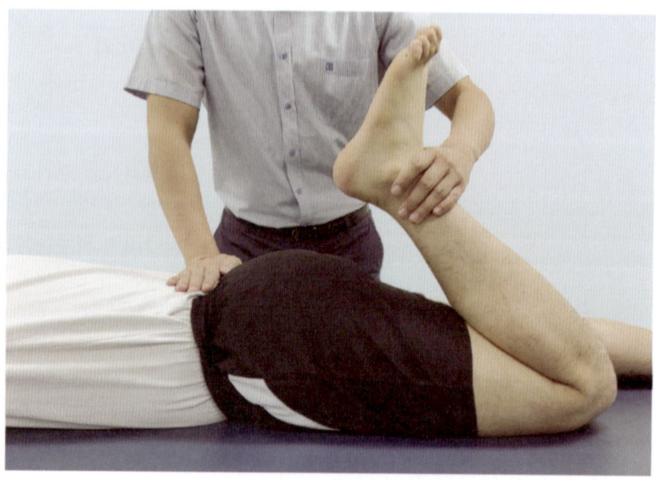

그림 6.132 엎드린 자세 무릎관절 굽힘 검사

② 뒤쪽락킹 검사 Backward Rocking Test

네발기기 자세에서 엉덩관절, 무릎관절, 어깨관절은 90° 굽힘 자세를 취한다. 턱은 당긴 채 몸통을 뒤쪽으로 움직이면서 엉덩관절 굽힘 120°까지 이동한다. 엉덩관절의 저가동성과 함께 굽힘, 폄, 안쪽돌림 및 가쪽돌림 제한이 동반되기 때문에 뒤쪽락킹 수행 시 통증이 증가될 수 있다.

③ 누운 자세 엉덩관절 굽힘 검사 Supine Hip Flexion Test

대상자는 누운 자세에서 허리뼈 부위를 수건으로 지지하고, 엉덩관절과 무릎관절의 굽힘을 수행한다. 정상적인 엉덩관절 굽힘 각도는 125°이다. 엉덩관절 굽힘을 수행하면서 가슴 부위에 주먹을 위치시키고, 무릎관절이 주먹까지 닿을 수 있을 때, 기능적으로 엉덩관절 굽힘이 정상적인지 확인할 수 있다.

2) 분류

(1) 넙다리뼈 저운동성과 위쪽 미끄러짐 유형 진단 분류

넙다리뼈 저운동성과 위쪽 미끄러짐 유형의 기여 요인으로는 통증, 정렬, 관절가동범위, 근육 및 움직임 검사의 결과 등이 있다. 평가항목 13개 중에 8개 이상 양성이면(60% 이상) 넙다리뼈 저운동성과 위쪽 미끄러짐 유형으로 분류한다(표 6.19).

표 6.19 넙다리뼈 저운동성과 위쪽 미끄러짐 유형 진단 분류표

기여 요인	검사 내용	반응
통증	엉덩관절의 모든 관절가동범위에서 통증을 동반한 제한	양성/음성
	샅굴부위 안쪽 또는 앞쪽 통증	양성/음성
정렬	골반 앞기울임	양성/음성
근육	큰볼기근 약화	양성/음성
	엉덩허리근 단축	양성/음성
	넙다리근막긴장근 단축	양성/음성
	넙다리곧은근 단축	양성/음성
관절가동범위	엉덩관절 굽힘 제한	양성/음성
	엉덩관절 폄 제한	양성/음성
	엉덩관절 안쪽돌림 제한	양성/음성
	엉덩관절 가쪽돌림 제한	양성/음성
움직임	엎드린 자세 무릎관절 굽힘 검사	양성/음성
	뒤쪽락킹 검사	양성/음성

(2) 진단에 따른 중증도 평가

평가된 검사 점수(총점 100점)에 따라 넙다리뼈 저운동성과 위쪽 미끄러짐 유형의 중증도를 분류한다. 통증 요인(10점)은 시각상사척도를 이용한다. 해당되는 통증 점수 영역에 따라 점수가 부여된다. 정렬 요인(10점)은 선 자세에서의 골반뼈와 엉덩관절의 정렬 상태에 따라 각각 점수가 부여된다. 해당 유형을 유발할 수 있는 근육들의 근력 및 근육 길이 검사 결과에 따라 양성반응인 경우에 각각 점수가 부여된다(25점). 엉덩관절의 움직임 각도를 통해 관절가동범위 요인(40점)의 점수를 부여한다. 움직임 요인(15점)은 아래 표에 제시된 움직임 검사의 결과에 따라 양성반응인 경우에 각각 점수가 부여된다(표 6.20).

표 6.20 넙다리뼈 저운동성과 위쪽 미끄러짐 유형의 진단에 따른 중증도 평가표

<table>
<tr><th>기여 요인</th><th colspan="3">통증 점수(VAS)</th><th>점수</th></tr>
<tr><td rowspan="3">통증
(10)</td><td colspan="3">1~3</td><td>1</td></tr>
<tr><td colspan="3">4~7</td><td>5</td></tr>
<tr><td colspan="3">8~10</td><td>10</td></tr>
<tr><td rowspan="3">정렬
(10)</td><td colspan="3">정렬 상태</td><td>점수</td></tr>
<tr><td colspan="3">골반 앞기울임</td><td>5</td></tr>
<tr><td colspan="3">엉덩관절을 굽힘하고 있는 자세</td><td>5</td></tr>
<tr><td rowspan="6">근육
(25)</td><td>근육</td><td>검사</td><td>검사의 양성반응</td><td>점수</td></tr>
<tr><td>큰볼기근</td><td rowspan="2">근력 검사</td><td>G등급 이하</td><td>5</td></tr>
<tr><td>중간볼기근</td><td>G등급 이하</td><td>5</td></tr>
<tr><td>엉덩허리근</td><td rowspan="3">근육 길이 검사</td><td>단축</td><td>5</td></tr>
<tr><td>넙다리근막긴장근</td><td>단축</td><td>5</td></tr>
<tr><td>넙다리곧은근</td><td>단축</td><td>5</td></tr>
<tr><td rowspan="5">관절가동범위
(40)</td><td colspan="3">분류</td><td>점수</td></tr>
<tr><td colspan="3">엉덩관절 굽힘 제한</td><td>10</td></tr>
<tr><td colspan="3">엉덩관절 폄 제한</td><td>10</td></tr>
<tr><td colspan="3">엉덩관절 안쪽돌림 제한</td><td>10</td></tr>
<tr><td colspan="3">엉덩관절 가쪽돌림 제한</td><td>10</td></tr>
<tr><td rowspan="4">움직임
(15)</td><td colspan="3">검사의 양성반응</td><td>점수</td></tr>
<tr><td colspan="3">엎드린 자세 무릎관절 굽힘 검사</td><td>5</td></tr>
<tr><td colspan="3">뒤쪽락킹 검사</td><td>5</td></tr>
<tr><td colspan="3">누운 자세 엉덩관절 굽힘 검사</td><td>5</td></tr>
<tr><td colspan="4">총점</td><td>100</td></tr>
</table>

3) 중재

(1) 움직임 교육

① 누운 자세

대상자가 누운 자세에서 엉덩관절에 떼어당김(distraction)을 적용해서 엉덩관절의 관절 사이 공간을 확보해준다(그림 6.133).

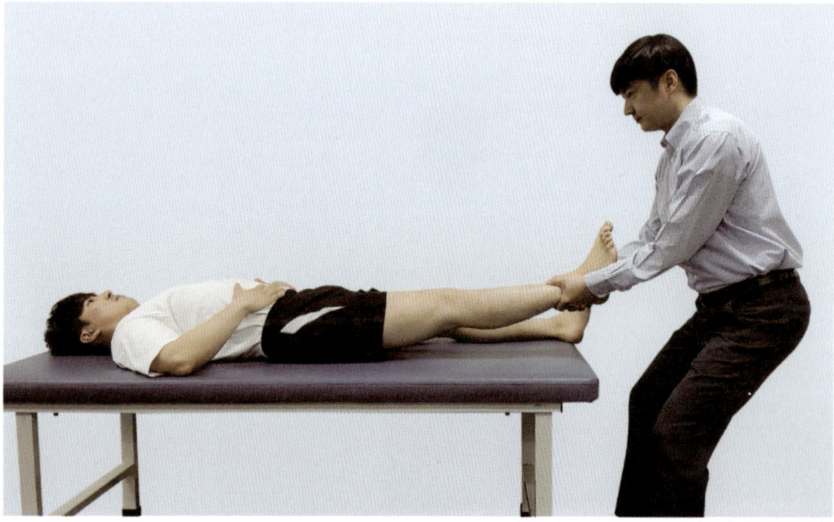

그림 6.133 엉덩관절 떼어당김

(2) 움직임 개선을 위한 도수 관리

① 근력 강화

i) 큰볼기근

대상자는 바로누운 자세에서 양쪽 무릎관절을 굽힌 채 엉덩관절 폄을 수행한다. 한쪽 무릎관절 폄을 수행함으로써, 큰볼기근의 강화 운동을 할 수 있다. 주의사항은 운동을 수행하면서 무릎관절을 펼할 때, 한쪽 골반이 떨어지지 않도록 한다(그림 6.134).

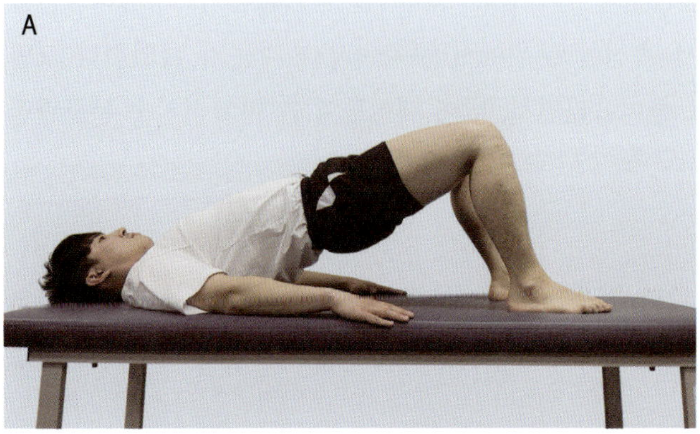

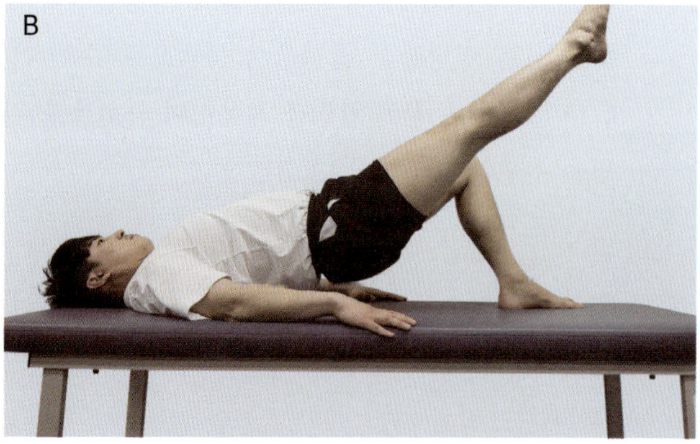

그림 6.134 큰볼기근 강화 운동. A: 시작 자세, B: 끝 자세

ii) 중간볼기근

대상자는 바로선 자세에서 허리 높이까지 올라오는 의자 또는 테이블을 양손을 이용하여 잡는다. 양쪽 발목관절에 탄력밴드를 적용한 후, 엉덩관절 벌림 10°를 수행한다. 주의사항은 운동을 수행하면서 엉덩관절 가쪽돌림 또는 골반뼈 올림이 발생되지 않도록 한다(그림 6.135).

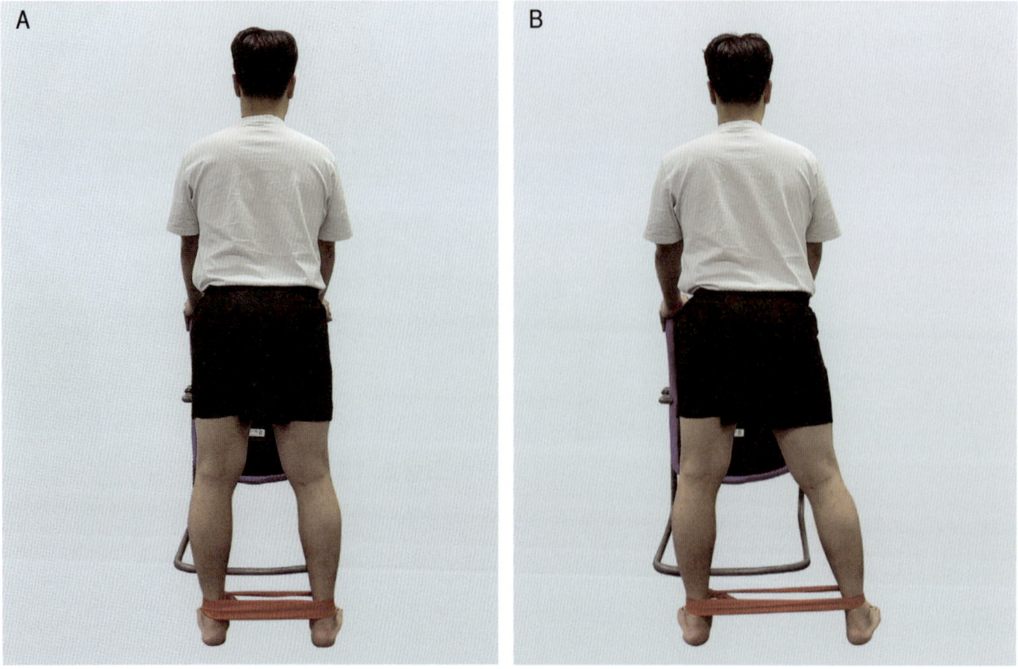

그림 6.135 중간볼기근 강화 운동. A: 시작 자세, B: 끝 자세

③ 근육 스트레칭

i) 엉덩허리근

대상자는 바로누운 자세에서 한쪽 엉덩관절과 무릎관절을 굽힌한다. 양손 끝을 이용하여, 엉덩허리근을 촉진한다. 엉덩관절 굽힘을 능동적으로 수행하면서 촉진한 부위에서 수축이 느껴지는지 확인한다(그림 6.136A). 양손 끝에 압력을 적용하여 근섬유를 위로 끌어올리면서, 발이 테이블 위를 미끄러지듯 무릎관절 폄을 수행한다(그림 6.136B).

ii) 넙다리근막긴장근

대상자는 옆으로누운 자세에서 한 손을 이용하여 무릎관절을 고정한다. 검사자는 대상자의 골반을 고정한 채 엉덩관절 폄과 모음을 적용한다. 주의사항은 운동을 수행하면서 골반뼈에서 앞기울임이 발생되지 않도록 한다(그림 6.137).

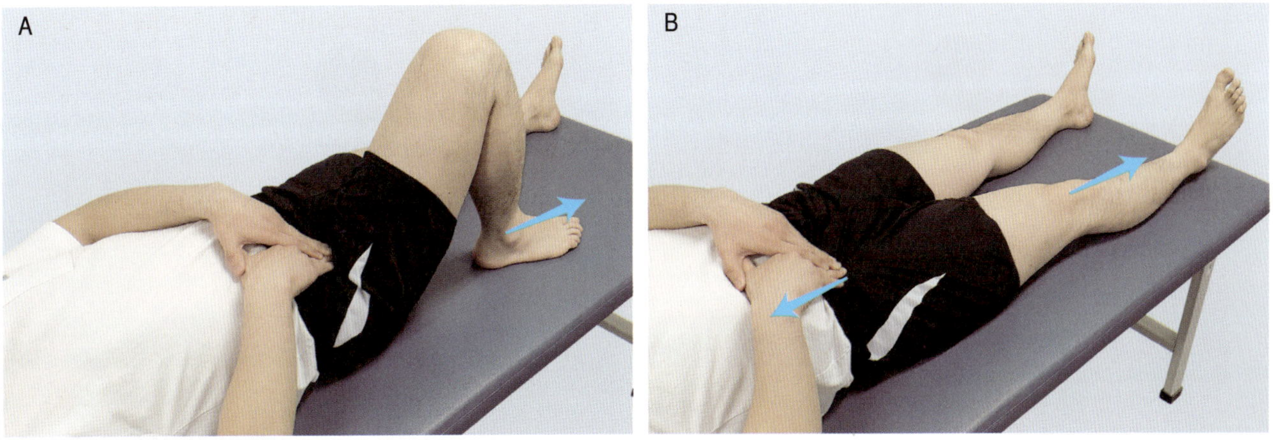

그림 6.136 엉덩허리근 스트레칭 운동. A: 시작 자세, B: 끝 자세

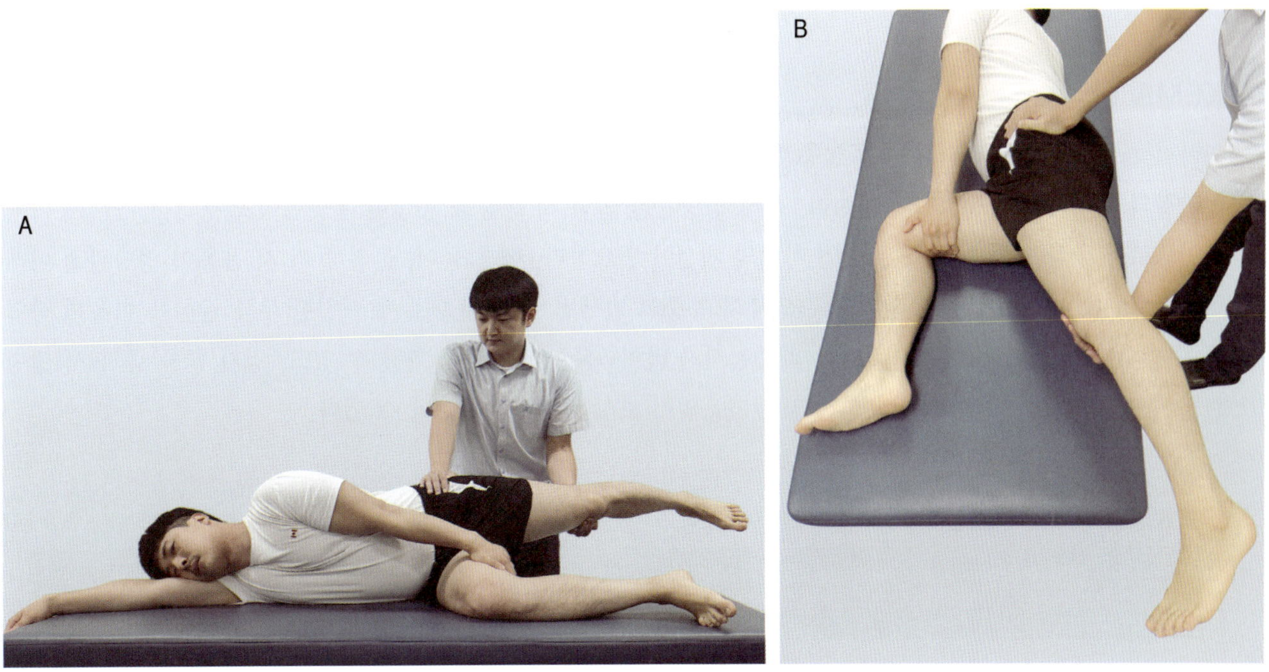

그림 6.137 수정된 넙다리근막긴장근 스트레칭 운동. A: 옆면, B: 윗면

iii) 넙다리곧은근

대상자는 테이블에 기낸 채 한쪽 다리를 올려놓고 골반 뒤기울임을 수행한다. 무릎관절을 중력 방향 쪽으로 내리면서 엉덩관절 폄을 수행하면 넙다리곧은근을 스트레칭할 수 있다. 주의사항은 운동을 수행하면서 골반뼈의 앞기울임이 발생되지 않도록 한다(그림 6.138).

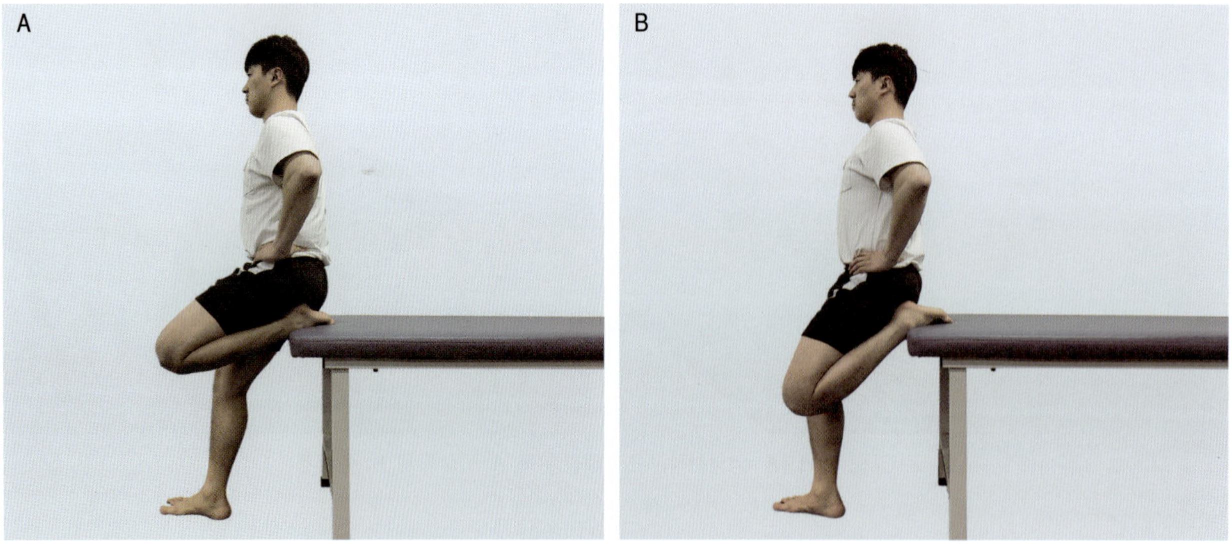

그림 6.138 넙다리곧은근 스트레칭 운동. A: 시작 자세, B: 끝 자세

4) KEMA 관리

역학적 스트레스는 엉덩관절 내의 불충분한 공간으로 인한 퇴행성 변화가 나타나고, 여러 방향으로 제한된 엉덩관절의 생리학적 움직임이 특징이다. 특히 엉덩관절 굽힘 시 통증을 동반한 부딪힘이 발생한다. 인간공학적 요인으로써 물건을 들 때 잘못된 작업 자세의 개선이 필요하다. 예를 들어, 물건 들기 시 몸통이 엉덩관절 아래로 내려갈 때, 엉덩관절 굽힘 제한으로 인해서 통증이 발생될 수 있기 때문에 적절한 무릎 굽힘을 이용해 작업을 수행해야 한다. 활동적 요인으로는 체중지지가 많이 되는 활동 시 악화될 수 있고, 걷기 활동 증가 시 엉덩관절 폄 제한으로 인해 허리골반 회전 및 앞기울임이 보상작용으로 나타날 수 있다.

표 6.21 넙다리뼈 저운동성과 위쪽 미끄러짐 유형 요약

잘못된 정렬	손상	KEMA 관리
• 스웨이백 자세 • 골반 앞기울임 자세 • 서 있을 때 엉덩관절을 굽힘하고 있는 자세	• 큰볼기근 약화 • 중간볼기근 약화 • 엉덩허리근 단축 • 넙다리근막긴장근 단축 • 넙다리곧은근 단축	• 큰볼기근 및 중간볼기근 강화 운동 적용 • 엉덩허리근, 넙다리근막긴장근 및 넙다리곧은근 스트레칭 운동 적용 • 자세 및 움직임 조절 교육

16. 넙다리뼈 뒤쪽 미끄러짐과 안쪽돌림 유형

넙다리뼈 뒤쪽 미끄러짐과 안쪽돌림 유형(femoral posterior glide with medial rotation)은 엉덩관절의 경미한 아탈구 상태를 의미한다. 넙다리뼈를 포함한 샅굴부위에 통증이 발생하고 체중을 지지하는 상태와 앉은 상태에서 모두 통증이 발생할 수 있다. 엉덩관절에서는 안쪽돌림이 많이 발생하고, 넙다리뼈의 뒤쪽 미끄러짐으로 인해서 과도한 굽힘이 발생한다. 관절주머니의 뒤쪽 부분 늘어남뿐만 아니라 넙다리근막긴장근의 단축과 밀접한 연관이 있다.

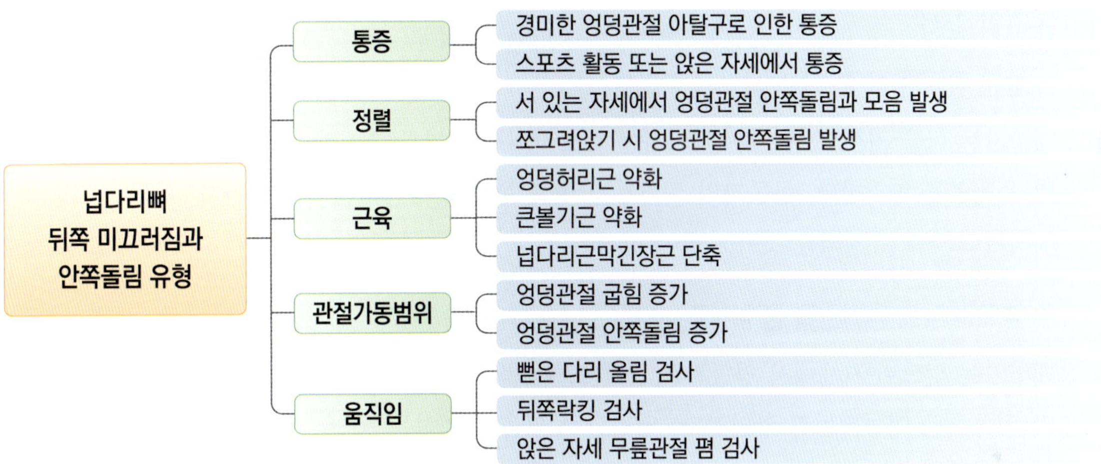

그림 6.139 넙다리뼈 뒤쪽 미끄러짐과 안쪽돌림 유형 진단 분류

1) 분류 기준

(1) 통증 및 증상

넙다리뼈 뒤쪽 미끄러짐과 안쪽돌림 유형의 경우, 엉덩관절 자체의 통증과 스포츠 활동 또는 앉은 자세에서 엉덩관절의 통증이 나타날 수 있다. 경미한 엉덩관절 아탈구를 보일 수 있고, 넙다리와 샅굴부위 안쪽을 따라 통증이 동반된다.

(2) 정렬 검사

넙다리뼈 뒤쪽 미끄러짐과 안쪽돌림 유형의 경우, 서 있는 자세에서 엉덩관절 안쪽돌림과 모음 발생되고, 쪼그려앉기 시 엉덩관절 안쪽돌림이 발생될 수 있다.

(3) 근육 검사

넙다리뼈 뒤쪽 미끄러짐과 안쪽돌림 유형은 엉덩관절의 경미한 아탈구 상태와 연관이 있다. 그렇기 때문에 엉덩관절 주변에서 안정화에 기여하는 근육들의 약화가 발생할 수 있다. 특히 큰볼기근의 약화가 발생하고, 뒤쪽 중간볼기근, 엉덩허리근, 궁둥구멍근에서 약화가 발생될 수 있다. 엉덩관절의 안쪽돌림이 과도하게 발생되기 때문에 넙다리근막긴장근의 단축을 일으킬 수 있다.

(4) 관절가동범위 검사

넙다리뼈 뒤쪽 미끄러짐과 안쪽돌림 유형에서는 엉덩관절의 아탈구가 경미하게 발생된 상태이고, 뒤쪽 미끄러짐이 과도하게 발생하기 때문에, 엉덩관절 굽힘 관절가동범위가 과도하게 발생할 수 있다. 또한 이 유형의 경우 안쪽돌림 관절가동범위도 과도하게 발생된다.

(5) 움직임 검사

① 뻗은 다리 올림 검사Straight Leg Raising Test

대상자는 바른 자세로 눕는다. 평가자는 대상자의 큰돌기를 촉진한다. 대상자가 다리를 드는 동안, 큰돌기의 움직임을 파악한다. 큰돌기의 위치가 안쪽 방향으로 이동되는지 확인한다. 다리를 드는 동안 큰돌기의 위치가 그대로 유지되는 것이 가장 이상적이다. 이 검사는 능동적 및 수동적으로 수행할 수 있다.

② 엎드린 자세 엉덩관절 폄 검사Prone Hip Extension Test

대상자는 엎드린 자세에서 엉덩관절 폄 각도 10°를 수행한다. 엉덩관절 폄을 수행하는 동안 큰돌기의 위치가 뒤쪽으로 이동되는지 확인한다. 엉덩관절 폄을 수행하는 동안 큰돌기의 위치가 그대로 유지되는 것이 가장 이상적이다. 양성반응 시 넙다리뒤근육 우세와 엉덩허리근 및 큰볼기근의 약화가 나타나며, 큰돌기의 안쪽돌림 발생 시 넙다리근막긴장근의 단축이 나타난다. 이 검사는 능동적 및 수동적으로 수행할 수 있다.

③ 뒤쪽락킹 검사Backward Rocking Test

넙다리뼈 뒤쪽 미끄러짐과 안쪽돌림 유형에서는 넙다리뼈 부수적 과운동성 유형에서 뒤쪽락킹 검사를 수행할 때와 동일한 평가 기준으로 진행할 수 있다. 뒤쪽락킹이 수행되면서 초기 움직임에서는 엉덩관절에서 굽힘이 시작되는 것이 이상적이지만, 엉덩관절 120°에 접근하였을 때는 골반 뒤기울임 또는 허리뼈 굽힘이 동반되는 것이 좋다. 엉덩이가 발꿈치에 닿았을 때까지도 골반 뒤기울임 또는 허리뼈 굽힘이 발생하지 않는다면 과도한 엉덩관절 굽힘, 엉덩관절 불안정성 또는 과도한 넙다리뼈 뒤쪽 미끄러짐으로 평가한다.

④ 앉은 자세 무릎관절 폄 검사Sitting Knee Extension Test

평가자는 대상자의 샅굴부위에 손을 위치시킨다. 앉은 자세에서 무릎관절 폄을 수행했을 때, 넙다리뼈머리의 뒤쪽 미끄러짐이나 안쪽돌림이 발생되는지를 확인할 수 있다(그림 6.140). 무릎관절 폄이 수행되면서, 넙다리뼈의 경미한 아탈구로 인해 넙다리뼈머리의 뒤쪽 미끄러짐과 안쪽돌림이 동반될 수 있다.

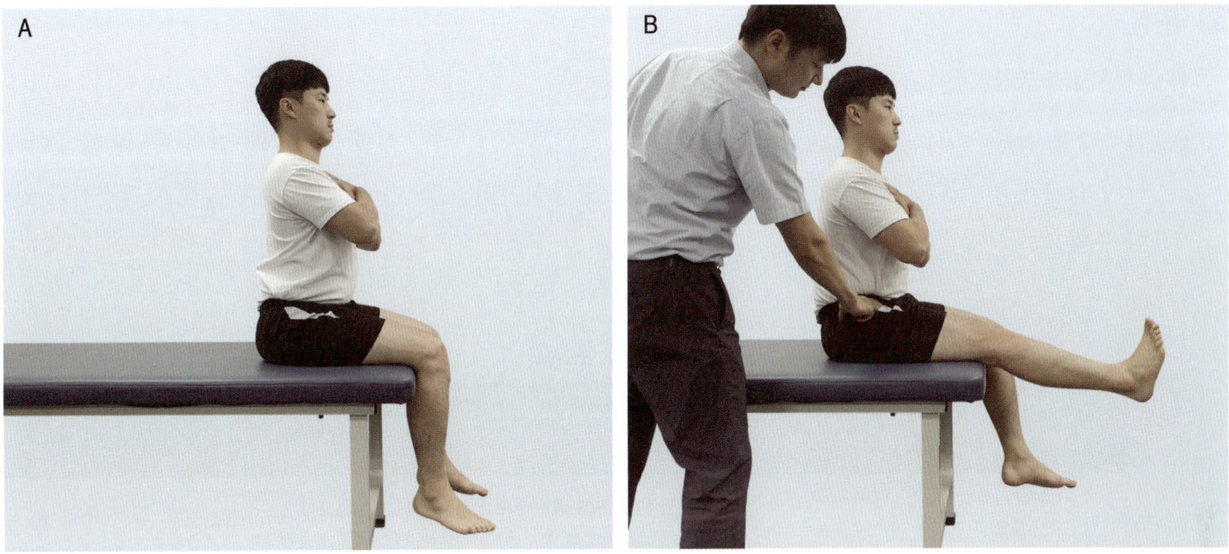

그림 6.140 앉은 자세 무릎관절 폄 검사. A: 시작 자세, B: 끝 자세

⑤ 무릎 살짝 굽힘 검사 Small Knee Bend Test

대상자는 선 자세에서 양쪽 무릎을 20°가량 살짝 굽힌다. 무릎관절 굽힘을 수행하면서 무릎뼈의 중심이 두 번째 발가락과 일직선상에서 일치되는 것이 이상적이다. 양성의 경우, 무릎관절 굽힘을 수행하면서 무릎뼈의 중심이 발등의 안쪽으로 돌아가는 것을 확인할 수 있다(그림 6.141).

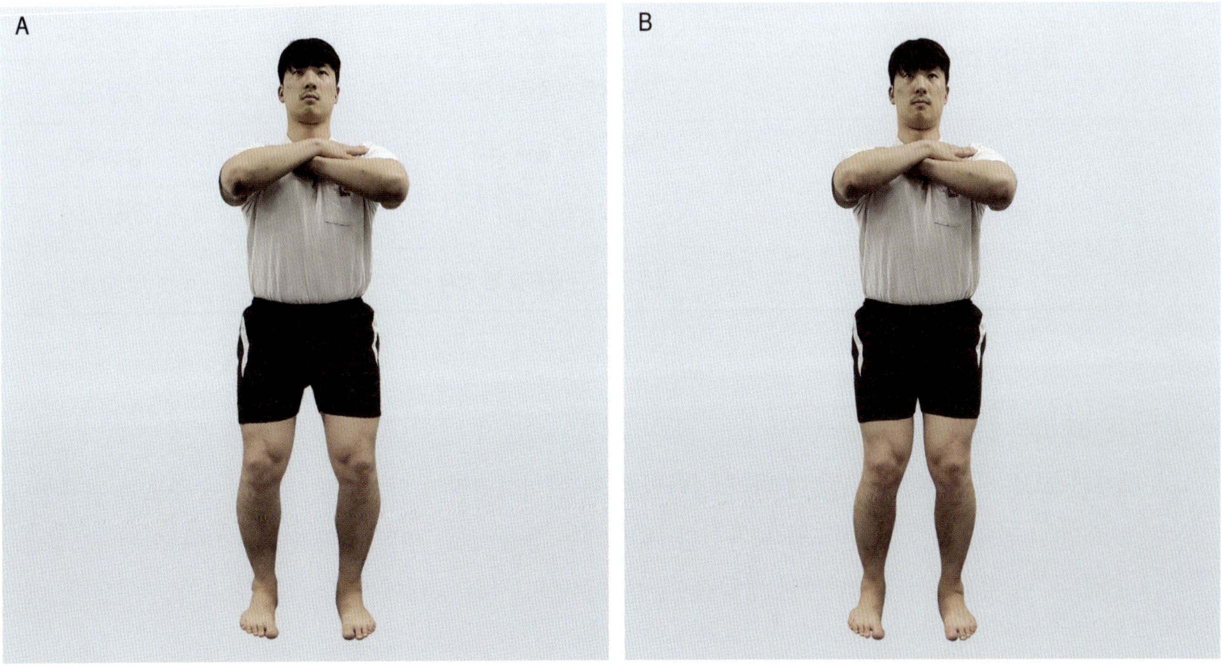

그림 6.141 무릎 살짝 굽힘 검사. A: 무릎 살짝 굽힘, B: 보상작용

2) 분류

(1) 넙다리뼈 뒤쪽 미끄러짐과 안쪽돌림 유형 진단 분류

넙다리뼈 뒤쪽 미끄러짐과 안쪽돌림 유형의 기여 요인으로는 통증, 정렬, 관절가동범위, 근육 및 움직임 검사의 결과 등이 있다. 평가항목 12개 중에 7개 이상 양성이면(60% 이상) 넙다리뼈 뒤쪽 미끄러짐과 안쪽돌림 유형으로 분류한다(표 6.22).

표 6.22 넙다리뼈 뒤쪽 미끄러짐과 안쪽돌림 유형 진단 분류표

기여 요인	검사 내용	반응
통증	경미한 엉덩관절 아탈구로 인한 통증	양성/음성
	스포츠 활동 또는 앉은 자세에서 통증	양성/음성
정렬	서 있는 자세에서 엉덩관절 안쪽돌림과 모음 발생	양성/음성
	쪼그려앉기 시 엉덩관절 안쪽돌림 발생	양성/음성
근육	엉덩허리근 약화	양성/음성
	큰볼기근 약화	양성/음성
	넙다리근막긴장근 단축	양성/음성
관절가동범위	엉덩관절 굽힘 증가	양성/음성
	엉덩관절 안쪽돌림 증가	양성/음성
움직임	뻗은 다리 올림 검사	양성/음성
	뒤쪽락킹 검사	양성/음성
	앉은 자세 무릎관절 폄 검사	양성/음성

(2) 진단에 따른 중증도 평가

평가된 검사 점수(총점 100점)에 따라 넙다리뼈 뒤쪽 미끄러짐과 안쪽돌림 유형의 중증도를 분류한다. 통증 요인(10점)은 시각상사척도를 이용한다. 해당되는 통증 점수 영역에 따라 점수가 부여된다. 정렬 요인(15점)은 선 자세에서의 골반뼈와 엉덩관절, 무릎관절의 정렬 상태에 따라 각각 점수가 부여된다. 해당 유형을 유발할 수 있는 근육들의 근력 및 근육 길이 검사 결과에 따라 양성반응인 경우에 각각 점수가 부여된다(30점). 엉덩관절의 움직임 각도를 통해 관절가동범위 요인(20점)의 점수를 부여한다. 움직임 요인(25점)은 아래 표에 제시된 움직임 검사의 결과에 따라 양성반응인 경우에 각각 점수가 부여된다(표 6.23).

표 6.23 넙다리뼈 뒤쪽 미끄러짐과 안쪽돌림 유형의 진단에 따른 중증도 평가표

<table>
<tr><th>기여 요인</th><th colspan="3">통증 점수(VAS)</th><th>점수</th></tr>
<tr><td rowspan="3">통증
(10)</td><td colspan="3">1~3</td><td>1</td></tr>
<tr><td colspan="3">4~7</td><td>5</td></tr>
<tr><td colspan="3">8~10</td><td>10</td></tr>
<tr><td rowspan="4">정렬
(15)</td><td colspan="3">정렬 상태</td><td>점수</td></tr>
<tr><td colspan="3">서 있는 자세에서 엉덩관절 안쪽돌림과 모음 발생</td><td>5</td></tr>
<tr><td colspan="3">쪼그려앉기 시 엉덩관절 안쪽돌림 발생</td><td>5</td></tr>
<tr><td colspan="3">걷기, 보행, 계단 오르기, 누운 자세에서 일어나는 동작</td><td>5</td></tr>
<tr><td rowspan="6">근육
(30)</td><td>근육</td><td>검사</td><td>검사의 양성반응</td><td>점수</td></tr>
<tr><td>엉덩허리근</td><td rowspan="4">근력 검사</td><td>G등급 이하</td><td>10</td></tr>
<tr><td>큰볼기근</td><td>G등급 이하</td><td>5</td></tr>
<tr><td>뒤쪽 중간볼기근</td><td>G등급 이하</td><td>5</td></tr>
<tr><td>궁둥구멍근</td><td>G등급 이하</td><td>5</td></tr>
<tr><td>넙다리근막긴장근</td><td>근육 길이 검사</td><td>단축</td><td>5</td></tr>
<tr><td rowspan="3">관절가동범위
(20)</td><td colspan="3">분류</td><td>점수</td></tr>
<tr><td colspan="3">엉덩관절 굽힘 증가</td><td>10</td></tr>
<tr><td colspan="3">엉덩관절 안쪽돌림 증가</td><td>10</td></tr>
<tr><td rowspan="6">움직임
(25)</td><td colspan="3">검사의 양성반응</td><td>점수</td></tr>
<tr><td colspan="3">뻗은 다리 올림 검사</td><td>5</td></tr>
<tr><td colspan="3">엎드린 자세 엉덩관절 폄 검사</td><td>5</td></tr>
<tr><td colspan="3">뒤쪽락킹 검사</td><td>5</td></tr>
<tr><td colspan="3">앉은 자세 무릎관절 폄 검시</td><td>5</td></tr>
<tr><td colspan="3">무릎 살짝 굽힘 검사</td><td>5</td></tr>
<tr><td colspan="4">총점</td><td>100</td></tr>
</table>

3) 중재

(1) 움직임 교육

① 네발기기 자세

대상자는 네발기기 자세에서 뒤쪽락킹 운동을 수행하는 것은 엉덩관절주머니를 뒤쪽으로 과도하게 신장시킬 수 있기 때문에 해당 자세는 피하는 것이 좋다.

② 쪼그려앉기 자세

대상자는 쪼그려앉기 자세에서 엉덩관절주머니를 뒤쪽으로 과도하게 신장시킬 수 있기 때문에 과도한 쪼그려앉기 자세는 피하는 것이 좋다.

③ 무릎 살짝 굽힘 자세

대상자는 무릎 살짝 굽힘 자세에서 엉덩관절과 무릎관절에서 굽힘이 수행되었을 때, 무릎뼈의 위치를 두 번째 발가락과 일직선상에서 일치되도록 하는 것이 필요하다. 굽힘이 수행되면서 무릎뼈의 중심이 발등 안으로 돌아가는 자세는 피하는 것이 좋다(그림 6.142).

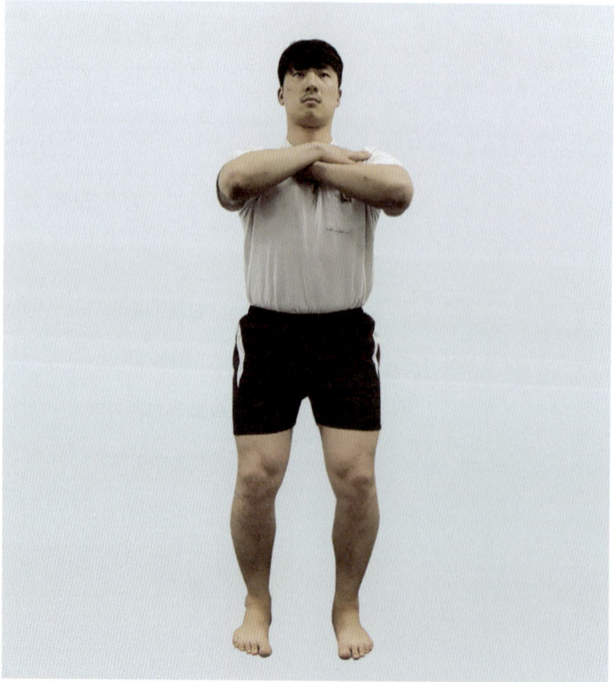

그림 6.142 무릎 살짝 굽힘 움직임 교육

(2) 움직임 개선을 위한 도수 관리

① 근력 강화

i) 엉덩허리근

대상자는 바로누운 자세에서 한쪽다리를 올린다. 검사자는 골반뼈 돌림이 발생되지 않도록 반대쪽 골반을 지지해 준다. 대상자는 엉덩관절 굽힘 30°와 가쪽돌림 10°를 수행한다. 검사자는 발목 안쪽으로 저항을 제공해 주면서 엉덩허리근의 강화 운동을 할 수 있다(그림 6.143).

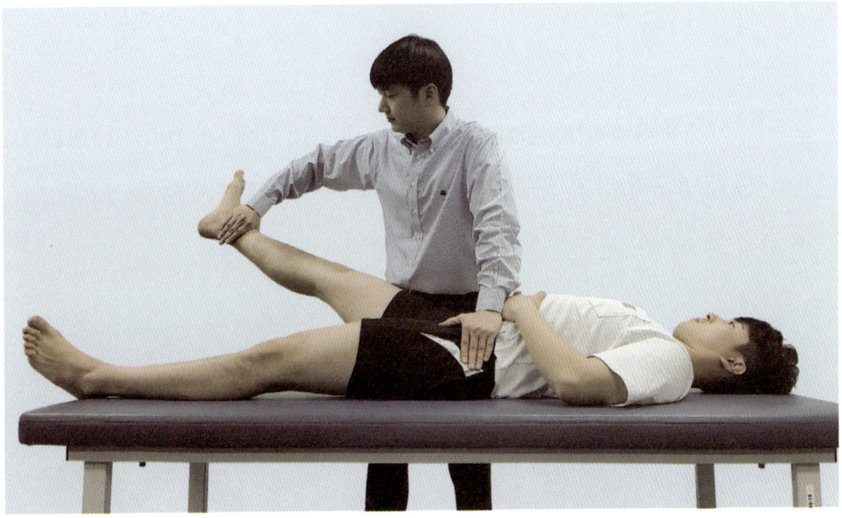

그림 6.143 엉덩허리근 강화 운동

ii) 큰볼기근

대상자는 한쪽 무릎을 의자에 지지하고, 테이블에 엎드려서 반대쪽 무릎관절을 굽힌 채 엉덩관절 폄을 수행한다. 주의사항은 운동을 수행하면서 허리뼈 폄이 발생되지 않도록 한다. 또한 엉덩허리근의 단축이 심할 경우 엉덩관절 폄이 수행되지 않을 수 있기 때문에, 반대쪽 무릎관절을 지지해주고 운동을 수행한다(그림 6.144).

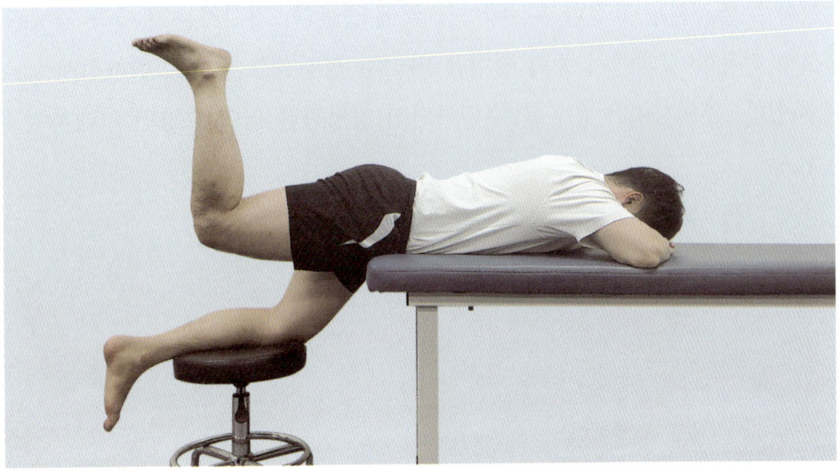

그림 6.144 큰볼기근 강화 운동

iii) 뒤쪽 중간볼기근

대상자는 옆으로누운 자세에서 양쪽 발목관절에 탄력밴드를 적용하고, 엉덩관절 폄 10°, 벌림 10°, 가쪽돌림 10°를 수행한 후 뒤쪽 중간볼기근의 등척성 수축을 10초간 유지한다. 주의사항은 운동을 수행하면서 골반이 돌아가거나 올라가지 않도록 한다.

iv) 궁둥구멍근

대상자는 옆으로누운 자세에서 한발은 반대쪽 다리 앞에 위치하여 지지면을 넓힌다. 엉덩관절에서 가쪽돌림을 수행하면서, 궁둥구멍근의 강화 운동을 할 수 있다. 주의사항은 운동을 수행하면서 몸통 돌림 또는 허리골반 부위의 돌림이 발생되지 않도록 한다(그림 6.145).

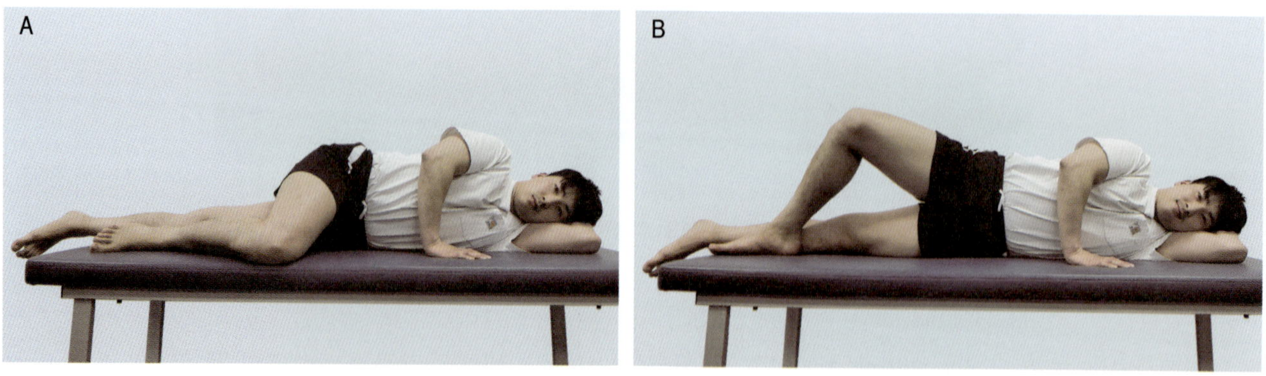

그림 6.145 궁둥구멍근 강화 운동. A: 시작 자세, B: 끝 자세

② 근육 스트레칭

i) 넙다리근막긴장근

검사자는 한쪽 무릎관절을 고정한 후, 테이블 끝에 눕는다. 검사자는 반대쪽 엉덩관절 모음과 가쪽돌림을 수동적으로 적용한 상태에서 중력 방향을 따라서 엉덩관절 폄을 수행하면서 넙다리근막긴장근을 스트레칭할 수 있다. 주의사항은 운동을 수행하면서 엉덩관절 폄이 수평면 아래까지 내려갈 수 있도록 한다(그림 6.146).

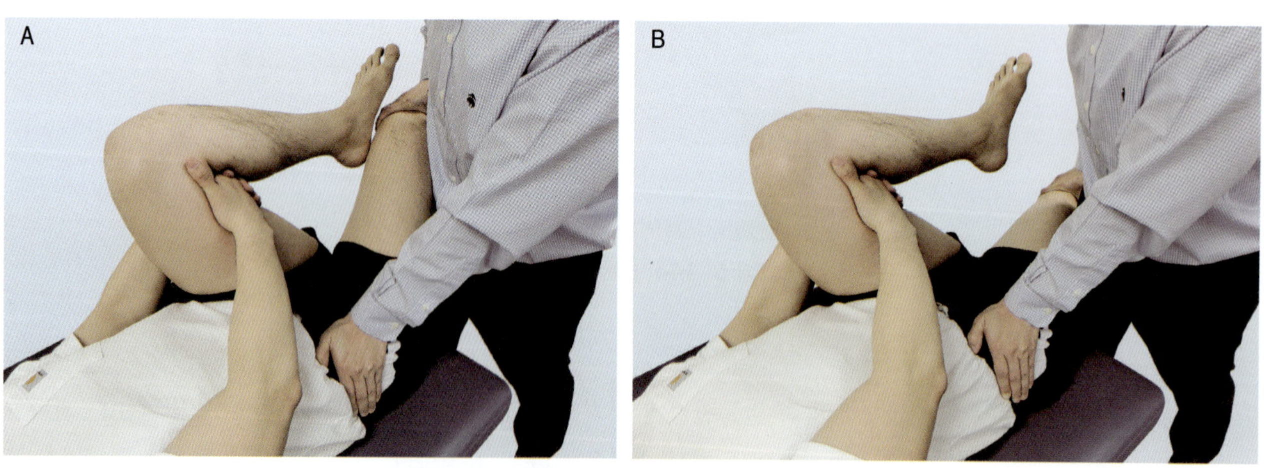

그림 6.146 넙다리근막긴장근 스트레칭 운동. A: 시작 자세, B: 끝 자세

4) KEMA 관리

역학적 스트레스는 과도한 넙다리뼈 뒤쪽 미끄러짐으로 인한 관절주머니의 불안정성이 가장 큰 특징이다. 인간공학적 요인으로써 앉기 자세에서 작업 시 의자에 대한 환경적 개선이 필요하다. 예를 들어, 푹신한 의자 또는 엉덩관절이 무릎관절 아래로 내려가는 의자에 대한 사용을 최소화하는 것이 추천된다. 또한 물건 들기 시 잘못된 작업자세에 대한 개선이 필요하다. 예를 들어, 몸통이 엉덩관절 아래로 내려갈 때, 과도한 엉덩관절 굽힘으로 인해서 통증이 발생될 수 있기 때문에 적절한 무릎 굽힘과 허리 굽힘을 이용해 작업을 수행해야 한다. 활동적 요인으로는 과도한 엉덩관절 굽힘이 빈번하게 발생하는 활동이 엉덩관절 통증 및 관절 불안정성을 증가시킨다. 또한 서 있을 때 엉덩관절 안쪽돌림 및 모음이 발생된다. 개인적 특성으로는 경미한 엉덩관절 아탈구 발생으로 엉덩관절 자체의 통증이 발생된다.

표 6.24 넙다리뼈 뒤쪽 미끄러짐과 안쪽돌림 유형 요약

잘못된 정렬	손상	KEMA 관리
• 경미한 엉덩관절 아탈구 • 서 있을 때 엉덩관절 안쪽돌림과 모음 발생 • 쪼그려앉기 자세 시 엉덩관절 안쪽돌림 발생	• 엉덩허리근 약화 • 큰볼기근 약화 • 뒤쪽 중간볼기근 약화 • 궁둥구멍근 약화 • 넙다리근막긴장근 단축	• 엉덩허리근, 큰볼기근, 뒤쪽 중간볼기근 및 궁둥구멍근 강화 운동 적용 • 넙다리근막긴장근 스트레칭 운동 적용

참고문헌

1. Andersson E, Oddsson L, Grundstrom H, Thorstensson A. The role of the psoas and iliacus muscles for stability and movement of the lumbar spine. Scand J Med Sci Sports. 1995; 5(1); 10-6.
2. Bolgla LA, Uhl TL. Electromyographic analysis of hip rehabilitation exercises in a group of healthy participants. J Orthop Sports Phys Ther. 2005; 35; 487–494.
3. Chance-Larsen K, Littlewood C, Garth A. Prone hip extension with lower abdominal hollowing improves the relative timing of gluteus maximus activation in relation to biceps femoris. Manual Therapy. 2010; 15; 61–65.
4. Comerford M, Mottram S. Kinetic control: The management of uncontrolled movement. Elsevier Health Sciences. 2012.
5. Cram JR, Kasman GS, Holtz J. Introduction to surface electromyography. Gaithersburg, Marland: Aspen; 1998.
6. de Groot M, Pool-Goudzwaard AL, Spoor CW, Snijders CJ. The active straight leg raising test (ASLR) in pregnant women: Differences in muscle activity and force between patients and healthy subjects. Man Ther. 2008; 13(1); 68-74.
7. Hertling D, Kessler RM. Management of common musculoskeletal disorders: Physical therapy principles and methods (4th ed.). Baltimore. MD: Lippincott Williams & Wilkins. 2006; 453.
8. Hodges P, Kaigle Holm A, Holm S, Ekstr€om L, Cresswell A, Hansson T, et al. Intervertebral stiffness of the spine is increased by evoked contraction of transversus abdominis and the diaphragm: In vivo porcine studies. Spine (Phila PA 1976). 2003:1; 28(23); 2594-601.
9. Hodges PW, Richardson CA. Inefficient muscular stabilization of the lumbar spine associated with low back pain. A motor control evaluation of transversus abdominis. Spine (Phila Pa 1976). 1996; 21(22); 2640-50.
10. Hodges PW. Is there a role for transversus abdominis in lumbo-pelvic stability? Man Ther. 1999; 4(2); 74-86.
11. Hu H, Meijer OG, van Die€en JH, Hodges PW, Bruijn SM, Strijers RL, et al. Is the psoas a hip flexor in the active straight leg raise? Eur Spine J. 2011; 20(5); 759-65.
12. Kendall FP, McCreary EK, Provance PG. Muscles testing and function (5th ed.). Williams & Wilkins, Baltimore, MD. 2005.
13. Magee DJ. Orthopedic physical assessment (6th ed.). St. Louis. Elsevier. 2013.
14. Neumann DA. Kinesiology of the musculoskeletal system: Foundations for rehabilitation (3rd ed.). St Louis. Elsevier. 2017.
15. Oh JS, Cynn HS, Won JH, Kwon OY, Yi CH. Effects of performing an abdominal drawing-in maneuver during prone hip extension exercises on hip and back extensor muscle activity and amount of anterior pelvic tilt. J Orthop Sports Phys Ther. 2007; 37(6); 320-4.
16. O'Sullivan PB, Beales DJ, Beetham JA, Cripps J, Graf F, Lin IB, et al. Altered motor control strategies in subjects with sacroiliac joint pain during the active straight-leg-raise test. Spine (Phila PA 1976). 2002:1; 27(1); E1-8.
17. Page P, Frank C, Lardner. Assessment and treatment of muscle imbalance: The janda approach. Champaign: Human Kinetics. 2010.
18. Park KH, Ha SM, Kim SJ, Park KN, Kwon OY, Oh JS. Effects of the pelvic rotatory control method on abdominal muscle activity and the pelvic rotation during active straight leg raising. Man Ther. 2013; 18(3); 220-4.
19. Sahrmann SA. Diagnosis and treatment of movement impairment syndromes. St Louis. Mosby. 2002.

CHAPTER

7

무릎

Knee

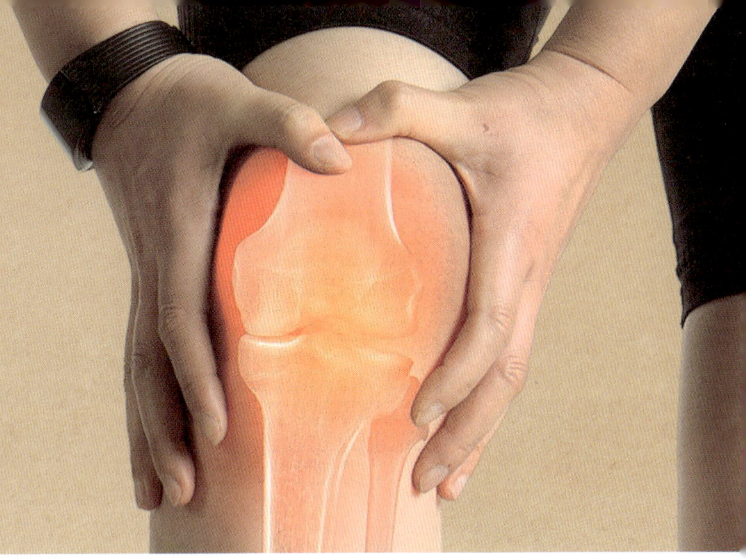

1. 서론

무릎이 아픈 사람과 아프지 않은 사람 간에는 무릎 움직임에 차이가 있다. 예를 들면, 한 다리로 점프했다가 착지하는 동작을 할 때, 무릎 통증이 있는 사람이 무릎 통증이 없는 사람보다 이마면(관상면, frontal plane)에서 엉덩관절 모음과 몸통 가쪽 기울임이 크게 나타난다. 통증을 느끼는 동작을 할 때, 증상과 연관된 무릎의 움직임을 찾고 손상된 무릎 움직임을 교정하여 조절하는 능력을 기르면, 같은 동작을 하더라도 통증이 감소한다. 이러한 움직임 분석을 통한 트레이닝은 만성 무릎 통증 대상자들에게 효과적인 방법이다. 따라서, 7장에서는 무릎 움직임 분석 및 움직임 관리에 필요한 해부학, 정렬 검사, 근육 검사, 관절가동범위 검사, 움직임 검사를 알아본 후, 무릎 통증 대상자들의 움직임 분석을 통해 9개의 유형으로 분류할 것이다. 그리고 각 유형별로 대상자에게 적합한 움직임 훈련 방법을 알아본다.

2. 해부학 및 운동학

1) 해부학

(1) 뼈

무릎(knee)에는 넙다리뼈(대퇴골, femur), 정강뼈(경골, tibia), 종아리뼈(비골, fibula), 무릎뼈(슬개골, patella)가 있다. 넙다리뼈 먼쪽 부위는 안쪽 및 가쪽 위관절융기(내측 및 외측 상과, medial and lateral epicondyle)가 있어 정강뼈와 관절을 이루어서 정강넙다리관절(경골대퇴관절, tibiofemoral joint)을 형성한다. 정강뼈 몸쪽의 앞쪽에는 정강거친면(경골조면, tibial tuberosity)이 있고, 무릎인대가 부착되는 부위이다. 정강뼈 가쪽 부위에는 종아리뼈와 관절을 이루어서 정강종아리관절(경비관절, tibiofibular joint)

을 이룬다. 종아리뼈는 넙다리뼈와 직접 관절을 형성하지 않아 체중이 직접적으로 부하되지 않는 부위이고, 종아리뼈 몸쪽 부위에는 종아리뼈머리(비골두, fibular head)가 있다. 무릎뼈는 무릎관절 앞쪽 부위이고, 인체에서 가장 큰 종자뼈이며, 넙다리네갈래근 힘줄 안에 위치한다. 무릎뼈와 넙다리뼈의 융기사이고랑(intercondylar groove)이 연결되어 무릎넙다리관절(슬개대퇴관절, patellofemoral joint)을 형성한다(그림 7.1).

(2) 관절

관절은 정강넙다리관절, 무릎넙다리관절, 정강종아리관절로 나뉜다(그림 7.1). 정강뼈와 넙다리뼈가 만나서 정강넙다리관절이 형성되고, 경첩관절이어서 굽힘과 폄이 주 움직임으로 나타나며, 제한된 안쪽 및 가쪽돌림이 나타난다. 무릎뼈와 넙다리뼈가 만나서 무릎넙다리관절을 형성하며, 무릎을 펼 때 무릎뼈가 위쪽으로 올라가며, 약간 가쪽 미끄러짐(활주, gliding)이 나타난다.

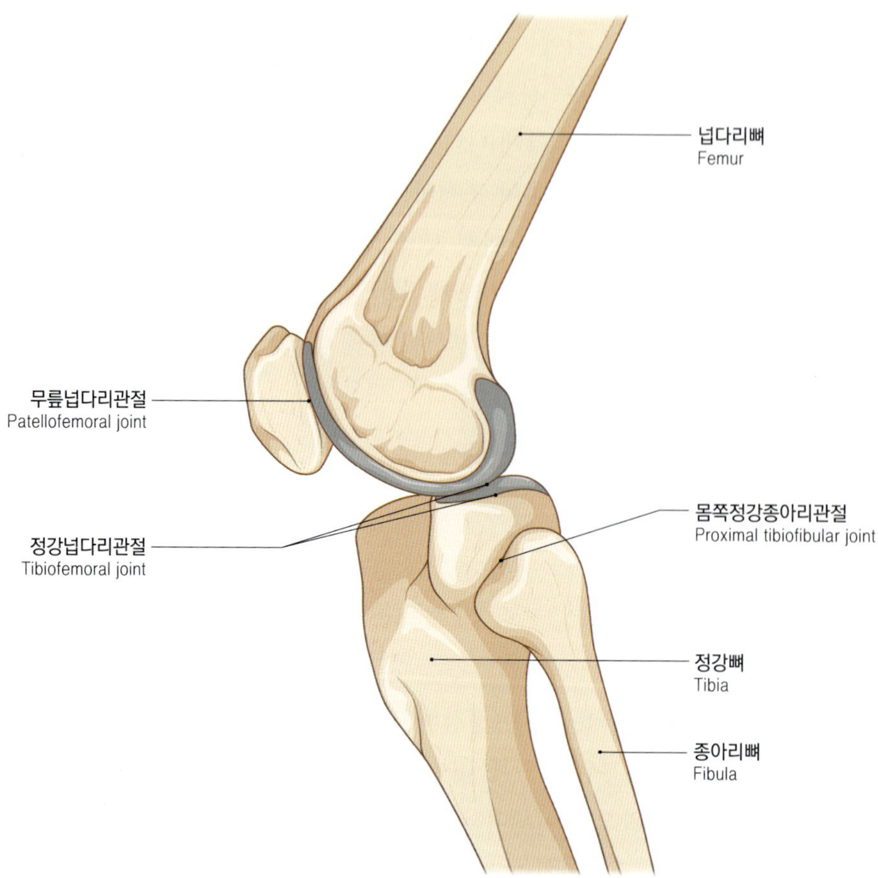

그림 7.1 무릎관절의 해부학적 구조

(3) 근육

① 넙다리네갈래근 Quadriceps

넙다리네갈래근(대퇴사두근, quadriceps)은 넙다리곧은근(대퇴직근, rectus femoris), 안쪽넓은근(내측광근, vastus medialis), 가쪽넓은근(외측광근, vastus lateralis), 중간넓은근(중간광근, vastus intermedius)으로 이루어져 있으며, 신체에서 큰 힘을 낼 수 있는 근육이다. 이 네 근육들은 무릎뼈의 먼쪽 부위에 붙어 공통힘줄을 형성하여 정강뼈거친면에 닿는다.

i) 넙다리곧은근 Rectus Femoris

넙다리곧은근의 이는곳은 아래앞엉덩뼈가시이고, 닿는곳은 넙다리네갈래근 힘줄과 정강뼈거친면이다. 넙다리곧은근은 넙다리네갈래근 중 유일하게 엉덩관절과 무릎관절을 가로지르는 이중관절근육이다. 따라서 근육이 수축하면 무릎관절 폄과 함께 엉덩관절 굽힘에도 관여하게 된다(그림 7.2).

이는곳
- 아래앞엉덩뼈가시

닿는곳
- 넙다리네갈래근 힘줄과 정강뼈거친면

작용
- 엉덩관절 굽힘 및 무릎관절 폄

신경지배
- 넙다리신경

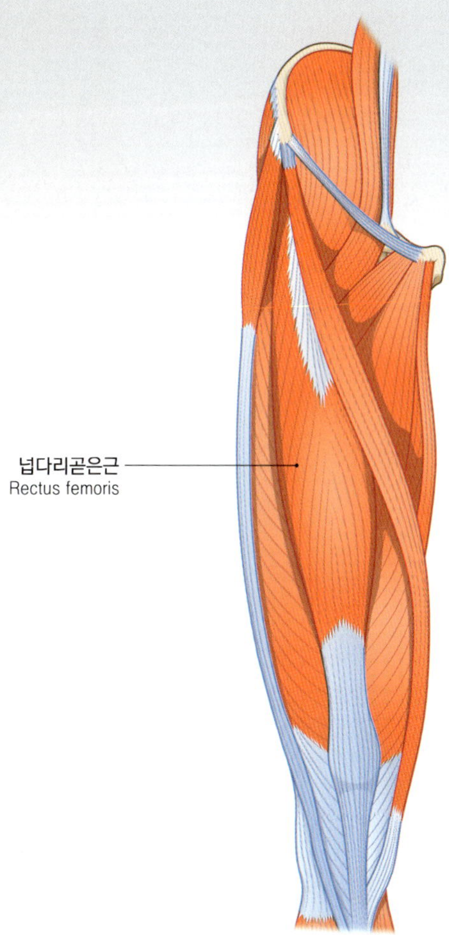

그림 7.2 넙다리곧은근

ii) 안쪽넓은근 Vastus Medialis

안쪽넓은근의 이는곳은 거친선의 안쪽선, 넙다리뼈의 돌기사이선의 아랫 부분이고, 닿는곳은 넙다리네갈래근 힘줄과 정강뼈거친면이다. 무릎의 안쪽 부분을 덮고 있으며, 가쪽넓은근과 비교했을 때 안쪽넓은근이 수축하면 무릎뼈를 안쪽으로 끌어당기는 힘이 작용하게 된다. 근육이 수축하면 무릎관절 폄과 함께 무릎뼈의 안쪽 미끄러짐 움직임에 관여할 수 있다(그림 7.3).

이는곳
- 거친선의 안쪽선, 넙다리뼈의 돌기사이선의 아랫 부분

닿는곳
- 넙다리네갈래근 힘줄과 정강뼈거친면

작용
- 무릎관절 폄, 무릎뼈의 안쪽 미끄러짐 움직임에 일부 관여함

신경지배
- 넙다리신경

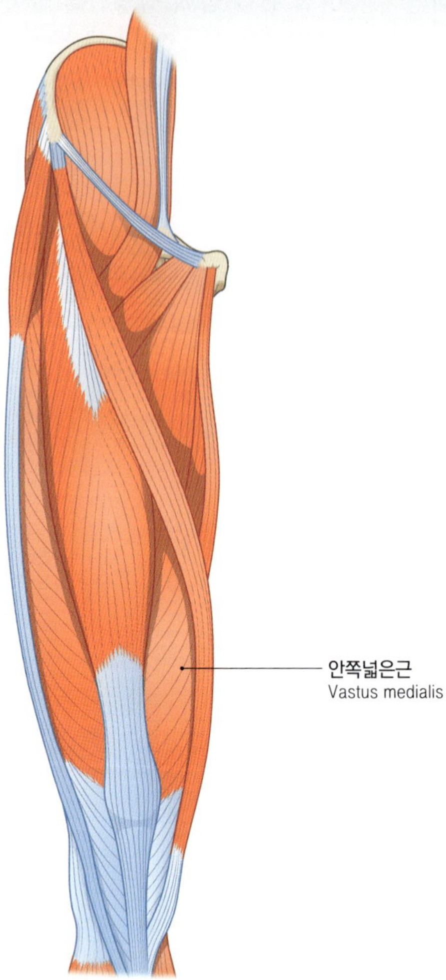

그림 7.3 안쪽넓은근

iii) 가쪽넓은근 Vastus Lateralis

가쪽넓은근의 이는곳은 거친선의 가쪽선, 넙다리뼈의 돌기사이선이고, 닿는곳은 넙다리네갈래근 힘줄과 정강뼈거친면이다. 넙다리네갈래근 중 가장 큰 근육이며, 무릎의 가쪽면에 위치해 있어 근육이 수축하면 무릎관절 폄과 함께 무릎뼈의 가쪽 미끄러짐 움직임에 관여할 수 있다(그림 7.4).

이는곳
- 거친선의 가쪽선, 넙다리뼈의 돌기사이선

닿는곳
- 넙다리네갈래근 힘줄과 정강뼈거친면

작용
- 무릎관절 폄 및 무릎뼈의 가쪽 미끄러짐 움직임에 일부 관여함

신경지배
- 넙다리신경

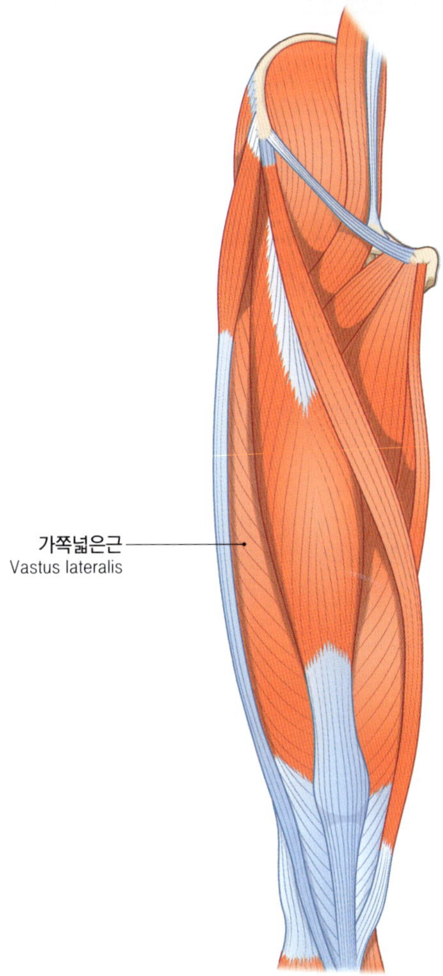

그림 7.4 가쪽넓은근

iv) 중간넓은근Vastus Intermedius

중간넓은근은 넙다리곧은근의 깊은 곳에 위치하고 있으며, 이는곳은 넙다리뼈의 몸통 앞가쪽면이고, 닿는곳은 넙다리네갈래근 힘줄과 정강뼈거친면이다. 근육이 수축하면 무릎관절 폄 움직임이 나타난다(그림 7.5).

이는곳
- 넙다리뼈의 몸통 앞가쪽면

닿는곳
- 넙다리네갈래근 힘줄과 정강뼈거친면

작용
- 무릎관절 폄

신경지배
- 넙다리신경

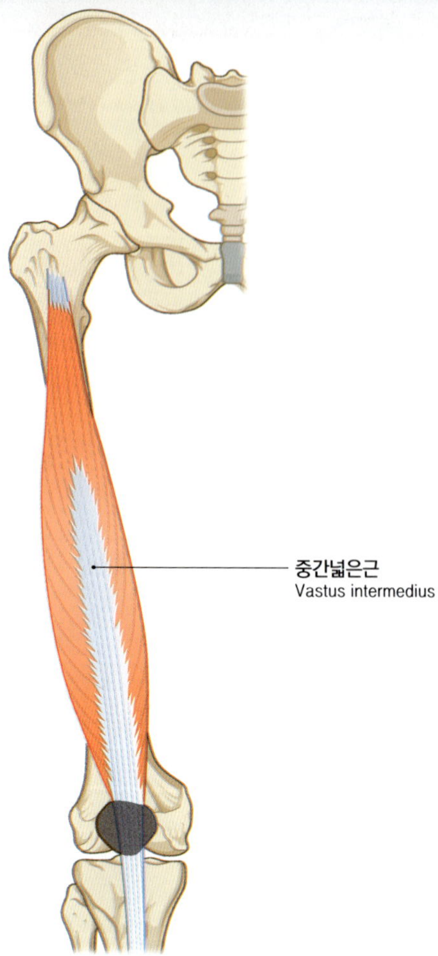

그림 7.5 중간넓은근

② 넙다리뒤근육 Hamstring

넙다리뒤근육(슬괵근, hamstring)은 반힘줄근(반건형근, semitendinosus), 반막모양근(반막양근, semimembranosus), 넙다리두갈래근(대퇴이두근, biceps femoris)으로 구성되어 있다. 공통적으로 이는곳이 궁둥뼈결절이어서 무릎 굽힘과 함께 엉덩관절 폄에도 관여한다.

i) 반힘줄근 Semitendinosus

반힘줄근의 이는곳은 궁둥뼈결절이고, 닿는곳은 정강뼈의 몸쪽 및 안쪽면이다. 반힘줄근은 정강넙다리관절 굽힘에 관여하고, 정강뼈의 안쪽에 닿으므로 정강넙다리관절 안쪽돌림에 관여한다. 또한 이는곳이 궁둥뼈결절이므로 엉덩관절 폄에도 관여한다(그림 7.6).

이는곳
- 궁둥뼈결절

닿는곳
- 정강뼈의 몸쪽 및 안쪽면

작용
- 엉덩관절 폄, 정강넙다리관절 굽힘, 정강넙다리관절 안쪽돌림

신경지배
- 궁둥신경

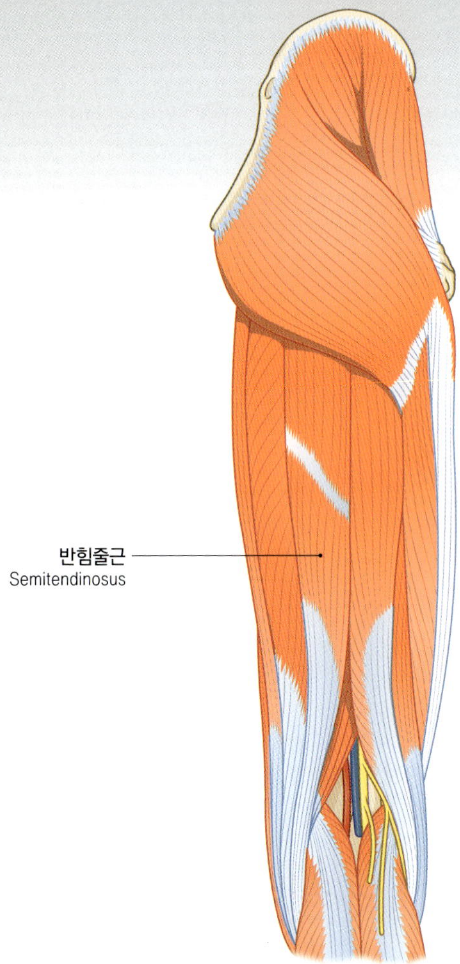

그림 7.6 반힘줄근

ii) 반막모양근Semimembranosus

반막모양근의 이는곳은 궁둥뼈결절이고, 닿는곳은 정강뼈의 안쪽관절융기 뒤쪽면이다. 반막모양근은 정강넙다리관절 굽힘에 관여하고, 반힘줄근과 함께 정강뼈의 안쪽에 닿으므로 정강넙다리관절 안쪽돌림에 관여한다. 또한 이는곳이 궁둥뼈결절이므로 엉덩관절 폄에도 관여한다(그림 7.7).

이는곳
- 궁둥뼈결절

닿는곳
- 정강뼈의 안쪽관절융기 뒤쪽면

작용
- 엉덩관절 폄, 정강넙다리관절 굽힘, 정강넙다리관절 안쪽돌림

신경지배
- 궁둥신경

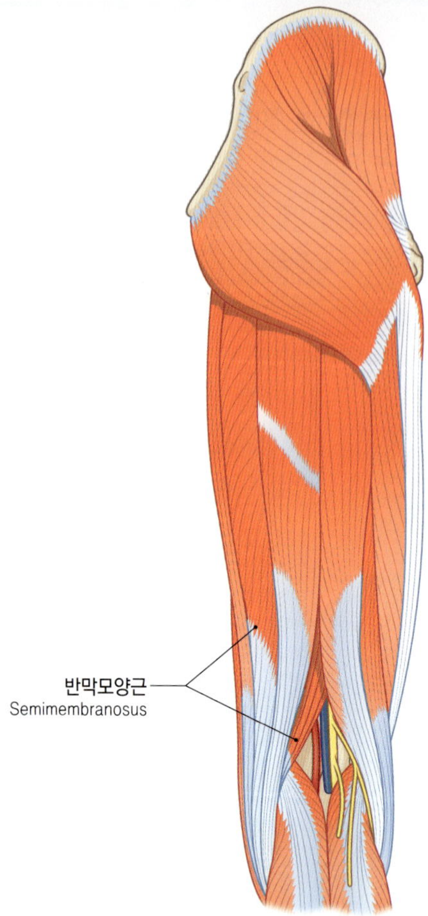

그림 7.7 반막모양근

iii) 넙다리두갈래근 Biceps Femoris

넙다리두갈래근은 두 갈래로 구성되어 있는데, 긴갈래의 이는곳은 궁둥뼈결절이고, 짧은갈래의 이는곳은 거친면의 가쪽선이다. 닿는곳은 공통적으로 종아리뼈머리이다. 넙다리두갈래근은 정강넙다리관절 굽힘에 관여하고, 반힘줄근 및 반막모양근과 다르게 무릎의 가쪽(종아리뼈머리)에 닿으므로 정강넙다리관절 가쪽돌림에 관여한다. 또한 이는곳이 궁둥뼈결절이므로 엉덩관절 폄에도 관여한다(그림 7.8).

이는곳
- 긴갈래(궁둥뼈결절), 짧은갈래(거친면의 가쪽선)

닿는곳
- 종아리뼈머리

작용
- 엉덩관절 폄, 정강넙다리관절 굽힘, 정강넙다리관절 가쪽돌림

신경지배
- 궁둥신경

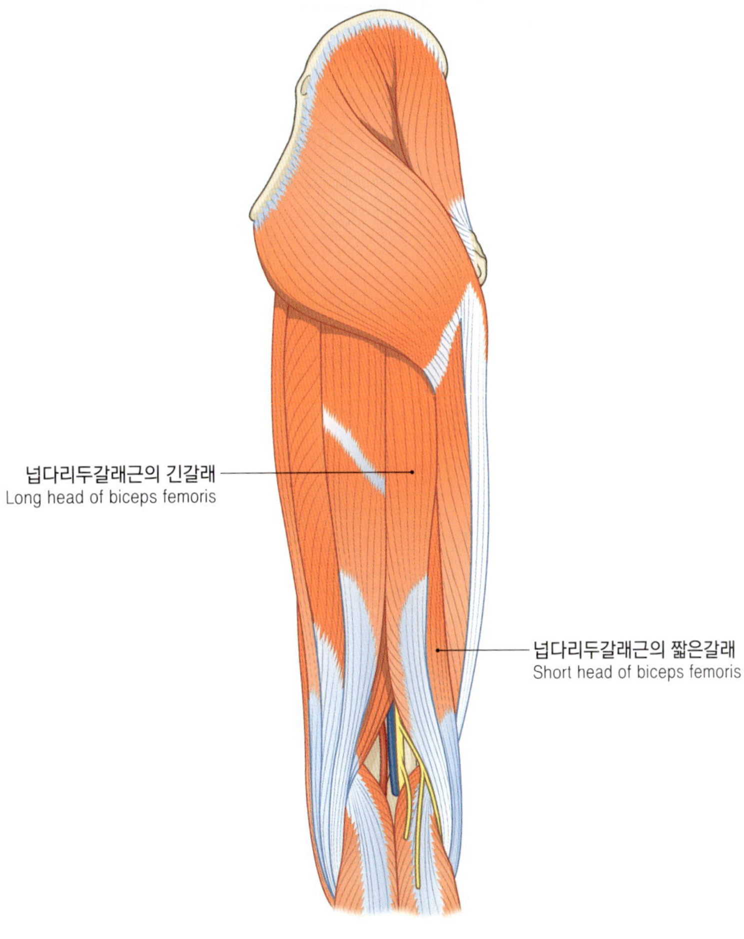

그림 7.8 넙다리두갈래근

③ 넙다리근막긴장근 Tensor Fascia Latae

넙다리근막긴장근(대퇴근막장근, tensor fascia latae)의 이는곳은 위앞엉덩뼈가시의 바로 뒤의 엉덩뼈능선 가쪽면이고, 닿는곳은 엉덩정강근막띠이다. 옆에서 봤을 때 이는곳이 골반 부위의 가쪽 및 앞쪽에 있으므로 엉덩관절 벌림 및 굽힘에 관여하고, 엉덩관절 안쪽돌림에도 기여한다(그림 7.9).

이는곳
- 위앞엉덩뼈가시의 바로 뒤의 엉덩뼈능선 가쪽면

닿는곳
- 엉덩정강근막띠

작용
- 엉덩관절 굽힘, 벌림, 안쪽돌림

신경지배
- 위볼기신경(L4-S1)

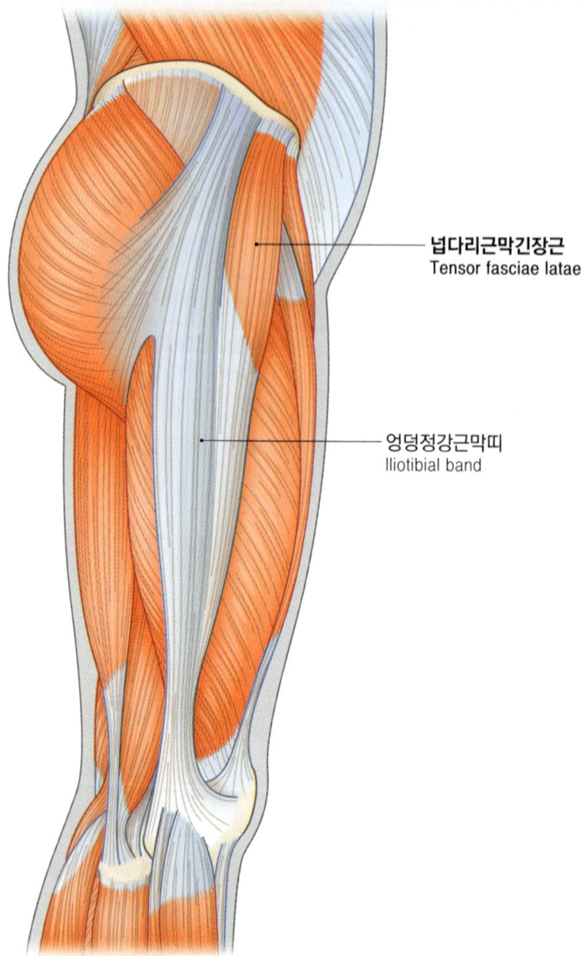

그림 7.9 넙다리근막긴장근

④ 큰볼기근 Gluteus Maximus

큰볼기근(대둔근, gluteus maximus)의 이는곳은 엉덩뼈의 뒤쪽과 엉치뼈의 가쪽이고, 닿는곳은 볼기근거친면 및 엉덩정강근막띠이다. 큰볼기근은 엉덩관절 폄, 가쪽돌림에 관여하고, 위쪽 섬유는 엉덩관절 벌림에, 아래쪽 섬유는 엉덩관절 모음에 관여한다. 큰볼기근의 이는곳 부위가 닿는곳 부위 쪽으로 수축하게 되면 골반 뒤기울임이 나타난다(그림 7.10).

이는곳
- 엉덩뼈의 뒤쪽과 엉치뼈의 가쪽

닿는곳
- 볼기근거친면, 엉덩정강근막띠

작용
- 엉덩관절 폄, 가쪽돌림, 벌림(위쪽 섬유), 모음(아래쪽 섬유), 골반 뒤기울임

신경지배
- 아래볼기신경

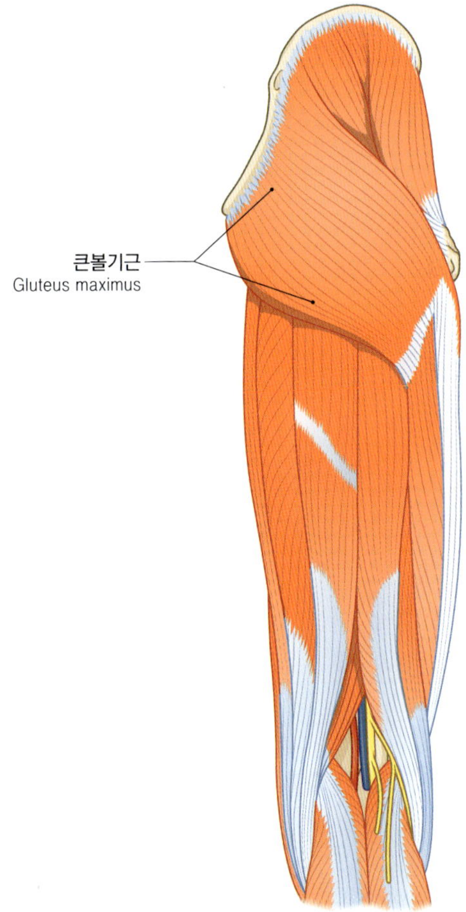

그림 7.10 큰볼기근

⑤ 중간볼기근Gluteus Medius

중간볼기근(중둔근, gluteus medius)의 이는곳은 엉덩뼈 가쪽면의 앞볼기선과 뒤볼기선 사이이고, 닿는곳은 넙다리뼈 큰돌기의 가쪽이다. 중간볼기근의 전체 섬유는 엉덩관절 벌림에 관여한다. 중간볼기근의 앞쪽 섬유는 엉덩관절 굽힘과 안쪽돌림에 관여하고, 뒤쪽 섬유는 엉덩관절 폄과 가쪽돌림에 관여한다.

이는곳

- 엉덩뼈 가쪽면의 앞볼기선과 뒤볼기선 사이

닿는곳

- 넙다리뼈 큰돌기의 가쪽

작용

- 엉덩관절 벌림, 엉덩관절 굽힘과 안쪽돌림(앞쪽 섬유), 엉덩관절 폄과 가쪽돌림(뒤쪽 섬유)

신경지배

- 위볼기신경

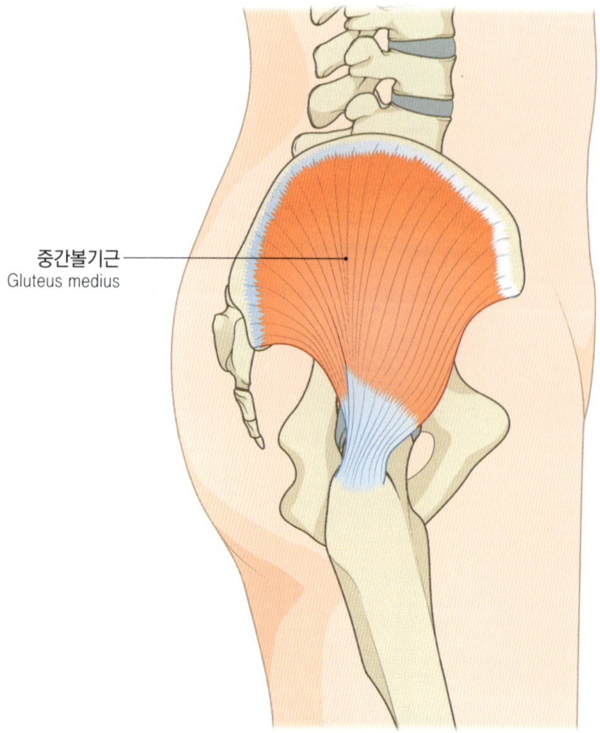

그림 7.11 중간볼기근

(4) 기타

① 인대Ligament

앞십자인대(전십자인대, anterior cruciate ligament)는 정강뼈에서 넙다리뼈로 위-뒤-가쪽 방향으로 주행하여 부착된다. 앞십자인대는 넙다리뼈에 대해 정강뼈가 앞쪽으로 과도하게 움직이는 것을 제한하여 관절의 안정성을 제공한다. 뒤십자인대(후십자인대, posterior cruciate ligament)는 정강뼈에서 넙다리뼈로 위-앞-안쪽 방향으로 주행하여 부착된다. 뒤십자인대는 넙다리뼈에 대해 정강뼈가 뒤쪽으로 과도하게 움직이는 것을 제한하여 관절의 안정성을 제공한다.

안쪽곁인대(내측측부인대, medial collateral ligament)는 무릎 안쪽에서 정강뼈와 넙다리뼈를 이어주고 있으며, 무릎을 펴고 굽힐 때 무릎의 과도한 가쪽돌림과 밖굽이(외반슬, valgus)를 억제하여 관절의 안정성을 제공한다. 가쪽곁인대(외측측부인대, lateral collateral ligament)는 무릎 가쪽에서 종아리뼈와 넙다리뼈를 이어주고 있으며, 무릎을 펴고 굽힐 때 무릎의 과도한 안굽이(내반슬, varus) 스트레스를 억제하여 관절의 안정성을 제공한다(그림 7.12).

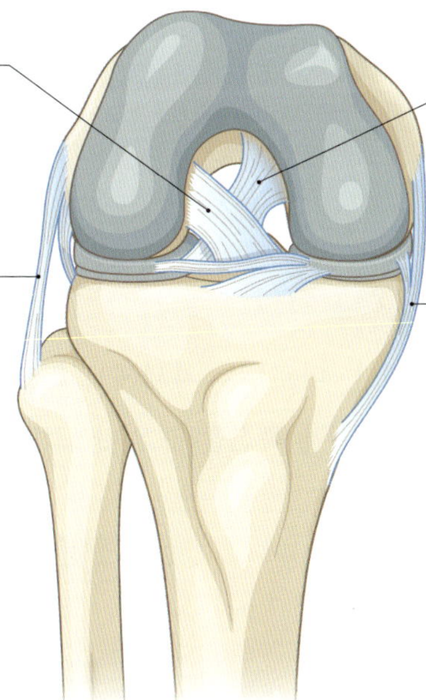

그림 7.12 무릎 인대

2) 운동학

(1) 정강넙다리관절

정강넙다리관절의 대부분의 운동은 시상면에서 굽힘과 폄이다. 가로면에서는 약간의 안쪽돌림과 가쪽돌림이 나타난다. 정강넙다리관절이 완전히 펴지면 안쪽돌림 및 가쪽돌림이 나타나지 않고, 정강넙다리관절의 30° 정도 굽힘 상태에서 돌림이 일어날 수 있다. 따라서, 안쪽돌림 움직임을 교육하기 위해서는 정강넙다리관절을 굽힌 상태에서 실시한다.

쪼그려 앉았다가 일어서는 닫힌사슬 운동 자세에서 앉은 상태에서 일어설 때 넙다리뼈의 볼록한 관절융기 부분은 오목한 정강뼈에 대해 뒤쪽 미끄러짐과 앞쪽 구르기가 나타난다. 체중을 지지하지 않는 열린사슬 운동 자세에서 무릎을 펼 때 오목한 정강뼈는 넙다리뼈의 볼록한 관절융기를 앞쪽으로 구르기와 미끄러짐이 나타난다.

(2) 무릎넙다리관절

넙다리뼈 융기사이고랑을 따라서 무릎을 펼 때 무릎뼈는 위로 올라가고, 무릎을 굽힐 때 아래로 내려가면서 미끄러짐 움직임을 보인다. 무릎을 펴면, 무릎뼈는 넙다리뼈 융기사이고랑의 몸쪽에 위치하게 되고, 무릎뼈의 움직임이 자유로워진다. 따라서, 검사자가 손으로 무릎뼈의 좌우 움직임을 확인하고 싶을 때는 무릎을 편 상태에서 검사해야 한다.

(3) 정강종아리관절

무릎을 굽힐 때 정강뼈에 대해 종아리뼈머리는 앞쪽 미끄러짐이 나타나고, 무릎을 펼 때는 뒤쪽으로 미끄러짐이 나타난다.

3. 촉진

1) 무릎뼈 Patella

무릎 앞쪽에 돌출된 부위의 뼈를 촉진한다. 바로누운 자세에서 촉진하면 넙다리네갈래근이 쉽게 이완되고, 좌우로 잘 움직여지는 부위가 무릎뼈이므로 쉽게 촉진할 수 있다(그림 7.13).

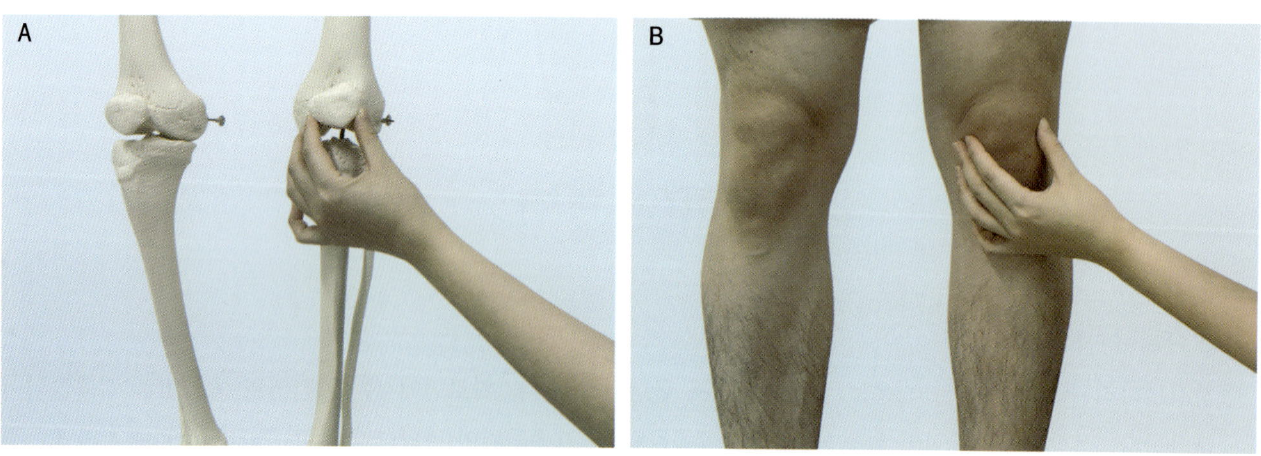

그림 7.13 **무릎뼈 촉진.** A: 해부 모형에서 촉진, B: 피부 위에서 촉진

2) 넙다리뼈 위관절융기 Femoral Epicondyle

의자나 테이블에 앉은 자세에서 무릎뼈 양옆으로 딱딱한 부위를 만지면 양쪽에서 넙다리뼈 위관절융기를 촉진할 수 있다. 가쪽에서는 가쪽위관절융기를 촉진할 수 있고(그림 7.14), 안쪽에서는 안쪽위관절융기를 촉진할 수 있다(그림 7.15).

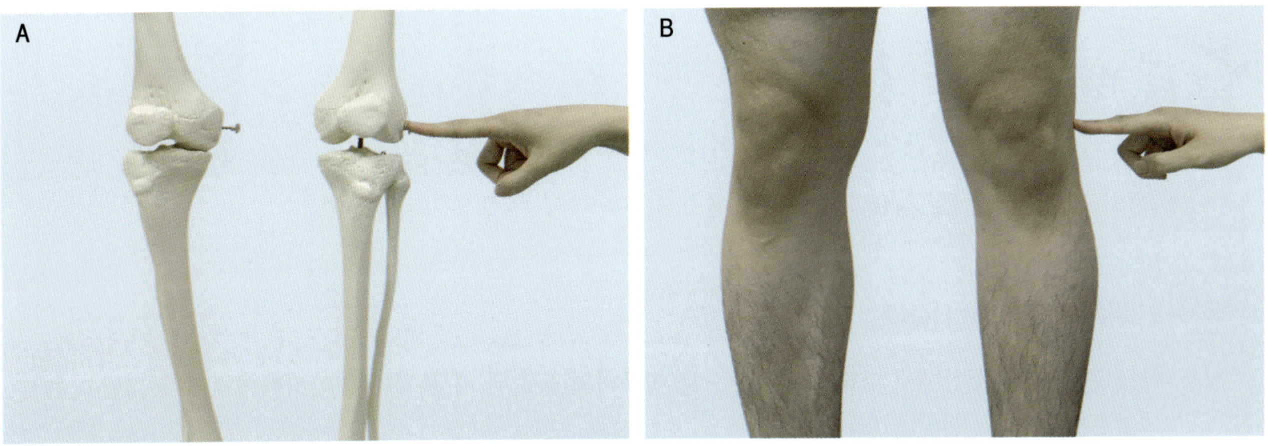

그림 7.14 넙다리뼈 가쪽위관절융기 촉진. A: 해부 모형에서 촉진, B: 피부 위에서 촉진

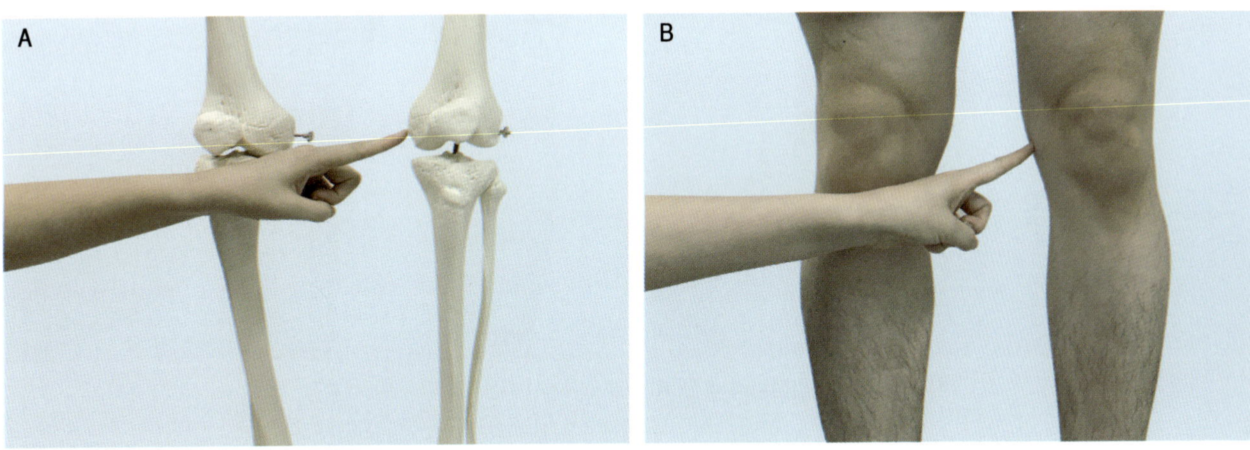

그림 7.15 넙다리뼈 안쪽위관절융기 촉진. A: 해부 모형에서 촉진, B: 피부 위에서 촉진

3) 정강뼈거친면 Tibial Tuberosity

무릎뼈 아래쪽에서 정강뼈 몸쪽 부위에서 가장 튀어나온 부위를 촉진할 수 있다. 무릎의 KEMA 분류 중 무릎뼈 가쪽 미끄러짐 유형 또는 밖굽이무릎이 동반된 정강넙다리 돌림 유형 같은 경우에는 정강뼈거친면이 무릎뼈 아래 정중앙보다 가쪽에 위치할 수 있다(그림 7.16).

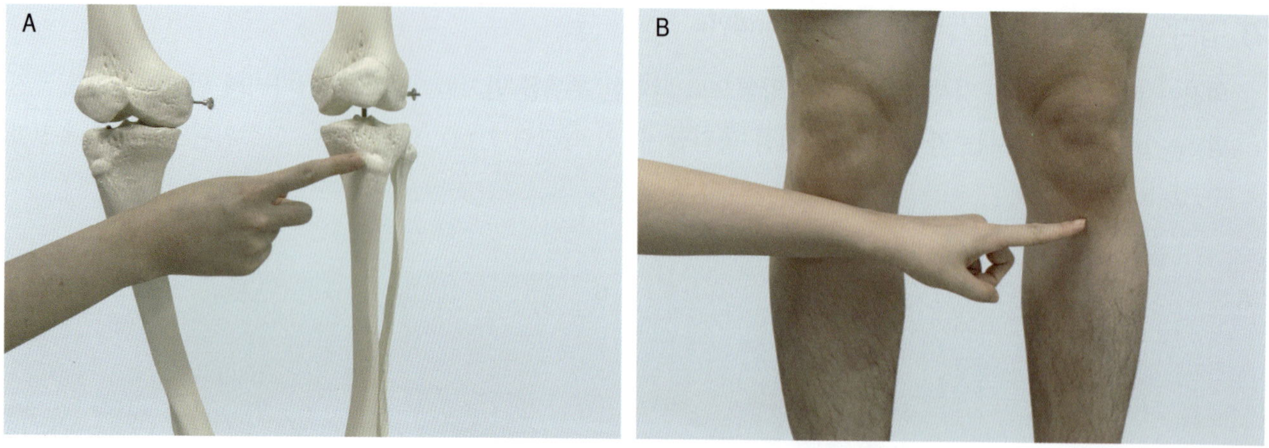

그림 7.16 정강뼈거친면 촉진. A: 해부 모형에서 촉진, B: 피부 위에서 촉진

4) 종아리뼈머리 Fibular Head

정강뼈거친면과 같은 선상에서 다리의 가쪽면으로 이동하면 돌출된 뼈 부위가 종아리뼈머리이다(그림 7.17).

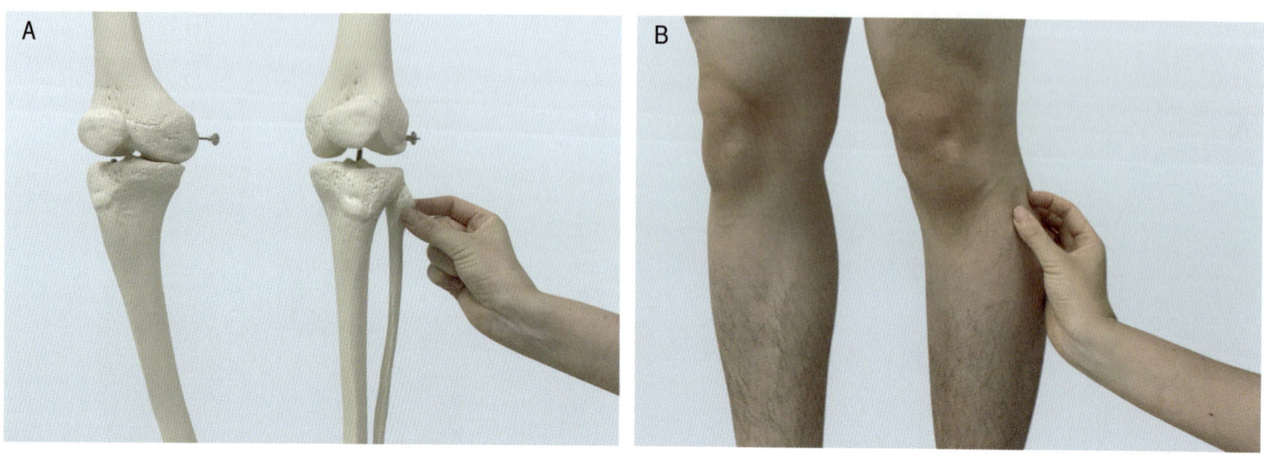

그림 7.17 종아리뼈머리 촉진. A: 해부 모형에서 촉진, B: 피부 위에서 촉진

4. 정렬 검사

1) 앞/뒤에서 보는 검사

(1) 밖굽이/안굽이 무릎 정렬 검사 Valgus/Varus Alignment Test for Knee

① 목적

밖굽이 또는 안굽이 무릎이 심해질수록 통증이 심해지는 대상자들의 경우 정렬이 무릎 증상과 연관성이 있는지 확인하기 위해 정렬을 검사한다.

② 방법

위앞엉덩뼈가시와 무릎관절 중심을 이은 선을 기준으로 발목관절의 중심과 무릎관절 중심을 이은 선이 과도하게 바깥쪽으로 향하고 있다면 밖굽이무릎 정렬이고(그림 7.18), 반대로 안으로 향하고 있다면 안굽이무릎 정렬이다(그림 7.19).

③ 정상 정렬

생리학적으로 넙다리뼈 몸통과 정강이뼈 몸통이 약 170~175° 정도 정렬되어 있어, 수직선에 대해 약 5° 정도 밖굽이된 것이 정상이다.

④ 임상적 의의

무릎의 KEMA 분류 중 밖굽이무릎이 동반된 정강넙다리 돌림 유형을 가진 사람들에게서 과도한 밖굽이무릎 정렬이 있는 것을 관찰할 수 있고, 체중을 지지하는 동작(쪼그려앉기, 계단 내려가기 등)에서 밖굽이가 심해질수록 증상이 심해지는 것을 볼 수 있다. 반대로 안굽이무릎이 동반된 정강넙다리 돌림 유형이 있는 사람들은 퇴행성관절염이 있는 경우가 흔하고, 걸을 때에도 안굽이무릎 정렬이 심한 사람들이 증상도 심할 가능성이 있다.

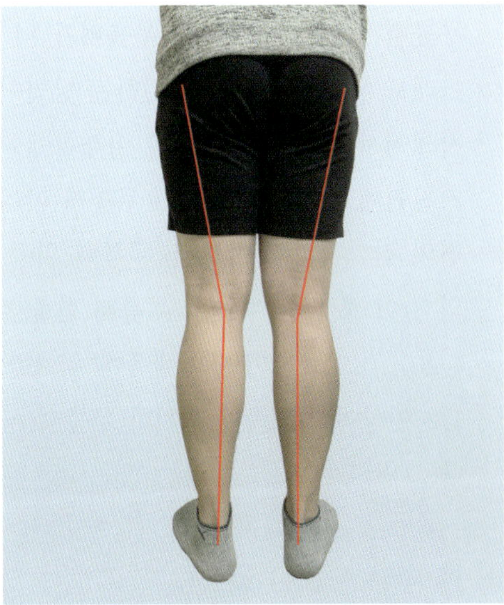

그림 7.18 밖굽이무릎 정렬

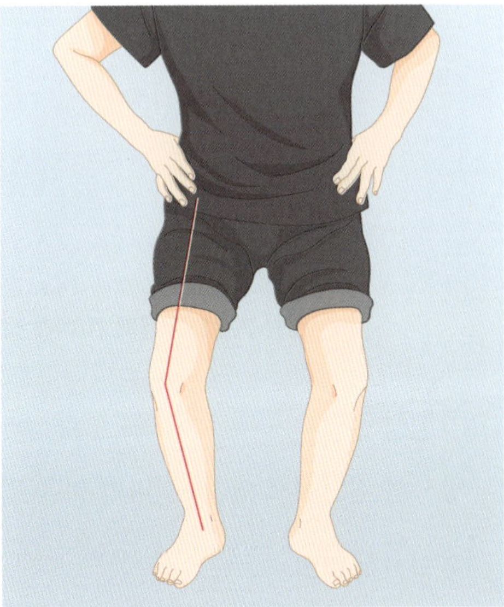

그림 7.19 안굽이무릎 정렬

(2) 무릎뼈 위/아래 정렬 검사 Aligment Test for Patella Alta/Baja

① 목적

무릎뼈가 과도하게 위로 올라가 있는지 또는 아래로 내려가 있는지 확인하기 위한 정렬 검사이다.

② 방법

인살–살바티(Insall–Salvati) 비율은 무릎뼈 힘줄의 길이와 무릎뼈 길이를 계산하여 무릎뼈가 너무 위로 위치해 있거나 아래로 위치해 있는지 확인하는 방법이다. 무릎을 30° 구부린 자세에서 무릎뼈의 위쪽과 아래쪽에 각각 점을 찍고 정강뼈 거친면에 점을 찍은 후, a(무릎뼈 아래쪽 점부터 정강뼈거친면의 점까지의 길이)를 b(무릎뼈 위쪽 점부터 아래쪽 점까지의 길이)로 나눈다(a/b; 무릎뼈 힘줄 길이/무릎뼈 길이)(그림 7.20). 0.8 이하이면 아래쪽에 위치한 무릎뼈(patella baja), 1.2 이상이면 위쪽에 위치한 무릎뼈(patella alta)라고 평가한다(그림 7.21).

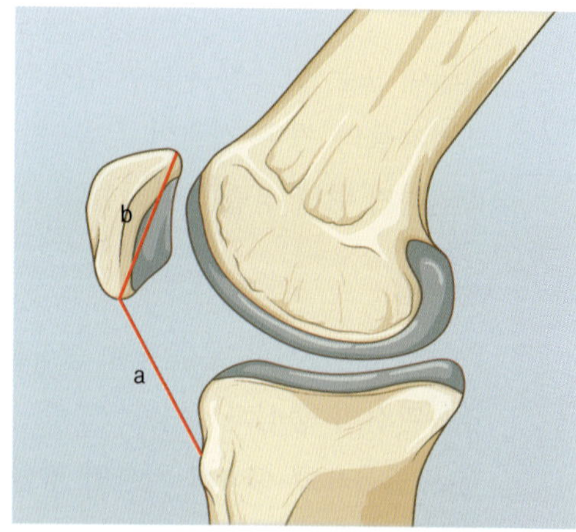

그림 7.20 인살–살바티 비율

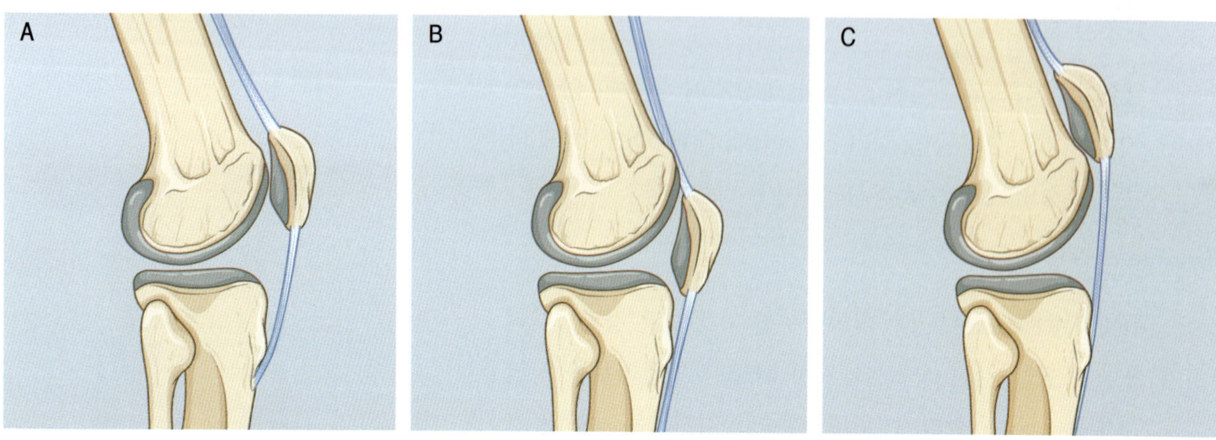

그림 7.21 무릎뼈 위/아래 정렬. A: 정상 무릎뼈 정렬, B: 아래쪽에 위치한 무릎뼈, C: 위쪽에 위치한 무릎뼈

③ 정상 정렬

방사선 진단에서 인살–살바티 비율 결과값이 0.8~1.2이면 정상이다.

④ 임상적 의의

위쪽에 위치한 무릎뼈 정렬과 아래쪽에 위치한 무릎뼈 정렬을 구분하는 것이 무릎 통증이 있는 사람들을 위해 KEMA 분류를 할 때 중요한 단서가 된다.

(3) 무릎뼈 안-가쪽 정렬 및 가동성 검사 Medio-Lateral Alignment and Mobility Test of Patella

① 목적

무릎뼈가 과도하게 안쪽으로 또는 가쪽으로 정렬되어 있는지와 어느 방향으로 많이 미끄러지는지 확인하기 위한 검사이다.

② 방법

바로누운 자세 또는 바닥에 앉은 자세에서 무릎을 약간 굽힌다(20~30°). 무릎뼈가 안쪽 또는 가쪽으로 치우쳤는지 정렬을 확인한다. 이때, 엉덩관절 모음, 벌림, 돌림이 없는 상태에서 확인한다. 또한 검사자가 손으로 무릎뼈를 잡고 무릎뼈를 안쪽, 가쪽으로 대칭으로 움직이는지 확인한다. 이때, 무릎뼈를 총 4등분하여(그림 7.22), 무릎뼈의 중심선이 무릎뼈의 안쪽면 및 가쪽면까지 움직여야 하는데, 덜 움직인다면 무릎뼈 움직임의 운동성이 떨어짐(hypomobility)을 의미하고, 무릎뼈 중심선이 안쪽면과 가쪽면을 넘어서 과도하게 움직이는 것은 무릎뼈의 과도한 움직임(hypermobility)을 의미한다(그림 7.23).

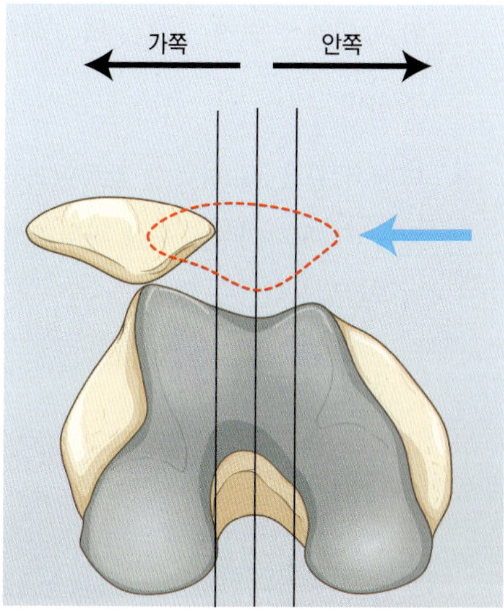

그림 7.22 무릎뼈 가동성 확인 기준

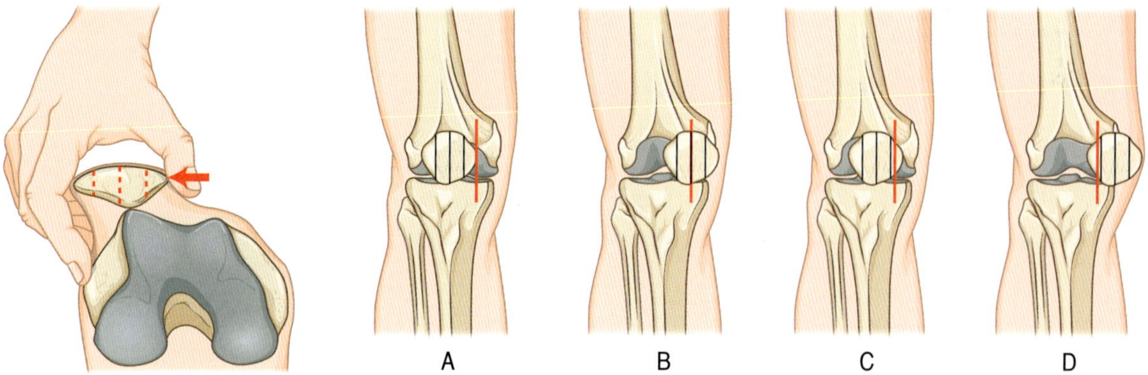

그림 7.23 무릎뼈 안-가쪽 가동성 검사. A: 시작 자세, B: 정상, C: 무릎뼈 움직임의 운동성이 떨어짐, D: 무릎뼈의 과도한 움직임

③ 정상 정렬

무릎뼈를 총 4등분하여 무릎뼈의 중심선이 무릎뼈의 안쪽면 및 가쪽면 범위까지 움직여야 한다.

④ 임상적 의의

무릎 KEMA 분류 중 무릎뼈 가쪽 미끄러짐 유형의 경우, 무릎 폄 시 무릎뼈가 과도하게 가쪽으로 위치하는 정렬 및 움직임 이상을 보인다. 이때 가쪽 미끄러짐이 나타나면서 통증이 심해지는 특징이 있다.

2) 옆에서 보는 검사

1) 무릎 과다폄 검사 Knee Hyperextension Test

① 목적

선 자세에서 옆에서 봤을 때 무릎이 과도하게 펴져 있는지 확인한다(그림 7.24).

② 방법

옆에서 봤을 때 허벅지 앞쪽면과 정강이 앞쪽면을 잇는 선이 이루는 각이 일직선(180°)이 아니고 뒤로 꺾여 있다면(180° 이상), 무릎 과다폄 정렬임을 알 수 있다. 또한, 무릎이 과도하게 펴지면서 발목관절에서 발바닥쪽굽힘을 볼 수 있다.

③ 정상 정렬

옆에서 봤을 때 넙다리뼈와 정강뼈를 잇는 선이 일직선이다.

④ 임상적 의의

무릎의 KEMA 분류 중 무릎 과다폄 유형이 있는 대상자들에게서 흔하게 볼 수 있는 정렬이다. 서 있을 때 무릎 통증이 있는데 옆에서 봤을 때 무릎이 과도하게 펴져 있고, 약간 무릎을 굽히면서 있더라도 통증이 감소하는 증상을 보이게 되므로, 무릎이 과도하게 펴져 있는 것이 무릎 과다폄 유형이 있는 대상자를 평가하는데 중요한 단서가 될 수 있다.

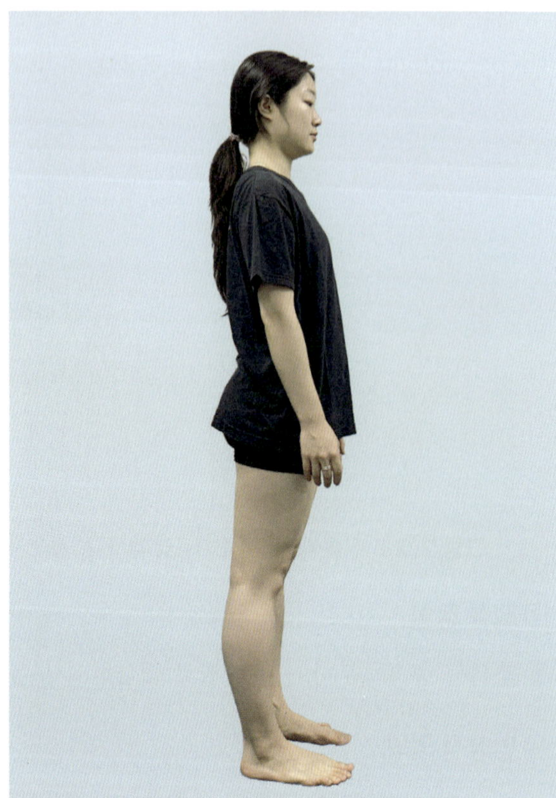

그림 7.24 무릎 과다폄 검사

5. 근육 검사

1) 넙다리네갈래근 Quadriceps

(1) 넙다리네갈래근 근력 검사 Quadriceps Strength Test

자세

- 발이 바닥에 닿지 않는 테이블에 걸터앉은 자세

방법

- 검사자가 수동으로 대상자의 무릎을 끝 범위까지 펴준 후 유지하라고 하고, 이 자세가 유지 가능하다면 발목 부위에 저항을 가함

확인사항

- 중력 및 저항에 대해 자세를 유지할 수 있는지 확인함

주의사항

- 보상적인 엉덩관절 안쪽돌림이 나타나지 않게 주의함
- 저항을 버티려고 할 때 엉덩관절 안쪽돌림 및 모음이 나타나는 것을 대상자가 조절할 수 없다면 시작 자세부터 엉덩관절 가쪽돌림 상태에서 수동으로 무릎을 펴시킴
- 검사자가 대상자의 무릎을 수동으로 최대한 펼 때, 과도하게 무릎 폄이 나타나는 대상자의 경우 수평이 되도록만 펴준 상태에서 검사해야 함

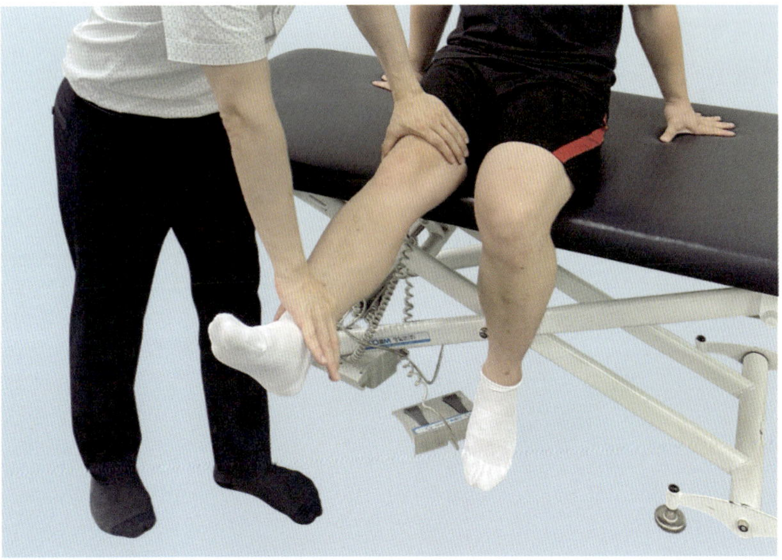

그림 7.25 넙다리네갈래근 근력 검사

(2) 넙다리곧은근 길이 검사Rectus Femoris Length Test

자세

- 엎드린 자세

방법

- 검사자는 대상자의 골반을 고정한 후 발목관절을 잡고 무릎관절 굽힘을 최대로 수행함
- 넙다리곧은근의 길이를 확인함

확인사항

- 보상작용 없이 발꿈치가 엉덩이까지 닿는지를 확인함

주의사항

- 보상적인 허리 폄, 돌림 및 골반 앞기울임이 나타나지 않도록 주의함

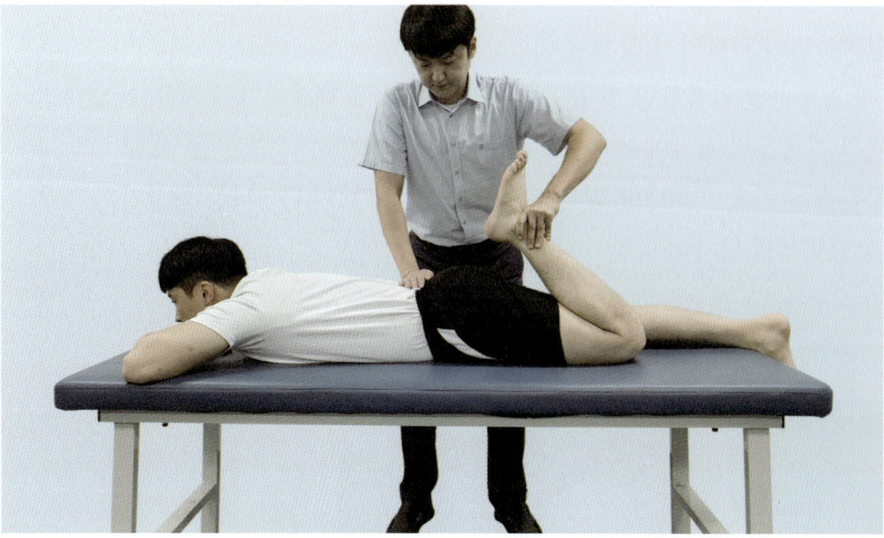

그림 7.26 넙다리곧은근 길이 검사

2) 넙다리뒤근육 Hamstring

(1) 넙다리뒤근육 근력 검사 Hamstring Strength Test

자세

- 엎드린 자세

방법

- 양쪽 다리를 모은 상태에서 검사측 무릎을 45~90° 굽힌 후 발목 부위에 저항을 줌

확인사항

- 저항에 대해 자세를 유지할 수 있는지 확인함

주의사항

- 발끝이 과도하게 가쪽을 향하고 있다면 발끝을 안쪽으로 향하게 하여 정강넙다리 안쪽돌림을 유지한 채로 근력을 측정하고, 발끝을 가쪽으로 향하게 했을 때와 안쪽으로 향하게 했을 때의 근력을 비교함
- 보상적인 허리 및 골반의 움직임이 있다면 무릎을 45° 이하로 굽히고 검사함
- 양쪽의 힘을 비교해 보고 싶다면 양쪽 무릎을 굽히고 양쪽에 동시에 저항을 줘서 통증이 있는 쪽과 통증이 없는 쪽의 근력을 비교함

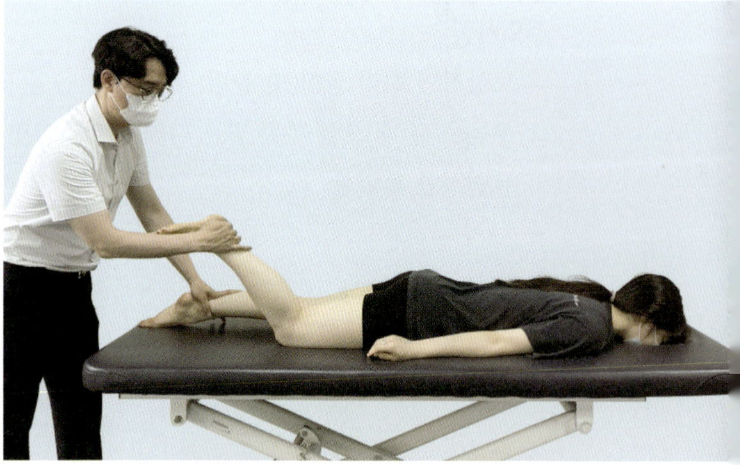

그림 7.27 넙다리뒤근육 근력 검사

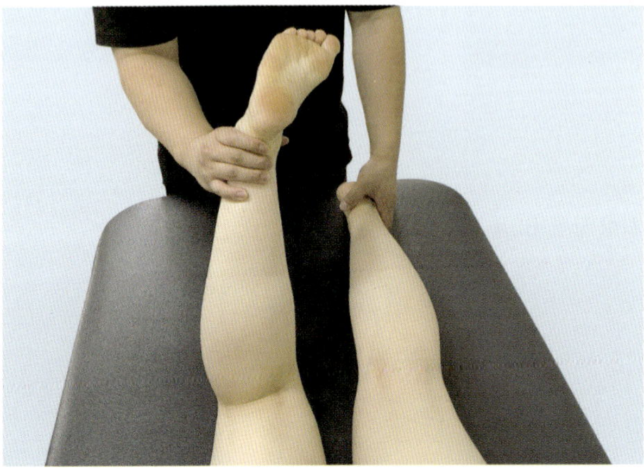

그림 7.28 정강넙다리관절 안쪽돌림한 채로 근력 검사

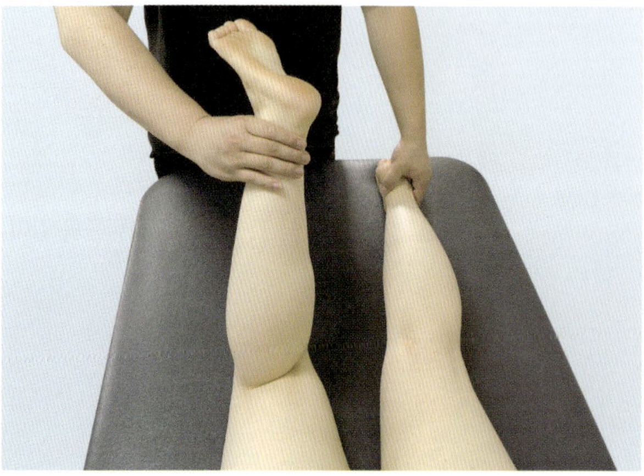

그림 7.29 정강넙다리관절 가쪽돌림한 채로 근력 검사

(2) 넙다리뒤근육 길이 검사 Hamstring Length Test

자세

- 앉은 자세

방법

- 몸통을 중립 자세에 맞춘 후 앉은 자세를 취함
- 검사자의 반대 손으로 대상자의 허리골반 부위를 고정함
- 무릎관절 폄을 수행함

확인사항

- 무릎관절 폄 각도를 확인함

주의사항

- 보상적인 허리 굽힘 및 돌림, 골반 뒤기울임 및 돌림이 나타나지 않도록 주의함
- 무릎을 펼 때 오금 부위 또는 다리가 저리다면 발등굽힘을 과하게 하지 않고 무릎을 펴서 넙다리뒤근육의 유연성만 확인함

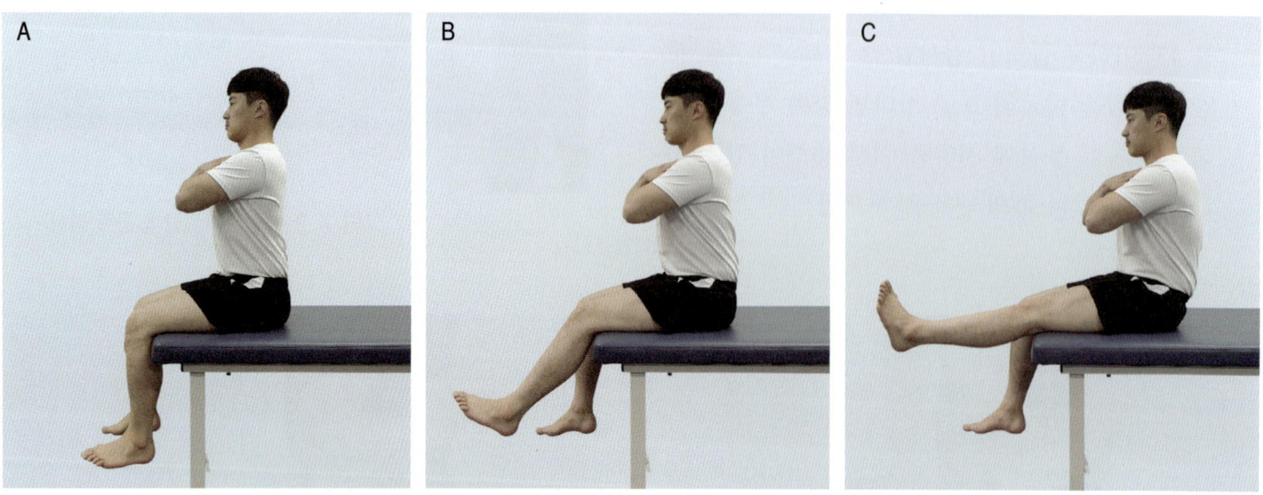

그림 7.30 넙다리뒤근육 길이 검사. A: 시작 자세, B: 끝 자세, C: 보상작용

3) 넙다리근막긴장근 길이 검사 Tensor Fascia Latae Length Test

자세

- 바로누운 자세

방법

- 테이블 끝에 엉덩관절을 걸치고, 반대쪽 다리는 고정함
- 검사자는 대상자의 엉덩관절 모음을 10° 유지한 채로 서서히 중력 방향으로 내려놓음
- 엉덩관절 폄 각도가 수평선 이하로 내려오는지 확인함

확인사항

- 엉덩관절 모음을 10° 유지한 상태에서 폄 각도가 0° 이상이 되지 않으면, 넙다리근막긴장근의 단축을 의미함

주의사항

- 보상적인 허리 폄과 골반 앞기울임이 나타나지 않도록 주의함

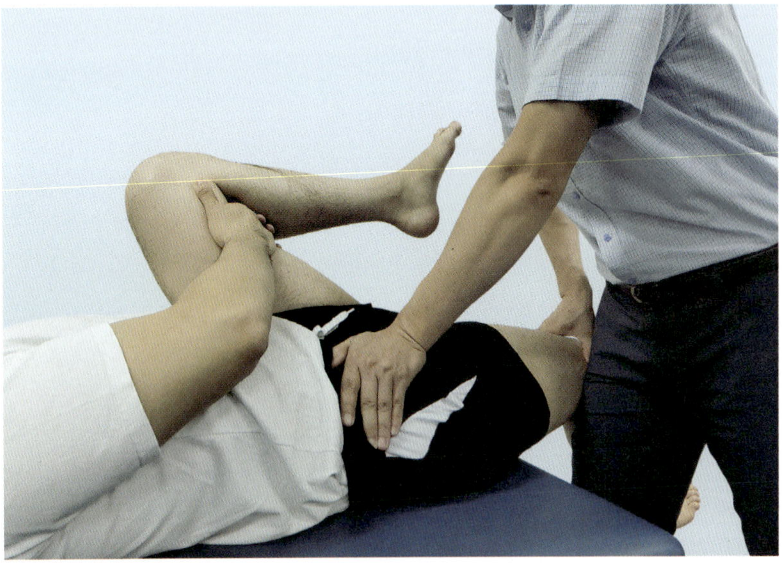

그림 7.31 넙다리근막긴장근 길이 검사

6. 관절가동범위 검사

1) 정강넙다리관절 굽힘 Tibiofemoral Joint Flexion

자세

- 바로누운 자세에서 엉덩관절을 90° 굽힌한 자세

방법

- 수동 또는 능동으로 무릎을 굽힐 때, 넙다리뼈와 정강뼈가 이루는 각도를 측정함

확인사항

- 135° 정도 굽혀지는지 확인함

주의사항

- 엎드린 자세에서 무릎 굽힘 각도를 측정할 수 있지만, 넙다리곧은근의 뻣뻣함 때문에 정강넙다리관절의 굽힘 가동범위가 제한되게 측정될 수 있으므로, 관절 자체의 굽힘 각도만 측정하고 싶다면 바로누운 자세에서 측정하는 것을 추천함

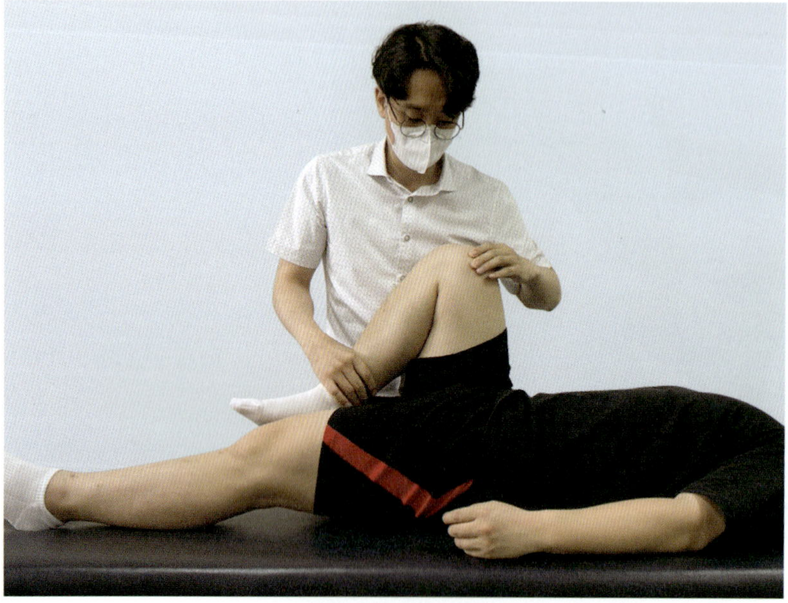

그림 7.32 정강넙다리관절 굽힘 가동범위 검사

2) 정강넙다리관절 폄 Tibiofemoral Joint Extension

자세

- 무릎을 펴고 바로누운 자세

방법

- 수동 또는 능동으로 넙다리뼈 아래 부위를 검사자가 잘 고정하고, 발목을 위로 들어서 넙다리뼈와 정강뼈가 이루는 각도를 측정함

확인사항

- 5° 정도 이내로 펴지는지 확인함

주의사항

- 과도한 무릎 폄, 즉 젖힌무릎(genu recurvatum)을 가지고 있는 대상자들은 무릎이 과하게 펴지면서 통증이 발생할 수 있으므로 검사 동안에 통증을 유발하지 않도록 주의해야 함

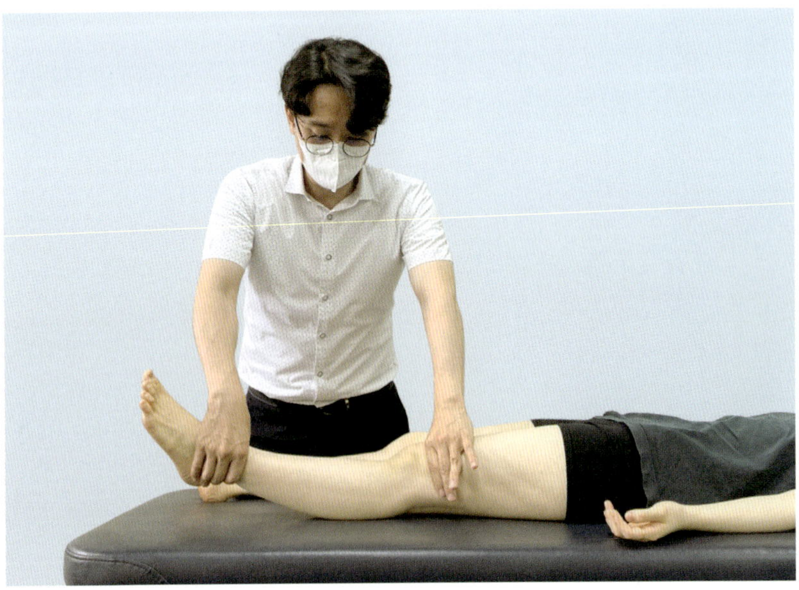

그림 7.33 정강넙다리관절 폄 가동범위 검사

3) 정강넙다리관절 돌림 Tibiofemoral Joint Rotation

자세

- 앉은 자세에서 엉덩관절과 무릎관절을 90° 굽힌한 자세

방법

- 발끝이 안쪽 또는 가쪽으로 향하도록 수동 또는 능동으로 정강넙다리관절 안쪽돌림 또는 가쪽돌림을 수행함. 가상의 무릎 중간선과 두 번째 발허리발가락관절이 이루는 각도를 측정함

확인사항

- 안쪽돌림은 20~30°, 가쪽돌림은 30~40° 정도 돌릴 수 있는지 확인함

주의사항

- 보상적인 엉덩관절 돌림 및 모음/벌림이 나타나지 않도록 고정해야 함

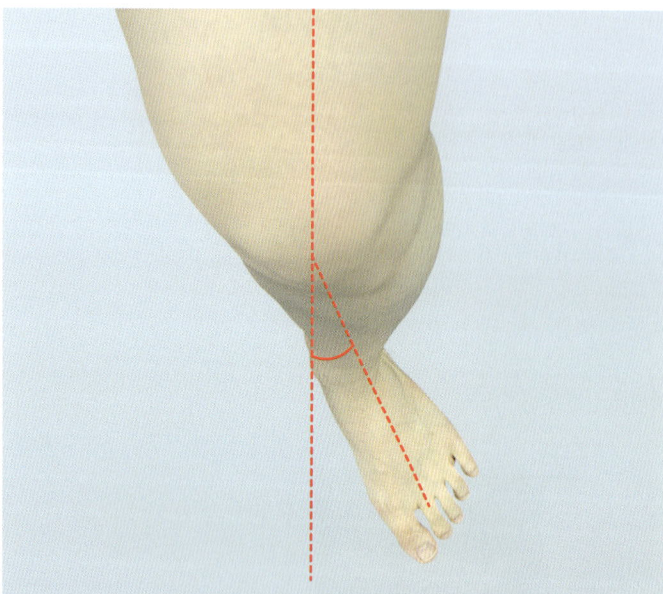

그림 7.34 정강넙다리관절 돌림 가동범위 검사(가쪽돌림의 경우)

7. 움직임 검사

1) 무릎뼈 가쪽 끌림 검사 Patellar Lateral Tracking Test

자세

- 바로누운 자세(무릎 밑에 수건을 받치고 무릎 굽힘 30° 자세)

방법

- 무릎을 펼 때 무릎뼈가 과도하게 가쪽으로 움직이는지 확인함(무릎뼈의 위쪽에 양 손가락을 두고, 대상자가 무릎을 펼 때 무릎뼈가 가쪽으로 이동하는지 손가락으로 따라가면서 관찰함)

음성

- 무릎뼈가 과도한 가쪽 끌림 없이 위로 올라감

양성

- 무릎을 펴는 끝범위에서 무릎뼈가 과도하게 가쪽 끌림이 나타나면서 통증 또는 뻐근함이 있음

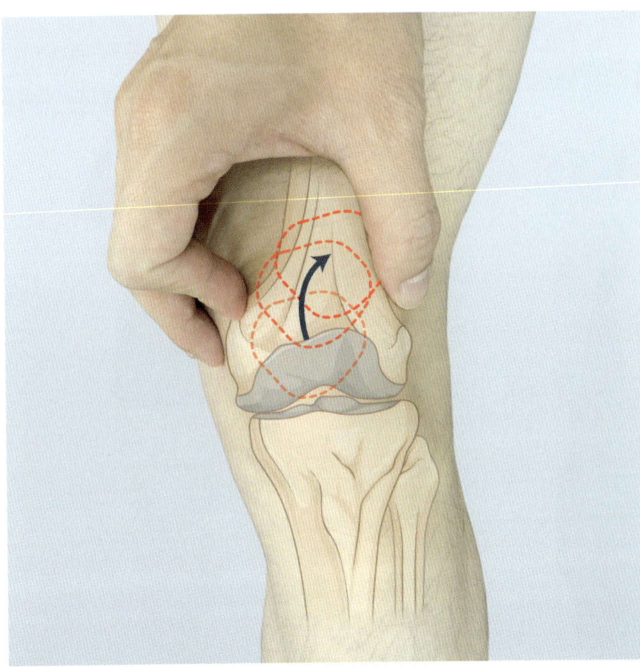

그림 7.35 무릎뼈 가쪽 끌림 검사

2) 무릎 굽힘 검사 Knee Flexion Test

자세

- 엎드린 자세
- 선 자세

방법

- 엎드린 자세와 선 자세에서 각각 양다리와 발 안쪽면을 나란히 모으고 한쪽 무릎을 굽힘

음성

- 무릎 굽힘 시 정강넙다리관절의 과도한 가쪽돌림이 없고, 무릎 통증이 없음

양성

- 무릎 굽힘 시 과도한 정강넙다리관절 가쪽돌림이 나타나며 통증이 있음

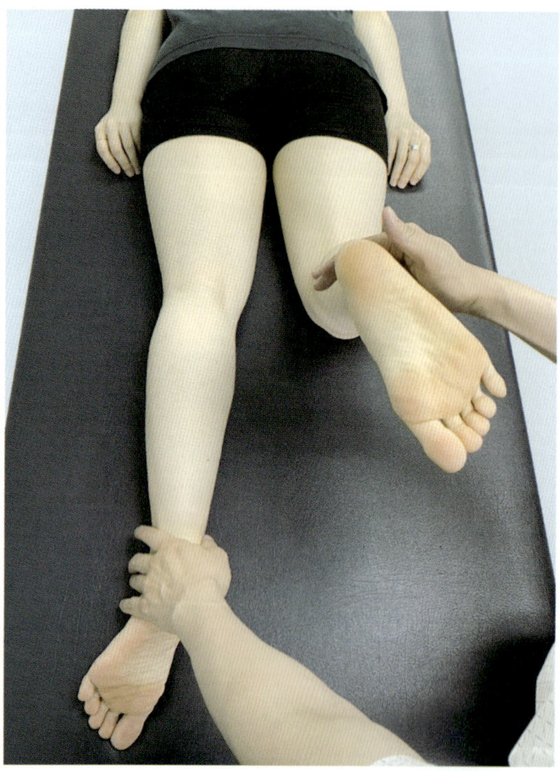

그림 7.36 엎드린 자세에서 무릎 굽힘 검사

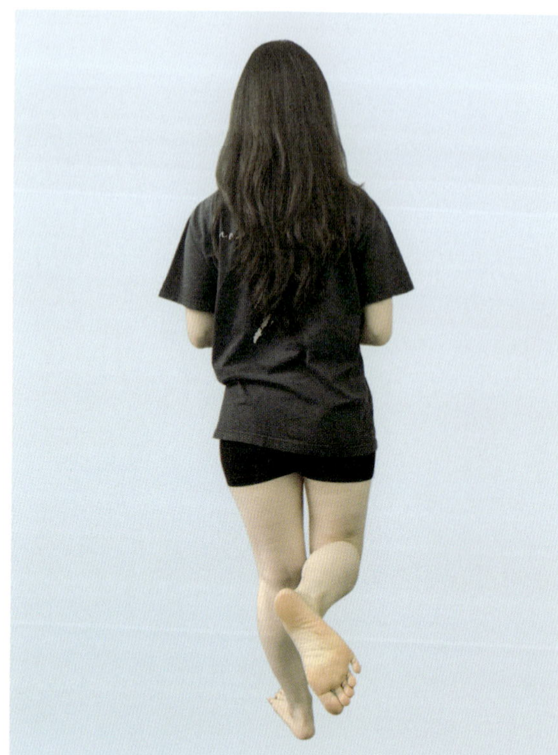

그림 7.37 선 자세에서 무릎 굽힘 검사

3) 앉은 자세에서 서기 검사Sit to Stand Test

자세

• 앉은 자세

방법

• 어깨너비로 다리를 벌린 상태에서 앉았다가 일어남. 발끝이 과도하게 안쪽이나 가쪽을 향하지 않고 정면을 바라보게 함

음성

• 앉았다가 일어설 때 과도한 엉덩관절 안쪽돌림 및 모음이 나타나지 않음(무릎뼈가 안쪽을 향하지 않고 정면을 향함). 무릎의 과다폄이 없으며, 무릎 통증이 없음

양성

• 앉았다가 일어설 때 과도한 엉덩관절 안쪽돌림 및 모음이 나타나거나, 무릎의 과다폄이 발생함. 퇴행성 관절염의 경우 무릎이 완전히 펴지지 않을 수 있음

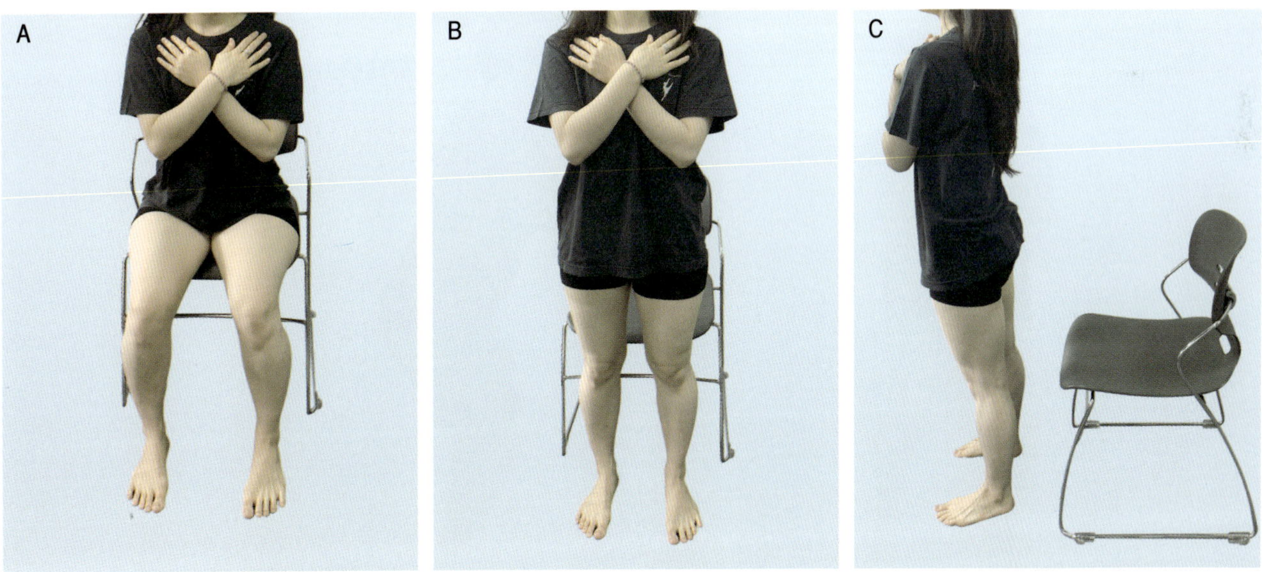

그림 7.38 앉은 자세에서 서기 검사. A: 시작 자세, B: 끝 자세(앞모습), C: 끝 자세(옆모습)

4) 1/4 쪼그려앉기 검사 1/4 Squat Test

자세

- 선 자세

방법

- 발끝이 정면을 보게 하고 1/4 쪼그려앉기 동작을 함

음성

- 쪼그려 앉을 때 무릎에 통증이 없고 과도한 엉덩관절 안쪽돌림 및 모음이 나타나지 않음. 또한, 무릎이 발끝보다 과도하게 앞으로 나오거나 뒤로 가지 않음

양성

- 쪼그려 앉을 때 무릎에 증상이 심해지면서 무릎이 서로 모이거나, 무릎이 안쪽으로 돌아가거나 발끝이 과도하게 가쪽/안쪽으로 향함. 또한, 무릎이 발끝보다 뒤쪽에 있을 때 통증이 증가할 수 있음

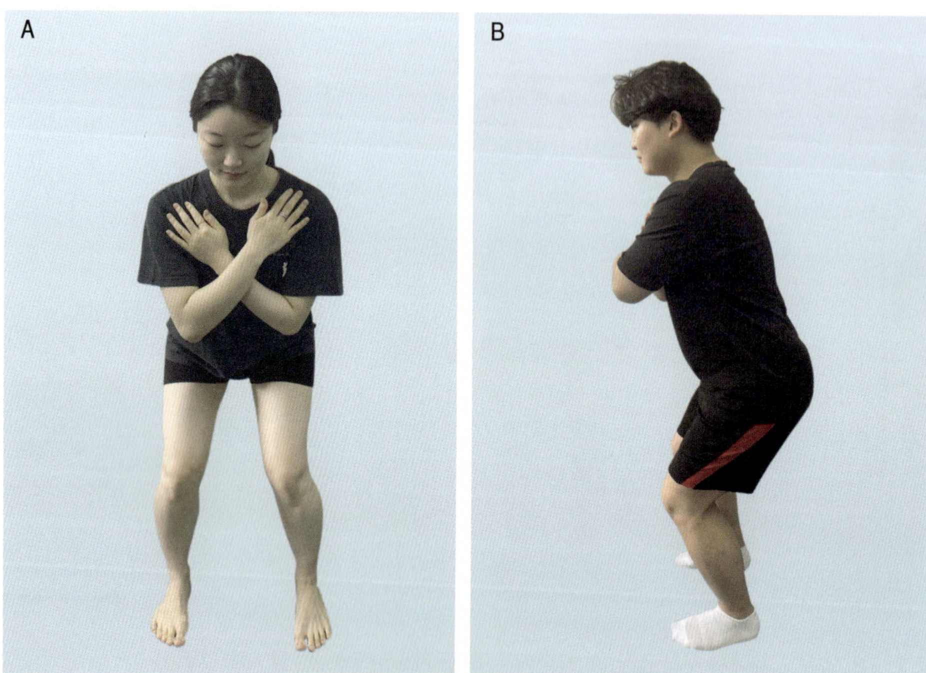

그림 7.39 1/4 쪼그려앉기 검사. A: 앞면, B: 옆면

5) 한 다리 서기 검사 One Leg Standing Test

자세

- 선 자세

방법

- 검사하고자 하는 반대쪽 발을 들고 한 다리로 서게 함

음성

- 몸통과 골반의 좌우 움직임, 무릎이 과도하게 펴지는 움직임, 엉덩관절 안쪽돌림 움직임 없이 중심을 잘 잡고 무릎 통증이 없어야 함

양성

- 무릎의 통증이 심해지면서 한 다리 서기를 하는 쪽 다리의 무릎이 안쪽으로 돌아가거나, 무릎이 과도하게 펴짐. 몸통과 골반의 좌우 기울임도 과도하게 나타날 수 있음

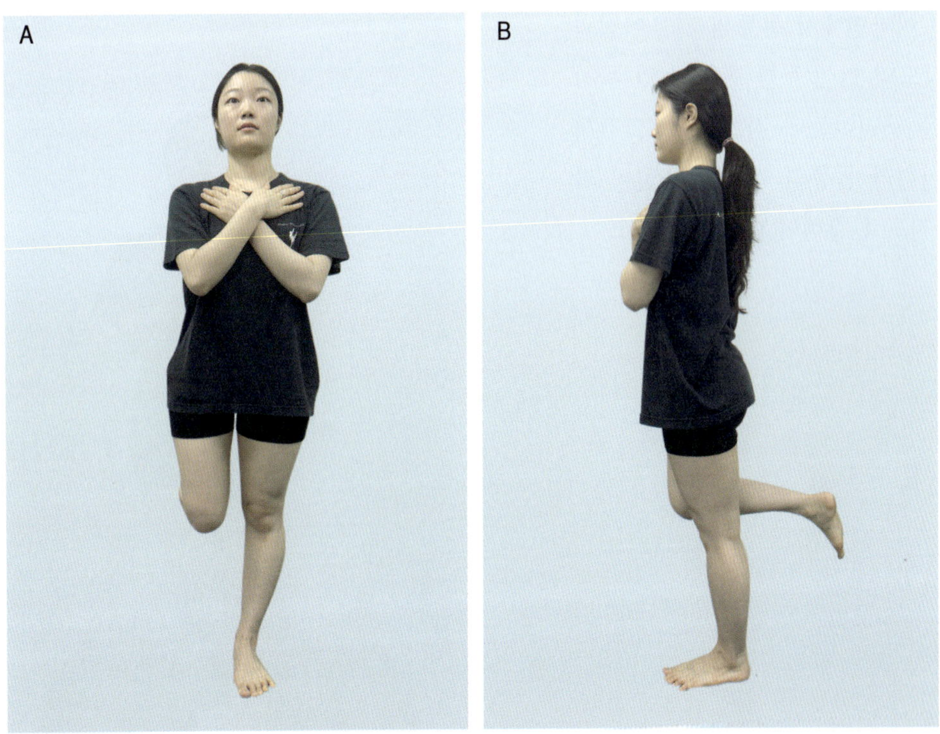

그림 7.40 한 다리 서기 검사. A: 앞면, B: 옆면

6) 계단 내려오기 검사 Step Down Test

자세

- 선 자세

방법

- 계단 위에 다리를 어깨너비로 벌리고 서서, 발끝을 정면을 향하게 한 후 검사하고자 하는 다리에 체중을 지지한 상태로 반대쪽 발꿈치가 바닥에 살짝 닿도록 계단을 내려오게 함(발꿈치가 바닥에 완전히 닿아 체중은 싣지 않게 주의해야 함)

음성

- 무릎에 증상이 없으며, 몸통 및 골반 좌우 기울임이 없고 무릎이 모이거나 안쪽으로 돌아가는 움직임이 없음

양성

- 증상이 심해지면서 무릎이 안쪽으로 돌아가거나 모이는 움직임이 나타나고, 발끝이 가쪽으로 틀어지면서 정강넙다리관절 가쪽돌림이 커짐. 또한, 몸통과 골반의 가쪽 기울임이 커짐
- 최근 연구에서는 이마면에서 몸통의 기울어짐과 엉덩관절 모음 각도의 합이 무릎 통증이 있는 사람과 없는 사람을 구별하는데 적합하므로, 검사자는 무릎뿐만 아니라 몸통의 가쪽 기울임이 과도하게 나타나는지도 관찰해야 함

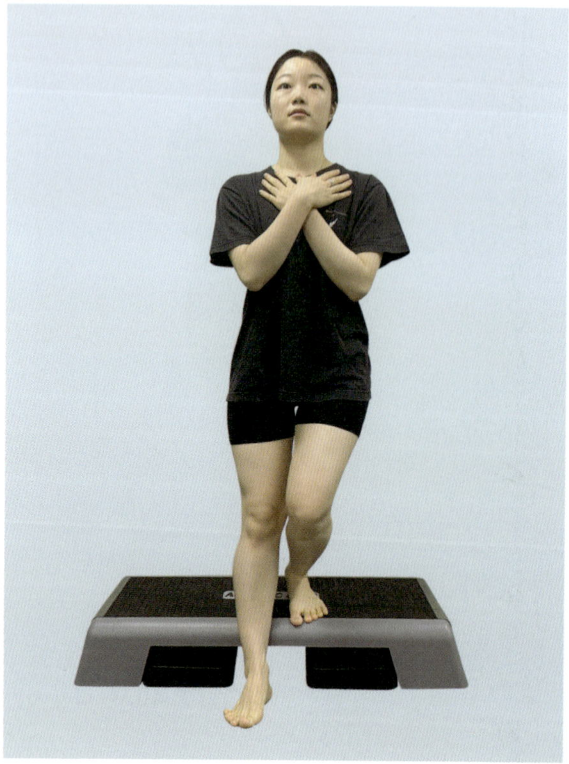

그림 7.41 계단 내려오기 검사

7) 선 자세에서 다리 옆으로 뻗기 검사 Standing Leg Lateral Reach Test

자세

- 선 자세

방법

- 첫 번째로 발을 모으고 서서 팔 길이만큼 검사하는 쪽 다리를 옆으로 뻗을 때, 몸통, 골반, 다리의 움직임을 검사함. 검사하는 쪽 팔을 수평으로 벌려서 손가락 끝이 벽 또는 막대에 닿을 정도로 떨어진 거리에서 다리를 옆으로 벌림
- 두 번째로 검사하고자 하는 반대 팔을 수평으로 벌린 후 같은 방법으로 검사하고자 하는 반대 다리를 옆으로 벌림

음성

- 검사하고자 하는 다리를 옆으로 벌려 발가락 끝이 막대에 닿을 수 있음. 무릎에 증상이 없고, 손끝이 막대에서 거의 떨어지지 않음
- 검사하고자 하는 반대 다리를 옆으로 벌릴 때 체중을 지지하고 있는 무릎에 증상이 없고, 엉덩관절 안쪽돌림 및 무릎 과다폄이 없음

양성

- 다리를 벌릴 때 손끝이 막대에서 멀어지거나 손끝으로 막대를 밀어 지지하려고 함
- 검사하고자 하는 다리를 옆으로 벌릴 때, 발가락 끝이 막대에 닿지 못하거나, 몸통이 가쪽으로 기울어져서 손끝이 막대에서 멀어진 상태로 발끝이 막대에 닿음. 이는 열린사슬 자세에서 검사하는 쪽 다리의 엉덩관절 벌림 및 가쪽돌림 움직임의 기능이 저하되었음을 의미함
- 검사하고자 하는 반대 다리를 벌릴 때는 체중을 지지하고 있는 검사측 다리의 엉덩관절 안쪽돌림 및 몸통/골반 가쪽 기울임이 나타나면서 무릎에 증상이 심해짐. 이는 닫힌사슬 자세에서 검사하는 쪽 다리의 중간볼기근이 골반 가쪽 기울어짐 및 돌림을 조절하는 기능이 저하되었음을 의미함

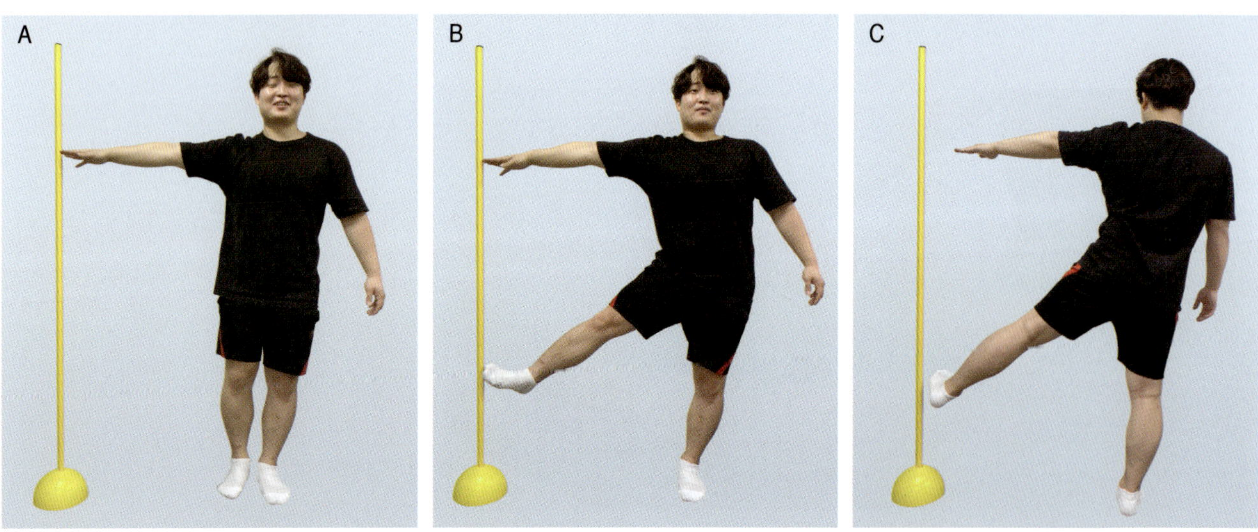

그림 7.42 선 자세에서 다리 옆으로 뻗기 검사. A: 시작 자세, B: 끝 자세(음성), C: 끝 자세(양성)

8. 기타 검사

1) 밖굽이 부하 검사 Valgus Stress Test

바로누운 자세에서 무릎관절을 약간 굽히고, 대상자의 발목 안쪽과 넙다리 먼쪽 부위의 가쪽을 잡는다. 넙다리 먼쪽 부위를 잡은 손은 안쪽 방향으로, 발목은 가쪽 방향으로 힘을 가해서 밖굽이 부하를 적용한다. 이때 통증 또는 불안정성이 있다면 무릎 안쪽곁인대의 불안정성 및 구조적 손상을 의미한다(그림 7.43).

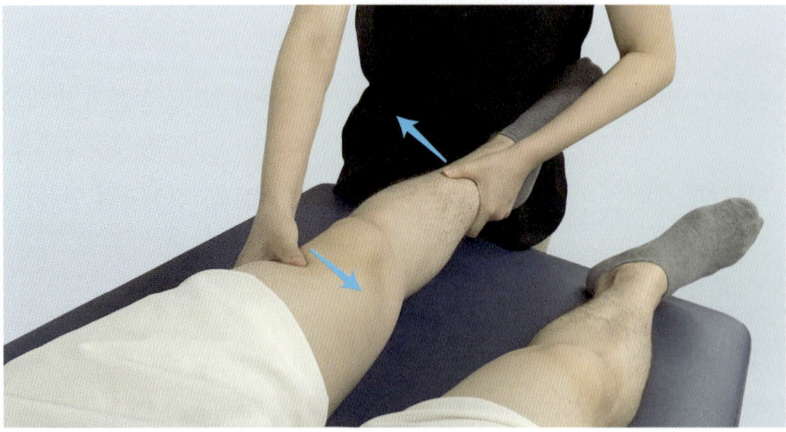

그림 7.43 밖굽이 부하 검사

2) 안굽이 부하 검사 Varus Stress Test

바로누운 자세에서 무릎관절을 약간 굽히고, 대상자의 발목 가쪽과 넙다리뼈 먼쪽 부위의 안쪽을 잡는다. 넙다리 먼쪽 부위를 잡은 손은 가쪽 방향으로, 발목은 안쪽 방향으로 힘을 가해서 안굽이 부하를 적용한다. 이때 통증 또는 불안정성이 있다면 무릎 가쪽곁인대의 불안정성 및 구조적 손상을 의미한다(그림 7.44).

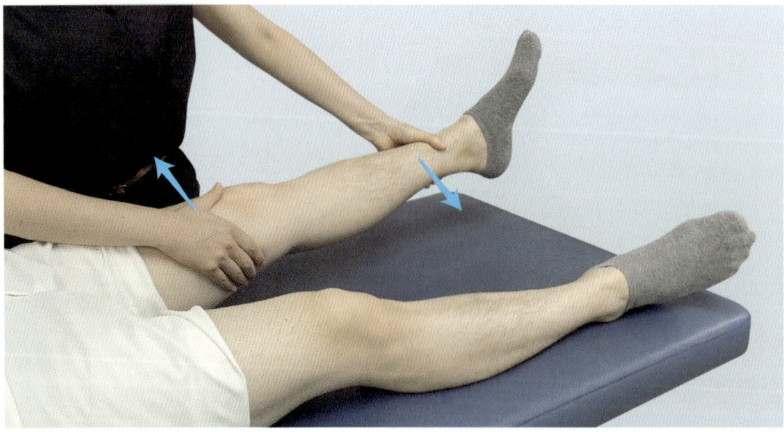

그림 7.44 안굽이 부하 검사

3) 앞쪽끌림징후 검사 Anterior Drawer Test

앞십자인대의 불안정성을 확인하기 위해 바로누운 자세에서 엉덩관절 45°, 무릎관절 90° 굽힘을 하고, 검사자가 양손으로 대상자의 정강뼈 몸쪽 부위를 잡아 고정한 후, 앞쪽으로 움직여 불안정성 정도를 확인한다. 과도하게 앞쪽으로 끌려 나온다면 앞십자인대의 불안정성 또는 구조적 손상을 의미한다(그림 7.45).

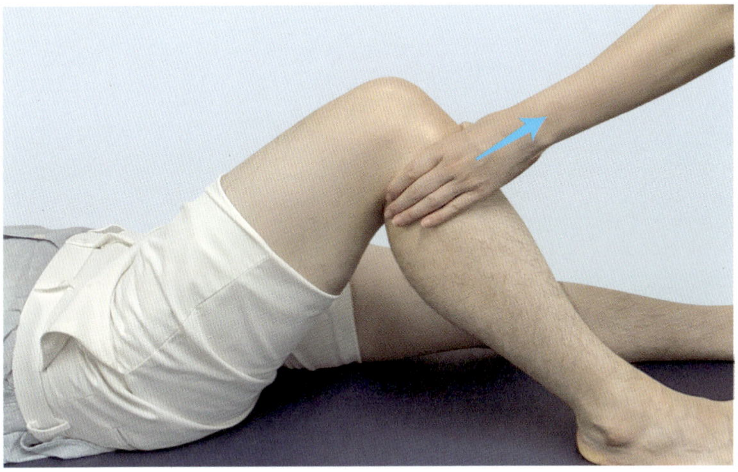

그림 7.45 앞쪽끌림징후 검사

4) 크라크 징후 Clarke's Sign

바로누운 자세에서 검사자가 손을 대상자의 무릎뼈 위쪽 부위에 대고, 무릎뼈를 아래쪽으로 압박하면서 동시에 대상자에게 무릎을 서서히 펴라고 지시한다. 이때 무릎이 아프면 무릎넙다리관절의 연골 손상을 의미하고, 넙다리네갈래근이 수축하지 않으면 힘줄 손상을 의미한다(그림 7.46).

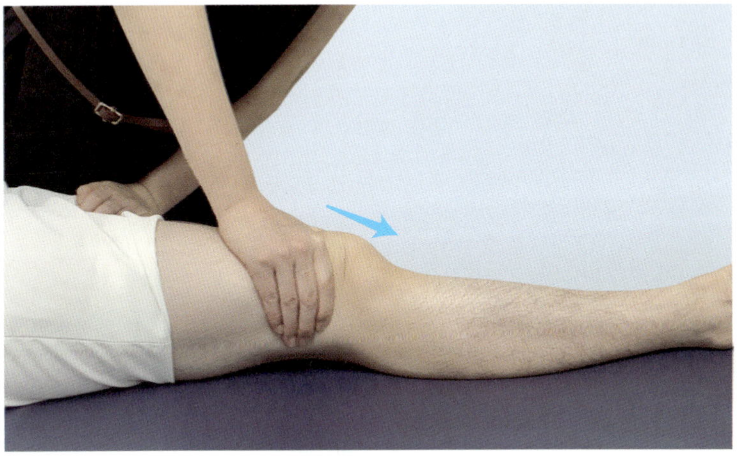

그림 7.46 크라크 징후

9. 무릎 KEMA 진단 분류

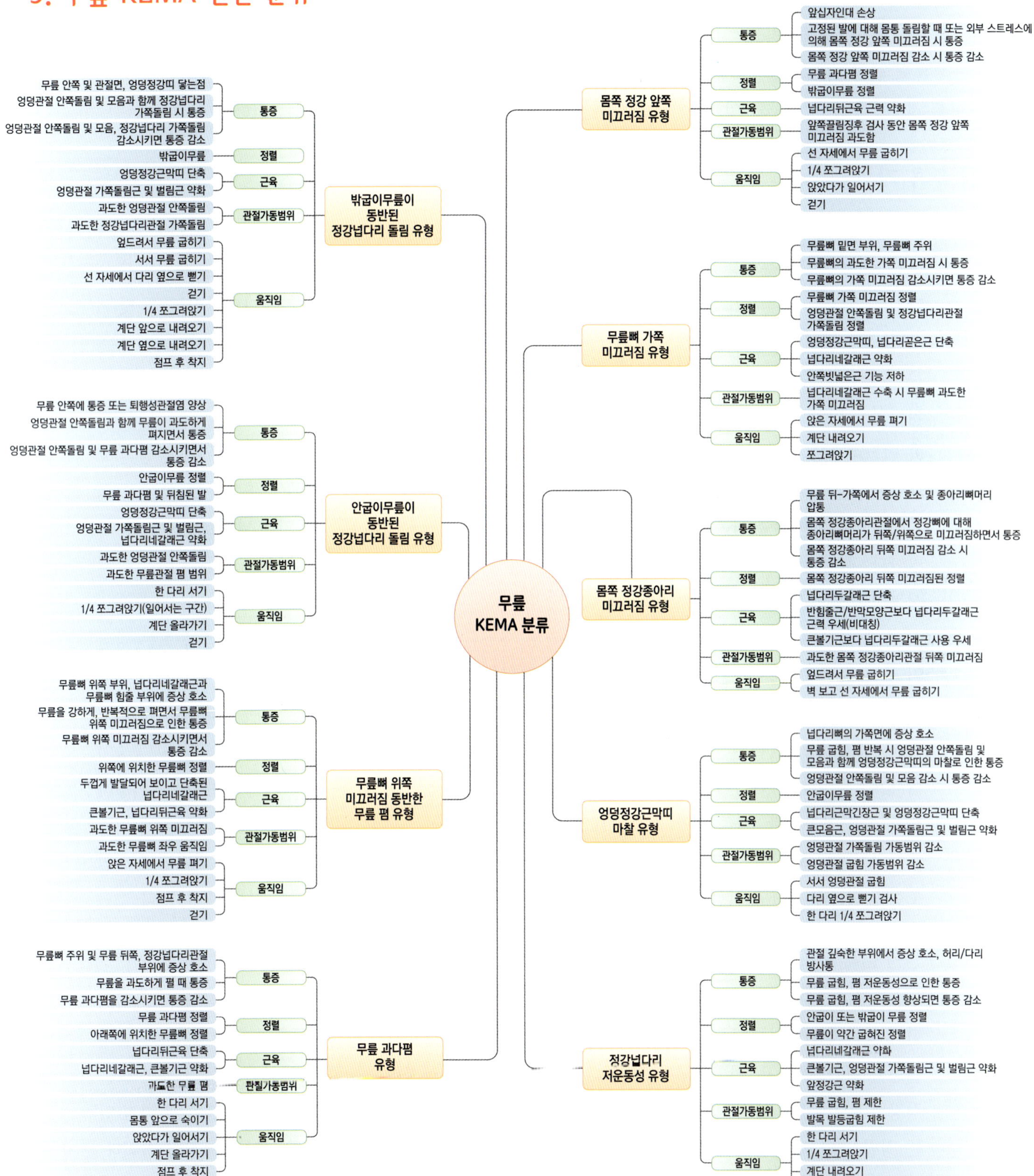

그림 7.47 무릎 KEMA 분류 체계

무릎의 KEMA 진단 분류는 밖굽이무릎이 동반된 정강넙다리 돌림, 안굽이무릎이 동반된 정강넙다리 돌림, 무릎뼈 위쪽 미끄러짐 동반한 무릎 폄, 무릎 과다폄, 몸쪽 정강 앞쪽 미끄러짐, 무릎뼈 가쪽 미끄러짐, 몸쪽 정강종아리 미끄러짐, 엉덩정강근막띠 마찰, 정강넙다리 저운동성 유형으로 분류된다(그림 7.47).

1) 분류 기준

(1) 통증 및 증상

무릎 KEMA 분류 유형들의 공통적인 통증 부위는 무릎 부위이고, 통증 부위는 유형에 따라 차이가 있다. 예를 들면, 밖굽이 또는 안굽이 정렬이 동반된 정강넙다리 돌림 유형은 정강넙다리관절 안쪽 및 가쪽면, 엉덩정강띠 닿는점, 무릎뼈 주변에 통증을 호소한다. 무릎뼈 위쪽 미끄러짐 동반한 무릎 폄 유형은 무릎뼈 위쪽 부위, 넙다리네갈래근과 무릎뼈 힘줄 부위에 증상을 호소한다. 무릎을 뒤로 과도하게 펴면서 증상이 심해지는 무릎 과다폄 유형은 무릎 뒤쪽 및 무릎뼈 주위에 증상을 호소한다. 무릎뼈 가쪽 미끄러짐 유형은 무릎뼈 밑면 부위(슬개하 부위, subpatellar region) 또는 무릎뼈 주위에 증상을 호소한다. 몸쪽 정강종아리 미끄러짐 유형은 종아리뼈머리 뒤쪽인 무릎 뒤-가쪽에 증상을 호소한다. 엉덩정강근막띠 마찰 유형은 엉덩정강근막띠와 넙다리뼈 가쪽면 사이의 마찰로 인해 날카로운 통증을 유발한다. 정강넙다리 저운동성 유형은 무릎관절의 깊숙한 부위에서 통증이 느껴지고, 무릎이 아프고 나서부터 정강이 앞/뒤쪽, 허벅지 뒤쪽, 허리까지 방사통이 발생하기도 한다.

무릎 KEMA 유형은 정강넙다리의 과도하거나 제한된 돌림, 폄과 같은 움직임과 안굽이 또는 밖굽이 무릎 정렬과 같은 특정 정렬과도 연관되어 증상이 나타나기도 한다. 또한, 위쪽 또는 아래쪽에 위치한 무릎뼈 정렬, 무릎뼈의 가쪽 미끄러짐, 몸쪽 정강뼈의 앞쪽 미끄러짐, 몸쪽 정강종아리의 뒤쪽 미끄러짐, 엉덩정강근막띠의 마찰 등으로 인해 증상이 심해질 수 있다. 무릎 KEMA 유형은 증상 및 통증이 심하게 나타나는 움직임이 있고, 이 움직임들을 제한시키면 증상 및 통증이 감소하게 되며, 이를 이용하여 유형을 분류한다. 예를 들어, 무릎 과다폄 유형의 경우에는 계단을 올라갈 때 무릎을 과도하게 펴면 증상이 심해지고, 무릎을 과도하게 펴지 못하게 조절하면 증상이 감소한다. 이러한 무릎 과다폄 움직임 조절 능력을 훈련하면 일상생활이나 스포츠 동작에서도 통증이 확연하게 감소하는 것을 볼 수 있다.

(2) 정렬 검사

무릎 KEMA 유형은 유형별로 특징적인 정적 또는 동적 정렬이 있기 때문에, 정렬을 관찰하는 것이 어떤 유형인지 판단하는데 도움이 된다. 밖굽이무릎 정렬이 관찰된다면 밖굽이무릎이 동반된 정강넙다리 돌림 유형일 수 있고, 안굽이무릎 정렬이 관찰된다면 안굽이무릎이 동반된 정강넙다리 돌림 유형 또는 정강넙다리 저운동성 유형일 가능성이 높아진다. 선 자세에서 옆에서 봤을 때 무릎이 과도하게 펴져 있는 정렬이 있고, 무릎뼈가 아래쪽에 위치한 정렬이 함께 있다면 무릎 과다폄 유형일 가능성이 커진다.

반대로 무릎뼈가 위쪽에 위치한 정렬을 보이고, 넙다리네갈래근이 두껍게 발달해 있다면 무릎뼈 위쪽 미끄러짐 동반한 무릎 폄 유형으로 분류될 가능성이 커진다. 넙다리네갈래근을 수축했을 때, 무릎뼈가 가쪽으로 과도하게 미끄러진다면 무릎뼈 가쪽 미끄러짐 유형일 가능성이 커진다.

(3) 관절가동범위 검사

엉덩관절 안쪽돌림 및 모음 가동범위가 과도하게 크면 밖굽이 또는 안굽이 무릎이 동반된 정강넙다리 돌림 유형으로 분류될 가능성이 커진다. 무릎 폄 가동범위가 과도하게 크면 무릎 과다폄 유형 또는 안굽이무릎이 동반된 정강넙다리 돌림 유형으로 분류될 수 있다. 앞쪽끌림징후 검사에서 정강뼈 몸쪽 부위의 과도한 앞쪽 미끄러짐이 있으면 몸쪽 정강 앞쪽 미끄러짐 유형으로 분류될 수 있다. 정강넙다리 저운동성 유형은 무릎 굽힘 및 폄의 가동범위가 감소되어 있는 것을 볼 수 있다.

(4) 근육 검사

근육 검사는 근육 길이 검사와 근력 및 근육 기능 검사로 나누어서 검사한다. 근육 길이 검사에서 엉덩정강근막띠가 뻣뻣하고 단축되어 있다면, 밖굽이 또는 안굽이 무릎이 동반된 정강넙다리 돌림 유형, 무릎뼈 가쪽 미끄러짐 유형, 엉덩정강근막띠 마찰 유형 중에 하나로 분류될 가능성이 있다. 넙다리네갈래근이 뻣뻣하고 단축되어 있다면 무릎뼈 위쪽 미끄러짐 동반한 무릎 폄 유형으로 분류될 수 있다. 넙다리뒤근육이 단축되어 있다면 무릎 과다폄 유형으로 분류될 수 있고, 넙다리뒤근육 중에서 넙다리두갈래근이 뻣뻣하고 단축되어 있다면 몸쪽 정강종아리 미끄러짐 유형으로 분류될 수 있다.

근력 및 근육 기능 검사에서는 엉덩관절 가쪽돌림근 및 벌림근 근력이 약화되어 있다면 밖굽이 또는 안굽이 무릎이 동반된 정강넙다리 돌림 유형, 엉덩정강근막띠 마찰 유형, 무릎뼈 가쪽 미끄러짐 유형, 정강넙다리 저운동성 유형 중에 하나로 분류될 수 있다. 넙다리네갈래근의 근력이 약해져 있으면, 안굽이무릎이 동반된 정강넙다리 돌림 유형, 무릎 과다폄 유형, 무릎뼈 가쪽 미끄러짐 유형, 정강넙다리 저운동성 유형 중에 하나로 분류될 수 있다. 넙다리네갈래근을 수축할 때, 안쪽빗넓은근이 단단하게 수축되지 않고 무릎뼈의 과도한 가쪽 미끄러짐이 나타난다면 무릎뼈 가쪽 미끄러짐 유형으로 분류될 수 있다. 큰볼기근 근력이 약해져 있다면, 무릎뼈 위쪽 미끄러짐 동반한 무릎 폄 유형, 무릎 과다폄 유형, 정강넙다리 저운동성 유형 중 하나로 분류될 수 있다. 넙다리뒤근육의 근력이 약해져 있다면, 무릎뼈 위쪽 미끄러짐 동반한 무릎 폄 유형 또는 몸쪽 정강 앞쪽 미끄러짐 유형으로 분류될 수 있다. 큰모음근의 근력이 약화되어 있다면 엉덩정강근막띠 마찰 유형으로 분류될 수 있다. 근육 기능 검사를 했을 때, 앉은 자세에서 일어설 때 큰볼기근보다 넙다리뒤근육을 우세하게 사용하여 무릎을 과도하게 편다면, 무릎 과다폄 유형으로 분류될 수 있다. 엎드린 자세에서 무릎을 굽힐 때, 넙다리뒤근육 중에서 반힘줄근/반막모양근보다 넙다리두갈래근을 우세하게 사용하고 근력이 강하다면 몸쪽 정강종아리 미끄러짐 유형으로 분류될 수 있다. 또한, 몸쪽 정강종아리 미끄러짐 유형은 엎드려서 엉덩관절 폄 시에 큰볼기근보다 넙다리두갈래근을 우세하게 사용하는 특징을 보인다.

(5) 움직임 검사

무릎의 움직임과 함께 엉덩관절, 발의 움직임을 함께 관찰해야 한다. 예를 들어, 한 다리 1/4 쪼그려앉기 동작에서 무릎을 굽혔을 때, 과도한 엉덩관절 안쪽돌림 및 모음과 함께 정강넙다리 가쪽돌림이 나타나면서 무릎 통증이 심해지고, 이 움직임이 못 일어나게 막으면 통증이 감소한다면 밖굽이무릎이 동반된 정강넙다리 돌림 유형으로 분류될 수 있다. 같은 한 다리 1/4 쪼그려앉기 동작이지만, 무릎이 굽혀져 있을 때는 과도한 엉덩관절 안쪽돌림 및 모음이 나타나지만, 무릎을 펴면서 일어설 때는 엉덩관절 안쪽돌림, 무릎 과다폄 및 뒤침된 발 움직임이 나타나면서 무릎 통증이 심해지면 안굽이무릎이 동반된 정강넙다리 돌림 유형으로 분류될 수 있다.

다른 예로 1/4 쪼그려앉기 검사 동작에서 무릎을 굽힌 상태에서 무릎 앞쪽면이 발끝보다 뒤에 있고, 무릎을 펼 때는 과도한 무릎뼈 위쪽 미끄러짐이 나타나면 무릎뼈 위쪽 미끄러짐 동반한 무릎 폄 유형으로 분류될 수 있다. 1/4 쪼그려앉기를 옆에서 봤을 때 무릎이 거의 다 펴지는 시점에서 무릎이 과도하게 펴진다면 무릎 과다폄 유형으로 분류될 수 있다. 1/4 쪼그려앉기 동작에서 무릎을 펴면서 일어날 때 무릎뼈의 과도한 가쪽 미끄러짐을 막으면 무릎 통증이 감소한다면 무릎뼈 가쪽 미끄러짐 유형으로 분류될 수 있다. 앞쪽십자인대 손상이 있는 사람들인 경우에 1/4 쪼그려앉기 동작에서 정강뼈 몸쪽 부위를 앞쪽으로 미끄러짐하는 것을 막으면 통증이 감소한다면 몸쪽 정강 앞쪽 미끄러짐 유형으로 분류할 수 있다. 또한, 무릎 뒤-가쪽에서 통증이 나타나는데, 종아리뼈머리가 뒤쪽으로 미끄러짐하는 것을 막았을 때 통증이 감소한다면 몸쪽 정강종아리 미끄러짐 유형으로 분류할 수 있다.

10. 밖굽이무릎이 동반된 정강넙다리 돌림 유형

밖굽이무릎이 동반된 정강넙다리 돌림 유형(tibiofemoral rotation with valgus type)은 선 자세에서 밖굽이무릎 정렬이 관찰되고, 엉덩정강근막띠가 뻣뻣하고, 엉덩관절 가쪽돌림근 및 벌림근 근력이 약화되어 있는 특징을 보인다. 계단 내려오기 또는 한 다리로 쪼그려앉기 동작에서 엉덩관절 안쪽돌림 및 모음과 함께 정강넙다리관절 가쪽돌림 움직임이 나타나면서 무릎 증상 및 통증이 심해지지만, 이 움직임들을 제한시키면 무릎 증상 및 통증이 감소한다.

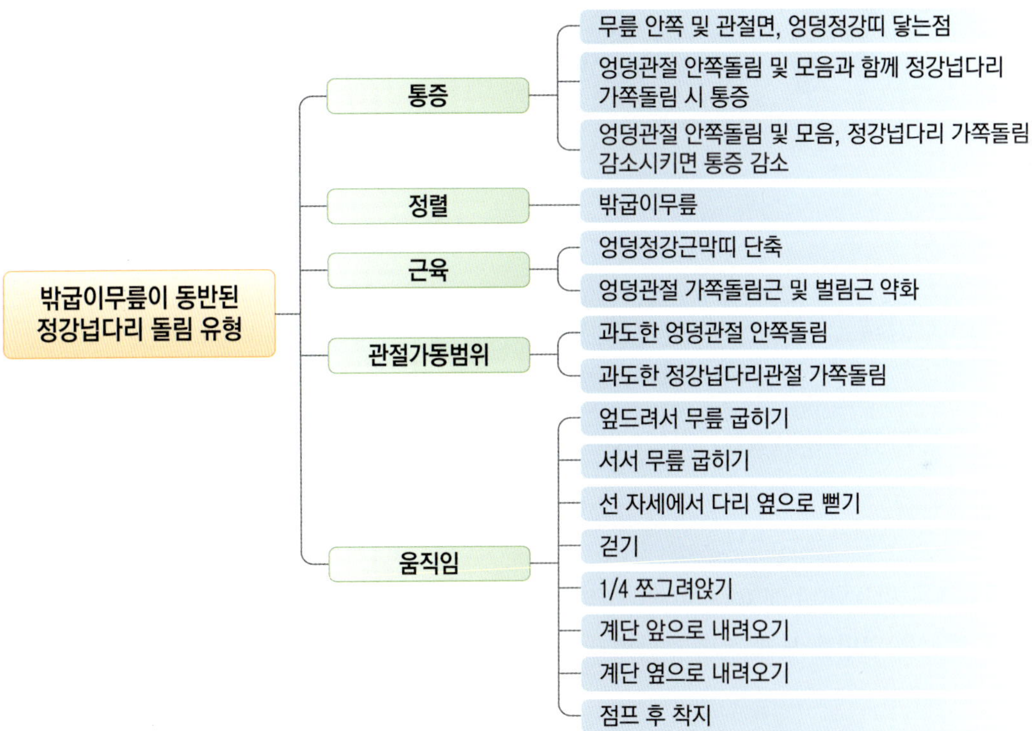

그림 7.48 밖굽이무릎이 동반된 정강넙다리 돌림 유형 진단 분류

1) 분류 기준

(1) 통증 및 증상

엉덩관절 안쪽돌림 및 모음과 함께 정강넙다리 가쪽돌림이 과도하게 나타나면서 무릎에 통증이 심해진다. 통증 부위는 무릎 안쪽, 엉덩정강띠 닿는점, 무릎뼈 주변, 정강넙다리관절면을 따라서 통증을 호소한다. 일상생활 동작에서 걷기, 계단 내려오기, 뛰기, 점프 후 착지, 양반다리 하고 앉기, 자동차 브레이크에서 액셀러레이터를 옮겨 밟을 때, 골프 동작에서 발이 고정된 채로 몸통과 골반을 돌릴 때와 같이 엉덩관절 안쪽돌림과 모음이 과도하게 나타나기 쉬운 동작에서 무릎 통증을 호소한다. 직업으로는 정강넙다리 돌림을 많이 사용하는 발레 댄서, 운전기사, 골퍼, 달리기 선수, 스케이터 등에서 많이 나타난다(그림 7.49). 골프를 예를 들면 스윙을

하기 위해 지면에 고정된 발에 대해 몸통을 돌릴 때 정강넙다리관절 가쪽돌림 및 엉덩관절 안쪽돌림 및 모음이 과도하게 나타나는 경우 통증이 발생하게 되고, 이를 교정하면 통증이 감소하는 양상을 보인다(그림 7.49B).

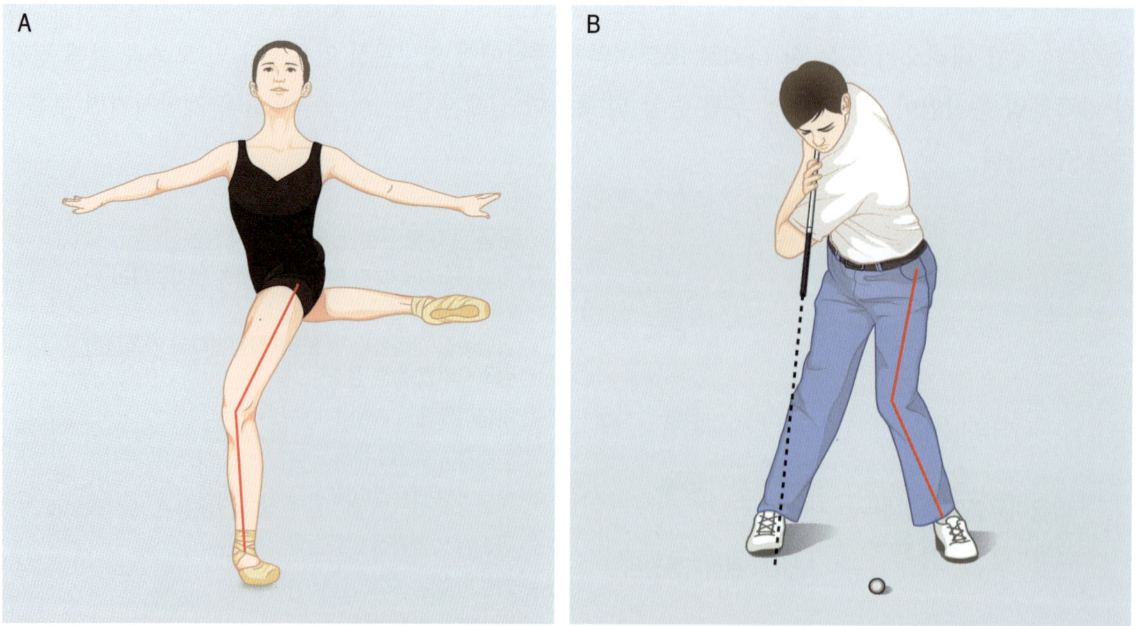

그림 7.49 밖굽이무릎이 동반된 정강넙다리 돌림 유형 관련 직업. A: 발레 댄서, B: 골프 선수

(2) 정렬 검사

바깥쪽으로 정강뼈의 비틀림(tibial torsion)이 관찰된다. 뒤에서 보면 X자 다리 모양, 즉 밖굽이무릎이 관찰된다(그림 7.50). 발끝을 정면을 보게 하면 무릎뼈가 안으로 돌아간 것을 관찰할 수 있고, 이는 엉덩관절의 과도한 안쪽돌림을 의미한다.

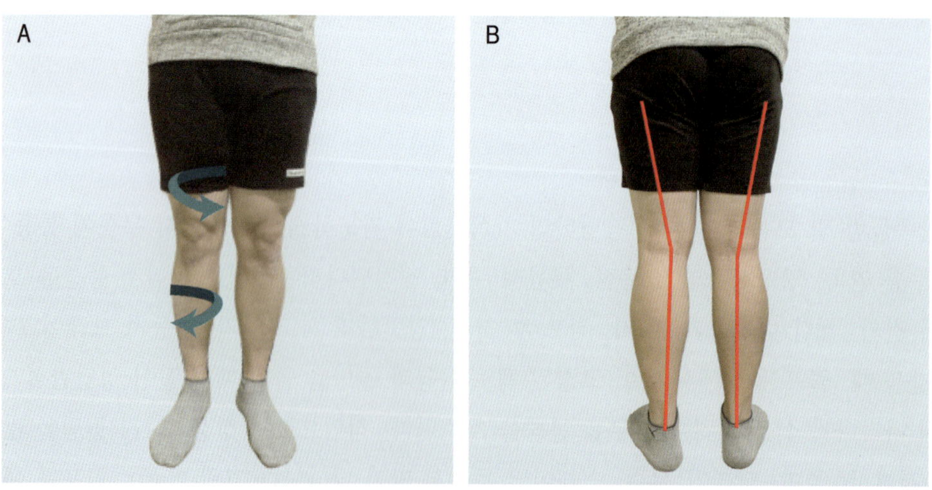

그림 7.50 밖굽이무릎 정렬. A: 앞모습, B: 뒷모습

(3) 근육 검사

엉덩정강근막띠 유연성 검사에서 단축되어 있다. 엉덩정강근막띠 유연성 검사를 할 때, 가쪽돌림된 정강뼈를 중립으로 유지하고 검사하면, 가쪽돌림을 허용했을 때(그림 7.51)보다 엉덩정강근막띠가 더 단축되어 있거나 뻣뻣함을 확인할 수 있으므로, 밖굽이무릎이 동반된 정강넙다리 돌림 유형이 있는 사람을 검사할 때는 가쪽돌림된 정강뼈를 중립 또는 안쪽돌림을 하고 검사하는 것을 추천한다(그림 7.52).

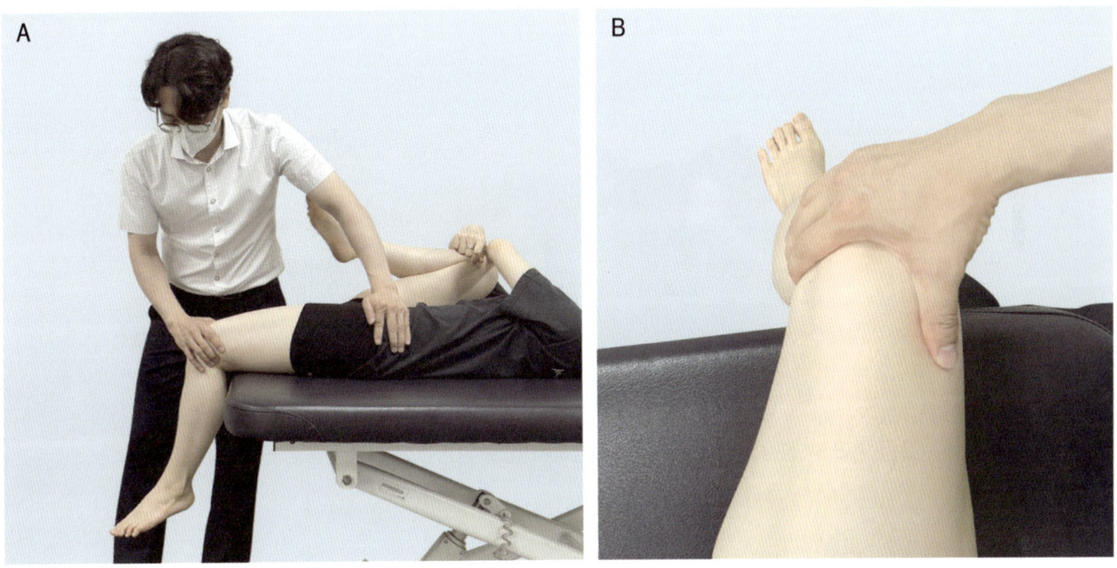

그림 7.51 정강넙다리관절 가쪽돌림 허용하고 엉덩정강근막띠 유연성 검사. A: 전체 모습, B: 확대 모습

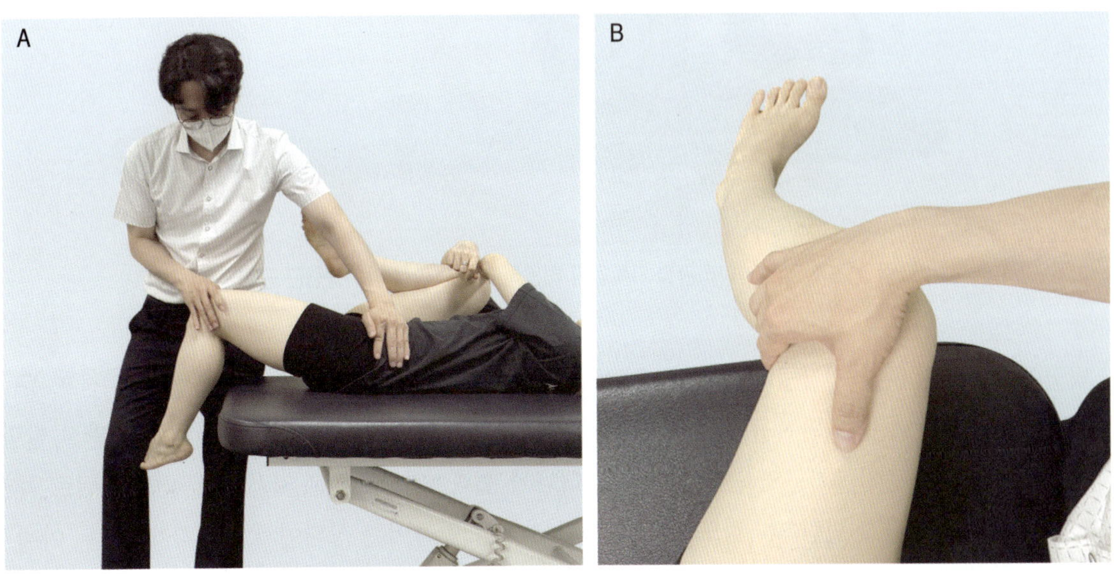

그림 7.52 정강넙다리관절 가쪽돌림하지 않고 엉덩정강근막띠 유연성 검사. A: 전체 모습, B: 확대 모습

엉덩관절 가쪽돌림근의 근력이 약해져 있는 경우가 많다. 엉덩관절 가쪽돌림근 근력을 검사하기 위해 옆으로누운 자세에서 치료사가 골반 중립이 유지되는지 확인하고, 발끝이 앞쪽을 보도록 해서 정강넙다리관절 가쪽돌림을 최소화한 상태로 엉덩관절 벌림 및 가쪽돌림을 한다. 엉덩관절 벌림이 30~45° 정도 된 상태에서 검사자의 저항을 이길 수 있어야 한다. 그림에서 발끝을 앞으로 보게 하면 엉덩관절 가쪽돌림 가동범위가 줄어들고 근력이 약해져 있는 것을 알 수 있지만(그림 7.53), 발끝이 가쪽을 향하게 하면 근력이 약한데 강한 것처럼 측정될 수 있으므로(그림 7.54), 발끝이 앞쪽을 향한 상태로 근력을 측정한다.

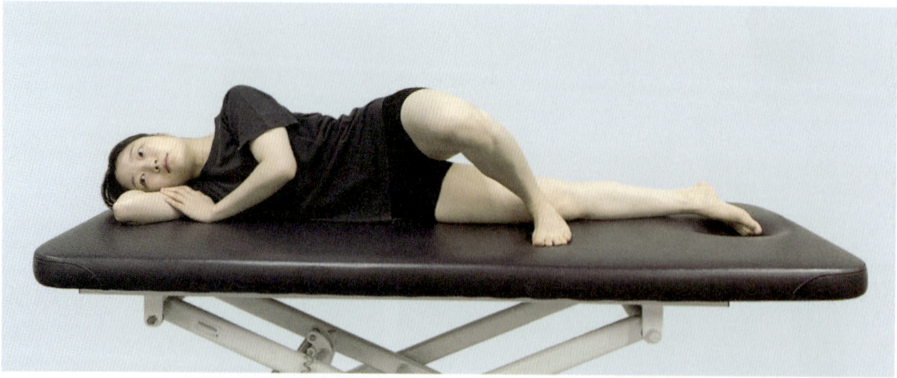

그림 7.53 정강넙다리관절 가쪽돌림하지 않고 엉덩관절 가쪽돌림근 근력 검사 자세

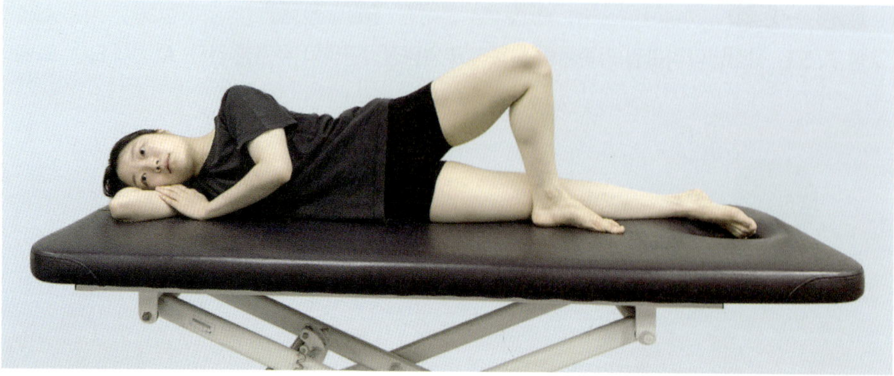

그림 7.54 정강넙다리관절 가쪽돌림 허용하고 엉덩관절 가쪽돌림근 근력 검사 자세

밖굽이무릎이 동반된 정강넙다리 돌림 유형의 대상자들은 쪼그려앉기, 계단 내려오기, 점프 등 체중부하 자세에서 엉덩관절 모음 및 안쪽돌림 시 무릎 증상을 호소하는 경향이 있다. 이로 인해 엉덩관절 벌림 및 가쪽돌림을 만드는 뒤쪽 중간볼기근의 근력 약화가 나타나기 쉽다. 옆으로누운 자세에서 골반이 뒤로 돌지 않도록 하고, 검사자가 엉덩관절 벌림(30° 정도)과 가쪽돌림 자세를 만들어준 상태에서 유지하게 한다. 이때 유지하지 못하면 근력 약화를 의미하고, 유지할 수 있다면 발목 부위에 아래 방향으로 저항을 주었을 때 버틸 수 있는지

확인한다. 만약 저항을 가했을 때, 엉덩관절 벌림 및 가쪽돌림이 유지되지 않는다면 뒤쪽 중간볼기근의 근력 약화를 의미한다(그림 7.55).

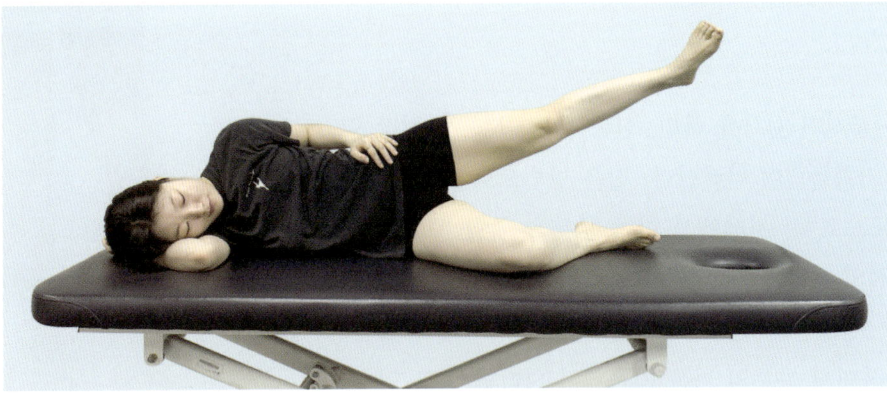

그림 7.55 뒤쪽 중간볼기근의 근력 검사 자세

넙다리네갈래근의 근력을 측정하기 위해 앉은 자세에서 무릎을 펴게 하고, 검사자가 발목에 저항을 준다. 밖굽이무릎이 동반된 정강넙다리 돌림 유형이 있는 대상자는 검사자의 저항에 대해 버티려고 할 때 엉덩관절 안쪽돌림 및 모음이 나타나면서 근력이 강하게 측정되지만, 무릎에 통증을 호소할 수 있다. 근력 검사 동안에 증상이 심해지는 것을 막기 위해 시작 자세에서 엉덩관절을 가쪽돌림한 상태로 무릎을 펴게 하고(그림 7.56A), 이 자세에서 발목에 저항을 주어 근력을 측정한다(그림 7.56B). 엉덩관절을 안쪽돌림한 자세에서는 무릎을 잘 펴고 저항에 버틸 수 있지만, 엉덩관절을 가쪽돌림한 자세에서는 무릎을 잘 펴지 못하고 저항에 잘 버티지 못하는 것을 볼 수 있다.

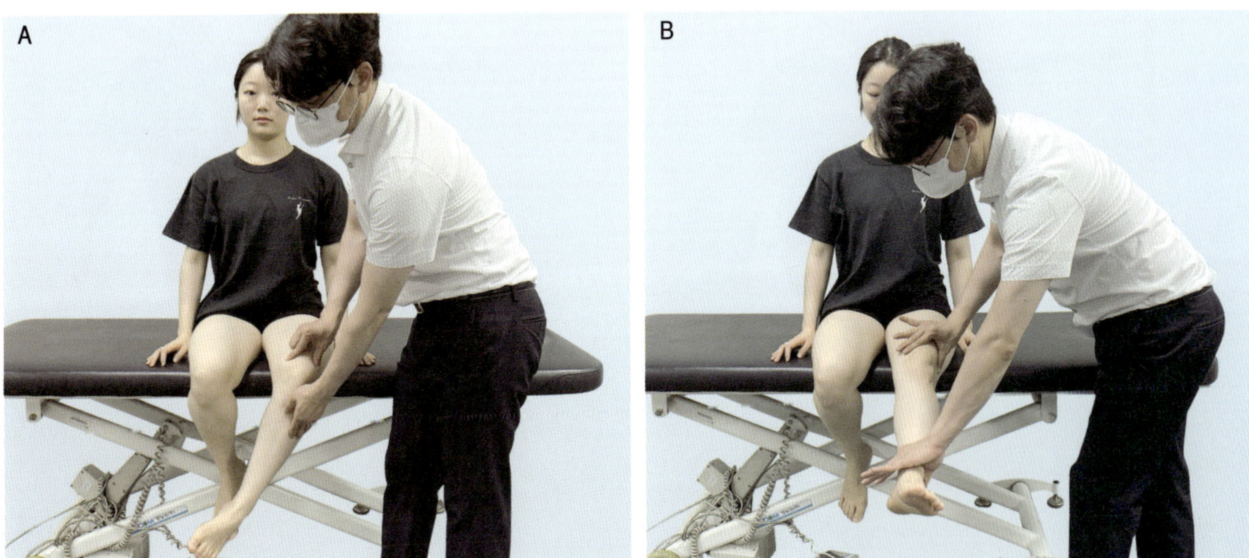

그림 7.56 엉덩관절 가쪽돌림한 상태에서 넙다리네갈래근 근력 검사. A: 시작 자세, B: 끝 자세

(4) 관절가동범위 검사

엎드린 자세에서 엉덩관절 안쪽돌림과 앉은 자세에서 정강넙다리관절 가쪽돌림의 가동범위가 확연하게 크게 측정된다.

(5) 움직임 검사

엎드려서 무릎 굽히기 검사를 하면, 한쪽 무릎 굽힘 시 정강넙다리관절의 가쪽돌림이 나타난다. 같은 방법으로 발 안쪽면을 나란히 모으고 선 자세에서 한쪽 무릎을 굽힐 때에도 정강넙다리관절의 가쪽돌림이 나타나서 발끝이 가쪽을 향하게 된다. 또한, 엉덩관절 안쪽돌림이 같이 나타나거나 중심을 잘 잡지 못하면서 몸통의 가쪽 기울임이 나타날 수도 있다(그림 7.57).

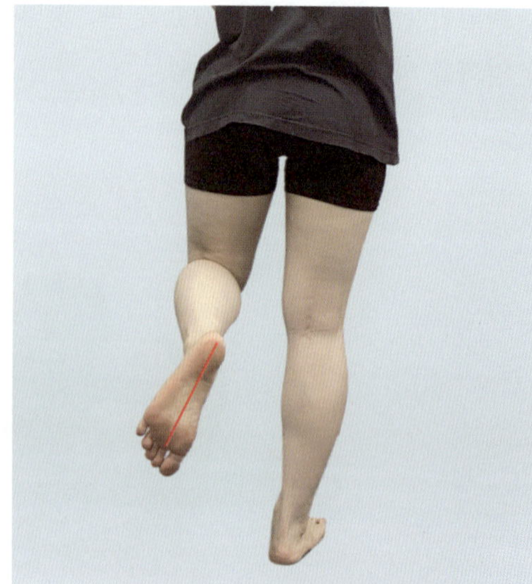

그림 7.57 한쪽 무릎 굽히기 검사

선 자세에서 다리 옆으로 뻗기 검사를 한다. 밖굽이무릎이 동반된 정강넙다리 돌림 유형이 있는 대상자는 다리를 옆으로 뻗었을 때 발끝이 벽 또는 막대까지 뻗지 못하거나, 손끝이 막대에서 멀어지려고 한다. 또한 다리를 옆으로 뻗을 때 골반의 가쪽 기울임 또는 돌림 움직임을 보인다. 뒤돌아서서 반대쪽 다리도 막대쪽으로 뻗어본다. 이때 지지하는 다리의 무릎(밖굽이무릎이 동반된 정강넙다리 돌림 유형이 있는 무릎)이 안쪽으로 돌아가면서 엉덩관절 안쪽돌림이 나타날 수 있다(그림 7.58).

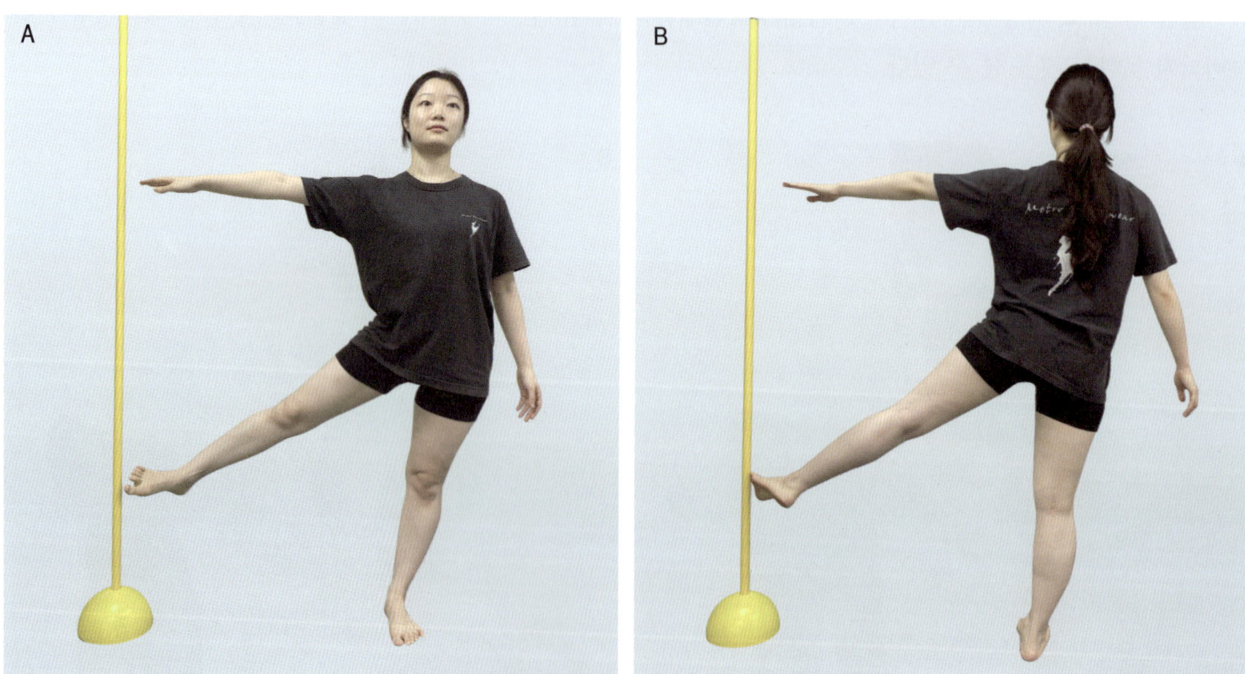

그림 7.58 다리 옆으로 뻗기 검사. A: 앞모습, B: 뒷모습

보행 시 발가락 떼기(toe off) 이후와 흔듦기(swing phase) 사이에서 발끝이 바깥쪽을 향하고(그림 7.59), 디딤기(stance phase) 구간에서는 엉덩관절 안쪽돌림과 함께 무릎이 안쪽으로 돌아간다.

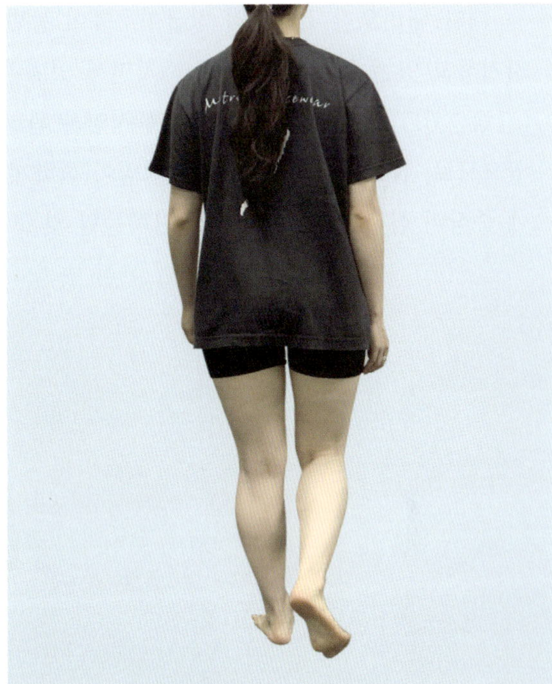

그림 7.59 걷기 검사

한 다리 1/4 쪼그려앉기 검사에서 무릎의 증상이 심해지면서 엉덩관절 안쪽돌림 및 모음이 나타난다. 검사 시작 자세에서 발끝을 정면을 향하게 하면 엉덩관절 안쪽돌림 및 모음을 쉽게 확인할 수 있다(그림 7.60).

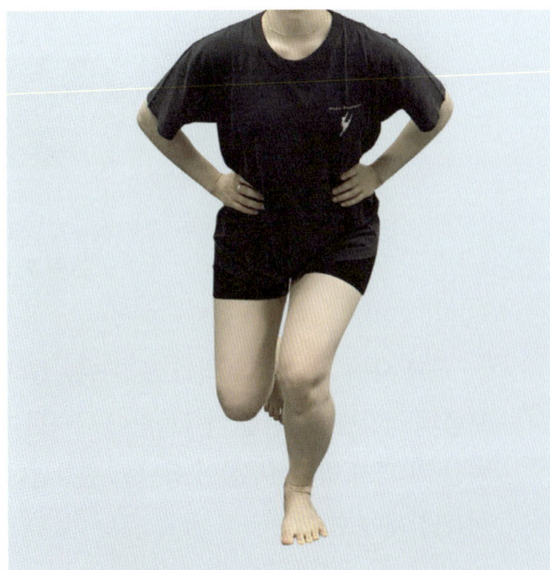

그림 7.60 한 다리 1/4 쪼그려앉기 검사

계단 내려오기 검사에서 밖굽이무릎이 동반된 정강넙다리 돌림 유형이 있는 사람의 경우 무릎(계단 위에 지지하고 있는 쪽)에 통증이 심해지면서 엉덩관절 안쪽돌림 및 모음과 함께 정강넙다리 가쪽돌림이 나타난다(그림 7.61). 엉덩관절 및 무릎의 움직임은 관찰되지 않는데, 몸통을 가쪽으로 기울여서 이를 보상하는 경우도 있으므로, 몸통의 가쪽 기울임 움직임이 심하게 나타나는지도 확인해야 한다. 계단을 옆으로 내려올 때도 무릎에 증상이 심해지면서 엉덩관절 안쪽돌림 및 모음이 나타난다.

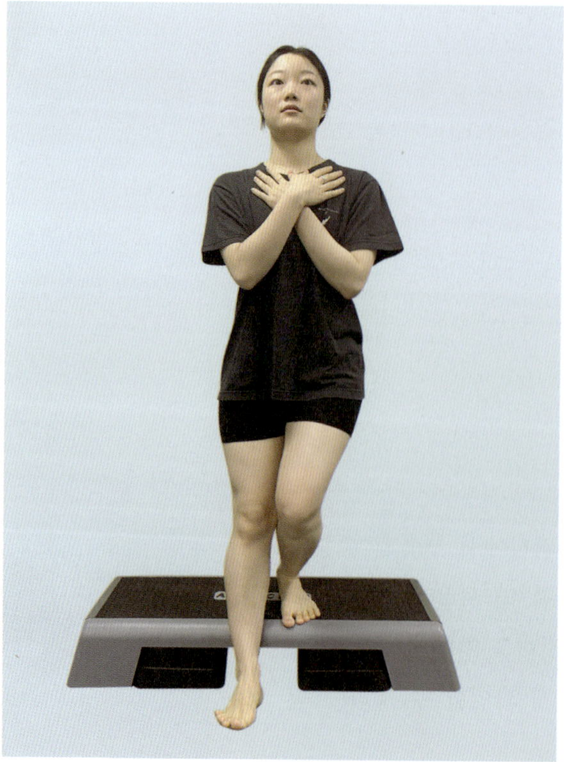

그림 7.61 계단 내려오기 검사

양쪽 다리 또는 한쪽 다리로 점프를 했다가 착지할 때 무릎에 통증이 심해지면서 엉덩관절 안쪽돌림 및 모음과 정강넙다리관절 가쪽돌림이 나타난다. 한쪽 다리로 점프했다가 착지할 때 몸통의 가쪽 기울임이 커지는 것 역시 밖굽이무릎이 동반된 정강넙다리 돌림 유형을 가진 사람들의 통증과 연관된 움직임이므로 같이 관찰해야 한다.

2) 분류

(1) 밖굽이무릎이 동반된 정강넙다리 돌림 유형 진단 분류

밖굽이무릎이 동반된 정강넙다리 돌림 유형의 기여 요인으로는 통증 및 움직임, 정렬, 근육 요인이 있다. 평가항목 5개 중 3개 이상 양성이면(60% 이상) 밖굽이무릎이 동반된 정강넙다리 돌림 유형으로 분류한다(표 7.1).

표 7.1 밖굽이무릎이 동반된 정강넙다리 돌림 유형 진단 분류표

기여 요인	검사 내용	반응
통증 및 움직임	1/4 쪼그려앉기 시 엉덩관절 안쪽돌림 및 모음과 정강넙다리 가쪽돌림이 나타나면서 통증 심해짐	양성/음성
	계단 앞으로 내려올 때 엉덩관절 안쪽돌림 및 모음과 정강넙다리 가쪽돌림이 나타나면서 통증 심해짐	양성/음성
정렬	밖굽이무릎 정렬 여부	양성/음성
근육	엉덩관절 가쪽돌림근 근력(G등급 이하)	양성/음성
	엉덩관절 벌림근 근력(G등급 이하)	양성/음성

(2) 진단에 따른 중증도 평가

밖굽이무릎이 동반된 정강넙다리 돌림 유형으로 분류된 경우에 중증도 분류를 위해 수행된다. 통증 요인(30점)은 시각상사척도(visual analog scale, VAS)를 이용한다. 정렬 요인(5점)은 밖굽이무릎 여부에 따라 부여한다. 엉덩관절에 관련된 근육들의 근력 및 근육 길이 검사 결과에 따라 양성반응인 경우마다 각각 점수가 부여된다(15점). 관절가동범위 요인(10점)은 엉덩관절 안쪽돌림과 정강넙다리관절 가쪽돌림의 각도에 따라 각각의 점수가 부여된다. 움직임 요인(40점)은 아래 표에 제시된 움직임 검사의 결과에 따라 양성반응인 경우마다 각각 점수가 부여된다(표 7.2). 진단에 따른 중증도 평가는 중재 전후에 실시하여 환자 상태의 변화를 확인한다.

표 7.2 밖굽이무릎이 동반된 정강넙다리 돌림 유형의 진단에 따른 중증도 평가표

<table>
<tr><th>기여 요인</th><th colspan="3">통증 점수(VAS)</th><th>점수</th></tr>
<tr><td rowspan="3">통증
(30)</td><td colspan="3">1~3</td><td>10</td></tr>
<tr><td colspan="3">4~7</td><td>20</td></tr>
<tr><td colspan="3">8~10</td><td>30</td></tr>
<tr><td rowspan="2">정렬
(5)</td><th colspan="3">정렬 상태</th><th>점수</th></tr>
<tr><td colspan="3">밖굽이무릎 여부(있으면 5점)</td><td>5</td></tr>
<tr><td rowspan="4">근육
(15)</td><th>근육</th><th>검사</th><th>검사의 양성반응</th><th>점수</th></tr>
<tr><td>엉덩관절 가쪽돌림근</td><td rowspan="2">근력 검사</td><td>G등급 이하</td><td>5</td></tr>
<tr><td>엉덩관절 벌림근</td><td>G등급 이하</td><td>5</td></tr>
<tr><td>엉덩정강근막띠</td><td>근육 길이 검사</td><td>단축</td><td>5</td></tr>
<tr><td rowspan="3">관절가동범위
(10)</td><th colspan="3">분류</th><th>점수</th></tr>
<tr><td colspan="2">엉덩관절 안쪽돌림</td><td>45° 이상</td><td>5</td></tr>
<tr><td colspan="2">정강넙다리관절 가쪽돌림</td><td>40° 이상</td><td>5</td></tr>
<tr><td rowspan="9">움직임
(40)</td><th>검사</th><th colspan="2">양성반응</th><th>점수</th></tr>
<tr><td>엎드려서 무릎 굽히기</td><td colspan="2">정강넙다리 가쪽돌림</td><td>5</td></tr>
<tr><td>서서 무릎 굽히기</td><td colspan="2">정강넙다리 가쪽돌림 또는 엉덩관절 모음/안쪽돌림</td><td>5</td></tr>
<tr><td>선 자세에서 다리 옆으로 뻗기</td><td colspan="2">몸통/골반 가쪽 기울임 또는 엉덩관절 모음/안쪽돌림</td><td>5</td></tr>
<tr><td>걷기</td><td colspan="2">정강넙다리 가쪽돌림 또는 엉덩관절 모음/안쪽돌림</td><td>5</td></tr>
<tr><td>1/4 쪼그려앉기</td><td colspan="2">몸통/골반 가쪽 기울임, 정강넙다리 가쪽돌림,
엉덩관절 모음/안쪽돌림</td><td>5</td></tr>
<tr><td>계단 앞으로 내려오기</td><td colspan="2">몸통/골반 가쪽 기울임, 정강넙다리 가쪽돌림,
엉덩관절 모음/안쪽돌림</td><td>5</td></tr>
<tr><td>계단 옆으로 내려오기</td><td colspan="2">몸통/골반 가쪽 기울임, 정강넙다리 가쪽돌림,
엉덩관절 모음/안쪽돌림</td><td>5</td></tr>
<tr><td>점프 후 착지</td><td colspan="2">정강넙다리 가쪽돌림 또는 엉덩관절 모음/안쪽돌림</td><td>5</td></tr>
<tr><th colspan="4">총점</th><td>100</td></tr>
</table>

3) 중재

(1) 움직임 교육

① 바로누운 자세

무릎을 세우고 바로누운 자세에서 발꿈치는 떨어트리고 양쪽 엄지발가락 끝을 맞닿는다. 그리고 움직임을 훈련하고자 하는 한쪽 다리를 벌려서 엉덩관절 벌림 및 가쪽돌림 움직임을 훈련한다. 이때 골반 돌림 움직임이 없어야 하고 양쪽 엄지발가락 끝이 떨어지지 않도록 하면 정강넙다리관절 가쪽돌림을 최소화하는 움직임을 훈련할 수 있다(그림 7.62).

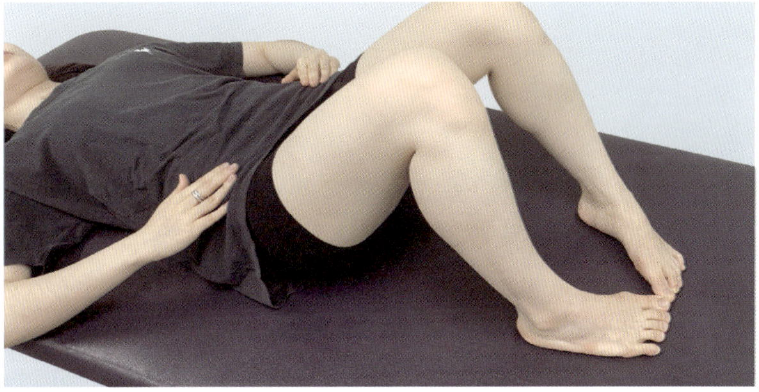

그림 7.62 바로누운 자세에서 엉덩관절 벌림 및 가쪽돌림 움직임 훈련

② 옆으로누운 자세

훈련하고자 하는 다리가 위로 가도록 옆으로누운 자세에서 발을 아래쪽 무릎 앞에 둔다. 발끝을 정면을 향하게 해서 정강넙다리관절 가쪽돌림을 최소화하고 무릎을 들어 엉덩관절 벌림 및 가쪽돌림 움직임을 훈련한다(그림 7.63). 이때 골반 돌림이 나타나지 않도록 주의한다.

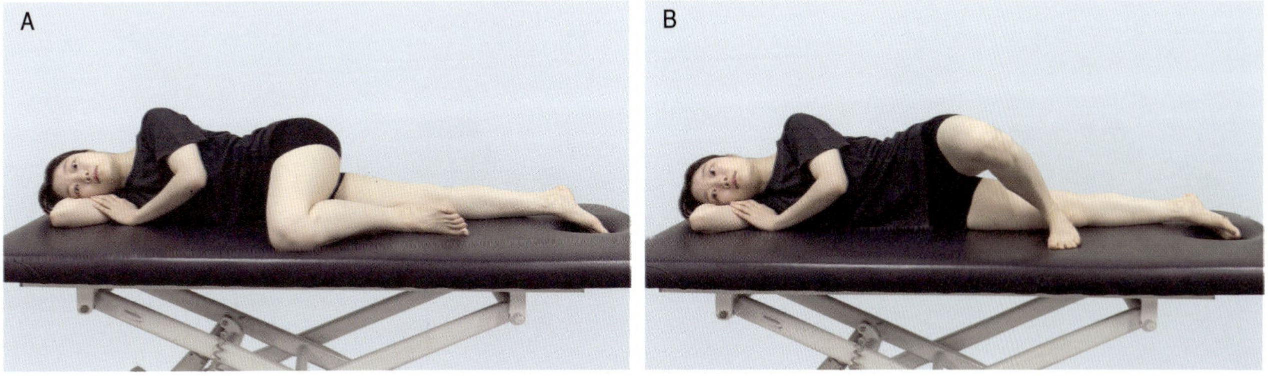

그림 7.63 옆으로누운 자세에서 엉덩관절 벌림 및 가쪽돌림 움직임 훈련 1단계. A: 시작 자세, B: 끝 자세

이 동작이 잘 된다면, 발을 무릎 뒤쪽에 두고 발끝은 아래쪽보다는 약간 정면을 바라보게 하여 정강넙다리 가쪽돌림을 최소화한다. 발이 고정된 상태에서 같은 방법으로 무릎을 들어 엉덩관절 벌림 및 가쪽돌림 움직임을 훈련한다(그림 7.64). 저항을 주고 싶다면 탄력밴드를 활용해도 좋지만, 30° 이상 엉덩관절 벌림이 안 된다면 저항 없이 중력을 이용한 운동이 효과적이다.

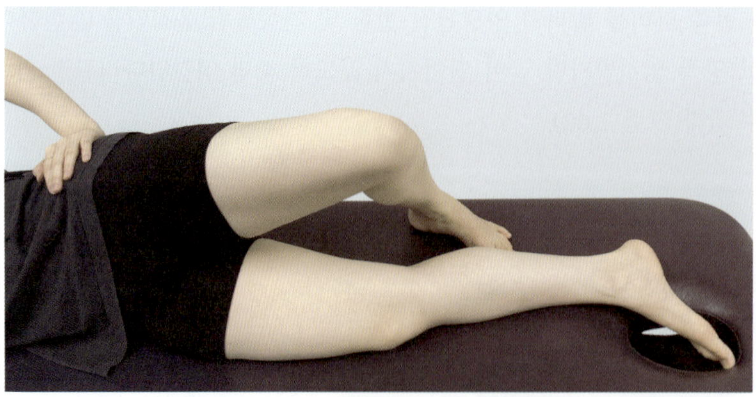

그림 7.64 옆으로누운 자세에서 엉덩관절 벌림 및 가쪽돌림 움직임 훈련 2단계

옆으로누운 자세에서 아래쪽 무릎을 굽히고, 위쪽 무릎은 펴서 일직선을 만든다. 골반 돌림 없이, 치료사가 엉덩관절 벌림(30° 정도)과 가쪽돌림 자세를 만들어준 상태에서 유지하게 한다. 이 자세가 잘 되지 않는다면, 시작 자세에서 무릎을 펴고 엉덩관절을 가쪽으로 돌리는 움직임 훈련을 먼저 한다(그림 7.65A). 그 다음 엉덩관절 가쪽돌림과 함께 엉덩관절 벌림 30°를 유지하게 한다. 잘 된다면 약간의 저항을 주어 근력 운동을 시킬 수 있고, 30초를 이 자세로 유지하는 지구력 훈련을 병행할 수도 있다(그림 7.65B). 엉덩관절을 가쪽돌림하지 않고 안쪽돌림하면 엉덩관절의 벌림 움직임을 잘 하는 것처럼 보이므로, 엉덩관절 벌림 시 엉덩관절 안쪽돌림이 나타나지 않도록 주의해야 한다(그림 7.66).

A

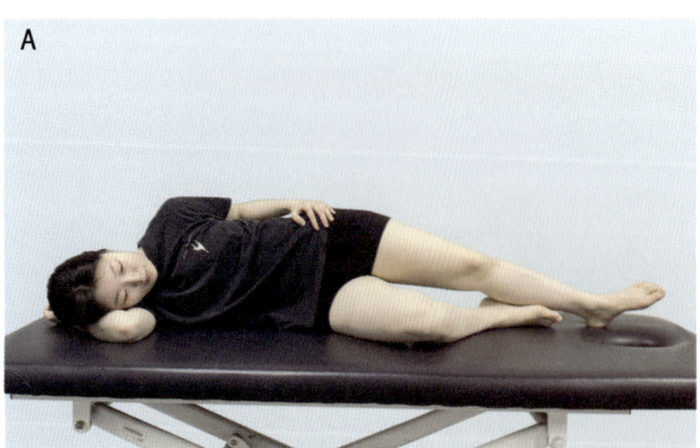

B

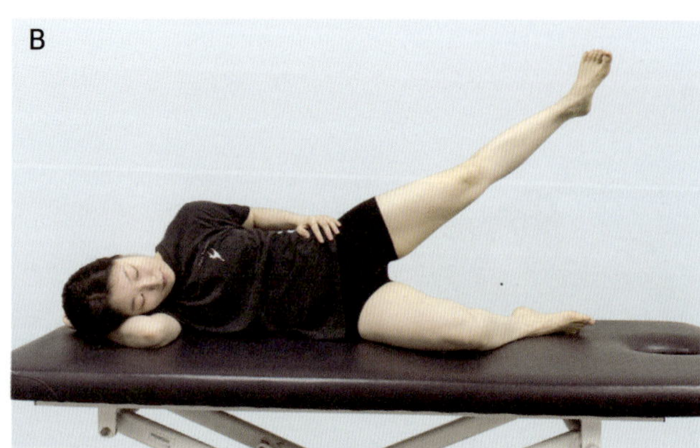

그림 7.65 엉덩관절 벌림 움직임 훈련. A: 시작 자세, B: 끝 자세

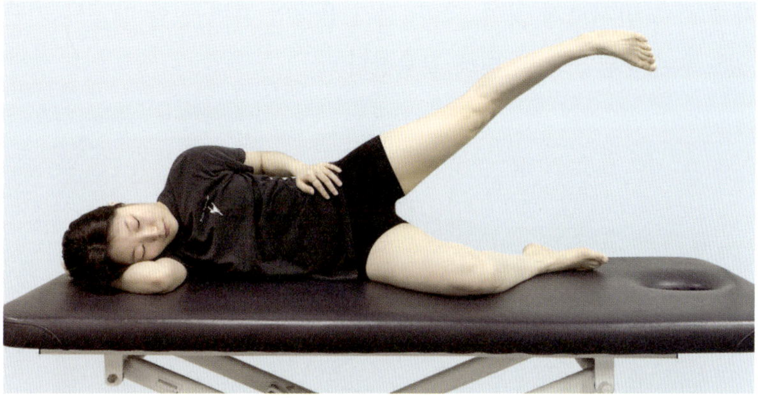

그림 7.66 엉덩관절 벌림 움직임 훈련 시 엉덩관절 안쪽돌림이 나타난 경우

③ 엎드린 자세

엎드려서 양다리를 어깨너비로 벌리고 무릎을 굽힌다. 정강넙다리관절 가쪽돌림을 최소화하기 위해 발끝을 안으로 향하게 하고 엄지발가락 부위를 맞닿게 하여 무릎을 천천히 구부린다. 이를 통해 무릎을 굽히는 동안 정강넙다리관절 가쪽돌림을 조절할 수 있는 능력을 기른다. 이 동작에서 엉덩관절 모음을 최소화하기 위해 넙다리 아래쪽에 고무 저항 밴드를 착용하고 같은 동작을 반복하여 엉덩관절 벌림 움직임 능력도 기를 수 있다(그림 7.67). 이 동작을 반복하면 안쪽 넙다리뒤근육을 수축하여 근력을 향상시킬 수 있고, 엉덩정강근막띠의 뻣뻣함도 이완될 수 있다.

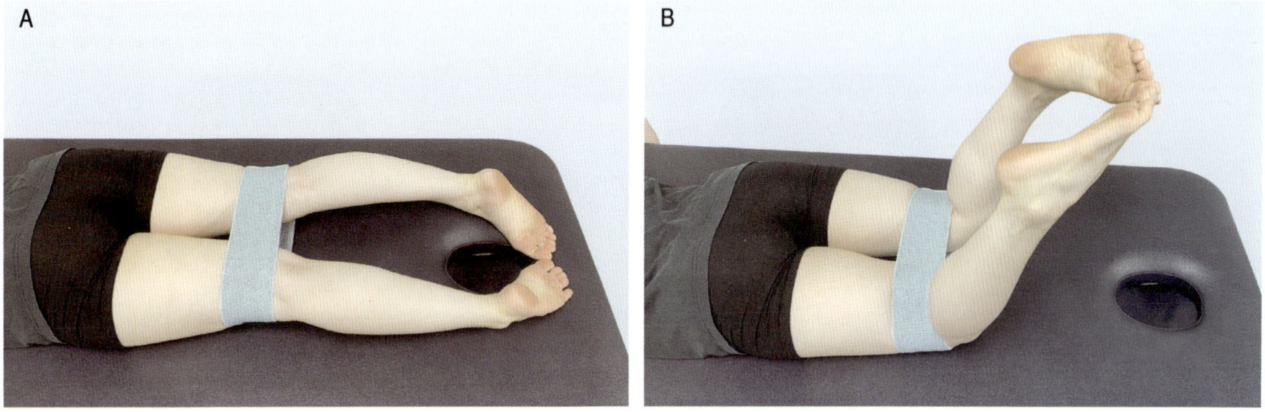

그림 7.67 엎드려서 무릎을 굽히는 동안 엉덩관절 벌림 및 정강넙다리 안쪽돌림 움직임 훈련. A: 시작 자세, B: 끝 자세

엎드린 자세에서 무릎을 벌리고, 발바닥을 서로 미는 동작을 통해 엉덩관절 가쪽돌림 및 벌림 움직임을 훈련한다. 또한 발바닥을 미는 동작에서 발끝이 위쪽을 바라보지 않게 하고 발바닥을 서로 밀게 하면, 정강넙다리관절 가쪽돌림을 억제할 수 있는 능력을 훈련할 수 있다(그림 7.68). 이 움직임 훈련을 할 때 엉덩이가 단단

해지는 것을 대상자가 스스로 만져보게 하여, 추후 걷기 움직임 훈련을 할 때 큰볼기근이 잘 수축되고 있는지 대상자가 확인할 수 있도록 수축된 느낌에 대해 교육한다.

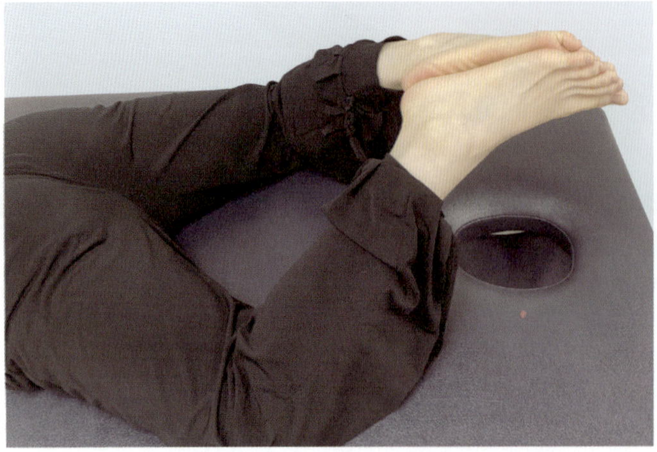

그림 7.68 엉덩관절 벌림 및 가쪽돌림 움직임 훈련

④ 앉은 자세

허벅지에 탄력밴드를 착용하고, 어깨너비로 발을 벌린 상태로 앉는다. 엎드린 자세에서 훈련한 것처럼 발끝을 안쪽을 향하게 하고 무릎을 굽혔다 폈다를 반복하고, 발끝이 안쪽을 향하게 할 때 엉덩관절 안쪽돌림이 나타나지 않도록 주의해야 한다. 이 과정을 통해 엉덩관절 벌림 움직임과 정강넙다리관절 안쪽돌림 움직임을 훈련할 수 있다(그림 7.69).

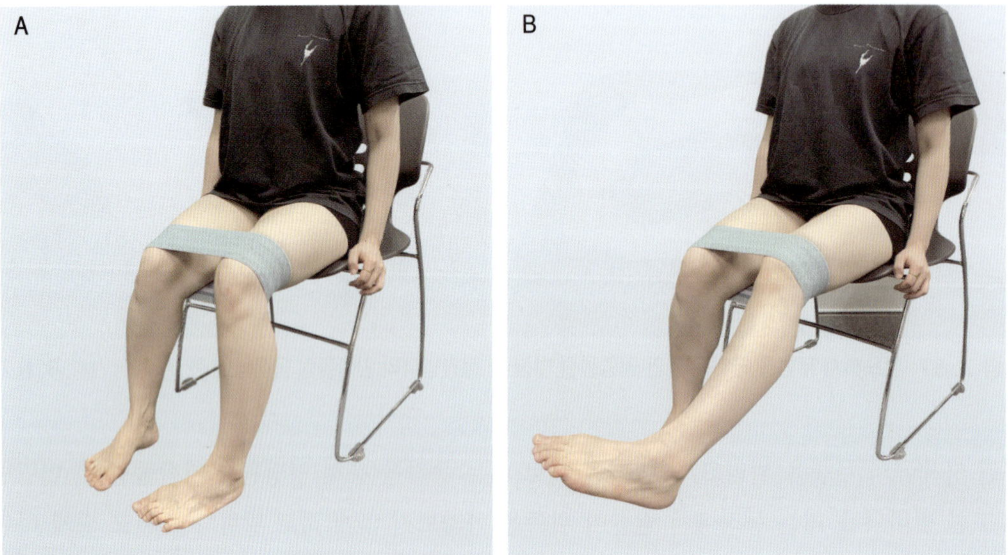

그림 7.69 무릎을 펴는 동안 엉덩관절 벌림 및 정강넙다리관절 안쪽돌림 움직임 훈련. A: 시작 자세, B: 끝 자세

⑤ 선 자세에서 다리 옆으로 뻗기

선 자세에서 훈련하고자 하는 쪽 팔을 수평으로 벌리고, 손끝이 벽 또는 막대에 닿을 듯 서고 무릎을 살짝 굽힌다(무릎을 살짝 굽혀야 엉덩관절 가쪽돌림을 유지하기가 쉽다)(그림 7.70A). 손끝을 벽이나 막대에서 떨어트리지 말고 다리를 옆으로 벌린다. 이때, 발끝이 벽 또는 막대에 닿도록 하여 중간볼기근 수축과 함께 엉덩관절 벌림 및 가쪽돌림 훈련을 한다. 처음에 다리를 옆으로 뻗는 것을 시작하는 것조차 어렵기 때문에 발끝을 바닥에 대고 옆으로 벌리다가(그림 7.70B), 잘 되면 발을 바닥에 띄워서 옆으로 뻗는다. 다리를 뻗을 때 골반과 몸통이 옆으로 기울어지는 것을 조절하지 못하면 손으로 벽을 짚고 다리를 뻗고, 이때 몸통과 골반을 움직이지 않는 연습을 한다. 반대쪽으로 돌아서서 반대쪽 팔을 수평으로 벌리고, 반대쪽 다리를 옆으로 벌리는 동안 디딤발의 엉덩관절 안쪽돌림 및 골반/몸통 가쪽 기울임이 나타나지 않게 하면 디딤발의 중간볼기근을 훈련할 수 있다. 다리를 옆으로 뻗으려고 하자마자 골반, 몸통, 어깨가 옆으로 기울어지므로, 시작 자세에서 치료사가 어깨와 골반이 옆으로 기울어지지 않도록 살짝 고정해주면서 다리를 옆으로 뻗는 훈련을 한다(그림 7.70C).

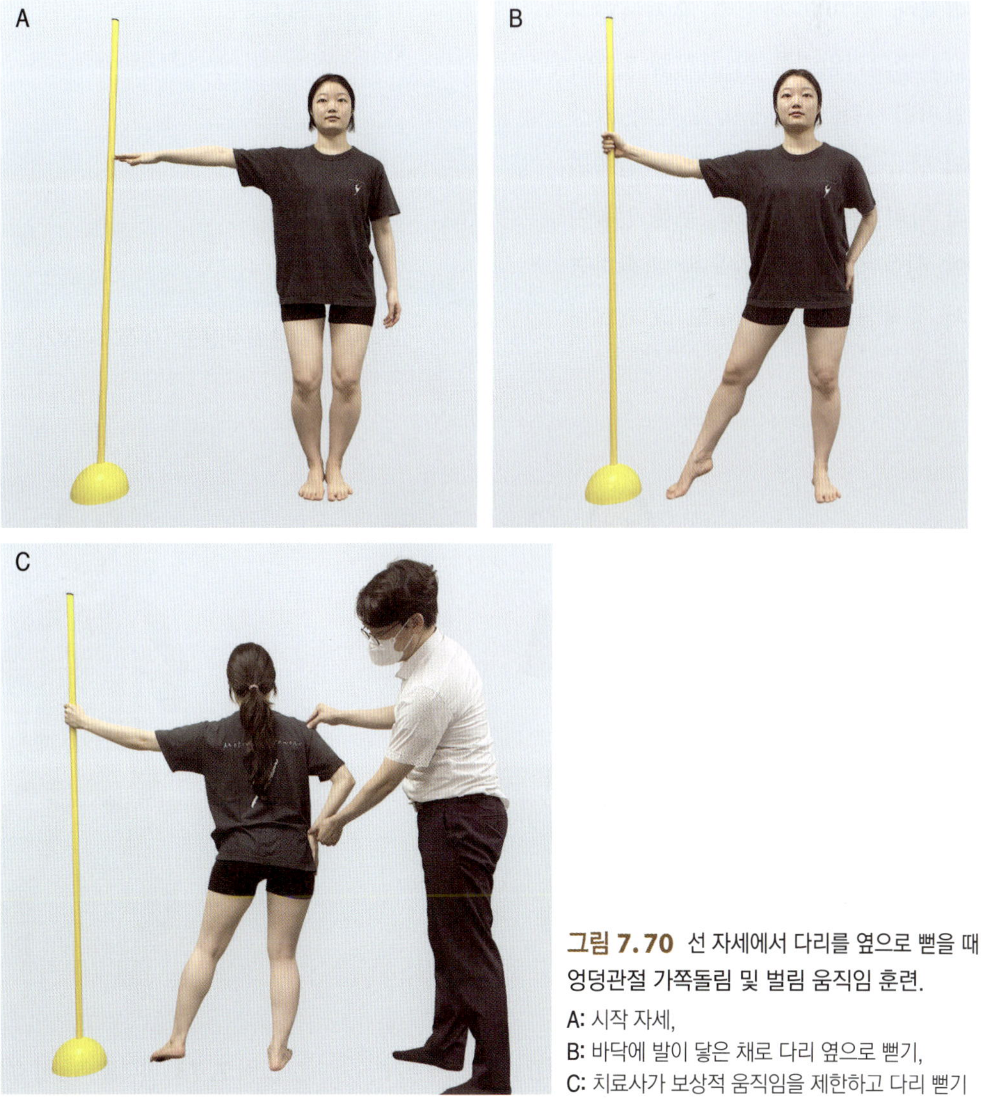

그림 7.70 선 자세에서 다리를 옆으로 뻗을 때 엉덩관절 가쪽돌림 및 벌림 움직임 훈련.
A: 시작 자세,
B: 바닥에 발이 닿은 채로 다리 옆으로 뻗기,
C: 치료사가 보상적 움직임을 제한하고 다리 뻗기

⑥ 1/4 쪼그려앉기

다리를 어깨너비로 벌린 상태로 정강넙다리 가쪽돌림을 막기 위해 발끝이 정면을 보게 하고 무릎이 모이지 않게 하여 1/4 쪼그려앉기를 한다(이때 무리하게 발끝을 정면을 보게 하면 통증을 호소한다면, 단계가 올라갈수록 서서히 발끝을 정면을 보게 한다).

엉덩관절 모음 및 안쪽돌림을 막기 위한 다른 방법으로 해부학적 자세만큼 양팔을 벌린 상태로 1/4 쪼그려앉기를 할 때 무릎 바깥쪽면이 손바닥을 스치면서 내려가게 한다(그림 7.71). 또는 탄력밴드를 양쪽 허벅지에 끼우고 탄성을 유지하면서 1/4 쪼그려앉기를 한다(그림 7.72). 엄지발가락 안쪽에서 수직의 가상의 선을 그리거나, 막대를 발 안쪽면과 다리 안쪽면에 대고, 무릎 안쪽이 이 선을 넘어가지 않도록 관찰하면서 움직임을 교육할 수도 있다(그림 7.73).

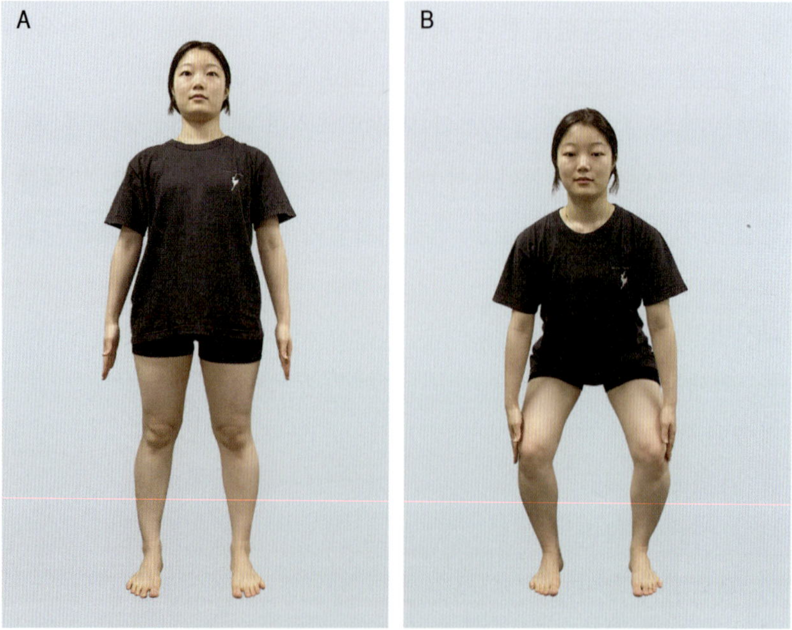

그림 7.71 손을 이용한 1/4 쪼그려앉기. A: 시작 자세, B: 끝 자세

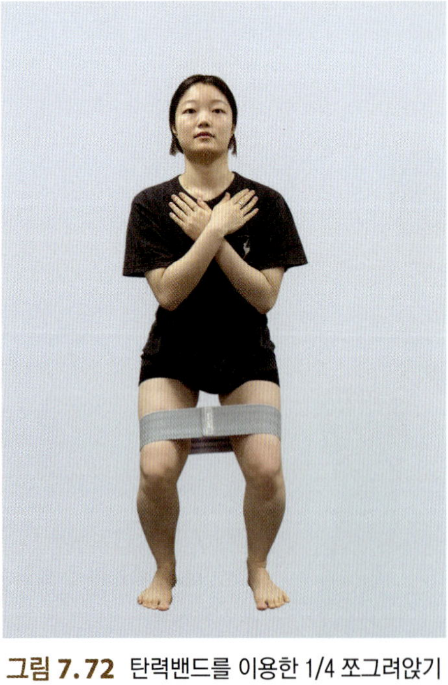

그림 7.72 탄력밴드를 이용한 1/4 쪼그려앉기

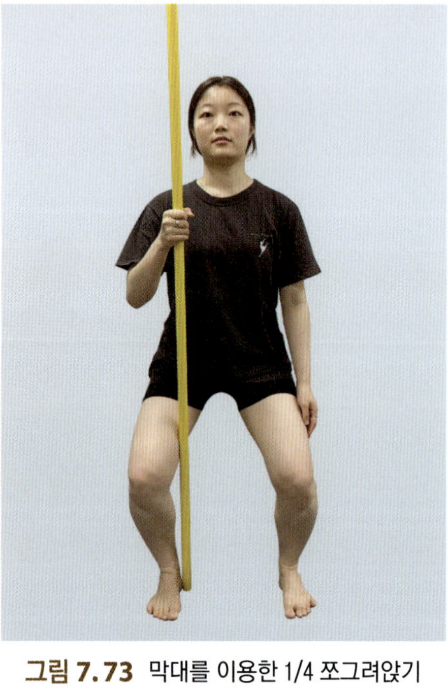

그림 7.73 막대를 이용한 1/4 쪼그려앉기

⑦ 1/4 쪼그려앉기를 한 상태로 옆으로 걷기

1/4 쪼그려앉기를 한 상태로 옆으로 걸을 때, 탄력밴드를 착용하고 옆으로 걷는다. 이때 두 발이 모두 지면에 닿아 있을 때와 발을 떼서 옆으로 옮길 때 모두 엉덩관절 모음 및 안쪽돌림이 나타나지 않도록 움직임을 훈련한다(그림 7.74). 잘 된다면 탄력밴드를 발목에 걸고 무릎이 모이지 않게 옆으로 걷기 움직임 훈련을 한다(그림 7.75).

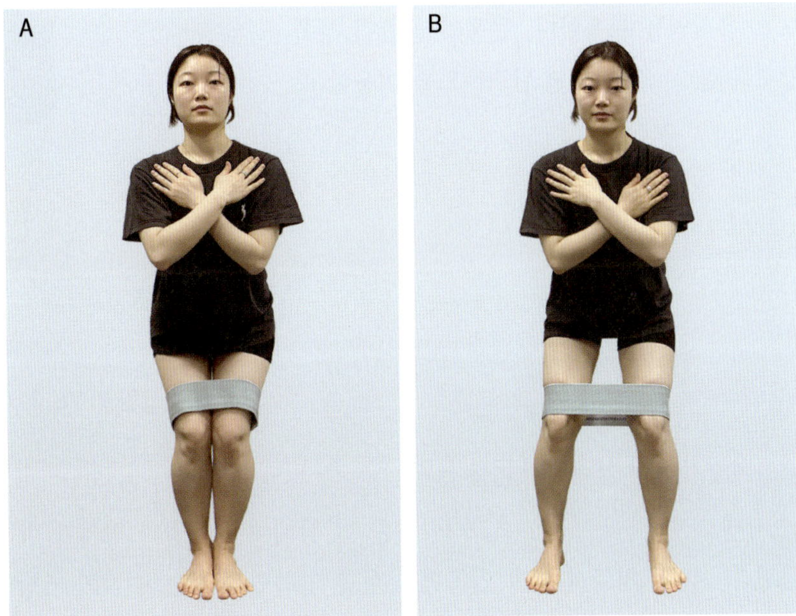

그림 7.74 무릎에 탄력밴드를 착용하고 1/4 쪼그려앉기를 한 상태로 옆으로 걷기. **A**: 시작 자세, **B**: 옆으로 걷는 자세

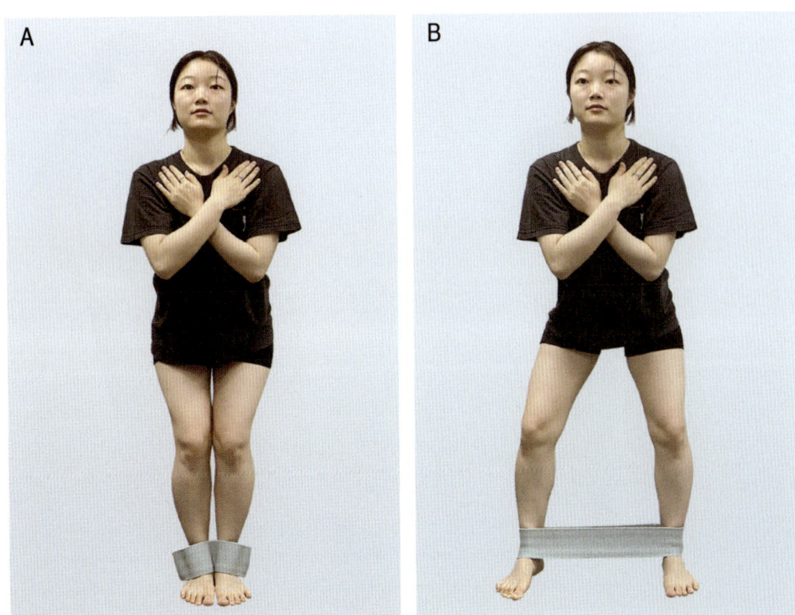

그림 7.75 발목에 탄력밴드를 착용하고 1/4 쪼그려앉기를 한 상태로 옆으로 걷기. **A**: 시작 자세, **B**: 옆으로 걷는 자세

⑧ 한 다리 1/4 쪼그려앉기

한 다리 1/4 쪼그려앉기 움직임 훈련은 두 다리로 쪼그려앉기를 통증 없이 할 수 있을 때 점차적으로 진행한다. 발을 어깨너비로 벌리고, 발끝이 정면을 보게 한 후 한쪽 발을 지면에서 살짝 든다. 무릎을 굽히면서 내려가고, 이때 엉덩관절 모음과 안쪽돌림이 나타나지 않도록 움직임을 교육한다. 몸통과 골반이 가쪽으로 기울어지지 않도록 한다. 잘 된다면 탄력밴드를 이용할 수 있다(그림 7.76).

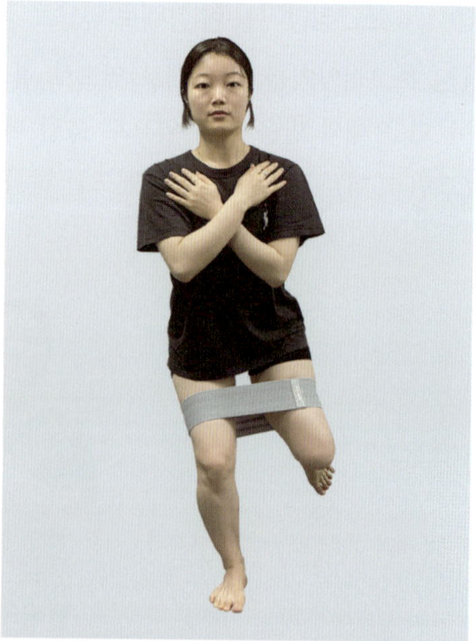

그림 7.76 한 다리 1/4 쪼그려앉기

⑨ 한 다리로 1/4 쪼그려앉기를 한 상태에서 몸통 돌림

발끝이 정면을 향한 상태로 한 다리로 1/4 쪼그려앉기를 한 상태에서 배꼽과 명치가 반대쪽을 바라보도록 몸통을 반대쪽으로 돌린다. 이때, 치료사는 발 안쪽면과 무릎 안쪽면을 잇는 수직의 가상의 선을 그리고, 무릎 안쪽이 이 선을 넘어가지 않도록 관찰하면서 엉덩관절 가쪽돌림 및 벌림 움직임을 교육한다(그림 7.77).

A

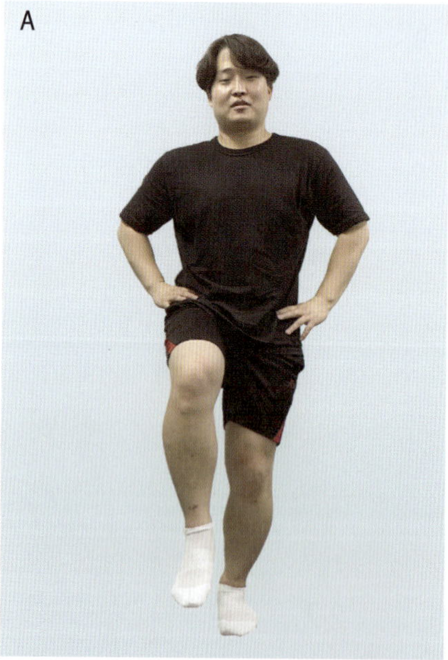

B

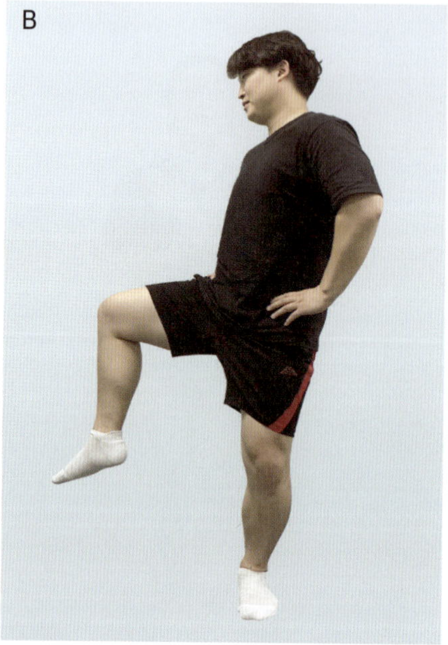

그림 7.77 한 다리로 1/4 쪼그려앉기를 한 상태에서 몸통 돌림. A: 시작 자세, B: 끝 자세

⑩ 계단 옆으로/앞으로 내려오기

움직임을 훈련시키려는 다리가 디딤발이고, 반대쪽 다리로 계단을 옆으로 내려올 때 디딤발의 엉덩관절 안쪽돌림 및 모음과 정강넙다리관절 가쪽돌림이 나타나지 않도록 훈련한다. 계단을 옆으로 내려오기 위해 다리를 벌릴 때 양쪽 무릎이 정면을 향하도록 치료사가 고정하거나 촉각 피드백을 준다. 또한, 몸통과 머리가 옆으로 기울어지지 않도록 옆으로 내려오게 한다(그림 7.78).

계단 옆으로 내려오기가 잘 된다면 앞으로 내려오는 동안 무릎 움직임을 훈련한다. 움직임을 훈련시키려는 다리가 디딤발이고, 반대 다리로 계단을 앞으로 내려올 때 디딤발의 엉덩관절 안쪽돌림 및 모음과 정강넙다리관절 가쪽돌림이 나타나지 않도록 훈련한다. 계단을 내려간 다리로는 체중을 싣지 않고 발꿈치만 살짝 계단 아래 바닥에 닿았다가 계단으로 올라온다. 이때도 몸통과 머리가 옆으로 기울어지지 않도록 한다. 이 동작에서 통증이 있다면 얇은 패드를 놓고 앞으로 내려오기를 하다가 점차 두꺼운 패드로, 마지막에는 2.5cm 정도의 계단에서 내려오는 연습을 한다. 이 동작 역시 탄력밴드를 허벅지에 차고 움직임을 훈련시키면 엉덩관절 벌림 및 가쪽돌림 움직임을 훈련시킬 수 있다(그림 7.79).

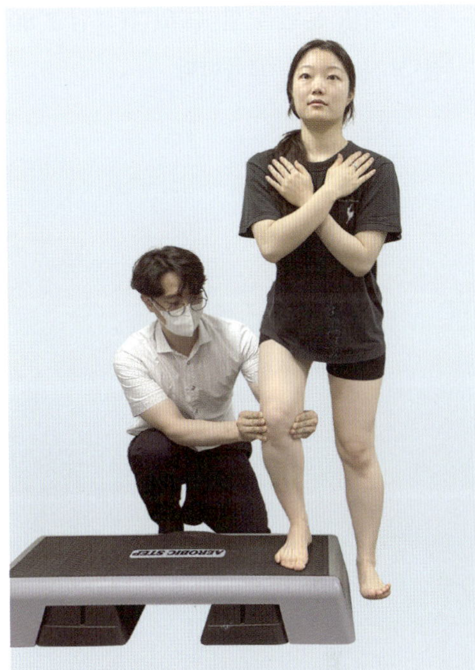

그림 7.78 계단 옆으로 내려오기

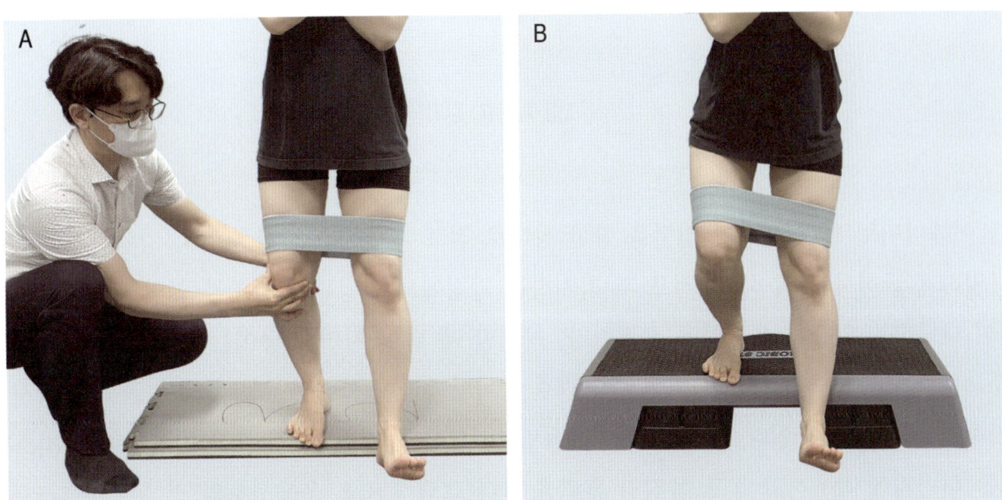

그림 7.79 계단 앞으로 내려오기. A: 낮은 계단 높이, B: 일반 계단 높이

⑪ 걷기

처음에는 보폭을 줄이고 걷고, 훈련하고자 하는 다리의 발꿈치가 지면에 닿을 때, 엉덩관절 안쪽돌림 및 모음을 최소화하기 위해 큰볼기근에 힘을 주게 한다. 발꿈치가 지면에 닿을 때, 발끝이 앞을 향하도록 하고 무릎 안쪽이 발 안쪽면의 수직선을 넘어가지 않도록 한다. 걷는 동안 발 안쪽과 무릎 안쪽에 막대를 대고 엉덩관절 벌림 움직임 훈련을 할 수 있다(그림 7.80). 발가락 떼기 구간에서 발가락 끝이 지면에서 떨어질 때 발끝이 가쪽을 보지 않도록 교육한다.

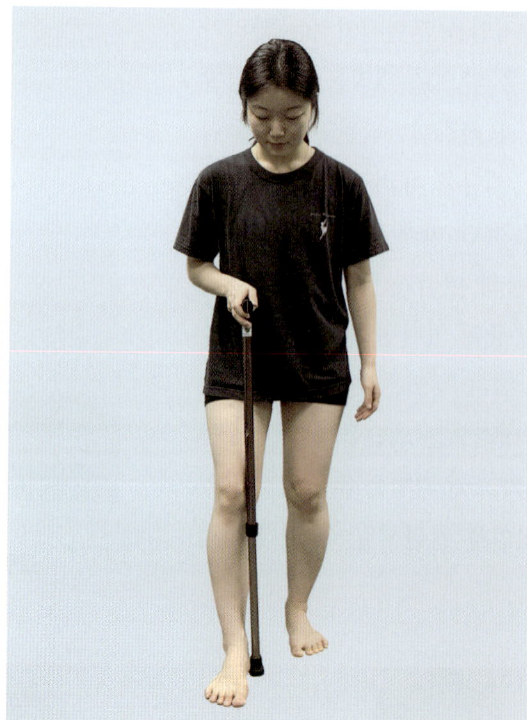

그림 7.80 걷기

⑫ 점프

두 다리를 어깨너비로 벌리고 발이 정면을 향한 상태로 점프 후에 착지한다. 이때, 엉덩관절, 무릎관절, 발목관절을 균일하게 굽혀서 뛰게 하고, 점프 후 착지하는 과정에서 엉덩관절 안쪽돌림 및 모음과 정강넙다리관절 가쪽돌림이 나타나지 않도록 움직임을 훈련한다. 착지할 때 발이 지면에 닿이는 소리가 크다면 발끝, 발중앙, 발꿈치 순으로 부드럽게 착지하도록 하여 발목관절 발바닥쪽굽힘근의 편심성 수축 능력을 향상시키도록 하여 무릎에 가해지는 충격을 줄인다. 엉덩관절 안쪽돌림 및 모음과 정강넙다리관절 가쪽돌림을 최소화하기 위해 탄력밴드를 허벅지에 착용하고 점프 움직임 훈련을 한다(그림 7.81). 운동선수의 경우는 한 다리로 점프 훈련을 같은 방법으로 적용할 수 있다.

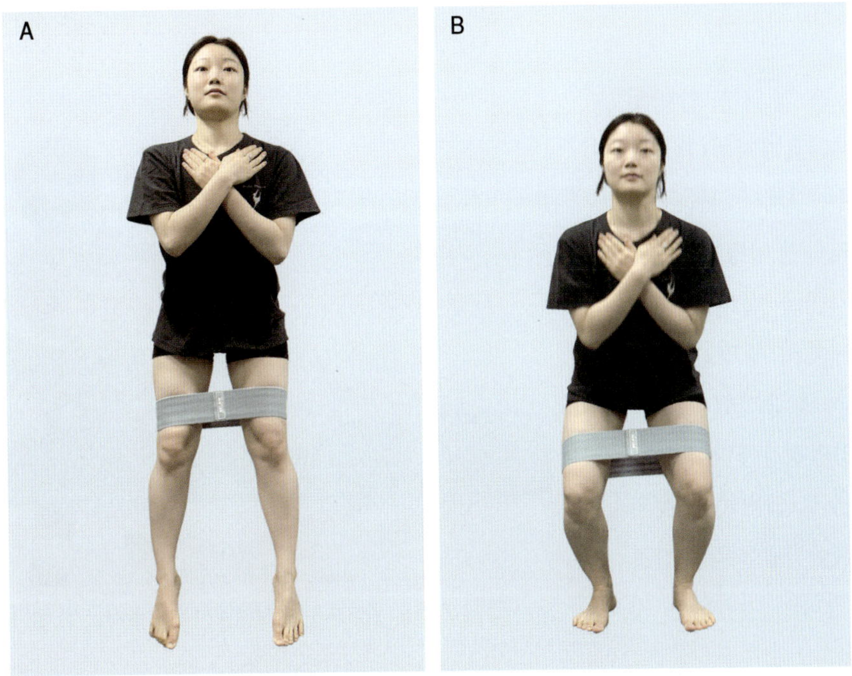

그림 7.81 점프. A: 점프 구간, B: 착지 구간

(2) 움직임 개선을 위한 도수 관리

① 엉덩정강근막띠 가로 미끄러짐

엎드린 자세에서 무릎 굽히기 움직임 훈련을 할 때 또는 쪼그려앉기 시에 통증이 있거나 정강넙다리관절 안쪽돌림 움직임을 잘 하지 못한다면, 엉덩정강근막띠 가로 미끄러짐을 적용해본다. 엎드린 자세에서 치료사가 엉덩정강근막띠의 먼쪽 1/3 부위를 위에서 아래로 부드럽게 눌러 연부조직을 이완한다. 가로 미끄러짐 도수 적용과 함께 대상자가 엉덩관절 가쪽돌림을 하거나, 치료사가 수동으로 엉덩관절 가쪽돌림을 같이 하면 이완에 효과적이다(그림 7.82). 엉덩정강근막띠의 유연성 향상을 위해서 옆으로누운 자세에서 중간볼기근 부위와

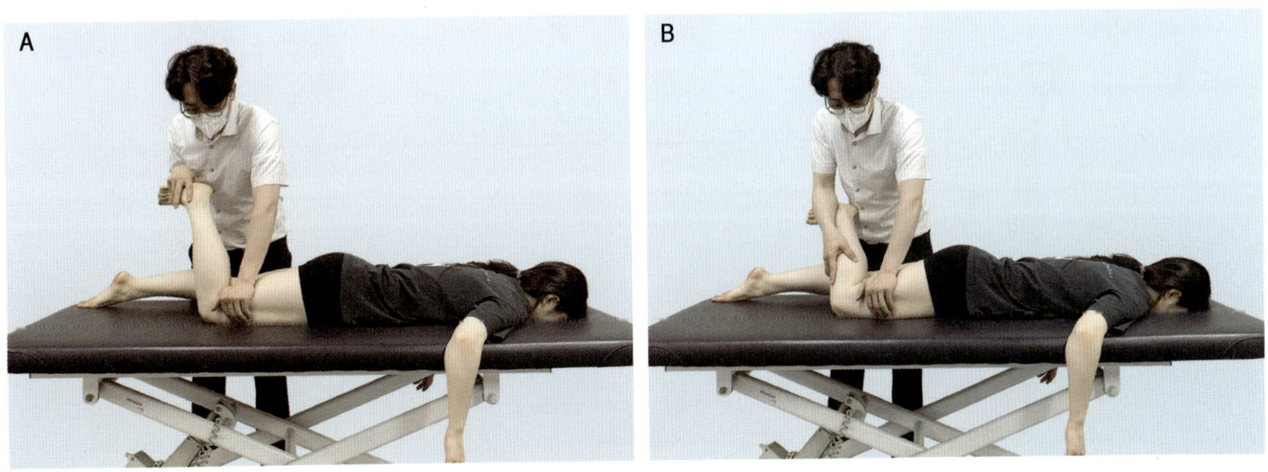

그림 7.82 엎드린 자세에서 엉덩정강근막띠 가로 미끄러짐. A: 시작 자세, B: 끝 자세

넙다리근막긴장근 부위를 압박하여 이완하는 것도 효과적이다(그림 7.83). 그 이유는 사체(cadaver)로 실험한 연구에 의하면 엉덩정강근막띠보다 중간볼기근을 절개했을 때 옆으로누운 자세에서 엉덩관절 모음 각도가 유의하게 증가했기 때문이다. 따라서, 엉덩정강근막띠 부위를 폼롤러나 도수로 압박하여 이완할 때 통증이 있는 사람들은 중간볼기근 부위를 압박하여 이완하는 것을 추천한다.

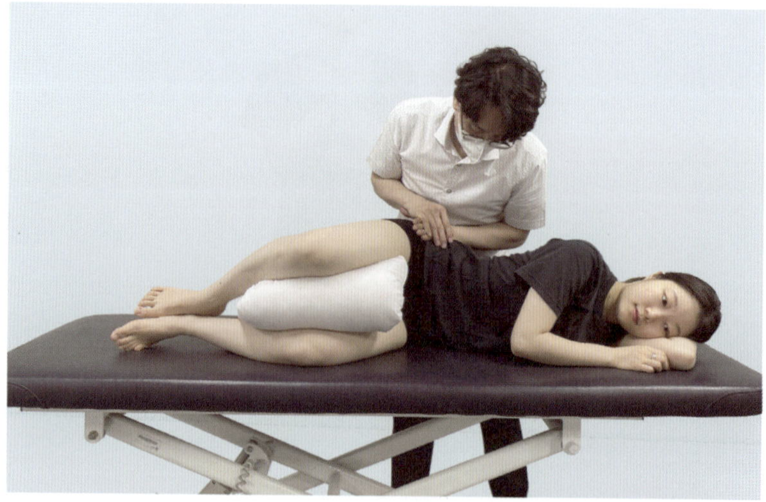

그림 7.83 옆으로누운 자세에서 중간볼기근 및 넙다리근막긴장근 이완

(3) 움직임 개선을 위한 테이핑

엉덩관절 안쪽돌림과 정강넙다리관절 가쪽돌림을 최소화하기 위해 사선으로 비탄력 테이프를 적용할 수 있다. 무릎을 아주 약간 굽힌 상태로 무릎이 발등 위에 위치하도록 하고 발을 정면을 보도록 하여, 엉덩관절 가쪽돌림을 유도한 후에 테이핑을 한다. 뒤에서 보았을 때, X자가 되도록 한다. 두 개의 테이프를 붙이는데, 테이핑의 시작점은 허벅지의 중간 앞쪽에서 시작해서 허벅지 안쪽–무릎 뒤쪽–정강이 가쪽–정강이의 중간 앞쪽에서 끝난다. 다른 하나의 테이핑은 허벅지 중간 앞쪽에서 시작해서 허벅지 가쪽–무릎 뒤쪽–정강이 안쪽–정강이의 중간 앞쪽에서 끝난다(그림 7.84). 이 테이핑 방법은 샬만과 동료들에 의해 개발되었다.

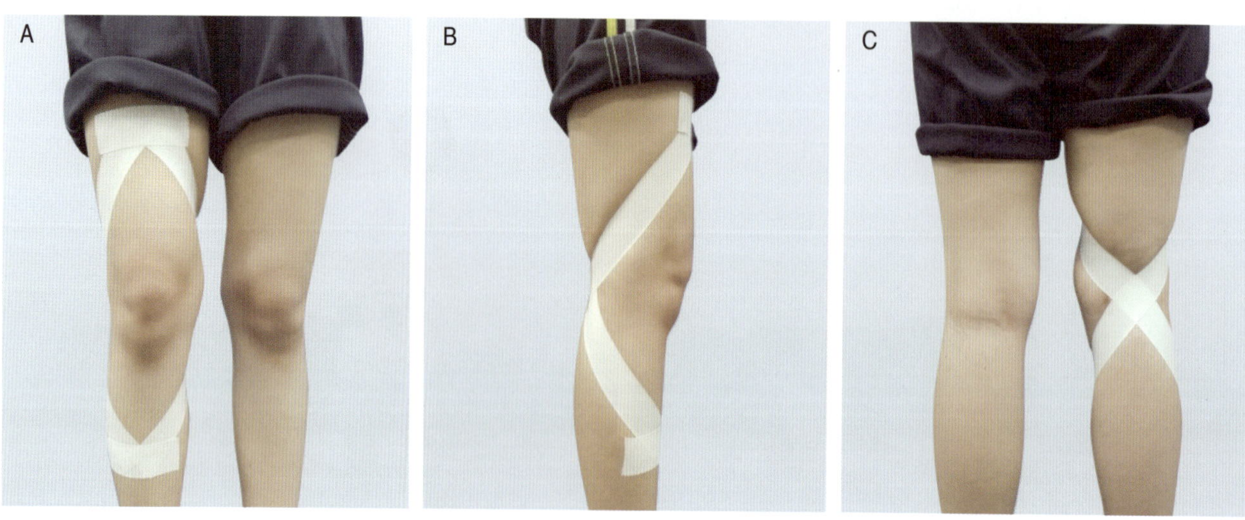

그림 7.84 뒤쪽-X-테이핑. A: 앞면, B: 옆면, C: 뒷면

이 테이핑의 효과에 대해 삼차원 동작분석 연구 결과, 뒤쪽-X-테이핑이 계단 내려오기 시 엉덩관절 안쪽돌림 및 모음과 정강넙다리관절의 가쪽돌림을 유의하게 감소시키지는 못했지만, 통증 감소에는 효과가 있었다(그림 7.85). 따라서, 테이핑으로 움직임을 교정하려고 하기보다는, 움직임 훈련을 할 때 통증 때문에 움직임 훈련을 못하는 대상자들을 위해 통증 조절용으로 사용할 것을 추천한다.

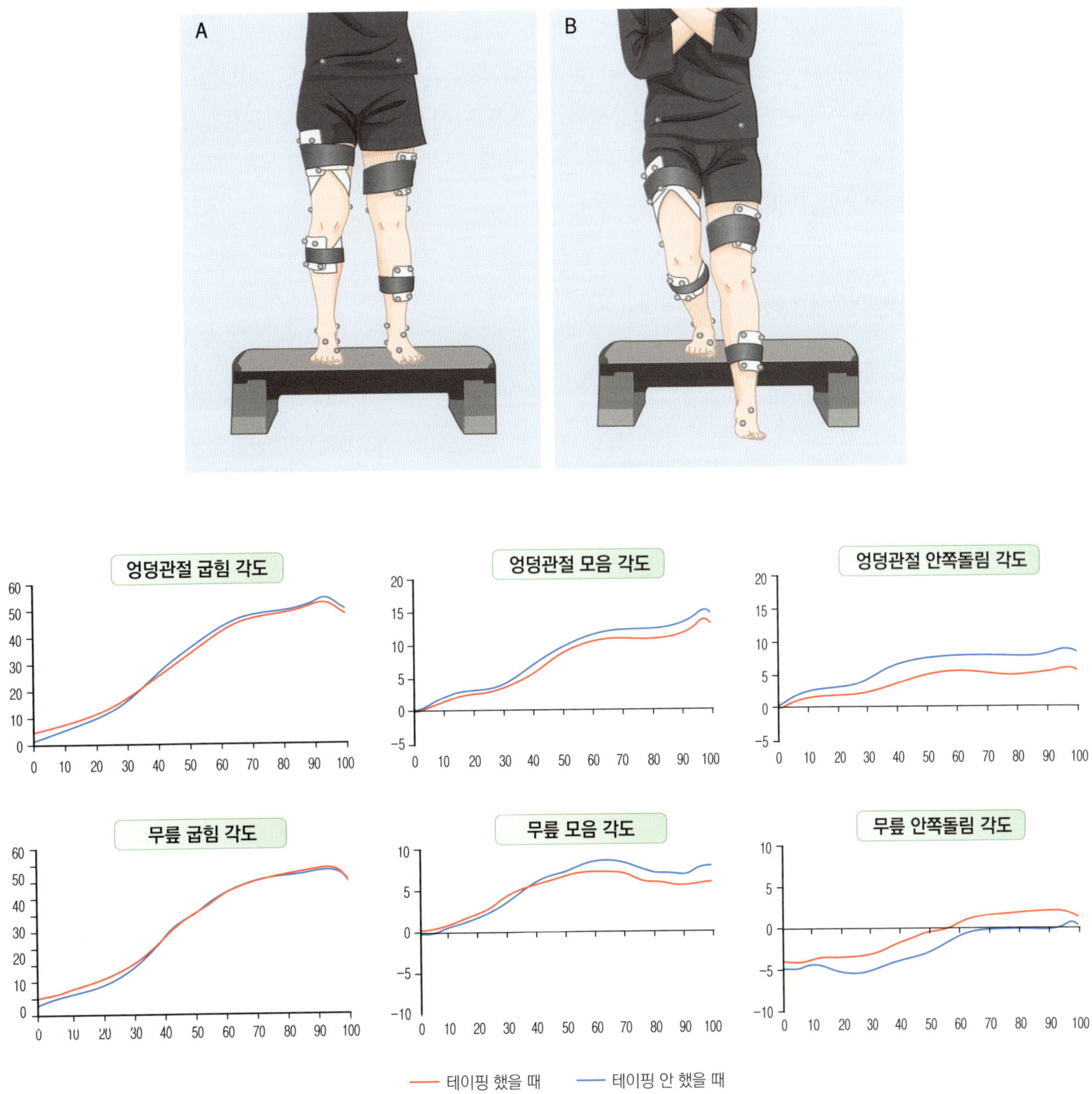

그림 7.85 계단 내려오기 동안 뒤쪽-X-테이핑이 엉덩관절 안쪽돌림 및 모음에 미치는 효과 연구.
A: 계단 내려오기 시작 자세, B: 끝 자세

4) KEMA 관리

밖굽이무릎이 동반된 정강넙다리 돌림 유형의 주요 목표는 일상생활 및 스포츠/레저 활동에서 과도한 밖굽이무릎이 동반된 정강넙다리 돌림을 줄이는 것이다(예를 들면, 그림 7.63A처럼 이 유형이 있는 다리가 위쪽으로 가도록 옆으로누운 자세로 잠을 잘 때, 엉덩관절 모음 및 안쪽돌림 자세를 장시간 지속되지 않도록 두꺼운 베게를 무릎 아래에 두고 잔다). 일상생활 및 스포츠/레저 활동을 하는 동안에 과도한 밖굽이무릎이 동반된 정강넙다리 돌림을 감소시키는 방법을 알려주어도 조절할 수 없다면, 아래 표의 손상란에 적혀 있는 신체부위의 기능을 평가해보고 KEMA 관리란에 있는 기능 및 움직임 향상 훈련을 적용한다. 이러한 움직임 향상 훈련 이후에 반드시 통증 또는 불편함을 느끼는 일상생활 및 스포츠/레저 동작을 하는 동안에 밖굽이무릎이 동반된 정강넙다리 돌림을 감소시키는 움직임을 사용할 수 있도록 움직임을 재교육시키고, 무의식적인 상황에서도 교육된 움직임을 사용할 수 있도록 연습해야 한다.

표 7.3 밖굽이무릎이 동반된 정강넙다리 돌림 유형 요약

잘못된 정렬	손상	KEMA 관리
• 밖굽이무릎 및 정강넙다리 가쪽돌림	• 엉덩정강근막띠 뻣뻣함 • 엉덩관절 가쪽돌림근, 엉덩관절 벌림근, 넙다리네갈래근 근력 약화 • 엉덩관절 모음 및 안쪽돌림 움직임 손상 • 정강넙다리관절 가쪽돌림 움직임 손상	• 엉덩관절 가쪽돌림근, 엉덩관절 벌림근, 넙다리네갈래근 강화 • 엉덩정강근막띠 이완 • 엎드려서 무릎 굽히기, 쪼그려앉기, 걷기, 계단 내려오기, 점프 후 착지 동안에 엉덩관절 벌림 및 가쪽돌림과 정강넙다리관절 안쪽돌림 움직임 훈련

5) 케이스 스터디

(1) 병력 및 통증

23살 여성이고 직업이 케이팝 댄서인 대상자가 댄스 퍼포먼스 후에 무릎 통증 때문에 활동을 계속할 수 없어 찾아왔다. 1년 전에 병원 진단 결과 앞십자인대에 손상은 없었고, 무릎 연골에 약간의 손상이 있다고 하였다. 우선적으로 비수술적 치료를 권유받았고, 약물치료와 물리치료(전기치료와 초음파, 무릎 폄근 강화 운동)를 받았다. 2달 치료 후 통증이 있긴 했지만, 일이 바빠서 병원에 치료받으러 가지 않았다. 3개월 전부터 다시 통증이 시작되었고 무릎 연골의 손상된 부위를 재건하는 수술을 권유받았다. 예전에는 부종이 있었지만, 요즘은 부종도 없는데 통증이 있다고 하였고 수술 하지 않고 통증이 좋아질 수 있는 방법을 찾고 있었다. 체중을 싣지 않으면 통증이 없지만, 무릎을 굽히면서 체중을 싣는 댄스 동작을 하면 무릎 통증이 6-7 정도 된다고 했다(10은 '최고 통증', 0은 '통증이 없을 때'를 의미한다). 무릎 앞쪽과 안쪽에 통증이 있다고 하였다. 밖굽이 부하 검사를 하면 3-4 정도의 통증이 있다고 하였다.

(2) 정렬 검사

밖굽이무릎 정렬이 있었고 발끝을 정면을 보게 하고 서면 엉덩관절 안쪽돌림이 심해서 무릎뼈가 안쪽으로 돌아간 것을 관찰할 수 있었다.

(3) 관절가동범위 및 근육 검사

엎드린 자세에서 무릎이 아픈 쪽의 엉덩관절 안쪽돌림 각도가 아프지 않은 쪽보다 비대칭적으로 크게 측정되었고, 앉은 자세에서 정강넙다리관절 가쪽돌림 각도가 과도하게 크게 측정되었다. 엉덩정강근막띠가 뻣뻣하였고, 근력 검사에서는 엉덩관절 가쪽돌림근, 뒤쪽 중간볼기근의 근력이 약했다.

(4) 움직임 검사

엎드린 자세와 선 자세에서 무릎을 굽히면 발끝이 가쪽을 향했고, 통증보다는 무릎이 뻐근해진다고 했다. 치료사가 발끝을 바깥쪽을 보지 않도록 교정해주고 무릎을 굽히면 뻐근하지 않다고 했다. 선 자세에서 무릎 통증이 있는 쪽 다리를 옆으로 뻗기 검사를 하면 무릎 통증이 있는 다리의 발끝이 벽에 닿지 못하고, 손끝이 벽에서 떨어지면서 골반이 위쪽으로 올라갔다. 무릎 통증이 있는 다리가 디딤발이 되어 반대쪽 다리를 벽을 향해 옆으로 뻗어보라고 하면 무릎 통증이 있고, 중심을 잡기 어려워 발을 떼지를 못했다. 치료사가 디딤발의 무릎이 안으로 돌아가지 않도록 손으로 잡아주면 다리를 옆으로 뻗을 때 통증이 감소하였지만, 다리를 옆으로 뻗기 어려워했다. 걸을 때는 발가락 떼기 구간에서 발끝이 바깥쪽을 향하였다. 1/4 쪼그려앉기 검사에서 무릎에 증상이 심해지면서 엉덩관절 안쪽돌림 및 모음과 함께 정강넙다리관절 가쪽돌림이 나타났다. 댄스 동작에서도 쪼그려앉기 동작이 많은데, 이 동작으로 구성된 안무를 많이 하면 무릎 통증이 더 심하다고 했다. 1/4 쪼그려앉기 동작에서 무릎 바깥쪽에 치료사가 손을 대고 무릎을 옆으로 벌리면서 쪼그려앉기를 하면 통증이 감소하였다. 계단을 앞으로 내려올 때, 옆으로 내려올 때, 점프 후 착지할 때 모두 무릎 통증이 있고, 과도하게 엉덩관절 안쪽돌림이 나타났다.

(5) KEMA 분류

엉덩관절 안쪽돌림 및 모음과 정강넙다리관절 가쪽돌림 시 무릎에 증상을 호소하는 밖굽이무릎이 동반된 정강넙다리 돌림 유형으로 분류되었고, 통증 요인(20점), 정렬 요인(5점), 관절가동범위 요인(10점), 근육 요인(15점), 움직임 요인(40점)으로 총 90점이었다.

11. 안굽이무릎이 동반된 정강넙다리 돌림 유형

안굽이무릎이 동반된 정강넙다리 돌림 유형(tibiofemoral rotation with varus type)은 쪼그려 앉았다가 일어서는 구간과 같이 체중이 부하되는 움직임에서 안굽이무릎 정렬이 관찰되고, 무릎 과다폄과 엉덩관절 안쪽돌림이 나타나면서 무릎 증상이 심해진다. 반대로, 쪼그려 앉았다가 일어설 때 무릎 과다폄과 엉덩관절 안쪽돌림을 제한시키면 증상이 감소한다. 엉덩정강근막띠가 뻣뻣하고, 엉덩관절 가쪽돌림근 및 벌림근, 넙다리네갈레근의 근력이 약화되어 있는 특징을 보인다(그림 7.86).

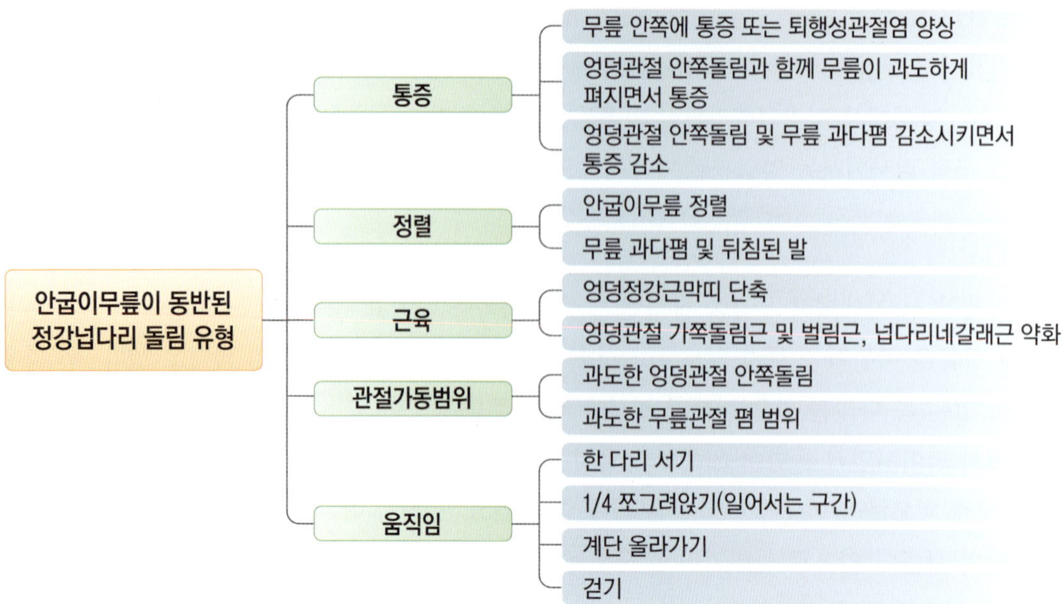

그림 7.86 안굽이무릎이 동반된 정강넙다리 돌림 유형 진단 분류

1) 분류 기준

(1) 통증 및 증상

앉은 자세에서 일어설 때, 무릎 과다폄과 함께 엉덩관절 안쪽돌림이 나타나면서 무릎에 통증이 심해진다. 반대로, 무릎 과다폄과 엉덩관절 안쪽돌림을 막으면 통증이 감소한다. 안굽이무릎으로 인해 무릎 안쪽에 과도한 스트레스를 받게 되며, 무릎관절 안쪽면에 퇴행성관절염 양상이 보일 수 있다. 걷기 구간 중에 통증이 심해지는 것은 디딤기 시기에 무릎 과다폄과 엉덩관절 안쪽돌림이 나타나면서 무릎에 안굽이 스트레스가 가해지기 때문일 수 있다.

(2) 정렬 검사

서 있는 자세에서 안굽이무릎 정렬을 보인다. 앞모습, 옆모습, 뒷모습에서 엉덩관절 안쪽돌림과 무릎 과다폄 정렬을 확인할 수 있다(그림 7.87). 뒤침 발(supinated foot) 정렬이 있을 수 있다.

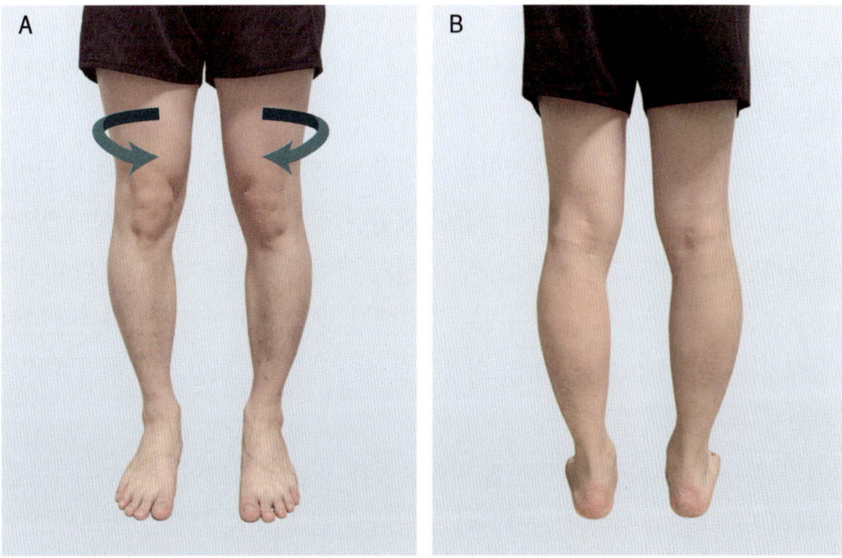

그림 7.87 선 자세에서 안굽이무릎 정렬. A: 엉덩관절 안쪽돌림, B: 무릎 과다폄

(3) 근육 검사

엉덩정강근막띠 유연성 검사에서 뻣뻣함을 보이며, 이는 과도한 엉덩관절 안쪽돌림과 관련이 있다. 옆으로누운 자세에서 엉덩관절 가쪽돌림근과 벌림근의 근력을 측정하면 약해져 있는 경우가 많다.

넙다리네갈래근의 근력을 검사하기 위해 앉은 자세에서 무릎을 펴게 하고, 검사자가 발목에 저항을 준다. 이때, 엉덩관절 안쪽돌림과 무릎 과다폄 움직임이 나타나면서 저항에 대해 힘을 주려고 하고 통증이 발생할 수 있다. 통증 없이 근력을 검사하기 위해서는 시작 자세에서 엉덩관절 가쪽돌림을 한다(그림 7.56). 그다음, 검사자가 대상자의 무릎이 과도하게 펴지지 않게(허벅지 앞면과 정강이 앞면이 수평이 되는 정도) 해주고(그림 7.88), 이 자세를 유지하게 한 후 저항을 줘서 근력을 검사한다. 이렇게 무릎을 과도하게 펴지 않고 근력을 검사하면 넙다리네갈래근의 약해진 근력을 통증 없이 검사할 수 있고, 대상자의 약해진 근력을 쉽게 확인할 수 있다.

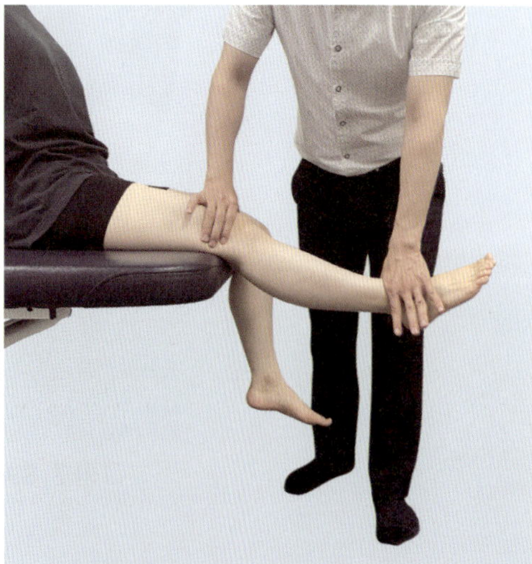

그림 7.88 넙다리네갈래근 근력 검사

(4) 관절가동범위 검사

엎드린 자세에서 엉덩관절 안쪽돌림 각도와 다리를 펴고 앉은 자세에서 무릎 폄 각도가 과도하게 측정된다.

(5) 움직임 검사

한 다리 서기를 하면, 디딤발의 아치가 무너지지 않고 뒤침된 상태로 유지되며, 엉덩관절의 과도한 안쪽돌림 및 무릎 과다폄이 나타난다.

한 다리 1/4 쪼그려앉기 검사에서 움직임을 검사할 수 있다. 선 자세에서는 안굽이무릎 정렬이 보이지만, 한 다리 1/4 쪼그려앉기를 하면 밖굽이무릎이 동반된 정강넙다리 돌림 유형이 있는 사람들처럼 엉덩관절 안쪽돌림이 나타날 수 있다(그림 7.89A). 두 유형의 차이점은 안굽이무릎이 동반된 정강넙다리 돌림 유형이 있는 사람들은 쪼그려 앉았다가 일어서는 구간에서 엉덩관절 안쪽돌림과 무릎 과다폄이 나타나면서, 무릎 증상이 심해지는 것이다(그림 7.89B). 통증으로 한 다리 쪼그려앉기가 어렵다면, 두 다리 쪼그려앉기로 움직임을 관찰할 수 있다.

계단 올라가기 검사에서 과도한 엉덩관절 안쪽돌림과 무릎 과다폄이 나타난다. 무릎을 펼 때, 넙다리네갈래근보다 넙다리뒤근육을 우세하게 사용하여 엉덩관절 폄을 통해 무릎을 펴려는 움직임을 보인다. 걸을 때 디딤기에서 무릎 과다폄 및 엉덩관절 안쪽돌림이 나타난다.

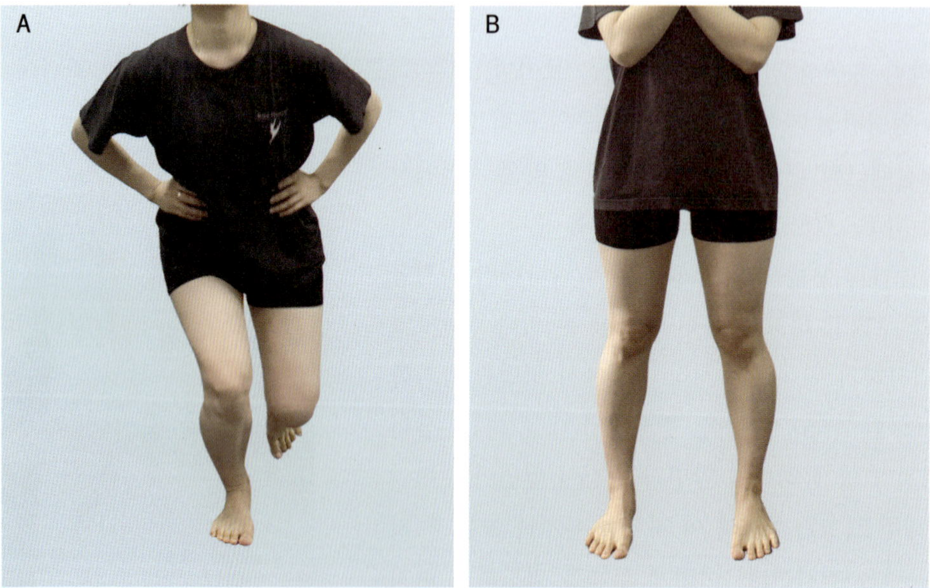

그림 7.89 한 다리 1/4 쪼그려앉기에서 일어서기 검사.
A: 앉았을 때, B: 일어섰을 때

2) 분류

(1) 안굽이무릎이 동반된 정강넙다리 돌림 유형 진단 분류

안굽이무릎이 동반된 정강넙다리 돌림 유형의 기여 요인으로는 통증 및 움직임, 정렬 검사 결과가 있다. 평가항목 5개 중 3개 이상 양성이면(60% 이상) 안굽이무릎이 동반된 정강넙다리 돌림 유형으로 분류한다(표 7.4).

표 7.4 안굽이무릎이 동반된 정강넙다리 돌림 유형 진단 분류표

기여 요인	검사 내용	반응
통증 및 움직임	1/4 쪼그려앉기 움직임 중 일어서는 구간에서 엉덩관절 안쪽돌림 및 무릎 과다폄이 나타나면서 통증	양성/음성
	한 다리 서기 시 엉덩관절 안쪽돌림과 무릎 과다폄 움직임이 나타나면서 통증	양성/음성
	계단 올라갈 때 마지막 단계에서 엉덩관절 안쪽돌림과 무릎 과다폄 움직임이 나타나면서 통증	양성/음성
정렬	안굽이무릎 여부	양성/음성
	엉덩관절 안쪽돌림 및 무릎 과다폄	양성/음성

(2) 진단에 따른 중증도 평가

안굽이무릎이 동반된 정강넙다리 돌림 유형으로 분류된 경우에 중증도 분류를 위해 수행된다. 통증 요인(30점)은 시각상사척도를 이용한다. 정렬 요인(10점)은 안굽이무릎 여부와 엉덩관절 안쪽돌림 및 무릎의 과다폄 여부에 따라 부여한다. 엉덩관절 및 무릎관절에 관련된 근육들의 근력 및 근육 길이 검사 결과에 따라 양성반응인 경우마다 각각 점수가 부여된다(20점). 관절가동범위 요인(10점)은 엉덩관절 안쪽돌림과 무릎 과다폄의 여부에 따라 각각의 점수가 부여된다. 움직임 요인(30점)은 아래 표에 제시된 움직임 검사의 결과에 따라 양성반응인 경우마다 각각 점수가 부여된다(표 7.5).

3) 중재

(1) 움직임 교육

① 옆으로누운 자세

엉덩관절 가쪽돌림 움직임에 익숙하지 않기 때문에 옆으로 누워서 골반 중립을 유지하고 엉덩관절 가쪽돌림 움직임을 연습한다(그림 7.63, 7.64).

표 7.5 안굽이무릎이 동반된 정강넙다리 돌림 유형의 진단에 따른 중증도 평가표

<table>
<tr><th>기여 요인</th><th colspan="3">통증 점수(VAS)</th><th>점수</th></tr>
<tr><td rowspan="3">통증
(30)</td><td colspan="3">1~3</td><td>10</td></tr>
<tr><td colspan="3">4~7</td><td>20</td></tr>
<tr><td colspan="3">8~10</td><td>30</td></tr>
<tr><td rowspan="3">정렬
(10)</td><td colspan="3">정렬 상태</td><td>점수</td></tr>
<tr><td colspan="3">안굽이무릎(있으면 5점)</td><td>5</td></tr>
<tr><td colspan="3">엉덩관절 안쪽돌림 및 무릎 과다폄(있으면 5점)</td><td>5</td></tr>
<tr><td rowspan="5">근육
(20)</td><td>근육</td><td>검사</td><td>검사의 양성반응</td><td>점수</td></tr>
<tr><td>엉덩관절 가쪽돌림근</td><td rowspan="3">근력 검사</td><td>G등급 이하</td><td>5</td></tr>
<tr><td>엉덩관절 벌림근</td><td>G등급 이하</td><td>5</td></tr>
<tr><td>넙다리네갈래근</td><td>G등급 이하</td><td>5</td></tr>
<tr><td>엉덩정강근막띠</td><td>근육 길이 검사</td><td>단축</td><td>5</td></tr>
<tr><td rowspan="3">관절가동범위
(10)</td><td colspan="3">분류</td><td>점수</td></tr>
<tr><td colspan="2">엉덩관절 안쪽돌림</td><td>45° 이상</td><td>5</td></tr>
<tr><td colspan="2">무릎 폄</td><td>5° 이상</td><td>5</td></tr>
<tr><td rowspan="5">움직임
(30)</td><td>검사</td><td colspan="2">양성반응</td><td>점수</td></tr>
<tr><td>한 다리 서기</td><td colspan="2">엉덩관절 안쪽돌림/무릎 과다폄</td><td>10</td></tr>
<tr><td>1/4 쪼그려앉기(일어서는 구간)</td><td colspan="2">엉덩관절 안쪽돌림/무릎 과다폄</td><td>10</td></tr>
<tr><td>계단 올라가기</td><td colspan="2">엉덩관절 안쪽돌림/무릎 과다폄</td><td>5</td></tr>
<tr><td>걷기(디딤기)</td><td colspan="2">엉덩관절 안쪽돌림/무릎 과다폄</td><td>5</td></tr>
<tr><td colspan="4">총점</td><td>100</td></tr>
</table>

② 앉은 자세

앉은 자세에서 무릎을 펴는 동작을 시작할 때 먼저 넙다리뒤근육에 힘을 주게 하고 무릎을 펴게 해서(편심성 수축) 끝범위에서 무릎이 과도하게 펴지지 않도록 움직임 교육을 한다. 만약 무릎을 펴려고 할 때 엉덩관절 안쪽돌림이 나타난다면, 시작 자세에서 엉덩관절 가쪽돌림을 하고 무릎을 펴는 움직임 훈련을 한다(그림 7.56).

③ 선 자세

선 자세에서 통증이 있다면, 무릎이 과도하게 펴지지 않도록 무릎을 약간 굽히고 무릎뼈가 안쪽을 향하고 있다면 엉덩관절 가쪽돌림을 해서 무릎뼈가 정면을 보게 한다. 엉덩관절 가쪽돌림을 할 때 발이 뒤침될 수 있으므로, 엄지발가락이 지면에서 떨어지지 않도록 첫 번째 발허리뼈머리를 바닥쪽으로 눌러 고정하게 한다. 움직임을 교정했을 때 통증이 감소한다면 이 자세를 교육한다. 직업 특성상 서서 일하는 사람들에게 무릎을 약간 굽히고, 엉덩관절 가쪽돌림을 위해 큰볼기근을 수축하고 서 있는 습관을 교육하면 서서 일할 때 통증이 감소하는 것을 볼 수 있다.

서 있을 때 자세 및 움직임 교육이 되었다면, 증상이 있는 다리를 지지하고 반대쪽 무릎을 굽혀서 한 다리 서기를 한다. 이 자세에서는 (1) 무릎이 과도하게 펴지지 않도록 무릎을 약간 굽히고 (2) 무릎뼈가 안쪽이 아니라 정면을 보도록 엉덩관절 가쪽돌림을 유지하며, (3) 첫 번째 발허리뼈머리를 바닥쪽으로 눌러 고정해서 발 뒤침을 감소시킨다. 만약 몸통이 가쪽으로 기울어진다면 벽 또는 테이블을 마주 보고 서서 손을 짚고 몸통이 기울어지지 않도록 연습한다.

바로선 자세에서 쪼그려앉기를 할 때 양쪽 무릎에 탄력밴드를 착용해서 내려가는 동작에서 엉덩관절 가쪽돌림 움직임을 유도한다. 일어서는 동작에서도 엉덩관절 가쪽돌림을 유지하고 완전히 섰을 때 무릎이 과도하게 펴지지 않도록 한다. 발 뒤침이 나타나지 않게 주의한다. 같은 방법으로 의자에 앉았다가 일어서는 동작으로 움직임을 훈련할 수 있다. 의자 좌석 끝을 무릎 뒤쪽 부위에 맞닿게 하여 앉으면, 일어날 때 의자가 뒤로 밀려서 무릎이 과도하게 펴지는지 피드백을 주기 때문에 무릎 과다폄을 막을 수 있다(그림 7.90).

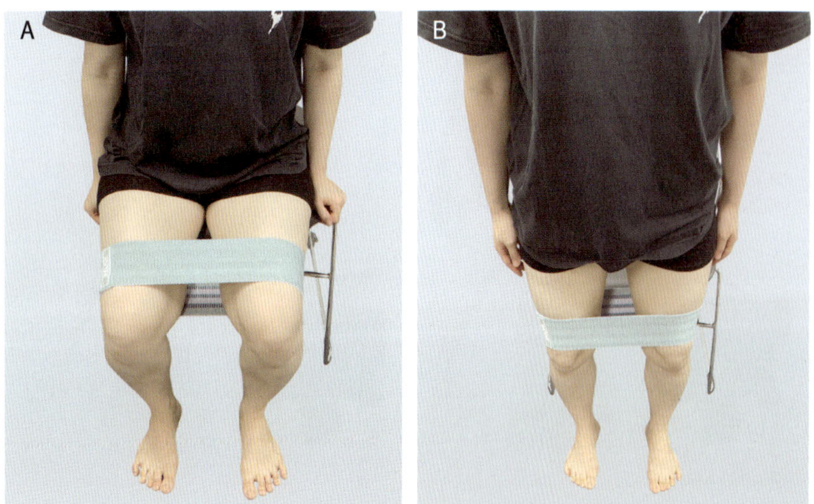

그림 7.90 무릎에 탄력밴드를 착용하고 의자에 앉은 자세에서 일어서기.
A: 시작 자세, B: 끝 자세

계단을 올라가기 위해 엉덩관절 굽힘 시 안쪽돌림이 나타나지 않도록 탄력밴드를 착용하고 계단에 한 발을 올리게 한다. 탄력밴드를 사용해도 움직임 교정이 되지 않을 수 있으므로 치료사는 무릎 안쪽에 손바닥을 대고 손가락 끝을 무릎 뒤쪽에 대어 엉덩관절 안쪽돌림과 모음이 나타나면 교정해준다. 그다음 계단을 올라갈 때도 엉덩관절 가쪽돌림을 유지하기 위해 무릎과 발끝이 정면을 향하게 하고, 무릎을 앞으로 밀어서 발목 발등굽힘이 되게 한 후(그림 7.91A에서 7.91B로 움직일 때), 계단에 다 올라왔을 때는 무릎이 완전히 펴지지 않는 움직임과 엉덩관절 안쪽돌림 및 모음을 억제하는 움직임을 훈련한다(그림 7.91C). 발 뒤침이 나타난다면 엄지발가락으로 지면을 눌러서 발 뒤침 움직임이 심해지는 것을 제한한다.

걷기 움직임을 훈련할 때, 무릎을 약간 굽힌 상태로 서고, 전체 구간에서 무릎이 다 펴지는 구간이 없다는 것을 인지시킨다. 디딤기 초반에 발꿈치가 바닥에 닿을 때 큰볼기근을 수축하는 연습을 시켜서, 디딤기 동안에 엉덩관절 안쪽돌림을 제한시킨다. 디딤기 중간 구간에서도 안쪽돌림이 나타나지 않도록 발 위에 무릎이 위치하게 교육하거나 큰볼기근 수축을 유지하게 하고, 무릎이 완전히 펴지지 않도록 주의한다. 만약 발 뒤침이 과도하게 나타난다면, 첫 번째 발허리뼈머리를 바닥에 누르는 힘을 주게 한다. 엉덩관절 안쪽돌림이 다시 증가한다면 걷기 움직임을 하기 전에 무릎에 탄력밴드를 착용하고 걷기 움직임을 훈련시킨다. 또한, 이 유형이 있는 사람 중 통증이 심한 경우 무릎 안굽이 스트레스가 가해지기 때문에 발끝을 바깥쪽으로 향하게 하면 걸을 때 통증이 있는 사람들이 통증이 일시적으로 줄어든다. 따라서 무릎 통증이 심한데도 불구하고 걷기 운동을 하고 싶어 하는 사람들은 발끝과 무릎을 바깥쪽으로 향하게 걷는 것을 교육하고, 통증이 줄어들면 발끝을 서서히 앞쪽을 향하게 하고 걷게 한다.

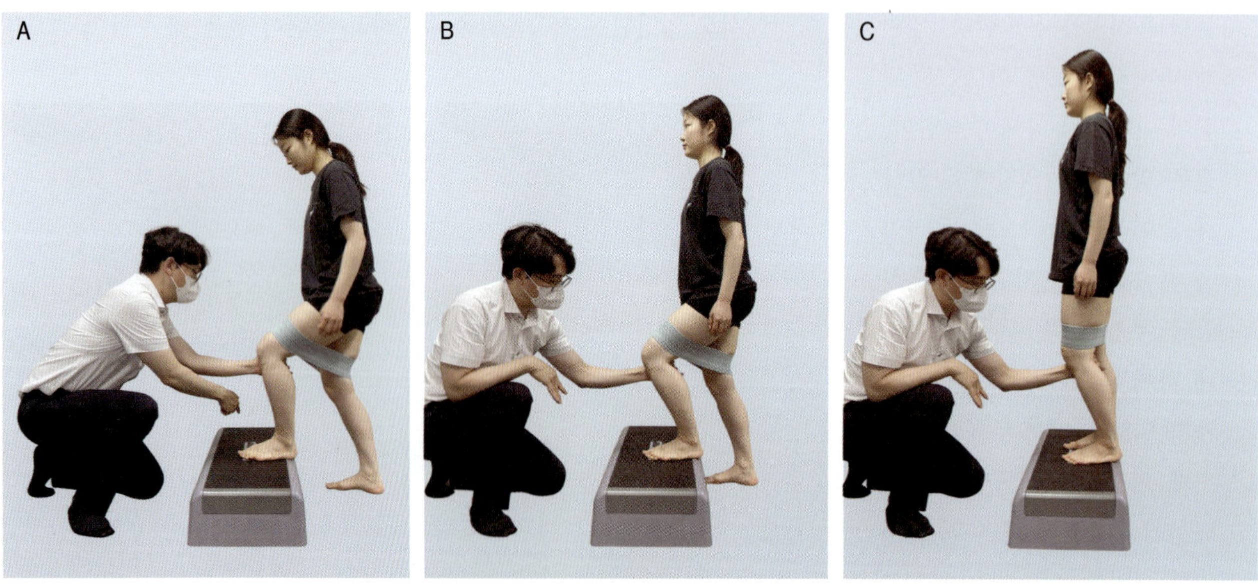

그림 7.91 무릎에 탄력밴드를 착용하고 계단 오르기.
A: 시작 자세, B: 중간 자세(발등굽힘과 함께 무릎 굽힘 유도), C: 끝 자세(무릎 과다폄 및 엉덩관절 안쪽돌림/모음 제한)

(2) 움직임 개선을 위한 도수 관리

① 엉덩근막장근 가로 미끄러짐

엉덩관절 가쪽돌림 움직임을 하고 싶은데 잘 따라하지 못하는 사람의 경우, 엉덩근막장근띠의 가로 방향 미끄러짐을 적용하는 것이 도움이 된다(그림 7.82).

(3) 움직임 개선을 위한 테이핑

선 자세에서 엉덩관절 안쪽돌림과 무릎 과다폄 움직임을 제한시키는 움직임 훈련할 때, 무릎 통증을 감소시키기 위해 뒤쪽-X-테이핑을 적용할 수 있다(그림 7.84).

4) KEMA 관리

안굽이무릎이 동반된 정강넙다리 돌림 유형의 주요 목표는 일상생활 및 스포츠/레저 활동에서 과도한 안굽이무릎이 동반된 정강넙다리 돌림을 줄이는 것이다. 일상생활 및 스포츠/레저 활동을 하는 동안에 과도한 안굽이무릎이 동반된 정강넙다리 돌림을 감소시키는 방법을 알려주어도 조절할 수 없다면, 아래 표의 손상란에 적혀 있는 신체부위의 기능을 평가해보고 KEMA 관리란에 있는 기능 및 움직임 향상 훈련을 적용한다. 이러한 움직임 향상 훈련 이후에 반드시 통증 또는 불편함을 느끼는 일상생활 및 스포츠/레저 동작을 하는 동안에 안굽이무릎이 동반된 정강넙다리 돌림을 감소시키는 움직임을 사용할 수 있도록 움직임을 재교육시키고, 무의식적인 상황에서도 교육된 움직임을 사용할 수 있도록 연습해야 한다.

표 7.6 안굽이무릎이 동반된 정강넙다리 돌림 유형 요약

잘못된 정렬	손상	KEMA 관리
• 한 다리로 쪼그려 앉았다가 일어서는 마지막 구간에 과도한 안굽이(엉덩관절 안쪽돌림 및 무릎 과다폄) 정렬 • 발 뒤침 정렬	• 엉덩정강근막띠 뻣뻣함 • 엉덩관절 가쪽돌림근, 엉덩관절 벌림근, 넙다리네갈래근 근력 약화 • 과도한 엉덩관절 안쪽돌림 움직임 • 무릎 과다폄 움직임	• 엉덩정강근막띠 이완 • 엉덩관절 가쪽돌림근, 엉덩관절 벌림근, 넙다리네갈래근 강화 • 서 있는 자세, 쪼그려앉기(일어서는 구간), 한 다리 서기 움직임 동안 엉덩관절 가쪽돌림은 증가시키고 무릎 과다폄은 감소시키는 움직임 훈련

12. 무릎뼈 위쪽 미끄러짐 동반한 무릎 폄 유형

무릎뼈 위쪽 미끄러짐 동반한 무릎 폄 유형(knee extension with patellar superior glide type)은 넙다리네갈래근이 두껍게 발달해 있고, 넙다리네갈래근의 강한 수축으로 인한 무릎뼈 위쪽 미끄러짐이 심해질수록 무릎 통증이 심해지는 것이 특징이다. 무릎뼈 위쪽 미끄러짐을 제한하면 통증 및 증상이 감소한다. 무릎뼈가 위쪽에 위치한 정렬을 보인다. 넙다리네갈래근은 뻣뻣하고, 넙다리뒤근육과 큰볼기근의 근력은 약하다(그림 7.92).

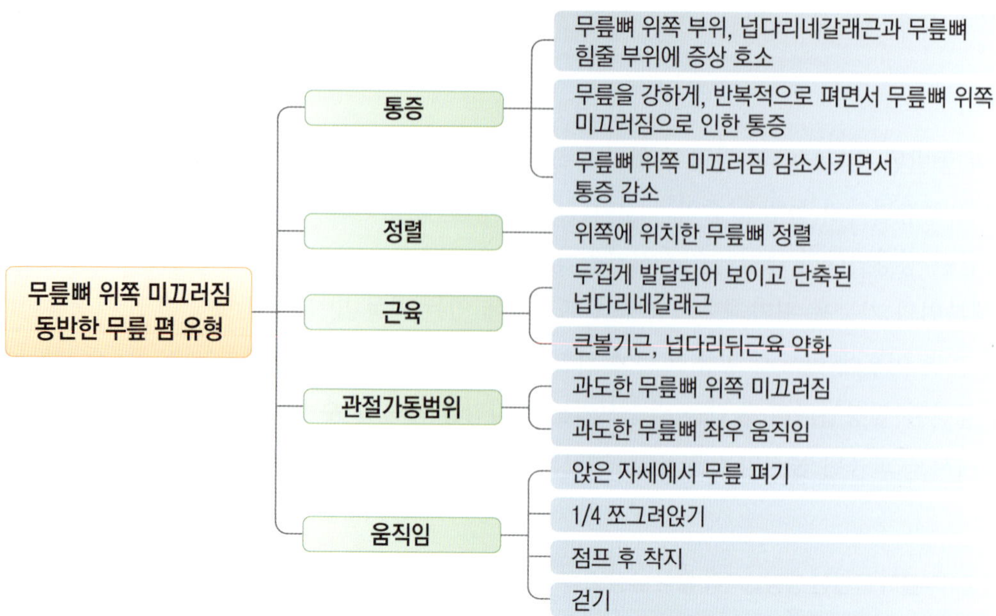

그림 7.92 무릎뼈 위쪽 미끄러짐 동반한 무릎 폄 유형 진단 분류

1) 분류 기준

(1) 통증 및 증상

무릎뼈 위쪽 부위, 넙다리네갈래근과 무릎뼈 힘줄 부위에 증상을 호소한다. 반복적으로 무릎을 펴는 동작, 무릎을 강하게 펴는 동작을 하고 나면 무릎 증상이 심해진다.

(2) 정렬 검사

인살-살바티 비율이 1.2 이상이며, 위쪽에 위치한 무릎뼈 정렬을 가지고 있다. 외형적으로 넙다리네갈래근이 두껍게 발달해 있다(그림 7.93).

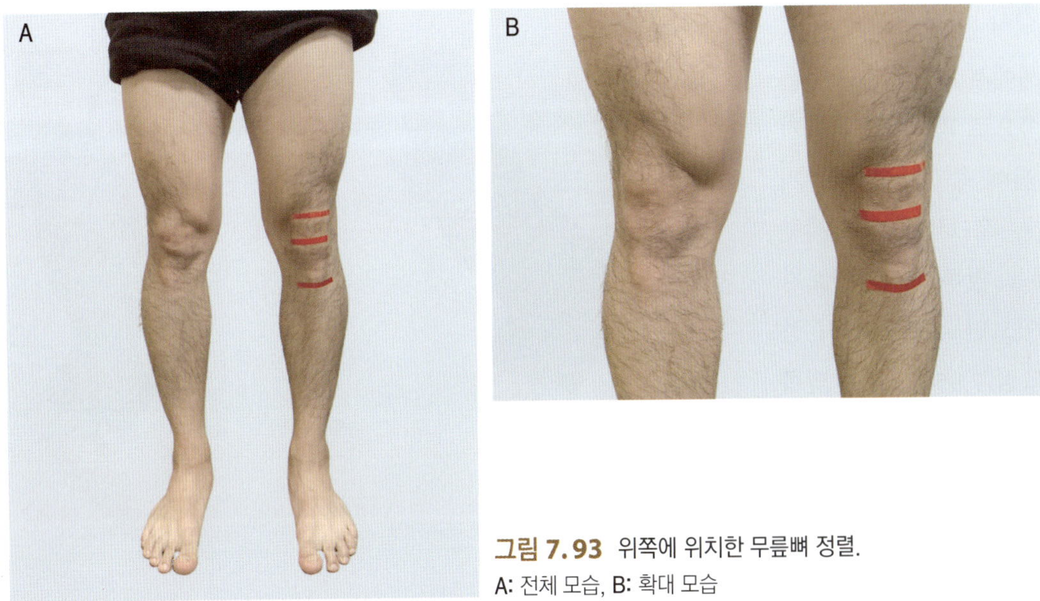

그림 7.93 위쪽에 위치한 무릎뼈 정렬.
A: 전체 모습, B: 확대 모습

(3) 근육 검사

넙다리네갈래근의 유연성이 떨어져 있으며, 뻣뻣하므로 바로누운 자세에서 엉덩관절 굽힘 90° 상태에서 무릎을 최대한 굽혀본다. 넙다리곧은근이 선택적으로 뻣뻣해져 있는지 보기 위해서는 엎드린 자세에서 무릎을 최대한 굽혀본다. 무릎이 거의 다 굽혀졌을 때 골반 앞기울임이 나타난다면 넙다리곧은근의 뻣뻣함을 의미할 수 있다(그림 7.26).

큰볼기근과 넙다리뒤근육의 근력이 약화되어 있다. 넙다리뒤근육의 경우 증상이 있는 쪽과 없는 쪽을 같이 근력을 검사해보면 증상이 있는 쪽이 근력이 약한 것을 쉽게 알 수 있다.

(4) 관절가동범위 검사

무릎뼈가 위쪽으로 올라간 상태여서 넙다리네갈래근보다 무릎뼈 힘줄이 유연하고 길어진 상태로 있다. 무릎뼈가 위쪽에 위치할수록 무릎뼈의 힘줄이 길어지고, 무릎뼈의 좌우 움직임의 반경이 커져서 가동성이 과하게 커진 것을 볼 수 있다(그림 7.94B).

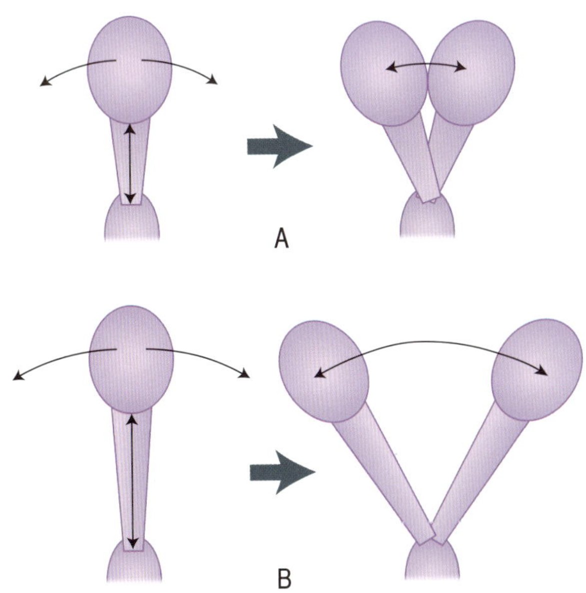

그림 7.94 위쪽에 위치한 무릎뼈로 인해 무릎뼈 좌우 움직임 반경 증가.
A: 정상적인 무릎뼈 정렬의 경우 좌우 움직임 반경,
B: 위쪽에 위치한 무릎뼈 정렬의 경우 과도한 좌우 움직임 반경

(5) 움직임 검사

앉은 자세에서 무릎 폄 시 무릎뼈가 위쪽으로 과도하게 올라가면서 무릎에 증상이 커지는지 확인한다. 쪼그려앉기 자세를 할 때 무릎 앞쪽면이 발끝보다 뒤쪽에 있으면 무릎 통증이 증가하고(그림 7.95A), 무릎 앞쪽면을 발끝보다 앞으로 내밀면서 쪼그려앉기를 하면 무릎 통증이 감소한다(그림 7.95B). 걸을 때와 점프 후 착지할 때, 무릎이 잘 굽혀지지 않는다.

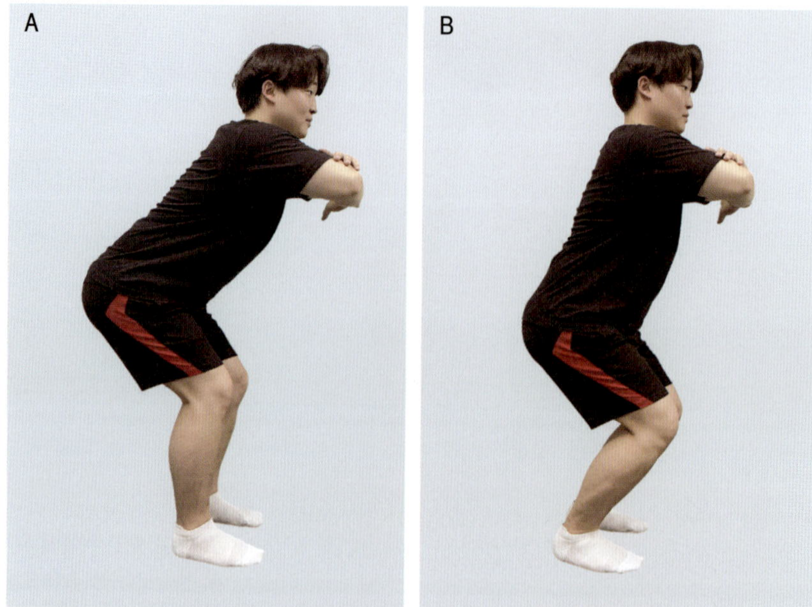

그림 7.95 쪼그려앉기. A: 무릎이 발끝보다 뒤에 위치, B: 무릎이 발끝보다 앞에 위치

2) 분류

(1) 무릎뼈 위쪽 미끄러짐 동반한 무릎 폄 유형 진단 분류

무릎뼈 위쪽 미끄러짐 동반한 무릎 폄 유형의 기여 요인으로는 통증 및 움직임, 근육 검사 결과가 있다. 평가항목 5개 중 3개 이상 양성이면(60% 이상) 무릎뼈 위쪽 미끄러짐 동반한 무릎 폄 유형으로 분류한다(표 7.7).

표 7.7 무릎뼈 위쪽 미끄러짐 동반한 무릎 폄 유형 진단 분류표

기여 요인	검사 내용	반응
통증 및 움직임	1/4 쪼그려앉기 자세에서 무릎이 발끝보다 뒤에 위치하면서 무릎 통증	양성/음성
	앉은 자세에서 무릎 펼 때 저항을 주면(넙다리네갈래근 근력 검사 자세) 무릎뼈 위쪽 미끄러짐 움직임 나타나면서 무릎 통증	양성/음성
근육	넙다리네갈래근 유연성(단축)	양성/음성
	큰볼기근 근력(G등급 이하)	양성/음성
	넙다리뒤근육 근력(G등급 이하)	양성/음성

(2) 진단에 따른 중증도 평가

무릎뼈 위쪽 미끄러짐 동반한 무릎 폄 유형으로 분류된 경우에 중증도 분류를 위해 수행된다. 통증 요인(30점)은 시각상사척도를 이용한다. 정렬 요인(10점)은 위쪽에 위치한 무릎뼈 정렬에 따라 부여한다. 엉덩관절 및 무릎관절에 관련된 근육들의 근력 및 근육 길이 검사 결과에 따라 양성반응인 경우마다 각각 점수가 부여된다(15점). 관절가동범위 요인(5점)은 과도한 무릎뼈 위쪽 미끄러짐 및 과도한 좌우 움직임의 여부에 따라 점수가 부여된다. 움직임 요인(40점)은 아래 표에 제시된 움직임 검사의 결과에 따라 양성반응인 경우마다 각각 점수가 부여된다(표 7.8).

표 7.8 무릎뼈 위쪽 미끄러짐 동반한 무릎 폄 유형의 진단에 따른 중증도 평가표

기여 요인	통증 점수(VAS)			점수
통증 (30)	1~3			10
	4~7			20
	8~10			30
정렬 (10)	정렬 상태			점수
	무릎뼈 정렬(인살-살바티 비율 1.2 이상)			10
근육 (15)	근육	검사	검사의 양성반응	점수
	큰볼기근	근력 검사	G등급 이하	5
	넙다리뒤근육		G등급 이하	5
	넙다리네갈래근	근육 길이 검사	단축	5
관절가동범위 (5)	분류			점수
	과도한 무릎뼈 위쪽 미끄러짐 및 좌우 움직임			5
움직임 (40)	검사	양성반응		점수
	앉은 자세에서 무릎 펴기	무릎뼈 위쪽 미끄러짐		10
	1/4 쪼그려앉기	무릎뼈 위쪽 미끄러짐 및 무릎이 발끝보다 뒤에 위치		10
	점프 후 착지	무릎 굽힘 부족		10
	걷기(디딤기)	무릎 굽힘 부족		10
총점				100

3) 중재

(1) 움직임 교육

① 엎드린 자세

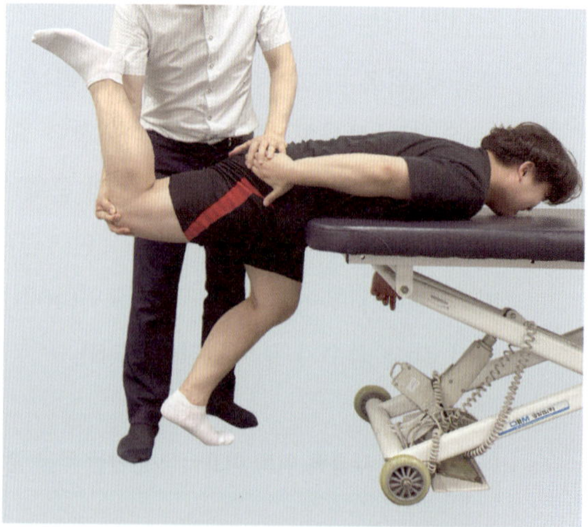

그림 7.96 무릎을 굽힌 상태로 엉덩관절 폄 움직임 훈련 동안 큰볼기근 촉진

상체만 테이블에 걸쳐서 엎드린 자세에서 훈련하려고 하는 무릎을 90° 굽히고 엉덩관절을 펴도록 하면 무릎뼈 위쪽 미끄러짐 동반한 무릎 폄 유형 대상자가 사용하기 어려워하는 큰볼기근을 사용하게 할 수 있다. 이 유형을 가진 대상자들 중 엉덩관절이 완전히 펴지지 않을 수 있는데, 이때는 치료사가 수동으로 엉덩관절 폄 자세를 만들어주고 이 자세를 유지하게 하면서 움직임을 익숙하게 한다. 큰볼기근이 수축되어 단단해진 것을 대상자의 손으로 만져보게 하고 기억하게 해서 앉은 자세와 선 자세에서 움직임 훈련을 할 때, 큰볼기근을 촉진하면서 훈련할 수 있게 한다(그림 7.96). 넙다리뒤근육의 약화된 근력을 강화하기 위해서는 엎드린 자세에서 무릎을 굽히는 움직임을 훈련한다.

② 앉은 자세

의자에 앉은 자세에서 일어날 때 무릎뼈 위쪽 미끄러짐을 최소화하기 위한 움직임 훈련으로, 의자 끝에 걸터앉아서 발을 무릎보다 뒤쪽에 두고 일어나게 하면, 통증을 감소시키고 움직임 훈련을 할 수 있다(그림 7.97).

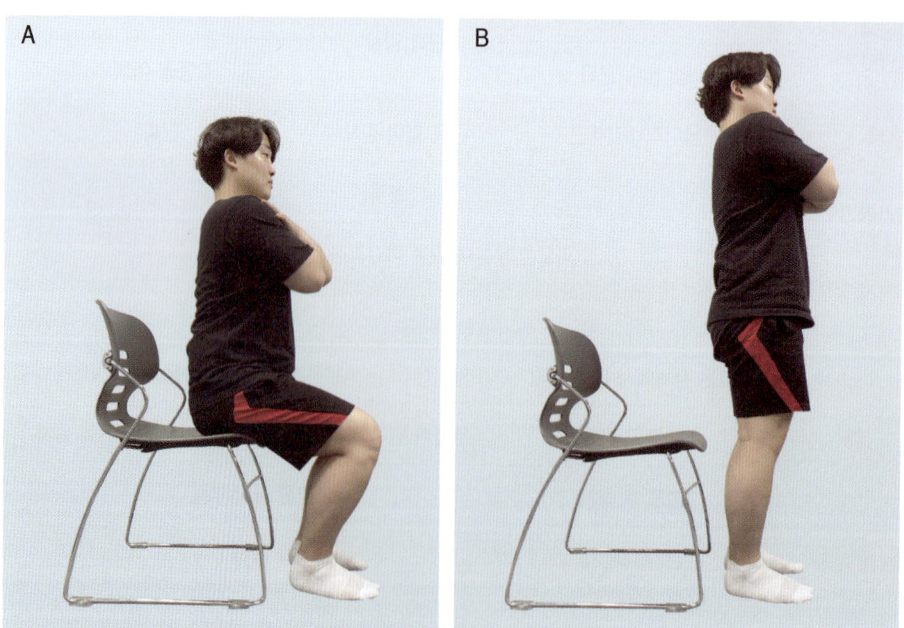

그림 7.97 무릎을 발끝보다 앞에 두고 의자에서 일어나기. A: 시작 자세, B: 끝 자세

③ 선 자세

이 유형을 가진 사람들은 선 자세에서 무릎 굽힘 시 무릎이 반대쪽 무릎보다 앞으로 나오면서 엉덩관절 굽힘과 함께 무릎을 굽힌다. 이를 조절하기 위해 허벅지 앞쪽을 테이블 앞에 닿게 선 자세에서 발꿈치가 엉덩이에 닿는 느낌으로 무릎을 굽힌다. 무릎 굽힘이 120° 정도 되어야 하지만(그림 7.98A), 넙다리곧은근의 유연성이 떨어지고, 넙다리뒤근육을 수축하는 능력이 떨어지므로 그림처럼 무릎이 완전히 구부러지지는 않는다(그림 7.98B).

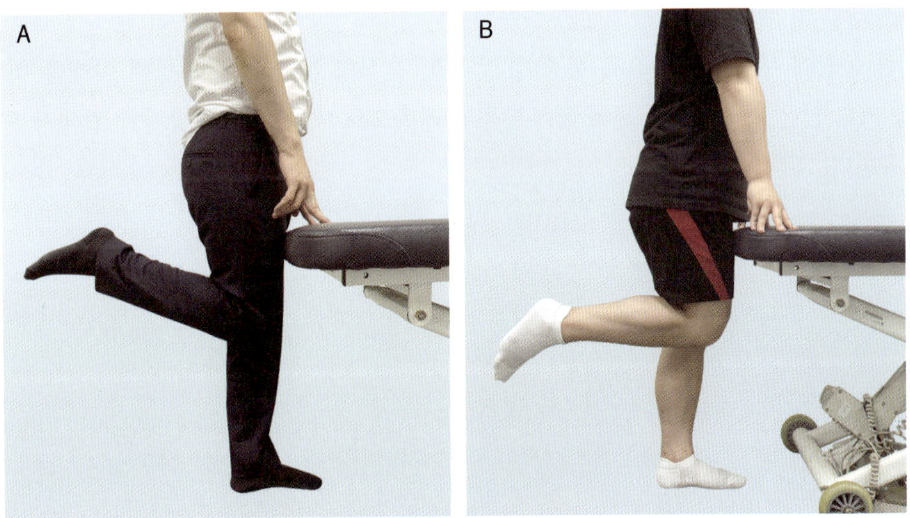

그림 7.98 엉덩관절 굽힘을 제한하고 무릎 굽힘. A: 무릎 굽힘 충분함, B: 무릎 굽힘 부족함

1/4 쪼그려앉기를 할 때 몸을 앞으로 숙이면서 엉덩이를 뒤로 과도하게 빼는 움직임이 나타나면서 무릎이 발끝보다 뒤에 있게 된다. 이를 교정하기 위해 쪼그려앉기를 할 때 내려가는 동작에서 무릎이 발끝보다 앞으로 나오게 해서 과도한 무릎뼈 위쪽 미끄러짐을 막는다. 벽을 마주보고 발 길이 한 개만큼 뒤로 물러서서 무릎 앞쪽이 벽에 닿도록 무릎을 굽힌다(그림 7.99).

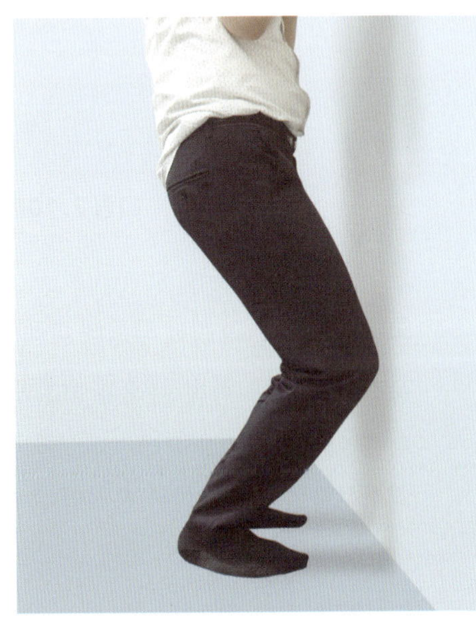

그림 7.99 벽 마주보고 무릎 굽힘

이 유형을 가진 사람들은 넙다리네갈래근이 뻣뻣하여 쪼그려앉기를 하면 무릎이 잘 굽혀지지 않는다. 또한, 무릎 굽힘 및 발목 발등굽힘 전략 대신 엉덩관절 굽힘 전략을 선호하는 변형된 운동조절 능력을 가지고 있어 옆에서 봤을 때 무릎이 발끝보다 뒤쪽에 위치하게 되는데, 이 자세는 무릎이 발끝보다 앞에 있는 자세보다 넙다리네갈래근을 더 수축하게 함으로써 과도한 무릎뼈 위쪽 미끄러짐을 유발하며 통증이 생길 수 있다.

(2) 움직임 개선을 위한 도수 관리

① 다리 펴고 앉은 자세에서 무릎뼈 아래쪽 미끄러짐

움직임 훈련 동안에 무릎뼈 위쪽으로 통증이 있다면, 움직임 훈련 전에 무릎뼈 아래쪽 미끄러짐을 적용한다. 무릎을 펴고 앉은 자세에서 무릎뼈 윗부분을 아래쪽으로 내려준다. 대상자가 집에서 혼자 할 수 있도록 방법을 교육한다(그림 7.100).

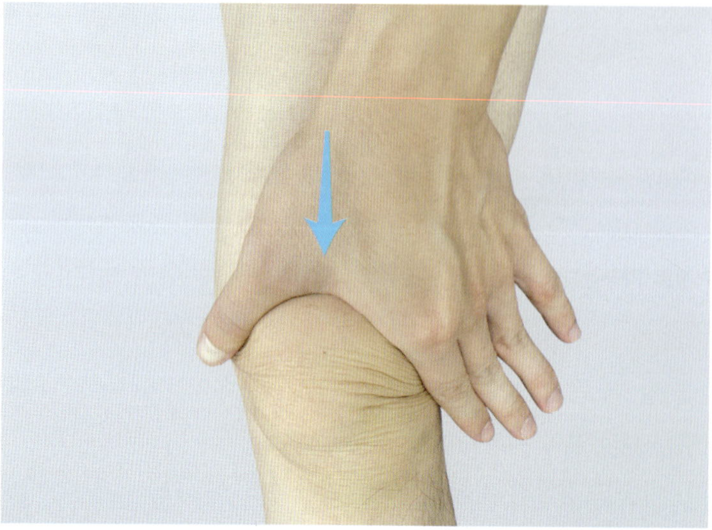

그림 7.100 다리 펴고 앉은 자세에서 무릎뼈 아래쪽 미끄러짐

② 움직임 훈련과 함께 무릎뼈 아래쪽 미끄러짐

움직임 훈련과 함께 아래쪽 미끄러짐을 적용할 수 있다. 예를 들면, 의자에 앉은 상태에서 치료사가 무릎뼈를 아래쪽으로 미끄러짐되도록 무릎뼈 위쪽 부위를 손으로 고정하여 무릎 폄 시 무릎뼈 위쪽 미끄러짐을 최소화할 수 있다. 다른 움직임 훈련에도 같은 방법으로 적용할 수 있다(그림 7.101).

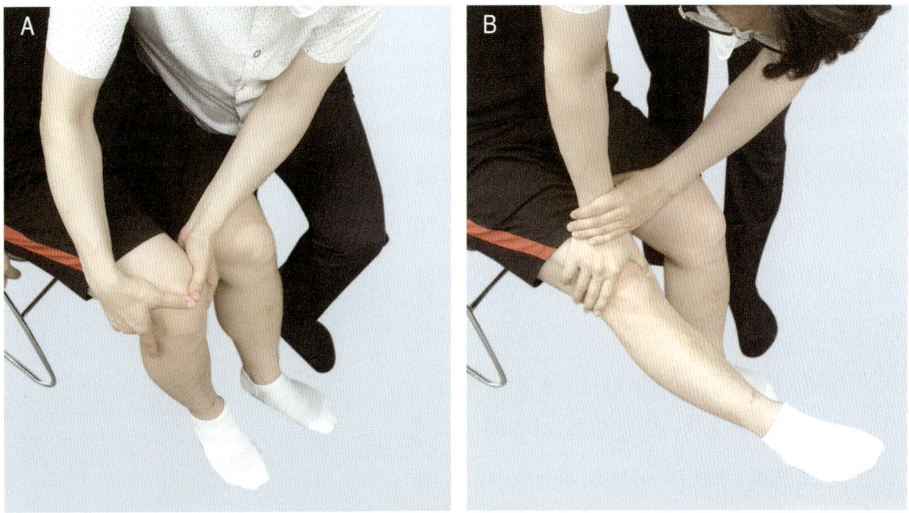

그림 7.101 무릎을 펴는 움직임과 함께 무릎뼈 아래쪽 미끄러짐 적용. A: 시작 자세, B: 끝 자세

③ 스트레칭과 함께 무릎뼈 아래쪽 미끄러짐

넙다리곧은근의 유연성 향상을 위해, 무릎뼈 위쪽에 치료사가 손을 대어 무릎뼈를 아래쪽으로 미끄러짐시키면서 대상자에게 무릎을 굽혔다 폈다를 반복하여 능동적으로 근이완을 유도한다. 이때 치료사의 다른 손으로 넙다리곧은근의 먼쪽부터 몸쪽 방향으로 미끄러지며 연부조직의 유연성 향상을 돕는다(그림 7.102). 엎드려서 대상자가 스스로 넙다리곧은근을 스트레칭할 때는 무릎뼈 위쪽에 수건을 말아 넣어서 위쪽 미끄러짐을 막을 수 있다.

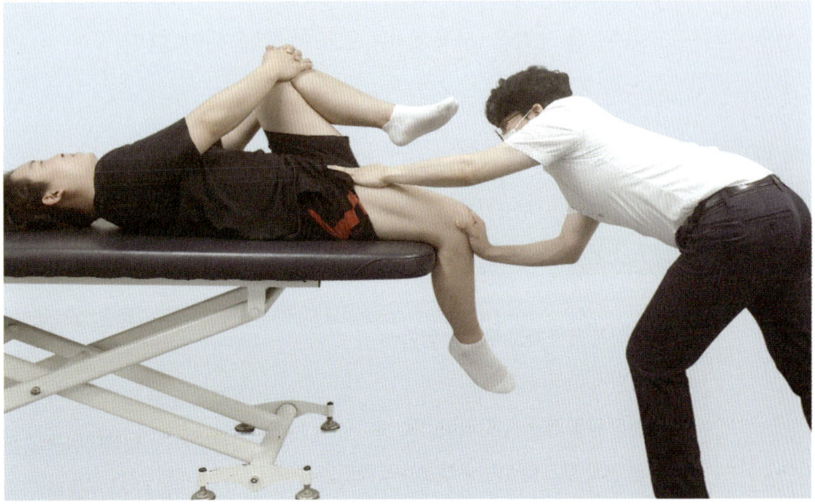

그림 7.102 넙다리곧은근의 유연성 향상과 함께 무릎뼈 아래쪽 미끄러짐 적용

(3) 움직임 개선을 위한 테이핑

움직임 훈련 중에 무릎 통증이 있다면 말발굽 모양의 테이핑을 적용한다. 이는 치료사 손으로 무릎뼈 위쪽 미끄러짐을 막기 어려운 걷기, 연속해서 계단 오르내리기 운동 등에서 적용할 수 있다. 넙다리네갈래근이 이완된 상태로 다리를 펴고 앉은 자세에서 테이프를 무릎뼈 위쪽 부위에 부착하고 말발굽 모양으로 붙여서 무릎뼈 위쪽 미끄러짐 시 통증이 있는 대상자들에게 움직임 훈련을 할 때 통증 감소 목적으로 사용할 수 있다. 이때, 무릎뼈 위쪽에 주름을 만들어서 테이핑을 붙이는 것이 좋다(그림 7.103).

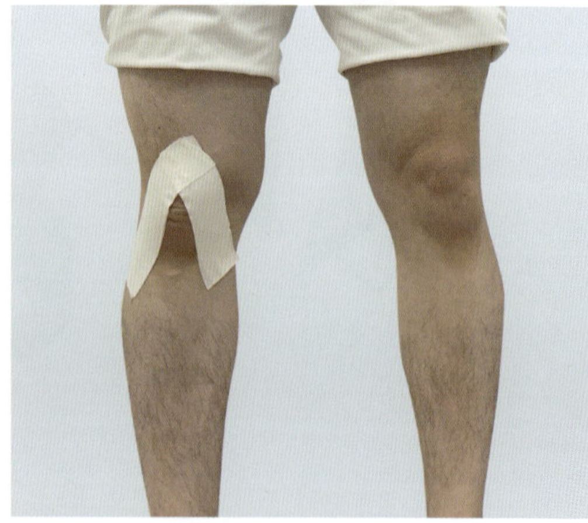

그림 7.103 무릎뼈 위쪽 미끄러짐 감소를 위한 테이핑

4) KEMA 관리

무릎뼈 위쪽 미끄러짐 동반한 무릎 폄 유형의 주요 목표는 일상생활 및 스포츠/레저 활동에서 과도한 무릎뼈 위쪽 미끄러짐 동반한 무릎 폄을 줄이는 것이다(예를 들면, 피트니스 센터에서 앉은 자세 및 쪼그려앉기 자세에서 과도한 무게로 넙다리네갈래근 저항 운동을 하지 않는다). 일상생활 및 스포츠/레저 활동을 하는 동안에 과도한 무릎뼈 위쪽 미끄러짐 동반한 무릎 폄을 감소시키는 방법을 알려주어도 조절할 수 없다면, 아래 표의 손상란에 적혀 있는 신체부위의 기능을 평가해보고 KEMA 관리란에 있는 기능 및 움직임 향상 훈련을 적용한다. 이러한 움직임 향상 훈련 이후에 반드시 통증 또는 불편함을 느끼는 일상생활 및 스포츠/레저 동작을 하는 동안에 무릎뼈 위쪽 미끄러짐 동반한 무릎 폄을 감소시키는 움직임을 사용할 수 있도록 움직임을 재교육시키고, 무의식적인 상황에서도 교육된 움직임을 사용할 수 있도록 연습해야 한다.

표 7.9 무릎뼈 위쪽 미끄러짐 동반한 무릎 폄 유형 요약

잘못된 정렬	손상	KEMA 관리
• 위쪽에 위치한 무릎뼈 정렬	• 과도하게 유연해진 무릎뼈 힘줄 • 뻣뻣한 넙다리네갈래근 • 약해진 큰볼기근, 넙다리뒤근육 • 무릎 폄과 쪼그려앉기 동작에서의 과도한 무릎뼈 위쪽 미끄러짐	• 넙다리네갈래근 스트레칭 • 넙다리네갈래근 근력 강화를 위한 저항 운동 하지 않기 • 큰볼기근, 넙다리뒤근육 근력 강화 • 쪼그려앉기 시 무릎뼈 위쪽 미끄러짐 억제 • 무릎뼈 아래 미끄러짐 도수 적용

13. 무릎 과다폄 유형

무릎 과다폄 유형(knee hyperextension type)은 반복적으로 무릎을 펴거나 빠르게 무릎을 펼 때, 오랫동안 서 있을때 무릎 과다폄 움직임이 나타나면서 무릎에 통증이 심해진다. 무릎을 약간 굽히고 이 동작들을 하면 무릎 통증이 감소하거나 없어진다. 아래쪽에 위치한 무릎뼈 정렬과 무릎 과다폄 정렬을 보인다. 넙다리뒤근육 단축과 넙다리네갈래근과 큰볼기근의 근력 약화를 보인다. 무릎 폄 가동범위가 과도하게 커져 있는 것이 특징이다(그림 7.104).

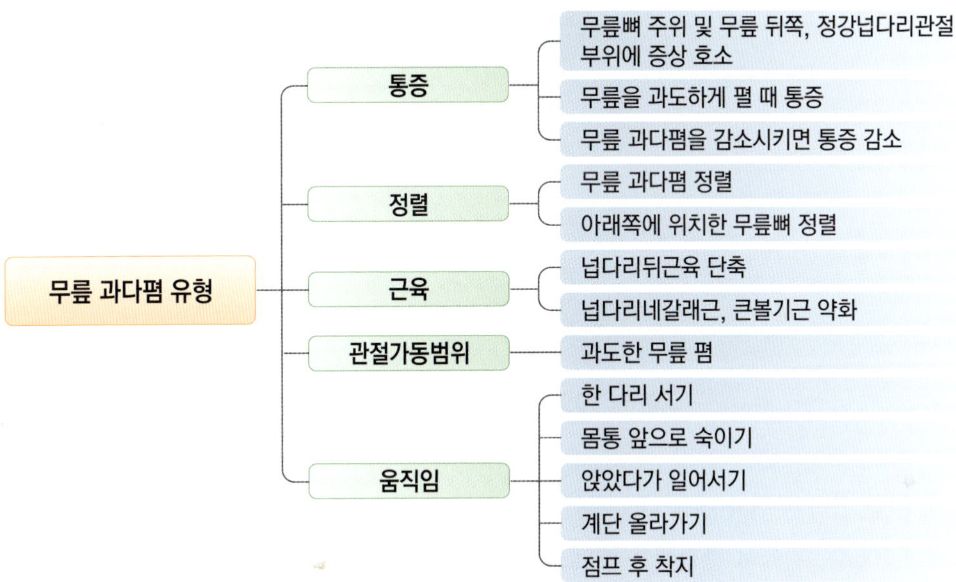
무릎 과다폄 유형
통증
무릎뼈 주위 및 무릎 뒤쪽, 정강넙다리관절 부위에 증상 호소
무릎을 과도하게 펼 때 통증
무릎 과다폄을 감소시키면 통증 감소
정렬
무릎 과다폄 정렬
아래쪽에 위치한 무릎뼈 정렬
근육
넙다리뒤근육 단축
넙다리네갈래근, 큰볼기근 약화
관절가동범위
과도한 무릎 폄
움직임
한 다리 서기
몸통 앞으로 숙이기
앉았다가 일어서기
계단 올라가기
점프 후 착지

그림 7.104 무릎 과다폄 유형 진단 분류

1) 분류 기준

(1) 통증 및 증상

정강넙다리관절 주위 및 무릎뼈 및 무릎 뒤쪽 부위에 통증이 있다. 반복적으로 무릎을 펴거나 빠르게 무릎을 펼 때, 오랫동안 서 있을 때 무릎에 증상이 심해진다(예를 들어, 수영과 무술에서 발차기 동작 등). 걸을 때도 디딤기에서 무릎 통증이 심해진다. 발이 지면에 닿아 있을 때 지면에 고정된 정강뼈에 대해 넙다리뼈가 뒤로 미끄러짐하면서 무릎이 과도하게 펴지고, 이로 인해 앞십자인대와 무릎 뒤쪽 부위에 스트레스가 가해지고, 무릎 앞쪽 부위에는 압박 스트레스가 가해질 수 있다.

(2) 정렬 검사

옆에서 봤을 때 무릎 과다폄 정렬이 있고, 발목의 발바닥쪽굽힘 정렬을 볼 수 있다. 또한, 무릎과 엉덩관절 폄이 발생하면서 골반 뒤기울임 정렬을 볼 수 있다(그림 7.105).

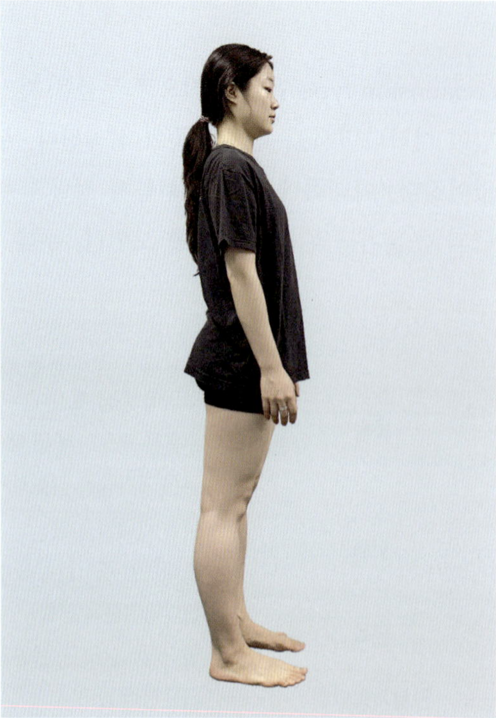

그림 7.105 무릎 과다폄 정렬

위에서 봤을 때 무릎 뒤쪽 부위에 손을 대 보면 더 뒤로 나온 쪽(그림에서 왼쪽 무릎)에서 과다폄 정렬을 확인할 수 있다(그림 7.106A). 뒤에서 관찰했을 때에도 무릎 과다폄 정렬을 확인할 수 있다(그림 7.106B).

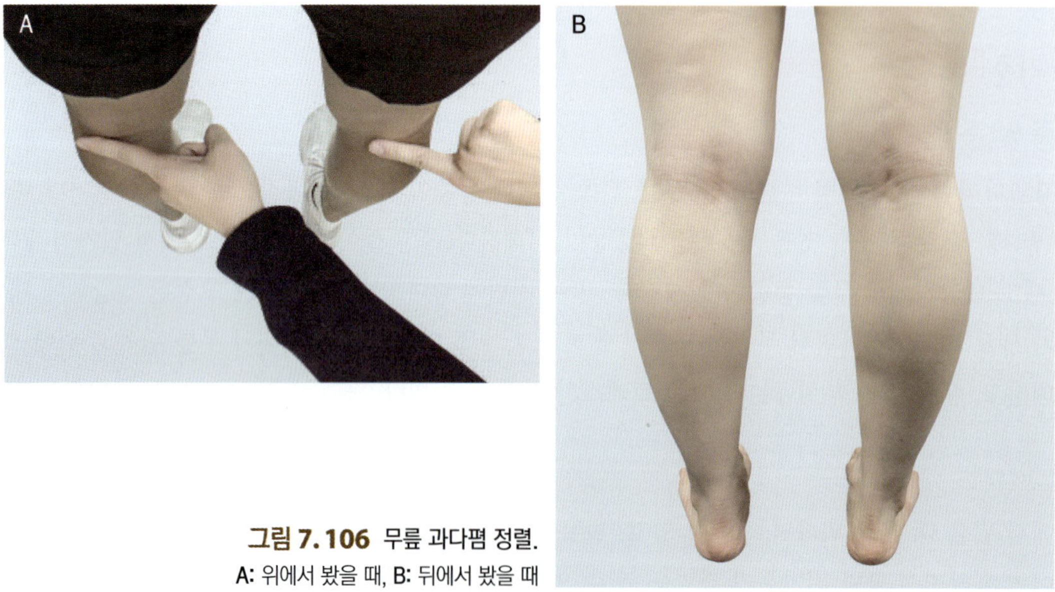

그림 7.106 무릎 과다폄 정렬.
A: 위에서 봤을 때, B: 뒤에서 봤을 때

앞쪽에서 보면 아래쪽에 위치한 무릎뼈 정렬을 보인다(그림 7.107).

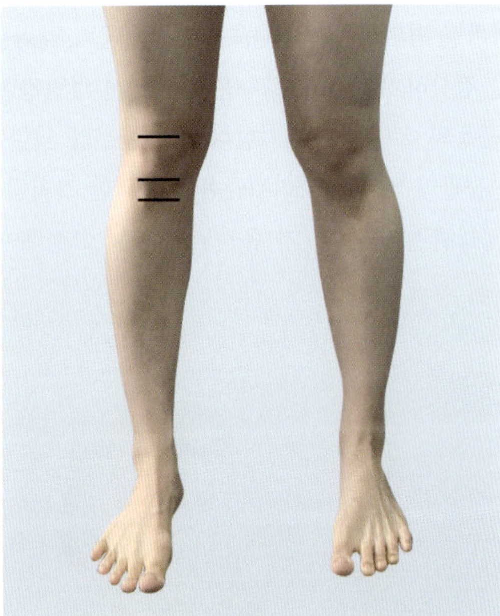

그림 7.107 아래쪽에 위치한 무릎뼈 정렬

(3) 근육 검사

무릎뼈를 위쪽으로 미끄러짐시키는 넙다리네갈래근의 근력이 약해져 있다. 넙다리네갈래근의 근력을 검사하기 위해서 무릎을 과도하게 펴면서 저항을 주면 힘을 강하게 줄 수는 있지만 무릎에 통증이 발생하므로(그림 7.108A), 검사자가 대상자의 무릎을 끝범위까지 펴지 말고, 무릎 과다폄이 일어나지 않도록 무릎을 펴게 한다. 이 자세를 유지한 상태로 발목에 저항을 주어서 버틸 수 있는지 평가해야 통증 없이 근력을 측정할 수 있다(그림 7.108B).

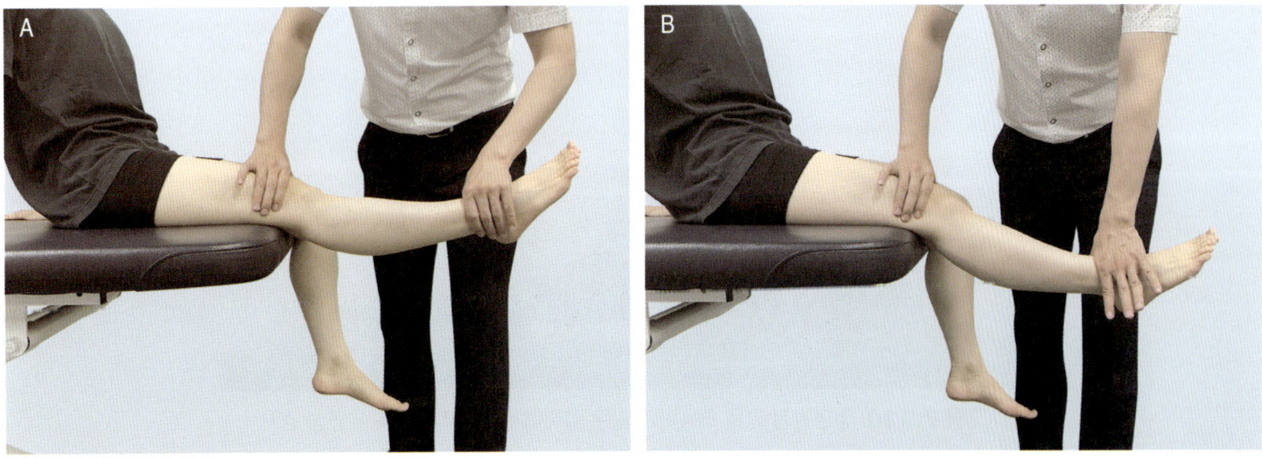

그림 7.108 넙다리네갈래근 근력 검사. A: 무릎을 과도하게 편 상태, B: 무릎을 과도하게 펴지 않은 상태

앉은 자세에서 일어설 때, 넙다리뒤근육이 엉덩관절을 폄시키고, 이로 인해 무릎 과다폄이 나타날 수 있다. 넙다리뒤근육에 의해 무릎 과다폄과 엉덩관절 폄이 나타나므로, 무릎 폄의 주 근육인 넙다리네갈래근의 근력 약화가 있고, 엉덩관절 폄의 주 근육인 큰볼기근의 근력 약화를 보인다.

넙다리뒤근육의 유연성을 검사하기 위해 바로누운 자세에서 엉덩관절을 90° 굽힌 상태를 유지하게 하고 무릎을 펴게 하여 넙다리뒤근육의 유연성을 검사한다. 이때, 무릎 과다폄 유형이 있는 사람들은 엉덩관절 폄과 함께 무릎 폄을 하려는 습관이 있어 넙다리뒤근육이 유연한 것처럼 보일 수 있다(그림 7.109). 정확한 검사를 위해서는 검사자가 엉덩관절 굽힘 90°가 유지되도록 잘 고정해야 넙다리뒤근육의 유연성을 확인할 수 있다(그림 7.110).

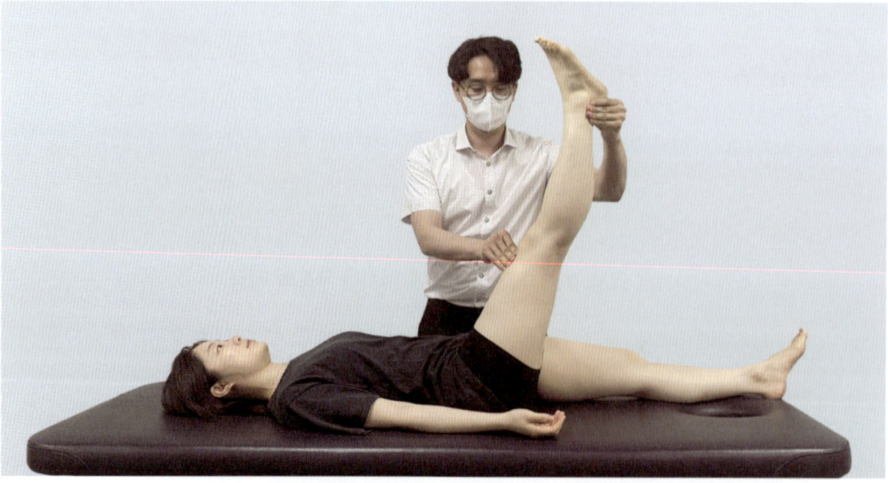

그림 7.109 엉덩관절 폄을 허용한 상태에서 넙다리뒤근육 유연성 검사

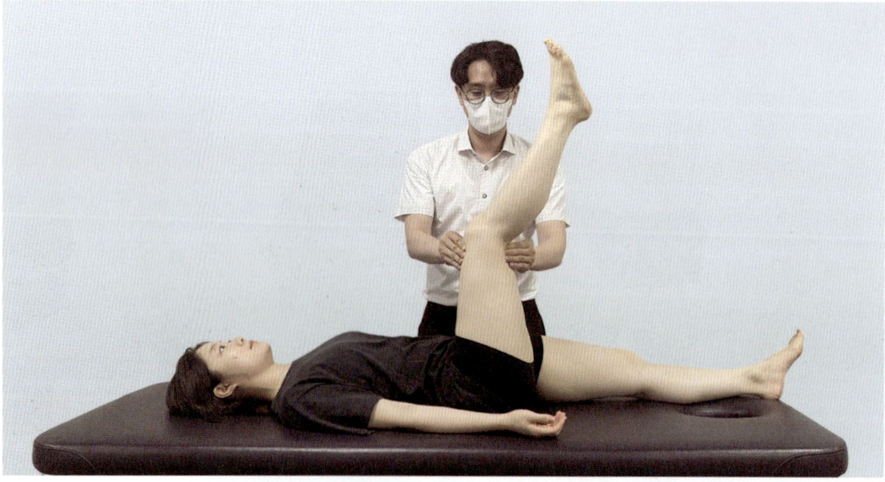

그림 7.110 엉덩관절 폄을 허용하지 않은 상태에서 넙다리뒤근육 유연성 검사

큰볼기근의 근력을 측정하기 위해 테이블에 상체만 엎드린 자세에서 검사자가 수동으로 무릎 굽힌 상태에서 엉덩관절 폄을 시켜서 다리를 테이블과 수평 상태로 유지하게 한다. 이 자세가 잘 유지된다면 다리를 아래로 누르는 저항을 주고 큰볼기근의 근력을 측정한다(그림 7.111). 이 자세에서 이 유형을 가진 대상자들은 넙다리뒤근육은 단단하게 수축되고, 큰볼기근은 단단해지지 않은 것을 검사자가 근육을 눌러봐서 확인할 수도 있고, 이는 큰볼기근보다 넙다리뒤근육의 우세함을 의미한다.

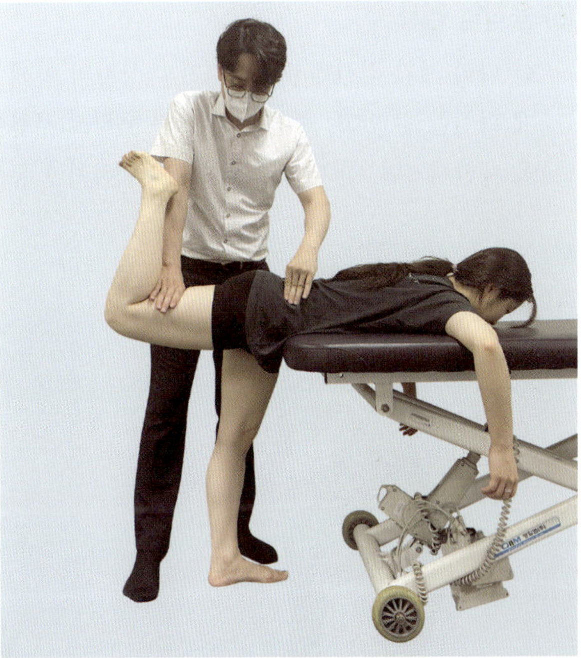

그림 7.111 큰볼기근 근력 측정

(4) 관절가동범위 검사

다리를 펴고 바닥에 앉은 자세에서 치료사가 무릎 위쪽을 고정하고 무릎을 펴보면, 무릎이 과도하게 펴지는 것을 확인할 수 있다(그림 7.112).

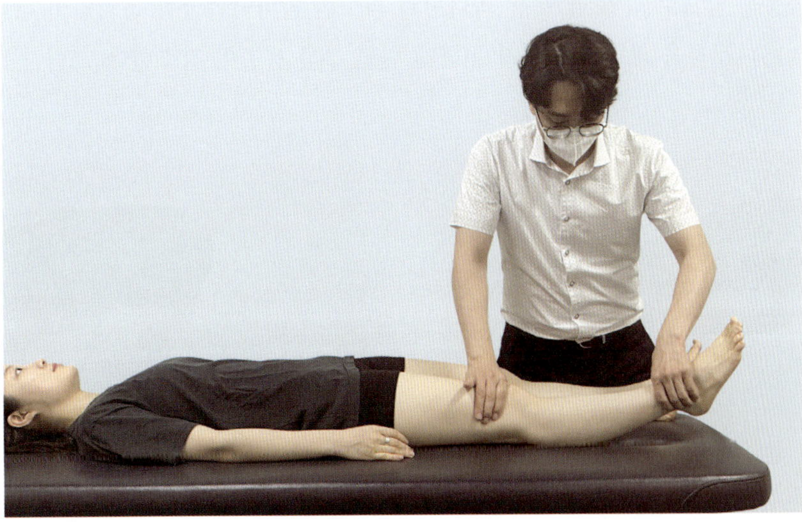

그림 7.112 무릎 과다폄 가동범위 검사

(5) 움직임 검사

한 다리 서기 검사에서 검사자가 대상자의 어깨 또는 골반을 고정하고 한 다리로 서게 하면 무릎 과다폄을 쉽게 확인할 수 있고, 중심을 잘 잡지 못하고 무릎에 통증이 심해질 수 있다(그림 7.113). 검사자가 무릎 과다폄을 제한시키면, 한 다리로 서기 어려워하지만 통증은 감소한다(그림 7.114).

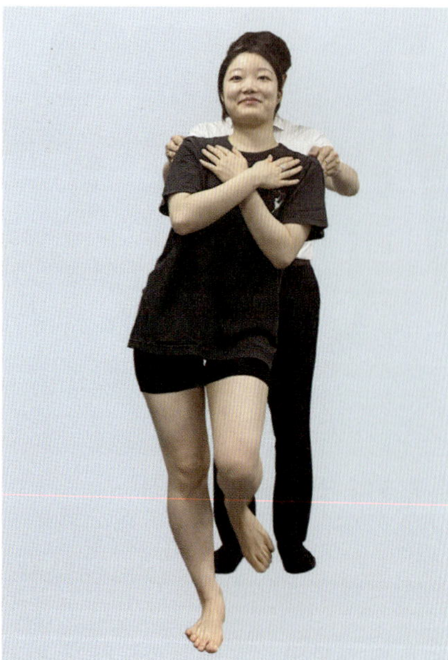

그림 7.113 어깨/몸통을 고정하고 한 다리 서기

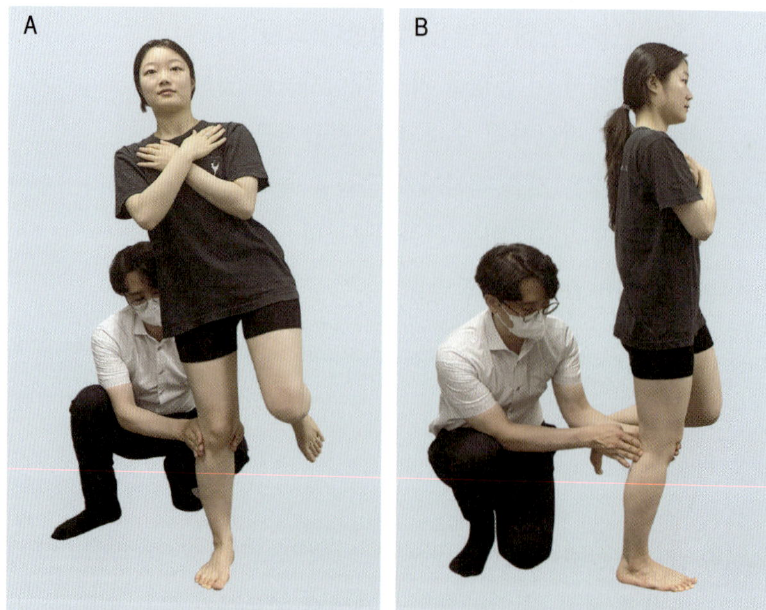

그림 7.114 무릎 과다폄을 막고 한 다리 서기. A: 앞모습, B: 옆모습

선 자세에서 몸통을 앞으로 숙일 때 무릎 과다폄과 과도한 발바닥쪽굽힘 움직임이 나타나며서 무릎 통증이 심해진다(그림 7.115). 무릎을 과도하게 펴지 못하게 하면 무릎 통증이 감소한다(그림 7.116).

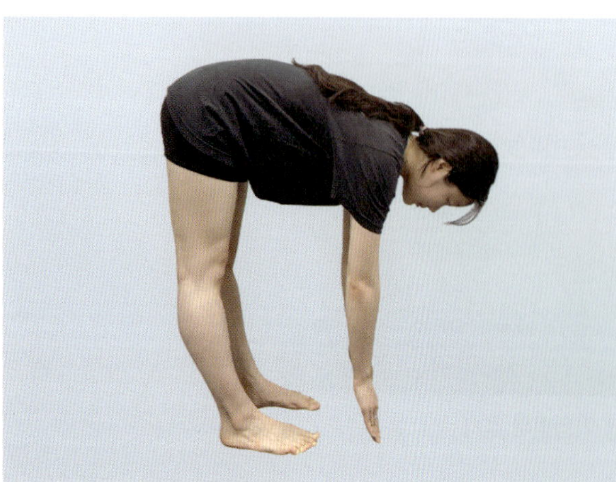

그림 7.115 몸통을 앞으로 숙일 때 무릎 과다폄

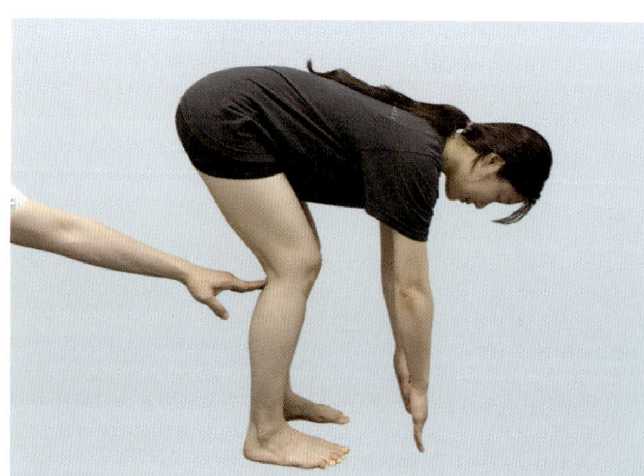

그림 7.116 무릎 과다폄을 최소화하고 몸통 앞으로 숙이기

의자에서 앉았다가 일어설 때, 무릎 과다폄이 과도해지고 무릎에 통증이 심해질 수 있다(그림 7.117).

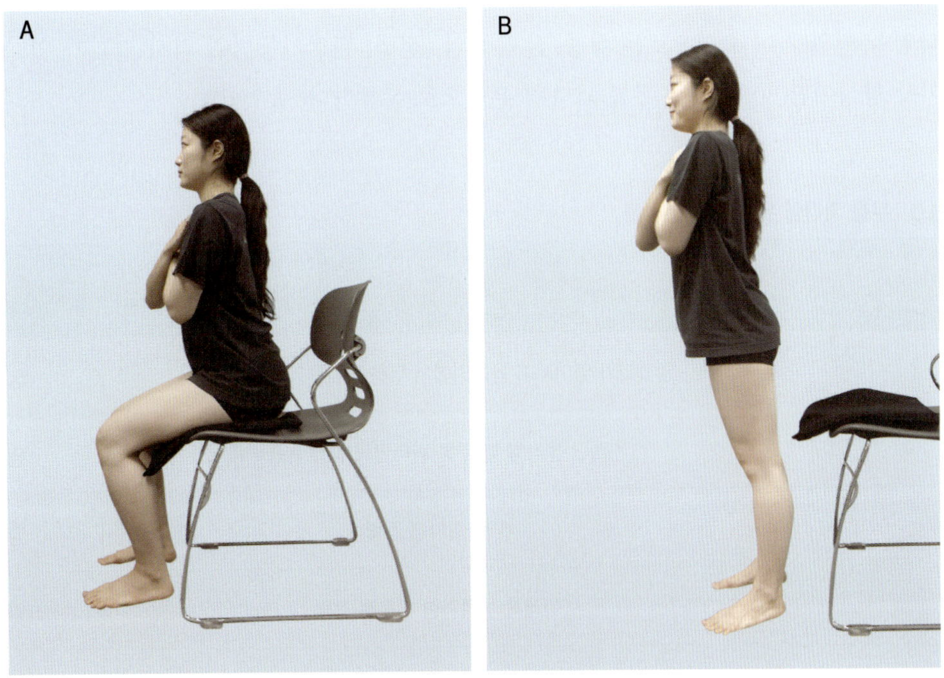

그림 7.117 의자에서 일어날 때 무릎 과다폄. A: 시작 자세, B: 끝 자세

걸을 때(디딤기)와 계단을 올라갈 때, 무릎 과다폄과 함께 무릎 통증이 발생할 수 있다. 그리고 제자리 점프 또는 옆으로 점프하면서 뛰기(lateral hopping)를 하면 착지할 때 무릎이 굽혀져야 하지만, 무릎이 굽혀지지 않고 펴져 있으면서 반복하면 무릎 통증이 심해질 수 있다(그림 7.118).

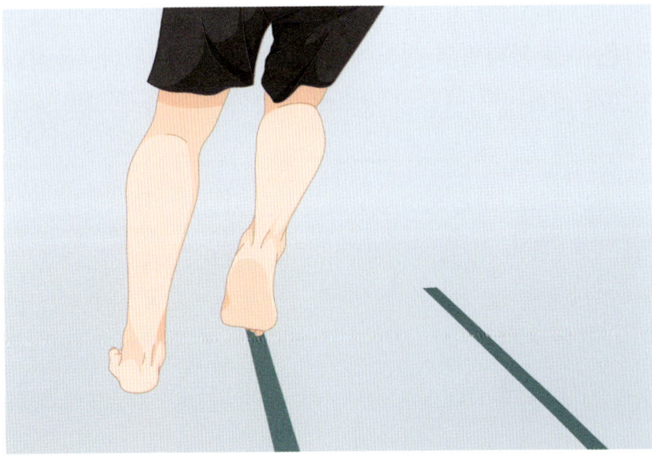

그림 7.118 옆으로 점프하기

2) 분류

(1) 무릎 과다폄 유형 진단 분류

무릎 과다폄 유형의 기여 요인으로는 통증 및 움직임, 정렬, 관절가동범위 검사 결과가 있다. 평가항목 5개 중 3개 이상 양성이면(60% 이상) 무릎 과다폄 유형으로 분류한다(표 7.10).

표 7.10 무릎 과다폄 유형 진단 분류표

기여 요인	검사 내용	반응
통증 및 움직임	앉았다가 일어서기 움직임에서 무릎 과다폄과 함께 통증	양성/음성
	계단 올라갈 때 무릎 과다폄과 함께 통증	양성/음성
정렬	무릎 과다폄 정렬	양성/음성
	아래쪽에 위치한 무릎뼈 정렬	양성/음성
관절가동범위	무릎 폄의 가동범위 과도함	양성/음성

② 진단에 따른 중증도 평가

무릎 과다폄 유형으로 분류된 경우에 중증도 분류를 위해 수행된다. 통증 요인(30점)은 시각상사척도를 이용한다. 정렬 요인(20점)은 무릎 과다폄 정렬과 무릎뼈 정렬에 따라 부여한다. 엉덩관절 및 무릎관절에 관련된 근육들의 근력 및 근육 길이 검사 결과에 따라 양성반응인 경우마다 각각 점수가 부여된다(15점). 관절가동범위 요인(10점)은 무릎 과다폄의 정도에 따라 점수가 부여된다. 움직임 요인(25점)은 아래 표에 제시된 움직임 검사의 결과에 따라 양성반응인 경우마다 각각 점수가 부여된다(표 7.11).

표 7.11 무릎 과다폄 유형의 진단에 따른 중증도 평가표

<table>
<tr><th>기여 요인</th><th colspan="3">통증 점수(VAS)</th><th>점수</th></tr>
<tr><td rowspan="3">통증
(30)</td><td colspan="3">1~3</td><td>10</td></tr>
<tr><td colspan="3">4~7</td><td>20</td></tr>
<tr><td colspan="3">8~10</td><td>30</td></tr>
<tr><td rowspan="3">정렬
(20)</td><th colspan="3">정렬 상태</th><th>점수</th></tr>
<tr><td colspan="3">무릎 과다폄 정렬</td><td>10</td></tr>
<tr><td colspan="3">아래쪽에 위치한 무릎뼈 정렬</td><td>10</td></tr>
<tr><td rowspan="4">근육
(15)</td><th>근육</th><th>검사</th><th>검사의 양성반응</th><th>점수</th></tr>
<tr><td>큰볼기근</td><td rowspan="2">근력 검사</td><td>G등급 이하</td><td>5</td></tr>
<tr><td>넙다리네갈래근</td><td>G등급 이하</td><td>5</td></tr>
<tr><td>넙다리뒤근육</td><td>근육 길이 검사</td><td>단축</td><td>5</td></tr>
<tr><td rowspan="2">관절가동범위
(10)</td><th colspan="3">분류</th><th>점수</th></tr>
<tr><td colspan="2">무릎 과다폄</td><td>5° 이상</td><td>10</td></tr>
<tr><td rowspan="6">움직임
(25)</td><th>검사</th><th colspan="2">양성반응</th><th>점수</th></tr>
<tr><td>한 다리 서기</td><td colspan="2">무릎 과다폄/발목 발바닥쪽굽힘</td><td>5</td></tr>
<tr><td>몸통 앞쪽굽힘 검사</td><td colspan="2">무릎 과다폄/발목 발바닥쪽굽힘</td><td>5</td></tr>
<tr><td>앉았다가 일어서기</td><td colspan="2">무릎 과다폄/발목 발바닥쪽굽힘</td><td>5</td></tr>
<tr><td>계단 올라가기</td><td colspan="2">무릎 과다폄/발목 발바닥쪽굽힘</td><td>5</td></tr>
<tr><td>점프 후 착지</td><td colspan="2">무릎 과다폄 또는 제한된 무릎 굽힘</td><td>5</td></tr>
<tr><th colspan="4">총점</th><td>100</td></tr>
</table>

3) 중재

(1) 움직임 교육

① 엎드린 자세

무릎 과다폄 유형 대상자는 엉덩관절 폄 움직임을 넙다리뒤근육 대신에 큰볼기근을 사용하도록 해야 한다. 선행연구를 보면 상체만 테이블에 걸쳐서 엎드린 자세에서 한쪽 무릎을 90° 굽히고 엉덩관절을 펴도록 하면 넙다리뒤근육보다 큰볼기근을 효과적으로 우세하게 수축시킬 수 있다고 한다(그림 7.111).

② 누운 자세

누운 자세에서 엉덩관절을 펴하지 않고 무릎 펌 움직임 훈련을 시키기 위해, 엉덩관절 굽힘 90°를 유지하고 무릎을 펴게 한다. 치료사가 무릎 뒤쪽에 손을 대고 있으면 대상자가 손을 밀려고 하는데, 이는 엉덩관절을 펴는 움직임으로 무릎을 펴는 움직임을 대신 사용하여 보상하는 것이므로 치료사의 손을 밀지 말고 무릎을 펴게 한다. 이 동작을 통해 넙다리네갈래근을 수축하는 방법을 훈련시킬 수 있다. 또는 엉덩관절 90° 굽힘 자세에서 대상자의 손가락을 허벅지 앞쪽에 대게 하고, 손가락에서 허벅지가 떨어지지 않게 하고 무릎을 펴게 해도 엉덩관절을 펴지 않고 무릎을 펴는 움직임을 교육할 수 있다(그림 7.119A, B). 손가락에서 무릎이 떨어지면 무릎을 완전히 펴서 넙다리뒤근육이 유연해보이지만, 실패로 간주하고 처음 자세부터 다시 훈련한다(그림 7.119C).

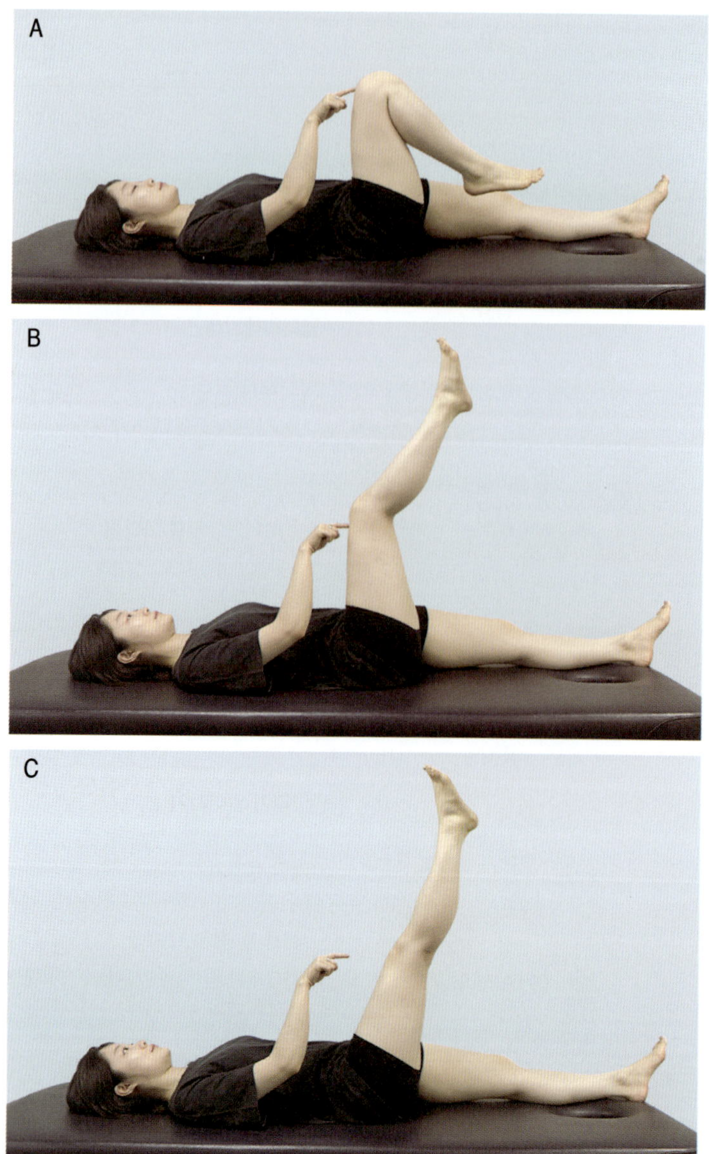

그림 7.119 누워서 무릎을 펼 때 엉덩관절 폄 및 무릎 과다폄 억제 훈련. A: 시작 자세, B: 끝 자세, C: 보상작용

③ 앉은 자세

무릎의 과다폄 없이 의자에 앉은 자세에서 서는 동작을 할 때 의자 끝까지 깊숙이 앉아 무릎 뒤쪽이 의자에 닿듯이 앉는다. 일어설 때 무릎을 과도하게 펴면 의자가 뒤로 밀려나고 무릎 통증이 생긴다(그림 7.120).

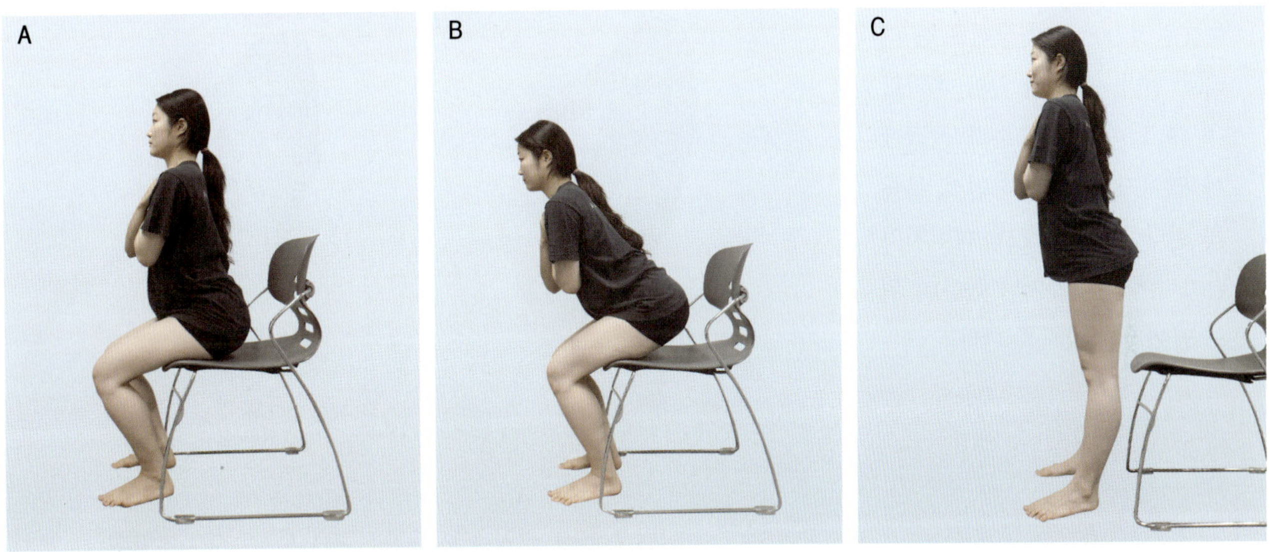

그림 7.120 의자에서 일어설 때 무릎 과다폄 움직임으로 의자가 뒤로 밀림. A: 시작 자세, B: 중간 자세, C: 끝 자세

반대로 일어설 때 의자 또는 방석의 끝이 무릎 뒤에 닿게 하여 의자/방석을 뒤로 밀지 않고 일어서게 하면 무릎을 뒤로 과도하게 펴는 움직임을 제한시킬 수 있고 통증 없이 일어날 수 있다(그림 7.121). 어렵다면 의자 밑에 베개 또는 쿠션을 놓거나 의자 좌석 높이를 올려서 시작하고 점차 의자 높이를 낮춘다.

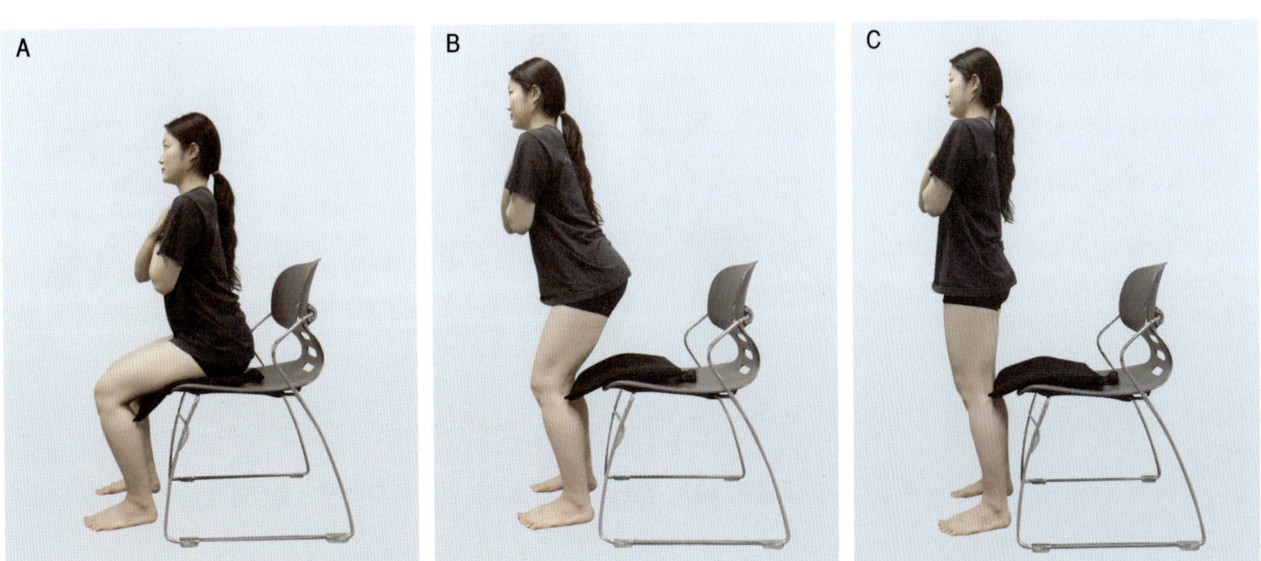

그림 7.121 의자/방석을 이용하여 무릎 과다폄을 억제하는 움직임 훈련. A: 시작 자세, B: 중간 자세, C: 끝 자세

④ 선 자세

선 자세에서 넙다리네갈래근 사용과 엉덩관절 폄 없이 무릎 폄을 훈련하기 위해 엉덩관절 및 무릎관절 90° 굽힘 상태로 한 다리로 선다. 허벅지 앞에 손가락을 대고 허벅지가 손가락 끝에서 떨어지지 않게 하면서 무릎을 편다(그림 7.122). 허벅지가 손가락에 떨어지거나 몸통이 뒤로 넘어가지 않도록 한다.

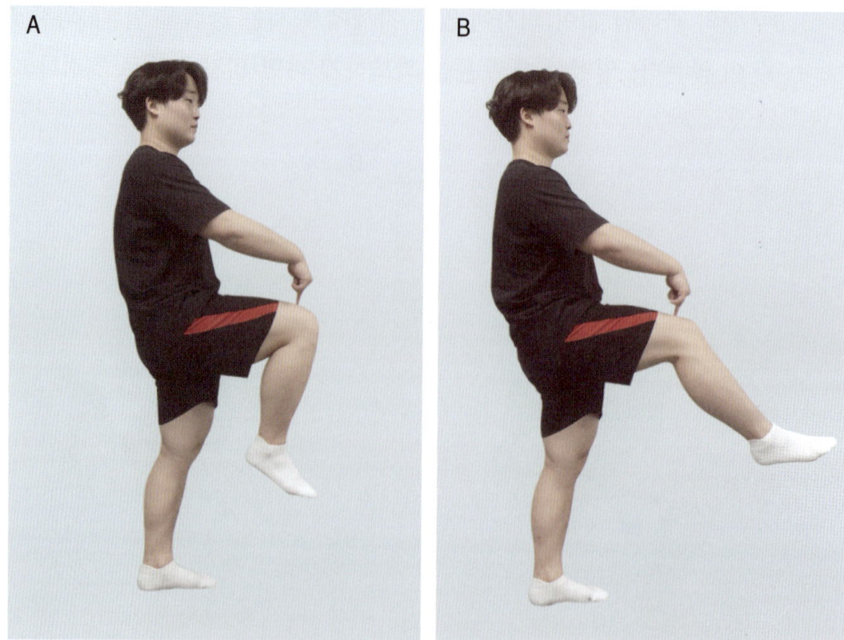

그림 7.122 선 자세에서 무릎 폄 훈련. A: 시작 자세, B: 끝 자세

한 다리 서기 동작을 할 때, 무릎이 과도하게 펴지면서 통증이 있다. 치료사가 무릎 뒤쪽에 손을 대어 무릎이 과도하게 펴지지 않은 상태를 유지하게 하면 통증이 감소하고, 이 자세에서 한 다리로 균형 잡는 연습을 한다(그림 7.123).

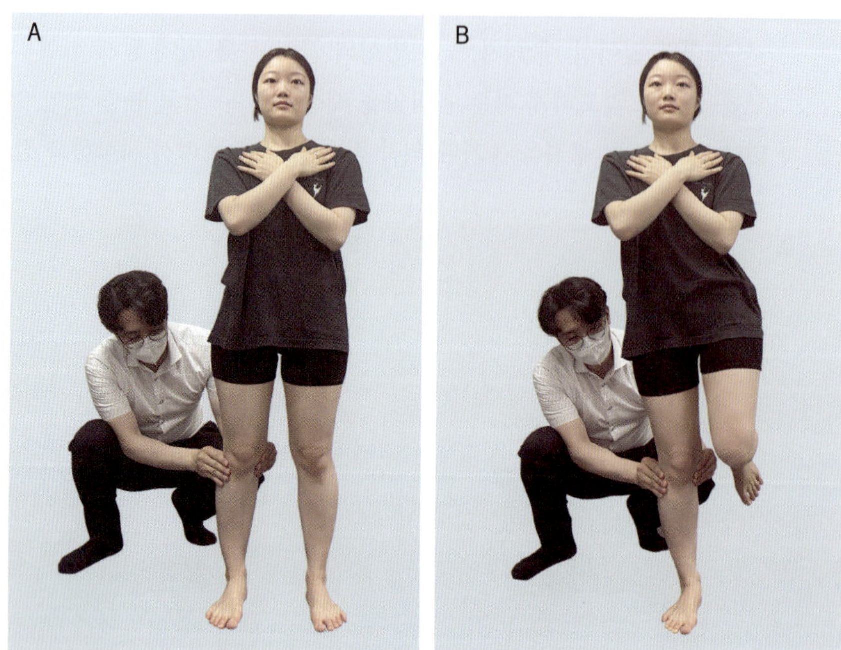

그림 7.123 무릎을 과도하게 펴지 않고 한 다리 서기 움직임 훈련. A: 시작 자세, B: 끝 자세

걸을 때 무릎 과다폄을 억제하는 움직임 훈련을 하기 위해 디딤기 초반에 발꿈치가 닿일 때부터 무릎 뒤쪽에 손을 대어 무릎을 과하게 펴지 않게 하고 발목 발등굽힘을 하게 한다. 발목 발등굽힘 근육을 잘 사용하지 못하기 때문에 발등굽힘을 잘 따라하지 못한다면 의자에 앉아서 무릎을 30° 정도 굽히고 발등굽힘부터 교육한다. 평소보다 보폭을 줄여야지 무릎 과다폄 움직임을 조절할 수 있다. 디딤기 중간 구간에서는 발꿈치가 떨어지지 않고 무릎을 앞으로 밀어 발목 발등굽힘 움직임을 훈련하기 위해 무릎 뒤쪽에 손을 대어 무릎을 과하게 펴지 않게 한다(그림 7.124). 또한, 걷는 동안에 무릎이 다 펴지는 구간이 없다는 것을 알려주고, 무릎을 약간 굽힌 상태(치료사가 옆에서 보기에는 거의 바르게 펴져 있는 정도이지만 대상자는 많이 굽혔다고 느낌)로 걷는 연습을 한다.

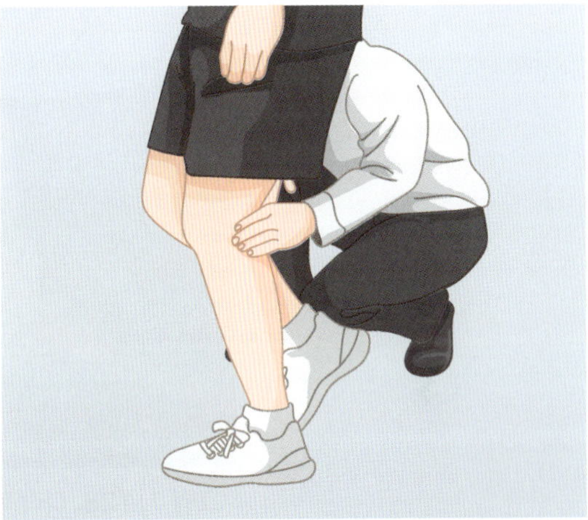
그림 7.124 무릎을 과도하게 펴지 않고 걷기

계단을 올라갈 때 무릎을 과다폄하지 않도록 치료사가 무릎 뒤쪽에 손을 대고 무릎 과다폄 움직임 억제 훈련을 한다. 특히 무릎 과다폄이 있는 다리가 지지되면서 반대쪽 다리가 위쪽 계단으로 올라가는 구간에서 무릎이 과도하게 펴지지 않도록 훈련한다(그림에서 아래쪽 계단에 있는 왼쪽 다리). 또한, 계단을 올라가는 동안에 무릎이 다 펴지는 구간이 없다는 것을 알려주고, 무릎을 약간 굽힌 상태로 계단을 올라가는 연습을 한다. 또한 계단에 발이 올라가면 무릎 앞쪽이 발끝 앞쪽보다 앞으로 나가도록 무릎을 앞으로 밀면서 계단을 올라가게 하고, 옆에서 비디오를 촬영하여 보여주면서 무릎 과다폄과 발목 발바닥쪽굽힘을 최소화하는 것을 대상자가 스스로 확인하게 한다(그림 7.125).

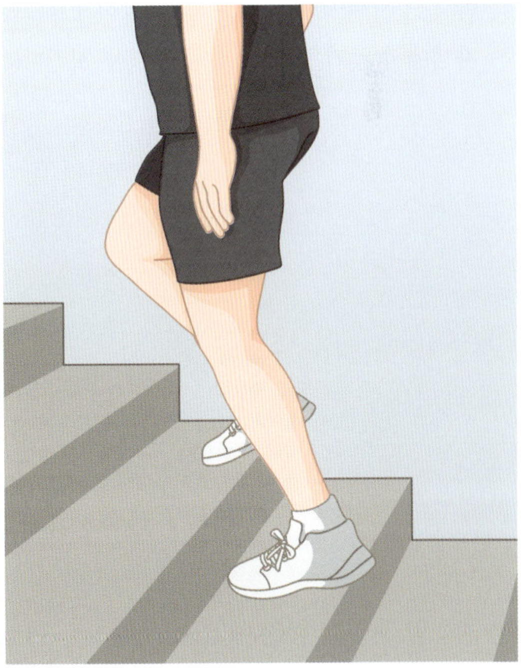
그림 7.125 무릎을 과도하게 펴지 않고 계단 오르기

무릎을 과도하게 펴고 점프하는 것보다 무릎을 약간 굽히고 발목 발바닥쪽굽힘의 힘으로 점프하는 연습을 한다. 착지할 때는 무릎이 과도하게 펴지지 않고 무릎을 굽히도록 움직임을 훈련한다. 운동선수의 경우, 잘 된다면 한 다리로 서서 점프하고 착지할 때도 같은 방법으로 움직임을 훈련한다.

(2) 움직임 개선을 위한 도수 관리

① 다리 펴고 앉은 자세에서 무릎뼈 위쪽 미끄러짐

움직임 훈련 전에 통증이 있다면 다리 펴고 앉은 자세에서 무릎뼈를 위쪽으로 미끄러짐해준다. 이때 무릎 아래에 수건을 말아서 무릎을 살짝 굽힌 상태에서 미끄러짐을 적용한다(그림 7.126).

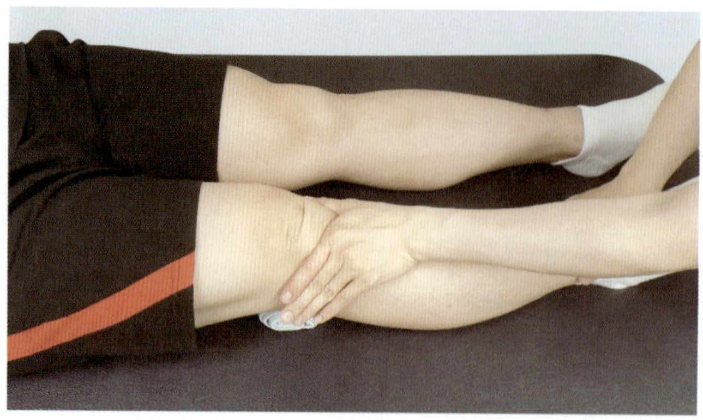

그림 7.126 다리 펴고 앉은 자세에서 무릎뼈 위쪽 미끄러짐 적용

② 선 자세에서 움직임 훈련과 함께 무릎뼈 위쪽 미끄러짐

바로선 자세에서 약간 무릎을 굽히게 하고 치료사가 무릎뼈를 위쪽으로 미끄러짐해준 상태로 쪼그려앉기, 선 자세에서 앉기 등의 움직임 훈련을 시킨다(그림 7.127).

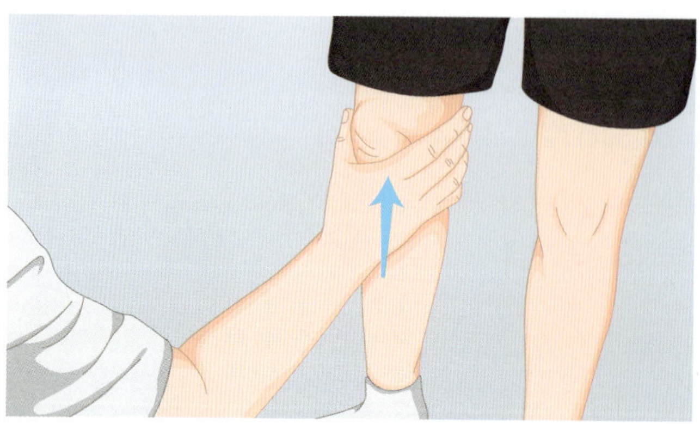

그림 7.127 선 자세에서 움직임 훈련과 함께 무릎뼈 위쪽 미끄러짐 적용

(3) 움직임 개선을 위한 테이핑

선 자세에서 움직임 훈련할 때, 무릎을 과하게 펼 때 나타나는 무릎 통증을 감소하기 위해 뒤쪽-X-테이핑을 적용할 수 있다. 걷기, 쪼그려앉기, 계단 올라가기, 점프 동작처럼 치료사가 계속 무릎뼈 위쪽 미끄러짐을 유지시키기 위한 도수 관리를 해줄 수 없을 때 움직임 훈련 동안에 테이핑을 붙혀준다.

4) KEMA 관리

무릎 과다폄 유형의 주요 목표는 일상생활 및 스포츠/레저 활동에서 과도한 무릎 과다폄을 줄이는 것이다(예를 들면, 서 있는 시간이 많은 직업을 가진 사람들은 무릎 과다폄을 하지 않도록 약간 굽힌 상태로 서 있게 한다). 일상생활 및 스포츠/레저 활동을 하는 동안에 과도한 무릎 과다폄을 감소시키는 방법을 알려주어도 조절할 수 없다면, 아래 표의 손상란에 적혀 있는 신체부위의 기능을 평가해보고 KEMA 관리란에 있는 기능 및 움직임 향상 훈련을 적용한다. 이러한 움직임 향상 훈련 이후에 반드시 통증 또는 불편함을 느끼는 일상생활 및 스포츠/레저 동작을 하는 동안에 무릎 과다폄을 감소시키는 움직임을 사용할 수 있도록 움직임을 재교육시키고, 무의식적인 상황에서도 교육된 움직임을 사용할 수 있도록 연습해야 한다.

표 7.12 무릎 과다폄 유형 요약

잘못된 정렬	손상	KEMA 관리
• 아래쪽에 위치한 무릎뼈 정렬 • 무릎 과다폄 정렬 • 발목의 발바닥쪽굽힘 정렬	• 과도한 무릎 폄 각도 • 넙다리네갈래근, 큰볼기근 근력 약화 • 뻣뻣해진 넙다리뒤근육 • 무릎 과다폄 손상 • 아래쪽에 위치한 무릎뼈 정렬	• 큰볼기근 및 넙다리네갈래근 강화 • 넙다리뒤근육 유연성 운동 • 무릎뼈 위쪽 미끄러짐 운동 • 선 자세, 앉았다 일어나기, 걷기, 계단 오르기, 점프 후 착지 동작에서 무릎 과다폄 억제 움직임 훈련

5) 케이스 스터디

(1) 병력 및 통증

대학 축구선수인 23세 남자가 무릎에 통증이 있어 시즌에 참여하지 못하고 찾아왔다. 가볍게 러닝할 때는 통증이 없고, 전반전이 끝날 때쯤 무릎 뒤쪽 부위에 통증이 있다고 하였다. 통증을 숫자로 표현할 때 7 정도의 통증이 있다고 하였다. 축구 경기 전 워밍업을 할 때도 점프 동작에서 무릎 뒤쪽에 통증이 있다고 하였다.

(2) 정렬 검사

무릎 과다폄 정렬(그림 7.106A)과 발목의 과도한 발바닥쪽굽힘 정렬도 있었다. 아래쪽에 위치한 무릎뼈 정렬을 보였다.

(3) 관절가동범위 및 근육 검사

다리를 펴고 앉은 자세에서 무릎관절 폄이 과도하게 유연했다(그림 7.128). 넙다리네갈래근의 근력을 측정하려고 하면 무릎을 과도하게 펴면서 통증이 심해졌다. 무릎이 일직선이 될 정도로만 무릎을 펴게 하면 통증은 없지만 넙다리네갈래근의 근력이 약해져 있었다. 큰볼기근의 근력이 약했고, 엉덩관절 굽힘 90°가 유지되도록 치료사가 고정하고 무릎을 펴면 무릎이 잘 펴지지 않아서 넙다리뒤근육의 뻣뻣함을 볼 수 있었다(그림 7.129).

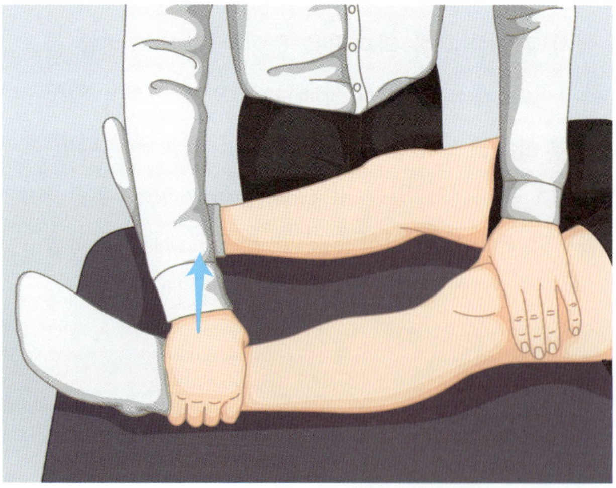

그림 7.128 무릎 과다폄 가동범위 검사

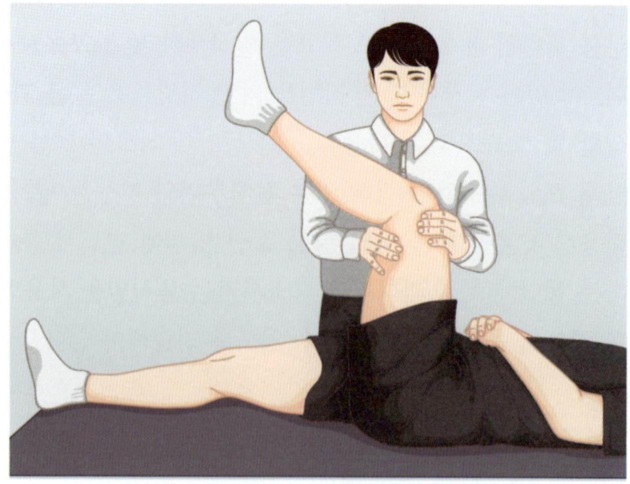

그림 7.129 넙다리뒤근육 유연성 부족

(4) 움직임 검사

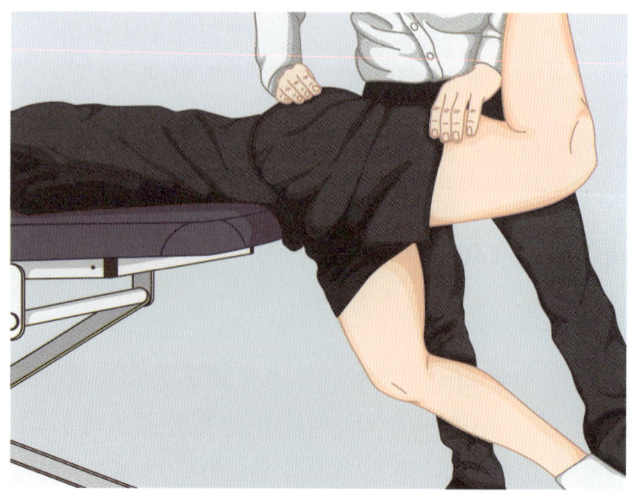

그림 7.130 큰볼기근보다 넙다리뒤근육 우세

바로누운 자세에서 엉덩관절 굽힘 90°에서 무릎을 펴게 하면 엉덩관절 굽힘 90°가 유지되지 않고 엉덩관절을 펴면서 무릎을 펴려고 한다. 엉덩관절 폄 동작에서 큰볼기근보다 넙다리뒤근육을 우세하게 사용하였다(그림 7.130).

의자에 앉았다가 일어서면 무릎을 과도하게 펴면서 통증이 생기고, 무릎을 과도하게 펴지 않게 하면 통증이 감소하였다. 한 다리로 서게 하면 무릎이 과도하게 펴지면서 통증이 심해졌다. 몸통을 앞으로 숙여서 손끝이 바닥에 닿게 할 때도 무릎이 과도하게 펴졌다. 쪼그려앉기 자세에서 앉았다가 일어서는 동작과 계단 올라가는 동작에서 무릎이 과도하게 펴지면서 통증이 심해졌다. 한 다리로 설 때 몸통 좌우 기울임을 막으면, 무릎이 과도하게 펴졌다. 한 다리로 옆으로 점프하기를 반복하면 증상이 있는 다리는 착지할 때 무릎이 굽혀지지 않으면서 통증이 커졌다(그림 7.118). 달리기 동작에서도 무릎이 잘 굽혀지지 않는 것을 관찰할 수 있다.

(5) KEMA 분류

무릎 과다폄 유형으로 분류되었고, 통증 요인(20점), 정렬 요인(20점), 근육 요인(15점), 관절가동범위 요인(10점), 움직임 요인(25점)으로 총 90점이었다.

14. 무릎뼈 가쪽 미끄러짐 유형

무릎뼈 가쪽 미끄러짐 유형(patella lateral glide type)은 계단 오르기, 오르막길 달리기 등과 같이 강하게 무릎을 펴는 동작을 할 때 무릎뼈 가쪽 미끄러짐이 과도하게 나타나면서 무릎 통증이 심해지고, 무릎뼈 가쪽 미끄러짐을 막으면 통증이 감소한다. 발이 지면에 고정된 상태에서 몸을 돌리는 동작을 할 때 무릎뼈 가쪽 미끄러짐이 심해지면서 통증이 증가하기도 한다. 안쪽빗넓은근 기능 저하와 함께 무릎을 펼 때 무릎뼈 가쪽 미끄러짐이 과도하게 나타나며, 엉덩정강근막띠 단축을 보인다(그림 7.131).

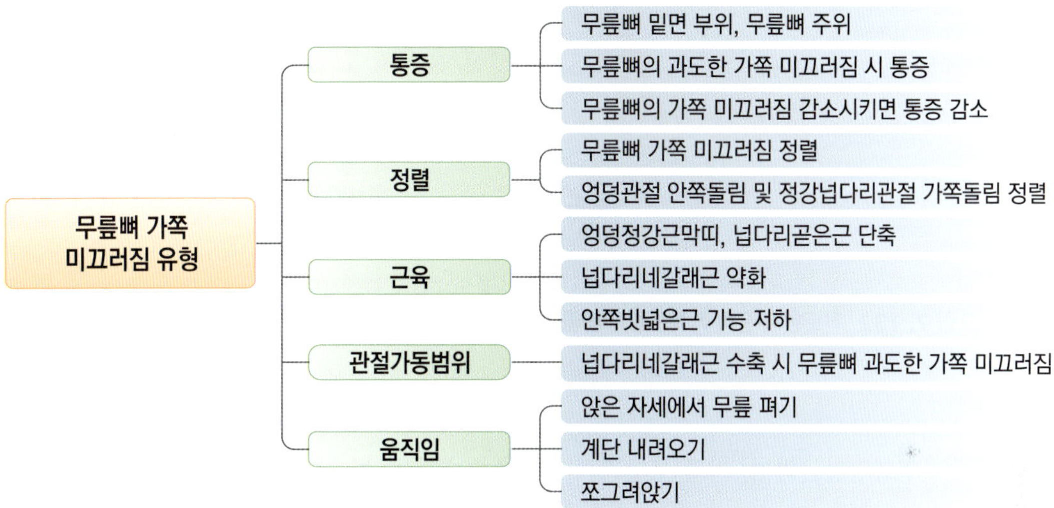

그림 7.131 무릎뼈 가쪽 미끄러짐 유형 진단 분류

1) 분류 기준

(1) 통증 및 증상

무릎뼈의 과도한 가쪽 미끄러짐이 나타나면서 통증이 발생한다. 계단 오르기, 오르막길 달리기 등과 같이 강하게 무릎을 펴는 동작을 할 때, 무릎뼈 밑면 부위 또는 무릎뼈 주위에서 증상을 호소한다. 또한, 오랫동안 무릎을 구부린 채로 앉아 있어도 통증이 심해진다. 크라크 징후 검사에서 양성반응을 보인다.

(2) 정렬 검사

무릎뼈 가쪽 미끄러짐 유형이 없는 사람보다 있는 사람이 엉덩관절 안쪽돌림 및 정강넙다리관절 가쪽돌림과 Q각도가 커지고, 이로 인해 무릎뼈가 가쪽으로 당겨지는 활시위 힘이 커질 수 있다(그림 7.132).

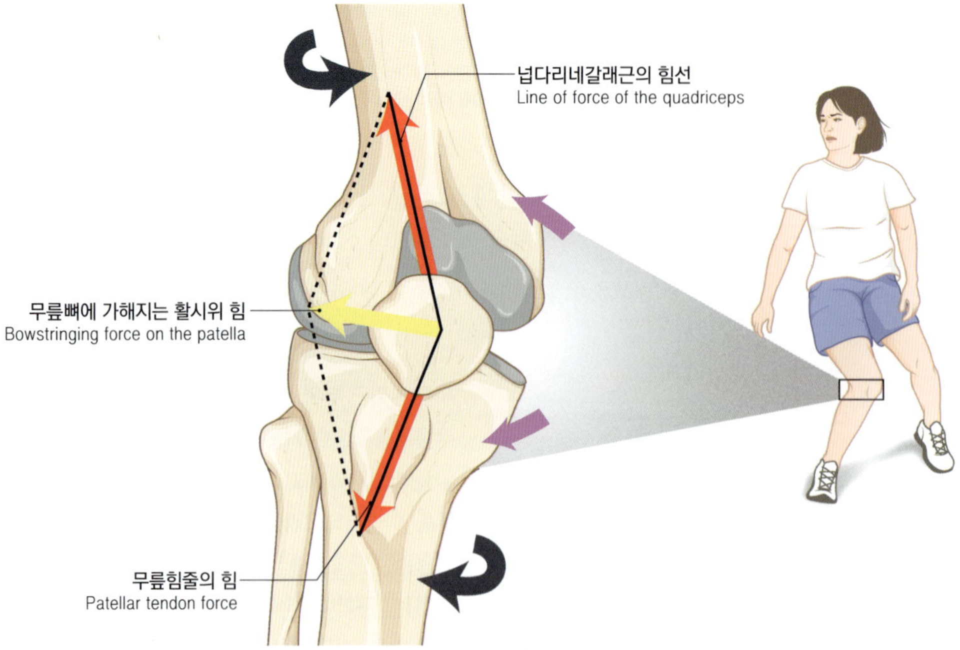

그림 7.132 과도한 무릎의 가쪽돌림과 밖굽이로 인한 무릎뼈 가쪽으로 당겨지는 활시위 힘 증가

(3) 근육 검사

넙다리곧은근, 엉덩정강근막띠, 가쪽 무릎지지띠(외측슬개지대, lateral patellar retinaculum)가 뻣뻣할 수 있다. 엎드린 자세에서 무릎을 구부려서 넙다리곧은근의 길이 검사를 하면 뻣뻣함을 확인할 수 있다(그림 7.26).

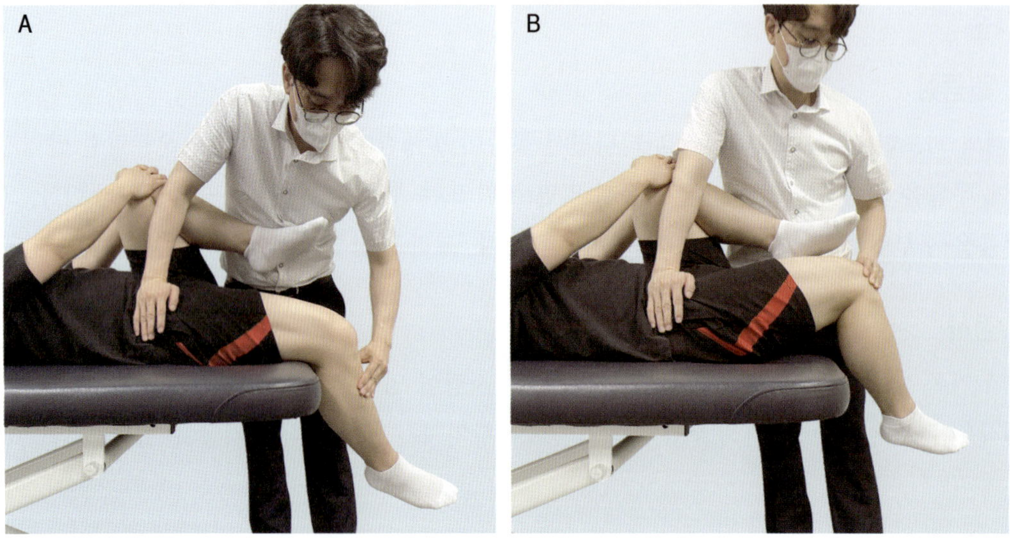

그림 7.133 엉덩정강근막띠 길이 검사. A: 무릎뼈 가쪽 미끄러짐 허용, B: 무릎뼈 가쪽 미끄러짐 제한

엉덩정강근막띠 길이 검사를 하는 동안 무릎뼈 가쪽 미끄러짐이 일어나면 무릎뼈 밑면 또는 가쪽면이 뻐근한 느낌의 통증이 있어 길이 검사를 할 수 없고 단축이 있는데도 없는 것처럼 측정될 수 있다(그림 7.133A). 시작 자세에서부터 무릎뼈를 안쪽으로 미끄러짐시켜 놓고 검사하면 뻣뻣하거나 짧아진 길이를 무릎 통증 없이 검사할 수 있고, 뻣뻣함을 더 확연하게 알 수 있다(그림 7.133B).

넙다리네래근의 근력이 약해져 있거나 수축할 때 무릎뼈 가쪽 미끄러짐으로 인해 무릎 통증이 발생한다. 넙다리네갈래근 중 안쪽빗넓은근보다 가쪽넓은근이 우세한 것을 볼 수 있다. 무릎뼈의 가쪽 윗모서리에 검사자의 손을 대고 아래-안쪽으로 저항을 주면서 무릎을 펴게 하면 무릎뼈를 위-가쪽으로 강하게 끌고 올 수 있지만 통증이 발생할 수 있는데, 이는 가쪽넓은근의 우세함을 확인할 수 있는 방법이다(그림 7.134A). 반대로, 안쪽빗넓은근의 기능을 확인하기 위해서는 무릎뼈의 안쪽 윗모서리에 검사자의 손을 대고 아래-가쪽으로 저항을 주면서 무릎을 펴게 하면 무릎뼈를 위-안쪽으로 강하게 끌고 올 수 있어야 하는데, 위-안쪽으로 끌고 오지 못하거나, 끌고 오다가도 무릎뼈가 위-가쪽으로 방향을 바꿔 미끄러짐이 나타난다. 이는 무릎뼈 가쪽 미끄러짐 유형을 가진 대상자의 안쪽빗넓은근의 기능이 떨어짐을 의미한다(그림 7.134B).

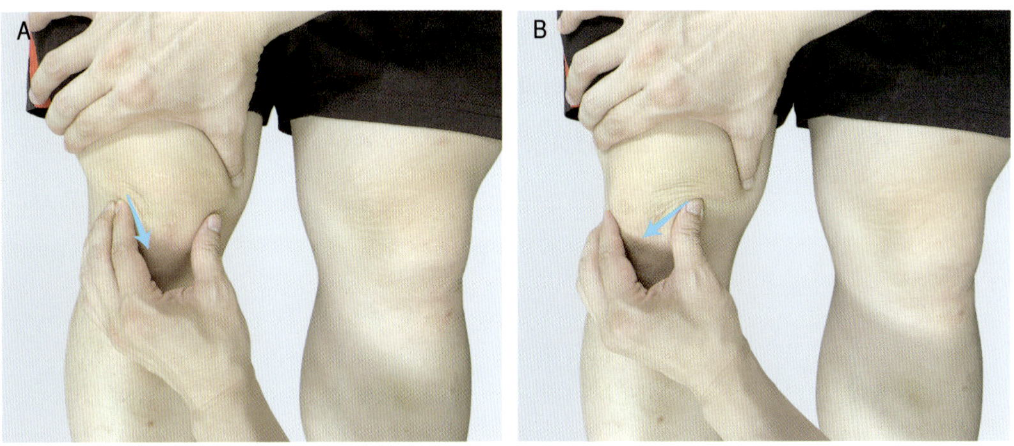

그림 7.134 가쪽넓은근과 안쪽빗넓은근 기능 및 우세함 확인. A: 가쪽넓은근, B: 안쪽빗넓은근

옆으로누운 자세에서 중간볼기근의 근력과 테이블에 몸통을 걸치고 엎드린 자세에서 큰볼기근의 근력을 검사하면 약한 것을 확인할 수 있다.

(4) 관절가동범위 검사

능동적 무릎 폄을 하면 시작 자세보다 과도하게 가쪽으로 미끄러짐하는 것을 볼 수 있고, 이때 통증을 호소할 수 있다(그림 7.135).

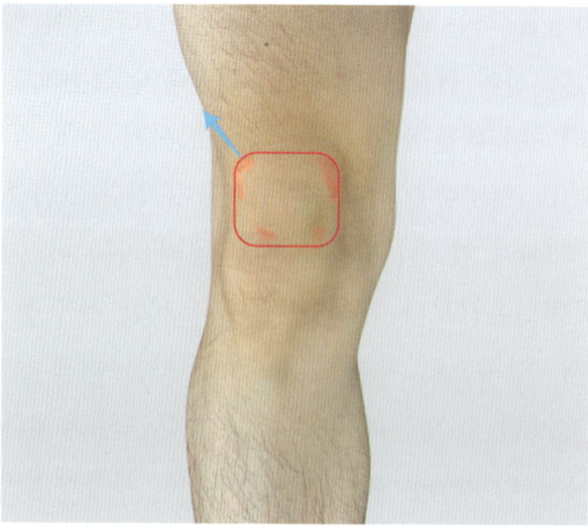

그림 7.135 무릎 펌 시 과도한 무릎뼈 가쪽 미끄러짐

(5) 움직임 검사

대상자가 편안하게 다리를 펴고 앉은 자세에서 검사자의 손가락을 무릎뼈 안쪽면에 대고, 넙다리네갈래근에 힘을 줄 수 있도록 무릎을 펴라고 하면 무릎뼈의 안쪽면이 검사자의 손가락에서 약간만 떨어지면서 무릎뼈가 위쪽으로 올라가게 된다(그림 7.136A). 하지만, 무릎뼈 가쪽 미끄러짐 유형이 있는 경우에는 무릎뼈 안쪽면이 검사자의 손가락과 과도하게 떨어지면서 가쪽 미끄러짐하는 것을 볼 수 있고, 이는 안쪽빗넓은근의 기능이 떨어짐을 의미한다(그림 7.136B).

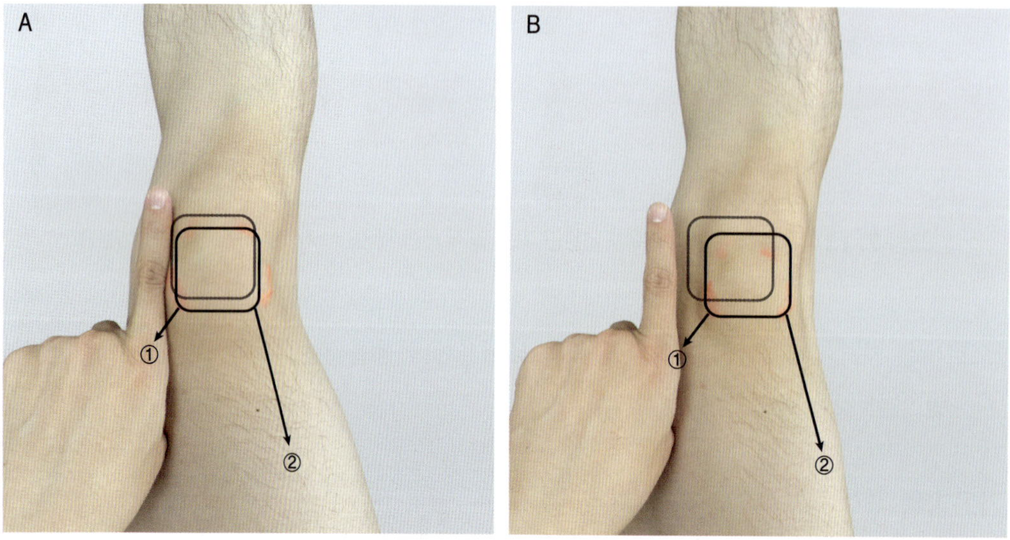

그림 7.136 무릎 펌 시 A에 비해 B의 과도한 무릎 가쪽 미끄러짐. ①: 안쪽빗넓은근, ②: 가쪽넓은근

무릎뼈 가쪽 미끄러짐으로 인해 계단을 내려올 때 통증이 심해질 수 있다. 쪼그려앉기 자세의 끝범위에서 무릎 통증이 심해질 수 있고, 이때 무릎뼈의 가쪽 미끄러짐, 엉덩관절 안쪽돌림 및 정강넙다리관절 가쪽돌림이 나타날 수 있다.

2) 분류

(1) 무릎뼈 가쪽 미끄러짐 유형 진단 분류

무릎뼈 가쪽 미끄러짐 유형의 기여 요인으로는 통증 및 움직임, 정렬, 근육, 관절가동범위 검사 결과가 있다. 평가항목 5개 중 3개 이상 양성이면(60% 이상) 무릎뼈 가쪽 미끄러짐 유형으로 분류한다(표 7.13).

표 7.13 무릎뼈 가쪽 미끄러짐 유형 진단 분류표

기여 요인	검사 내용	반응
통증 및 움직임	계단 내려오기 검사에서 무릎뼈 과도한 가쪽 미끄러짐 움직임과 함께 통증	양성/음성
	앉은 자세에서 무릎 폄 시 저항을 줄 때 무릎뼈 과도한 가쪽 미끄러짐과 함께 통증	양성/음성
정렬	엉덩관절 안쪽돌림 및 정강넙다리관절 가쪽돌림 정렬	양성/음성
근육	안쪽빗넓은근(무릎 폄 시 무릎뼈를 위-안쪽으로 끌고 오지 못함)	양성/음성
관절가동범위	무릎 폄 시 무릎뼈 과도한 가쪽 미끄러짐	양성/음성

② 진단에 따른 중증도 평가

무릎뼈 가쪽 미끄러짐 유형으로 분류된 경우에, 중증도 분류를 위해 수행된다. 통증 요인(30점)은 시각상사척도를 이용한다. 정렬 요인(20점)은 능동적 무릎 폄 시 무릎뼈 가쪽 미끄러짐 정렬과 엉덩관절 안쪽돌림 및 정강넙다리관절 가쪽돌림 정렬에 따라 부여한다. 근력 및 근육 길이 검사 결과에 따라 양성반응인 경우마다 각각 점수가 부여된다(20점). 관절가동범위 요인(10점)은 무릎뼈 가쪽 미끄러짐 정도에 따라 점수가 부여된나. 움식임 요인(20점)은 아래 표에 제시된 움직임 검사의 결과에 따라 양성반응인 경우마다 각각 점수가 부여된다(표 7.14).

표 7.14 무릎뼈 가쪽 미끄러짐 유형의 진단에 따른 중증도 평가표

<table>
<tr><th>기여 요인</th><th colspan="3">통증 점수(VAS)</th><th>점수</th></tr>
<tr><td rowspan="3">통증
(30)</td><td colspan="3">1~3</td><td>10</td></tr>
<tr><td colspan="3">4~7</td><td>20</td></tr>
<tr><td colspan="3">8~10</td><td>30</td></tr>
<tr><td rowspan="3">정렬
(20)</td><th colspan="3">정렬 상태</th><th>점수</th></tr>
<tr><td colspan="3">능동적 무릎 폄 시 무릎뼈 가쪽 미끄러짐 정렬</td><td>10</td></tr>
<tr><td colspan="3">엉덩관절 안쪽돌림 및 정강넙다리관절 가쪽돌림 정렬</td><td>10</td></tr>
<tr><td rowspan="5">근육
(20)</td><th>근육</th><th>검사</th><th>검사의 양성반응</th><th>점수</th></tr>
<tr><td>넙다리네갈래근</td><td>근력 검사</td><td>G등급 이하</td><td>5</td></tr>
<tr><td>안쪽빗넓은근</td><td>근육 기능 검사</td><td>무릎뼈를 위-안쪽으로 끌고 오지 못함</td><td>5</td></tr>
<tr><td>엉덩정강근막띠</td><td rowspan="2">근육 길이 검사</td><td>단축</td><td>5</td></tr>
<tr><td>넙다리곧은근</td><td>단축</td><td>5</td></tr>
<tr><td rowspan="2">관절가동범위
(10)</td><th colspan="3">분류</th><th>점수</th></tr>
<tr><td colspan="3">넙다리네갈래근 수축 시 과도한 무릎뼈 가쪽 미끄러짐</td><td>10</td></tr>
<tr><td rowspan="4">움직임
(20)</td><th>검사</th><th colspan="2">양성반응</th><th>점수</th></tr>
<tr><td>앉은 자세에서
무릎 펴기</td><td colspan="2">과도한 무릎뼈 가쪽 미끄러짐</td><td>10</td></tr>
<tr><td>계단 내려오기</td><td colspan="2">과도한 무릎뼈 가쪽 미끄러짐
엉덩관절 안쪽돌림/정강넙다리관절 가쪽돌림</td><td>5</td></tr>
<tr><td>쪼그려앉기</td><td colspan="2">과도한 무릎뼈 가쪽 미끄러짐
엉덩관절 안쪽돌림/정강넙다리관절 가쪽돌림</td><td>5</td></tr>
<tr><th colspan="4">총점</th><td>100</td></tr>
</table>

3) 중재

(1) 움직임 교육

① 앉은 자세

무릎을 펴는 동작을 할 때 안쪽빗넓은근의 기능을 강화하면서 무릎뼈 안쪽 미끄러짐 움직임을 훈련하기 위해 무릎뼈의 안쪽 윗모서리에 치료사 손을 대고 아래-가쪽으로 저항을 주면서 무릎을 펴게 한다(그림 7.137). 이때 무릎뼈를 위-안쪽으로 끌고 오도록 훈련한다. 이 움직임을 훈련할 때 엉덩관절 안쪽돌림이 보상작용으로 나타나지 않게 주의한다. 만약 통증이 있다면 처음에는 무릎을 완전히 다 펴지 않고, 통증이 좋아질수록 무릎을 더 펴게 한다. 무릎을 완전히 다 펴는 마지막 구간에서 무릎뼈 가쪽 미끄러짐이 많이 나타나기 때문에, 통증이 있다면 움직임 훈련 초기에는 무릎을 완전히 다 펴지 않는다.

다른 방법으로 안쪽빗넓은근 중앙에 손가락을 대고 무릎을 펼 때 안쪽빗넓은근이 손가락을 밀어내듯이 딱딱해지게 수축하라고 하면서 무릎뼈 안쪽 미끄러짐 움직임을 훈련할 수 있다.

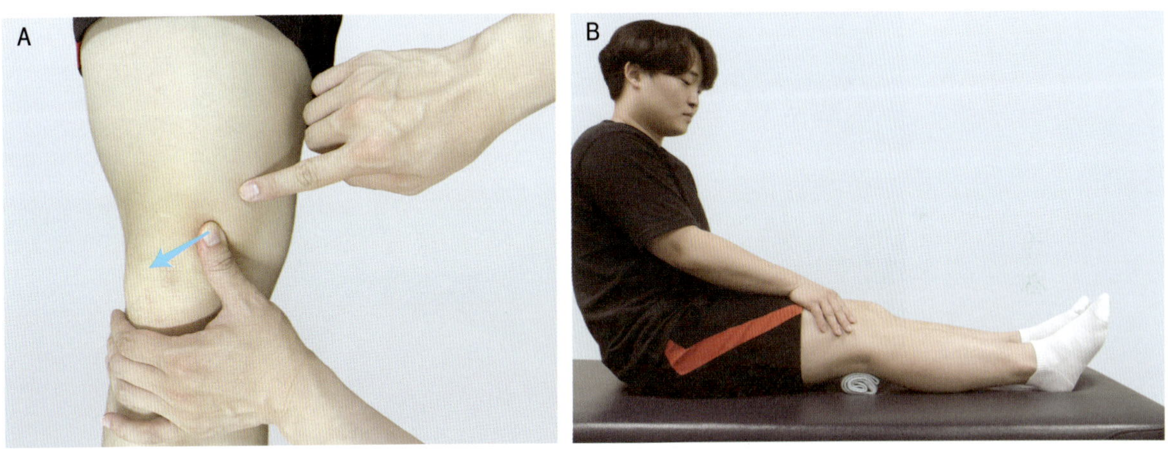

그림 7.137 안쪽빗넓은근의 기능 강화 및 무릎뼈 안쪽 미끄러짐 움직임 훈련.
A: 확대 모습(화살표는 저항을 가하는 방향), B: 옆모습

② 옆으로누운 자세

무릎뼈 가쪽 미끄러짐 유형 대상자는 엉덩관절 안쪽돌림 및 모음이 나타나면서 무릎뼈가 가쪽으로 미끄러짐 되는 경향이 있다. 따라서, 엉덩관절 가쪽돌림근의 약화가 있으므로 옆으로누운 자세에서 엉덩관절 가쪽돌림 및 벌림 움직임을 한다. 골반이 뒤쪽으로 돌아가지 않게 하고, 발은 아래쪽 무릎 앞쪽에 두고 발끝을 정면을 향하게 한다. 잘 된다면 발을 무릎 뒤에 놓고 엉덩관절 가쪽돌림 및 벌림 움직임을 한다(그림 7.63, 7.64).

옆으로누운 자세에서 무릎을 펴고 엉덩관절을 가쪽돌림한 채로 30° 정도 엉덩관절 벌림 움직임을 한다. 이때 골반이 뒤로 돌아가거나 올라가지 않게 한다(그림 7.65).

② 선 자세

쪼그려앉기, 계단 오르내리기, 걷기 움직임 동안에 무릎뼈 가쪽 미끄러짐을 대상자가 스스로 조절하기 어려우므로 아래 기술한 도수 관리 또는 테이핑과 함께 적용해서 훈련한다. 이러한 체중을 지지하는 동작들에서는 엉덩관절이 안쪽돌림될 때와 무릎이 과도하게 펴질 때 무릎뼈 가쪽 미끄러짐이 심해질 수 있으므로, 발꿈치가 닿일 때 큰볼기근에 힘을 주게 하고, 무릎을 과도하게 펴지 않도록 함께 교육하는 것도 통증 감소에 효과적이다.

(2) 움직임 개선을 위한 도수 관리

① 다리 펴고 앉은 자세에서 무릎뼈 안쪽 미끄러짐

움직임 훈련 전에 통증이 있다면 다리 펴고 앉은 자세에서 무릎뼈를 안쪽으로 미끄러짐해준다. 이때 정강뼈와 넙다리뼈의 움직임을 손으로 막아서 엉덩관절 안쪽돌림이 나타나지 않게 해야 한다(그림 7.138). 또한 무릎이 과도하게 펴져 있다면 수건을 말아서 무릎 아래에 두고 약간 굽힌 상태에서 한다.

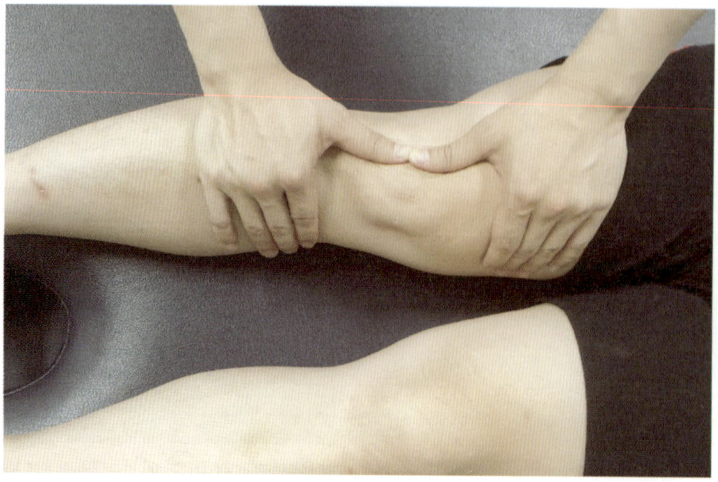

그림 7.138 다리 펴고 앉은 자세에서 무릎뼈 안쪽 미끄러짐 적용

② 움직임과 함께 무릎뼈 안쪽 미끄러짐

무릎 굽힘 90°로 앉은 자세에서 무릎뼈를 안쪽으로 미끄러짐하면서 무릎을 펴고 굽히는 동작을 반복한다(그림 7.139). 그리고 계단 올라가기 동작 동안에도 무릎뼈를 안쪽으로 미끄러짐하면서 무릎을 펴고 굽히는 동작을 반복한다(그림 7.140). 선행연구에 의하면 무릎넙다리관절에 통증이 있는 사람들에게 이 방법과 함께 무릎과 엉덩관절 운동을 병행하여 1주만 적용해도 무릎 통증이 감소하고, 기능적 점수가 향상되었다고 한다. 운동과 함께 전기치료를 병행한 그룹보다 통증이 더 감소되었다. 하지만 이 방법을 1주만 적용한 그룹과 6주간 적용한 그룹에는 효과 차이가 없어서, 재활 초기에 적용하기에 좋은 방법이다. 같은 방법으로 쪼그려앉기, 계단 내려가기 및 걷기 움직임 훈련에도 적용하면 통증 감소 효과가 있다.

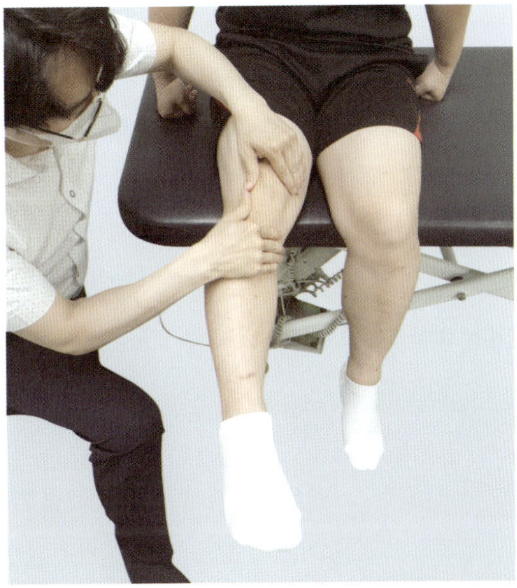

그림 7.139 앉은 자세에서 무릎뼈를 안쪽으로 미끄러짐하면서 무릎을 펴고 굽히기

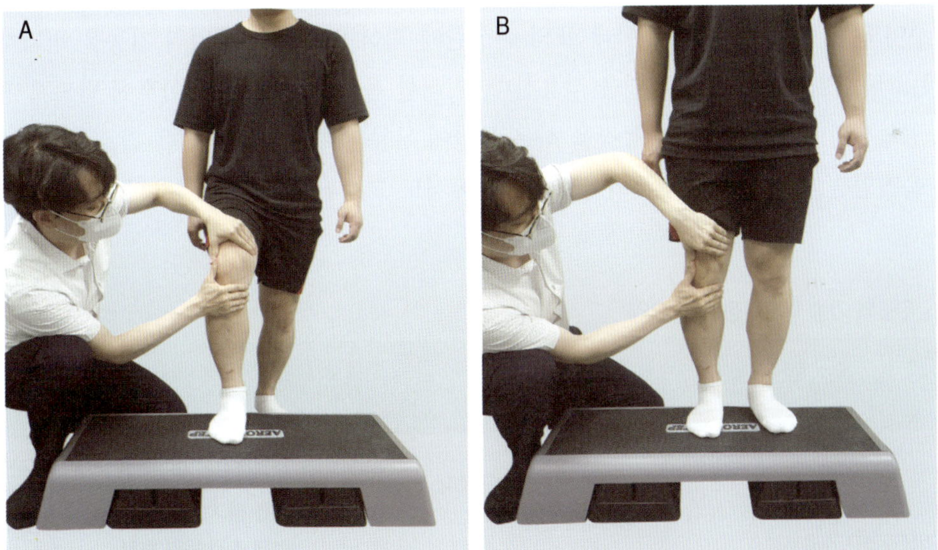

그림 7.140 무릎뼈를 안쪽으로 미끄러짐하면서 계단 오르기. A: 시작 자세, B: 끝 자세

③ 엉덩정강근막띠 스트레칭과 함께 무릎뼈 안쪽 미끄러짐

넙다리근막긴장근 및 엉덩정강근막띠를 스트레칭할 때, 시작 자세에서부터 무릎뼈를 안쪽으로 미끄러짐시켜 놓고 스트레칭을 하면 무릎 통증 없이 스트레칭을 적용할 수 있다(그림 7.133B).

(3) 움직임 개선을 위한 테이핑

다리를 펴고 앉은 자세에서 무릎뼈를 안쪽으로 미끄러짐을 유도하여 움직임 훈련 동안에 통증 감소를 위해 비탄력 테이프를 붙인다. 테이프를 바깥쪽에서 안쪽으로 붙일 때 무릎뼈를 안쪽으로 미끄러짐시키면 무릎뼈 안쪽 피부에 주름이 생기는데, 이 주름을 유지시키고 테이프를 당겨 붙인다(그림 7.141).

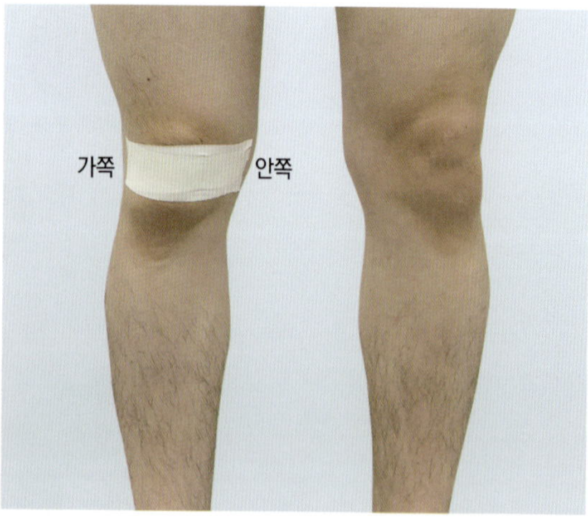

그림 7.141 무릎뼈 안쪽 미끄러짐 테이핑

4) KEMA 관리

무릎뼈 가쪽 미끄러짐 유형의 주요 목표는 일상생활 및 스포츠/레저 활동에서 과도한 무릎뼈 가쪽 미끄러짐을 줄이는 것이다. 일상생활 및 스포츠/레저 활동을 하는 동안에 과도한 무릎뼈 가쪽 미끄러짐을 감소시키는 방법을 알려주어도 조절할 수 없다면, 아래 표의 손상란에 적혀 있는 신체부위의 기능을 평가해보고 KEMA 관리란에 있는 기능 및 움직임 향상 훈련을 적용한다. 이러한 움직임 향상 훈련 이후에 반드시 통증 또는 불편함을 느끼는 일상생활 및 스포츠/레저 동작을 하는 동안에 무릎뼈 가쪽 미끄러짐을 감소시키는 움직임을 사용할 수 있도록 움직임을 재교육시키고, 무의식적인 상황에서도 교육된 움직임을 사용할 수 있도록 연습해야 한다.

표 7.15 무릎뼈 가쪽 미끄러짐 유형 요약

잘못된 정렬	손상	KEMA 관리
• 넙다리네갈래근 수축 시 무릎뼈 가쪽 미끄러짐 • 엉덩관절 안쪽돌림 및 정강넙다리관절 가쪽돌림	• 뻣뻣한 엉덩정강근막띠, 넙다리곧은근 • 넙다리네갈래근 근력 약화 • 안쪽빗넓은근의 무릎뼈 과도한 가쪽 미끄러짐 억제 능력 저하 • 엉덩관절 가쪽돌림근 및 벌림근 기능 저하	• 엉덩정강근막띠, 넙다리곧은근 스트레칭 • 무릎 폄 시 안쪽빗넓은근의 무릎뼈 가쪽 미끄러짐 억제 조절 능력 훈련 • 무릎 굽힘, 폄과 동시에 무릎뼈 안쪽 미끄러짐 움직임 훈련 • 쪼그려앉기, 계단 오르내리기, 걷기 움직임에서 무릎뼈 안쪽 미끄러짐 및 엉덩관절 가쪽돌림 및 벌림 움직임 훈련

15. 몸쪽 정강 앞쪽 미끄러짐 유형

몸쪽 정강 앞쪽 미끄러짐 유형(proximal tibial anterior glide type)은 앞십자인대의 파열 및 수술 후 재건으로 인한 불안정성으로 서 있거나 걸을 때 무릎이 갑자기 접히면서 주저앉는 현상이 생기며 무릎 통증이 심해지는 유형이다. 앞십자인대 손상으로 몸쪽 정강 앞쪽 미끄러짐이 발생하며, 이를 막아주면 무릎 통증이 감소한다. 무릎 과다폄 또는 밖굽이무릎 정렬을 하고 있고, 넙다리뒤근육의 근력과 기능이 약화되어 있는 것이 특징이다(그림 7.142).

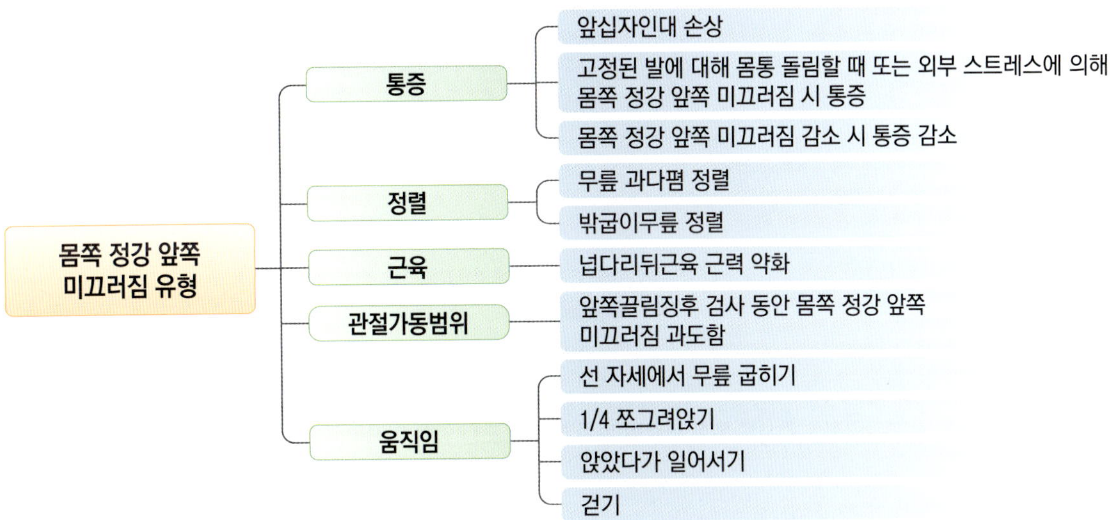

그림 7.142 몸쪽 정강 앞쪽 미끄러짐 유형 진단 분류

1) 분류 기준

(1) 통증 및 증상

서 있거나 걸을 때 무릎이 갑자기 접히면서 주저앉는 현상이 생긴다고 호소하고, 발이 고정된 상태로 몸을 돌리는 피봇 움직임에서 불안정성을 느낀다. 주로 외상에 의한 앞십자인대의 손상 또는 수술 후 재건한 사람들이 불안정성을 호소한다.

(2) 정렬 검사

옆에서 봤을 때 무릎의 과다폄과 앞 또는 뒤에서 봤을 때 밖굽이무릎 정렬이 관찰될 수 있다.

(3) 근육 검사

넙다리뒤근육의 근력 약화가 특징이므로, 엎드린 자세에서 넙다리뒤근육의 근력을 측정한다. 참고로 넙다리네갈래근 근력에 대한 넙다리뒤근육 근력의 비율이 10% 감소할수록 재건한 앞십자인대에 재손상이 일어날 위험이 10.6배 높아지므로 넙다리뒤근육의 근력 측정 및 유지는 중요한 요소이다. 넙다리뒤근육은 앞십자인대처럼 몸쪽 정강 앞쪽 미끄러짐을 막는 역할을 하고, 이는 넙다리네갈래근이 잘 수축할 수 있는 환경을 만들어준다(그림 7.143A).

(4) 관절가동범위 검사

앞쪽끌림징후 검사를 하여 정강뼈 몸쪽 부위가 과도하게 앞으로 움직이는지 검사한다(그림 7.143B).

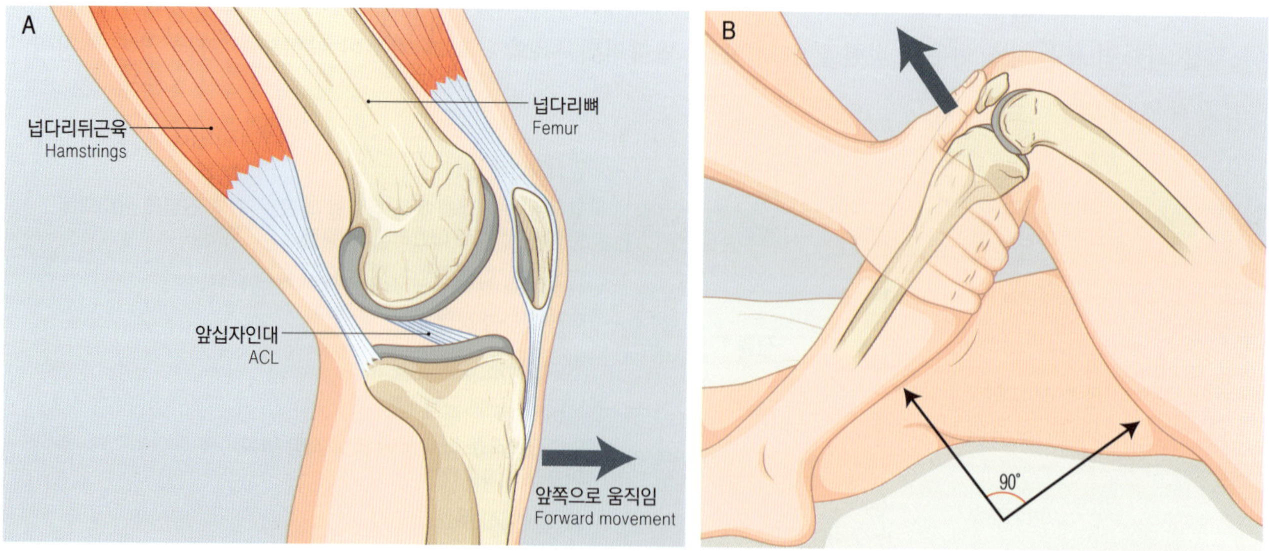

그림 7.143 앞쪽끌림징후 검사를 통한 정강뼈 몸쪽 부위 과도한 앞쪽 미끄러짐 확인. A: 해부 그림, B: 앞쪽끌림징후 검사

(5) 움직임 검사

선 자세에서 발꿈치가 엉덩이에 닿듯이 무릎을 굽힌 후 천천히 무릎을 펼 때 통증이 있다면 몸쪽 정강 앞쪽 미끄러짐이 나타났다고 가정하고, 앞쪽 미끄러짐을 검사자의 손으로 막았을 때 통증이 감소하는지 확인한다(그림 7.144).

앉았다가 일어서기 동작, 1/4 쪼그려앉기 동작, 계단 내려오기 동작들에서 통증이 있다면 몸쪽 정강 앞쪽 미끄러짐이 나타났다고 가정하고, 미끄러짐을 검사자의 손으로 막았을 때 통증이 감소하는지 확인한다(그림 7.145). 걸을 때 통증이 있다면 디딤기에서 몸쪽 정강 앞쪽 미끄러짐이 나타날 수 있으므로 미끄러짐을 검사자의 손으로 막았을 때 통증이 감소하는지 확인한다.

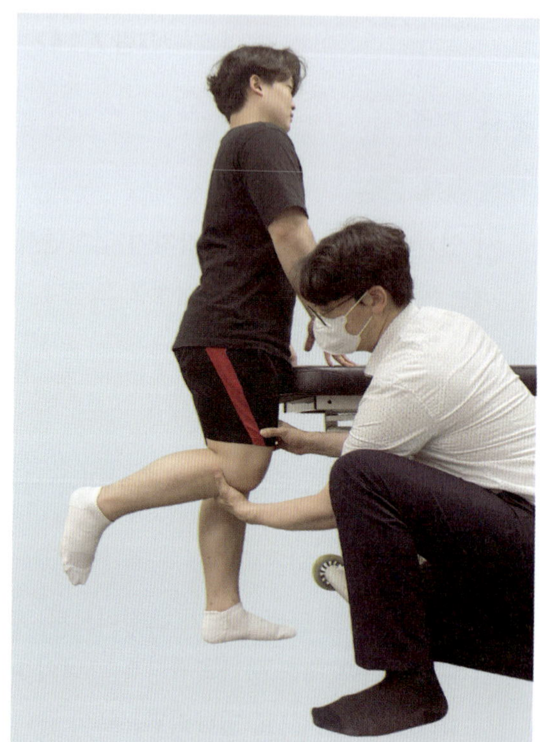

그림 7.144 몸쪽 정강 앞쪽 미끄러짐을 막고 무릎 폄

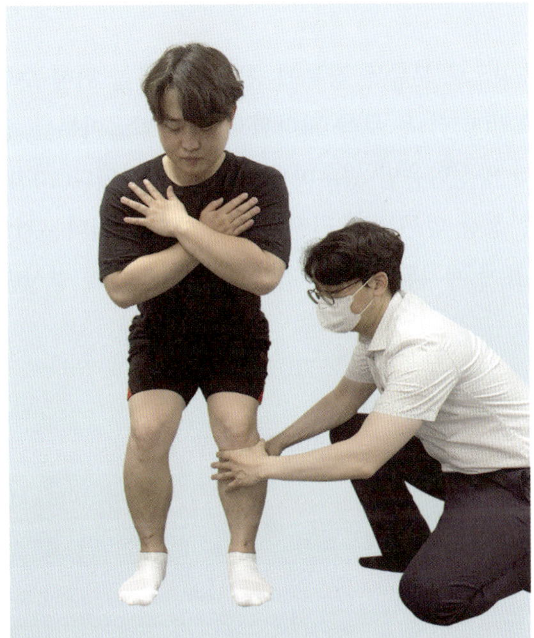

그림 7.145 몸쪽 정강 앞쪽 미끄러짐을 막고 1/4 쪼그려앉기

2) 분류

(1) 몸쪽 정강 앞쪽 미끄러짐 유형 진단 분류

몸쪽 정강 앞쪽 미끄러짐 유형의 기여 요인으로는 통증 및 움직임, 관절가동범위, 근육 검사 결과가 있다. 평가항목 5개 중 3개 이상 양성이면(60% 이상) 몸쪽 정강 앞쪽 미끄러짐 유형으로 분류한다(표 7.16).

표 7.16 몸쪽 정강 앞쪽 미끄러짐 유형 진단 분류표

기여 요인	검사 내용	반응
통증 및 움직임	1/4 쪼그려앉기 검사에서 몸쪽 정강 앞쪽 미끄러짐 움직임과 함께 통증	양성/음성
	의자에 앉았다가 일어서기 검사에서 몸쪽 정강 앞쪽 미끄러짐 움직임과 함께 통증	양성/음성
	걷기(디딤기)에서 몸쪽 정강 앞쪽 미끄러짐, 무릎 과다폄 움직임과 함께 통증	양성/음성
근육	넙다리뒤근육 근력(G등급 이하)	양성/음성
관절가동범위	앞쪽끌림징후 검사 동안 몸쪽 정강 앞쪽 미끄러짐 정도(과도함)	양성/음성

(2) 진단에 따른 중증도 평가

몸쪽 정강 앞쪽 미끄러짐 유형으로 분류된 경우에 중증도 분류를 위해 수행된다. 통증 요인(30점)은 시각상사척도를 이용한다. 정렬 요인(10점)은 무릎 과다폄 정렬과 밖굽이무릎 정렬에 따라 부여한다. 넙다리뒤근육의 근력 검사 결과에 따라 양성반응인 경우마다 점수가 부여된다(10점). 관절가동범위 요인(10점)은 앞쪽끌림징후 검사 동안 몸쪽 정강 앞쪽 미끄러짐이 과도하게 일어나는지의 여부에 따라 점수가 부여된다. 움직임 요인(40점)은 아래 표에 제시된 움직임 검사의 결과에 따라 양성반응인 경우마다 각각 점수가 부여된다(표 7.17).

표 7.17 몸쪽 정강 앞쪽 미끄러짐 유형의 진단에 따른 중증도 평가표

<table>
<tr><th>기여 요인</th><th colspan="3">통증 점수(VAS)</th><th>점수</th></tr>
<tr><td rowspan="3">통증
(30)</td><td colspan="3">1~3</td><td>10</td></tr>
<tr><td colspan="3">4~7</td><td>20</td></tr>
<tr><td colspan="3">8~10</td><td>30</td></tr>
<tr><td rowspan="3">정렬
(10)</td><td colspan="3">정렬 상태</td><td>점수</td></tr>
<tr><td colspan="3">무릎 과다폄 정렬</td><td>5</td></tr>
<tr><td colspan="3">밖굽이무릎 정렬</td><td>5</td></tr>
<tr><td rowspan="2">근육
(10)</td><td>근육</td><td>검사</td><td>검사의 양성반응</td><td>점수</td></tr>
<tr><td>넙다리뒤근육</td><td>근력 검사</td><td>G등급 이하</td><td>10</td></tr>
<tr><td rowspan="2">관절가동범위
(10)</td><td colspan="3">분류</td><td>점수</td></tr>
<tr><td colspan="3">앞쪽끌림징후 검사 동안 몸쪽 정강 앞쪽 미끄러짐 과도함</td><td>10</td></tr>
<tr><td rowspan="5">움직임
(40)</td><td>검사</td><td colspan="2">양성반응</td><td>점수</td></tr>
<tr><td>선 자세에서 무릎 굽히기</td><td colspan="2">몸쪽 정강 앞쪽 미끄러짐</td><td>10</td></tr>
<tr><td>1/4 쪼그려앉기</td><td colspan="2">몸쪽 정강 앞쪽 미끄러짐</td><td>10</td></tr>
<tr><td>앉았다가 일어서기</td><td colspan="2">몸쪽 정강 앞쪽 미끄러짐</td><td>10</td></tr>
<tr><td>걷기(디딤기)</td><td colspan="2">몸쪽 정강 앞쪽 미끄러짐</td><td>10</td></tr>
<tr><td colspan="4">총점</td><td>100</td></tr>
</table>

3) 중재

(1) 움직임 교육

① 바로누운 자세

몸쪽 정강 앞쪽 미끄러짐이 되지 않도록 하는 조절력을 키우기 위해 엉덩관절 45° 굽힘과 무릎 굽힘 자세에서 넙다리뒤근육에 힘을 주고 천천히 무릎을 펴는 운동을 한다. 치료사는 넙다리뒤근육의 힘줄을 촉진하여 넙다리뒤근육이 움직임 전 구간에서 수축이 유지되는지 확인하고, 통증이 있다면 몸쪽 정강 뒤쪽 미끄러짐을 동시에 적용한다. 통증이 있는 경우 치료사가 몸쪽 정강 뒤쪽 미끄러짐을 적용하며 무릎 폄 움직임을 훈련할 수 있다(그림 7.146).

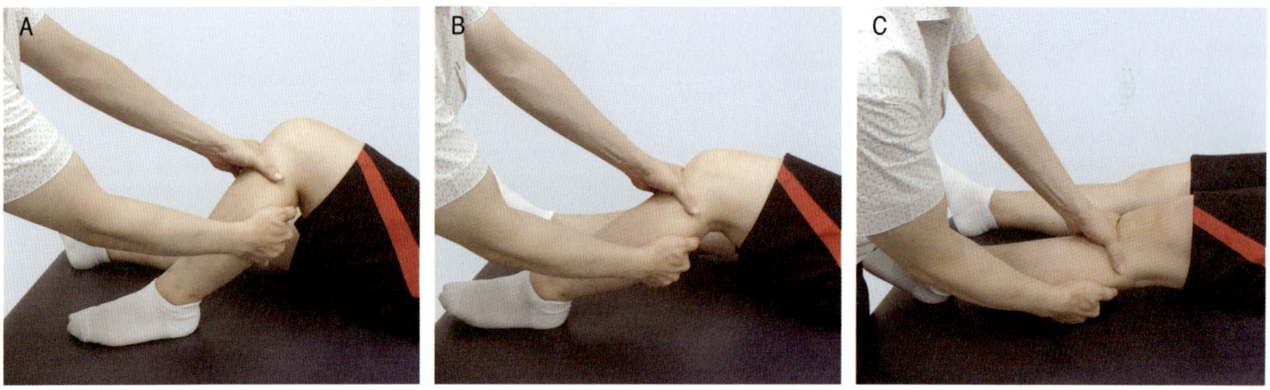

그림 7.146 몸쪽 정강 앞쪽 미끄러짐을 억제하며 바로누운 자세에서 무릎 펴기. A: 시작 자세, B: 중간 자세, C: 끝 자세

② 엎드린 자세

엎드린 자세에서 무릎을 90° 굽힌 채로 넙다리뒤근육에 힘을 주고 천천히 무릎을 편다. 다리가 완전히 바닥에 닿지 않도록 무릎을 펴는 동작을 반복하여 몸쪽 정강 앞쪽 미끄러짐을 억제하는 조절력을 키운다. 통증이 있다면 치료사가 몸쪽 정강 뒤쪽 미끄러짐을 동시에 적용한다(그림 7.147).

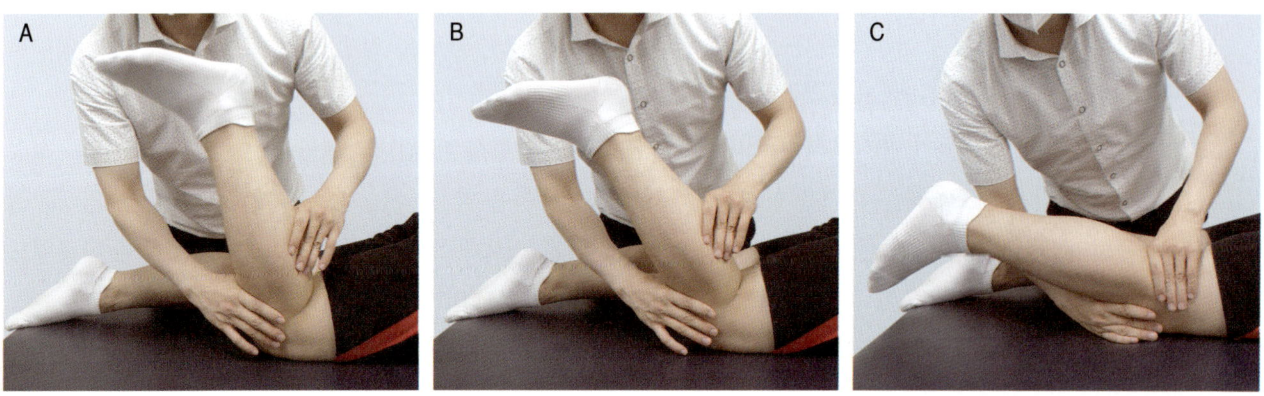

그림 7.147 몸쪽 정강 앞쪽 미끄러짐을 억제하며 엎드린 자세에서 무릎 펴기. A: 시작 자세, B: 중간 자세, C: 끝 자세

③ 선 자세

벽을 마주 보고 무릎을 살짝 굽혀서 몸통 앞쪽과 앞쪽 허벅지가 벽에 닿이게 선다. 움직임 훈련하고자 하는 쪽의 무릎을 90° 굽힌다. 그리고 넙다리뒤근육에 힘을 준 상태에서 무릎을 천천히 펴면서 몸쪽 정강 앞쪽 미끄러짐를 억제하는 훈련을 한다.

벽에 등을 기대고 서서 쪼그려앉기를 할 때 내려갔다가 올라오는 동작에서 통증이 있을 수 있는데, 이때 넙다리뒤근육에 힘을 줘서 몸쪽 정강 앞쪽 미끄러짐을 최소화하면 통증 없이 쪼그려앉기를 할 수 있다. 무릎을 45° 정도만 굽히도록 한다. 통증이 있다면 몸쪽 정강 뒤쪽 미끄러짐을 동시에 적용한다(그림 7.148).

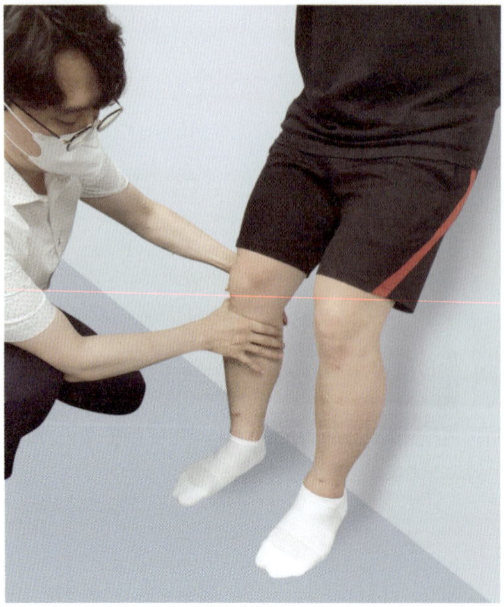

그림 7.148 몸쪽 정강 앞쪽 미끄러짐을 억제하며 쪼그려앉기

한 다리 1/4 쪼그려앉기와 함께 몸통 돌림을 한다. 이때 넙다리뒤근육을 수축하여 살짝 무릎을 굽히고, 무릎이 정면을 바라보게 유지하면서 몸통을 반대쪽으로 돌린다. 무릎을 정면을 보게 유지함으로써 엉덩관절 안쪽돌림과 정강넙다리관절 가쪽돌림을 최소화할 수 있다.

걷기 동작에서 흔듦기 중간부터 마지막 구간까지 무릎이 펴질 때 넙다리뒤근육에 힘을 줘서 몸쪽 정강 앞쪽 미끄러짐을 최소화하는 훈련을 한다. 디딤기에서도 무릎을 약간 굽힌 채로 걷게 한다. 이때, 엉덩관절 안쪽돌림과 정강넙다리 가쪽돌림이 나타나면 앞십자인대가 스트레스 받는 상황이 되므로, 무릎에 탄력밴드를 착용하거나 큰볼기근을 수축하여 이를 최소화한다. 계단을 내려가는 동작에서도 무릎에 탄력밴드를 착용하거나, 큰볼기근에 힘을 줘서 엉덩관절 안쪽돌림이 과도하게 나타나는 것을 최소화하고 넙다리뒤근육에 힘을 줘서 정강뼈가 앞쪽으로 미끄러짐되는 것을 최소화하는 훈련을 한다.

발이 고정된 채로 옆으로 몸의 방향을 돌릴 때 어떻게 스텝을 밟아야 하는지 훈련한다. 예를 들어, 통증이 왼쪽 무릎에 있는데 왼쪽으로 몸을 돌려 방향을 전환하고 싶을 때, 우선 모든 구간에서 넙다리뒤근육에 힘을 주도록 하는 것이 중요하다. 그 다음 오른쪽 무릎이 정면을 유지한 채로 밖굽이 스트레스가 나타나지 않도록 왼쪽 발끝과 무릎이 동시에 왼쪽을 향하게 스텝을 옮긴다. 그 다음 왼발에 체중을 완전히 싣게 되면 오른발을 떼어서 왼발 옆에 두게 한다(그림 7.149).

점프 후 착지할 때 넙다리뒤근육에 힘을 준 상태에서 뛰어오르고 내려오게 한다. 또한 엉덩관절이 모음과 안쪽돌림되지 않도록 탄력밴드를 무릎에 끼우고 훈련하는 것도 통증 감소에 효과적이다.

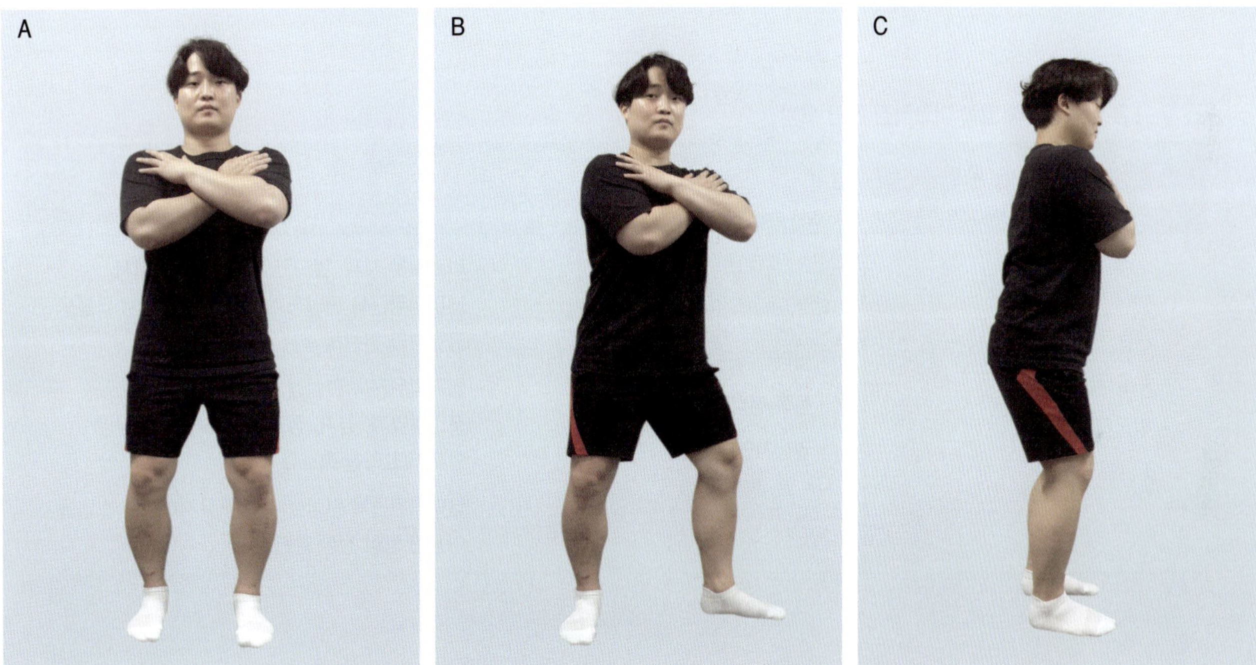

그림 7.149 스텝 훈련. A: 시작 자세, B: 중간 자세, C: 끝 자세

(2) 움직임 개선을 위한 도수 관리

① 움직임과 함께 몸쪽 정강 뒤쪽 미끄러짐

위에서 기술한 움직임 훈련들을 하는 동안 무릎에 통증이 있다면, 치료사가 정강뼈 몸쪽 앞쪽에 손을 대고 뒤쪽으로 미끄러짐하면서 움직임을 훈련하면 통증을 감소시킬 수 있다(그림 7.146, 7.147, 7.148).

(3) 움직임 개선을 위한 테이핑

걷기, 점프와 같은 도수 적용이 힘든 움직임 훈련을 할 때에는 뒤쪽-X-테이핑을 하면 넙다리뒤근육의 작용처럼 테이프가 정강뼈를 앞쪽으로 미끄러짐되는 힘을 줄여주면서 통증을 감소시킬 수 있다(그림 7.84).

4) KEMA 관리

몸쪽 정강 앞쪽 미끄러짐 유형의 주요 목표는 일상생활 및 스포츠/레저 활동에서 과도한 몸쪽 정강 앞쪽 미끄러짐을 줄이는 것이다. 일상생활 및 스포츠/레저 활동을 하는 동안에 과도한 몸쪽 정강 앞쪽 미끄러짐을 감소시키는 방법을 알려주어도 조절할 수 없다면, 아래 표의 손상란에 적혀 있는 신체부위의 기능을 평가해보고 KEMA 관리란에 있는 기능 및 움직임 향상 훈련을 적용한다. 이러한 움직임 향상 훈련 이후에 반드시 통증 또는 불편함을 느끼는 일상생활 및 스포츠/레저 동작을 하는 동안에 몸쪽 정강 앞쪽 미끄러짐을 감소시키는 움직임을 사용할 수 있도록 움직임을 재교육시키고, 무의식적인 상황에서도 교육된 움직임을 사용할 수 있도록 연습해야 한다.

표 7.18 몸쪽 정강 앞쪽 미끄러짐 유형 요약

잘못된 정렬	손상	KEMA 관리
• 무릎 과다폄 • 밖굽이무릎 정렬	• 넙다리뒤근육 근력 약화 • 몸쪽 정강 앞쪽 미끄러짐 • 앞십자인대 손상	• 바로누운 자세, 엎드린 자세, 선 자세에서 넙다리뒤근육 편심성 수축을 유지하면서 무릎을 굽혔다가 천천히 펴는 움직임 훈련 • 넙다리뒤근육 편심성 수축을 유지하면서 쪼그려앉기, 걷기, 점프 동작에서 몸쪽 정강 앞쪽 미끄러짐 최소화 훈련 • 넙다리뒤근육 편심성 수축을 유지하면서 스텝을 이용한 방향 전환 훈련

16. 몸쪽 정강종아리 미끄러짐 유형

몸쪽 정강종아리 미끄러짐 유형(proximal tibiofibular glide type)은 달리기처럼 무릎을 굽히는 동작을 빠르고 연속적으로 할 때 무릎 뒤-가쪽에서 통증이 있고, 이때 몸쪽 정강종아리관절이 뒤쪽으로 미끄러짐이 발생하는 유형이다. 몸쪽 정강종아리관절 뒤쪽 미끄러짐을 최소화하면 통증이 줄어든다. 넙다리두갈래근의 과도한 수축 때문에 몸쪽 정강종아리 뒤쪽 미끄러짐이 나타나기 쉬우므로 반힘줄근/반막모양근의 근력 및 기능이 떨어져 있다. 또한 넙다리두갈래근의 단축이 관찰된다(그림 7.150).

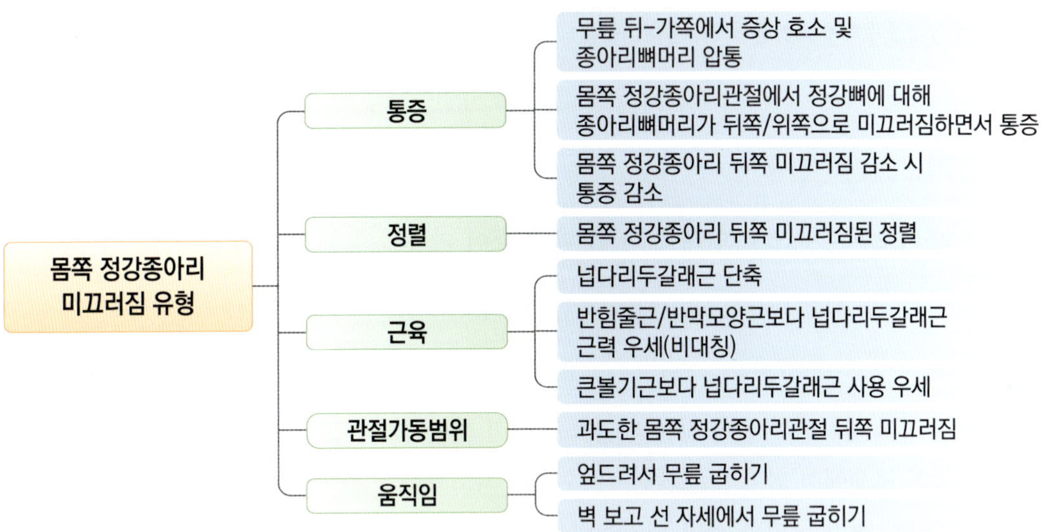

그림 7.150 몸쪽 정강종아리 미끄러짐 유형 분류

1) 분류 기준

(1) 통증 및 증상

달리기처럼 무릎을 굽히는 동작을 빠르고 연속적으로 할 때 무릎 뒤-가쪽에서 통증을 호소한다. 종아리뼈머리 뒤쪽 부위를 누르면 통증이 있다. 넙다리두갈래근이 반복적으로 수축해서 몸쪽 정강종아리관절에서 정강뼈에 대해 종아리뼈머리가 뒤쪽/위쪽으로 미끄러짐하면서 통증이 발생할 수 있다(그림 7.151). 몸쪽 정강종아리관절을 뒤쪽으로 미끄러짐시킬 때 통증을 호소한다(그림 7.152). 이 유형이 있는 사람들은 가쪽으로 발목 염좌가 있던 과거력이 있을 수 있다.

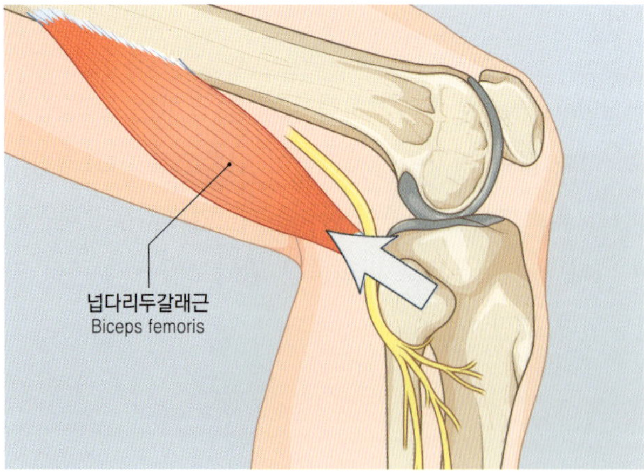

그림 7.151 넙다리두갈래근 수축에 의한 몸쪽 정강종아리관절 뒤쪽/위쪽 미끄러짐

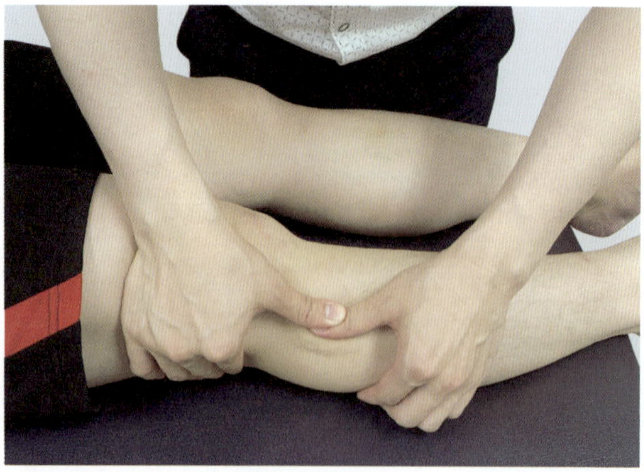

그림 7.152 몸쪽 정강종아리관절 뒤쪽 미끄러짐 시 통증 확인

(2) 정렬 검사

넙다리두갈래근의 과도한 수축으로 인해 서 있을 때 발끝이 가쪽을 향하고, 정강넙다리관절 가쪽돌림 정렬을 관찰할 수 있다.

(3) 근육 검사

넙다리두갈래근의 길이 검사를 다음과 같은 방법으로 하면 뻣뻣하거나 짧을 것을 확인할 수 있다. 허리와 골반을 바르게 하고 앉은 자세에서 넙다리두갈래근의 수축을 최소화하기 위해 정강넙다리 안쪽돌림을 유지한 상태로 무릎을 편다. 이때, 허리 굽힘과 골반 뒤기울임 및 엉덩관절 안쪽돌림이 나타나지 않게 한다. 누운 자세에서 검사할 수도 있지만, 허리 골반의 보상작용을 확인하기 위해 앉아서 검사할 것을 추천한다(그림 7.153).

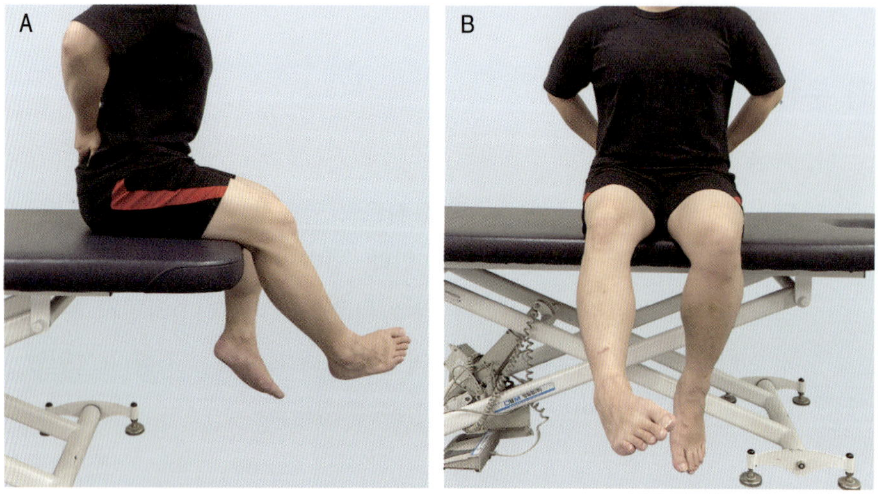

그림 7.153 넙다리두갈래근 길이 검사. A: 옆모습, B: 앞모습

반힘줄근과 반막모양근의 근력이 넙다리두갈래근보다 약해져 있다. 반힘줄근과 반막모양근의 근력을 측정하기 위해 엎드린 자세에서 엉덩관절 가쪽돌림 없이 발끝을 안쪽으로 향하게 하여 정강넙다리 안쪽돌림을 유지한 채로 무릎을 굽힐 때 저항을 주면 반힘줄근과 반막모양근의 근력이 약한 것을 볼 수 있다(그림 7.154A). 반대로 넙다리두갈래근의 근력을 측정하기 위해 발끝을 가쪽을 향하게 하여 정강넙다리 가쪽돌림을 유지한 채로 무릎을 굽힐 때 저항을 주면 근력이 약하지 않지만 무릎 뒤-가쪽에 통증이 생기는 것을 확인할 수 있다(그림 7.154B).

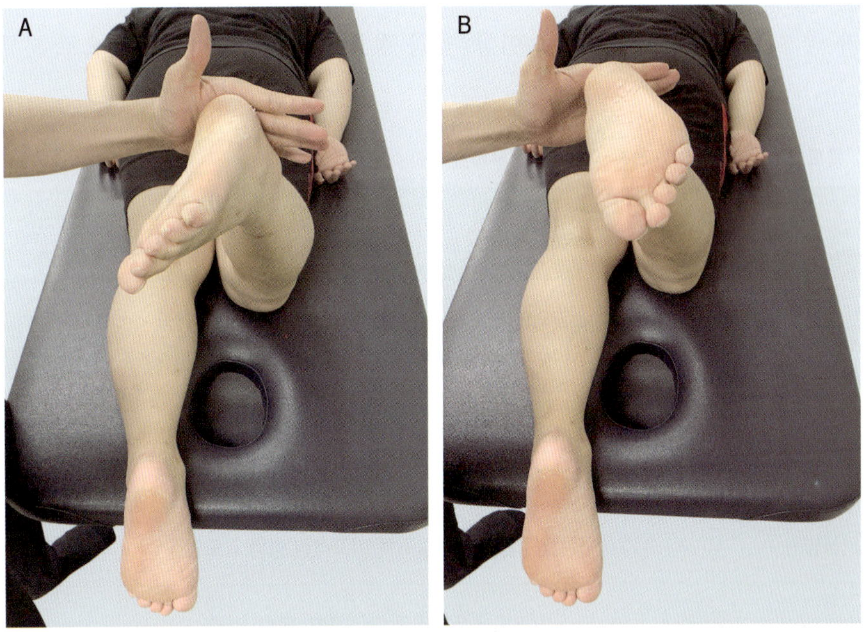

그림 7.154 근력 검사. A: 반힘줄근과 반막모양근, B: 넙다리두갈래근

엎드려서 무릎을 편 채로 엉덩관절을 폄한다. 이때 검사자가 큰볼기근과 넙다리두갈래근에 손가락을 대고 촉진해보면 넙다리두갈래근은 딱딱하게 촉진되지만, 큰볼기근은 딱딱하게 수축되지 않은 것을 느낄 수 있는데, 이는 엉덩관절 폄근으로 큰볼기근보다 넙다리두갈래근을 더 우세하게 사용함을 뜻한다.

(4) 관절가동범위 검사

다리를 펴고 바닥에 앉은 자세에서 몸쪽 정강종아리관절이 뒤쪽으로 미끄러짐되는 정도를 확인한다(그림 7.152). 뒤쪽으로 미끄러짐시킬 때 통증이 있을 수 있으므로 주의한다.

(5) 움직임 검사

엎드린 자세에서 무릎 굽히면 몸쪽 정강종아리관절의 뒤쪽 미끄러짐이 나타날 수 있고, 발끝이 가쪽을 향하는 것을 볼 수 있다.

벽을 마주보고 양쪽 무릎을 살짝 굽혀 몸통과 허벅지 앞쪽면이 벽에 닿게 선다. 검사하고자 하는 쪽의 무릎을 굽히면 정강넙다리관절이 가쪽돌림되어 발끝이 바깥으로 향한 것을 볼 수 있고 무릎 뒤-가쪽에 통증을 호소한다. 몸쪽 정강종아리관절의 뒤쪽 미끄러짐을 검사자가 도수로 최소화하면 통증이 감소한다.

2) 분류

(1) 몸쪽 정강종아리 미끄러짐 유형 진단 분류

몸쪽 정강종아리 미끄러짐 유형의 기여 요인으로는 통증 및 움직임, 관절가동범위, 근육 검사 결과가 있다. 평가항목 5개 중 3개 이상 양성이면(60% 이상) 몸쪽 정강종아리 미끄러짐 유형으로 분류한다(표 7.19).

표 7.19 몸쪽 정강종아리 미끄러짐 유형 진단 분류표

기여 요인	검사 내용	반응
통증 및 움직임	1/4 쪼그려앉기 시 몸쪽 정강종아리관절 뒤쪽 미끄러짐 과하게 나타나면서 통증	양성/음성
	벽 마주보고 무릎 굽힘 시 몸쪽 정강종아리관절 뒤쪽 미끄러짐 과하게 나타나면서 통증	양성/음성
관절가동범위	몸쪽 정강종아리관절 뒤쪽 미끄러짐 범위 과도함	양성/음성
근육	넙다리두갈래근 근육 길이 단축	양성/음성
	반힘줄근/반막모양근보다 넙다리두갈래근 근력 큼(비대칭)	양성/음성

(2) 진단에 따른 중증도 평가

몸쪽 정강종아리 미끄러짐 유형으로 분류된 경우에 중증도 분류를 위해 수행된다. 통증 요인(30점)은 시각상사척도를 이용한다. 정렬 요인(10점)은 정강넙다리관절 가쪽돌림 정렬에 따라 부여한다. 반힘줄근과 반막모양근, 넙다리두갈래근의 근육 기능 및 근육 길이 검사 결과에 따라 양성반응인 경우마다 각각 점수가 부여된다(30점). 관절가동범위 요인(10점)은 몸쪽 정강종아리관절 뒤쪽 미끄러짐 가동범위에 따라 점수가 부여된다. 움직임 요인(20점)은 아래 표에 제시된 움직임 검사의 결과에 따라 양성반응인 경우마다 각각 점수가 부여된다(표 7.20).

표 7.20 몸쪽 정강종아리 미끄러짐 유형의 진단에 따른 중증도 평가표

<table>
<tr><th>기여 요인</th><th colspan="3">통증 점수(VAS)</th><th>점수</th></tr>
<tr><td rowspan="3">통증
(30)</td><td colspan="3">1~3</td><td>10</td></tr>
<tr><td colspan="3">4~7</td><td>20</td></tr>
<tr><td colspan="3">8~10</td><td>30</td></tr>
<tr><td rowspan="2">정렬
(10)</td><td colspan="3">정렬 상태</td><td>점수</td></tr>
<tr><td colspan="3">정강넙다리 가쪽돌림 정렬</td><td>10</td></tr>
<tr><td rowspan="4">근육
(30)</td><td>근육</td><td>검사</td><td>검사의 양성반응</td><td>점수</td></tr>
<tr><td>반힘줄근/반막모양근과
넙다리두갈래근
근력 차이 비교</td><td>근력 검사</td><td>비대칭
(넙다리두갈래근 근력 큼)</td><td>10</td></tr>
<tr><td>큰볼기근보다
넙다리두갈래근 우세</td><td>근육 기능 검사</td><td>넙다리두갈래근 우세</td><td>10</td></tr>
<tr><td>넙다리두갈래근</td><td>근육 길이 검사</td><td>단축</td><td>10</td></tr>
<tr><td rowspan="2">관절가동범위
(10)</td><td colspan="3">분류</td><td>점수</td></tr>
<tr><td colspan="3">몸쪽 정강종아리관절 뒤쪽 미끄러짐 범위 과도함</td><td>10</td></tr>
<tr><td rowspan="3">움직임
(20)</td><td>검사</td><td colspan="2">양성반응</td><td>점수</td></tr>
<tr><td>엎드려서 무릎 굽히기</td><td colspan="2">몸쪽 정강종아리 뒤쪽 미끄러짐 및
과도한 넙다리두갈래근 수축</td><td>10</td></tr>
<tr><td>벽보고 선 자세에서
무릎 굽히기</td><td colspan="2">몸쪽 정강종아리 뒤쪽 미끄러짐 및
과도한 넙다리두갈래근 수축</td><td>10</td></tr>
<tr><td colspan="4">총점</td><td>100</td></tr>
</table>

3) 중재

(1) 움직임 교육

① 앉은 자세

의자에 앉아 발끝을 안쪽을 보게 하여 정강넙다리관절 안쪽돌림을 유도한다. 이때 안쪽 넙다리뒤근육의 힘줄을 촉진하여 단단해진 것을 느끼면서 무릎을 천천히 펴면, 몸쪽 정강종아리 뒤쪽 미끄러짐에 관여하는 넙다리두갈래근의 수축을 억제할 수 있다(그림 7.155). 이때 만약 정강종아리관절 뒤쪽으로 통증이 있다면 아래에 기술한 테이핑을 적용하거나 치료사가 도수로 앞쪽 미끄러짐을 하면서 무릎을 펴게 한다.

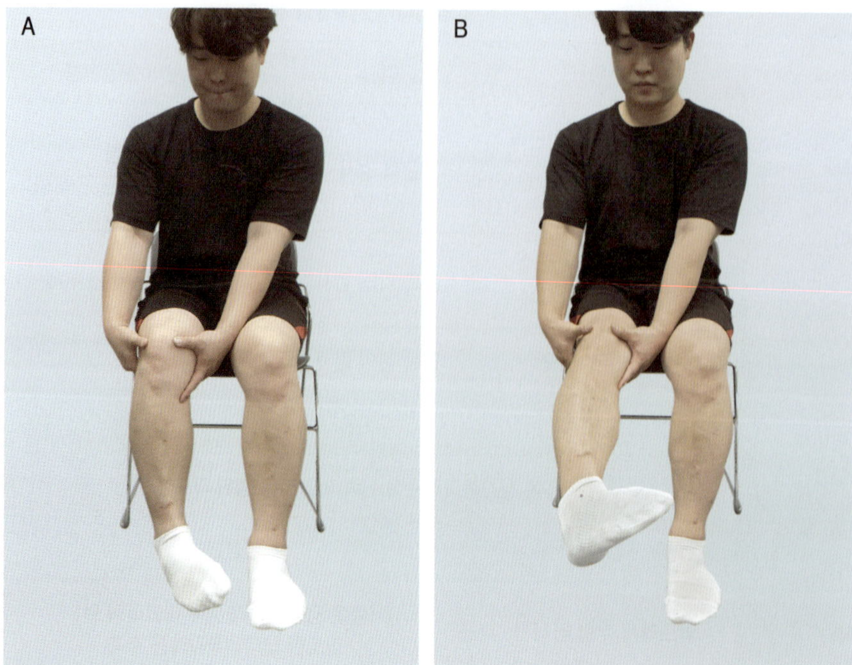

그림 7.155 넙다리두갈래근 수축을 억제하며 무릎 펴기. A: 시작 자세, B: 끝 자세

의자 끝에 걸터앉아서 발끝을 안쪽을 보게 하여 정강넙다리관절 안쪽돌림을 한다. 발바닥을 바닥에 닿게 한 채로 무릎을 굽혔다가 폈다가를 반복한다. 이때 대상자에게 안쪽 및 가쪽 넙다리뒤근육의 힘줄을 촉진할 수 있게 알려주고, 안쪽 넙다리뒤근육의 힘줄만 단단하게 수축한 채로 움직임을 하도록 교육하여 가쪽 넙다리뒤근육(넙다리두갈래근)은 이완시키는 훈련을 한다.

운전할 때 페달을 밟는 것처럼 발꿈치를 축으로 발끝이 정면을 보게 했다가 엉덩관절 안쪽돌림을 이용하여 발끝이 안쪽을 향하게 한다. 그리고 엉덩관절 가쪽돌림을 이용해서 발끝이 바깥쪽을 향하도록 페달을 밟는 움직임을 반복적으로 훈련한다. 둘째 발가락 발허리뼈마디와 무릎 중간을 이은 가상의 선이 함께 움직이도록 하고, 가상의 선을 상상하기 어렵다면 막대기를 대고 훈련한다. 막대기의 아래쪽 끝을 둘째 발가락 발허리뼈마디에 대고, 막대기의 위쪽 부분을 무릎 중간에 댄 후 엉덩관절의 안쪽 및 가쪽 돌림을 하는 동안 두 부위가 함께 움직이도록 한다(그림 7.156). 이때도 대상자에게 안쪽 및 가쪽 넙다리뒤근육 힘줄을 촉진할 수 있게 알려주고, 안쪽 넙다리뒤근육 힘줄만 단단하게 수축한 채로 이 움직임을 하도록 교육한다.

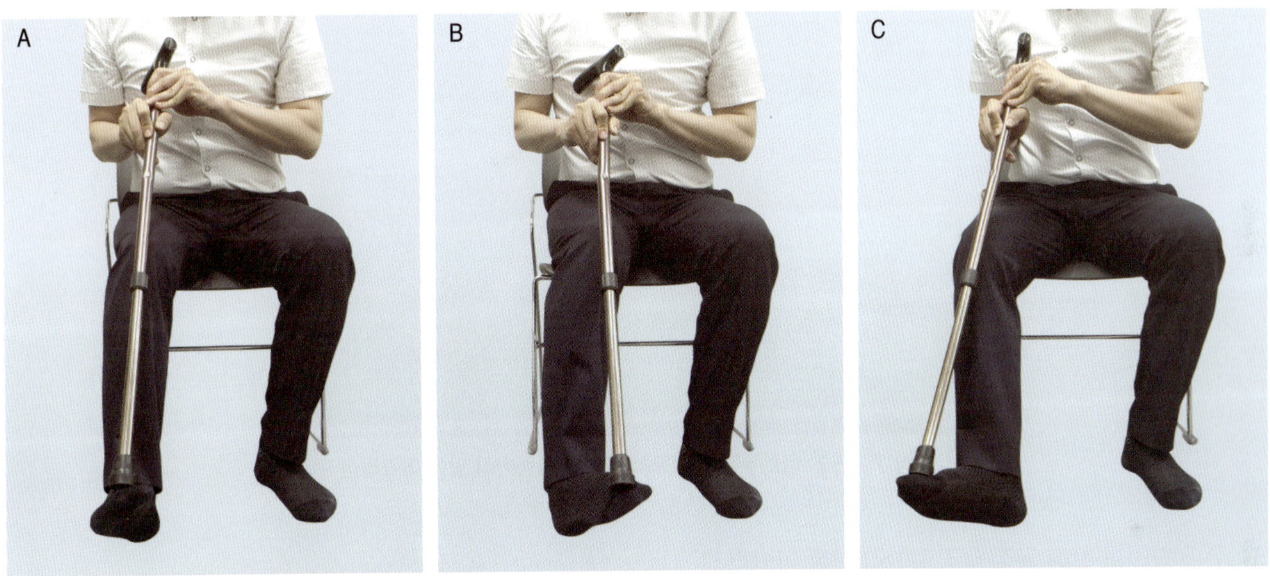

그림 7.156 막대를 이용하여 페달 밟는 동작하기. A: 시작 자세, B: 엉덩관절 안쪽돌림 및 모음, C: 엉덩관절 가쪽돌림 및 벌림

② 엎드린 자세

엎드린 자세에서 엄지발가락 끝을 서로 맞닿게 하고 발꿈치는 붙이지 않은 채로 무릎을 굽혔다가 천천히 펴는 움직임 훈련을 한다. 이때 치료사는 안쪽 넙다리뒤근육이 잘 수축하고 있는지와 가쪽 넙다리뒤근육이 이완되어 있는지 확인한다.

엎드려서 엉덩관절을 폄할 때 넙다리두갈래근보다 큰볼기근을 우세하게 사용해야 한다. 상체만 테이블에 걸치고 무릎을 90° 굽히고 정강넙다리 안쪽돌림을 한 채로 엉덩관절을 펴서 큰볼기근을 우세하게 사용하는 훈련을 한다.

③ 선 자세

의자 또는 벽을 잡고 서서 이 유형이 있는 한쪽 무릎을 굽혔다가 천천히 펴는 연습을 한다. 이때에도 정강넙다리 안쪽돌림을 유지하며 안쪽 넙다리뒤근육을 수축하고, 가쪽 넙다리뒤근육을 이완하여 몸쪽 정강종아리관절 뒤쪽 미끄러짐을 하지 않는 움직임 훈련을 한다.

(2) 움직임 개선을 위한 도수 관리

① 바로누운 자세에서 몸쪽 정강종아리 앞쪽 미끄러짐

무릎을 굽히고 바로누운 자세에서 치료사가 대상자의 발과 무릎을 고정한다. 종아리뼈머리 부위를 손으로 감싸고 앞쪽으로 미끄러짐시킨다. 종아리뼈머리 뒤쪽으로 온종아리신경이 지나가므로, 저릴 정도로 강하게 압박하지 않도록 주의해야 한다(그림 7.157).

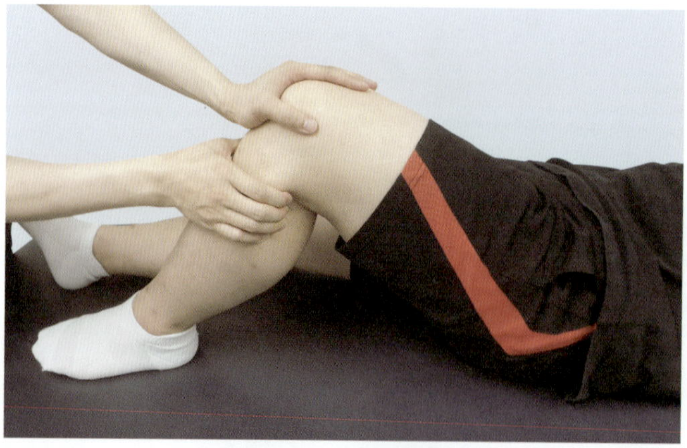

그림 7.157 바로누운 자세에서 몸쪽 정강종아리 앞쪽 미끄러짐

② 움직임과 함께 몸쪽 정강종아리 앞쪽 미끄러짐

앉은 자세에서 무릎을 펴고 굽히는 동작을 할 때 치료사가 앞쪽으로 미끄러짐을 같이 적용한다. 대상자 앞쪽에서 미끄러짐을 적용할 수도 있고(그림 7.158), 대상자 뒤쪽에서 미끄러짐을 적용할 수도 있다(그림 7.159).

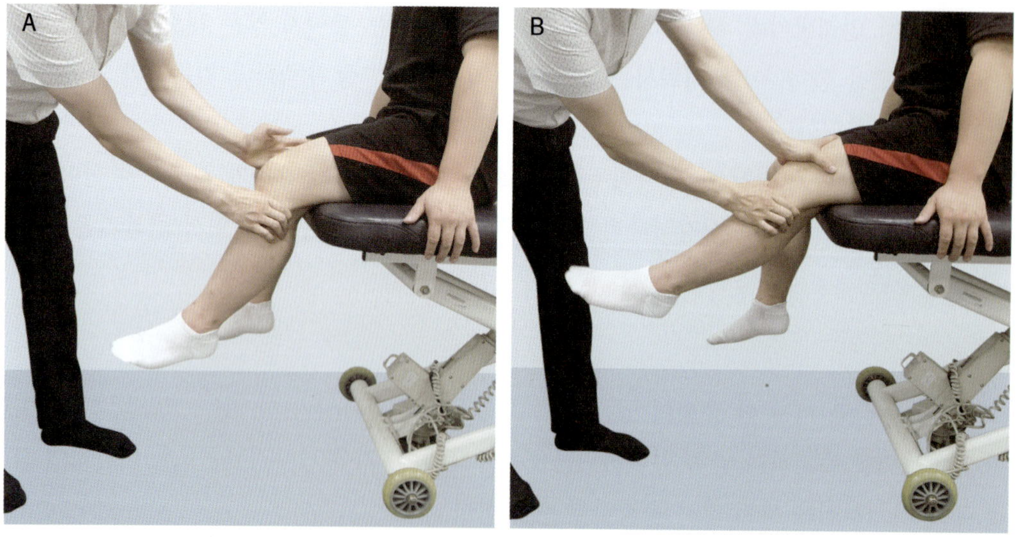

그림 7.158 움직임과 함께 앞쪽에서 적용하는 몸쪽 정강종아리 앞쪽 미끄러짐. A: 시작 자세, B: 끝 자세

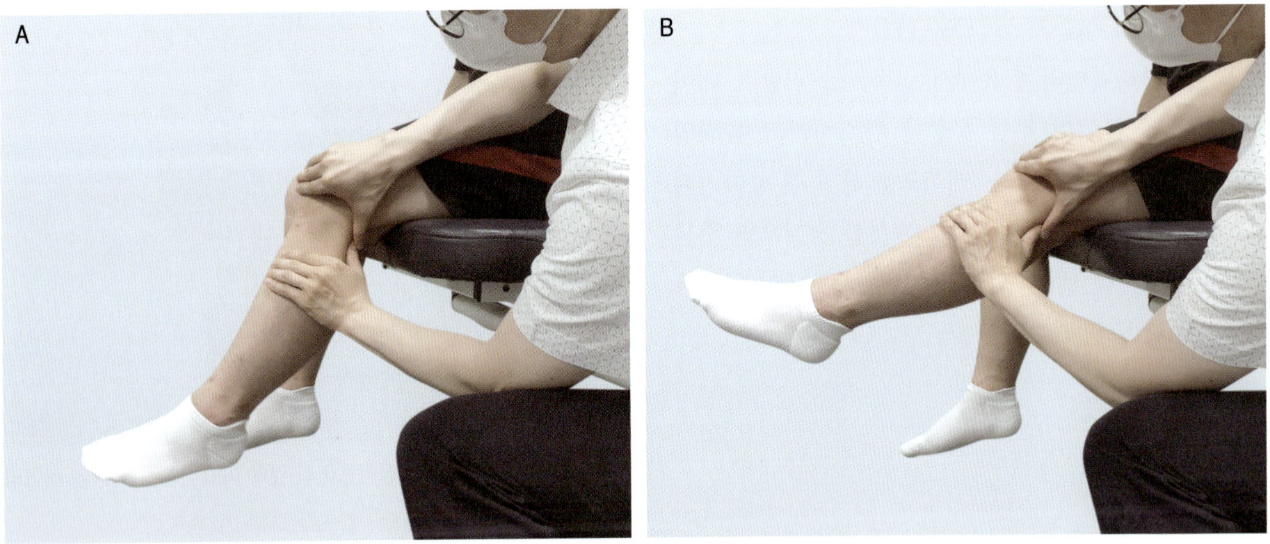

그림 7.159 움직임과 함께 뒤쪽에서 적용하는 몸쪽 정강종아리 앞쪽 미끄러짐. A: 시작 자세, B: 끝 자세

선 자세에서 또는 한쪽 무릎 꿇은 자세에서 운동하고자 하는 다리를 앞으로 내민다. 대상자가 발꿈치를 붙이고 무릎을 앞으로 내밀며 발등굽힘 움직임을 한다. 몸쪽 정강종아리 앞쪽 미끄러짐을 같이 적용하여 통증을 줄이면서 움직임 훈련을 한다(그림 7.160).

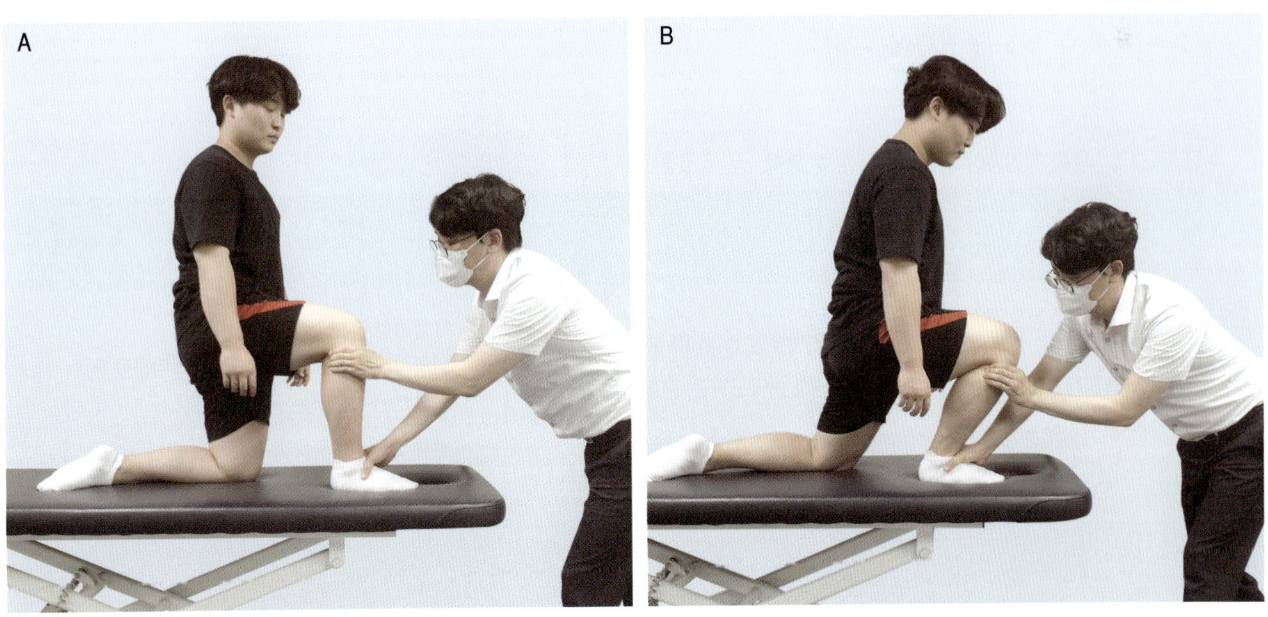

그림 7.160 한쪽 무릎 꿇은 자세에서 몸쪽 정강종아리 앞쪽 미끄러짐. A: 시작 자세, B: 끝 자세

(3) 움직임 개선을 위한 테이핑

종아리뼈머리 뒤쪽에서 앞쪽으로 비탄력 테이프를 붙이면 무릎 통증을 감소시키고 움직임 훈련을 할 수 있다. 테이프를 붙일 때 종아리뼈머리 뒤쪽에서 앞쪽으로 피부를 당겨오면 주름이 생기는데, 주름을 유지한 채로 테이프를 붙인다(그림 7.161).

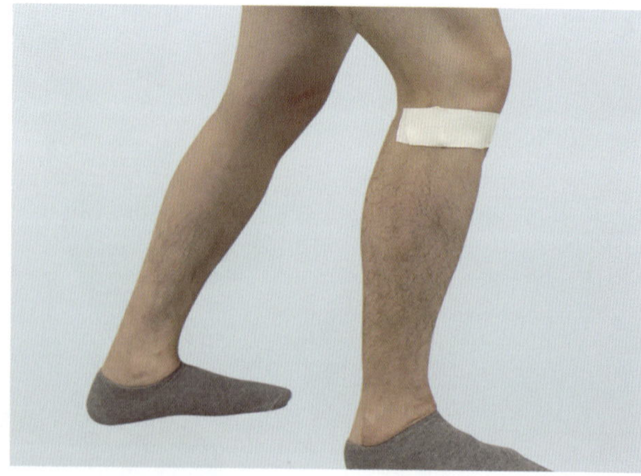

그림 7.161 몸쪽 정강종아리 앞쪽 미끄러짐을 적용한 테이핑

4) KEMA 관리

몸쪽 정강종아리 미끄러짐 유형의 주요 목표는 일상생활 및 스포츠/레저 활동에서 과도한 몸쪽 정강종아리의 뒤쪽 미끄러짐을 줄이는 것이다. 일상생활 및 스포츠/레저 활동을 하는 동안에 과도한 몸쪽 정강종아리 뒤쪽 미끄러짐을 감소시키는 방법을 알려주어도 조절할 수 없다면, 아래 표의 손상란에 적혀 있는 신체부위의 기능을 평가해보고 KEMA 관리란에 있는 기능 및 움직임 향상 훈련을 적용한다. 이러한 움직임 향상 훈련 이후에 반드시 통증 또는 불편함을 느끼는 일상생활 및 스포츠/레저 동작을 하는 동안에 몸쪽 정강종아리 뒤쪽 미끄러짐을 감소시키는 움직임을 사용할 수 있도록 움직임을 재교육시키고, 무의식적인 상황에서도 교육된 움직임을 사용할 수 있도록 연습해야 한다.

표 7.21 몸쪽 정강종아리 미끄러짐 유형 요약

잘못된 정렬	손상	KEMA 관리
• 정강넙다리 가쪽돌림 정렬	• 우세하고 뻣뻣한 넙다리두갈래근 • 반힘줄근과 반막모양근, 큰볼기근 근력 약화 • 과도한 몸쪽 정강종아리 뒤쪽 미끄러짐	• 무릎관절 굽힘과 엉덩관절 폄 시 넙다리두갈래근보다 안쪽 넙다리뒤근육과 큰볼기근 사용하는 움직임 훈련 • 안쪽 넙다리뒤근육과 큰볼기근 근력 강화 운동 • 몸쪽 정강종아리 앞쪽 미끄러짐 도수 적용

17. 엉덩정강근막띠 마찰 유형

엉덩정강근막띠 마찰 유형(iliotibial band friction type)은 무릎을 굽히고 펼 때 엉덩정강근막띠가 무릎 가쪽면에서 마찰을 유발하고, 이로 인해 통증이 나타난다. 넙다리근막긴장근이 수축하는 엉덩관절 안쪽돌림 및 굽힘 시에 통증이 발생할 수도 있다. 안굽이무릎 정렬이 있을 수 있고, 큰모음근, 엉덩관절 가쪽돌림근 및 벌림근의 근력이 약화되어 있다(그림 7.162).

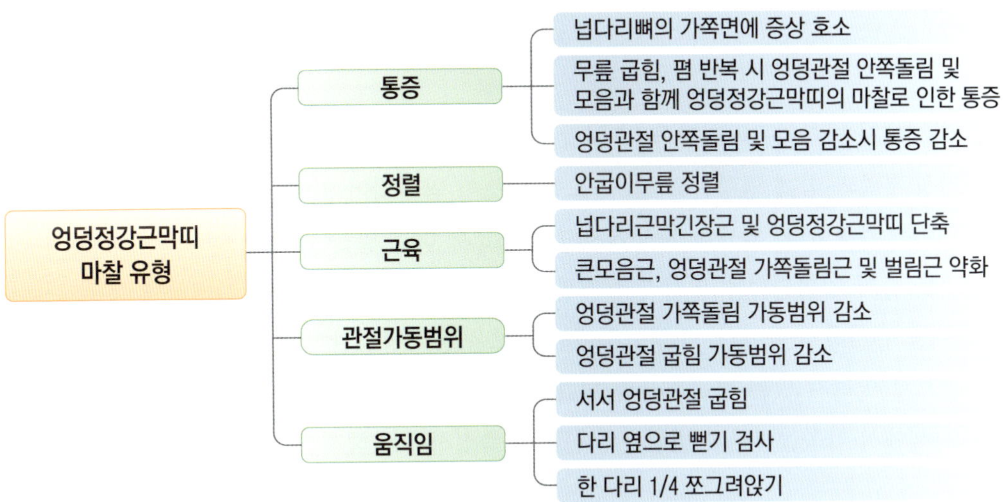

엉덩정강근막띠 마찰 유형
통증
넙다리뼈의 가쪽면에 증상 호소
무릎 굽힘, 폄 반복 시 엉덩관절 안쪽돌림 및 모음과 함께 엉덩정강근막띠의 마찰로 인한 통증
엉덩관절 안쪽돌림 및 모음 감소시 통증 감소
정렬
안굽이무릎 정렬
근육
넙다리근막긴장근 및 엉덩정강근막띠 단축
큰모음근, 엉덩관절 가쪽돌림근 및 벌림근 약화
관절가동범위
엉덩관절 가쪽돌림 가동범위 감소
엉덩관절 굽힘 가동범위 감소
움직임
서서 엉덩관절 굽힘
다리 옆으로 뻗기 검사
한 다리 1/4 쪼그려앉기

그림 7.162 엉덩정강근막띠 마찰 유형 진단 분류

1) 분류 기준

(1) 통증 및 증상

무릎을 굽히고 펼 때 엉덩정강근막띠 먼쪽 부위가 넙다리뼈의 가쪽위관절융기의 앞뒤로 이동하면서 엉덩정강근막띠와 가쪽위관절융기 사이에 있는 점액낭 및 무릎뼈 아래 지방조직의 마찰이 심해지고, 이로 인해 넙다리뼈의 가쪽면에 날카로운 통증을 느끼게 된다(그림 7.163). 반복적으로 무릎을 굽히고 펴는 동작과 넙다리근막긴장근을 수축하는 동작(엉덩관절 굽힘과 안쪽돌림)을 하는 계단 올라가기, 등산(언덕 올라가기), 자전거 운동을 하고 나서 통증이 심해진다. 달리기 선수와 사이클 선수에게서 흔히 관찰된다. 사이클 선수의 경우 자전거 페달을 밟을 때 무릎이 30° 정도 굽

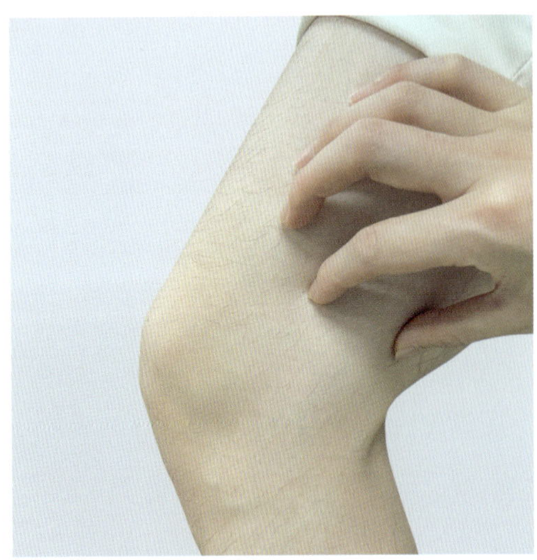

그림 7.163 엉덩정강근막띠 부위 통증

혀진 시점에서 통증이 심해지고, 발끝을 안쪽으로 향하게 하고 페달을 밟는 습관을 가진 선수들에게서 엉덩정강근막띠 마찰 유형이 관찰된다. 넙다리뼈의 가쪽위관절융기 부위를 누르면 압통을 호소하고, 외형적으로 엉덩정강근막띠가 두드러져 보인다.

(2) 정렬 검사

안굽이무릎 정렬이 있는 사람에게서 더 심한 통증이 나타난다. 안굽이무릎 정렬이 있을 때 체중지지 시 무릎 통증은 남성보다 여성에게서 더 심하게 나타난다.

(3) 근육 검사

옆으로 누운 자세에서 넙다리근막긴장근 및 엉덩정강근막띠의 유연성을 검사하면 단축되어 있다. 엉덩정강근막띠의 유연성 부족과 함께 엉덩관절 폄 및 모음 기능이 약화되어 있다. 엉덩관절 모음 및 폄에 관여하는 큰모음근의 근력을 측정한다. 엎드린 자세에서 검사하고자 하는 발을 반대쪽 발과 교차하여 엉덩관절 모음 상태에서 다리를 들어 엉덩관절을 폄시키고 저항을 줘서 큰모음근의 근력을 측정하면 몸통과 수평하게 다리를 드는 자세를 유지하지 못한다. 선행연구에서 큰모음근은 엉덩관절 모음 자세에서 엉덩관절을 폄할 때 엉덩관절 폄근으로 알려져 있는 큰볼기근과 넙다리뒤근육보다 더 많이 수축함을 증명하였다(그림 7.164). 옆으로 누운 자세에서 가쪽돌림근과 벌림근의 근력을 측정하면 약해져 있는 경우가 많다.

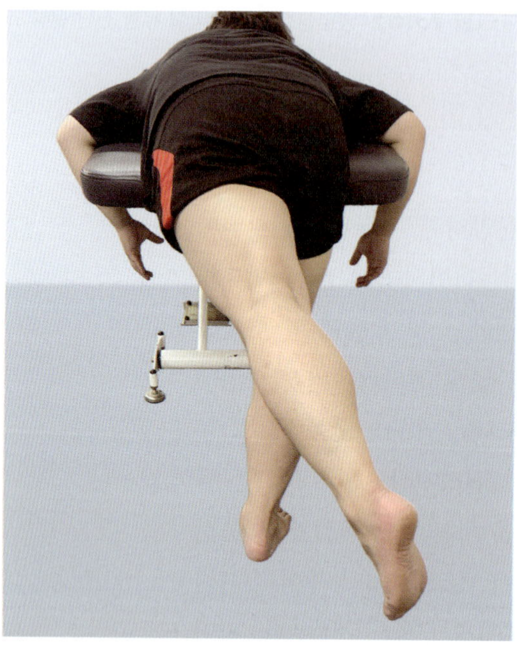

그림 7.164 큰모음근 기능 검사

(4) 관절가동범위 검사

바로누운 자세에서 엉덩관절 굽힘 가동범위와 엎드린 상태에서 엉덩관절 가쪽돌림 가동범위가 감소되어 있다.

(5) 움직임 검사

선 자세에서 무릎을 굽힌 채로 다리를 들라고 하면, 엉덩관절 굽힘과 함께 엉덩관절 안쪽돌림이 나타난다(그림 7.165).

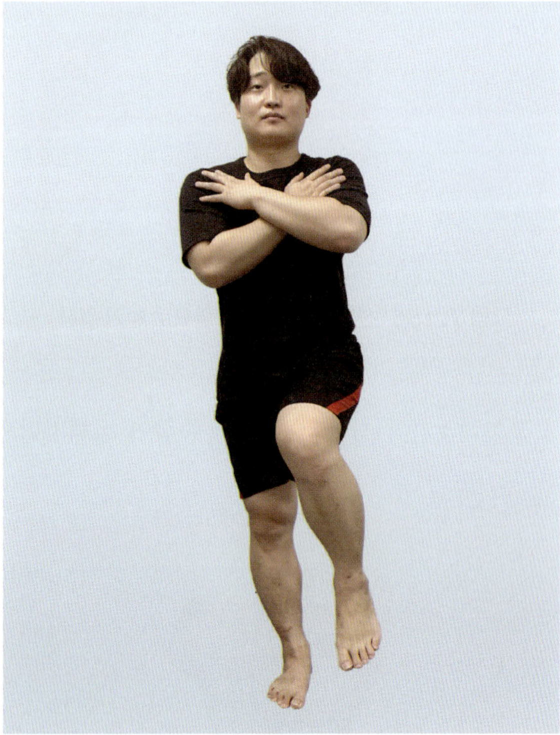

그림 7.165 선 자세에서 엉덩관절 굽힘 검사

선 자세에서 다리 옆으로 뻗기 검사를 한다. 검사하는 다리의 발이 벽까지 뻗지 못하고, 손끝이 벽에서 멀어지려고 한다. 이는 엉덩관절 벌림근의 기능 저하를 의미할 수 있다. 발의 측면은 벽에 닿을 수 있지만, 발가락 끝은 닿지 못한다. 이는 엉덩관절 안쪽돌림을 하면 다리를 옆으로 뻗을 수 있지만, 가쪽돌림한 상태로는 다리를 옆으로 뻗기 어려움을 뜻한다. 또한 다리를 벌릴 때 골반이 위로 올라가거나, 골반 돌림 움지임을 보인다. 뒤돌아서서 반대쪽 다리도 벽쪽으로 뻗어보면 검사하고자 하는 디딤발의 무릎뼈가 안쪽으로 돌아가면서 엉덩관절 안쪽돌림 및 모음이 나타날 수 있다(그림 7.166).

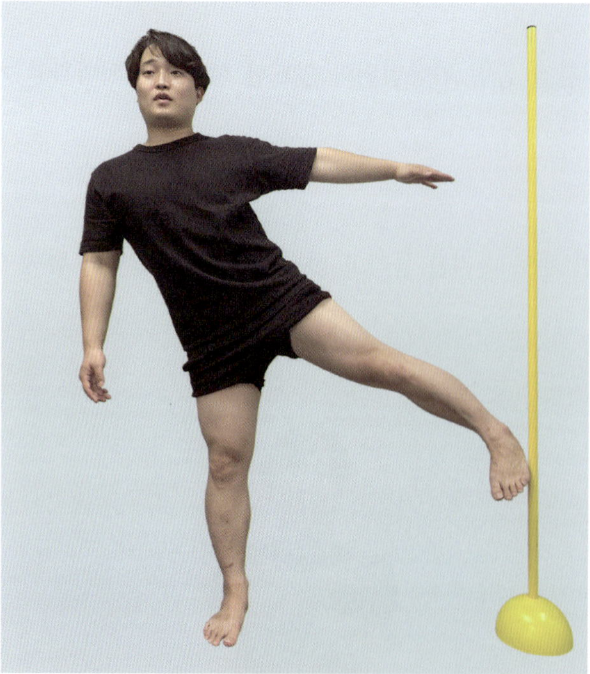

그림 7.166 선 자세에서 다리 옆으로 뻗기 검사

두 다리 또는 한 다리 1/4 쪼그려앉기 검사에서 무릎에 증상이 심해지면서 엉덩관절 안쪽돌림 및 모음이 나타난다(그림 7.167).

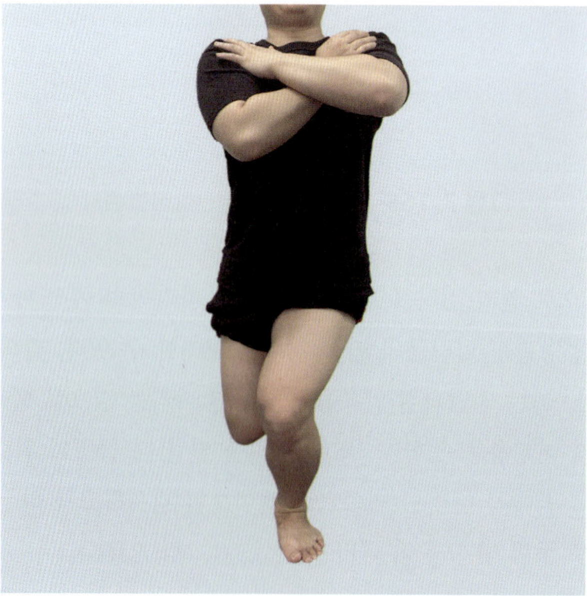

그림 7.167 한 다리 1/4 쪼그려앉기 검사

걷기 검사에서 디딤기 초기인 발꿈치가 닿을 때 엉덩관절의 과도한 안쪽돌림 및 모음 및 발 뒤쪽 부위 가쪽번짐(rearfoot eversion)이 나타난다. 뛸 때에도 착지 시에 엉덩관절 안쪽돌림 및 발 뒤쪽 부위 가쪽번짐이 나타날 수 있다.

2) 분류

(1) 엉덩정강근막띠 마찰 유형 진단 분류

엉덩정강근막띠 마찰 유형의 기여 요인으로는 통증 및 움직임, 근육 검사 결과가 있다. 평가항목 5개 중 3개 이상 양성이면(60% 이상) 엉덩정강근막띠 마찰 유형로 분류한다(표 7.22).

표 7.22 엉덩정강근막띠 마찰 유형 진단 분류표

기여 요인	검사 내용	반응
통증 및 움직임	한 다리 1/4 쪼그려앉기 움직임 시에 엉덩관절 안쪽돌림 및 모음과 허벅지 옆면 및 무릎 가쪽 통증	양성/음성
	자전거, 등산 등 반복적인 무릎 폄 및 굽힘 동작에서 엉덩정강근막띠 (허벅지 옆면) 부위 통증	양성/음성
근육	넙다리근막긴장근 및 엉덩정강근막띠 단축	양성/음성
	큰모음근 근력(G등급 이하)	양성/음성
	엉덩관절 가쪽돌림근 및 벌림근 근력(G등급 이하)	양성/음성

(2) 진단에 따른 중증도 평가

엉덩정강근막띠 마찰 유형으로 분류된 경우에 중증도 분류를 위해 수행된다. 통증 요인(30점)은 시각상사척도를 이용한다. 정렬 요인(5점)은 안굽이무릎 정렬에 따라 부여한다. 엉덩관절 및 무릎관절 관련 근육의 근력 및 근육 길이 검사 결과에 따라 양성반응인 경우마다 각각 점수가 부여된다(25점). 관절가동범위 요인(10점)은 엉덩관절의 가쪽돌림과 굽힘 여부에 따라 점수가 부여된다. 움직임 요인(30점)은 아래 표에 제시된 움직임 검사의 결과에 따라 양성반응인 경우마다 각각 점수가 부여된다(표 7.23).

표 7.23 엉덩정강근막띠 마찰 유형의 진단에 따른 중증도 평가표

기여 요인	통증 점수(VAS)			점수
통증 (30)	1~3			10
	4~7			20
	8~10			30
정렬 (5)	정렬 상태			점수
	안굽이무릎 정렬			5
근육 (25)	근육	검사	검사의 양성반응	점수
	큰모음근	근력 검사	G등급 이하	5
	엉덩관절 가쪽돌림근		G등급 이하	5
	엉덩관절 벌림근		G등급 이하	5
	넙다리근막긴장근 및 엉덩정강근막띠	근육 길이 검사	단축	10
관절가동범위 (10)	분류			점수
	엉덩관절 가쪽돌림	45° 이하		5
	엉덩관절 굽힘	120° 이하		5
움직임 (30)	검사	양성반응		점수
	선 자세에서 엉덩관절 굽힘	엉덩관절 안쪽돌림		10
	다리 옆으로 뻗기 검사	디딤발이 아닐 때 발끝이 막대에 닿지 못하거나 몸통/골반 기울임 및 엉덩관절 안쪽돌림, 디딤발일 때 엉덩관절 모음 및 안쪽돌림		10
	한 다리 1/4 쪼그려앉기	엉덩관절 안쪽돌림 및 모음		10
총점				100

3) 중재

(1) 움직임 교육

① 엎드린 자세

엎드려서 무릎을 90° 굽힌 상태로 엉덩관절 가쪽돌림을 한다. 이때 위앞엉덩뼈가시에 대상자가 손을 대고 골반의 돌림이 나타나지 않도록 한다. 이 움직임 훈련을 통해 엉덩정강근막띠의 유연성 향상과 엉덩관절 가쪽돌림근을 사용하는 방법도 배울 수 있다.

상체만 테이블에 걸친 반 엎드린 자세에서 엉덩관절을 모은 상태로 엉덩관절 폄을 한다. 처음부터 엉덩관절을 완전히 펴하지 못한다면, 치료사가 엉덩관절 모음 상태에서 엉덩관절 폄 끝범위까지 수동으로 자세를 만들어주고 유지하게 한다. 이 동작으로 큰볼기근 및 큰모음근 강화와 함께 엉덩정강근막띠의 유연성을 향상시킬 수 있다(그림 7.168).

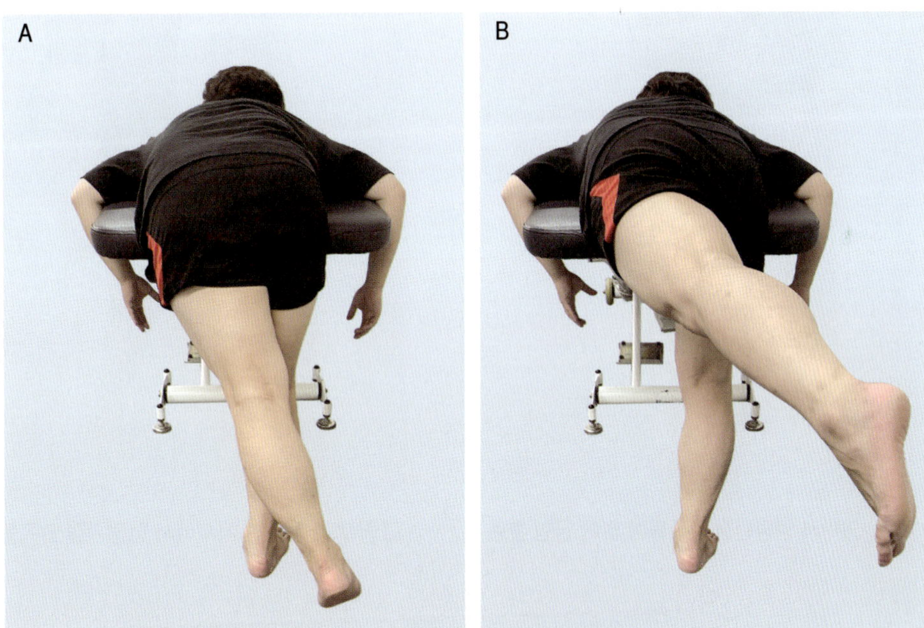

그림 7.168 엉덩관절 모음 상태로 엉덩관절 폄 훈련. A: 시작 자세, B: 끝 자세

② 앉은 자세

발이 지면에 닿지 않는 테이블 위 또는 의자에 앉은 자세에서 막대를 이용해 엉덩관절 안쪽돌림을 하지 않고 엉덩관절 굽힘을 하라고 한다(그림 7.169). 이때 골반 뒤기울임 및 돌림이 없도록 치료사가 손을 대어 알려주거나 대상자 손을 대어 피드백을 준다.

③ 선 자세

선 자세에서 다리 옆으로 뻗기 동작을 한다. 증상이 있는 다리를 옆으로 뻗어서 엉덩관절 벌림 및 가쪽돌림 움직임을 훈련한다. 반대로 증상이 있는 다리가 디딤발이 되어 반대쪽 다리를 뻗을 때 골반이 위로 올라가거나 돌아가지 않게 하고, 무릎이 안쪽으로 돌아가지 않도록 한다. 한 다리 서기 자세에서 엉덩관절을 90° 굽힐 때, 엉덩관절 안쪽돌림 없이 굽혀지도록 한다(그림 7.170).

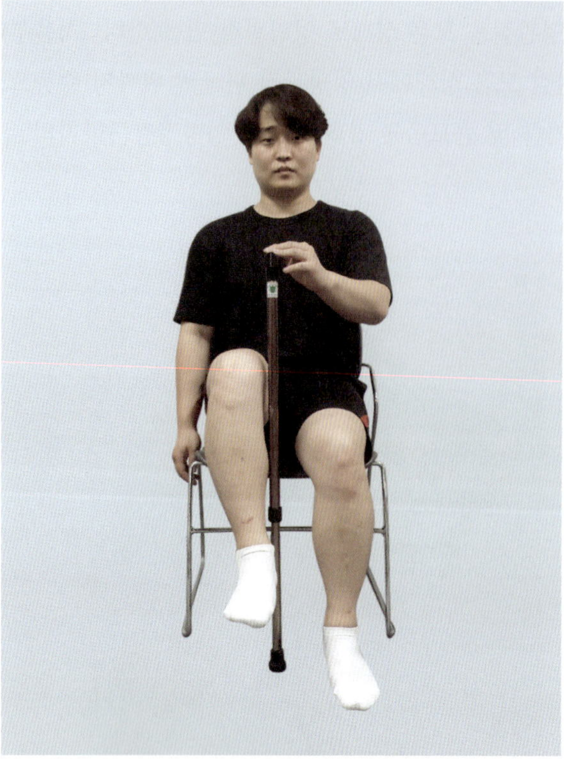

그림 7.169 앉아서 엉덩관절 안쪽돌림 없이 굽힘 훈련

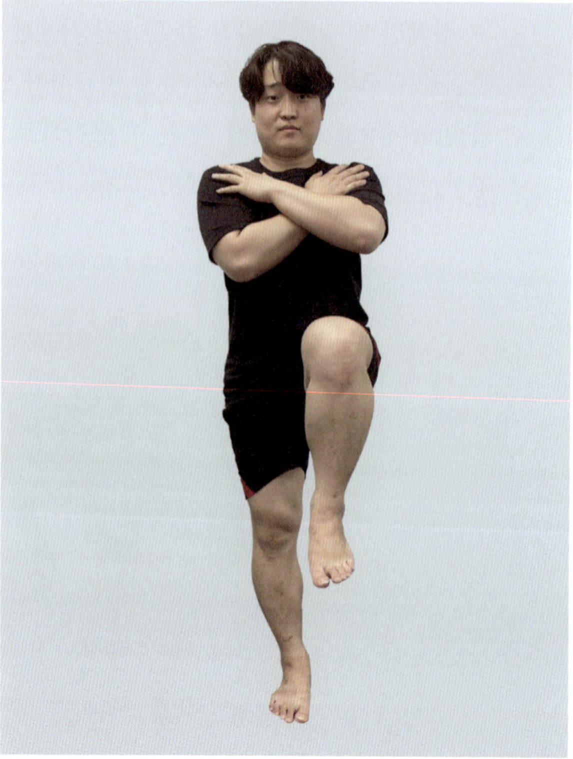

그림 7.170 선 자세에서 엉덩관절 안쪽돌림 없이 굽힘 훈련

계단 올라갈 때 엉덩관절 안쪽돌림 없이 굽혀지도록 하여 위쪽 계단에 발을 올리게 하고, 무릎을 펼 때도 무릎이 안으로 돌아가지 않게 한다. 이를 위해 탄력밴드를 무릎에 착용하고 계단 올라가기를 할 수 있다. 그리고 걸을 때 디딤기와 흔듦기 초반에서 엉덩관절 안쪽돌림이 나타나지 않게 한다. 이를 위해 탄력밴드를 무릎에 착용하거나, 발끔치가 닿을 때 큰볼기근에 힘을 주게 하면서 움직임을 훈련한다.

(2) 움직임 개선을 위한 도수 관리

① 옆으로누운 자세에서 넙다리근막긴장근 유연성 향상

유연성을 향상시키고자 하는 다리가 위로 오도록 옆으로 누운 자세에서 무릎과 엉덩관절을 90° 굽히고, 무릎이 골반보다 위쪽으로 올라가도록 쿠션을 받친다. 이유는 엉덩관절이 모음 및 폄되는 위치에서 넙다리근막긴장근을 압박 마사지를 하면 통증이 심한 반면에, 넙다리근막긴장근 길이가 짧아지는 위치인 엉덩관절 굽힘 및 벌림 자세에서 압박하면 통증 없이 쉽게 이완할 수 있기 때문이다(그림 7.83). 넙다리근막긴장근 부위 및 중간볼기근 부위를 치료사가 20~30초 정도 약한 강도로 압박하기를 반복한다. 이완된 이후에 다시 움직임 훈련을 하면 통증을 감소시키고 움직임 훈련을 할 수 있다.

② 엎드린 자세에서 엉덩정강근막띠 가로 미끄러짐

엎드린 자세에서 치료사가 대상자의 다리를 잡아 무릎을 굽히고 엉덩관절을 가쪽돌림하면서 다른 손으로는 엉덩정강근막띠를 가로 미끄러짐시킨다(그림 7.82).

4) KEMA 관리

엉덩정강근막띠 마찰 유형의 주요 목표는 일상생활 및 스포츠/레저 활동에서 과도한 엉덩정강근막띠 마찰을 줄이는 것이다. 일상생활 및 스포츠/레저 활동을 하는 동안에 과도한 엉덩정강근막띠 마찰을 감소시키는 방법을 알려주어도 조절할 수 없다면, 아래 표의 손상란에 적혀 있는 신체부위의 기능을 평가해보고 KEMA 관리란에 있는 기능 및 움직임 향상 훈련을 적용한다. 이러한 움직임 향상 훈련 이후에 반드시 통증 또는 불편함을 느끼는 일상생활 및 스포츠/레저 동작을 하는 동안에 엉덩정강근막띠 마찰을 감소시키는 움직임을 사용할 수 있도록 움직임을 재교육시키고, 무의식적인 상황에서도 교육된 움직임을 사용할 수 있도록 연습해야 한다.

표 7.24 엉덩정강근막띠 마찰 유형 요약

잘못된 정렬	손상	KEMA 관리
• 안굽이무릎 정렬	• 뻣뻣한 넙다리근막긴장근 및 엉덩정강근막띠 • 약해진 큰모음근, 엉덩관절 벌림근 가쪽돌림근 • 엉덩관절 안쪽돌림 및 모음 움직임 손상	• 넙다리근막긴장근 및 엉덩정강근막띠 유연성 운동 • 큰모음근, 엉덩관절 벌림근 및 가쪽돌림근 근력 강화 • 엎드린 자세, 선 자세, 쪼그려앉기 자세에서 엉덩관절 가쪽돌림 및 벌림 움직임 훈련 • 계난 오르내리기, 걷기 자세에서 엉덩관절 굽힘 시에 엉덩관절 가쪽돌림 움직임 훈련

18. 정강넙다리 저운동성 유형

정강넙다리 저운동성 유형(tibiofemoral hypomobility type)은 관절염을 가진 노인들에게서 볼 수 있으며, 무릎 굽힘과 폄 운동성이 제한이 있는 것이 특징이다. 관절 깊숙한 부위에서 통증이 있고, 허리 및 다리로 방사통이 있는 경우도 흔하다. 밖굽이무릎 정렬을 가진 사람도 있지만, 안굽이무릎 정렬을 가진 사람이 더 많다. 넙다리네갈래근, 큰볼기근, 중간볼기근, 앞정강근(전경골근, tibialis anterior) 근력이 약화되어 있는 것이 특징이다(그림 7.171).

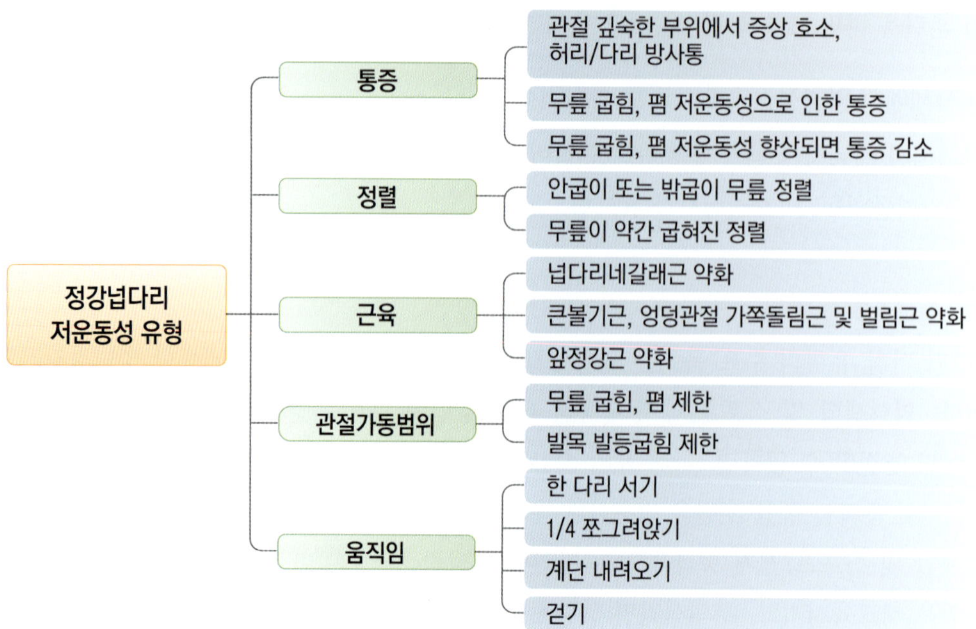
정강넙다리
저운동성 유형
통증
관절 깊숙한 부위에서 증상 호소,
허리/다리 방사통
무릎 굽힘, 폄 저운동성으로 인한 통증
무릎 굽힘, 폄 저운동성 향상되면 통증 감소
정렬
안굽이 또는 밖굽이 무릎 정렬
무릎이 약간 굽혀진 정렬
근육
넙다리네갈래근 약화
큰볼기근, 엉덩관절 가쪽돌림근 및 벌림근 약화
앞정강근 약화
관절가동범위
무릎 굽힘, 폄 제한
발목 발등굽힘 제한
움직임
한 다리 서기
1/4 쪼그려앉기
계단 내려오기
걷기

그림 7.171 정강넙다리 저운동성 유형 진단 분류

1) 분류 기준

(1) 통증 및 증상

대체적으로 관절염을 가진 노인들에게서 볼 수 있으며, 무릎 연부조직과 관절의 퇴행성 변화로 인해 무릎을 굽히고 펴는 움직임 범위가 감소되어 있고, 무릎 움직임이 뻣뻣하다고 느낀다. 주로 체중을 지지하는 자세인 걷기, 서기, 계단 오르내릴 때 통증이 있고, 관절 깊숙한 부위에서 통증이 느껴진다고 한다. 무릎이 아프고 나서부터 정강이 앞-뒤쪽, 허벅지 뒤쪽, 허리까지 방사통이 발생하기도 한다. 체중을 지지하지 않는 자세로 쉬면 통증이 감소된다. 하지만, 어떤 자세든 무릎을 장시간 같은 자세로 유지하면 뻣뻣함이 심해진다. 검사자가 정강넙다리관절의 안쪽면과 가쪽면을 따라 누르면 압통을 호소한다. 무릎관절에 부종이 관찰되며 외관상으로도 관절이 더 커 보이고, 부종으로 인해 저운동성이 나타날 수 있다.

(2) 정렬 검사

옆에서 봤을 때 무릎이 약간 굽혀져 있다. 안굽이 또는 밖굽이 무릎 정렬이 관찰되며, 안굽이무릎 정렬이 더 많이 관찰된다(그림 7.172).

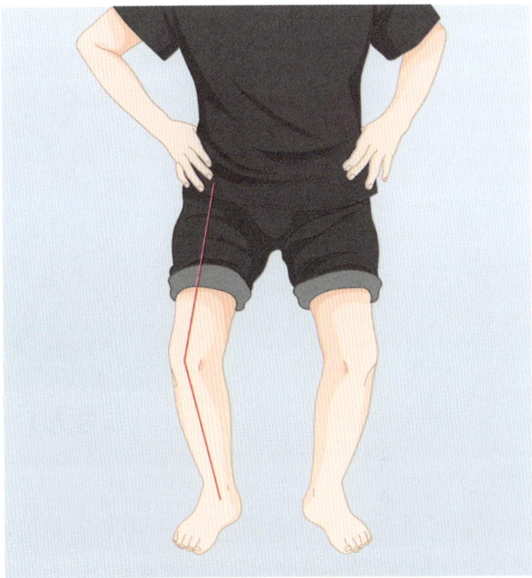

그림 7.172 안굽이무릎 정렬

(3) 근육 검사

앉은 자세에서 넙다리네갈래근의 근력 검사를 한다. 무릎을 완전히 편 상태에서 근력 검사를 하면 통증이 있으므로 살짝 굽힌 상태로 검사한다. 통증이 있을 수 있으므로 정강뼈 몸쪽에서 저항을 준다. 이 부위에 저항을 줘도 증상과 연관된 약화된 근력을 알 수 있다.

큰볼기근, 엉덩관절 가쪽돌림근 및 벌림근의 근력이 약화되어 있다. 엉덩관절 벌림근의 근력 검사를 옆으로누운 자세보다는 바로누운 자세에서 검사한다. 검사하고자 하는 다리를 옆으로 벌리고 치료사가 저항을 가해서 근력 검사를 한다(그림 7.173). 이때, 무릎에 안굽이 스트레스가 발생하여 통증이 생긴다면 넙다리뼈 가쪽의 먼쪽 부위에 저항을 주어서 측정한다.

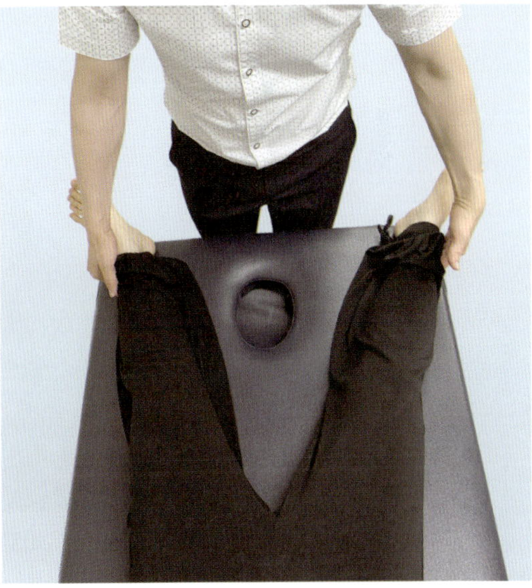

그림 7.173 누운 자세에서 엉덩관절 벌림근 근력 검사

큰볼기근의 근력 검사를 위해 엎드린 자세에서 엉덩관절 폄 10° 정도 유지하게 하는데, 허리 부위에 통증이 발생할 수 있으므로 배 아래에 베개를 받쳐서 베게 높이 만큼만 엉덩관절을 펌하도록 하고 근력을 검사한다. 만약 검사가 어렵다면 엎드린 자세로 엉덩관절을 벌리고 무릎을 굽힌 상태로 발바닥을 마주 보게 한 후, 발바닥을 서로 밀 때 엉덩이 근육이 단단하게 수축하는지 확인하는 검사로 대체한다(그림 7.174).

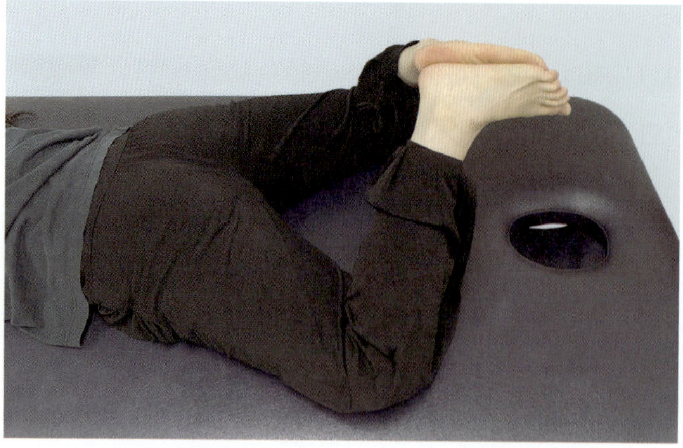

그림 7.174 엎드린 자세에서 큰볼기근 수축 검사

엉덩관절 가쪽돌림근의 근력을 검사하기 위해 옆으로 누운 자세에서 무릎을 굽히고 무릎을 벌릴 수 있는지 확인한다. 벌릴 수 있다면 저항을 주어 버틸 수 있는지 확인한다. 이 자세가 어렵다면 무릎을 굽히고 바로누운 자세에서 양쪽 무릎을 벌릴 때 치료사가 저항을 주어 자세를 유지할 수 있는지 확인한다(그림 7.175).

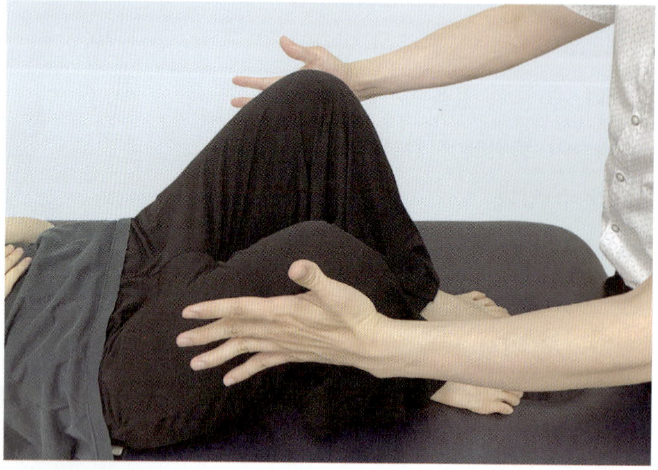

그림 7.175 바로누운 자세에서 엉덩관절 가쪽돌림근 근력 검사

앞정강근의 근력도 약화되어 있으므로, 이를 확인하기 위해 엉덩관절과 무릎관절을 90° 굽힌 상태로 앉은 상태에서 치료사가 수동으로 발등굽힘을 최대 범위로 만들어 주고 유지하게 한 후, 발등에 저항을 주어서 버틸 수 있는지 확인한다(그림 7.176).

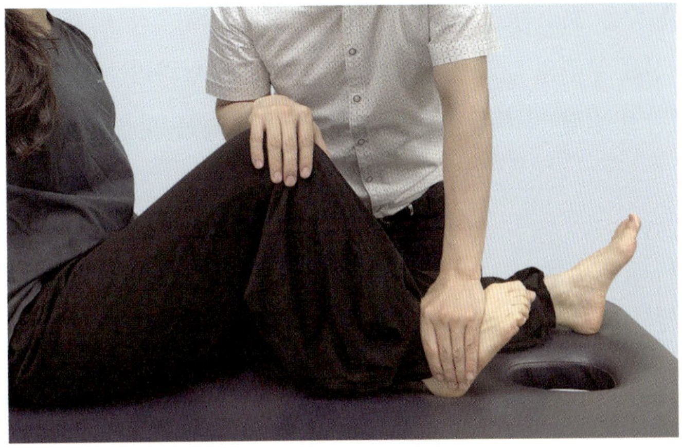

그림 7.176 앞정강근 근력 검사

(4) 관절가동범위 검사

무릎 굽힘과 폄 각도를 측정하면 가동범위에 제한이 있다. 검사자가 대상자의 무릎을 잡고 수동적으로 무릎을 굽히고, 펼 때 가동범위 끝 범위에서 통증이 증가할 수 있으므로 주의한다. 엉덩관절과 무릎관절을 90° 굽힌 상태로 앉은 상태에서 발등굽힘 가동범위에 제한이 있다.

(5) 움직임 검사

한 다리로 서기 동작을 하면 배 근육과 엉덩관절 근육의 조절력 부족과 함께 몸통 가쪽 기울임이 과도하게 나타난다(그림 7.177). 또한, 한 다리로 설 때 통증에 대한 두려움과 넘어질 것에 대한 두려움이 있어 균형을 잡기 어렵고, 이는 무릎 움직임의 저운동성으로 이어질 수 있다.

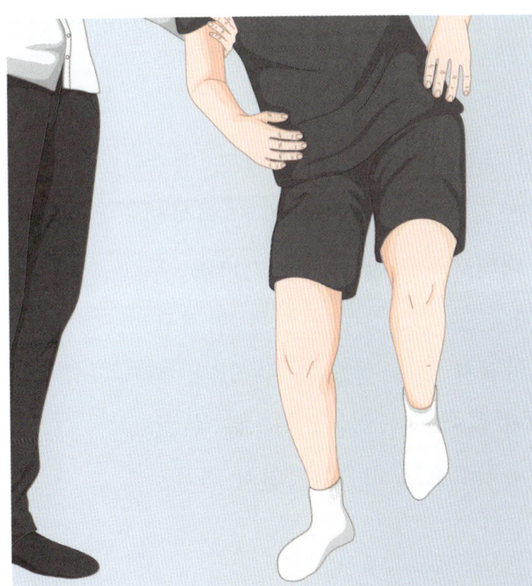

그림 7.177 한 다리 서기 검사

쪼그려앉기를 할 때 통증을 호소하고, 무릎이 잘 굽혀지지 않고, 잘 펴지지도 않으며, 안굽이무릎이 흔히 나타난다. 인공지능으로 신체 부위의 각도를 산출하였을 때, 정강넙다리 저운동성 유형 및 관절염이 있는 노인이 건강한 노인보다 엉덩관절 벌림 및 무릎 모음이 더 크게 나타나는 것을 확인할 수 있다(그림 7.178).

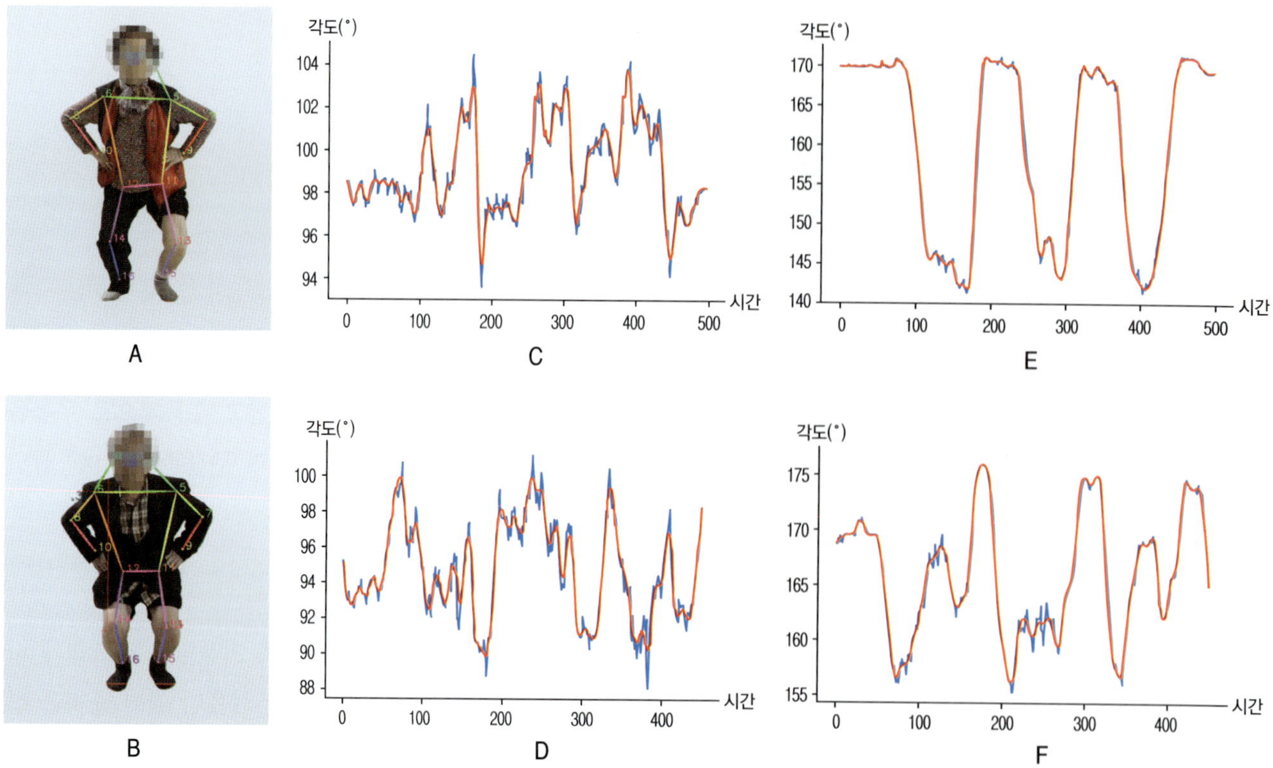

그림 7.178 인공지능으로 쪼그려앉기 움직임 분석 결과.
정강넙다리 저운동성 유형이 있는 대상자(A)가 정강넙다리 저운동성 유형이 없는 대상자(B)보다 왼쪽 엉덩관절 벌림(C, D) 및 왼쪽 무릎 모음(E, F) 각도가 각각 4°와 17° 더 컸음

계단 내려오기 동작을 하면 무릎이 잘 굽혀지지 않고, 통증 및 낙상에 대한 두려움으로 옆으로 내려오려고 하거나, 일상생활에서는 계단 손잡이를 잡고 내려오려고 한다(그림 7.179). 무릎 저운동성으로 인해 걸을 때 흔듦기에서 무릎이 덜 펴지고, 디딤기에서도 무릎이 완전히 펴지지 않는 것을 볼 수 있다. 디딤기 초반에는 발목 발등굽힘이 줄어들어 있는 것을 볼 수 있고, 통증이 있는 쪽으로 몸통이 가쪽으로 기울어지면서 좌우로 절뚝거리는 걸음걸이를 볼 수 있다.

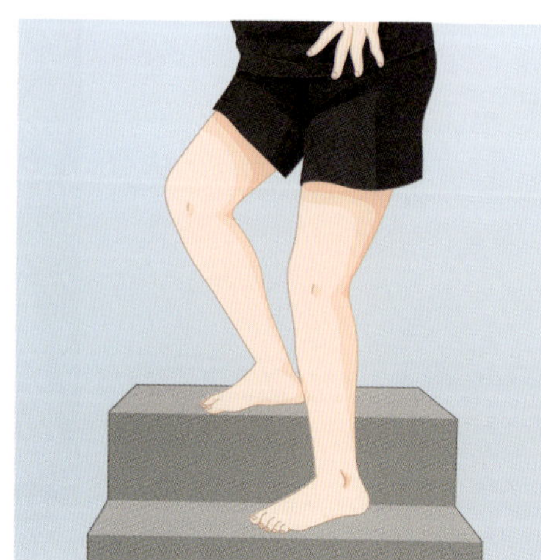

그림 7.179 계단 내려오기 검사

2) 분류

(1) 정강넙다리 저운동성 유형 진단 분류

정강넙다리 저운동성 유형의 기여 요인으로는 통증 및 움직임, 정렬, 관절가동범위 검사 결과가 있다. 평가 항목 5개 중 3개 이상 양성이면(60% 이상) 정강넙다리 저운동성 유형로 분류한다(표 7.25).

표 7.25 정강넙다리 저운동성 유형 진단 분류표

기여 요인	검사 내용	반응
통증 및 움직임	계단 내려오기 시 옆으로 내려오거나, 무릎 굽힘 제한이 있으면서 통증	양성/음성
	1/4 쪼그려앉기 시에 무릎이 잘 굽혀지지 않고 안굽이가 커지면서 통증	양성/음성
정렬	안굽이 또는 밖굽이 무릎 정렬	양성/음성
	무릎이 약간 굽혀진 정렬	양성/음성
관절가동범위	무릎 폄 각도 부족(5° 이하)	양성/음성

(2) 진단에 따른 중증도 평가

정강넙다리 저운동성 유형로 분류된 경우에, 중증도 분류를 위해 수행된다. 통증 요인(30점)은 시각상사척도를 이용한다. 정렬 요인(15점)은 안굽이 또는 밖굽이 무릎 정렬과 무릎이 약간 굽혀진 정렬에 따라 부여한다. 넙다리네갈래근, 큰볼기근, 엉덩관절 가쪽돌림근 및 벌림근, 앞정강근의 근력 검사 결과에 따라 양성 반응인 경우마다 각각 점수가 부여된다(15점). 관절가동범위 요인(15점)은 무릎의 굽힘/폄, 발목 발등굽힘의 각도 부족에 따라 점수가 부여된다. 움직임 요인(25점)은 아래 표에 제시된 움직임 검사의 결과에 따라 양성반응인 경우마다 각각 점수가 부여된다(표 7.26).

표 7.26 정강넙다리 저운동성 유형의 진단에 따른 중증도 평가표

기여 요인	통증 점수(VAS)			점수
통증 (30)	1~3			10
	4~7			20
	8~10			30
정렬 (15)	**정렬 상태**			**점수**
	안굽이 또는 밖굽이 무릎 정렬			10
	무릎이 약간 굽혀진 정렬			5
근육 (15)	**근육**	**검사**	**검사의 양성반응**	**점수**
	넙다리네갈래근	근력 검사	G등급 이하	3
	큰볼기근		G등급 이하	3
	엉덩관절 벌림근		G등급 이하	3
	엉덩관절 가쪽돌림근		G등급 이하	3
	앞정강근		G등급 이하	3
관절가동범위 (15)	**분류**			**점수**
	무릎 굽힘 각도 부족	135° 이하	5	5
	무릎 폄 각도 부족	5° 이하	5	5
	발목 발등굽힘 각도 부족	20° 이하	5	5
움직임 (25)	**검사**	**양성반응**		**점수**
	한 다리 서기	무릎 약간 굽혀짐 및 몸통 가쪽 기울임		5
	1/4 쪼그려앉기	무릎 굽힘 부족 및 안굽이무릎 증가		5
	계단 내려오기	무릎 굽힘 부족, 옆으로 내려오기		5
	걷기(디딤기)	무릎 약간 굽혀짐 및 몸통 가쪽 기울임		10
총점				100

3) 중재

(1) 움직임 교육

정강넙다리 저운동성 유형을 가지고 있으면서 퇴행성 관절염 증상이 심한 대상자의 경우 아래의 움직임 훈련과 함께 당뇨 및 고혈압 등의 관리를 위한 식습관 교정, 라이프스타일 교정, 규칙적인 운동, 수면의 질 및 양 관리를 같이 해야 증상 관리에 효과적이다. 움직임 훈련을 하기 전에 10~20분 정도 고정형 자전거와 같은 유산소 운동을 하는 것이 움직임 훈련 도중 통증을 예방하는데 도움을 준다.

무릎관절이 잘 펴지거나, 굽혀지지 않으므로 억지로 관절가동범위를 증가시키는 것보다, 무릎 통증을 못 느끼도록 다른 신체 부위(몸통, 엉덩이, 발목)를 많이 움직이게 하여, 움직임에 대한 두려움을 줄여주면 통증으로 인해 감소했었던 정강넙다리관절의 운동성이 증가하는 것을 볼 수 있다. 따라서 통증이 심한 사람들은 무릎을 사용하지 않는 허리 안정화 운동, 엉덩관절 및 발목 강화 운동을 하면 무릎 통증 감소에 효과적이다.

정강넙다리 저운동성 유형이 있는 사람 중 통증이 심한 사람, 즉 통증을 숫자로 표현했을 때 10이 최고로 아픈 통증이고, 0이 통증이 없는 상태라면, 6~10 사이의 통증을 가지고 있을 때 ①번부터 ④번 운동을 적용한다. 움직임 훈련을 하면서 통증이 감소하여 3~5 정도의 통증을 가지고 있다면 ⑤번부터 ⑬번 운동을 적용한다. 선행연구에 따르면 정강넙다리 저운동성 유형이 있는 사람들은 증상이 좋아졌다가도 다시 악화되는 과정이 반복될 수 있으므로, 통증 수치가 6~10 사이로 커진다면 다시 ①번부터 ④번 운동을 적용하고, 다시 통증이 5 이하로 감소하면 ⑤번부터 ⑬번 운동을 적용한다.

① 바로누운 자세

무릎을 굽힌 상태에서 배꼽을 바닥쪽으로 당겨 넣으면서 배가로근 수축을 교육한다(그림 7.180). 무릎을 굽힌 상태에서 엉덩이를 들어서 엉덩관절 폄 움직임을 훈련한다(그림 7.181).

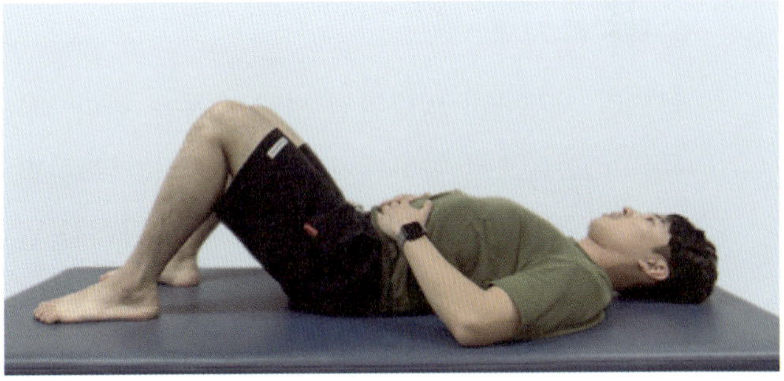

그림 7.180 배가로근 수축

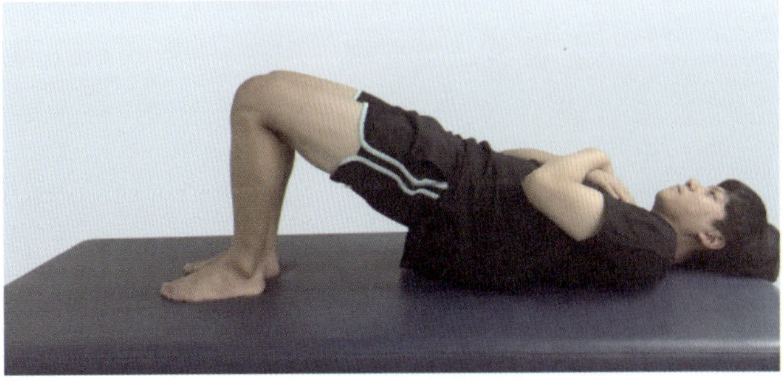

그림 7.181 엉덩관절 폄 움직임 훈련

바로누운 자세에서 엉덩관절 벌림 운동을 한다. 무릎을 바깥쪽으로 향하게 해서 엉덩관절 가쪽돌림을 하고, 발과 종아리 아래에 수건을 대어서 바닥을 닦으면서 다리를 벌리는 느낌으로 엉덩관절을 벌리게 하면 중간볼기근 뒤섬유를 수축시킬 수 있다. 움직임에 익숙해지면 탄력밴드를 사용하여 저항 운동을 할 수 있다(그림 7.182).

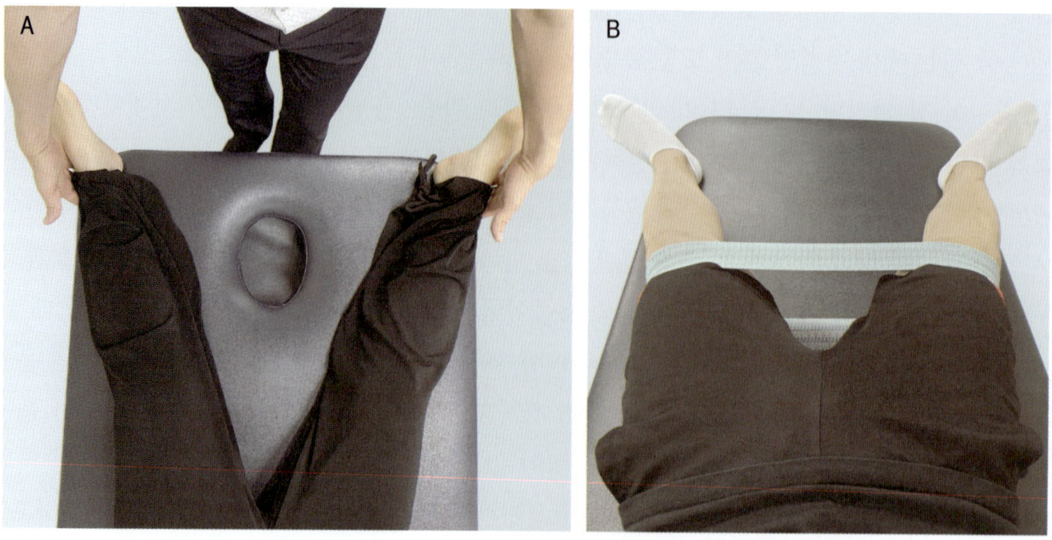

그림 7.182 바로누운 자세에서 엉덩관절 벌림 움직임 훈련. A: 도수 저항, B: 탄력밴드 저항

② 엎드린 자세

엎드린 자세에서 엉덩관절 벌림 운동을 한다. 무릎을 바깥쪽으로 향하게 해서 엉덩관절 가쪽돌림을 하고, 발과 무릎 아래에 수건을 대고 다리를 벌리는 느낌으로 엉덩관절을 벌리게 하면 중간볼기근 뒤쪽을 수축시킬 수 있다(그림 7.183). 움직임에 익숙해지면 탄력밴드를 사용하여 저항 운동을 할 수 있다.

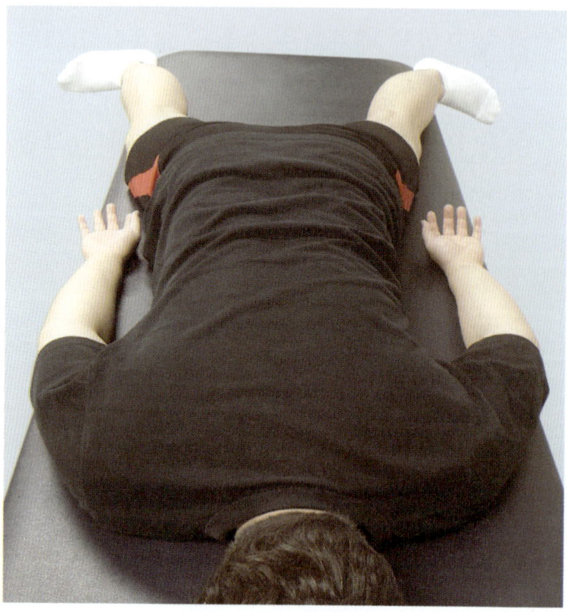

그림 7.183 엎드려서 엉덩관절 벌림 움직임 훈련

위 동작을 잘할 수 있다면 엎드린 자세에서 무릎을 대고 플랭크 자세를 유지하게 한다(그림 7.184). 이때, 힘들다면 배 아래에 큰 베개를 한 개 혹은 두 개를 놓고 유지하게 하여 배근육을 강화한다.

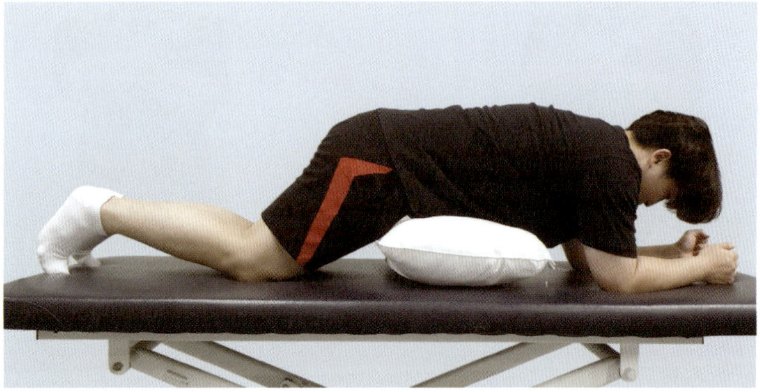

그림 7.184 플랭크

③ 옆으로누운 자세

옆으로누운 자세에서 무릎을 굽히고 엉덩관절 가쪽돌림 훈련을 한다. 이 운동을 잘 한다면 옆으로누운 자세에서 무릎을 굽히고 엉덩이 아래쪽에 베개를 받친 후에 베개에서 엉덩이를 떨어지게 한다. 이때, 팔을 지지하는 것을 힘들어하거나 두려워하면 이 훈련은 하지 않는다(그림 7.185).

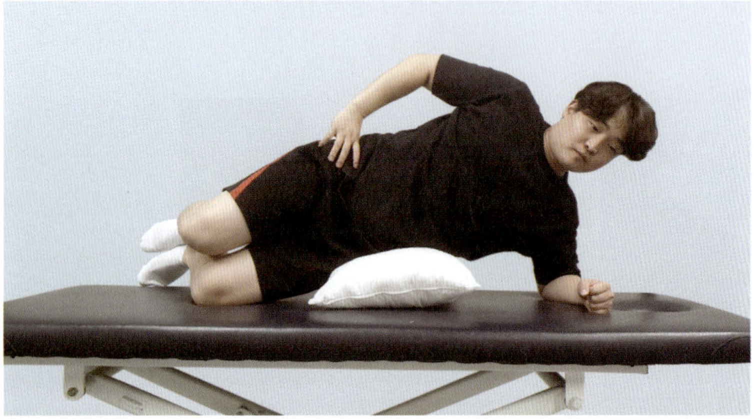

그림 7.185 사이드 플랭크

④ 앉은 자세

앉은 자세에서 무릎 폄 움직임 훈련을 한다. 통증이 있다면 끝까지 펴지 말고, 엉덩관절을 가쪽돌림한 상태에서 무릎 폄 훈련을 한다. 앉은 자세에서 무릎을 벌리는 움직임 훈련을 통해 엉덩관절 가쪽돌림근을 수축시킨다. 익숙해지면 무릎에 탄력밴드를 착용하고 엉덩관절 가쪽돌림을 한다(그림 7.186).

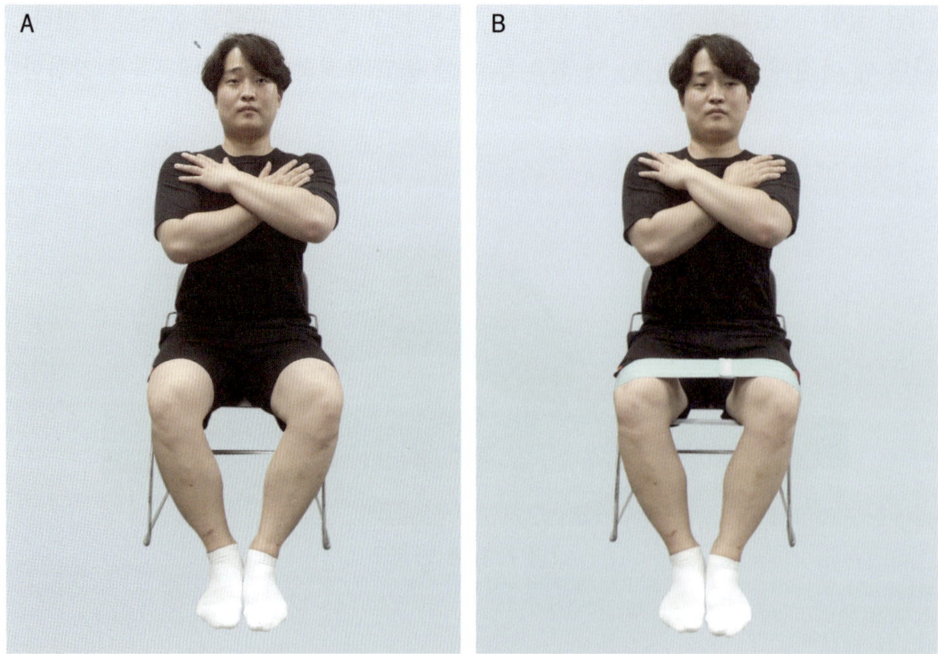

그림 7.186 앉아서 엉덩관절 가쪽돌림 및 벌림 훈련. A: 저항 없이 훈련, B: 탄력밴드 저항 작용 훈련

앉은 자세에서 발목 발등굽힘을 훈련한다. 처음에는 무릎보다 앞쪽에 발목을 위치시키고 발등굽힘을 하고, 그 다음으로 무릎 아래에 발목을 두고 발등굽힘을 하고, 그 다음으로 무릎보다 뒤쪽에 발목을 두고 발등굽힘을 한다(그림 7.187). 이렇게 하면 발등굽힘 움직임을 단계별로 진전시킬 수 있다.

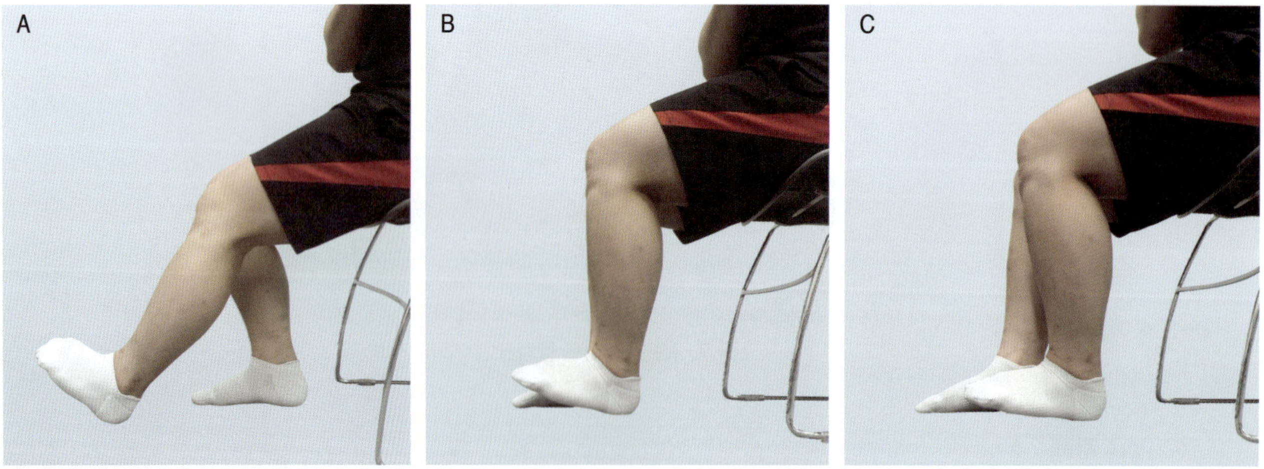

그림 7.187 발목 발등굽힘 훈련. A: 1단계, B: 2단계, C: 3단계

⑤ 옆으로 누워 다리 벌리기

옆으로누운 자세에서 엉덩관절과 무릎관절을 굽힌 상태에서 무릎 부위에 탄력밴드를 사용하여 엉덩관절 가쪽돌림 및 벌림 훈련을 한다(그림 7.188). 잘할수록 엉덩관절 폄을 하고 엉덩관절 가쪽돌림 및 벌림 훈련을 한다.

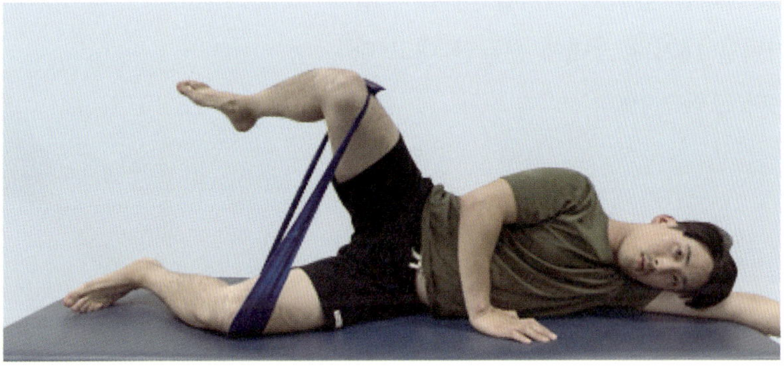

그림 7.188 탄력밴드 이용한 엉덩관절 가쪽돌림 및 벌림 훈련

⑥ 서서 다리 벌리기

선 자세에서 증상이 있는 쪽의 엉덩관절 벌림 훈련을 하는데 많이 벌리기보다는 약간만 벌린다. 잘 된다면 탄력밴드를 사용하여 저항을 주면서 움직임 훈련을 한다. 중심을 잡기 위해 물체 또는 벽을 잡고 한다(그림 7.189).

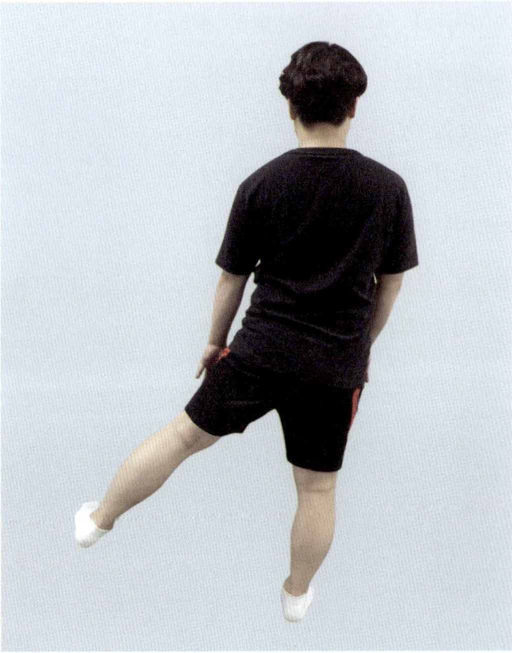

그림 7.189 서서 엉덩관절 벌림 훈련

다리를 벌릴 때 몸통 움직임을 훈련하기 위해 선 자세에서 다리 옆으로 뻗기 움직임 훈련을 한다. 다리를 옆으로 뻗는 과정에서 골반과 몸통이 좌우로 기울어지지 않는 연습을 한다. 처음에는 벽에 손바닥을 대거나 막대를 잡고 다리를 옆으로 뻗기를 하다가, 잘될수록 벽에 손가락을 대거나 막대에 손끝만 대고 다리를 옆으로 뻗는다(그림 7.190).

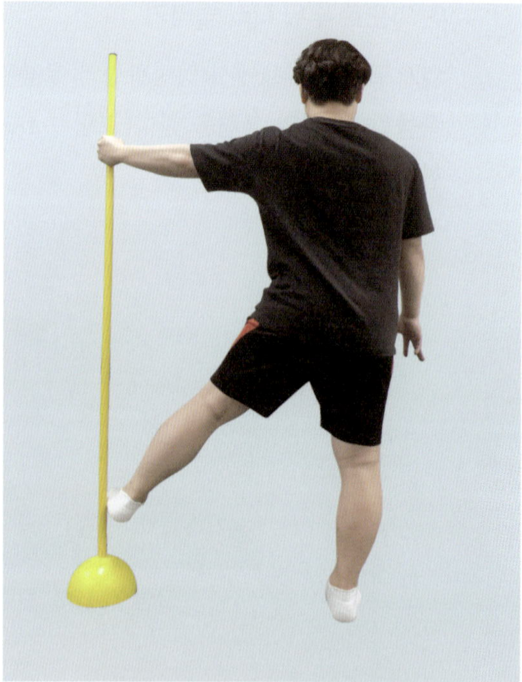

그림 7.190 다리 옆으로 뻗기 훈련

⑦ 앉았다가 일어서기

의자에 앉은 자세에서 두 번째 발가락 위에 무릎이 있다고 생각하고 의자에서 일어난다. 무릎을 과도하게 펼 때 통증이 생기므로 주의해야 한다. 따라서 무릎을 다 펴지 않고 15~20° 정도 굽힌 상태에서 멈추는 연습을 한다. 이를 위해 의자 끝이 종아리 부위에 닿게 하거나 방석을 놓아서 종아리에 방석이 닿을 때 무릎 펴는 것을 멈추게 피드백을 줄 수 있다(그림 7.191). 통증이 있다면 발끝을 약간 바깥쪽으로 향하게 하고 훈련한다.

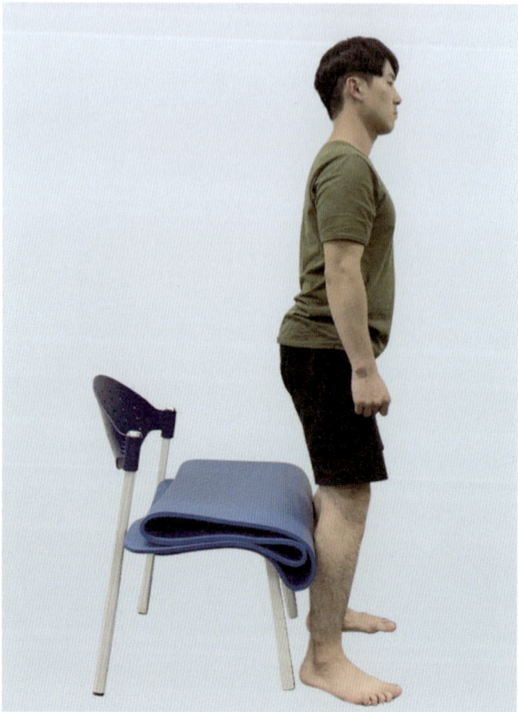

그림 7.191 앉았다가 일어서기 훈련

⑧ 선 자세에서 무릎 펴기

선 자세에서 무릎을 펼 때 과도하게 펴지지 않도록 벽과 무릎 뒤쪽 사이에 탄성공 또는 소프트폼을 대고 무릎을 뒤로 미는 힘을 주어서 무릎을 과도하게 펴지 않고도 무릎 폄근을 수축하는 연습을 한다(그림 7.192).

⑨ 1/4 쪼그려앉기

벽에 등을 기대고 쪼그려앉기를 할 때 탄력밴드를 사용하여 엉덩관절 벌림과 가쪽돌림 움직임을 훈련한다. 통증이 있다면 뒤쪽-X-테이핑을 하거나 발끝을 약간 바깥쪽으로 향하게 하면 통증을 감소시키고 움직임 훈련을 할 수 있다. 이때 1/4 정도만 앉도록 한다(그림 7.193).

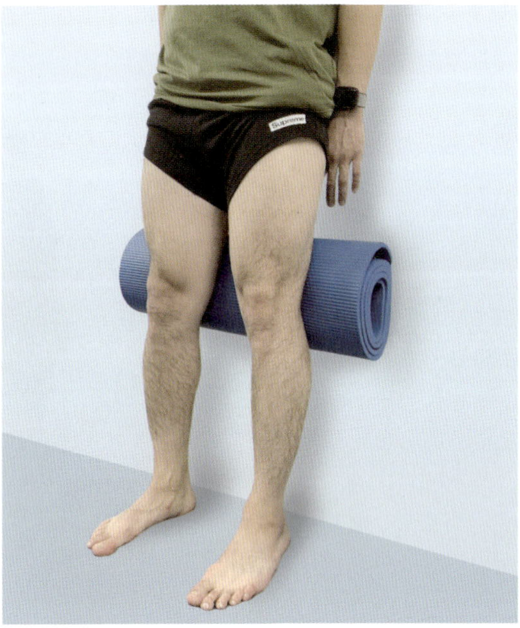

그림 7.192 선 자세에서 무릎 펴기 훈련

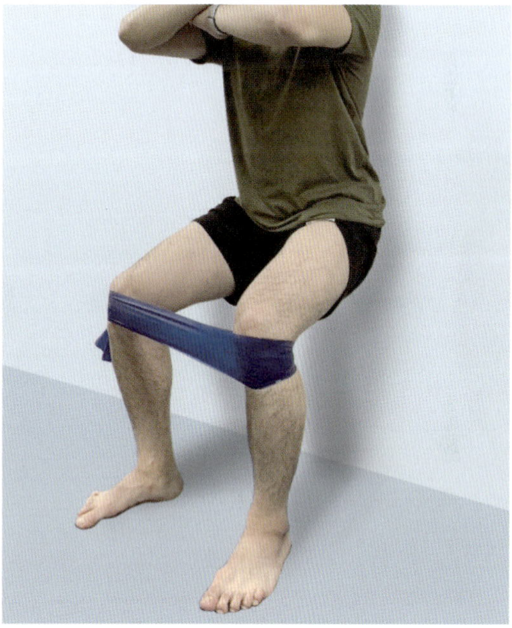

그림 7.193 1/4 쪼그려앉기

⑩ 무릎 펴고 옆으로 걷기

무릎을 편 상태로 옆으로 걸을 때 무릎에 탄력밴드를 착용하여 엉덩관절 벌림 움직임을 훈련한다. 이때 과도하게 머리와 몸통이 옆으로 기울지 않도록 한다. 잘 된다면 탄력밴드를 발목으로 내려 착용하고 엉덩관절 벌림 움직임을 훈련한다. 통증이 있다면 발끝을 약간 바깥쪽으로 향하게 하고 훈련한다.

⑪ 무릎을 굽히고 옆으로 걷기

무릎 펴고 옆으로 걷기가 잘 된다면 1/4 쪼그려앉기 자세로 무릎을 굽힌 상태로 옆으로 걸을 때 무릎에 탄력밴드를 착용하여 엉덩관절 벌림 및 가쪽돌림 움직임을 훈련한다. 이때 머리와 몸통이 과도하게 옆으로 기울어지지 않도록 한다.

⑫ 계단 오르내리기

계단을 오를 때 발등굽힘 움직임을 유도하고 엉덩관절 굽힘 움직임에 저항을 주기 위해 발목 부위에 탄력밴드를 착용하고 계단을 오르게 한다. 발등굽힘을 향상시키고 싶다면 얇은 탄력밴드를 사용하는 것이 효과적이다. 처음에는 책 한권 높이에서부터 2.5cm 높이 계단까지 올라가게 한다. 통증이 없다면 실제 건물에 있는 계단을 4계단을 올라가고 내려올 때는 옆으로 내려오고, 통증 없이 내려올 수 있다면 앞으로 내려오는 연습을 해서 일상생활에 움직임 훈련 효과가 전이될 수 있도록 한다(그림 7.194). 통증이 있다면 뒤쪽-X-테이핑을 하거나 발끝을 약간 바깥쪽으로 향하게 하고 훈련한다. 넘어짐에 대비해 치료사 관리 하에 운동한다.

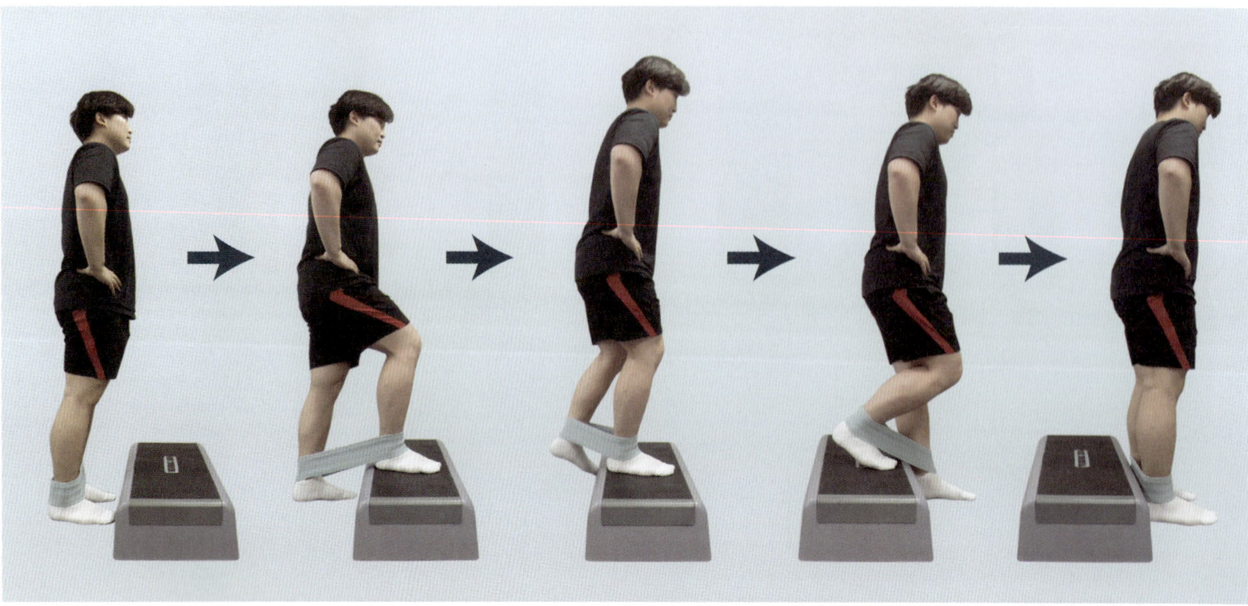

그림 7.194 계단 오르내리기 훈련

⑬ 걷기

디딤기 시에 무릎을 완전히 펴지 않고, 발등굽힘을 하여 발꿈치를 가볍게 대면서 걷도록 한다. 통증이 있다면 테이핑을 하거나 발끝을 약간 바깥쪽으로 향하게 하고 걷게 한다. JAMA 저널의 메타분석 논문에 의하면 안굽이 스트레스를 감소시키기 위해 발꿈치 가쪽에 웨지를 넣은 기능성 신발과 신발 밑창이 부드럽고 잘 구부러지는 신발 간에 통증 감소에 차이가 없고, 오히려 저렴하지만 신발이 잘 구부러지는 부드러운 신발 밑창을 착용했을 때 통증이 더 감소하였다는 연구도 있으므로, 대상자가 신었을 때 편하다고 느끼는 신발을 착용하는 것을 추천한다.

(2) 움직임 개선을 위한 도수 관리

① 무릎뼈 미끄러짐

누운 자세 또는 무릎을 펴고 앉은 자세에서 치료사가 무릎뼈를 위, 아래, 좌/우 방향 중에 미끄러짐이 잘 되지 않는 방향으로 미끄러짐을 해준다. 움직임 훈련을 하기 전에 통증이 있는 경우에 무릎뼈 미끄러짐 도수 관리를 해줄 수 있다. 하지만, 과도하게 미끄러짐 기술을 적용하여 통증이 일어나지 않도록 주의해야 한다.

(3) 움직임 개선을 위한 테이핑

선행연구에 따르면 뒤쪽-X-테이핑을 적용하면 앉았다 일어서기, 쪼그려앉기, 계단 오르내리기, 걷기에서 20~30% 통증이 즉각적으로 감소되므로, 움직임 훈련 시에 통증이 있다면 테이핑을 적용하고 훈련할 수 있다.

4) KEMA 관리

정강넙다리 저운동성 유형의 주요 목표는 무릎에 통증을 느끼게 하는 운동이나 일상생활 및 스포츠 동작 대신에 몸통, 엉덩관절, 발목을 사용하는 운동 및 움직임을 교육하여 무릎에 통증을 감소시키고, 감소된 통증으로 인해 정강넙다리 저운동성을 향상시키는 것이다. 아래 표의 손상란에 적혀 있는 신체부위의 기능을 평가해보고 KEMA 관리란에 있는 기능 및 움직임 향상 훈련을 적용하여 통증 감소 및 저운동성을 향상시킨다. 이러한 움직임 향상 훈련 이후에 반드시 통증 또는 불편함을 느끼는 일상생활 및 스포츠/레저 동작을 하는 동안에 다른 신체부위를 활용하여 무릎에 통증을 느끼지 않는 움직임을 사용할 수 있도록 움직임을 재교육시키고, 무의식적인 상황에서도 교육된 움직임을 사용할 수 있도록 연습해야 한다.

표 7.27 정강넙다리 저운동성 유형 요약

잘못된 정렬	손상	KEMA 관리
• 안굽이/밖굽이무릎 정렬 • 무릎 굽힘 징렬	• 무릎 폄 및 굽힘 가동범위 감소 • 넙다리네갈래근, 큰볼기근, 엉덩관절 가쪽돌림근 및 벌림근, 발목 발등굽힘근 근력 약화 • 무릎 폄 및 굽힘 움직임 손상 • 걷기, 계단 오르기 시 몸통 가쪽 기울임	• 무릎뼈 미끄러짐 도수 적용 • 넙다리네갈래근, 큰볼기근, 엉덩관절 가쪽돌림근 및 벌림근, 발목 발등굽힘근 근력 강화 운동 • 체중지지하지 않은 자세에서 무릎을 제외한 몸통, 엉덩관절, 발목관절 움직임 훈련 • 체중지지한 자세에서 탄력밴드를 사용한 엉덩관절 벌림, 발목 발등굽힘, 무릎 굽힘 및 폄 움직임 훈련

5) 케이스 스터디

(1) 병력 및 통증

64살 여성이고 집에서 손녀를 돌보는 분이 왼쪽 무릎에 퇴행성관절염 진단을 받고 관절염 수술을 해야 할지 말아야 할지 상담받기 위해 찾아왔다. 퇴행성관절염 등급은 3등급으로 심한 수준이었다. 아침보다 밤에 통증이 심하고, 집안일을 하고, 손주 육아를 하고 나면 통증이 심하다고 하였다. 통증은 숫자로 표현하면 8 정도였다. 계단을 옆으로 내려와야 하고, 절뚝이며 걷는다고 하였다. 10분 이상 걷고 나면 무릎 통증이 시작된다고 하였다. 바닥에 앉아 있다가 일어날 때도 무릎 통증과 함께 폄 제한을 호소하였다. 무릎 관절이 겉으로 보기에도 두꺼워진 상태이고 관절면을 따라 누르면 압통이 있었다. 무릎뼈 주변은 부종이 느껴졌다. 하루에 4시간 정도 잠을 자고, 불면증이 있으며, 혈압약을 복용하고 있었다.

(2) 정렬 검사

안굽이무릎 정렬이 있었고, 서 있으면 약간 무릎이 굽혀져 있었다.

(3) 관절가동범위 및 근육 검사

바로누운 자세에서 무릎이 끝까지 펴지지 않았고, 무릎 굽힘에서도 끝범위에서 굽혀지지 않았다. 발목 발등굽힘도 가동범위에 제한이 있었다.

넙다리네갈래근 근력 검사를 하려고 하면 통증이 있어서 저항을 주어서 측정할 수 없었고 뻐근함이 있지만 중력에 대해서는 무릎을 펼 수 있었다. 큰볼기근, 엉덩관절 가쪽돌림근 및 벌림근, 앞정강근의 근력 약화가 있었다.

(4) 움직임 검사

의자에 앉아서 일어서는 동작에서 무릎 통증이 있었고, 무릎이 끝까지 펴지지 않았다. 의자 손잡이를 잡거나 무릎을 짚고 일어섰다. 1/4 쪼그려앉기를 할 때에도 통증과 함께 안굽이무릎이 증가했다. 한 다리 서기 검사를 하면 몸통이 가쪽으로 기울이면서 발을 떼려고 하는데, 이때 겁이 나서 한 다리 서기를 할 수 없었다. 계단 내려오기 동작에서 옆으로 계단을 내려왔고, 올라갈 때도 계단 난간을 잡고 올라갔다. 걸을 때도 디딤기에서 발꿈치가 닿을 때 발목 발등굽힘이 감소되어 있고, 무릎이 다 펴지지 않았고, 오른쪽과 왼쪽의 보폭이 비대칭이어서 절뚝거리는 보행을 보였다.

(5) KEMA 분류

정강넙다리 저운동성 유형으로로 분류되었고, 통증 요인(30점), 정렬 요인(15점), 관절가동범위 요인(15점), 근육 요인(15점), 움직임 요인(20점)으로 총 95점이었다.

참고문헌

1. Anandkumar S, Miller JJ, Werstine R, Young S. Effect of mobilization with movement on lateral knee pain due to proximal tibiofibular joint hypomobility. Physiotherapy theory and practice. 2018; 34(10); 813-20.
2. Bartholdy C, Klokker L, Bandak E, Bliddal H, Henriksen M. A Standardized "Rescue" Exercise Program for Symptomatic Flare-up of Knee Osteoarthritis: Description and Safety Considerations. J Orthop Sports Phys Ther. 2016; 46(11); 942-6.
3. Comerford M, Mottram S. Kinetic control-e-book: The management of uncontrolled movement. Elsevier Health Sciences. 2012.
4. Jeon IC, Hwang UJ, Jung SH, Kwon OY. Comparison of gluteus maximus and hamstring electromyographic activity and lumbopelvic motion during three different prone hip extension exercises in healthy volunteers. Phys Ther Sport. 2016; 22; 35-40.
5. Khoo-Summers LC, Prather H, Hunt DM, Van Dillen LR. Predictors of first position turnout in collegiate dancers: the role of tibiofemoral external rotation and hip external rotation. Am J Phys Med Rehabil. 2013; 92(2); 136-42.
6. Kim DY, Miyakawa S, Fukuda T, Takemura M. Sex differences in iliotibial band strain under different knee alignments. Pm&r. 2020; 12(5); 479-85.
7. Ko HI, Jeon SY, Kim SH, Park KN. Comparison of hip extensor muscle activity including the adductor magnus during three prone hip extension exercises. Physiotherapy theory and practice. 2019; 35(5); 451-7.
8. Lim EH, Kim ME, Kim SH, Park KN. Effects of Posterior X Taping on Movement Quality and Knee Pain Intensity during Forward-Step-Down in Patients with Patellofemoral Pain Syndrome. Journal of sports science & medicine. 2020; 19(1); 224.
9. Park KN, Kim SH. Effects of knee taping during functional activities in older people with knee osteoarthritis: A randomized controlled clinical trial. Geriatr Gerontol Int. 2018; 18(8); 1206-10.
10. Parkes, Matthew J, et al. Lateral wedge insoles as a conservative treatment for pain in patients with medial knee osteoarthritis: a meta-analysis. Jama 2013; 722-30.
11. Sahrmann S. Movement system impairment syndromes of the extremities, cervical and thoracic spines-e-book. Elsevier Health Sciences. 2010.
12. Willett GM, Keim SA, Shostrom VK, Lomneth CS. An anatomic investigation of the Ober test. The American journal of sports medicine. 2016; 44(3); 696-701.
13. Zemadanis K, Sykaras E, Athanasopoulos S, Mandalidis D. Mobilization-with-movement prior to exercise provides early pain and functionality improvements in patients with patellofemoral pain syndrome. International Musculoskeletal Medicine. 2015; 37(3); 101-7.

CHAPTER

8

상지

Upper extremity: elbow, wrist and finger

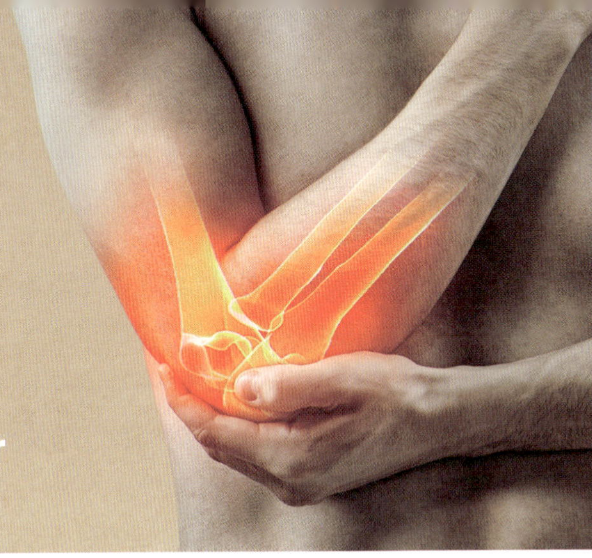

1. 서론

이번 장에서는 팔꿉관절(주관절, elbow joint), 손목(wrist), 손(hand)에서 발생할 수 있는 움직임 손상에 대한 KEMA의 접근법을 다룬다. 사람의 상지(upper extremity) 움직임은 반복적인 작업과 여가 활동뿐만 아니라 문화와도 연결되며, 감정을 표현하는 제스처 등 정밀하고 정교한 움직임이 구현되기 때문에, 움직임 손상과 관련된 유형의 KEMA 분류가 다른 관절에 비해 형태학적으로 다양하게 나타난다(그림 8.1).

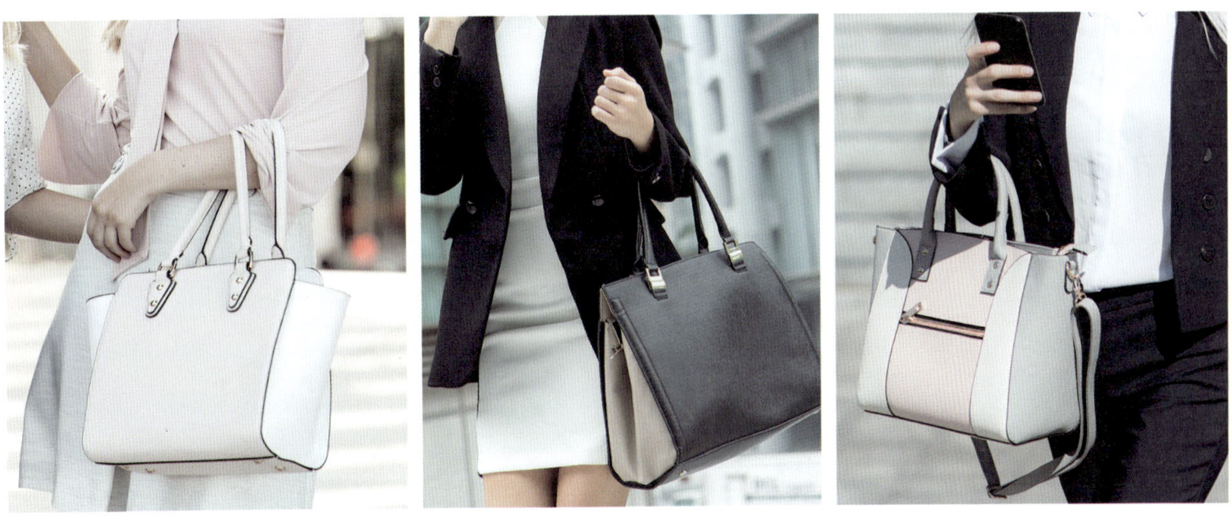

그림 8.1 팔꿉관절을 이용해 핸드백을 드는 다양한 모습

팔꿉관절은 상지의 움직임에서 기능적으로 중요한 역할을 한다. 상지는 어깨(shoulder), 팔꿉관절, 손목, 손으로 구성되어, 팔꿉관절은 어깨, 손목, 손을 연결하는 관절이다. 팔꿉관절의 1차적 기능은 공간에서 손을 위치시키고, 아래팔(전완, forearm)의 지렛대의 받침점(fulcrum) 역할을 하며, 강력한 잡기(grasping)

를 가능하게 하며, 손과 손목의 정교한 움직임을 만들어 내는 역할을 한다. 팔꿉관절의 기능 소실은 장애(disability)의 중요한 원인이 될 수 있고 일상생활 및 일과 연관된 작업과 여가 활동들에 영향을 미치게 된다. 손목은 8개의 손목뼈(carpal bone)으로 이루어져 있고, 아래팔과 손 사이에 기능적인 공간을 구성하는 역할을 함으로써 손의 더욱더 정교한 움직임 수행을 돕는다. 손은 눈과 비슷하게 주변을 인지하기 위한 매우 중요한 감각기관의 역할을 하면서, 동시에 복잡한 운동 습관들이나 제스쳐, 터치, 음악, 여가 활동 등에서 중요한 표현 및 정교한 움직임을 수행하는 관절이기도 하다(그림 8.2).

팔꿉관절, 손목, 손의 기능 이상(dysfunction)은 급성 손상(acute injury) 또는 장시간 유지하거나 반복적인 활동이 원인이 될 수 있다. 효과적인 팔꿈치의 치료는 급성 조직의 상해에 대한 관리뿐만 아니라 움직임 손상(movement impairment)에 대한 이해가 필요하다. 영상진단 또는 병리해부학적(pathoanatomy) 기반의 진단은 대부분 급성의 팔꿉관절의 기능 이상에서 적용되고, 그것에 대한 의뢰나 처방이 이루어진다. 이러한 경우에는 움직임 시스템 검사만으로 적용하는 것은 불가능하다. 이러한 병리해부학적 조직에 대한 진단은 손상의 정도와 영향의 정도를 확인할 수 있기 때문에 물리치료의 처치에 가이드로 프로토콜 수립에 기반이 된다. 초기 손상에 의한 병리적 또는 병리해부학적 서술이 없는 경우에 팔꿉관절, 손목, 손가락관절의 움직임 손상이 적용될 수 있다. 조직의 손상에 관한 초기 또는 심각한 단계를 회복한 이후에, 움직임 손상과 관련된 유형에 대한 진단을 수립하도록 움직임 시스템 검사를 수행해야 한다. 하지만, 움직임 시스템의 손상 원칙에 기반한 다른 관절의 움직임 손상과 관련된 유형과 달리, 팔꿉관절, 손목, 손가락관절의 움직임 손상과 관련된 유형에는 손상 부위와 질환과 관련된 유형이 포함되어 있다.

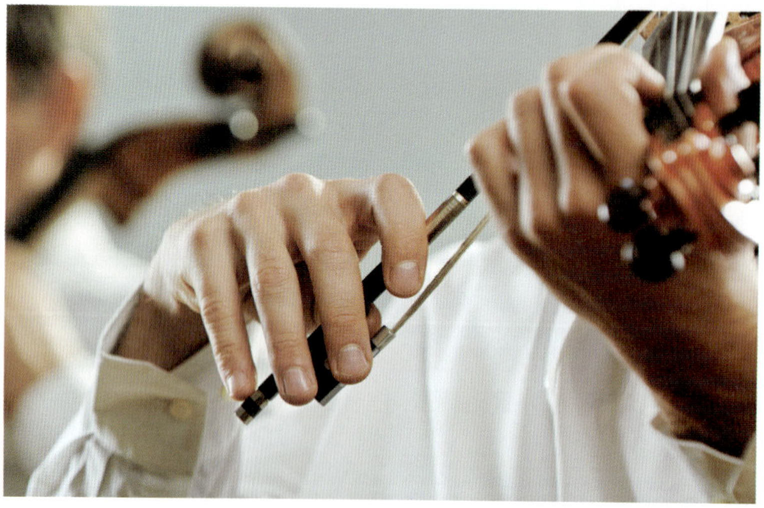

그림 8.2 오른손의 바이올린 활 연주 시 업 보우(Up-bow) 움직임

팔꿉관절, 손목, 손과 관련된 움직임 시스템 유형은 증상이 나타나는 움직임과 그 움직임을 교정할 때 증상이 감소되는 것과 관련해서 명명되어 있다. 조직의 손상에 대한 원인은 이러한 치우침되고 선호된 움직임 패턴에 의해서 발생될 수 있다. 예를 들어, 그림 8.2를 보면, 바이올리니스트에게 오른팔에 가쪽위관절융기염이 발생한 경우 손목의 움직임을 관찰할 필요가 있다. 활을 바깥쪽에서 안쪽으로 움직이는 업 보우의 움직임에서 손목이 노쪽치우침을 동반한 폄의 움직임이 빈번하게 발생한다면 4개의 손목폄근[긴노쪽손목폄근(장요측수근신근, extensor carpi radialis longus), 짧은노쪽손목폄근(단요측수근신근, extensor carpi radialis brevis), 손가락폄근(지신근, extensor digitorum), 자쪽손목폄근(척측수근신근, extensor carpi ulnaris)]의 구성원 중에서 긴노쪽손목폄근의 과도한 사용을 유발하는 움직임을 확인할 수 있다. 그러므로 이러한 움직임에 의해 통증이 발생되는 운동계 시스템이 손상된 유형의 경우 손목 폄의 움직임을 제한하고 긴노쪽손목폄근의 부하를 줄이기 위해서 자쪽손목폄근의 훈련을 통해 손목폄근의 불균형을 개선하기 위한 접근이 필요할 것이다.

2. 팔꿉관절

1) 팔꿉관절 주변부 해부학

(1) 뼈

팔꿉관절은 3개의 뼈[위팔뼈(상완골, humerus), 노뼈(요골, radius), 자뼈(척골, ulna)]와 3개의 관절[(위팔자관절(상완척골관절, humeroulnar joint), 위팔노관절(상완요골관절, humeroradial joint), 몸쪽노자관절(상요척관절, proximal radioulnar joint)]로 이루어져 있으며, 3개의 관절은 단일 관절주머니로 싸여 있고 단일 관절공간이 존재한다. 팔꿉관절에서의 굽힘과 폄 운동은 위팔자관절 및 위팔노관절에서 일어나며, 팔의 기능적 길이를 조절하기 위한 수단으로서 제공된다. 노뼈와 자뼈는 아래팔 내에서 서로 관절하여 몸쪽노자관절과 먼쪽노자관절(원위요척관절, distal radioulnar joint)을 형성하는데 몸쪽노자관절은 먼쪽노자관절과 결합하여 엎침(회내, pronation)과 뒤침(회외, supination)을 하도록 한다.

위팔뼈에서 안쪽 및 가쪽 위관절융기(내측 및 외측 상과, medial and lateral epicondyle)는 손목, 손가락 굽힘근과 폄근의 기시부이기 때문에 촉진을 정확히 할 필요가 있다. 안쪽위관절융기는 손목, 손가락 굽힘근의 기시부로 안쪽위관절융기염(내측상과염, medial epicondylitis)인 골퍼팔꿉증(golfer elbow)의 호발 부위이다. 가쪽위관절융기는 손목, 손가락 폄근의 기시부로 가쪽위관절융기염(외측상과염, lateral epicondylitis)인 테니스팔꿉증(tennis elbow)의 호발 부위이다. 안쪽위관절융기는 해부학적 자세에서 위팔뼈의 안쪽 부위를 아래 방향으로 따라 내려오면 융기로 나온 위치에서 촉진이 가능하다. 가쪽위관절융기의 경우 해부학적 자세에서 위팔뼈의 가쪽 부위를 아래 방향으로 따라 내려오면 융기로 나온 위치에서 촉진이 가능하다.

해부학적 자세에서 노뼈는 아래팔의 가쪽에 위치하고 몸쪽 부분은 위팔뼈의 작은머리와 관절을 이루고 있으며 노뼈머리는 자뼈의 노패임과 몸쪽노자관절을 이루고 있다. 노뼈머리는 엎침과 뒤침의 움직임에서 회전축의 역할을 수행하기 때문에 팔꿉관절의 회전 움직임에서 중요한 역할을 한다. 엎침은 해부학적 자세에서 자뼈를 기준으로 노뼈가 가쪽에 평행하게 위치한 상태를 시작으로 노뼈가 자뼈 앞쪽으로 교차됨으로 회전의 움직임에 의해 발생되는 움직임을 말한다. 뒤침은 노뼈가 자뼈 앞쪽으로 교차된 상태에서 다시 가쪽으로 자뼈에 평행한 위치로 되돌아가는 움직임을 말한다. 그러므로 엎침과 뒤침의 움직임 시에 노뼈머리가 회전하는 것을 촉진할 수 있다.

해부학적 자세에서 자뼈는 아래팔의 내측에 위치하고 갈고리 모양의 몸쪽 부분인 도르래패임(활차절흔, trochlear notch)은 위팔뼈의 도르래와 경첩 형태의 관절을 이루고 있다. 자뼈팔꿈치돌기(주두돌기, olecranon process)는 도르래패임 바로 밑에 위치하며 위팔근의 닿는곳을 제공하고 있고, 자뼈거친면 또한 위팔근의 닿는곳을 제공하고 있다. 갈고리돌기는 팔꿉관절에서 중요한 랜드마크(landmark)이며, 동시에 과도한 팔꿈치 폄을 반복적으로 수행하거나 팔꿈치 폄을 과도하게 이용하여 팔굽혀펴기를 수행하는 경우 갈고리돌기와 도르래패임에 반복적으로 과도한 스트레스를 주어 통증을 유발할 수 있다(그림 8.3).

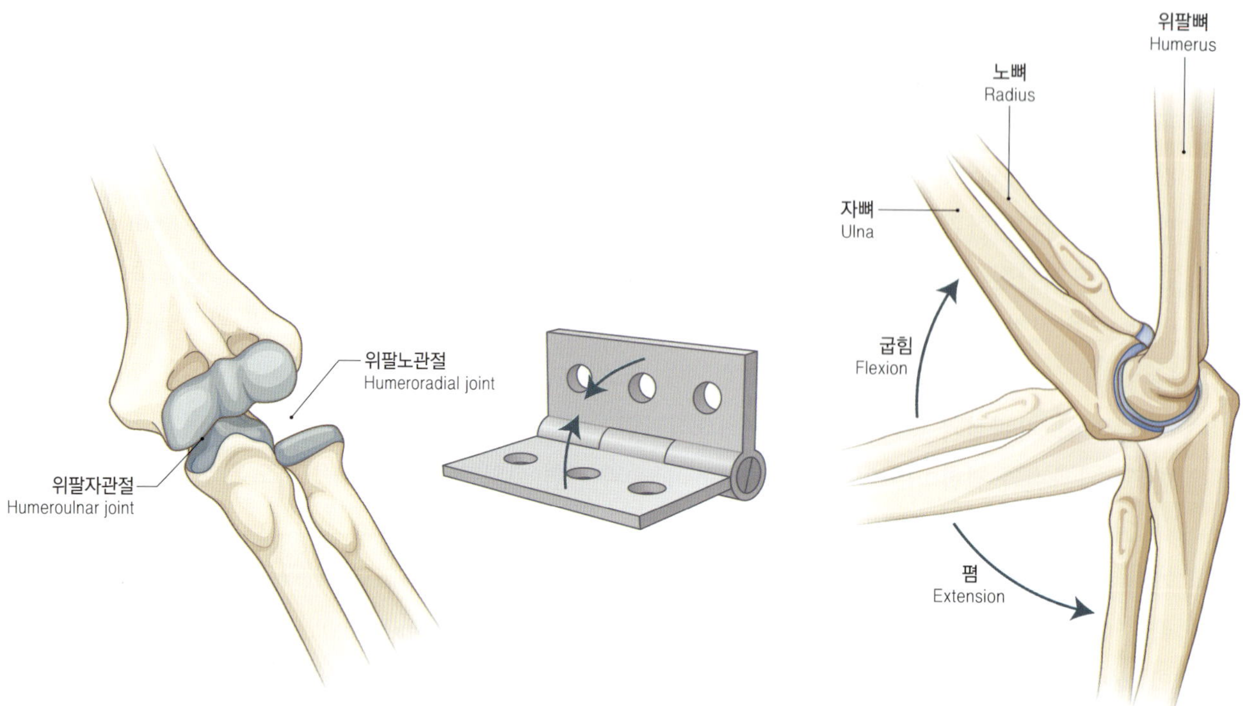

그림 8.3 팔꿉관절을 구성하는 위팔뼈와 노뼈, 자뼈

(2) 팔꿉관절 주변 근육

팔꿉관절의 주변 근육 중에서 앞쪽면에는 팔꿉관절의 굽힘근으로 위팔두갈래근(상완이두근, biceps brahii), 위팔노근(상완요골근, brachioradialis), 위팔근(상완근, brachialis)으로 구성되어 있다. 뒤쪽면에는 팔꿉관절의 폄근으로 위팔세갈래근(상완삼두근, tricpes brachii), 팔꿈치근(주근, anconeus)이 있다(그림 8.4).

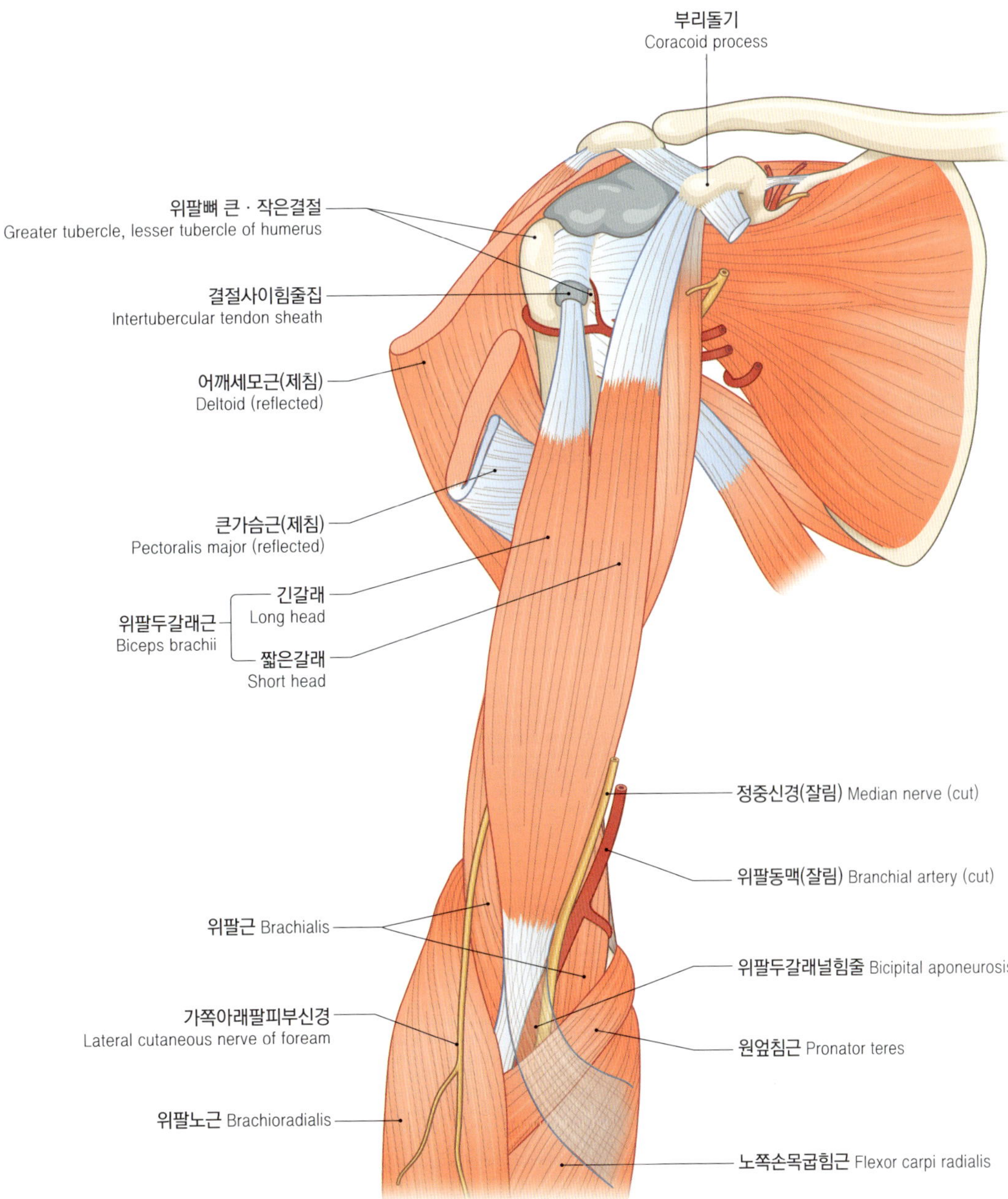

그림 8.4 팔꿉관절 주변 근육

① 위팔두갈래근 Biceps Brachii

위팔두갈래근 이는곳은 짧은갈래가 어깨뼈의 부리돌기에 긴갈래는 어깨뼈의 어깨위결절에서 시작하여, 닿는곳은 노뼈거친면과 위팔두갈래근 널힘줄에서 끝난다(그림 8.5). 위팔두갈래근은 팔꿉관절을 앞쪽으로 가로지른다(근섬유들이 시상면에서 수직으로 주행). 그러므로 팔꿉관절에서 아래팔을 굽힌다. 아래팔을 엎침시킬 때, 노뼈거친면 위의 위팔두갈래근 부착점은 노뼈와 자뼈 사이 아래에 있다. 그러므로 이 근섬유들은 몸쪽 노뼈의 안쪽면 주변을 감싼다. 위팔두갈래근이 노뼈거친면을 당길 때, 노뼈의 머리는 가쪽으로 회전될 것이고 먼쪽 노뼈는 먼쪽 자뼈 주위로 움직일 것이다. 이 노뼈의 움직임을 뒤침이라고 부른다. 그러므로 위팔두갈래근은 노자관절에서 아래팔을 뒤침한다. 위팔두갈래근은 아래팔의 굽힘근이 역할과 더불어 뒤침근의 역할 또한 수행한다. 뒤침 작용 시, 작은 힘의 뒤침은 뒤침근이 사용되고 큰 힘이 필요로 할 때 위팔두갈래근과 함께 사용된다. 이런 이유 때문에, 위팔두갈래근을 활성화시키는 것은 아래팔이 최대로 뒤침되었을 때 아래팔을 굽히는 자세에서 가장 잘 이루어진다. 위팔두갈래근은 노자관절에서 팔꿉관절의 굽힘과 폄 자세와 상관없이 아래팔을 뒤침할 수 있다. 하지만 위팔두갈래근은 아래팔이 부분적으로 굽힘될 때 아래팔의 뒤침에 대하여 큰 힘을 낼 수 있다. 위팔두갈래근의 이는곳의 위치가 어깨뼈에서 시작하기 때문에 위팔두갈래근은 어깨관절 굽힘에 보조적인 역할을 수행한다. 위팔두갈래근의 이는곳이 어깨뼈의 부리돌기에 부착되기 때문에, 단축 시 어깨뼈의 하방회전 또는 앞쪽 기울임의 움직임을 나타낼 수 있다. 이러한 움직임이 발생할 경우 어깨뼈를 치료사가 안정화시키고 팔꿈치를 굽힐 때와 어깨뼈를 안정화시키지 않고 팔꿈치를 굽힐 때에 근력의 차이를 보이게 되며, 어깨뼈가 안정화의 유무에 따라 근력의 차이가 나타날 경우, 이를 거짓약화(pseudoweakness)라 한다. 위팔두갈래근의 단축은 어깨뼈의 위치에 영향을 미칠 수 있다. 위팔두갈래근은 팔꿉관절과 노자관절을 모두 안정화시킬 수 있는 근육으로 팔꿉관절의 움직임에서 안정화에 중요한 역할을 수행한다.

이는곳

- 긴갈래: 어깨뼈의 어깨위결절
- 짧은갈래: 어깨뼈의 부리돌기

닿는곳

- 노뼈거친면, 위팔두갈래근 널힘줄

작용

- 팔꿉관절 굽힘, 뒤침, 어깨관절 굽힘 보조

신경지배

- 근육피부신경

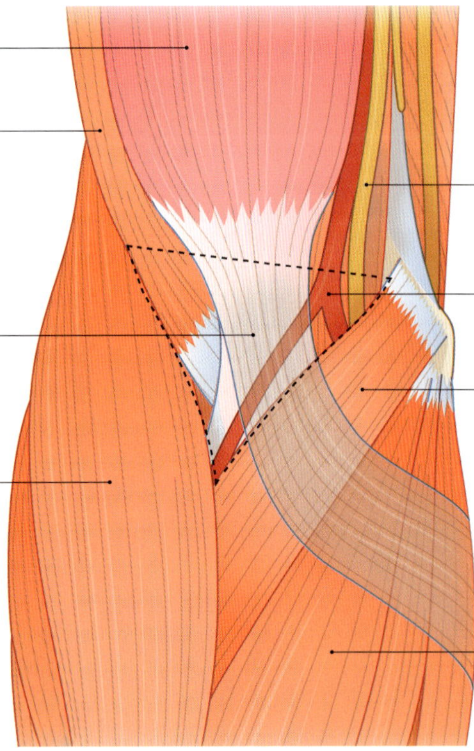

그림 8.5 위팔두갈래근

② 위팔근 Brachialis

위팔근 이는곳은 위팔뼈 앞면 먼쪽 1/3 지점에서 시작하여, 닿는곳은 자뼈거친면에서 끝난다(그림 8.6). 위팔근은 위팔두갈래근과 위팔노근보다 근육의 단면적이 크기 때문에 가장 강한 팔꿉관절 굽힘근으로 아래팔의 모든 위치에서 팔꿉관절 굽힘 작용이 가능하다. 위팔근은 위팔의 앞면에 있으며 위팔두갈래근의 깊은쪽에 놓여 있어서, 위팔두갈래근이 더욱 돌출되는데 도움을 주는 근육이다. 촉진 시 먼쪽에 있는 위팔두갈래근의 힘줄을 따라서 더 안쪽에 있는 위팔근의 일부를 찾기 위해 위팔두갈래근의 힘줄의 양 측면을 따라 촉지해서 올라가면 위팔근의 일부를 촉진할 수 있다.

이는곳
- 위팔뼈 앞면 먼쪽 1/3 지점

닿는곳
- 자뼈거친면

작용
- 팔꿉관절 굽힘

신경지배
- 근육피부신경

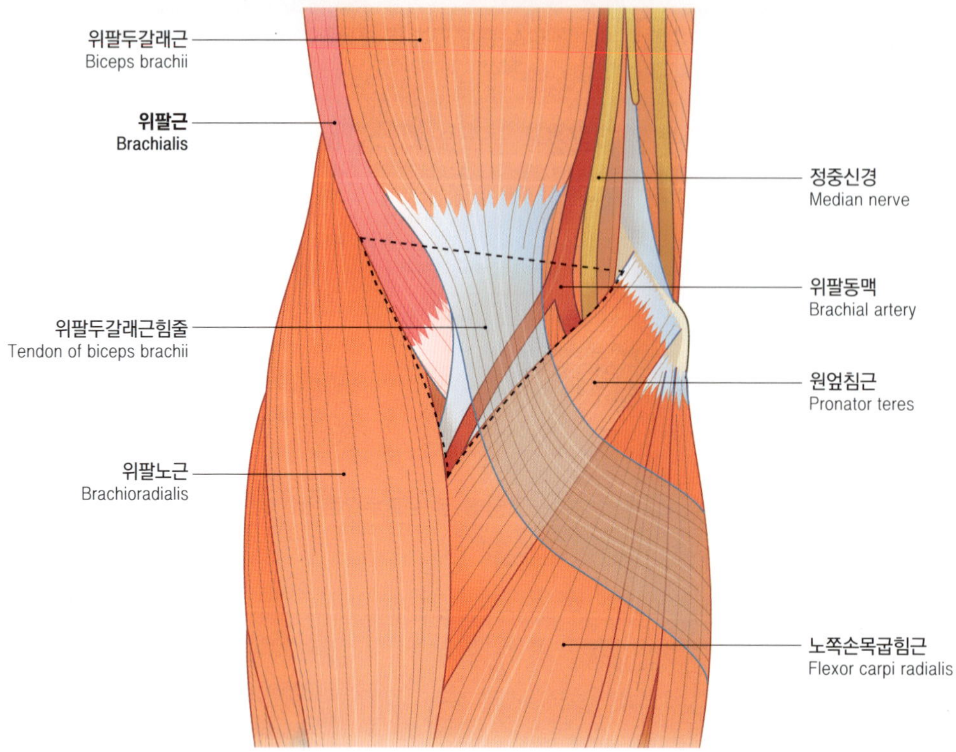

그림 8.6 위팔근

③ 위팔노근 Brachioradialis

위팔노근 이는곳은 위팔뼈의 가쪽관절융기위능선에서 시작해서, 닿는곳은 노뼈 붓돌기에서 끝난다(그림 8.7). 위팔두갈래근은 아래팔 뒤침 자세에서, 위팔근은 모든 자세에서 팔꿉관절을 구부린다. 반면 위팔노근의 단독작용은 아래팔의 중립 자세가 유지되어야 한다. 아래팔의 중립 자세에서 아래팔에 저항을 주면 팔꿉관절 굽힘 시 노뼈 주변에서 위팔노근이 수축하는 것을 관찰 및 촉진할 수 있다.

이는곳
- 위팔뼈 가쪽관절융기위능선

닿는곳
- 노뼈 붓돌기

작용
- 아래팔이 중립 위치에 있을 때 팔꿉관절 굽힘

신경지배
- 노신경

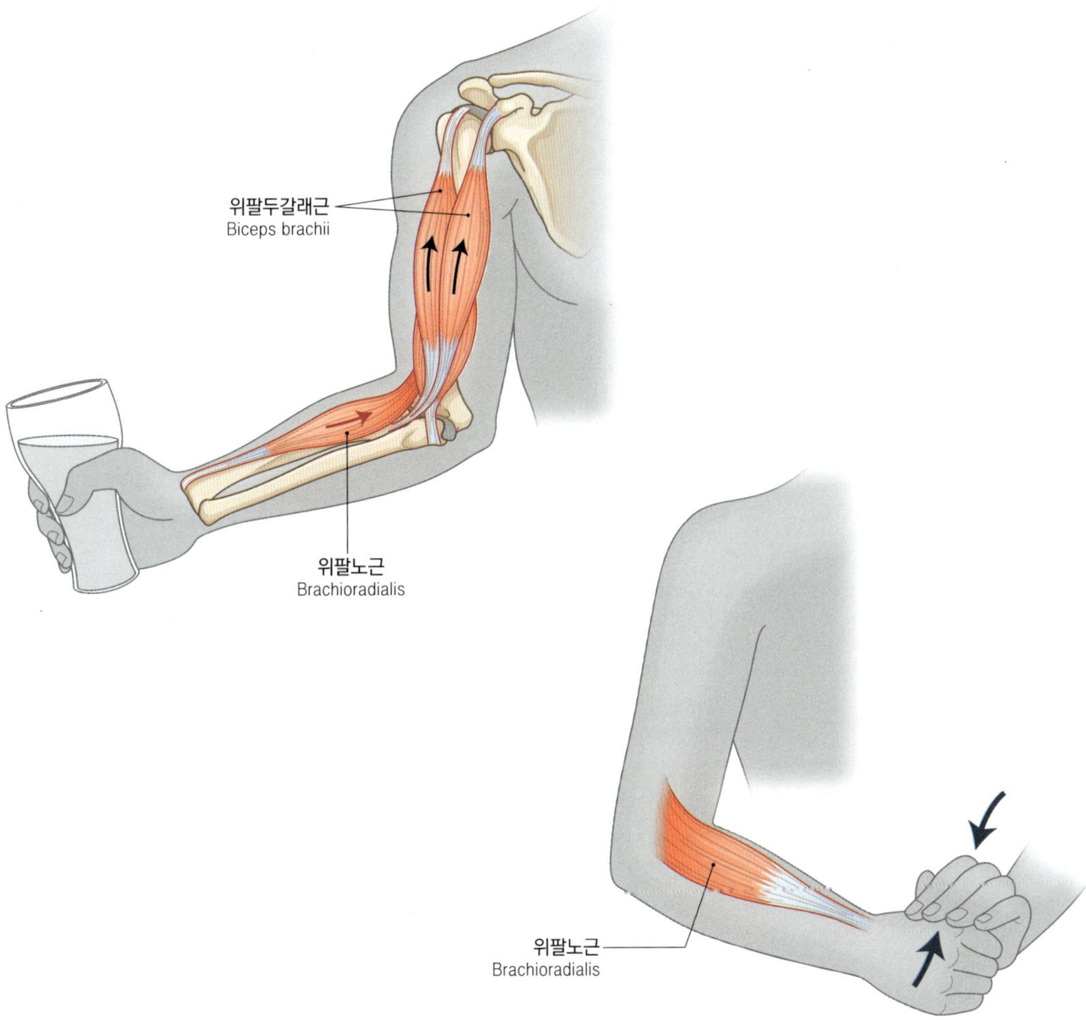

그림 8.7 위팔노근

④ 위팔세갈래근 Triceps Brachii

위팔세갈래근 긴갈래의 이는곳은 어깨뼈의 어깨아래결절, 가쪽갈래는 위팔뼈 몸쪽 1/2 뒷면, 안쪽갈래는 위팔뼈 먼쪽 2/3 뒷면 및 안쪽면에서 시작해서, 닿는곳은 자뼈 팔꿈치머리돌기의 뒷면에 위치한다(그림 8.8). 주된 작용은 팔꿈관절의 폄에 작용하지만 어깨관절의 모음과 폄을 보조한다. 긴갈래만 두관절(two joint)근으로 어깨관절 굽힘 자세에서 위팔뼈를 모음과 폄할 수 있다. 위팔세갈래근의 안쪽갈래는 세 개의 갈래 중에서 가장 많이 쓰이고 많은 동원이 이루어진다. 그러나 가쪽갈래가 가장 강하다. 노신경은 위팔세갈래근의 안쪽갈래와 가쪽갈래 사이를 지나간다. 노신경의 주행 경로가 갈래 사이를 지나가므로 손상을 받는 경우도 있다. 또한 위팔세갈래근의 긴갈래가 어깨뼈에 부착되어 있기 때문에 위팔세갈래근의 단축은 어깨뼈의 위치에 영향을 미칠 수 있다.

이는곳
- 긴갈래: 어깨뼈의 어깨아래결절
- 가쪽갈래: 위팔뼈 몸쪽 1/2 뒷면
- 안쪽갈래: 위팔뼈 먼쪽 2/3 뒷면 및 안쪽면

닿는곳
- 자뼈 팔꿈치머리돌기의 뒷면

작용
- 팔꿉관절 폄, 어깨관절 모음과 폄 보조(긴갈래)

신경지배
- 노신경

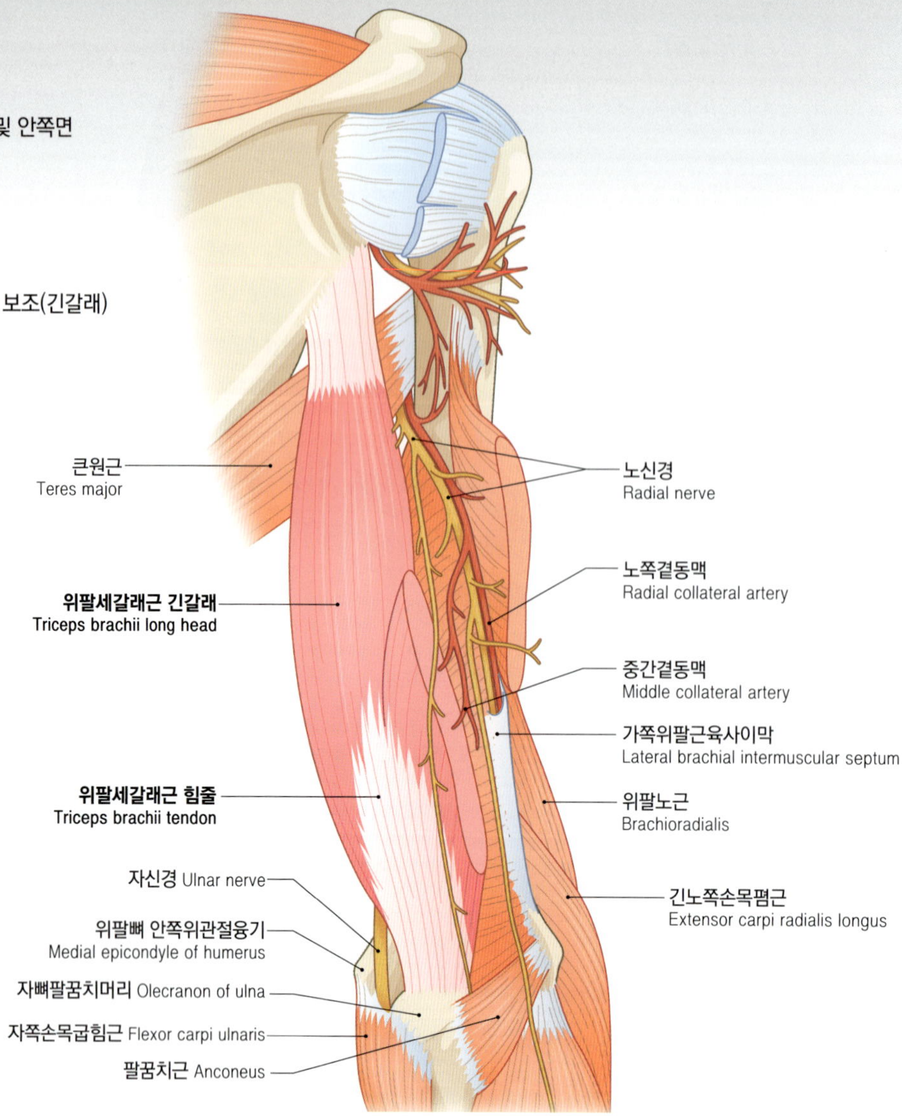

그림 8.8 위팔세갈래근

⑤ 팔꿈치근 Anconeus

팔꿈치근 이는곳은 위팔뼈 가쪽위관절융기의 뒷면이며, 닿는곳은 자뼈의 몸쪽 1/4 뒷면 및 팔꿈치머리돌기이다(그림 8.9). 작용으로는 팔꿉관절 폄의 보조를 수행함과 동시에, 폄할 때 팔꿉관절의 안정화 작용을 수행하기도 한다. 팔꿈치근 촉진 시 자뼈의 팔꿈치머리돌기와 위팔뼈의 가쪽위관절융기의 절반 지점을 찾은 후 촉진하는 손가락을 그 지점에서 약 1cm 먼쪽에 놓는다. 대상자에게 팔꿉관절에서 폄을 수행하도록 저항을 주면 팔꿈치근의 수축을 촉진할 수 있다.

이는곳
- 위팔뼈 가쪽위관절융기의 뒷면

닿는곳
- 자뼈의 몸쪽 1/4 뒷면, 팔꿈치머리돌기

작용
- 팔꿉관절의 폄 보조

신경지배
- 노신경

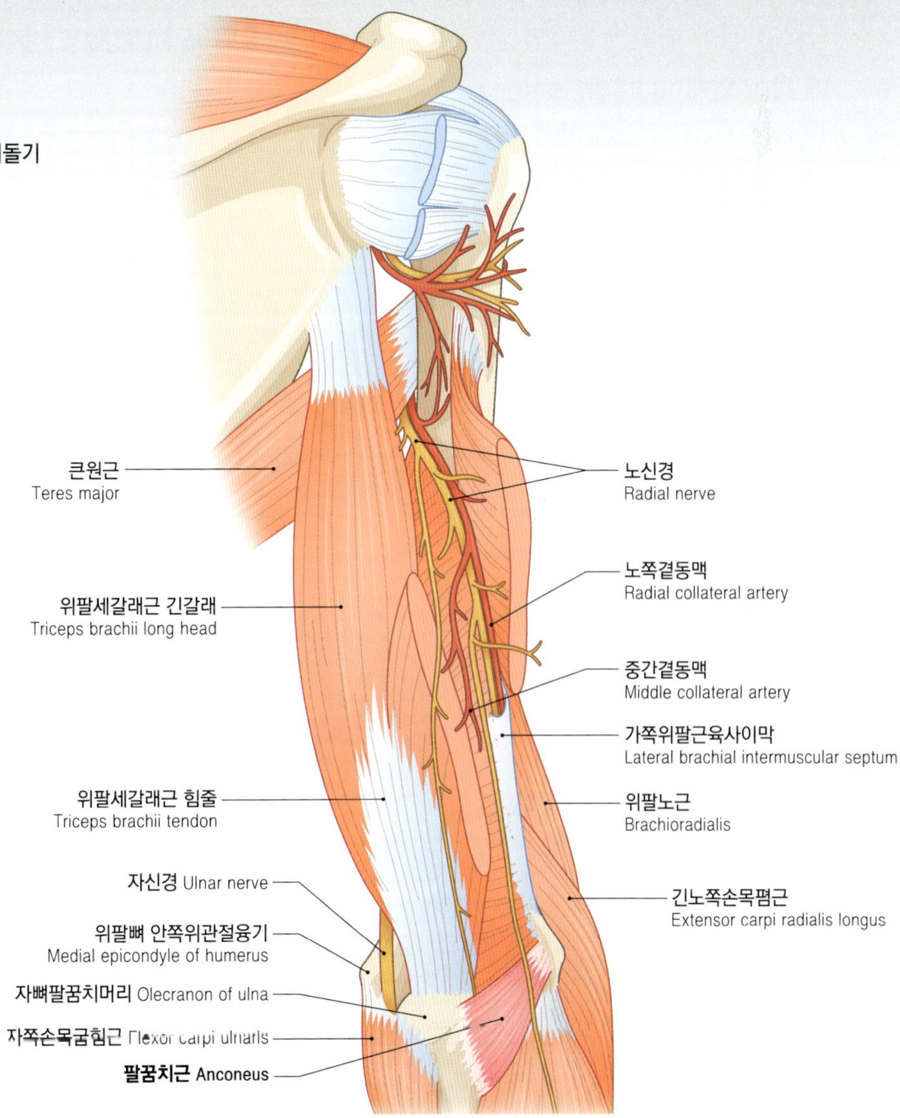

그림 8.9 팔꿈치근

(3) 인대

팔꿉관절에는 가쪽(노쪽)곁인대[lateral (radial) collateral ligament], 안쪽(자쪽)곁인대[medial (ulnar) collateral ligament], 머리띠인대(annular ligament)라는 세 개의 인대가 있는데, 이는 모두 팔꿉관절의 안정성에 관여한다.

안쪽곁인대는 팔꿉관절의 안쪽에 위치하며 위팔뼈의 안쪽위관절융기에 부착하여 자뼈의 갈고리돌기와 팔꿈치머리의 안쪽으로 가로질러 부착되는 삼각형의 인대로 팔꿉관절 안쪽의 안정성에 관여한다. 가쪽곁인대는 팔꿉관절의 가쪽에 위치하며 위팔뼈의 가쪽위관절융기에 부착하여 자뼈의 가쪽과 노뼈머리띠인대에 부착되는 삼각형의 인대로 팔꿉관절 가쪽의 안정성에 관여한다. 고리인대는 자뼈의 노패임의 앞쪽을 돌아 뒤쪽에 부착되는 원형의 인대로 아래팔의 뒤침 및 엎침 시 자뼈에 대해 노뼈를 떨어지지 않게 하는 인대이다(그림 8.10).

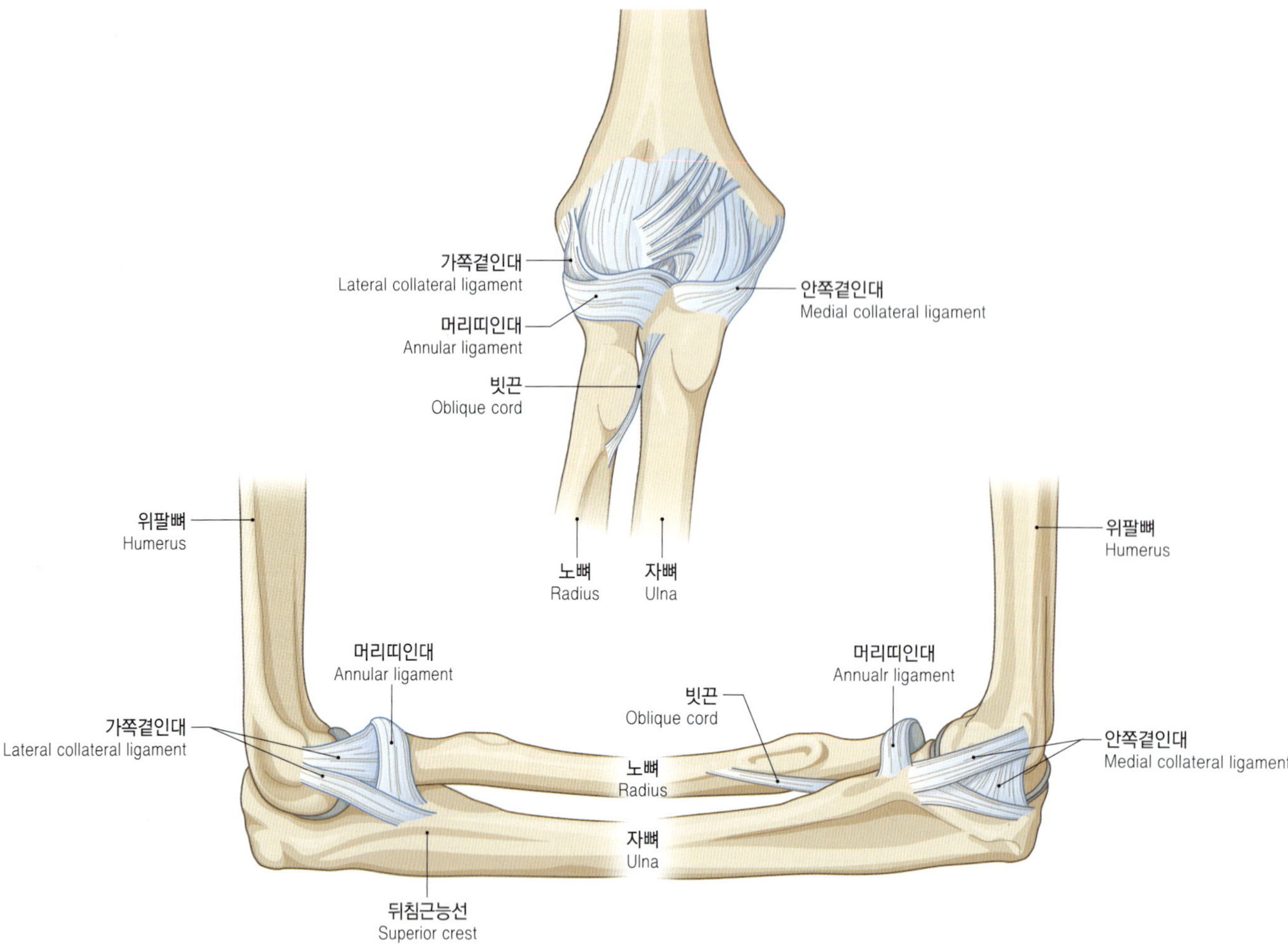

그림 8.10 팔꿉관절의 인대

(4) 신경

KEMA의 움직임 손상과 관련된 유형의 분류에서 다른 관절보다 팔꿉관절에서는 신경의 주행경로와 지배하는 근육에 대해 면밀히 살펴볼 필요가 있다. 다른 관절에 비해 팔꿉관절로 주행하는 신경은 뼈나 근육에 의한 해부학적 구조에 의해서 신경이 포획되는 움직임 손상과 관련된 유형이 발생한다.

정중신경(median nerve)은 C5–T1 신경뿌리에 의해 형성된 정중신경은 팔신경얼기의 안쪽가쪽신경다발에서 형성되어 연장된 신경으로 팔꿉관절쪽으로 주행하면서 안쪽위관절융기나 그 주위에 있는 근육들을 지배하며, 아래팔에서 원엎침근 바로 밑을 주행하면서 엎침근들을 지배하며, 앞뼈사이신경(anterior interosseous nerve)으로도 불리는 정중신경의 깊은층가지(deep branch)는 아래팔의 깊은 근육들을 지배한다. 아래팔을 내려온 정중신경은 손목굴(수근관, carpal tunnel)을 거쳐 먼쪽으로 주행하면서 엄지주위의 내재근(intrinsic muscle)을 지배하며, 얕은층가지(superficial branch)는 감각신경으로써 둘째, 셋째 손가락의 안쪽 및 가쪽과 넷째 손가락의 가쪽의 감각을 지배한다. 위팔두갈레근 안쪽 밑으로 위팔뼈에 닿게끔 깊게 촉진하면 정중신경을 촉진할 수 있다.

자신경(척골신경, ulnar nerve)은 C8–T1 신경뿌리에 의해 형성된 자신경은 팔신경얼기의 안쪽신경다발에서 형성되어 연장된 신경으로 위팔뼈의 안쪽위관절융기와 팔꿈치머리 사이의 자신경고랑을 지난 후 손목굴을 통과하여 손에 있는 많은 근육들을 지배하며, 넷째 손가락의 안쪽과 다섯째 손가락의 안쪽 및 가쪽의 감각을 지배한다. 자신경은 자신경고랑을 깊이 촉진하거나 갈고리뼈 고리 밑의 가이온터널에서 촉진될 수 있다.

노신경(요골신경, radial nerve)은 C5–T1 신경뿌리에 의해 형성된 노신경은 팔신경얼기의 뒤신경다발에서 형성되어 연장된 신경으로 위팔뼈의 뒷면에 있는 노신경고랑 안을 주행하는 동안 위팔세갈래근과 팔꿈치근을 지배하고, 위팔뼈 가쪽으로 나오면서 가쪽위관절융기에 부착된 근육들을 지배한다. 팔꿉관절 먼쪽 부분에서 얕은층과 깊은층가지로 나뉘는데, 깊은층가지는 운동신경으로 손뒤침근과 짧은노쪽손목폄근을 지배한 후 뒤뼈사이신경(후골간신경, posterior interosseous nerve)으로도 불리는 종말가지로 주행하면서 손목과 손가락의 폄에 관여하는 근육을 지배하고, 얕은층가지는 감각신경으로써 아래팔 끝과 손의 뒤가쪽면의 감각을 지배한다. 노신경은 해부학적 위치에서 위팔뼈의 가쪽면 또는 노뼈의 먼쪽 1/3 지점을 손날로 긁어보면 신경이 자극되어 노신경이 느껴진다(그림 8.11).

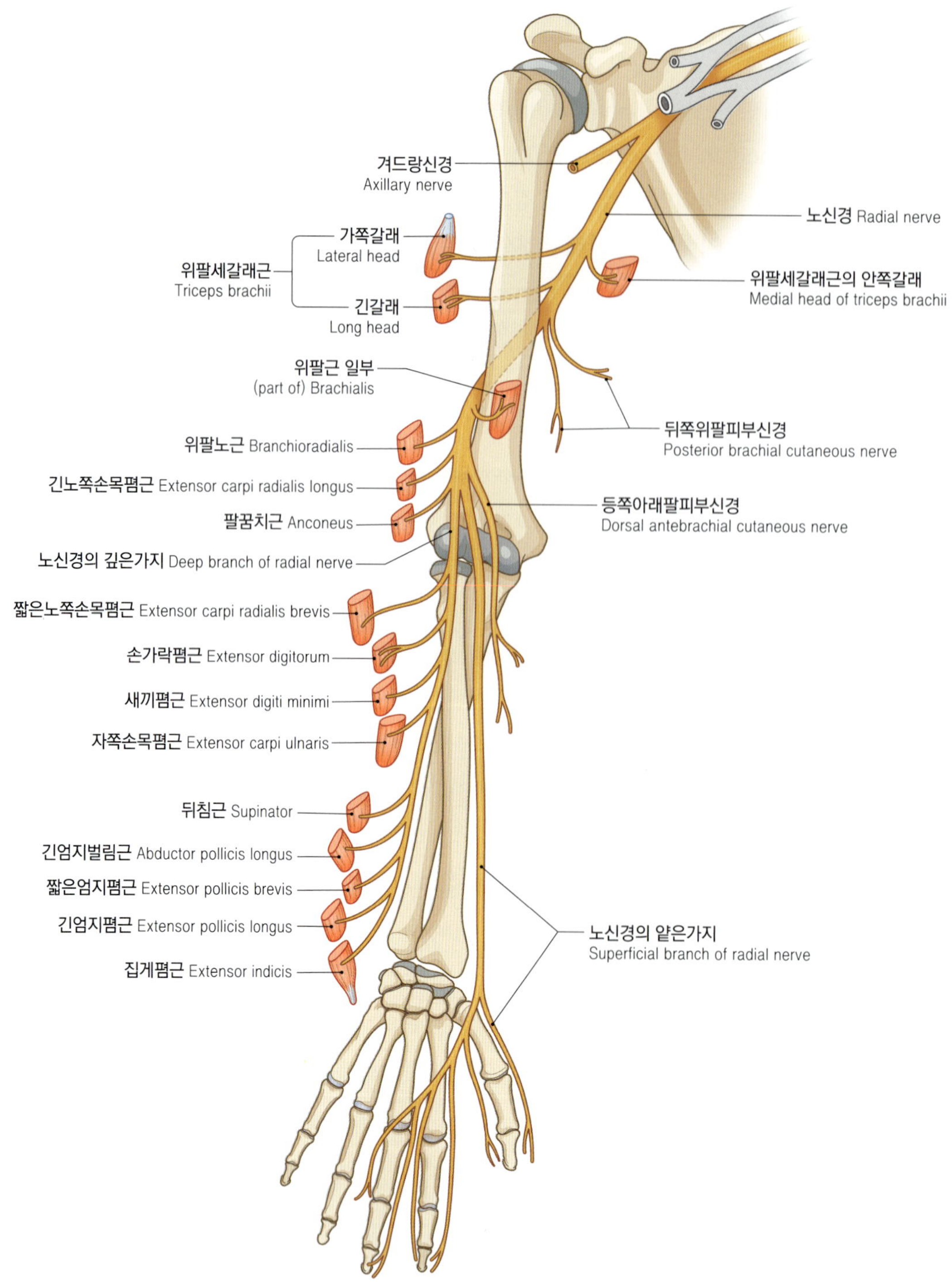

그림 8.11 팔꿉관절 주행 신경

2) 팔꿉관절 주변부 근육 검사

(1) 팔꿉관절 굽힘근 근력 검사Elbow Flexor Strength Test

바로선 자세 또는 앉은 자세에서 검사를 수행한다. 대상자가 능동적으로 팔꿉관절 굽힘을 수행하고 측정자는 아래팔의 먼쪽 부위에서 저항을 주어 근력 검사를 수행한다(그림 8.12). 이때 팔꿉관절의 회전 위치에 따라 각각의 팔꿉관절 근력을 검사할 수 있다. 팔꿉관절의 회전 위치가 완전히 뒤침된 상태에서 팔꿉관절을 굽힐 때에는 위팔두갈래근을 측정할 수 있으며, 완전 엎침된 상태에서 팔꿉관절을 굽힐 때에는 위팔근을 측정할 수 있으며, 중립 위치에서 팔꿉관절 굽힘을 수행 시에는 위팔노근을 측정할 수 있다.

팔꿈치의 회전 위치에 따라 팔꿉관절의 굽힘을 수행할 때 각 회전 위치에 따른 근력을 비교한다. 더 강한 위치가 있고 약한 위치가 있다면 대상자가 우세하게 쓰는 근육은 강한 근력을 나타낸다고 확인한다. 이는 정렬 검사에서 대상자의 위팔두갈래근과 위팔노근의 크기를 육안 및 촉진으로 비교해서 매칭시켜보는 것도 방법이다. 측정 시 어깨뼈의 올림이나 몸통의 가쪽 기울임이 나타나지 않도록 막아 주어야 한다.

자　세	바로선 자세 또는 앉은 자세
방　법	아래팔의 뒤침, 엎침, 중립 자세에서 능동적 팔꿉관절 굽힘
확인사항	아래팔의 뒤침, 엎침, 중립 자세에서 능동적 팔꿉관절 굽힘 근력 확인함
주의사항	팔꿉관절 굽힘 시 어깨뼈의 올림에 대한 보상작용이 일어나지 않도록 주의함

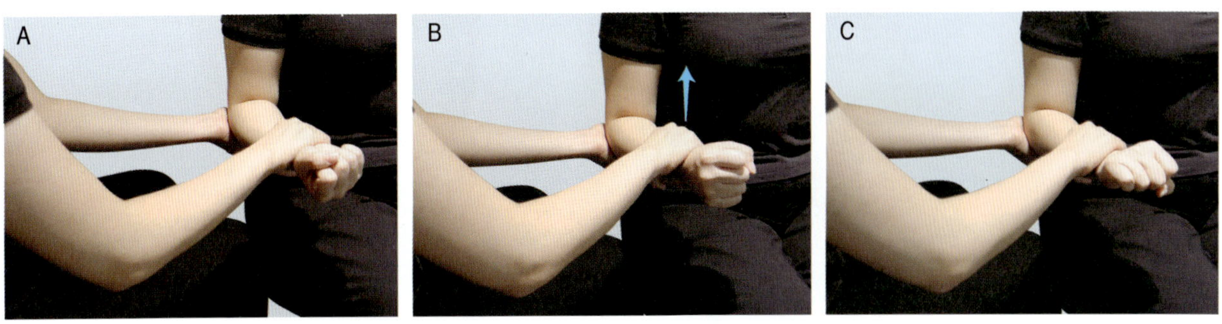

그림 8.12 팔꿉관절의 회전 위치에 따른 팔꿉관절 굽힘근 근력 검사.
A: 뒤침 자세-위팔두갈래근 측정, B: 중립 자세-위팔노근 측정, C: 엎침 자세-위팔근 측정

(2) 위팔두갈래근 근력 검사 Biceps Brachii Strength Test

바로선 자세 또는 앉은 자세에서 검사를 수행한다(그림 8.13). 대상자가 능동적으로 팔꿉관절 굽힘을 수행한다. 팔꿉관절 굽힘을 수행할 때 어깨뼈의 앞쪽 기울임과 어깨관절의 폄이 나타나는 것을 확인한다. 만약 어깨뼈의 앞쪽 기울임과 어깨관절의 폄이 나타난다면 위팔두갈래근의 단축을 의심할 수 있고, 뒤쪽 어깨세모근의 과도한 사용 또는 어깨관절의 조절되지 않는 움직임에 의해서 나타날 수 있다. 이러한 움직임은 위팔뼈머리의 앞쪽 미끄러짐(활주, gliding)을 나타낼 수 있고, 어깨뼈의 앞쪽 기울임을 만들 수 있기 때문에 근력 검사 시에 이러한 부분들을 확인하여 교정할 필요가 있다. 이러한 움직임이 발생할 경우, 치료사가 어깨뼈를 안정화시키고 팔꿈치를 굽힐 때와 어깨뼈를 안정화시키지 않고 팔꿈치를 굽힐 때에 근력의 차이를 보이게 되며, 어깨뼈가 안정화의 유무에 따라 근력의 차이가 나타날 경우, 거짓약화의 양상을 확인할 수 있다.

자　세　바로선 자세 또는 앉은 자세

방　법　능동적 팔꿉관절 굽힘

확인사항　팔꿉관절 굽힘 시 어깨뼈의 앞쪽 기울임과 어깨관절의 폄이 나타나는지 확인함

주의사항　팔꿉관절 굽힘 시 의식적으로 중립에서 수행하지 않도록 주의함

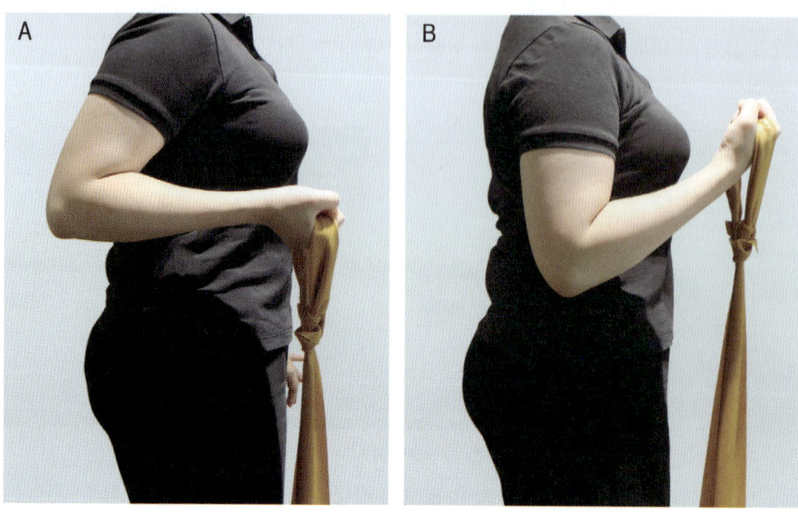

그림 8.13 위팔두갈래근 근력 검사.
A: 위팔두갈래근 근력 검사 시 어깨뼈의 앞쪽 기울임 및 어깨관절의 폄 보상작용, B: 보상작용이 없는 위팔두갈래근 근력 검사

(3) 팔꿉관절 폄근 근력 검사Elbow Extensor Strength Test

바로누운 자세에서 검사를 수행한다(그림 8.14). 대상자가 어깨관절 90° 굽힘과 팔꿉관절 90° 굽힘을 유지한 상태에서 능동적으로 팔꿉관절 폄을 수행하게 하고, 측정자는 아래팔 먼쪽에서 저항을 주어 근력을 검사한다. 팔꿉관절의 폄을 수행하는 동안 팔꿉관절의 회전을 다르게 해서 팔꿉관절의 폄 근력을 측정한다. 팔꿉관절의 폄 근력 측정 시, 중립 위치와 완전히 엎침된 위치에서 팔꿉관절의 폄 근력을 비교한다.

팔꿉관절을 펴는 동안에 어깨의 움직임이 나타나지 않도록 통제한다. 또한 완전히 뒤침을 유지하고 팔꿉관절을 펴는 동안에 팔꿉관절의 엎침으로 회전하려는 것을 통제해야 한다. 반대로 완전히 엎침을 유지하고 펄꿉관절을 펴는 동안에 팔꿉관절의 뒤침으로 회전하려는 것을 통제해야 한다. 이렇게 2가지 방법으로 팔꿉관절의 폄 근력을 측정하였을 때 완전히 뒤침한 상태에서 팔꿉관절의 폄 근력이 현저하게 적게 나타날 경우, 원엎친근의 단축이나 반복적인 엎침의 사용으로 팔꿈치의 뒤침이 원활하게 안되는 경우에도 이러한 현상이 나타날 수 있다. 골퍼팔꿉증이나 테니스팔꿉증의 경우 팔꿉관절의 뒤침의 외회전력에 대한 힘과 조절이 떨어지는 연구들이 많기 때문에, 팔꿉관절 폄근 근력 검사에서 팔꿉관절의 엎침 조절 능력을 평가할 수 있다.

자 세 바로누운 자세

방 법 능동적 아래팔의 뒤침과 엎침에 따른 팔꿉관절 폄

확인사항 팔꿉관절 폄 시 아래팔 위치에 따른 근력 차이 확인함

주의사항 팔꿉관절 엎침을 동반한 팔꿉관절 폄 수행 시 팔꿉관절이 뒤침되지 않도록 주의함

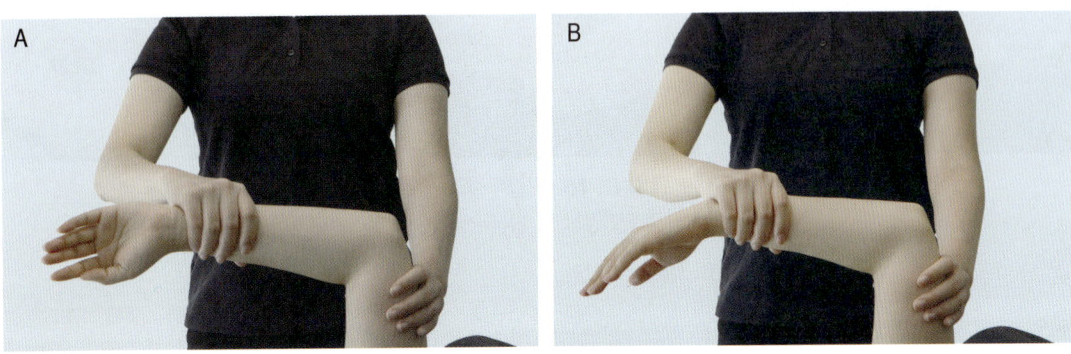

그림 8.14 팔꿉관절 폄근 근력 검사.
A: 팔꿉관절 엎침과 뒤침의 중립 위치에서 팔꿉관절 폄근 근력 검사, B: 팔꿉관절 완전 엎침 위치에서 팔꿉관절 폄근 근력 검사

(4) 위팔두갈래근 길이 검사 Biceps Brachii Length Test

바로누운 자세에서 검사를 수행한다(그림 8.15). 위팔두갈래근은 어깨관절 굽힘, 팔꿉관절 굽힘, 팔꿉관절 뒤침에 관여하기 때문에, 길이 검사를 위해서는 수동적으로 팔꿉관절의 엎침을 동반하여 어깨관절과 팔꿉관절의 폄을 수행해야 한다.

팔꿉관절과 어깨관절의 폄이 정상 범위까지 수동적으로 수행되면 정상 길이로 간주한다. 수동적인 움직임을 실시할 때, 대상자 어깨뼈의 앞쪽 기울임이나 위팔뼈의 앞쪽 미끄러짐을 측정자의 손으로 막아 준다. 만약, 길이 검사에서 어깨뼈의 앞쪽 기울임이나 위팔뼈의 앞쪽 미끄러짐이 나타났다면 위팔두갈래근의 길이 검사를 정확히 판단할 수 없다.

자세	바로누운 자세
방법	수동적 어깨관절 폄과 팔꿉관절 폄과 뒤침
확인사항	어깨관절 폄, 팔꿉관절 폄과 뒤침이 정상 범위까지 수행되는지 확인함
주의사항	어깨뼈의 앞쪽 기울임 또는 위팔뼈머리의 앞쪽 미끄러짐의 움직임이 나타나지 않도록 주의함

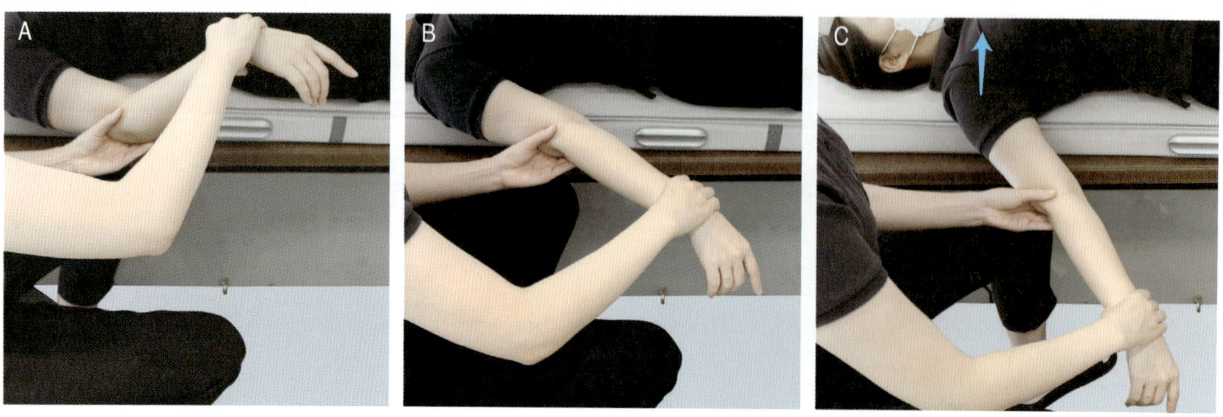

그림 8.15 위팔두갈래근 길이 검사.
A: 팔꿉관절 엎침, B: 팔꿉관절 폄, C: 어깨관절 폄

3) 상지의 정렬 검사

(1) 앞에서 보는 검사

① 목적

선 자세에서 팔꿉관절 및 손목, 손가락관절의 정렬을 평가한다.

② 방법

대상자는 편안하게 의식하지 않은 상태에서 바로선 자세를 능동적으로 수행하며, 의도적으로 자세를 교정하지 않으려고 하는 편안한 자세에서 평가한다(그림 8.16).

③ 정상 정렬 및 임상적 의의

정렬 검사에서 전면부를 상지에 대해서 평가 시 몇 가지 관찰할 수 있는 부분이 있다. 먼저 팔꿉관절의 운반각(carry angle)을 확인할 수 있다. 운반각은 남성의 경우 5~10°가 정상 범위이고, 여성의 경우 10~15°가 정상 범위이며, 남성과 여성 모두 양쪽의 운반각이 대칭을 이루어야 한다.

엄지손가락의 방향이 정확히 전면을 향하고 있는 것이 정상 범위인데, 만약에 엄지손가락이 안쪽 방향으로 향하고 있을 경우 3가지의 가능성이 있다. 첫 번째로 어깨뼈가 과도하게 안쪽으로 굽어 있을 경우 어깨뼈의 움직임에 의해서 엄지손가락이 안쪽을 향하고 있을 가능성이 있다. 어깨뼈의 안쪽굽힘에 의해서는 아래팔이 접히는 부분 또한 안쪽을 향해 있다. 이때, 어깨의 과도한 안쪽굽힘을 정상 범위로 교정한 후에 엄지손가락의 방향을 확인하였을 때 어깨뼈의 안쪽굽힘으로 엄지손가락이 정상 범위에 있으면 어깨뼈에 의한 부분이고, 엄지손가락의 방향이 그대로일 경우 두 번째를 고려해야 한다. 두 번째는 어깨관절의 안쪽돌림근이 우세하거나 짧아져 있거나 뻣뻣할 경우 엄지손가락의 방향과 아래팔이 접히는 부분 또

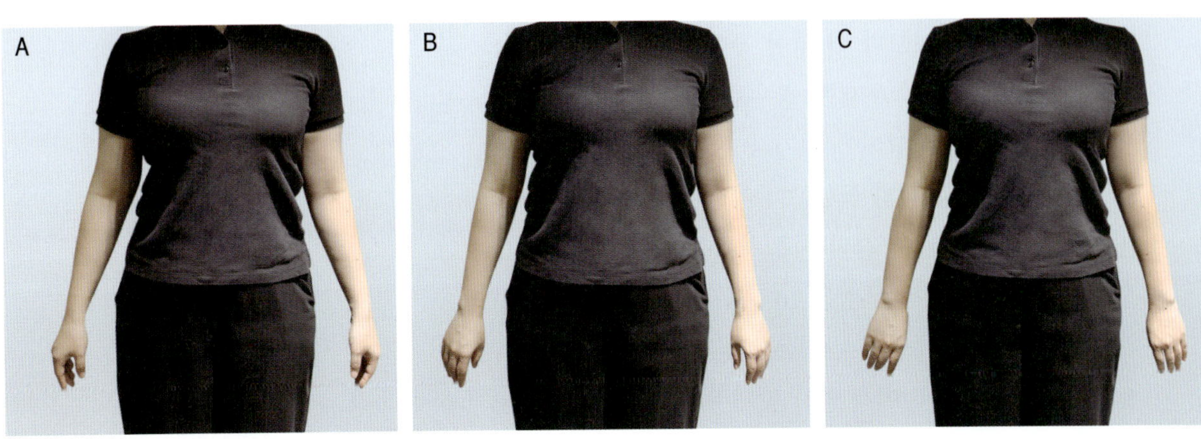

그림 8.16 상지의 앞면부에 대한 정렬 검사. A: 엄지손가락의 방향이 전면을 향하고, 아래팔이 접히는 부위가 전면을 향한 경우, B: 엄지손가락의 방향이 안쪽 방향을 향하고, 아래팔이 접히는 부위가 전면을 향한 경우, C: 엄지손가락의 방향이 안쪽 방향을 향하고, 아래팔이 접히는 부위가 안쪽 방향을 향한 경우

한 안쪽을 향하고 있을 수 있다. 그러므로 이때 어깨관절이 안쪽돌림되어 있는 것을 가쪽돌림으로 아래팔의 접히는 부분이 정면을 보게 교정하였을 때 엄지손가락이 정상 범위를 보이면 어깨관절의 문제를 의미할 수 있다. 세 번째로 아래팔이 접히는 부분은 정면을 향하는데 엄지손가락만 안쪽 방향을 향하고 있다면 팔꿉관절에서 엎침근의 단축에 의한 엎침이 발생되었을 가능성이 있다. 엎침근의 근육 길이 검사를 수행하여 엎침근의 길이 단축을 확인하고 그 원인을 정확히 확인할 필요가 있다. 만약 엎침근의 단축이 확인되지 않았다면, 운반각이 커서 이를 보상하기 위해 엎침을 수행했을 가능성이 있다.

정면에서 보았을 때 손목의 폄 각도는 20~35° 정도가 정상 범위이다. 만약 20~35°보다 각도가 작을 경우, 손목의 굽힘이 우세하게 발생된 경우로 판단할 수 있다.

손가락의 경우 약간의 굽힘으로 달걀 하나 정도를 쥐는 정도가 이상적이며, 엄지와 검지의 손허리뼈의 각도가 30~45° 정도가 정상 범위이다. 이보다 작을 경우, 엄지모음근을 주로 사용하는 잡기나 쥐는 동작을 수행하거나 엄지모음근을 주로 사용하는 필기 파지법을 사용한 것으로 의심해볼 수 있다.

(2) 옆에서 보는 검사

① 목적

선 자세에서 팔꿉관절 및 손목, 손가락관절의 정렬을 평가한다.

② 방법

대상자는 편안하게 의식하지 않은 상태에서 바로선 자세를 능동적으로 수행하며, 의도적으로 자세를 교정하지 않으려고 하는 편안한 자세에서 평가한다(그림 8.17).

③ 정상 정렬 및 임상적 의의

옆면에서는 팔꿉관절이 15° 굽힘되어 있는 것을 정상 범위로 간주하며, 이보다 더 많이 굽힘되어 있을 경우 팔꿉관절의 굽힘근이 우세한 경우로 판단할 수 있으며, 15°보다 작게 굽힘되어 있거나 완전히 폄되어 있을 경우에도 팔꿉관절의 굽힘근이 약한 것으로 의심해볼 수 있다. 손목은 약간의 자쪽치우침을 하는 것이 정상 범위이며, 자쪽치우침은 10~15° 정도를 정상 범위로 간주한다. 손가락의 간격은 고른 간격을 보이며 손과 손가락은 정중선에서 약간 앞에 위치해 있다.

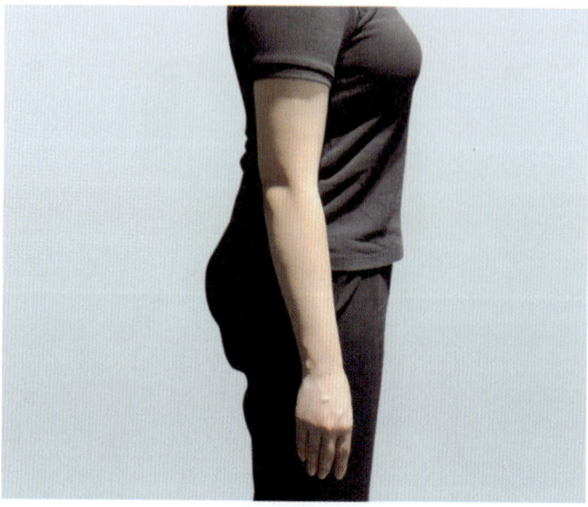

그림 8.17 상지의 옆면에 대한 정렬 검사

(3) 뒤에서 보는 검사

① 목적

선 자세에서 팔꿉관절 및 손목, 손가락관절의 정렬을 평가한다.

② 방법

대상자는 편안하게 의식하지 않은 상태에서 바로선 자세를 능동적으로 수행하며, 의도적으로 자세를 교정하지 않으려고 하는 편안한 자세에서 평가한다(그림 8.18).

③ 정상 정렬 및 임상적 의의

뒷면에서는 자뼈의 갈고리돌기가 뒷면을 정확히 향하고 있는 것이 가장 이상적이며, 자뼈의 갈고리돌기가 가쪽을 향하고 있으면 앞면부에서 확인한 방법을 적용할 수 있다. 엄지손가락의 방향이 정확히 전면을 향하고 있는 것이 정상 범위인데, 만약에 엄지손가락이 안쪽 방향으로 향하고 있을 경우 3가지의 가능성이 있다. 첫 번째로 어깨뼈가 과도하게 안쪽으로 굽어 있을 경우 어깨뼈의 움직임에 의해서 엄지손가락이 안쪽을 향하고 있을 가능성이 있다. 어깨뼈의 안쪽굽힘에 의해서는 자뼈의 갈고리돌기가 가쪽을 향해 있다. 이때, 어깨의 과도한 안쪽굽힘을 정상 범위로 교정한 후에 엄지손가락의 방향을 확인하였을 때, 어깨뼈의 안쪽굽힘으로 엄지손가락이 정상 범위에 있으면 어깨뼈에 의한 부분이고, 엄지손가락의 방향이 그대로일 경우 두 번째를 고려해야 한다. 두 번째는 어깨관절의 안쪽돌림근이 우세하거나 짧아져 있거나 뻣뻣할 경우 엄지손가락의 방향은 안쪽으로, 자뼈의 갈고리돌기가 가쪽을 향하고 있을 수 있다. 그러므로 어깨관절이 안쪽돌림되어 있는 것을 가쪽돌림으로 자뼈의 갈고리돌기가 뒷면을 보게 교정하였을 때 엄지손가락이 정상 범위를 보이면 어깨관절의 문제를 의미할 수 있다. 세 번째로 자뼈의 갈고리돌기가 뒷면을 향하는데 엄지손가락만 안쪽 방향을 향하고 있다면 팔꿉관절에서 엎침근의 단축에 의한 엎침이 발생되었을 가능성이 있다. 엎침근의 근육 길이 검사를 수행하여 엎침근의 길이 단축을 확인하고 그 원인을 정확히 확인할 필요가 있다. 만약 엎침근의 단축이 확인되지 않았다면, 운반각이 커서 이를 보상하기 위해 엎침을 수행했을 가능성이 있다.

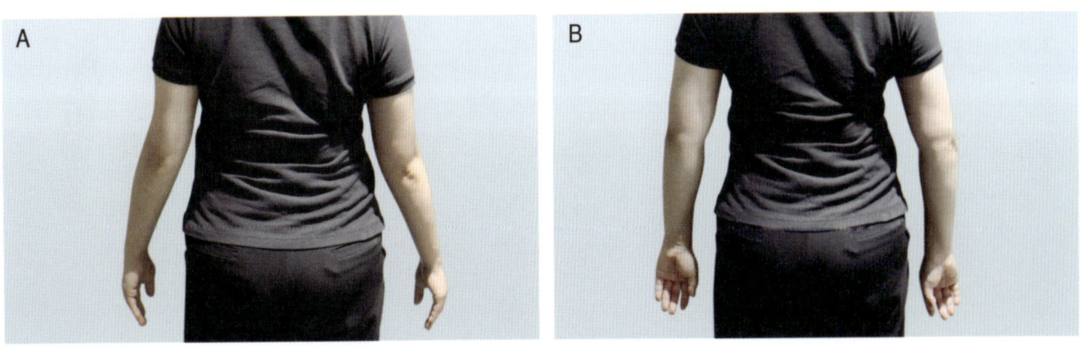

그림 8.18 상지의 뒷면에 대한 정렬 검사. A: 엄지손가락의 방향이 전면을 향하고, 팔꿈치돌기가 뒷면을 향한 경우, B: 엄지손가락의 방향이 안쪽 방향을 향하고, 팔꿈치돌기가 가쪽을 향한 경우

3. 아래팔

1) 아래팔 해부학

(1) 아래팔에서 손목, 손가락 폄근 그룹군

가쪽위관절융기 또는 공통폄근힘줄에 뒤침근, 긴노쪽손목폄근, 짧은노쪽손목폄근, 자쪽손목폄근, 손가락폄근이 그룹으로 포함되며, 염증 발생 시 가쪽위관절융기염 또는 테니스팔꿉증을 발생시킨다(그림 8.19). 그러므로 움직임의 패턴에 따라서 손상받는 손목, 손가락 폄근의 근육이 다르기 때문에 정확한 촉진과 어떤 근육이 손상받았는지 확인하는 것이 필수적이다.

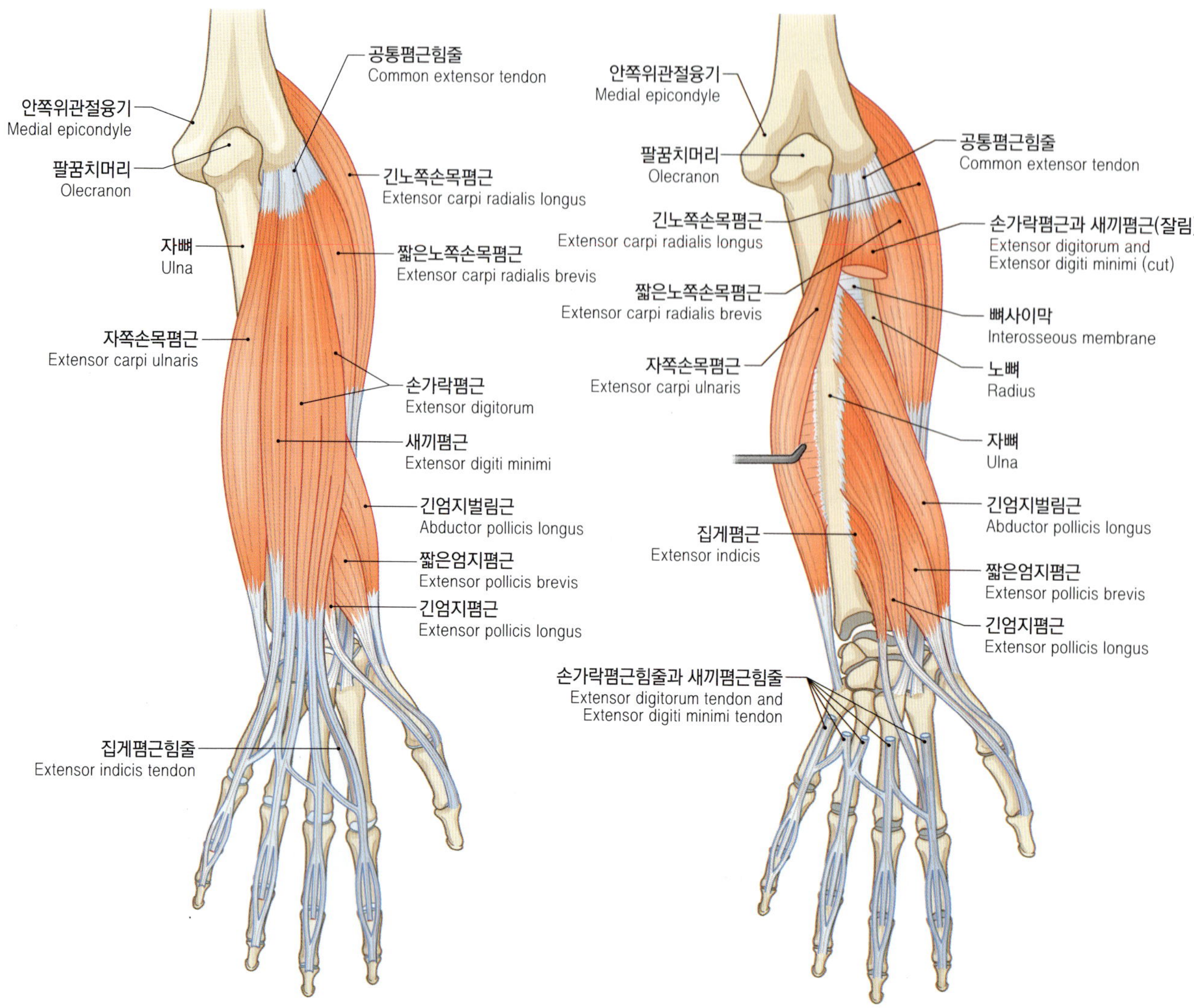

그림 8.19 아래팔에서 손목, 손가락 폄근

① 뒤침근 Supinator

뒤침근(회외근, supinator)의 이는곳은 위팔뼈의 가쪽위관절융기와 자뼈뒤침근능선에서 시작해서 닿는곳은 노뼈의 위 가쪽면에서 끝난다(그림 8.20). 주된 작용은 팔꿉관절의 뒤침을 수행한다. 뒤침근은 동작의 속도나 파워 또는 팔꿉관절의 각도에 관계없이 낮은 힘이 필요한 뒤침은 뒤침근만으로, 중간 또는 높은 힘이 필요한 뒤침은 뒤침근과 위팔두갈래근이 함께 사용된다. 가쪽위관절융기 또는 공통폄근힘줄에 뒤침근이 그룹으로 포함되며, 염증 발생 시 가쪽위관절융기염 또는 테니스팔꿉증을 발생시킨다. 뒤침근을 촉진할 때에는 가쪽위관절융기에 손가락을 대고 팔꿉관절을 뒤침시키면서 촉진한다.

이는곳
- 위팔뼈 가쪽위관절융기, 자뼈뒤침근능선

닿는곳
- 노뼈의 위 가쪽면

작용
- 아래팔 뒤침

신경지배
- 노신경

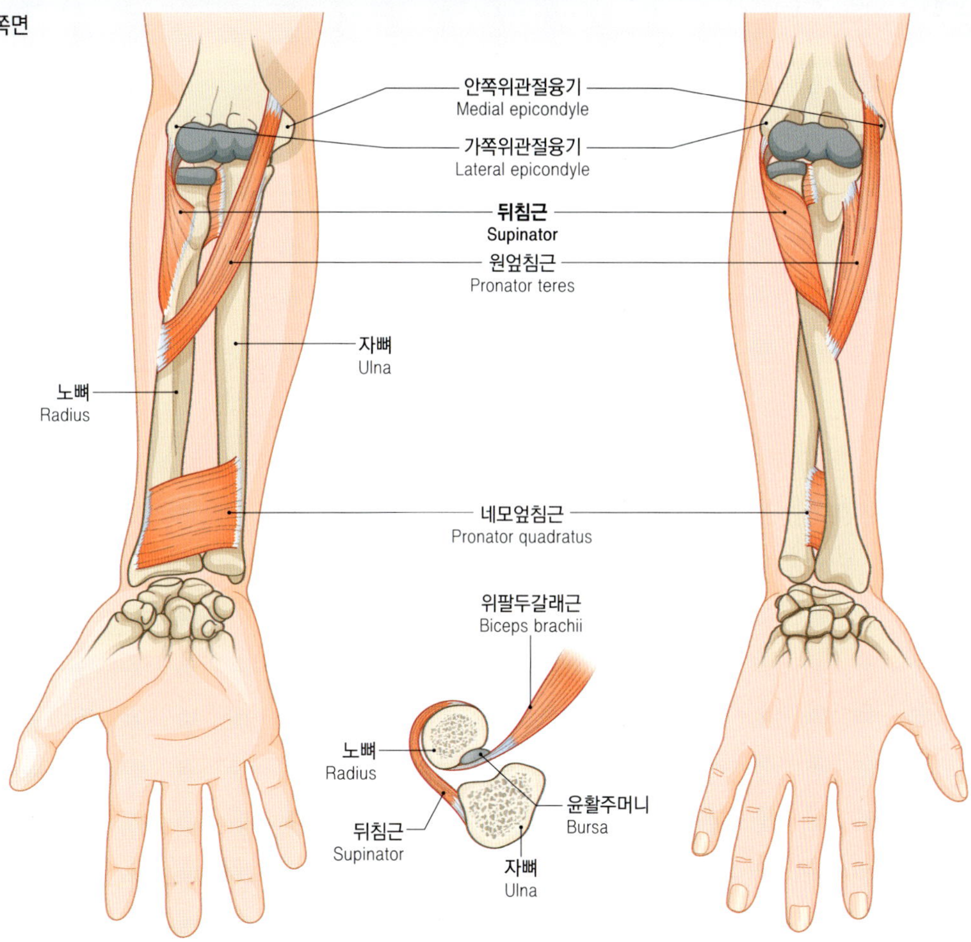

그림 8.20 뒤침근

② 긴노쪽손목폄근 Extensor Carpi Radialis Longus

긴노쪽손목폄근의 이는곳은 위팔뼈 가쪽관절융기능선에서 시작해서 닿는곳은 둘째 손허리뼈바닥 등쪽에서 끝난다(그림 8.21). 주된 작용은 손목관절의 폄을 담당하여 노쪽치우침과 팔꿉관절의 굽힘을 보조한다. 긴노쪽손목폄근은 손목폄근의 가장 가쪽에 위치하고, 위팔노근의 안쪽과 뒤쪽에 분포한다. 강력한 손목폄근으로 손목과 팔꿉관절을 안정화시키는 작용을 한다. 손목을 구부려 주먹을 쥘 때 긴노쪽손목폄근은 손목관절에서 손이 굽힘되는 것을 방지하기 위해 수축작용이 일어난다. 위팔뼈 가쪽위관절융기염을 초래하며, 특히 짧은노쪽손목폄근이 더 많은 영향을 주고 있다. 긴노쪽손목폄근은 아래팔을 수동적으로 약간 굽히고 뒤침과 엎침 중간 자세와 손목에서 노쪽치우침(radial deviation)을 취하게 하여 이완 및 수축을 통해서 촉진할 수 있다. 대상자의 아래팔을 테이블 위에 뒤침 자세로 놓고 가쪽관절융기위능선에서 위팔노근 아래쪽에 손을 접촉하여 촉진해나간다. 측정자는 대상자의 집게손가락 손허리뼈바닥에 가벼운 저항을 가하여 긴노쪽손목폄근을 촉진한다.

이는곳
- 위팔뼈 가쪽위관절융기위능선

닿는곳
- 둘째 손허리뼈바닥 등쪽

작용
- 손목관절의 폄 및 노쪽치우침, 팔꿉관절의 굽힘 보조

신경지배
- 노신경

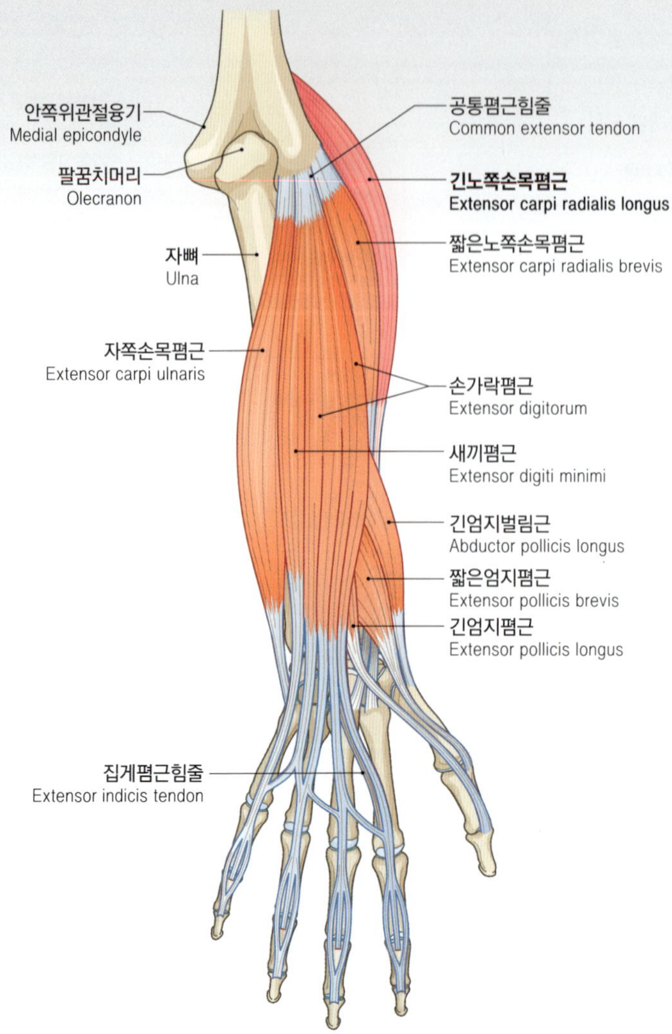

그림 8.21 긴노쪽손목폄근

③ 짧은노쪽손목폄근 Extensor Carpi Radialis Brevis

짧은노쪽손목폄근의 이는곳은 위팔뼈 가쪽위관절융기의 공통폄근힘줄과 아래팔근막에서 시작해서 셋째 손허리뼈 바닥 등쪽에서 끝난다(그림 8.22). 주된 작용은 손목관절의 폄이며, 벌림을 보조하고 팔꿉관절 굽힘을 보조한다. 긴노쪽손목폄근의 안쪽에 위치하고, 손목폄근으로서 함께 작용한다. 일상생활에서의 작용은 공던지기, 특히 테니스에서의 강력한 백핸드(backhand)를 일으킨다. 짧은노쪽손목폄근은 위팔뼈의 가쪽위관절융기에 붙는 몇 안되는 근육 중 하나이다. 위팔뼈 가쪽위관절융기염을 초래하는 근육 중에 특히 짧은노쪽손목폄근이 많은 영향을 주고 있다. 짧은노쪽손목폄근을 촉진할 때는, 짧은노쪽손목폄근의 힘줄이 리스터결절의 바로 노쪽을 통과하기 때문에 리스터결절을 먼저 촉진하고(긴노쪽손목폄근의 아래) 그 다음 노쪽 방향으로 촉진을 진행해나간다. 짧은노쪽손목폄근은 가운데 손가락 손허리뼈 부분에 닿기 때문에 손목의 중립을 유지한 상태에서 폄을 수행시키도록 하여 약간의 저항을 주게 하고, 짧은노쪽손목폄근의 수축을 유도하여 촉진한다.

이는곳

- 위팔뼈 가쪽위관절융기의 공통폄근힘줄, 아래팔근막

닿는곳

- 셋째 손허리뼈바닥 등쪽

작용

- 손목관절의 폄 및 팔꿉관절의 굽힘 보조

신경지배

- 노신경

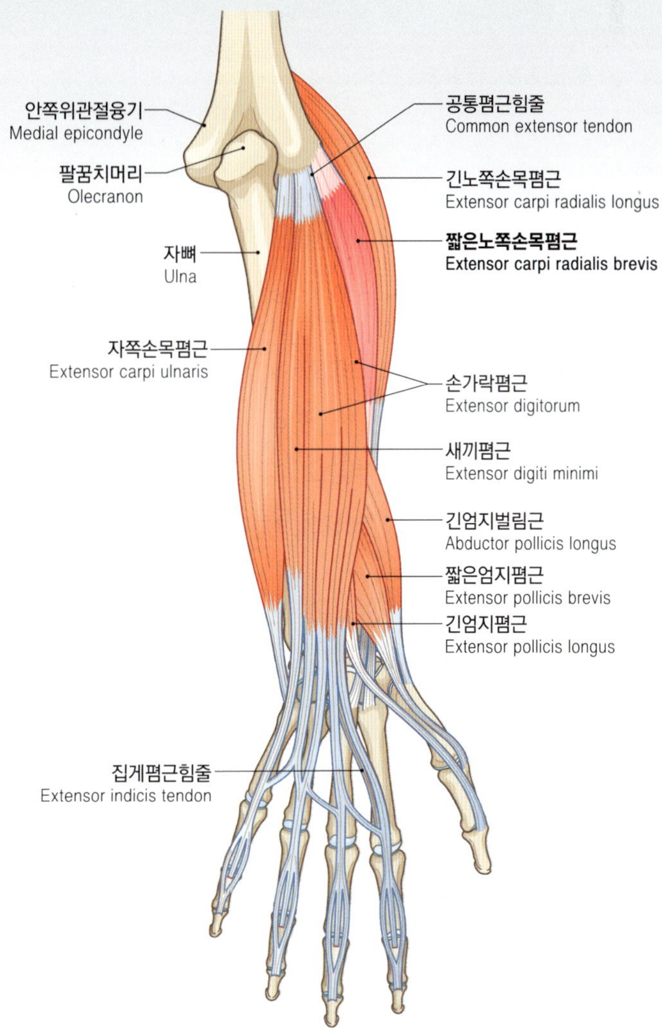

그림 8.22 짧은노쪽손목폄근

④ 자쪽손목폄근 Extensor Carpi Ulnaris

자쪽손목폄근의 이는곳은 위팔뼈 가쪽위관절융기의 공통폄근힘줄과 아래팔근막에서 시작해서 닿는곳은 다섯째 손허리뼈바닥에서 끝난다(그림 8.23). 주된 작용은 손목관절의 폄과 자쪽치우침이고, 팔꿉관절의 폄을 보조한다. 자쪽손목폄근은 위팔의 부착점 외에도 자뼈의 부착점도 가지고 있는데, 손목 및 팔꿉관절의 폄을 일으키고 안정화 시키는 기능을 한다. 자쪽손목폄근 및 노쪽손목폄근군의 과다한 사용은 폄근힘줄 및 가쪽위관절융기에 염증을 발생시킬 수 있다. 또한 자쪽손목폄근힘줄집의 염증은 사무직에 종사하는 사람들, 특히 전표를 반복적으로 넘기는 작업 또는 키보드에서 작업에서 자쪽치우침(ulnar deviation)을 많이 하거나 악기 연주 시 인위적인 자쪽치우침이 빈번하게 발생되는 경우에서 많이 볼 수 있다. 자쪽손목폄근은 대상자의 아래팔을 손목의 자쪽치우침하게 하고 이완된 자세에서 촉진한다(자쪽손목폄근은 자쪽면 위로 지나간다). 측정자는 대상자의 자쪽손목폄근힘줄을 따라 천천히 힘살로 촉진하여 나아가고, 자쪽치우침과 새끼손가락의 손허리손가락관절을 교대로 폄하게 하여 촉진한다.

이는곳
- 위팔뼈 가쪽위관절융기의 공통폄근힘줄, 아래팔근막

닿는곳
- 다섯째 손허리뼈바닥

작용
- 손목관절의 폄 및 자쪽치우침

신경지배
- 노신경

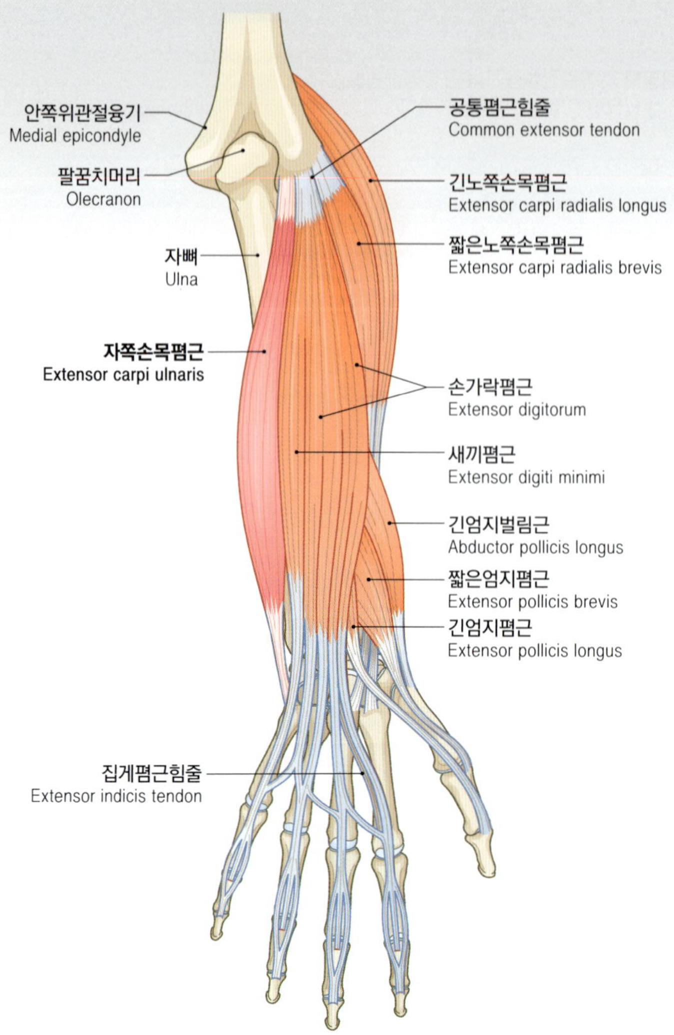

그림 8.23 자쪽손목폄근

⑤ 손가락폄근 Extensor Digitorum

손가락폄근의 이는곳은 위팔뼈 가쪽위관절융기의 공통폄근힘줄과 깊은아래팔근막에서 시작해서 닿는곳은 둘째 손가락부터 다섯째 손가락의 등쪽확장막에서 끝난다(그림 8.24). 주된 작용은 손가락 둘째 손가락부터 다섯째 손가락의 폄을 수행한다. 손가락폄근은 손허리손가락관절, 몸쪽 및 먼쪽 손가락뼈사이관절의 손가락을 움직이게 한다. 특히 손가락폄근은 위팔의 가쪽위관절융기에 있는 공통폄근힘줄에 부착해 있고, 이 부위에 자극이 주어지거나 염증이 발생하면 가쪽위관절융기염과 테니스팔꿉증으로 나타날 수 있다. 특히 손가락폄근은 손가락을 펴는 근육이지만, 손목을 노쪽 또는 자쪽 치우침하지 않더라도 손목폄근으로서 작용할 수 있다. 손가락폄근은 대상자의 위팔을 이완시키고 앉은 자세에서 아래팔을 테이블이나 바닥 위에 올려놓는다. 이완된 자세에서 촉진한다. 테이블 위에 대상자의 팔꿉관절을 약간 굽히고 아래팔을 완전히 엎침한 상태로 놓고 검사자의 손가락을 짧은노쪽손목폄근과 자쪽손목폄근 사이에 대고 촉진한다. 측정자는 대상자로 하여금 손허리손가락관절과 손가락뼈사이관절 2번째에서 5번째 손가락을 천천히 다 펴도록 지시한다. 이때 대상자가 손목관절에서 손을 펴지 않도록 주의해야 하고 천천히 손가락폄근의 수축을 확인한다.

이는곳
- 위팔뼈 가쪽위관절융기의 공통폄근힘줄, 깊은아래팔근막

닿는곳
- 둘째–다섯째 손가락의 등쪽확장막

작용
- 둘째–다섯째 손가락의 폄

신경지배
- 노신경

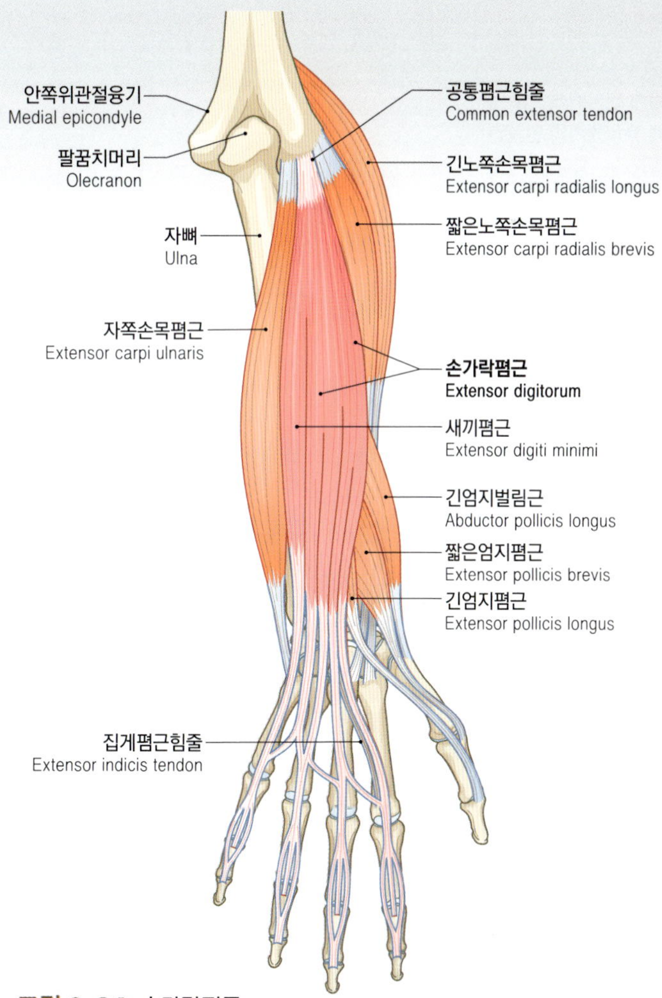

그림 8.24 손가락폄근

(2) 아래팔에서 손목, 손가락 굽힘근 그룹군

안쪽위관절융기 또는 공통굽힘근힘줄에 원엎침근, 노쪽손목굽힘근, 자쪽손목굽힘근, 긴손바닥근, 얕은손가락굽힘근, 깊은손가락굽힘근이 그룹으로 포함되며, 염증 발생 시 안쪽위관절융기염 또는 골퍼팔꿉증을 발생시킨다. 그러므로 움직임의 패턴에 따라서 손상받는 손목, 손가락 굽힘근의 근육이 다르기 때문에 정확한 촉진과 어떤 근육이 손상받았는지 확인하는 것은 필수적이다.

① 원엎침근 Pronator Teres

원엎침근(원형회내근, pronator teres)의 이는곳은 위팔뼈 안쪽위관절융기와 자뼈 부리돌기의 안쪽면과 공통굽힘근힘줄에서 시작해서 닿는곳은 노뼈 가쪽에서 끝난다(그림 8.25). 작용은 아래팔 엎침과 팔꿉관절의 굽힘을 보조한다. 원엎침근은 위팔두갈래근과 뒤침근의 대항근(antagonist)이며 큰 힘을 요구하는 엎침 활동 시에 사용된다. 원엎침근의 과사용은 안쪽위관절융기 또는 공통굽힘근힘줄의 통증 또는 염증이 유발되는 골퍼팔꿉증을 발생시킨다. 원엎침근의 촉진은 손목, 손가락 굽힘근으로 인해 선택적으로 촉진하기는 어렵지만, 손목과 팔꿈치를 충분히 편한 상태에서 안쪽위관절융기에서 가쪽으로 이어지는 근육의 장력이 증가하는 부분을 육안으로 관찰할 수 있다.

이는곳
- 위팔뼈 안쪽위관절융기, 자뼈 부리돌기의 안쪽면, 공통굽힘근힘줄

닿는곳
- 노뼈 가쪽

작용
- 아래팔 엎침, 팔꿉관절의 굽힘 보조

신경지배
- 정중신경

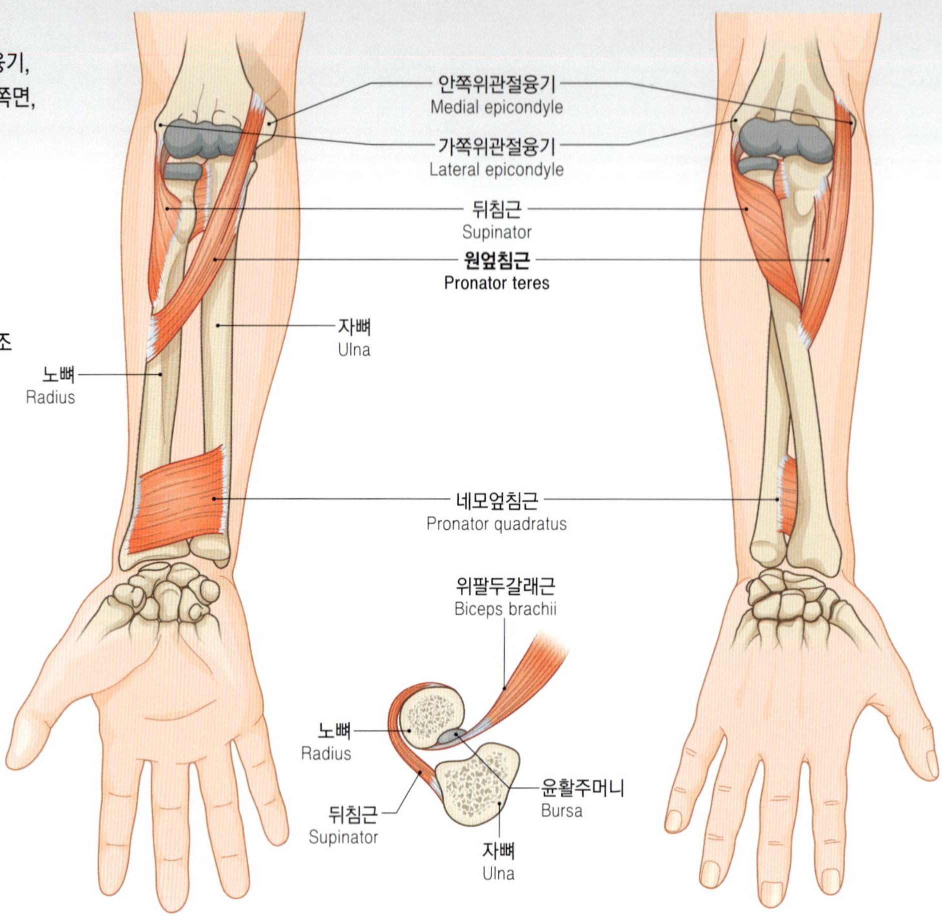

그림 8.25 원엎침근

② 노쪽손목굽힘근 Flexor Carpi Radialis

노쪽손목굽힘근(요측수근굴근, flexor carpi radialis)의 이는곳은 위팔뼈의 안쪽위관절융기의 공통굽힘근힘줄과 심부 아래팔근막에서 시작해서 둘째 손허리뼈바닥과 셋째 손허리뼈바닥에서 끝난다(그림 8.26). 주된 작용은 손목관절의 굽힘과 노쪽치우침을 수행하며 팔꿉관절의 굽힘을 보조한다. 특히 노쪽손목굽힘근의 단독작용은 손목을 약간 노쪽치우침하면서 구부리는 것이지만 노쪽치우침은 효과적이지 않다. 표면에 위치한 3개의 손목굽힘근(노쪽손목굽힘근, 자쪽손목굽힘근, 긴손바닥근) 중에서 가장 가쪽에 위치하고 있다. 특히 아래팔이 뒤침된 상태에서 손목을 굽히게 한다. 골프의 다운 스윙, 테니스의 포핸드 스윙 시 안쪽위관절융기의 염증을 유발되어 발생할 수 있다. 노쪽손목굽힘근은 손목관절의 운동에서 약간 노쪽치우침하였을 때 촉진이 가능하다. 대상자의 아래팔을 엎침 자세로 놓고 테이블 위에 손바닥이 위로 가게 하여 올려놓는다. 손목관절의 굽힘의 약간 일어나게 하고 긴손바닥근힘줄과 그 위의 노쪽손목굽힘근힘줄을 촉진한다. 대상자의 손가락에 힘을 빼게 한 다음 천천히 손목 굽힘을 수축시키게 하여, 노쪽손목굽힘근힘줄을 몸쪽으로 촉진한다.

이는곳
- 위팔뼈 안쪽위관절융기의 공통굽힘근힘줄, 심부 아래팔근막

닿는곳
- 둘째 손허리뼈바닥과 셋째 손허리뼈바닥

작용
- 손목관절의 굽힘 및 노쪽치우침, 팔꿉관절의 굽힘 보조

신경지배
- 정중신경

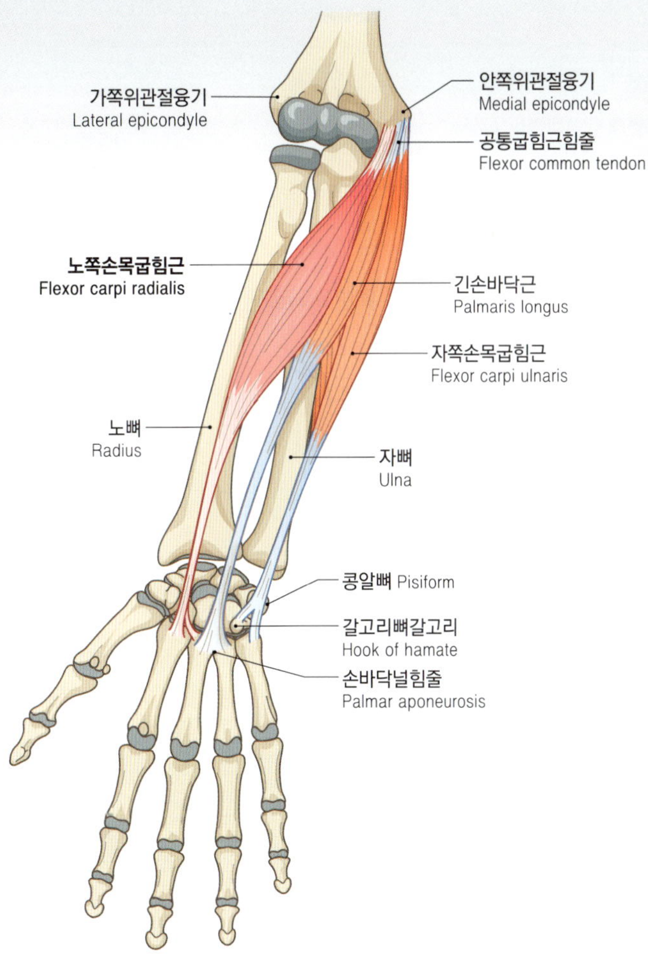

그림 8.26 노쪽손목굽힘근

③ 자쪽손목굽힘근Flexor Carpi Ulnaris

자쪽손목굽힘근(척측수근굴근, flexor carpi ulnaris)의 이는곳은 위팔뼈 안쪽위관절융기의 공통굽힘근힘줄에서 시작해서 닿는곳은 콩알뼈 및 갈고리뼈 및 다섯 번째 손허리뼈에서 끝난다(그림 8.27). 주된 작용은 손목관절의 굽힘과 자쪽치우침을 수행하고 팔꿉관절의 굽힘을 보조한다. 자쪽손목굽힘근의 단독작용으로 손목을 자쪽 방향으로 기울여서 굽히게 한다. 또한 자쪽손목굽힘근은 노쪽손목굽힘근, 긴손바닥근과 더불어 가장 안쪽에 위치한다. 자쪽손목굽힘근은 크게 2가지 기능을 가지고 있는데, 첫째 노쪽손목굽힘근과 같이 강력한 손목굽힘근으로서 아래팔을 뒤침하여 손바닥 위에 물건을 올려 옮기거나 들어올리는 작용을 할 때 크게 작용한다. 둘째, 손목운동에서 자쪽치우침이 일어나게 한다. 이러한 기능은 이 근육이 테니스의 백핸드 스트로크, 축구할 때 머리 위로 공 던지기, 장작을 팰 때의 도끼로 나무를 내리칠 때 작용한다. 즉, 자쪽손목굽힘근은 손목관절에서 약한 팔꿉관절 굽힘근으로 손을 자쪽치우침한다. 또한 노쪽손목굽힘근, 긴손바닥근육과 하나의 군으로서 작용하며, 손목, 팔꿈치, 노자관절을 안정화시키는데 기여한다. 자쪽손목굽힘근은 손목관절의 운동에서 자쪽치우침하여 저항을 주었을 때 촉진할 수 있다. 대상자의 아래팔을 엎침 자세로 놓고 테이블 위에 손바닥이 위로 가게 하여 올려놓는다. 콩알뼈를 확인하고 손목관절의 손바닥 굽힘한다. 자쪽치우침을 시행하게 하고 이에 저항하면서 자쪽손목굽힘근힘줄을 촉진한다.

이는곳
- 위팔뼈 안쪽위관절융기의 공통굽힘근힘줄

닿는곳
- 콩알뼈, 갈고리뼈 및 다섯째 손허리뼈

작용
- 손목관절의 굽힘 및 자쪽치우침, 팔꿉관절의 굽힘 보조

신경지배
- 자신경

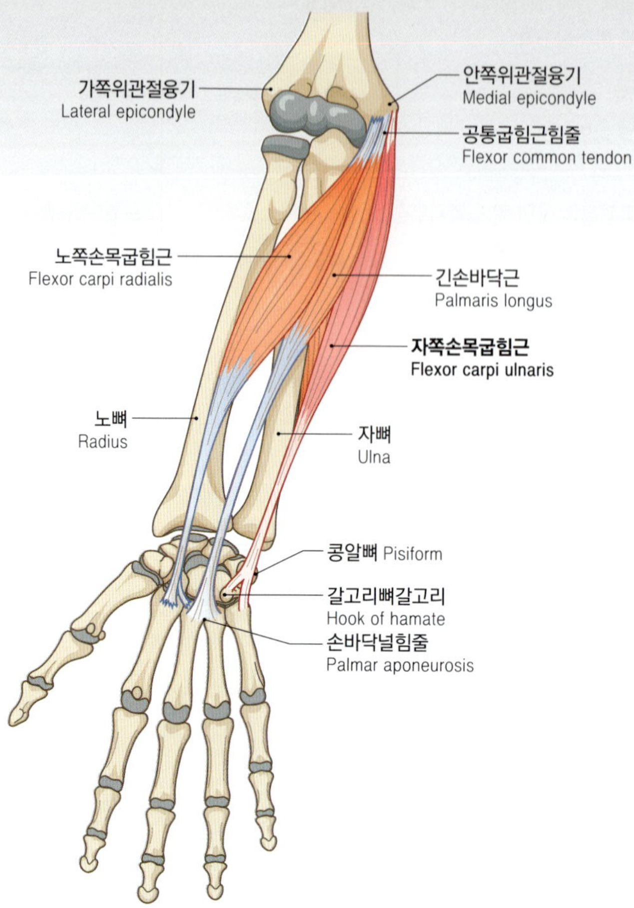

그림 8.27 자쪽손목굽힘근

④ 긴손바닥근 Palmaris Longus

긴손바닥근(장수장근, palmaris longus)의 이는곳은 위팔뼈 안쪽위관절융기의 공통굽힘근힘줄과 아래팔에서 시작해서 닿는곳은 셋째 손허리뼈, 굽힘근지지띠와 손바닥널힘줄에서 끝난다(그림 8.28). 작용으로 손목관절의 굽힘과 팔꿉관절의 굽힘을 보조하고 손바닥 근막을 팽팽하게 유지하는 역할을 수행한다. 인구의 약 7%는 긴손바닥근이 없다고 하며, 긴손바닥근이 없다고 해서 손 기능에는 크게 지장이 없다고 보고되고 있다. 이러한 이유로 긴손바닥근의 힘줄은 이식에 사용되곤 한다. 해부학적으로 긴손바닥근은 아래팔의 노쪽손목굽힘근, 자쪽손목굽힘근 사이 앞쪽 중간에 위치한다. 따라서 손목운동의 모음과 벌림을 하기 어렵다. 이렇다 보니 손을 모을 때 손바닥 근막을 팽팽하게 하는 역할을 하기도 한다. 긴손바닥근은 팔꿉관절이 최대 폄을 할 때 관절의 안정성에 기여하는데 야구공을 머리 위로 던지기(over head throwing), 골프 클럽을 머리 위로 들어올리기, 배구선수가 머리 위에서 공을 내리칠 때 등에서 이 근육이 강력한 손목의 굽힘으로 작용한다. 긴손바닥근의 촉진은 아래팔을 뒤침하여 바닥에 위치하게 한다. 대상자에게 모든 손가락 끝을 모으도록 힘을 주게 하면 손바닥널힘줄을 긴장하게 하여 관찰할 수 있고 몸쪽 방향에서 촉진을 할 수 있다.

이는곳

- 위팔뼈 안쪽위관절융기의 공통굽힘근힘줄, 아래팔

닿는곳

- 셋째 손허리뼈, 굽힘근지지띠, 손바닥널힘줄

작용

- 손목관절의 굽힘, 팔꿉관절의 굽힘 보조

신경지배

- 정중신경

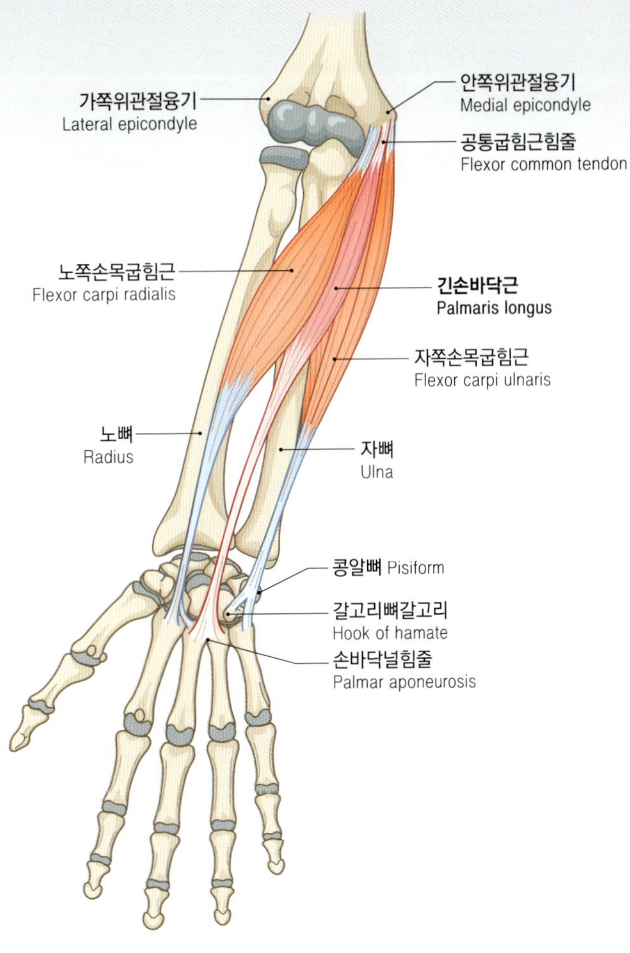

그림 8.28 긴손바닥근

⑤ 얕은손가락굽힘근 Flexor Digitorum Superficialis

얕은손가락굽힘근(표재지굴근, flexor digitorum superficialis)의 이는곳은 위팔뼈 안쪽위관절융기의 공통굽힘근 힘줄, 갈고리돌기의 안쪽과 노뼈의 빗선에서 시작해서 둘째 손가락에서 다섯째 손가락 중간마디뼈의 양쪽면에서 끝난다(그림 8.29). 작용으로는 둘째 손가락부터 다섯째 손가락의 몸쪽손가락관절의 굽힘, 손허리손가락관절의 굽힘과 손목관절 굽힘을 보조한다. 얕은손가락굽힘근은 주먹을 쥐고 강한 저항을 이겨 낼 수 있고, 손목의 굽힘 및 과도한 자쪽치우침이 일어나면 다른 형태의 힘줄을 도드라지게 볼 수 있다. 얕은손가락굽힘근은 물리치료사들과 마사지사 그리고 컴퓨터 키보드를 많이 사용하는 사무직의 타자 작업 때 많이 사용되기 때문에, 이 근육의 손상이 빈번하게 발생한다. 얕은손가락굽힘근은 대상자를 앉은 자세에서 아래팔을 수동적으로 뒤침 또는 옆으로 한 후 테이블이나 바닥 위에 올려놓고 이완된 자세에서 촉진한다(아래팔 앞면에 위치함). 테이블 위에 대상자의 팔꿉관절을 약간 굽힘, 아래팔을 엎침 상태로 놓고 검사자의 손가락을 노쪽손목굽힘근의 힘줄과 노뼈능선 사이에 대고 촉진해나간다. 측정자의 양손으로 대상자의 손을 잡고 대상자로 하여금 손허리손가락관절 2번째에서 5번째 손가락의 가까운 쪽 손가락 마디를 굽히게 하여 촉진한다.

이는곳

- 위팔뼈 안쪽위관절융기의 공통굽힘근힘줄, 갈고리돌기의 안쪽, 노뼈의 빗선

닿는곳

- 둘째-다섯째 손가락 중간마디뼈의 양쪽면

작용

- 둘째-다섯째 손가락의 몸쪽손가락관절의 굽힘, 손허리손가락관절의 굽힘, 손목관절 굽힘 보조

신경지배

- 정중신경

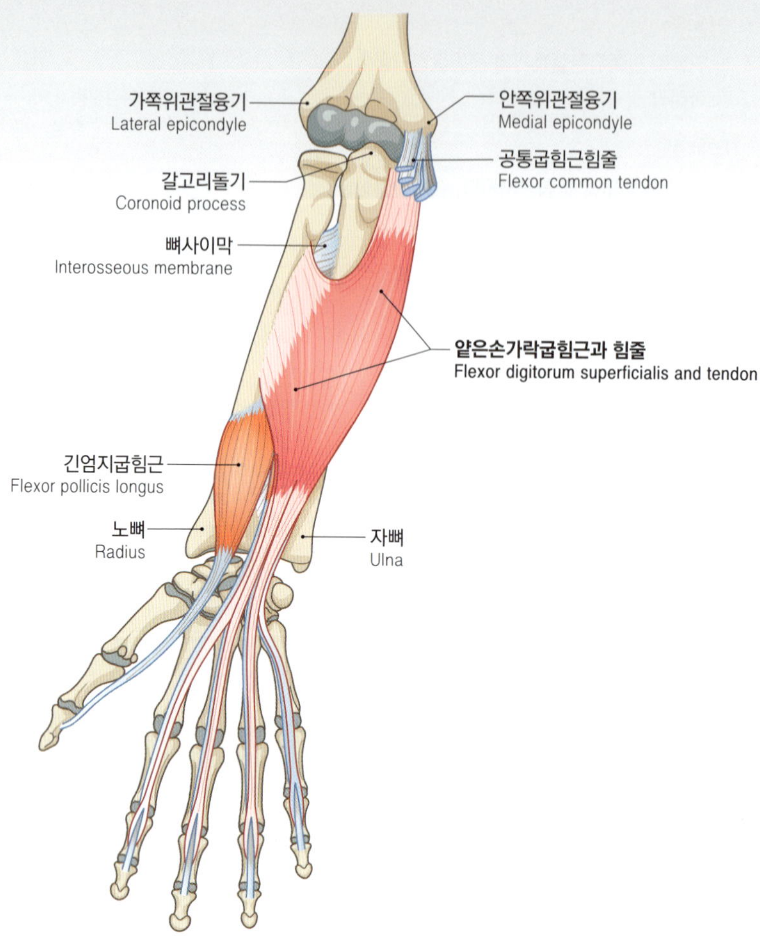

그림 8.29 얕은손가락굽힘근

⑥ 깊은손가락굽힘근Flexor Digitorum Profundus

깊은손가락굽힘근(심수지굴근, flexor digitorum profundus)의 이는곳은 자뼈 몸쪽 3/4 지점의 앞면과 뼈사이막, 깊은아래팔근막에서 시작해서 닿는곳은 둘째에서 다섯째 손가락 끝마디뼈의 바닥에서 끝난다(그림 8.30). 작용으로는 둘째에서 다섯째 손가락의 먼쪽손가락관절의 굽힘과 몸쪽손가락관절과 손허리손가락관절의 굽힘을 보조하고 손목관절의 굽힘 또한 보조한다. 깊은손가락굽힘근은 손가락의 긴 외재성 굽힘 근육들이다. 앞쪽 아래팔 깊은쪽에 위치하고, 얕은손가락굽힘근의 아래쪽으로 지나간다. 깊은손가락굽힘근은 얕은손가락굽힘근처럼 둘째에서 다섯째 손허리손가락 그리고 몸쪽 및 먼쪽 손가락뼈사이관절을 구부리게 되며, 이를 안정화시키는 역할도 수행한다. 깊은손가락굽힘근과 얕은손가락굽힘근은 힘줄들의 위치가 중심부에 위치해 있기 때문에 손목이 자쪽, 노쪽으로 치우침되어 있는 상태에서도 다양한 활동을 할 수가 있다. 깊은손가락굽힘근은 대상자를 앉은 자세에서 아래팔을 수동적으로 뒤침 또는 옆으로 한 후 테이블이나 바닥 위에 올려놓는다. 이완된 자세에서 촉진한다(아래팔 앞면에 위치함). 테이블 위에 대상자의 팔꿉관절을 약간 굽힘하고 아래팔을 뒤침한 상태로 놓고 검사자의 손가락을 손가락굽힘근힘줄과 자쪽손목굽힘근힘줄 사이에 대고 촉진해 나간다. 검사자의 양손으로 대상자의 손을 잡고 대상자로 하여금 몸쪽, 먼쪽의 손가락뼈사이관절에서 둘째에서 다섯째 손가락의 중간 및 먼쪽 마디를 굽히게 하여 촉진한다.

이는곳
- 자뼈 몸쪽 3/4 지점의 앞면, 뼈사이막, 깊은아래팔근막

닿는곳
- 둘째-다섯째 손가락 끝마디뼈의 바닥

작용
- 둘째-다섯째 손가락의 먼쪽손가락관절의 굽힘, 몸쪽손허리손가락관절과 손허리손가락관절, 손목관절의 굽힘 보조

신경지배
- 둘째-셋째 손가락: 정중신경, 넷째-다섯째 손가락: 자신경

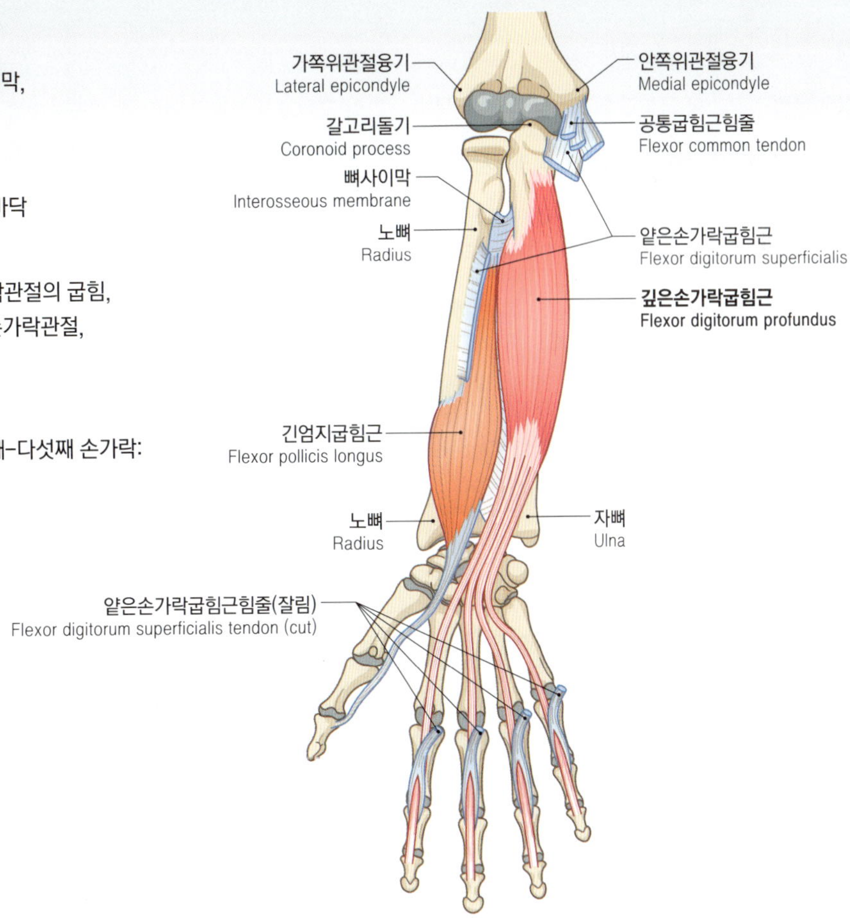

그림 8.30 깊은손가락굽힘근

2) 아래팔 주변부 근육 검사

(1) 손목 및 손가락 폄근 길이 검사 1 Wrist and Finger Extensors Length Test 1

바로누운 자세에서 검사를 수행한다(그림 8.31). 손목폄근의 길이 검사를 수행할 때 팔꿉관절을 90° 굽힌한 자세에서 손목을 70~80° 정도 굽힘을 수동적으로 수행하고 팔꿉관절을 완전히 엎침시키고, 손가락은 중립을 위치시킨 후에 손목과 손가락을 유지하고 팔꿉관절 폄을 수동적으로 수행한다. 손가락폄근의 길이 검사를 수행할 때 팔꿉관절을 90° 굽힌한 자세에서 손목을 70~80° 정도 굽힘을 수동적으로 수행하고 팔꿉관절을 완전히 엎침시키고, 손가락을 모두 굽힘 상태를 수동적으로 유지한 후에 손목과 손가락을 유지하고 팔꿉관절 폄을 수동적으로 수행한다.

팔꿉관절의 폄을 수행할 때 근육의 장력이 증가되어 끝까지 팔꿉관절이 펴지지 않으면 손목과 손가락 폄근의 단축으로 판단한다. 가쪽위관절융기 또는 공통폄근힘줄에 뒤침근, 긴노쪽손목폄근, 짧은노쪽손목폄근, 자쪽손목폄근이 하나의 그룹군을 형성하기 때문에 반대되는 작용인 엎침과 손목관절 굽힘을 유지하는 것이 중요하다. 이때 손목의 치우침은 발생되지 않도록 중립을 유지한다.

자　세	바로누운 자세
방　법	손목 굽힘과 팔꿉관절 엎침, 손목과 손가락 굽힘과 팔꿉관절 엎침 후 팔꿉관절을 천천히 폄시키면서 장력을 확인함
확인사항	팔꿉관절이 완전히 펴지는지 확인함
주의사항	보상적인 손가락이 펴지거나 자쪽치우침이 되면서 (중립 유지 확인) 팔꿉관절을 펴지 않도록 주의함

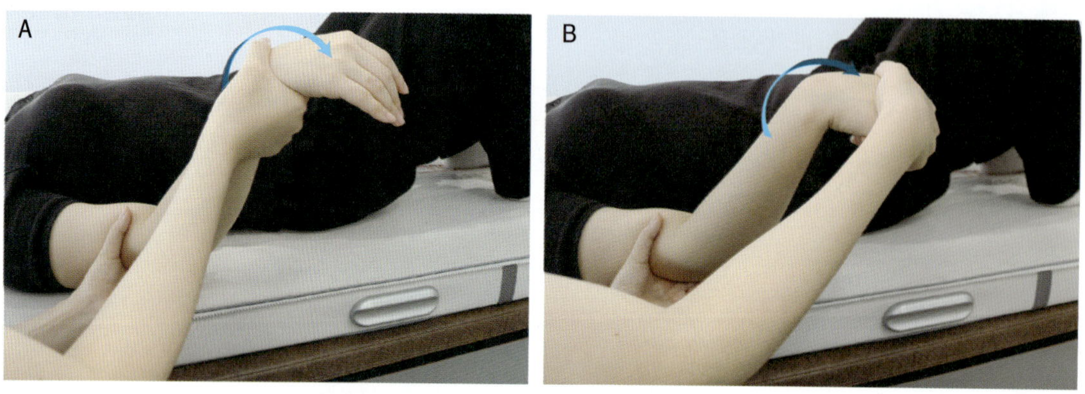

그림 8.31 손목 및 손가락 폄근의 길이 검사 1.
A: 손목폄근 길이 검사, B: 손목과 손가락 폄근의 길이 검사

(2) 손목 및 손가락 폄근 길이 검사 2 Wrist and Finger Extensors Length Test 2

선 자세 또는 앉은 자세에서 검사를 수행한다(그림 8.32). 대상자의 검사를 수행할 손가락을 굽히고, 반대쪽 손으로 손가락의 굽힘 상태를 고정한다. 고정한 상태에서 대상자가 스스로 손목 굽힘을 수행하면서 수행할 수 있는 범위까지 팔꿉관절의 폄을 수행한다. 수행 시, 손가락의 굽힘이 유지되어야 한다.

손목 굽힘을 수행할 때, 손목의 자쪽 또는 노쪽치우침이 일어나지 않도록 손목의 치우침 없이 중립상태에서 굽힘이 일어나도록 수행해야 한다. 손목의 자쪽치우침이 일어나게 되면 중립으로 유지시킬 때보다 편하게 더 많은 범위를 굽힐 수 있기 때문에 손목 및 손가락 굽힘군의 길이 검사가 정확하게 일어나지 않을 수 있다.

자 세	선 자세 또는 앉은 자세
방 법	손가락 및 손목관절 굽힘을 유지하고 팔꿉관절을 폄
확인사항	팔꿉관절이 완전히 펴지는지 확인함
주의사항	보상적인 손가락이 펴지거나 자쪽치우침이 되면서 (중립 유지 확인) 팔꿉관절을 펴지 않도록 주의함

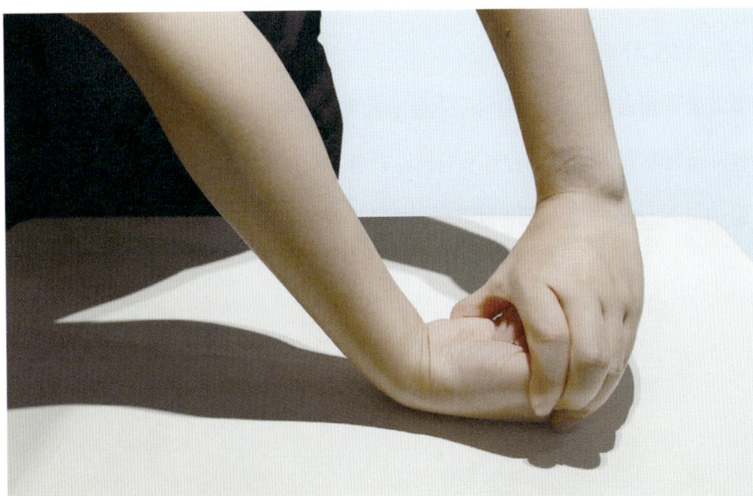

그림 8.32 손목 및 손가락 폄근 길이 검사 2

(3) 팔꿉관절 뒤침근 근력 검사 Elbow Supinator Strength Test

선 자세 또는 앉은 자세에서 검사를 수행한다(그림 8.33). 대상자가 팔꿉관절을 90° 굽힌한 상태에서 뒤침을 수행하게 하고 측정자는 아래팔 먼쪽에서 엎침 방향으로 저항을 주어 근력을 검사한다. 그리고 팔꿉관절을 완전히 폄하고 어깨관절을 90° 굽힌한 상태에서 대상자가 뒤침을 수행하게 하고 측정자는 아래팔 먼쪽에서 엎침 방향으로 저항을 주어 근력을 검사한다. 팔꿉관절의 2가지 굽힘과 폄 상태에서 근력 검사를 수행한다.

대상자의 위팔뼈를 고정하고 근력 검사를 수행해야 어깨관절의 바깥돌림 근력의 영향을 받지 않고 뒤침근의 근력을 평가할 수 있다. 뒤침근의 근력이 약할 경우 보상적 움직임으로 어깨관절의 바깥돌림근을 동원하려는 움직임이 나타날 수 있기 때문에 독립적인 뒤침근의 근력을 확인하기 위해서는 위팔뼈의 움직임을 제한하는 것이 중요하다. 팔꿉관절 굽힘 시에 뒤침근의 수행은 뒤침근과 위팔두갈래근이 모두 동원되기 때문에 더 강한 근력을 보일 것이고, 팔꿉관절을 폄한 상태에서 뒤침근의 근력 측정은 뒤침근이 독립적으로 동원되기 때문에 팔꿉관절을 굽힘 시보다 폄에서 더 약하게 뒤침근의 근력이 측정될 수 있다. 테니스팔꿉증이나 골퍼팔꿉증에서 팔꿉관절의 뒤침근 근력 저하가 문헌적으로 많이 보고 되기 때문에, 뒤침근의 독립적인 운동을 수행하기 위해서 팔꿉관절 폄을 수행하고 뒤침근의 근력 운동을 수행해야 위팔두갈래근의 영향 없이 독립적인 뒤침근의 동원을 유도할 수 있다.

자　　세 선 자세 또는 앉은 자세

방　　법 팔꿉관절의 폄과 굽힘 시, 팔꿉관절의 뒤침을 능동적으로 수행함

확인사항 팔꿉관절의 굽힘과 폄 시에 팔꿉관절 뒤침근의 근력 차이를 확인함

주의사항 팔꿉관절 뒤침 시, 보상적인 어깨관절의 바깥돌림이 발생하지 않도록 주의함

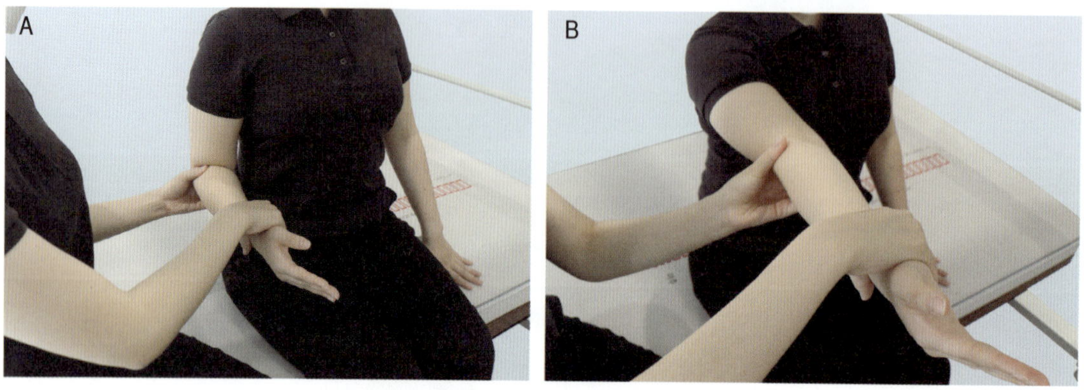

그림 8.33 팔꿉관절 뒤침근 근력 검사.
A: 팔꿉관절 굽힘 자세, B: 팔꿉관절 폄 자세

(4) 팔꿉관절 엎침근 길이 검사 Elbow Pronator Length Test

선 자세 또는 앉은 자세에서 검사를 수행한다(그림 8.34). 대상자의 정확한 엎침근의 길이 검사를 수행하기 위해서 위팔뼈의 움직임을 고정시켜야 한다. 대상자의 팔꿉관절의 굽힘과 폄 상태에서 뒤침을 수행시킨다. 대상자의 팔꿉관절을 굽힘을 90° 유지한 상태에서 팔꿈치머리돌기가 바닥을 향하게 위치시키고 손목은 뒤침과 엎침의 중립에 위치시킨다. 대상자에게 뒤침을 수행하라고 지시하고, 대상자는 능동적으로 팔꿉관절의 뒤침을 수행한다. 또한 대상자의 팔꿉관절을 완전히 폄을 유지한 상태에서 팔꿈치머리돌기가 바닥을 향하게 위치시키고 손목은 뒤침과 엎침의 중립에 위치시킨다. 대상자에게 뒤침을 수행하라고 지시하고, 대상자는 능동적으로 팔꿉관절의 뒤침을 수행한다.

대상자가 능동적으로 팔꿉관절을 뒤침을 수행할 때 어깨관절에서 바깥돌림이 일어나지 않도록 주의한다. 어깨관절의 바깥돌림이 발생되면 엎침근의 길이가 과측정될 우려가 있기 때문에 정확히 팔꿉관절에서 뒤침을 수행시켜야 한다. 만약 80° 이상 팔꿉관절의 뒤침이 수행되지 않는다면, 이는 팔꿉관절의 엎침근의 근육 길이에 제한이 있거나 뻣뻣함이 있을 수 있으며, 뒤침근의 근력 약화를 의심해 볼 수 있다. 일반적으로 팔꿉관절을 90° 굽힘한 상태에서 뒤침을 수행하여 검사를 수행하게 하지만, KEMA에서는 팔꿉관절을 완전히 폄한 상태에서 엎침근의 길이 검사를 수행할 것을 권장한다. 팔꿉관절을 완전히 폄한 상태에서 원엎침근이 굽힘에 보조적으로 작용하기 때문에, 팔꿉관절을 완전히 폄한 상태에서 원엎침근에 장력이 더욱 증가될 수 있다. 오히려 팔꿉관절의 굽힘 상태에서는 원엎침근의 길이가 정상이지만, 팔꿉관절의 폄 상태에서 원엎침근의 길이가 단축된 것으로 나타나는 경우가 있다. 이는 원엎침근이 팔꿉관절의 굽힘에 작용하여 해부학적 위치에 의해서 길이의 영향을 받기 때문이다.

자 세 선 자세 또는 앉은 자세

방 법 팔꿉관절의 굽힘 90°와 완전 폄 시 팔꿉관절의 뒤침을 자연스럽게 능동적으로 수행함

확인사항 팔꿉관절의 뒤침 시 관절가동범위의 제한을 확인함

주의사항 보상적 움직임으로 팔꿉관절의 뒤침을 수행 시, 어깨관절의 바깥돌림이 일어나지 않도록 주의함

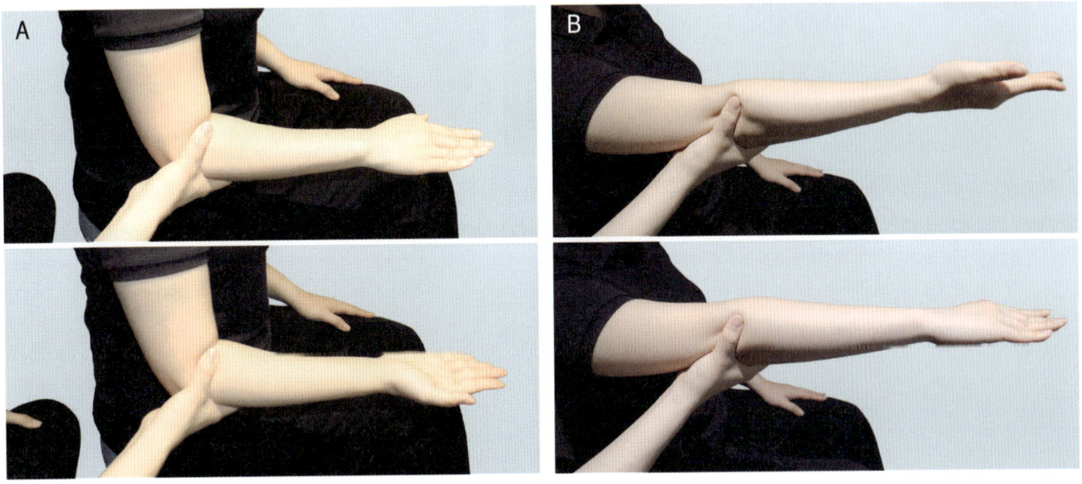

그림 8.34 팔꿉관절 엎침근 길이 검사. A: 팔꿉관절 굽힘 자세, B: 팔꿉관절 폄 자세

(5) 손목 및 손가락 굽힘근 길이 검사 1 Wrist and Finger Flexor Length Test 1

바로누운 자세에서 검사를 수행한다(그림 8.35). 손목굽힘근의 길이 검사를 수행할 때 팔꿉관절을 90° 굽힌 자세에서 손목 폄을 70~80° 정도 수동적으로 수행하고 팔꿉관절을 완전히 뒤침시키며, 손가락은 중립을 위치시킨 후에 손목과 손가락을 유지하고 팔꿉관절 폄을 수동적으로 수행한다. 손가락굽힘근의 길이 검사를 수행할 때 팔꿉관절을 90° 굽힌한 자세에서 손목 폄을 70~80° 정도 수동적으로 수행하고 팔꿉관절을 완전히 뒤침시키며, 손가락을 모두 폄한 상태를 수동적으로 유지한 후에 손목과 손가락을 유지하고 팔꿉관절 폄을 수동적으로 수행한다.

팔꿉관절의 폄을 수행했을 때 근육의 장력이 증가되어 팔꿈치가 완전히 펴지지 않으면, 근육의 단축으로 판단한다. 안쪽위관절융기 또는 공통굽힘근힘줄에 원엎침근, 노쪽손목굽힘근, 자쪽손목굽힘근, 긴손바닥근, 얕은손가락굽힘근, 깊은손가락굽힘근이 하나의 그룹군을 형성하기 때문에 반대되는 작용인 뒤침과 손목관절 폄을 유지하는 것이 중요하다. 이때 손목의 치우침은 발생되지 않도록 중립을 유지한다.

자 세 바로누운 자세

방 법 손목 폄과 팔꿉관절 뒤침, 손목과 손가락 폄과 팔꿉관절 뒤침 후 팔꿉관절을 천천히 폄시키면서 장력을 확인함

확인사항 팔꿉관절이 완전히 펴지는지 확인함

주의사항 보상적인 손가락이 펴지거나 자쪽치우침이 되면서 (중립 유지 확인) 팔꿉관절을 펴지 않도록 주의함

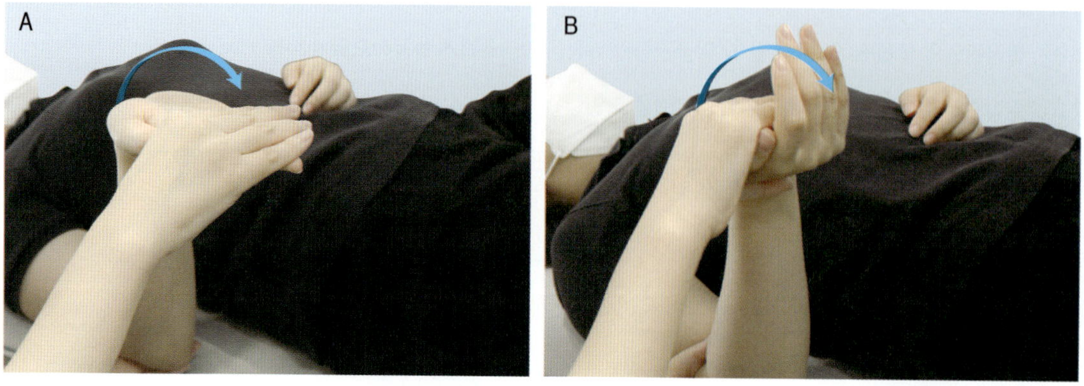

그림 8.35 손목 및 손가락 굽힘근 길이 검사 1.
A: 손목 및 손가락 굽힘근 길이 검사, B: 손목굽힘근 길이 검사

(6) 손목 및 손가락 굽힘근 길이 검사 2 Wrist and Finger Flexor Length Test 2

선 자세에서 검사하려는 손을 테이블 위에 올리고 손목의 폄 각도가 80~90°가 되도록 유지한다. 검사하려는 손의 손가락은 모두 평행하게 펴져 있는 것이 손가락굽힘근의 정상 길이 범주로 본다. 손가락을 엄지 손가락부터 둘째에서 다섯째 손가락까지 각각의 손가락의 손허리손가락관절 폄을 수행한다(그림 8.36). 이때 먼쪽손가락관절은 펴지고 몸쪽손가락관절은 구부러지는 것을 막아서 손허리손가락관절과 몸쪽손가락관절, 먼쪽손가락관절 모두 펴지도록 하는 것이 중요하다.

검사하려는 손을 테이블 위에 올려놓았을 때 손목에 손등이나 손바닥 쪽 통증이 있다면 손목 폄의 각도를 80° 미만으로 줄여서 수행해야 한다. 테이블 위에 손을 올릴 때 손등 쪽의 손목에 통증이 있다면, 손목뼈의 손바닥 쪽 미끄러짐이 일어날 공간이 없어서 충돌에 의해 발생되는 통증일 가능성이 높다. 그러므로 테이블 위에 올려 놓은 손목 폄의 각도를 줄여주어야 한다. 손목의 손바닥 쪽에 통증이 있다면 손목 및 손가락 굽힘근의 장력이 너무 뻣뻣하거나 과도한 단축에 의한 통증이기 때문에 테이블 위에 손을 올려 놓는 각도를 줄여주어야 한다. 손허리손가락관절을 폄시킬 때, 먼쪽손가락관절은 펴지고 몸쪽손가락관절은 구부러지는 것은 얕은손가락굽힘근보다 깊은손가락굽힘근의 단축을 의심해 볼 수 있다. 그러므로 몸쪽손가락관절이 구부러진 상태에서 손허리손가락관절의 폄을 수행하면 얕은손가락굽힘근의 길이 검사만 수행되기 때문에 주의해야 한다.

자　세　선 자세

방　법　엎침에서 손바닥을 바닥에 지지하여 손허리손가락관절의 폄을 수행하고, 잘되면 뒤침에서 손바닥을 바닥에 지지하고 손허리손가락관절의 폄을 수행함

확인사항　다섯 손가락의 손허리손가락관절 폄 시에 장력을 확인하고, 45° 이상 수행되는지 확인함

주의사항　보상적인 몸쪽손가락관절이 구부러진 상태에서 손허리손가락관절의 폄이 수행되지 않도록 주의함

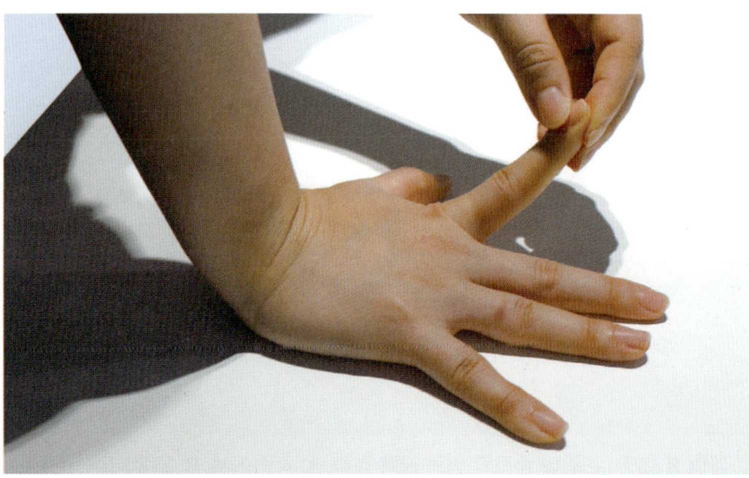

그림 8.36 손목 및 손가락 굽힘근 길이 검사 2

(7) 손목 및 손가락 폄근 근력 검사Wrist and Finger Extensor Strength Test

선 자세 또는 앉은 자세에서 검사를 수행한다(그림 8.37). 대상자는 팔꿉관절을 완전히 편 상태에서 손목을 능동적으로 폄을 수행한다. 이때 손목의 중립, 자쪽치우침을 동반한 손목 폄, 노쪽치우침을 동반한 손목 폄으로 3가지 방향에서 측정한다. 대상자가 3가지 손목 폄 자세를 최대한의 근력으로 능동적으로 유지할 때, 측정자는 중립 방향으로 손목 폄의 근력을 측정할 때는 손목 굽힘 방향으로 저항을 주고, 자쪽치우침을 동반한 손목폄근의 근력을 측정할 때는 노쪽과 손목 굽힘 방향으로 저항을 주고, 노쪽치우침을 동반한 손목폄근의 근력을 측정할 때에는 자쪽과 손목 굽힘 방향으로 저항을 주어 근력을 측정한다.

이상적인 손목 폄은 중립 방향의 손목 폄에서 모든 손목폄근이 동원되기 때문에 이상적이지만, 자쪽치우침 또는 노쪽치우침을 동반한 손목폄근의 근력이 어느 한쪽으로 치우침되게 근력이 강하게 측정된다면, 이러한 경우 손목 폄의 움직임을 치우침되게 사용했음을 추론할 수 있다. 중립을 유지하고 손목을 폄할 경우 짧은노쪽손목폄근을 가장 많이 동원하고, 노쪽치우침을 동반한 손목을 폄할 경우 긴쪽노쪽손목폄근을 가장 많이 동원하고, 자쪽치우침을 동반한 손목을 폄할 경우 자쪽손목폄근을 가장 많이 동원하기 때문에, 치우침된 방향에서 근력이 강할 경우 많이 사용된 부위에서 손상될 위험이 있을 수 있으며, 이는 많이 사용된 근육에서 테니스팔꿉증이 나타날 수 있다. 그렇기 때문에 이러한 손목 및 손가락 폄근 근력 검사를 통해서 약한 방향의 근육을 확인하여 약한 근육을 강화하여 손목 폄 시에 다양한 손목폄근을 동원하게 하여 치우침된 근육의 사용을 전반적으로 골고루 사용할 수 있게 하여 부하를 줄여야 한다. 더불어서 손목 및 손가락 폄근의 근력 검사에 대한 이해와 손목폄근에 대한 정확한 촉진을 수행할 수 있어야 팔꿉관절 굽힘 및 엎침을 동반한 손목 폄 유형(테니스팔꿉증)의 접근을 정확하게 수행할 수 있다.

자 세 앉은 자세

방 법 손목의 중립, 자쪽치우침, 노쪽치우침의 상태에서 폄을 능동적으로 수행시키고 저항을 주어 근력을 확인함

확인사항 손목의 중립, 자쪽치우침, 노쪽치우침의 상태에서 폄근의 근력을 비교하여 확인함

주의사항 손목의 중립에서 폄 수행 시, 보상적인 치우침이 발생되지 않도록 주의함

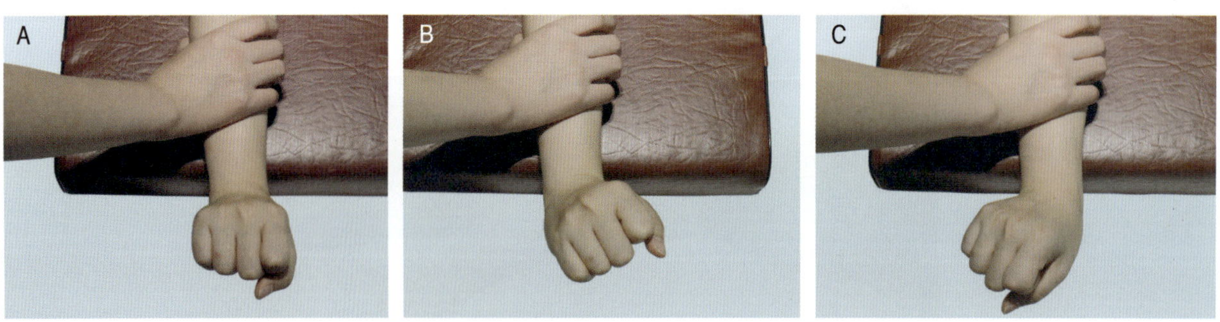

그림 8.37 손목 및 손가락 폄근 근력 검사. A: 중립 자세, B: 노쪽치우침, C: 자쪽치우침

(8) 손목 및 손가락 굽힘근 근력 검사 Wrist and Finger Flexor Strength Test

선 자세 또는 앉은 자세에서 검사를 수행한다(그림 8.38). 대상자는 팔꿉관절을 완전히 편 상태에서 손목을 능동적으로 굽힘을 수행한다. 이때 손목의 중립, 자쪽치우침을 동반한 손목 굽힘, 노쪽치우침을 동반한 손목 굽힘으로 3가지 방향에서 측정한다. 대상자가 3가지 손목 굽힘 자세를 능동적으로 최대한의 근력으로 유지할 때, 측정자는 중립 방향의 손목 굽힘 근력을 측정할 때는 손목 폄 방향으로 저항을 주고, 자쪽치우침을 동반한 손목굽힘근의 근력을 측정할 때는 노쪽과 손목 폄 방향으로 저항을 주고, 노쪽치우침을 동반한 손목굽힘근의 근력을 측정할 때에는 자쪽과 손목 폄 방향으로 저항을 주어 근력을 측정한다.

이상적인 손목 굽힘은 중립 방향의 손목 굽힘에서 모든 손목굽힘근이 동원되기 때문에 이상적이지만, 자쪽치우침 또는 노쪽치우침을 동반한 손목굽힘근의 근력이 어느 한쪽으로 치우침되게 근력이 강하게 측정된다면, 이러한 경우 손목의 굽힘의 움직임을 치우침되게 사용했음을 추론할 수 있다. 물론 삼각섬유연골의 공간과 노쪽 먼쪽 붓돌기보다 자쪽 먼쪽 붓돌기의 크기가 작기 때문에 자쪽치우침의 범위가 더 넓어 자연스럽게 자쪽으로 손목 굽힘이 일어날 수 있다. 노쪽치우침을 동반한 손목을 굽힐 경우 노쪽손목굽힘근을 가장 많이 동원하고, 자쪽치우침을 동반한 손목을 굽힐 경우 자쪽손목굽힘근을 가장 많이 동원하기 때문에, 치우침된 방향에서 근력이 강할 경우 많이 사용된 부위에서 손상될 위험이 있을 수 있으며, 이는 많이 사용된 근육에서 골퍼팔꿉증이 나타날 수 있다. 그렇기 때문에 이러한 손목 및 손가락 굽힘근 근력 검사를 통해서 약한 방향의 근육을 확인하여 약한 근육을 강화하여 손목 굽힘 시에 다양한 손목굽힘근을 동원하게 하여 치우침된 근육의 사용을 전반적으로 골고루 사용할 수 있게끔 하여 부하를 줄여야 한다. 더불어서 손목 및 손가락 굽힘근의 근력 검사에 대한 이해와 손목굽힘근에 대한 정확한 촉진을 수행할 수 있어야 팔꿉관절 엎침을 동반한 손목 굽힘 유형(골퍼팔꿉증)의 접근을 정확하게 수행할 수 있다.

자 세 앉은 자세

방 법 손목의 중립, 자쪽치우침, 노쪽치우침의 상태에서 굽힘을 능동적으로 수행시키고 저항을 주어 근력을 확인함

확인사항 손목의 중립, 자쪽치우침, 노쪽치우침의 상태에서 굽힘근의 근력을 비교하여 확인함

주의사항 손목의 중립에서 굽힘 수행 시, 보상적인 치우침이 발생되지 않도록 주의함

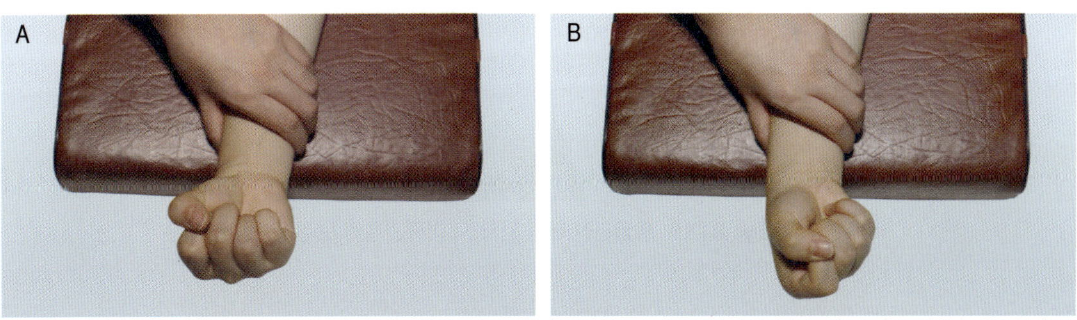

그림 8.38 손목 및 손가락 굽힘근 근력 검사. A: 노쪽치우침, B: 자쪽치우침

3) 아래팔 주변부 움직임 검사

(1) 팔꿉관절 뒤침 검사Elbow Supination Test

선 자세 또는 앉은 자세에서 검사를 수행한다(그림 8.39). 대상자의 팔꿉관절의 굽힘과 폄 상태에서 뒤침을 수행시킨다. 대상자의 팔꿉관절 굽힘을 90° 유지한 상태에서 팔꿈치머리돌기가 바닥을 향하게 위치시키고 손목은 뒤침과 엎침 중립에 위치시킨다. 대상자에게 뒤침을 수행하라고 지시하고, 대상자는 능동적으로 팔꿉관절의 뒤침을 수행한다. 또한 대상자의 팔꿉관절을 완전히 폄을 유지한 상태에서 팔꿈치머리돌기가 바닥을 향하게 위치시키고 손목은 뒤침과 엎침 중립에 위치시킨다. 대상자에게 뒤침을 수행하라고 지시하고, 대상자는 능동적으로 팔꿉관절의 뒤침을 수행한다.

대상자가 능동적으로 팔꿉관절을 뒤침을 수행할 때 어깨관절에서 바깥돌림 또는 모음의 움직임이 나타나는지 확인한다. 이는 팔꿉관절의 뒤침에 대한 관절가동범위에 제한이 있거나 뒤침근의 근력 약화에 의한 보상작용일 수도 있고, 팔꿉관절보다 어깨관절의 움직임이 더 많이 발생하는 패턴일 수 있다. 팔꿉관절을 90° 굽힌한 상태에서 뒤침을 수행하는 것보다 완전히 편 상태에서 뒤침을 수행하는 것이 어깨관절의 보상작용을 더욱 두드러지게 확인할 수 있다.

자 세	선 자세 또는 앉은 자세
방 법	팔꿉관절의 뒤침을 자연스럽게 능동적으로 수행함
음 성	보상적 움직임 없이 팔꿉관절의 뒤침 시, 팔꿉관절에서의 움직임을 확인함
양 성	어깨관절 바깥돌림 발생, 어깨관절 모음 발생

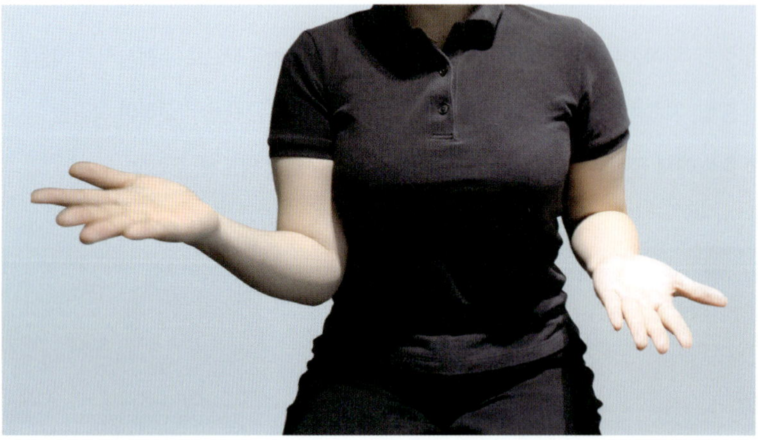

그림 8.39 팔꿉관절 뒤침 검사 시 어깨관절의 보상적 움직임

(2) 팔꿉관절 엎침 검사 Elbow Pronation Test

선 자세 또는 앉은 자세에서 검사를 수행한다(그림 8.40). 대상자의 팔꿉관절의 굽힘과 폄 상태에서 뒤침을 수행시킨다. 대상자의 팔꿉관절 굽힘을 90° 유지한 상태에서 팔꿈치머리돌기가 바닥을 향하게 위치시키고 손목은 뒤침과 엎침 중립에 위치시킨다. 대상자에게 엎침을 수행하라고 지시하고, 대상자는 능동적으로 팔꿉관절의 엎침을 수행한다. 또한 대상자의 팔꿉관절을 완전히 폄을 유지한 상태에서 팔꿈치머리돌기가 바닥을 향하게 위치시키고 손목은 뒤침과 엎침 중립에 위치시킨다. 대상자에게 엎침을 수행하라고 지시하고, 대상자는 능동적으로 팔꿉관절의 엎침을 수행한다.

대상자가 능동적으로 팔꿉관절을 엎침을 수행할 때 어깨관절에서 안쪽돌림 또는 벌림의 움직임이 나타나는지 확인한다. 이는 팔꿉관절의 엎침에 대한 관절가동범위에 제한이 있거나 원엎침근의 근력 약화에 의한 보상작용일 수도 있고, 팔꿉관절보다 어깨관절의 움직임이 더 많이 발생하는 패턴일 수 있다.

자 세	선 자세 또는 앉은 자세
방 법	팔꿉관절의 엎침을 자연스럽게 능동적으로 수행함
음 성	보상적 움직임 없이 팔꿉관절의 엎침 시, 팔꿉관절의 움직임을 확인함
양 성	어깨관절 안쪽돌림 발생, 어깨관절 벌림 발생

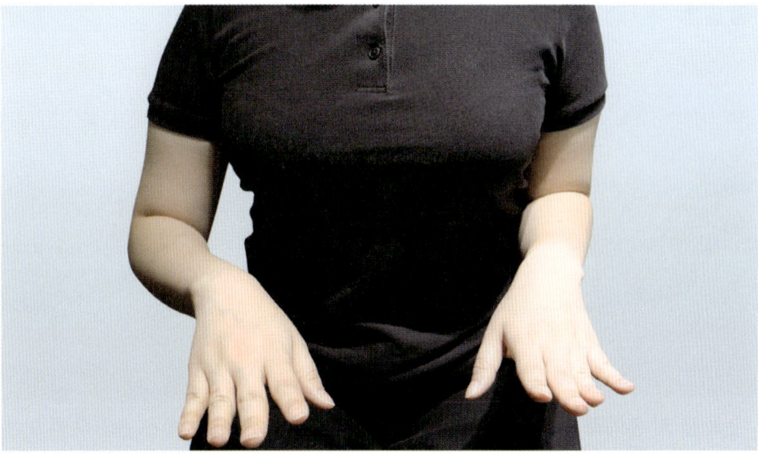

그림 8.40 팔꿉관절 엎침 검사 시 어깨관절의 보상적 움직임

(3) 손목 폄 움직임 검사 1 Wrist Extension Movement Test 1

선 자세 또는 앉은 자세에서 검사를 수행한다(그림 8.41). 대상자는 능동적으로 손목 폄을 수행한다. 이때 손가락과 손목의 움직임을 의식하지 않고 자연스럽게 평상시에 수행하는 방식으로 손목의 폄을 수행하라고 지시한다.

일반적으로 손목의 폄은 손목폄근에 의해 수행된다. 손목을 펴하라고 구두로 지시했을 때 손가락의 폄이 동반되어 손목 폄을 수행하게 된다면 손가락폄근을 우세하게 사용하여 손목 폄의 동작을 수행하는 것이며, 손가락을 굽힌 채로 손목 폄을 수행했다면 손목폄근을 우세하게 사용하여 손목 폄의 동작을 수행한 것이다. 손가락폄근을 우세하게 사용하여 손목 폄의 움직임을 보일 경우 손등에서 손가락폄근의 힘줄이 눈에 띄게 육안으로 관찰될 것이며, 손목 폄의 수행을 손목폄근보다 외재적인 근육을 사용하여 움직임을 수행하기 때문에 손가락 굽힘이나 내재근을 활용한 정교한 움직임이 상대적으로 떨어질 가능성이 있다. 또한 팔꿉관절 굽힘 및 엎침을 동반한 손목 폄 유형(테니스팔꿉증)의 접근 시, 손목폄근보다 손가락폄근에서 근육 손상에 기인한 테니스팔꿉증으로 발전될 가능성이 있다.

자 세 앉은 자세

방 법 손목의 폄을 자연스럽게 능동적으로 수행함

음 성 보상적 움직임 없이 손목 폄의 독립적인 수행을 확인함

양 성 손가락 폄 발생

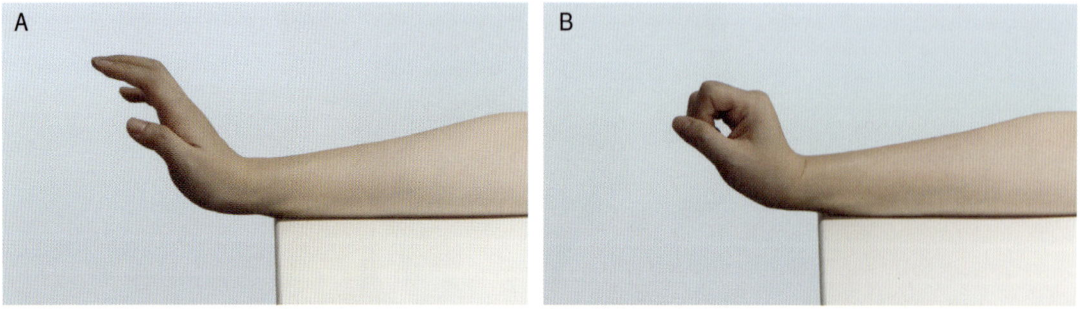

그림 8.41 손목 폄 시 손목과 손가락의 움직임. A: 손목 폄 시 손가락 폄 사용, B: 손가락 폄 보상작용 없이 손목 폄 수행

(4) 손목 폄 움직임 검사 2 Wrist Extension Movement Test 2

선 자세 또는 앉은 자세에서 검사를 수행한다(그림 8.42). 대상자는 능동적으로 손목 폄을 수행한다. 손목 폄을 수행할 때 손에 볼펜이나 막대기를 쥐고 수행하면 움직임의 패턴을 눈에 띄게 확인할 수 있다. 이때 손가락과 손목의 움직임을 의식하지 않고 자연스럽게 평상 시에 수행하는 방식으로 손목의 폄을 수행하라고 지시한다.

손목 폄을 수행할 때 중립을 유지하면서 움직이는지, 자쪽 또는 노쪽 치우침을 일으키면서 펴지는지 확인해야 한다. 중립을 유지하고 손목을 폄할 경우 짧은노쪽손목폄근을 가장 많이 동원하고, 노쪽치우침을 동반한 손목을 폄할 경우 긴쪽노쪽손목폄근을 가장 많이 동원하고, 자쪽치우침을 동반한 손목을 폄할 경우 자쪽손목폄근을 가장 많이 동원하기 때문에, 손목 폄을 수행하는 동안 치우침된 방향성이 나타나는 경우 주로 과사용하는 부위에서 손상될 위험 또는 테니스팔꿉증이 나타날 수 있다. 그렇기 때문에 이러한 손목 폄 시에 손목의 중립 또는 치우침 되는 방향을 확인하여 어떤 근육이 많이 쓰이면서 움직임을 나타내는지 확인하여 약한 근육을 강화하여 손목 폄시에 다양한 손목폄근을 동원하게 하여 치우침된 근육의 사용을 전반적으로 골고루 사용할 수 있게끔 하여 부하를 줄여야 한다. 더불어서 손목 폄 움직임 검사를 정확히 수행하고, 이에 대한 이해를 통해 팔꿉관절 굽힘 및 엎침을 동반한 손목 폄 유형(테니스팔꿉증)의 접근을 정확하게 수행할 수 있다.

자 세 앉은 자세

방 법 손에 펜을 쥐고 손목의 폄을 자연스럽게 능동적으로 수행함

확인사항 보상적 움직임 없이 손목의 폄을 수행을 확인함

주의사항 자쪽치우침, 노쪽치우침

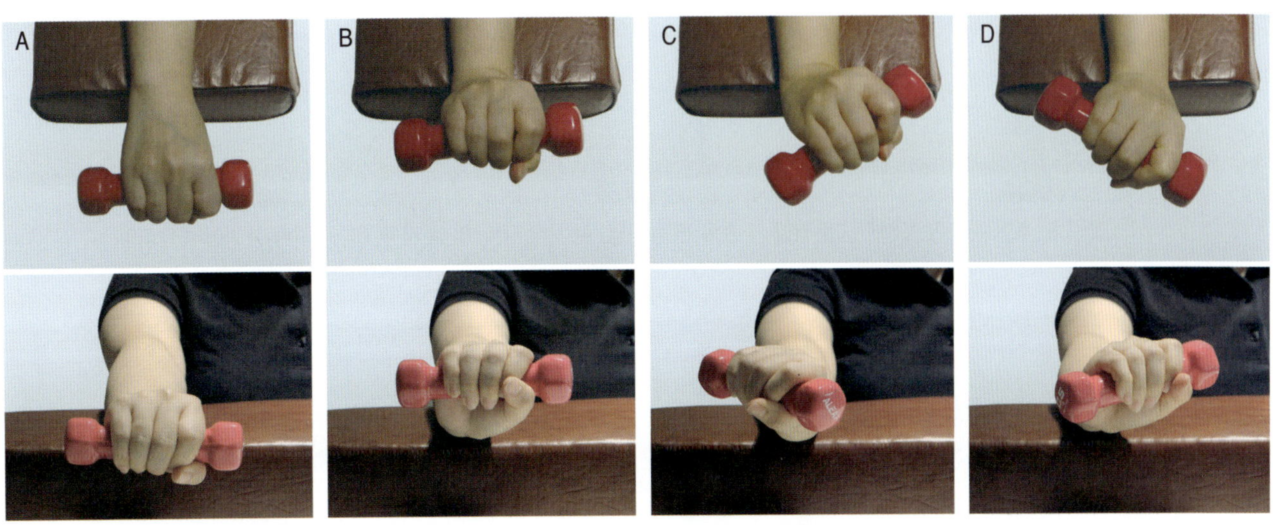

그림 8.42 손목 폄 시 손목 치우침의 움직임.
A: 시작 자세, B: 끝 자세, C: 자쪽치우침 보상적 움직임, D: 노쪽치우침 보상적 움직임

(5) 손목 노쪽치우침 움직임 검사 Cocking (Radial Deviation) Movement Test

선 자세 또는 앉은 자세에서 검사를 수행한다(그림 8.43). 대상자는 능동적으로 손목 노쪽치우침을 수행한다. 이때 손목의 움직임을 의식하지 않고 자연스럽게 평상 시에 수행하는 방식으로 손목의 노쪽치우침을 수행하라고 지시한다. 손목 노쪽치우침을 수행할 때 손에 볼펜이나 막대기를 쥐고 수행하면 움직임의 패턴을 눈에 띄게 확인할 수 있다.

일반적으로 손목의 노쪽치우침은 긴노쪽손목폄근과 노쪽손목굽힘근에 의해 수행된다. 손목을 노쪽치우침 하라고 구두로 지시했을 때 노쪽치우침의 정상 범위인 15~20°보다 범위가 작으면서 손목 폄의 움직임이 관찰된다면 긴노쪽손목폄근의 사용보다 짧은노쪽손목폄근의 과사용을 유발할 가능성이 있다. 그렇기 때문에 반복적으로 손목의 노쪽치우침 움직임이 필요한 활동에서 노쪽치우침이 선택적으로 손목의 중립을 유지하면서 발생되지 않고 손목의 폄이 발생된다면 짧은노쪽손목폄근을 과도한 사용을 유발하게 되고 팔꿉관절 굽힘 및 엎침을 동반한 손목 폄 유형을 보이게 된다. 그러므로 짧은노쪽손목폄근은 가장 많은 테니스팔꿉증의 손상을 받는 근육 부위이기 때문에 중립을 유지하고 손목 노쪽치우침을 15~20°의 움직임을 만들어 주는 것 또한 팔꿉관절 굽힘 및 엎침을 동반한 손목 폄 유형을 교정하는데 고려되어야 할 요인이다.

자 세 앉은 자세

방 법 손에 펜을 쥐고 손목의 노쪽치우침을 능동적으로 수행함

음 성 보상적 움직임 없이 손목의 노쪽치우침 수행을 확인함

양 성 손목 노쪽치우침의 제한, 손목 폄 발생

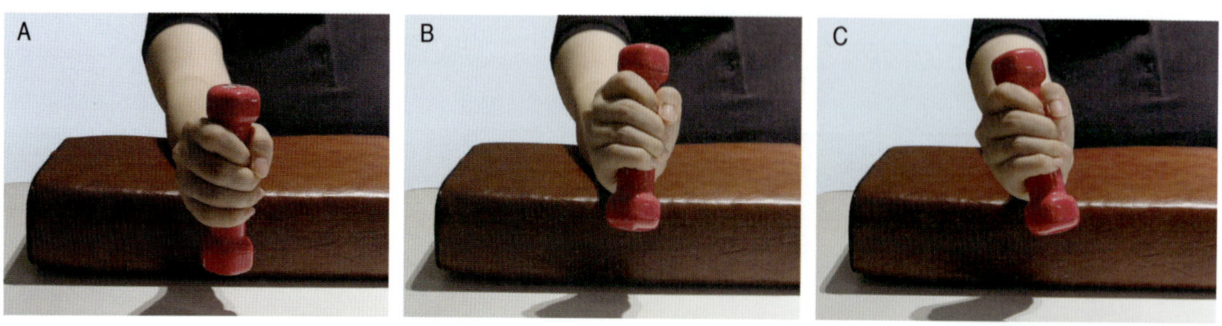

그림 8.43 손목 노쪽치우침 움직임 시 손목 폄 움직임. A: 시작 자세, B: 끝 자세, C: 노쪽치우침 보상적 움직임

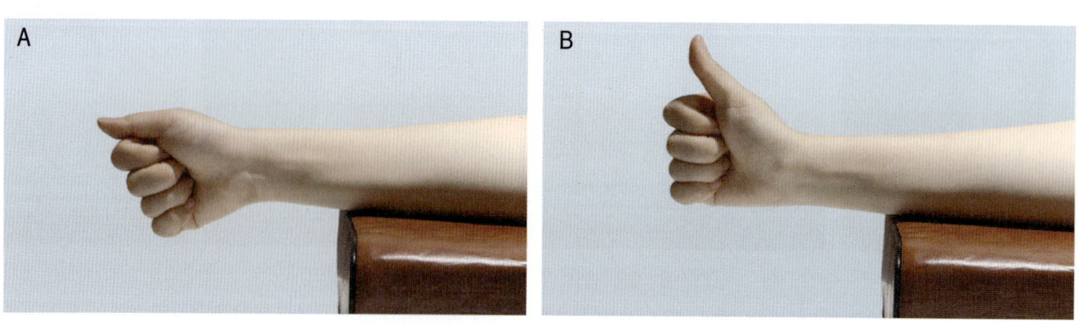

그림 8.44 골프에서 코킹(cocking) 움직임. A: 중립 자세, B: 코킹 동작

4. 손목, 손, 손가락

1) 손목, 손, 손가락 해부학

(1) 뼈

손목관절은 노뼈의 먼쪽 부분에서 손배뼈(주상골, scaphoid), 반달뼈(월상골, lunate), 세모뼈(삼각골, triquetrum)로 구성된 관절로 노뼈와 자뼈가 이루는 오목한 관절면의 모양과 손목뼈가 만드는 볼록한 관절면의 모양으로 이루어져 있다. 8개의 손목뼈는 4개씩 두 개의 열을 이루고 있으며 손목뼈 중간관절을 형성하고 있다. 몸쪽열에는 손배뼈, 반달뼈, 세모뼈, 콩알뼈(두상골, pisiform)로 관절되어 있다. 가장 손바닥쪽에 있는 콩알뼈는 자쪽손목뼈굽힘근힘줄의 기계적 이득을 증가시킨다. 먼쪽열에는 큰마름뼈(대능형골, trapezium), 작은마름뼈(소능형골, trapezoid), 알머리뼈(capitate), 갈고리뼈(hamate)로 결합되어 있다. 알머리뼈는 8개의 손목뼈 중 가장 큰 뼈로 알려져 있으며, 이러한 불규칙한 손목뼈들끼리 서로 미끄러짐으로써 손목의 움직임을 다양하게 만들어 낸다(그림 8.45).

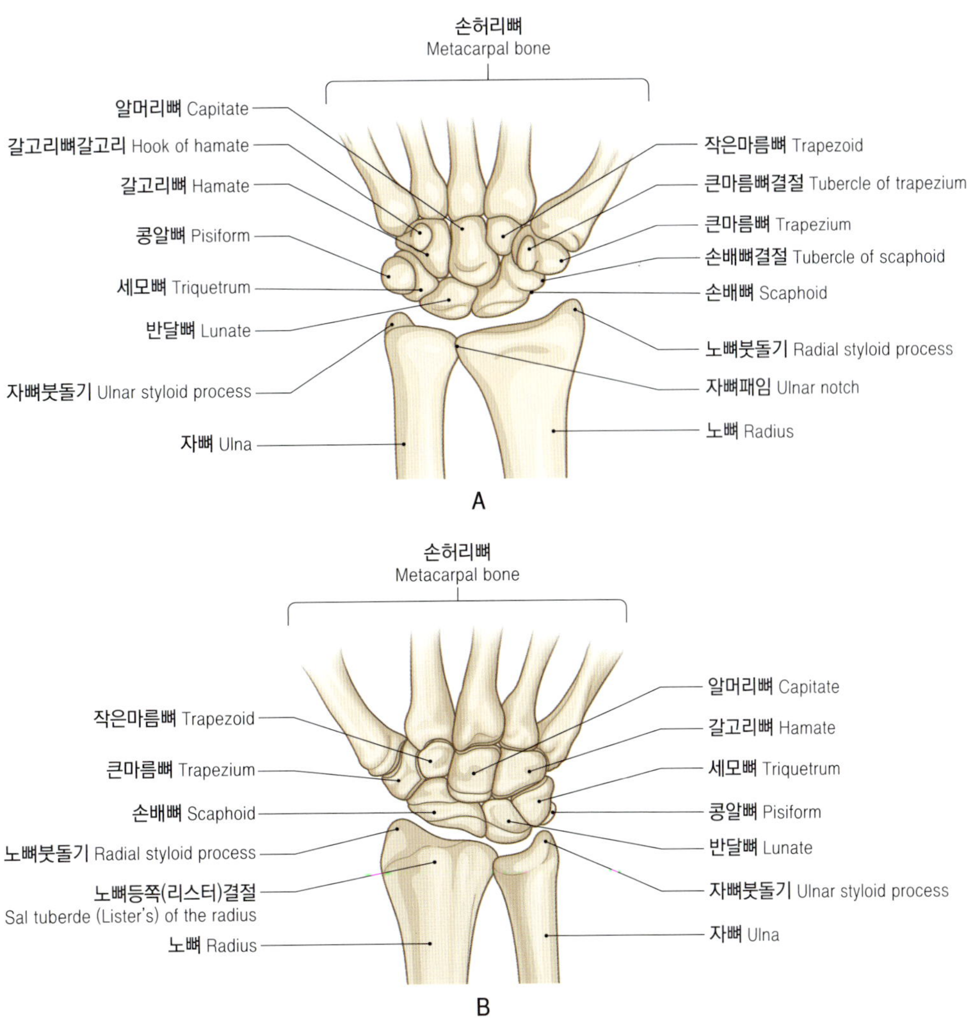

그림 8.45 손목뼈의 구성. A: 손바닥, B: 손등

(2) 근육

① 집게폄근 Extensor Indicis

집게폄근(검지신근, extensor indicis)의 이는곳은 자뼈 뒷면 먼쪽 1/3 부분과 뼈사이막에서 시작해서 집게손가락의 끝마디뼈 바닥에서 끝난다(그림 8.46). 작용으로는 손허리손가락관절과 손가락뼈사이관절의 폄을 수행한다.

이는곳
- 자뼈 뒷면 먼쪽 1/3 부분과 뼈사이막

닿는곳
- 집게손가락의 끝마디뼈 바닥

작용
- 집게손가락의 손허리손가락관절, 손가락뼈사이관절의 폄

신경지배
- 노신경

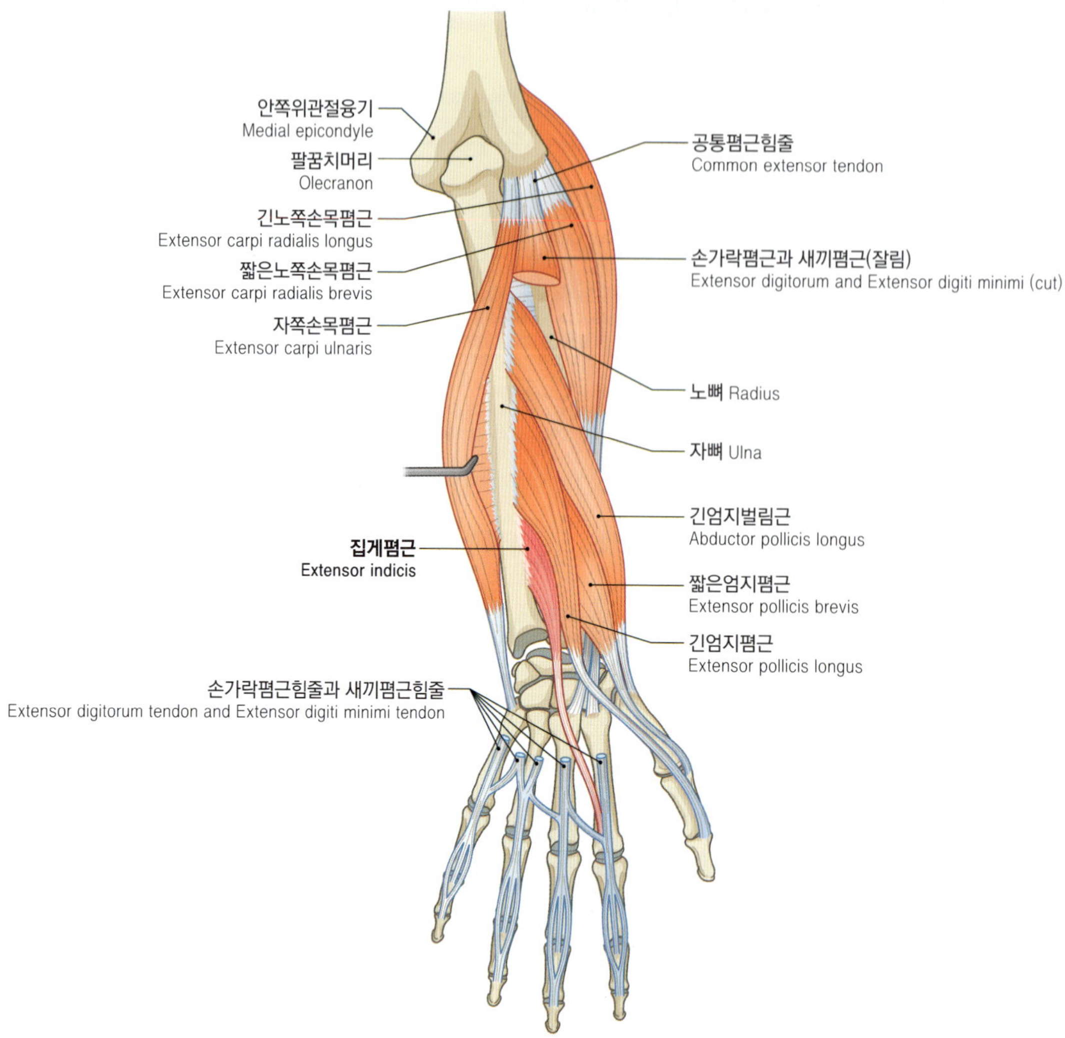

그림 8.46 집게폄근

② 새끼폄근 Extensor Digiti Minimi

새끼폄근(소지신근, extensor digiti minimi)의 이는곳은 위팔뼈 가쪽위관절융기의 공통폄근힘줄과 깊은 아래팔근막에서 시작해서 새끼 끝마디뼈 확장폄근에서 끝난다(그림 8.47). 작용은 새끼손가락의 손허리손가락관절과 손가락관절의 폄을 수행한다.

이는곳
- 위팔뼈 가쪽위관절융기의 공통폄근힘줄, 깊은아래팔근막

닿는곳
- 새끼 끝마디뼈 확장폄근

작용
- 새끼손가락의 손허리손가락관절, 손가락뼈사이관절의 폄

신경지배
- 노신경

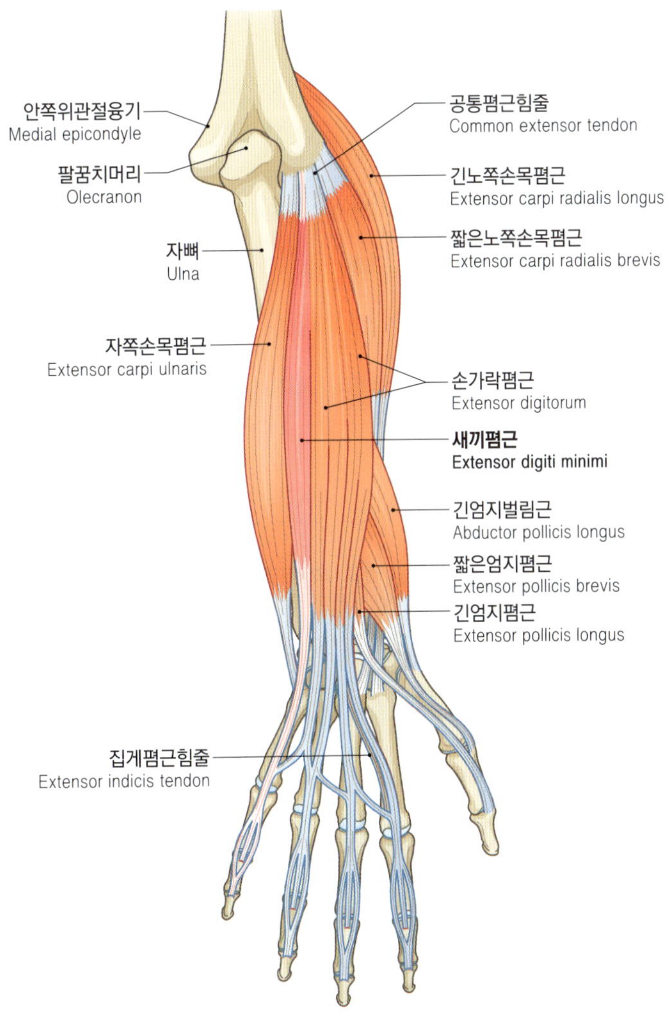

그림 8.47 새끼폄근

③ 긴엄지폄근 Extensor Pollicis Longus

긴엄지폄근(장수무지신근, extensor pollicis longus)의 이는곳은 자뼈의 뒤가쪽면과 뼈사이막에서 시작해서 닿는곳이 엄지 끝마디뼈의 바닥 등쪽에서 끝난다(그림 8.48). 작용으로는 손가락관절의 폄과 손허리손가락과 손목손허리관절의 폄을 보조한다. 긴엄지폄근은 긴엄지벌림근, 짧은엄지폄근과 함께 깊고 먼쪽에 놓인 3개의 근육군으로 엄지손가락 근육의 먼쪽 힘줄이 해부학코담배갑(anatomical snuffbox)의 안쪽 가장자리를 만든다. 대상자에게 능동적으로 엄지손가락을 반복적으로 펴게 하고 근육에 부착한 힘줄을 수축하게 하여 해부학코담배갑의 안쪽 빗변 위주로 가장 튀어나온 힘줄을 촉진한다.

이는곳
- 자뼈의 뒤가쪽면, 뼈사이막

닿는곳
- 엄지 끝마디뼈의 바닥 등쪽

작용
- 엄지손가락의 손가락관절의 폄

신경지배
- 노신경

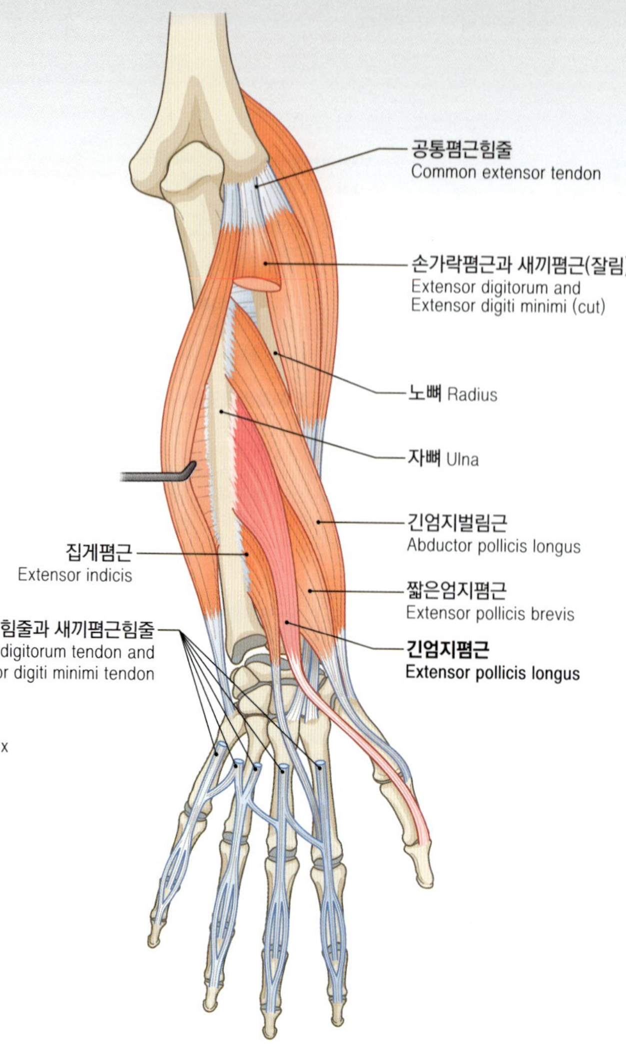

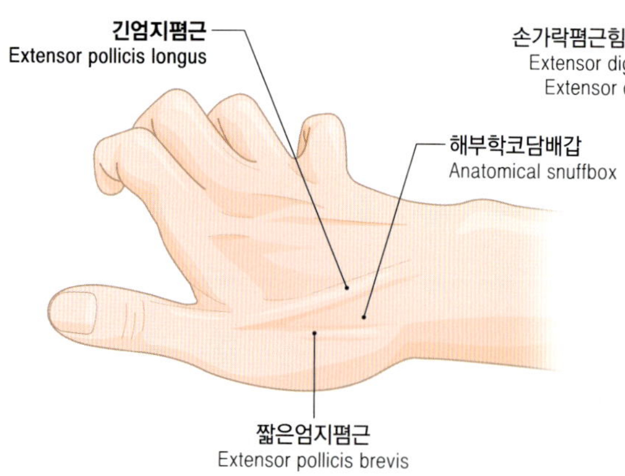

그림 8.48 엄지폄근의 구성으로 이루어진 해부학코담배갑(긴엄지폄근)

④ 짧은엄지폄근 Extensor Pollicis Brevis

짧은엄지폄근(단수무지신근, extensor pollicis brevis)은 손목손허리관절과 손허리손가락관절에서 3개의 근육처럼 엄지손가락을 움직이게 한다(그림 8.49). 해부학코담배갑은 첫 번째 손허리뼈 뒷면의 움푹 들어간 곳을 나타내며, 옛날 사람들이 담배 냄새를 맡기 위해 코담배 그릇으로 사용하였다 하여 유래되었다. 짧은엄지폄근은 긴엄지벌림근, 긴엄지폄근과 함께 깊고 먼쪽에 놓인 3개의 근육군으로 엄지손가락 근육의 먼쪽 힘줄이 해부학코담배갑의 안쪽 가장자리를 만든다. 짧은엄지폄근은 긴엄지벌림근과 함께 가쪽 가장자리를 형성하지만 가까이에서 부착되어 서로 촉진하여 구별하기 어려운 부분이 있다.

이는곳
- 노뼈의 먼쪽 뒷면, 뼈사이막

닿는곳
- 엄지 첫마디뼈의 바닥 등쪽

작용
- 엄지손가락의 손허리손가락관절의 폄

신경지배
- 노신경

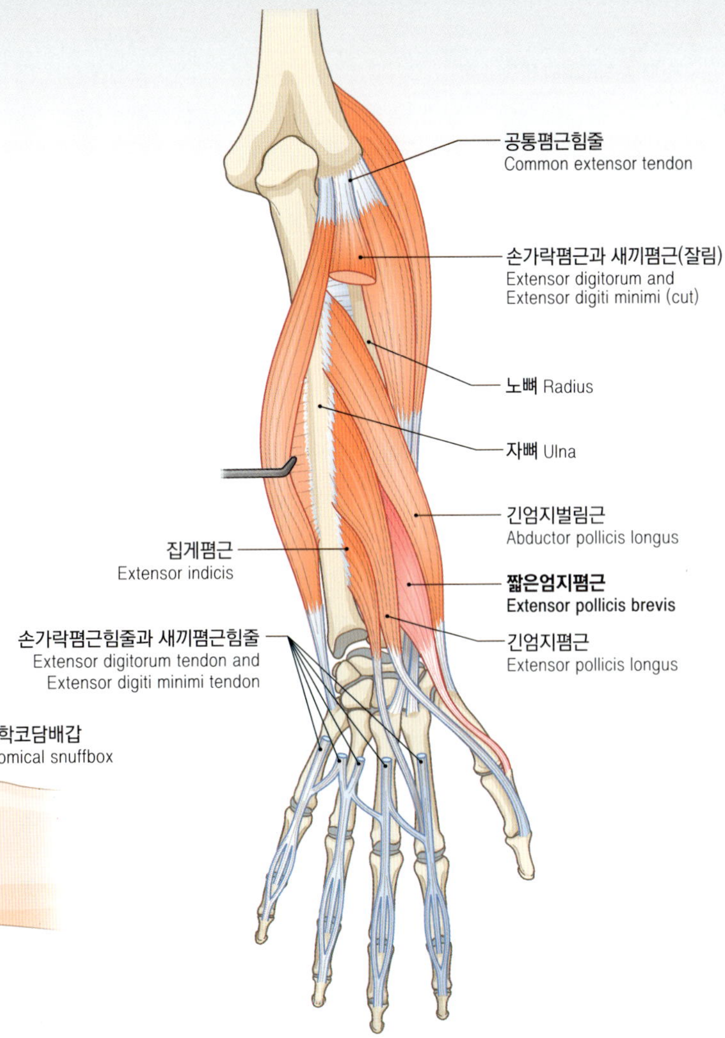

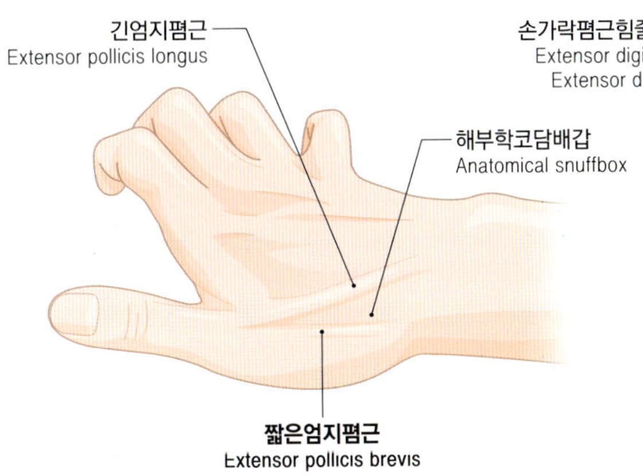

그림 8.49 엄지폄근의 구성으로 이루어진 해부학코담배갑(짧은엄지폄근)

⑤ 긴엄지벌림근 Abductor Pollicis Longus

긴엄지벌림근(장무지외전근, abductor pollicis longus)의 이는곳은 노뼈와 자뼈의 뒷면, 뼈사이막에서 시작해서 닿는곳은 첫째 손허리뼈의 바닥 노쪽에서 끝난다(그림 8.50). 작용으로는 손목손허리관절의 벌림과 손목관절의 벌림과 굽힘을 보조한다. 긴엄지벌림근은 긴엄지폄근, 짧은엄지폄근과 함께 깊고 먼쪽에 놓인 3개의 근육군으로 엄지손가락 근육의 먼쪽 힘줄이 해부학코담배갑의 안쪽 가장자리를 만든다. 긴엄지벌림근이 단독으로 작용할 때는 엄지손가락을 노쪽 방향으로 벌리며, 이 작용이 지속되면 손목을 벌리고 굽힐 수 있다.

이는곳
- 노뼈와 자뼈의 뒷면, 뼈사이막

닿는곳
- 첫째 손허리뼈의 바닥 노쪽

작용
- 엄지손가락의 손허리손가락관절의 벌림

신경지배
- 노신경

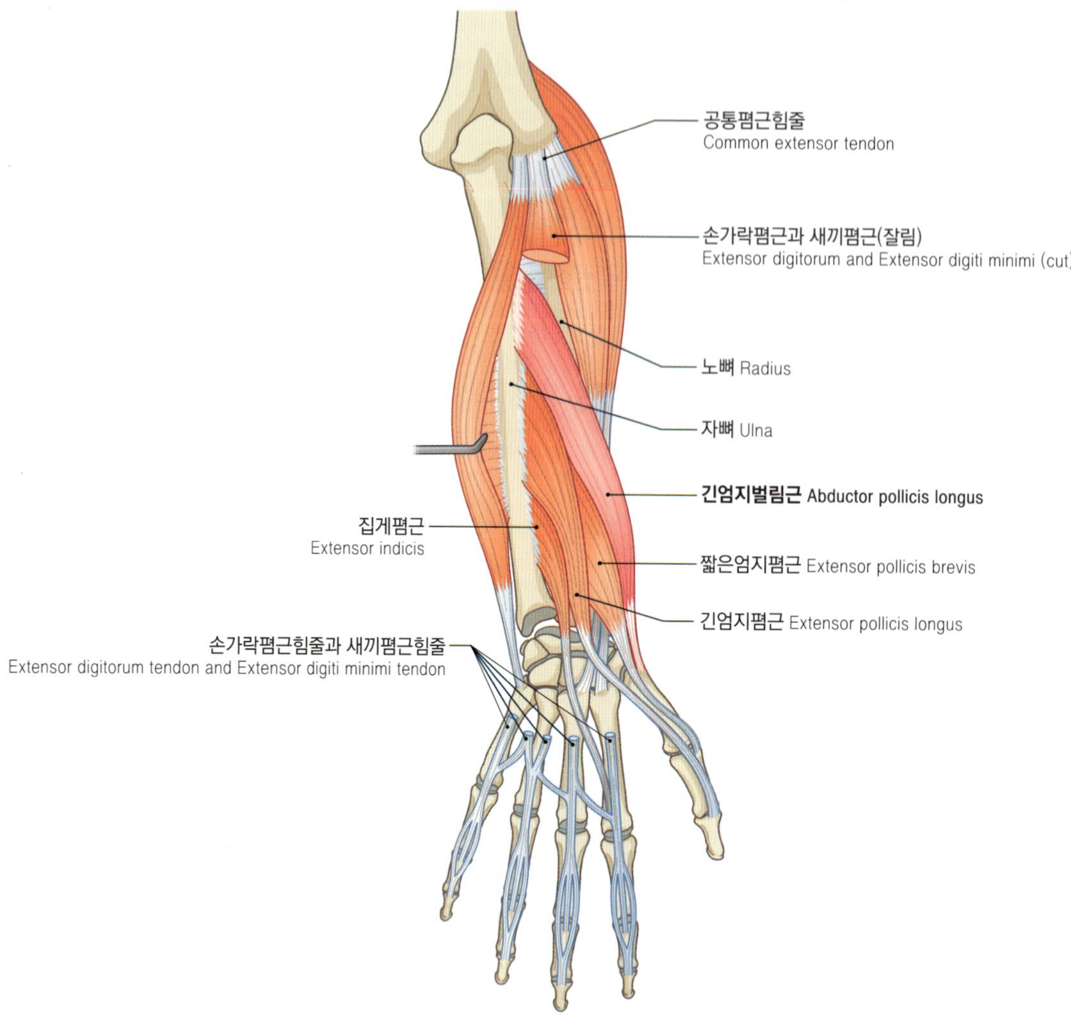

그림 8.50 긴엄지벌림근

⑥ 짧은엄지굽힘근 Flexor Pollicis Brevis

짧은엄지굽힘근(단수무지굴근, flexor pollicis brevis)의 이는곳은 굽힘근지지띠, 알머리뼈, 큰마름뼈에서 시작해서 닿는곳은 엄지 첫마디뼈의 바닥, 확장폄근에서 끝난다(그림 8.51). 작용으로는 엄지의 손허리손가락관절 및 손목손허리관절의 굽힘을 수행한다.

이는곳
- 굽힘근지지띠, 알머리뼈, 큰마름뼈

닿는곳
- 엄지 첫마디뼈의 바닥, 확장폄근

작용
- 엄지의 손허리손가락관절 및 손목손허리관절의 굽힘

신경지배
- 정중신경

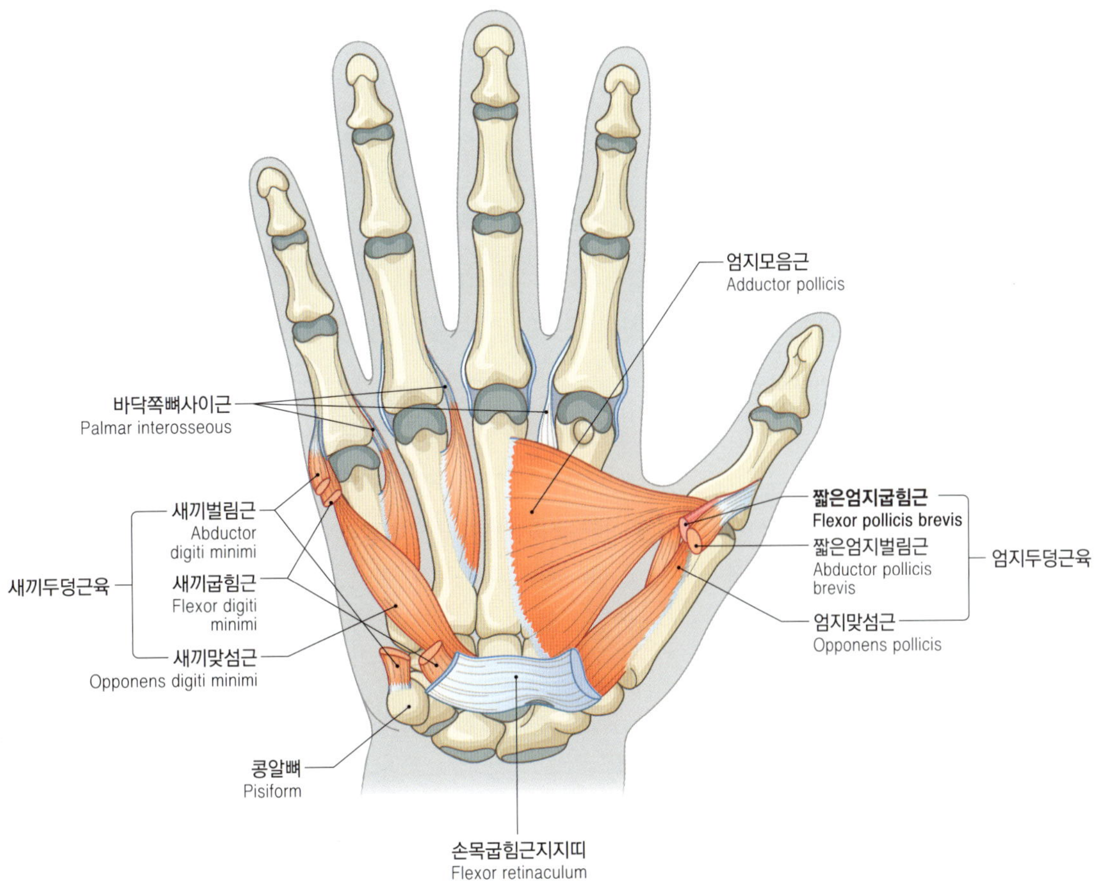

그림 8.51 짧은엄지굽힘근

⑦ 짧은엄지벌림근 Abductor Pollicis Brevis

짧은엄지벌림근(단무지외전근, abductor pollicis brevis)의 이는곳은 굽힘근지지띠와 손배뼈 결절, 큰마름뼈 결절에서 시작해서 닿는곳은 엄지 첫마디뼈의 바닥 노쪽면과 확장폄근에서 끝난다(그림 8.52). 작용으로는 엄지의 손목손허리관절 및 손허리손가락관절의 벌림에 관여한다.

이는곳
- 굽힘근지지띠, 손배뼈 결절, 큰마름뼈 결절

닿는곳
- 엄지 첫마디뼈의 바닥 노쪽면, 확장폄근

작용
- 엄지의 손허리손가락관절 및 손목손허리관절의 벌림

신경지배
- 정중신경

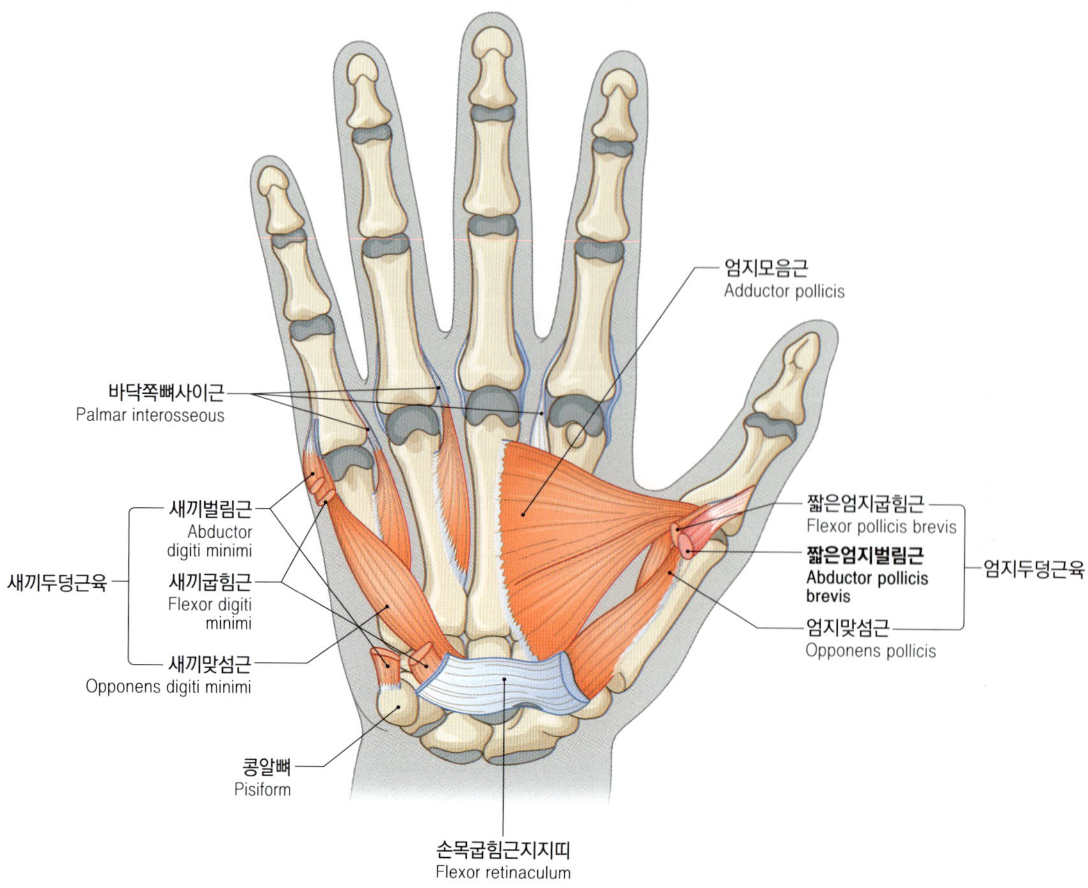

그림 8.52 짧은엄지벌림근

⑧ 엄지맞섬근 Opponence Pollicis

엄지맞섬근(opponence pollicis)의 이는곳은 굽힘근지지띠와 큰마름뼈 결절에서 시작해서 닿는곳은 엄지의 손허리뼈 전체 노쪽면에서 끝난다(그림 8.53). 작용은 엄지의 손목손허리관절의 맞섬을 수행한다.

이는곳
- 굽힘근지지띠, 큰마름뼈 결절

닿는곳
- 엄지의 손허리뼈 전체 노쪽면

작용
- 엄지의 손목손허리관절의 맞섬

신경지배
- 정중신경

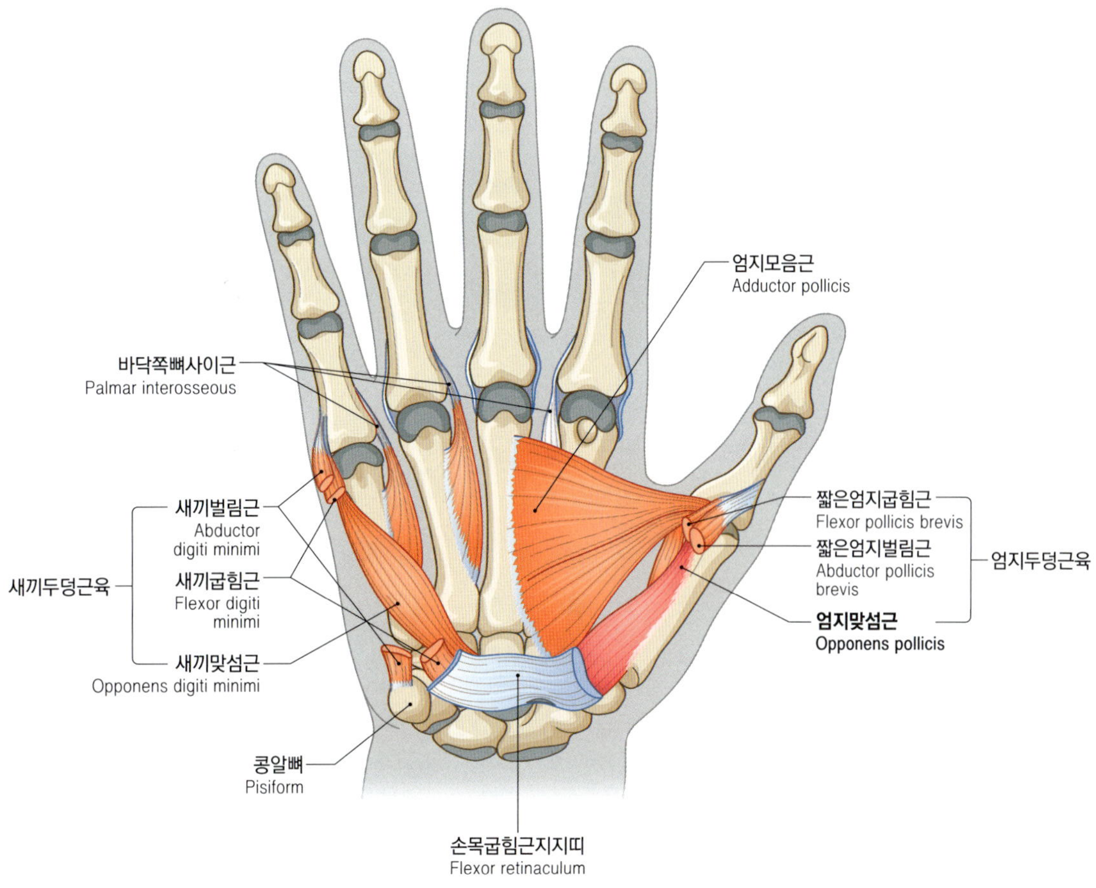

그림 8.53 엄지맞섬근

⑨ 엄지모음근Adductor Pollicis

엄지모음근(무지내전근, adductor pollicis)의 이는곳은 알머리뼈와 둘째, 셋째 손허리손가락의 바닥과 셋째 손허리뼈의 손바닥면에서 시작해서 확장폄근 및 엄지 첫마디뼈 바닥의 손바닥쪽에서 끝난다(그림 8.54). 작용은 엄지의 손목손허리관절의 모음을 수행한다. 엄지모음근은 특히 엄지에서 비교적 넓게 뻗어 있기 때문에 부위에 따라 엄지손가락의 맞섬 또는 굽힘에 보조적으로 관여하기도 한다.

이는곳
- 알머리뼈와 둘째, 셋째 손허리손가락의 바닥, 셋째 손허리뼈의 손바닥면

닿는곳
- 확장폄근 및 엄지 첫마디뼈 바닥의 손바닥쪽

작용
- 엄지의 손목손허리관절의 모음

신경지배
- 자신경

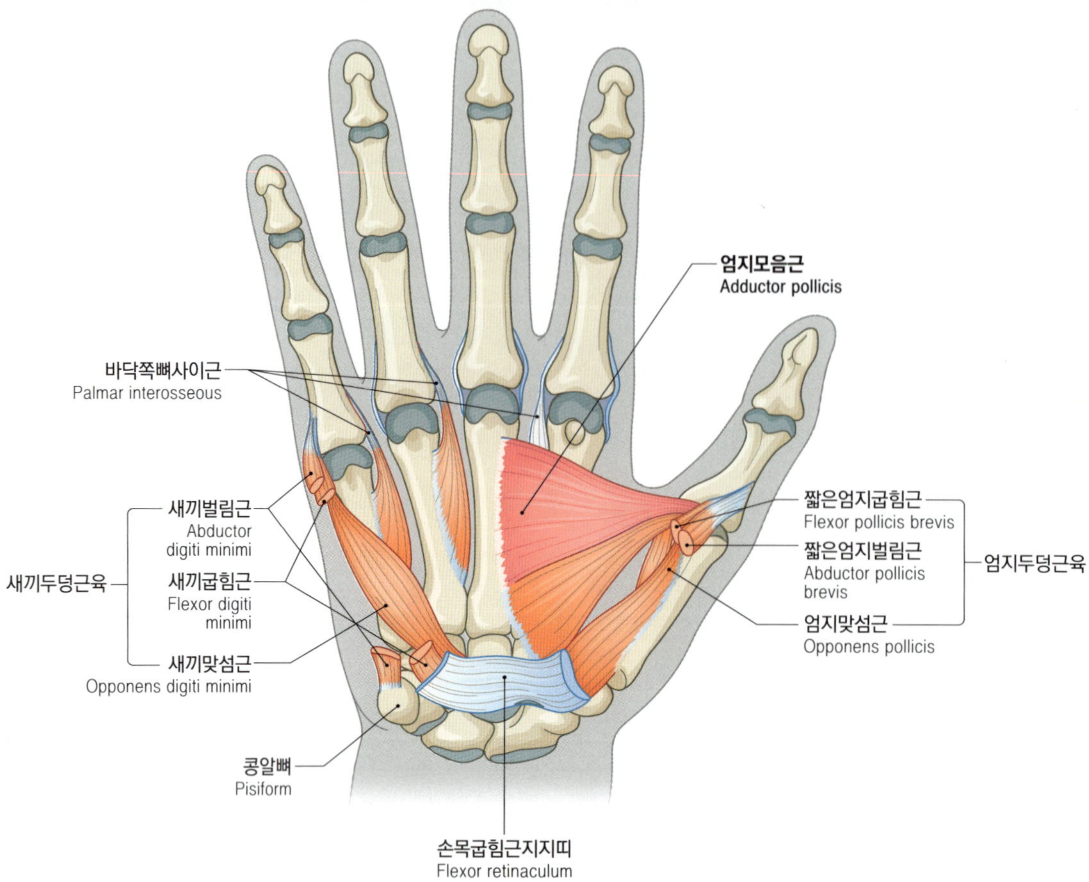

그림 8.54 엄지모음근

⑩ 바닥쪽뼈사이근 Palmar Interossei

바닥쪽뼈사이근(palmar interossei)의 이는곳은 첫째, 둘째 손허리뼈의 손바닥쪽과 넷째, 다섯째 손허리뼈의 노쪽 부분에서 시작해서 닿는곳은 첫째, 둘째 손가락의 손바닥쪽 확장폄근과 넷째, 다섯째 손가락의 노쪽 확장폄근에서 끝난다(그림 8.55). 작용은 셋째 손가락을 향하는 모음을 수행한다.

이는곳

- 첫째 뼈사이근: 첫째 손허리뼈 바닥, 손바닥쪽
  둘째 뼈사이근: 둘째 손허리뼈 전체, 손바닥쪽
  셋째 뼈사이근: 넷째 손허리뼈 전체, 노쪽
  넷째 뼈사이근: 다섯째 손허리뼈 전체, 노쪽

닿는곳

- 해당 손가락의 확장폄근에 닿음
  첫째 뼈사이근: 첫째 손가락의 손바닥쪽
  둘째 뼈사이근: 둘째 손가락의 손바닥쪽
  셋째 뼈사이근: 넷째 손가락의 노쪽
  넷째 뼈사이근: 다섯째 손가락의 노쪽

작용

- 셋째 손가락을 향하는 모음 및 둘째, 넷째, 다섯째 손허리손가락관절의 굽힘

신경지배

- 자신경

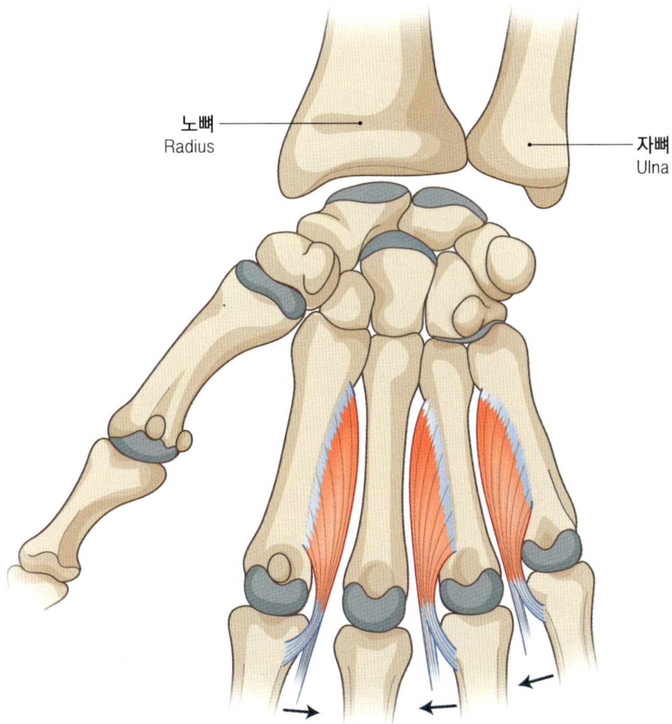

그림 8.55 바닥쪽뼈사이근

⑪ 등쪽뼈사이근 Dorsal Interossei

등쪽뼈사이근(dorsal interossei)의 이는곳은 각 손가락의 손허리뼈 인접면에서 시작해서 닿는곳은 둘째, 셋째 손가락의 노쪽면과 셋째, 넷째 손가락의 손바닥쪽면에서 끝난다(그림 8.56). 작용은 셋째 손가락을 중심으로 벌림을 수행한다.

이는곳

- 첫째 가쪽갈래: 첫째 손허리뼈의 자쪽모서리 몸쪽 중간 부위
  첫째 안쪽갈래: 둘째 손허리뼈의 가쪽면
  첫째–넷째 머리: 각 손가락의 손허리뼈 인접면

닿는곳

- 첫째 머리: 둘째 손가락의 노쪽면
  둘째 머리: 셋째 손가락의 노쪽면
  셋째 머리: 셋째 손가락의 손바닥쪽면
  넷째 머리: 넷째 손가락의 손바닥쪽면

작용

- 첫째 등쪽뼈사이근은 엄지의 모음을 보조하고 둘째, 셋째, 넷째 손가락은 셋째 손가락을 중심으로 벌림

신경지배

- 자신경

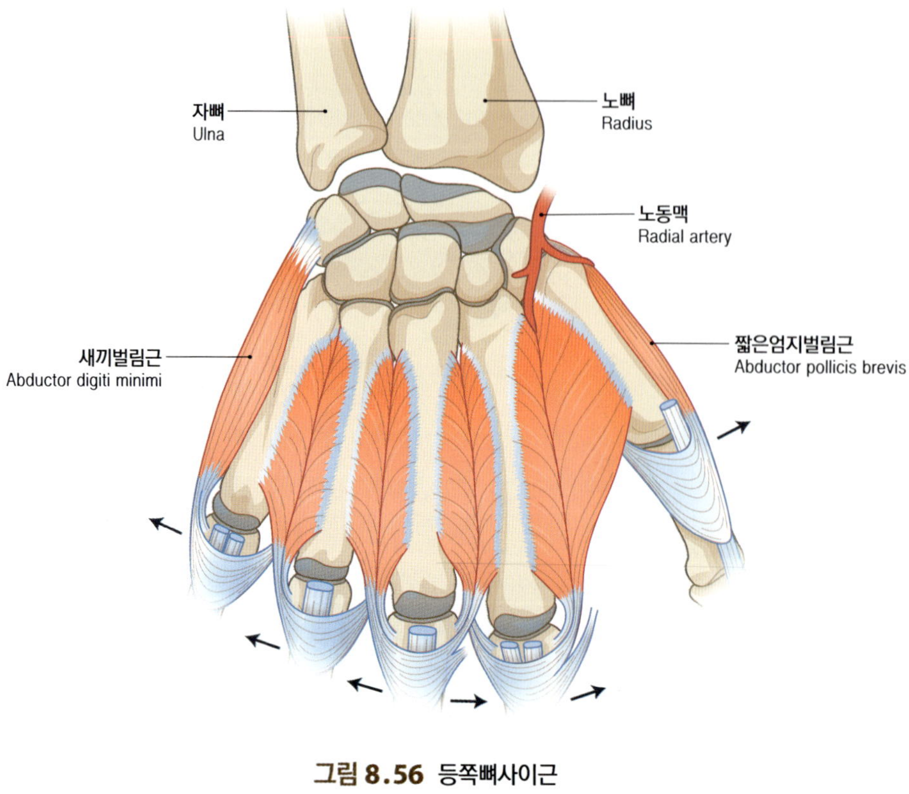

그림 8.56 등쪽뼈사이근

⑫ 벌레근 Lumbricals

벌레근(lumbricals)의 이는곳은 깊은굽힘근힘줄의 먼쪽 부분에서 시작해서 닿는곳은 둘째-다섯째 첫마디뼈의 바닥 노쪽 부분에서 끝난다(그림 8.57). 작용은 둘째-다섯째 손허리손가락관절의 굽힘과 손가락뼈사이 관절의 폄을 수행한다. 벌레근은 이는곳과 닿는곳이 뼈에 있지 않고 힘줄에 붙어 있는 것이 특징이다.

이는곳
- 깊은굽힘근힘줄의 먼쪽 부분

닿는곳
- 둘째-다섯째 첫마디뼈의 바닥 노쪽, 확장폄근

작용
- 둘째-다섯째 손허리손가락관절의 굽힘

신경지배
- 정중신경, 자신경

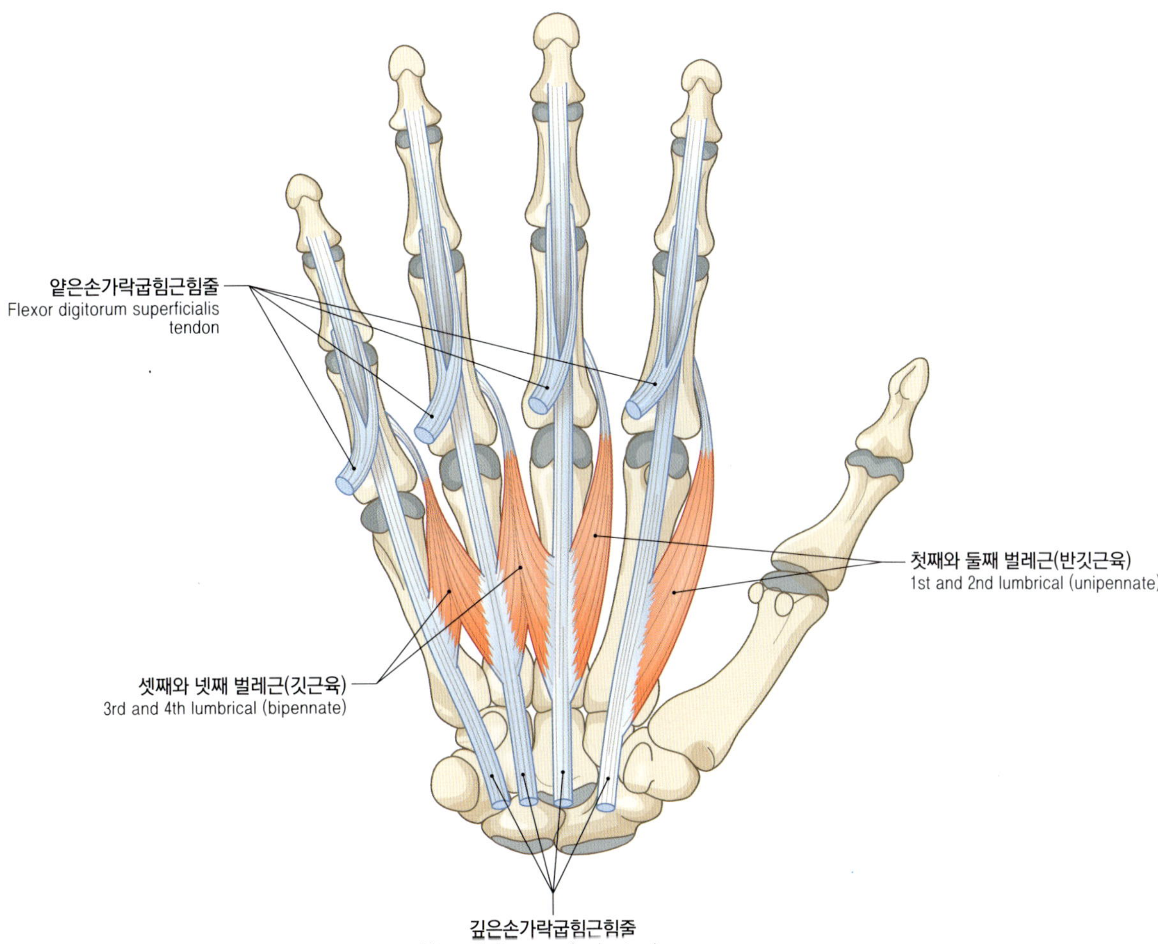

그림 8.57 벌레근

(3) 신경

KEMA의 움직임 손상과 관련된 유형의 분류에서 다른 관절보다 손목, 손과 손가락 관절에서는 신경의 주행경로와 지배하는 근육에 대해 면밀히 살펴볼 필요가 있다. 다른 관절에 비해 손목과 손으로 주행하는 신경은 뼈나 근육에 의한 해부학적 구조에 의해서 움직임 손상과 관련된 유형으로 인해 신경이 포획되는 증상들이 많다.

정중신경은 아래팔을 내려온 정중신경은 손목굴을 거쳐 먼쪽으로 주행하면서 엄지 주위의 내재근을 지배하며, 얕은층가지는 감각신경으로서 둘째, 셋째 손가락의 안쪽 및 가쪽과 넷째 손가락의 가쪽의 감각을 지배한다. 정중신경은 첫째와 둘째 벌레근, 긴엄지굽힘근, 짧은엄지벌림근, 맞섬근을 지배한다. 정중신경은 손목굴을 지난다(그림 8.58).

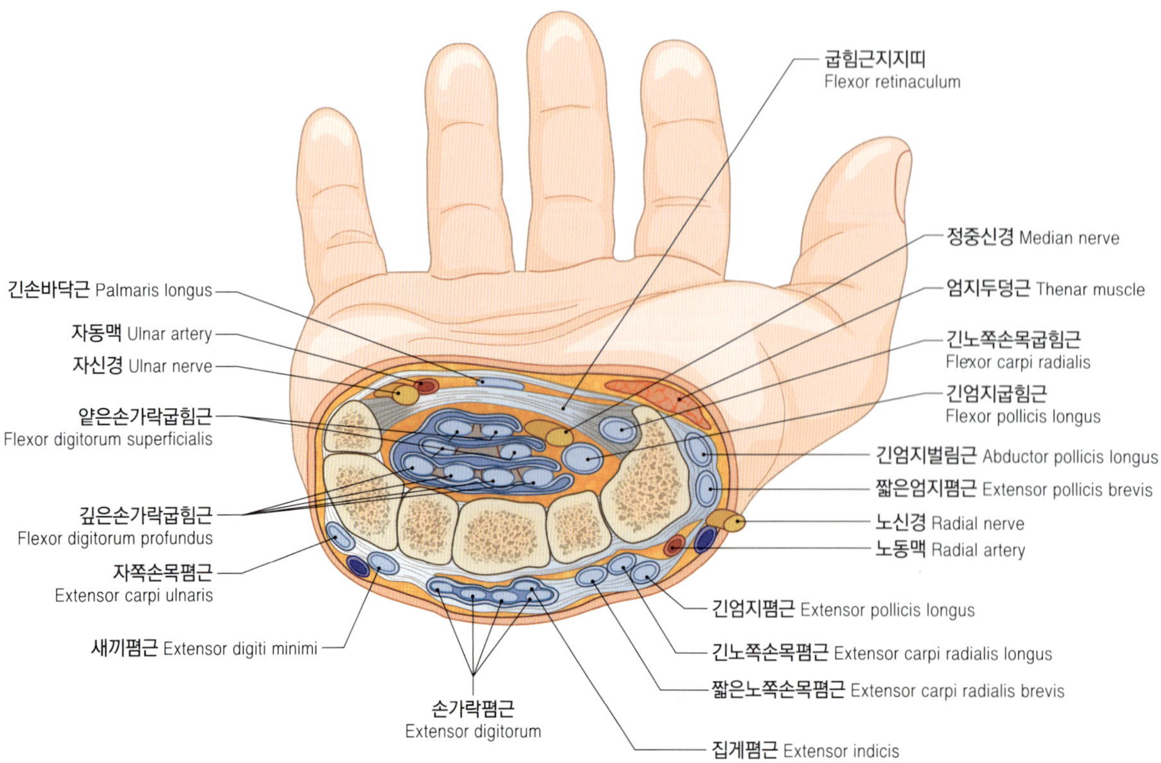

그림 8.58 손목굴을 지나는 정중신경

자신경은 넷째 손가락의 안쪽과 다섯째 손가락의 안쪽 및 가쪽의 감각을 지배한다. 자신경은 짧은엄지굽힘근, 엄지모음근, 새끼굽힘근, 새끼벌림근, 새끼맞섬근, 바닥쪽뼈사이근, 등쪽뼈사이근, 셋째와 넷째 벌레근을 지배한다. 자신경은 갈고리뼈 고리 밑의 가이온터널에서 촉진될 수 있다(그림 8.59).

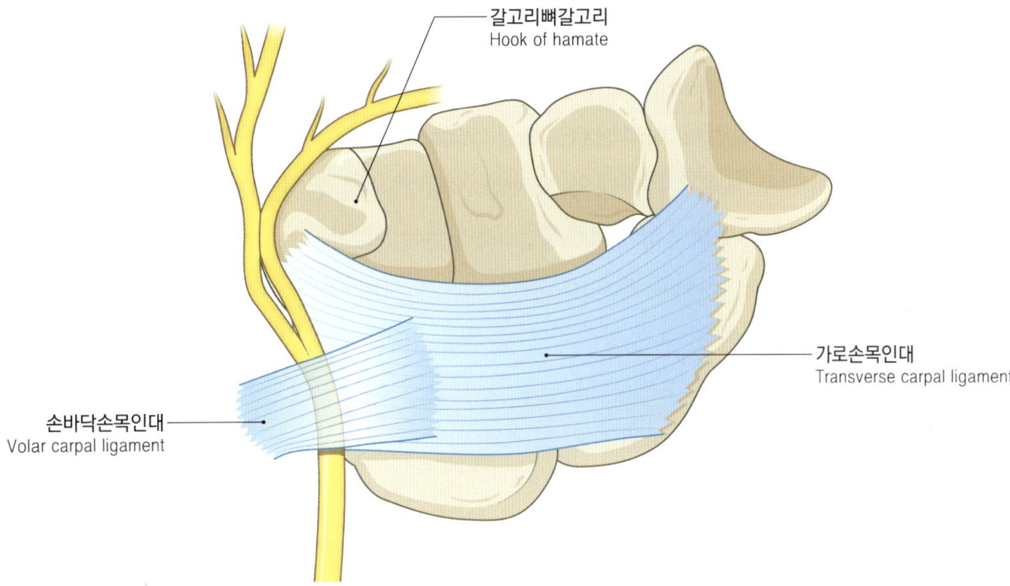

그림 8.59 가이온터널을 지나는 자신경

노신경은 손목과 손가락의 폄에 관여하는 근육을 지배하고, 얕은층가지는 감각신경으로서 아래팔끝과 손의 뒤가쪽면의 감각을 지배한다. 노신경이 지배하는 근육은 손가락폄근, 새끼폄근, 집게폄근, 긴엄지폄근, 짧은엄지폄근, 긴엄지벌림근이다. 노신경은 해부학코담배갑을 지난다(그림 8.60).

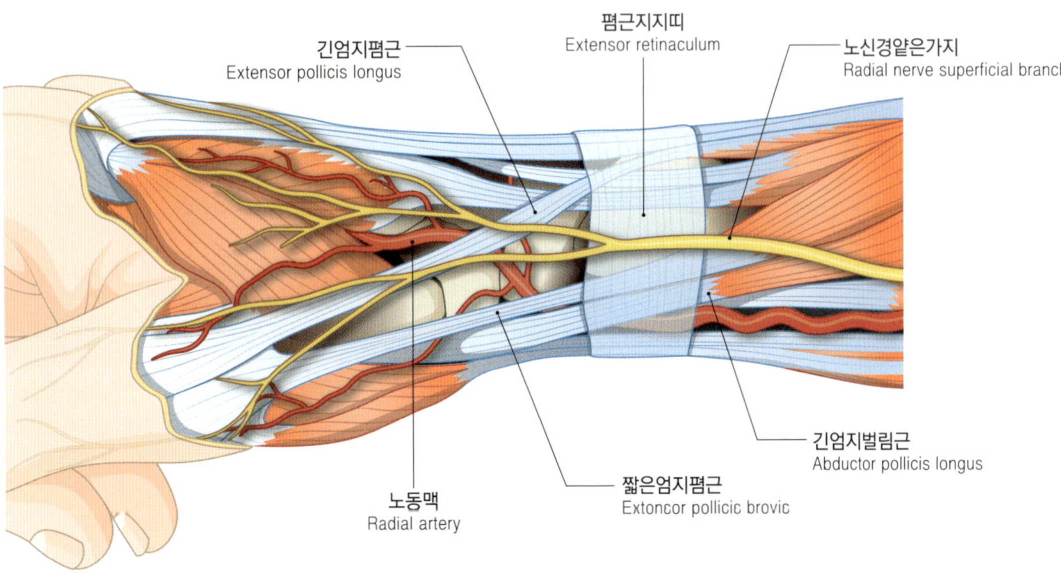

그림 8.60 해부학코담배갑을 지나는 노신경

2) 손목, 손, 손가락 운동학

손목관절에서 뼈운동형상학(osteokinematics)은 2개의 축에서 움직임이 나타나며, 굽힘과 폄의 움직임과 자쪽치우침과 노쪽치우침의 움직임이 나타난다. 평균적으로 손목은 0~90°까지 굽힘하고 0~75°까지 폄한다. 폄의 끝 범위는 굵은 바닥쪽 노쪽손목인대의 뻣뻣함 때문에 제한된다. 손목의 노쪽치우침과 자쪽치우침은 노뼈를 수평으로 지나는 선과 셋째손허리뼈몸통을 지나는 선이 이루는 각도로 측정할 수 있다. 손목의 자쪽치우침은 0~40°까지 일어난다. 손목의 노쪽치우침은 0~20°까지 일어난다.

손목에서의 시상면 운동에 대한 운동형상학은 손목을 먼쪽 노뼈, 반달뼈, 알머리뼈, 셋째 손허리뼈 사이의 연결에 의해 형성된 3개의 중심 기둥으로 연결하여 관절 운동형상학을 확인해야 한다. 이러한 3개의 중심기둥이 이루는 2개의 관절 중 노손목관절은 노뼈와 반달뼈 사이의 관절을 이루고, 손목뼈중간관절의 안쪽면은 반달뼈와 알머리뼈 사이의 관절을 이룬다. 손목손허리관절은 알머리뼈와 셋째손허리뼈 바닥사이가 이루는 관절이다. 굽힘과 폄의 관절운동형상학은 노손목관절과 손목뼈중간관절에서 동시에 일어나는 오목면을 기준으로 볼록면에서 발생하는 굴림이 나타난다. 노손목관절에서 폄은 반달뼈의 볼록면이 노뼈에 대해 등쪽으로 굴림과 동시에 바닥쪽으로 미끄러짐이 일어난다. 굴림은 폄의 운동 방향과 동일하고, 반달뼈의 먼쪽 관절면을 등쪽 방향으로 움직이게 한다. 손목뼈중간관절에서 알머리뼈 머리는 반달뼈를 기준으로 등쪽으로 굴림과 동시에 바닥쪽 방향으로 미끄러짐이 나타난다. 두 관절의 관절운동형상학 움직임의 결합으로 완전한 손목 폄을 수행하게 된다. 이러한 3개의 중심기둥을 이어주는 두개의 관절은 개별 관절들에서 발생하는 뼈의 움직임과 결합하여 더 큰 전체 가동범위를 만들어 준다(그림 8.61).

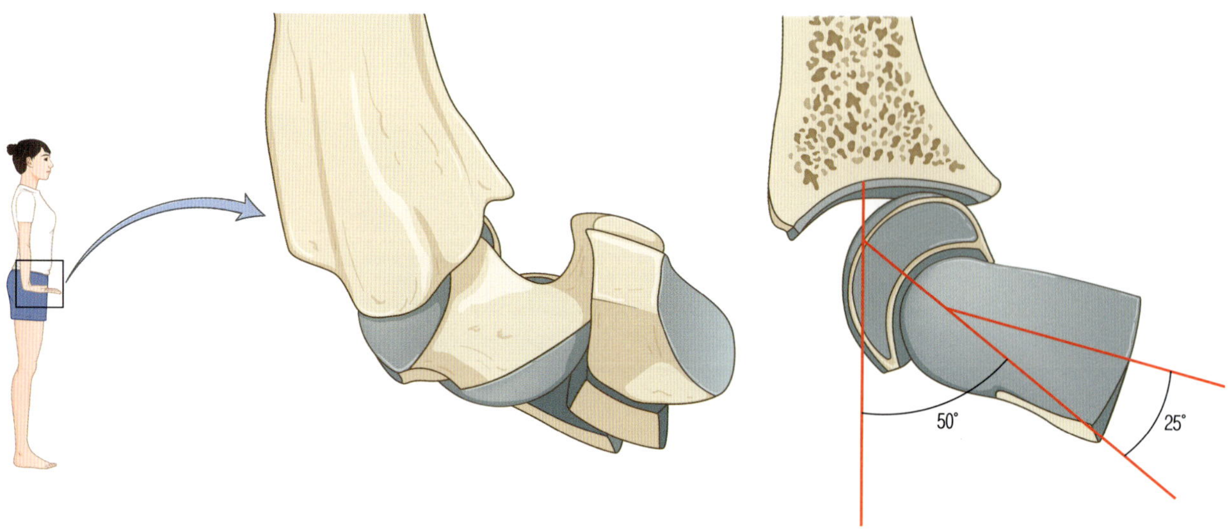

그림 8.61 손목관절 굽힘 시 관절 움직임

굽힘과 폄의 움직임과 유사하게, 자쪽치우침과 노쪽치우침은 노쪽손목관절과 손목뼈중간관절에서 발생하는 오목면을 기준으로 볼록면의 돌림 운동에 의해서 일어난다. 노쪽손목관절에 대해서, 손배뼈, 반달뼈, 세모뼈는 자쪽으로 구르는 움직임과 더불어 노쪽으로 미끄러지는 움직임이 발생한다. 손목뼈중간관절에서의 자쪽치우침은 알머리뼈의 자쪽 구르는 움직임과 약간 노쪽으로 미끄러지는 움직임이 일차적으로 일어난다. 끝범위의 자쪽치우침은 세모뼈가 관절원반과 맞닿을 때까지 일어난다. 손목에서의 노쪽치우침은 자쪽치우침에서 설명되었던 것과 반대 방향의 관절운동형상학을 통해 일어난다. 노쪽손목관절에서 일어나는 노쪽치우침의 양은 손목뼈의 노쪽이 노뼈붓돌기와 충돌이 발생되기 때문에 제한된다. 그러므로 손목뼈중간관절에서는 자쪽치우침에서 더 많은 움직임이 발생한다(그림 8.62).

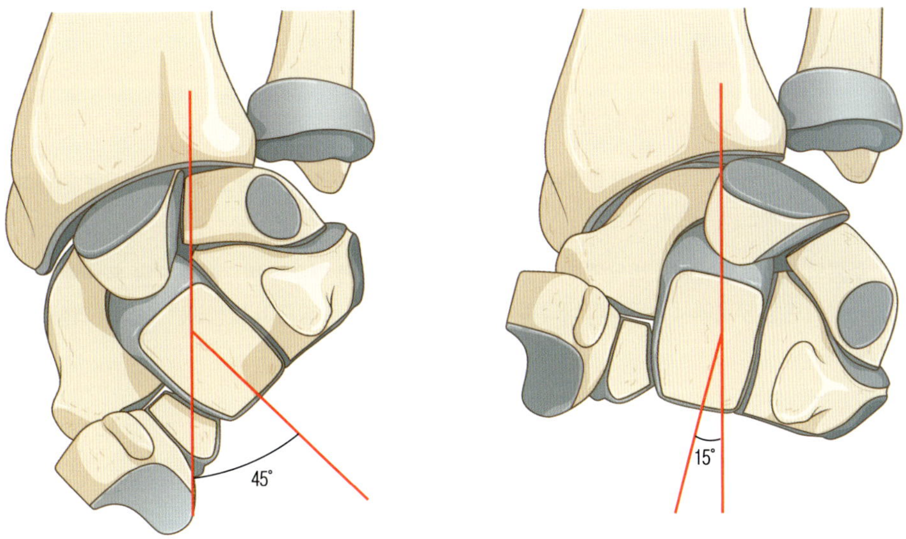

그림 8.62 손목관절 치우침 시 관절의 움직임. A: 자쪽치우침, B: 노쪽치우침

3) 손목, 손가락 움직임 검사

(1) 손목 관절 지면 지지에 의한 폄 시 육안 및 촉진 검사 Wrist Extension in Closed Chain Test

선 자세에서 검사를 수행한다. 대상자는 선 자세에서 테이블 위에 손바닥을 지지하고 80~90° 정도 손목 폄을 수행한다. 이때 손목 위의 손등 부위에 주름을 관찰하고 손으로 촉진하면서 반달뼈의 바닥쪽 미끄러짐이 충분히 일어났는지 확인한다(그림 8.63).

측정하려는 대상자의 손을 테이블 위에 올려놓을 때 손목에 손등이나 손바닥 쪽에 통증이 있다면 촉진 및 육안 검사를 하기 전에 고려해야 할 사항이 있다. 테이블 위에 손을 올릴 때 손등 쪽의 손목에 통증이 있다면, 반달뼈의 손바닥 쪽 미끄러짐이 충분히 일어나지 못해서 충돌에 의해 발생되는 통증일 가능성이 높다. 손목의 손바닥 쪽에 통증이 있다면 손목, 손가락 굽힘근의 장력이 너무 뻣뻣하거나 과도한 단축에 의한 통증을 의심해 볼 수 있다. 통증이 없다면 손목 폄을 80~90°를 유지하였을 때 반달뼈를 촉진하여 충분히 바닥쪽에 미끄러짐이 발생했다면 알머리뼈 또는 노뼈가 촉진될 것이다. 손등의 주름을 육안으로 평가할 때 손목의 주름이 하나로 알머리뼈와 노뼈와의 사이에 진하게 형성된다면 육안으로 보았을 때 반달뼈의 바닥쪽 미끄러짐이 충분히 일어났음을 확인할 수 있다. 육안으로 보았을 때 주름의 양상이 반달뼈의 바닥쪽 미끄러짐이 명확하지 않다면, 촉진을 통해 반달뼈가 만져지는지 확인한다. 이때 반달뼈가 만져진다면 반달뼈의 바닥쪽 미끄러짐이 원활하지 않기 때문에 반달뼈의 바닥쪽 미끄러짐을 유도할 수 있는 처치를 수행해야 할 필요가 있다. 이 검사의 수행은 손목 폄 부족 유형의 경우 하나의 지표로 사용될 수 있다.

자 세 선 자세

방 법 손바닥을 바닥에 지지하고 90° 손목 폄 각도로 바닥을 지지한 상태로 유지함

확인사항 반달뼈가 바닥쪽 미끄러짐이 일어나지 않으면 주름이 2개 이상 발생되는 것을 육안으로 확인하고, 반달뼈가 촉진이 되는지 확인함

주의사항 주름의 개수로 반달뼈의 바닥쪽 미끄러짐을 확인할 수 없기 때문에 반드시 촉진을 동시에 수행해야 하며, 손목의 손등 부위에서 반달뼈의 바닥쪽 미끄러짐의 부족으로 통증이 발생하는 것을 주의함

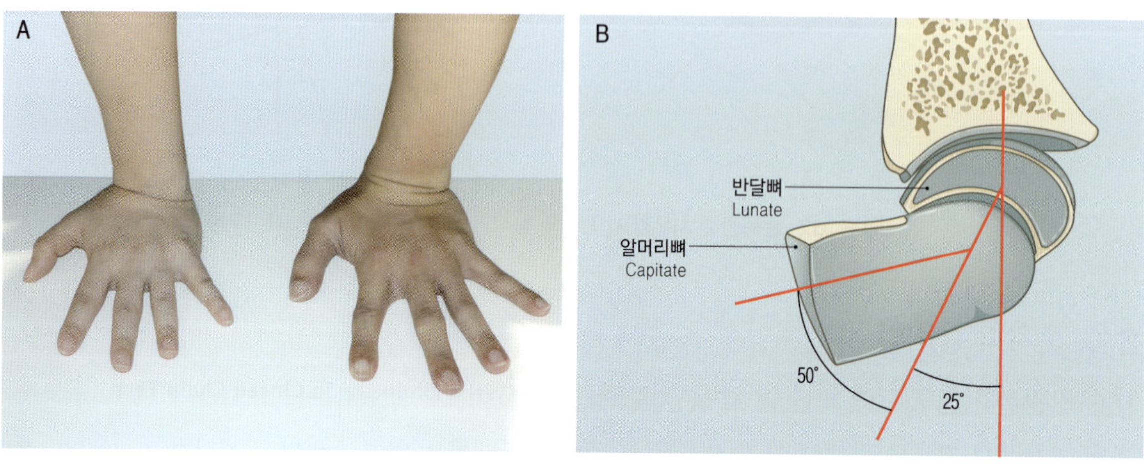

그림 8.63 반달뼈의 바닥쪽 미끄러짐의 유무에 대한 차이.
A: 바닥쪽 미끄러짐이 일어난 반달뼈(왼쪽)와 바닥쪽 미끄러짐이 일어나지 않은 반달뼈(오른쪽), B: 손목관절 폄 시 관절 움직임

(2) 엄지 손허리손가락관절 폄 검사 Thumb Metacarpophalangeal Joint Extension Test

선 자세 또는 앉은 자세에서 검사를 수행한다. 대상자가 능동적으로 엄지 손허리손가락관절의 폄을 수행시켰을 때 엄지 손가락사이관절을 굽힌 상태에서 몸쪽 손가락뼈에 측정자가 저항을 주어 엄지 손허리손가락관절의 폄 근력을 평가한다. 또한 능동적으로 엄지 손허리손가락관절의 폄을 수행시켰을 때 엄지 손가락사이관절을 완전힘 편 상태에서 몸쪽 손가락뼈에 측정자가 저항을 주어 엄지 손허리손가락관절의 폄 근력을 평가하여 엄지 손가락관절의 굽힘과 폄 시에 엄지 손허리손가락관절의 폄 근력을 비교한다(그림 8.64).

엄지 손가락관절을 굽히고 엄지의 손허리손가락관절의 폄을 수행하게 되면 독립적으로 짧은엄지폄근의 근력을 평가하게 되고, 엄지 손가락관절을 펴고 엄지의 손허리손가락관절의 폄을 수행하게 되면 긴엄지폄근의 근력을 평가하게 된다. 이때 엄지 손가락관절을 굽히고 엄지의 손허리손가락관절의 폄을 유지하지 못하고 폄을 완전히 수행하지 못하거나 근력이 측정자의 저항을 이기지 못하여 폄이 쉽게 무너진다면, 이러한 대상자들은 엄지의 폄 움직임 시에 긴엄지폄근을 우세한 사용으로 엄지 손허리손가락관절에서 주로 움직임이 수행되는 것으로 판단할 수 있다. 짧은엄지폄근의 근육을 잘 쓰지 못하는 대상자의 경우 긴엄지폄근을 우세하게 사용하여 엄지 손허리손가락관절의 폄을 수행할 경우 엄지 손가락관절의 과도한 폄을 유발할 수 있으며, 마사지나 엄지 손가락을 이용하여 누르는 동작을 많이 사용할 경우 엄지 손가락관절의 과도한 폄을 유발하기 때문에 엄지 손가락손허리관절의 움직임을 잘 사용하지 못하는 경우가 많다. 이는 엄지손가락 뼈사이관절 과다폄 유형(thumb IP hyperextension type)을 판단하는 요인 중 하나이다.

자세	앉은 자세 또는 선 자세
방법	엄지 손가락관절과 손허리손가락관절을 모두 폄한 상태에서 엄지손가락 폄 근력을 검사하고, 손가락관절을 구부리고 손허리손가락관절을 폄한 상태에서 엄지손가락 폄 근력을 검사함
확인사항	손가락관절의 굽힘 유무에 따라 근력의 차이를 확인함
주의사항	손가락관절을 굽히고 엄지손가락 폄을 수행하는 동안 몸쪽 손가락뼈 위치에서 저항을 주었을 때, 손가락관절의 폄이 발생되지 않도록 주의함

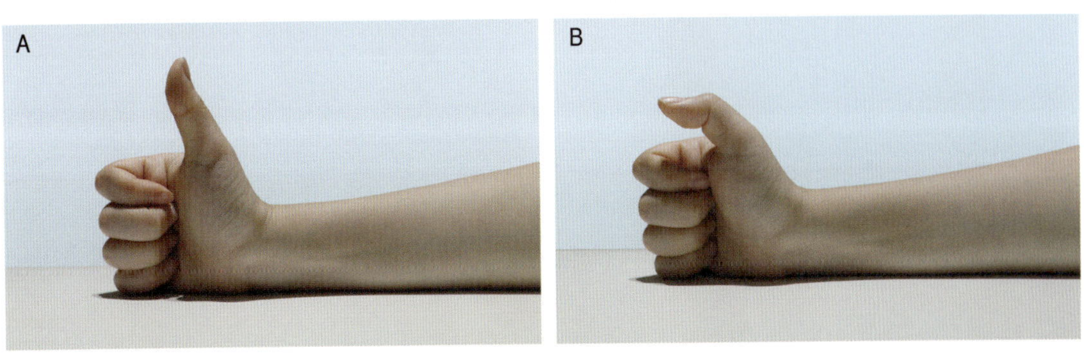

그림 8.64 엄지손가락관절의 굽힘과 폄에 따른 엄지 손허리손가락관절의 폄에 대한 움직임 차이.
A: 엄지 손가락관절 폄 자세, B: 엄지 손가락관절 굽힘 자세

(3) 잡기 움직임 검사Grasping Movement Test

선 자세 또는 앉은 자세에서 검사를 수행한다. 대상자에게 손바닥을 편 상태에서 볼펜이나 연필 또는 적당한 크기의 봉을 손바닥 위에 손가락과 수직이 되는 방향으로 올려놓고 손바닥에 있는 대상물을 쥐어 보라고 지시한다. 대상자는 손바닥에 있는 물체를 능동적으로 잡는 동작을 수행한다. 대상자가 손바닥에 있는 물체를 잡거나 쥘 때 손가락관절과 손허리손가락관절 중에서 어떤 관절을 먼저 구부려서 잡는지 확인한다(그림 8.65).

손허리손가락관절을 먼저 구부려 잡는 전략을 내재적 잡기(intrinsic grasping)라 하며, 내재근을 먼저 동원하여 잡는 움직임을 수행한다. 반면 손가락관절을 먼저 구부려 잡는 전략을 외재적 잡기(extrinsic grasping)라 하며, 외재근을 먼저 동원하여 잡는 움직임을 수행한다. 내재적 잡기의 전략은 관절의 움직이는 속도에서 효과적이고 움직임의 회전축의 중심을 유지하는데 효과적이다. 반면 외재적 잡기 전략은 관절의 움직이는 힘에 대해서 경제적으로 사용할 수 있지만, 움직임의 회전축의 중심을 유지하는데는 효과적이지 못하다. 정상 소아의 잡기 전략을 보게 되면 물체를 쥐거나 잡을 때 손허리손가락관절을 먼저 이용하여 물체를 쥐는 것을 관찰할 수 있다. 외재적 잡기는 근육의 힘을 경제적으로 사용할 수 있기 때문에 외재적 잡기 전략을 많이 수행할수록 내재근의 발달이나 사용이 적으므로 손이나 손가락의 근육이 얇고 가는 경우가 많다. 내재적 잡기 전략을 많이 사용할수록 손이나 손가락의 내재적 근육을 많이 사용하기 때문에 손이나 손가락의 두께가 두껍고 잘 발달되어 있다.

자 세 앉은 자세 또는 선 자세

방 법 손바닥에 펜이나 봉을 대고 쥐는 동작을 자연스럽게 수행하게 함

음 성 잡기 동작 시 손허리손가락관절의 굽힘이 먼저 수행되는지 확인함

양 성 손가락관절의 굽힘이 먼저 발생함

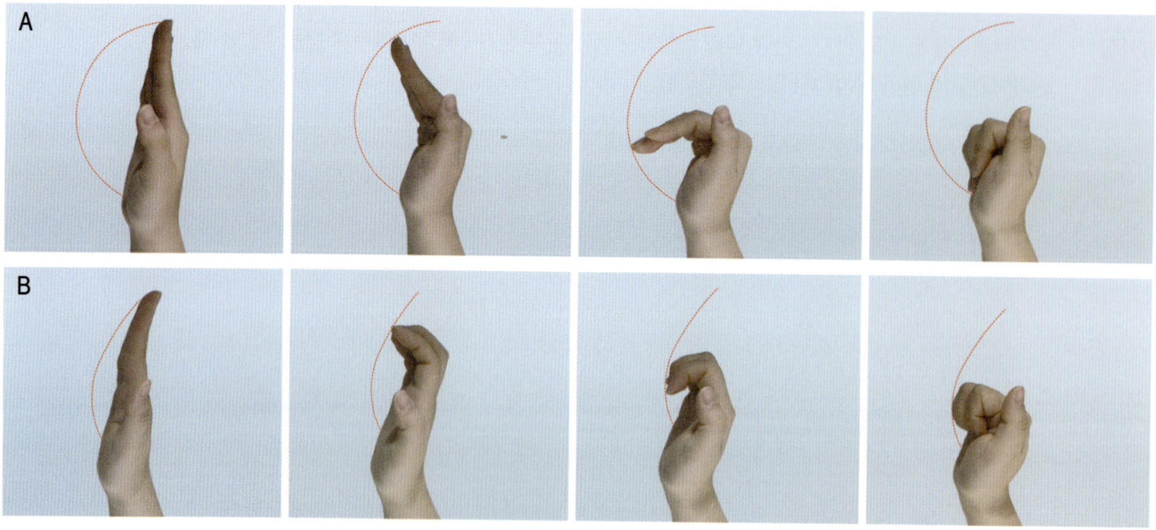

그림 8.65 내재적 잡기 전략과 외재적 잡기 전략의 손가락 움직임.
A: 내새적 잡기 전략, B: 외새적 잡기 전략

(4) 필기 자세 검사Pencil Grip Test

앉은 자세에서 검사를 수행한다. 대상자는 평상시에 수행하는 필기 동작의 자세로 필기를 수행하도록 한다. 일반적인 볼펜이나, 연필로 수행하며, 필기 교정기구가 없는 상태에서 수행해야 한다. 일반적으로 필기 작업을 수행할 때, 손가락으로 필기를 잡는 파지법의 형태는 사용하는 필기구, 우세손의 방향, 필기 하는 언어에 따라 다양하게 나타난다. 대표적인 필기 파지법은 4종류로, 역동적 삼각법(dynamic tripod), 역동적 사각법(dynamic quadrupod), 가쪽 삼각법(lateral tripod), 가쪽 사각법(lateral quadrupod)으로 분류된다(그림 8.66). 가장 인간공학적으로 권장되는 필기 파지법은 역동적 삼각법의 형태로 엄지두덩근을 전반적으로 적용되며 필압과 필기에 대한 안정성이 확보되어 이상적인 움직임을 보인다. 하지만 가쪽 삼각법과 같은 경우 엄지두덩근의 사용이 거의 일어나지 않으며 엄지두덩의 사용이 적고, 이런 경우 측정자가 엄지두덩에 촉진을 하면 엄지두덩에 근육 사용이 잘 일어나지 않음을 보일 수 있다. 더불어 필기 파지법에서 더욱 관찰해야 할 부분은 엄지와 검지 손가락과 손허리뼈의 공간이 좁아지게 하여 필기구를 파지할 경우 엄지두덩근육 중에서 짧은엄지벌림근의 사용은 거의 동원되지 않고, 엄지모음근을 위주로 사용하는 필기의 움직임이 나타나게 된다. 엄지모음근 또한 쥐거나 잡는 동작에서 보조적으로 도움을 주는데, 엄지모음근을 우세하게 사용한 경우 쥐거나 잡는 동작 또는 필기를 하는 동작에서도 엄지두덩근육 그룹을 덜 사용하기 때문에 장시간의 필기를 수행할 경우 손바닥의 근피로를 쉽게 느끼고, 엄지두덩이 발달되지 않는다.

자 세 앉은 자세

방 법 자연스러운 필기 동작 수행 시 필기구를 파지하는 자세를 확인함

음 성 보상적 움직임 없이, 필기구 파지 시 엄지의 벌림을 이용하여 필기를 수행하는지 확인함

양 성 필기구 파지 시 엄지손가락의 모음이 발생함

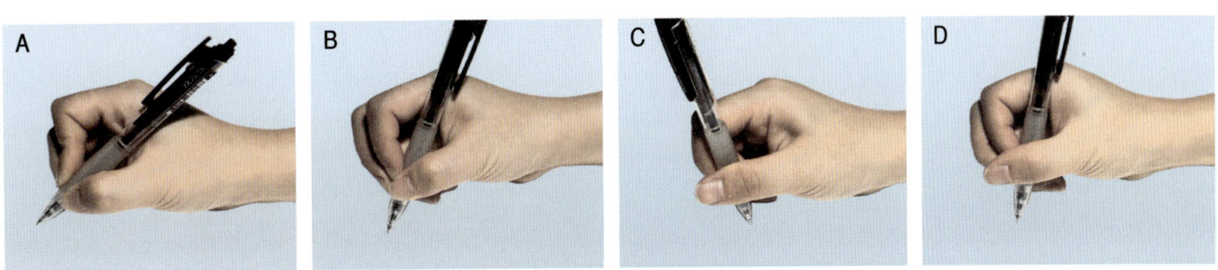

그림 8.66 필기 파지법의 종류.
A: 역동적 삼각법, B: 역동적 사각법, C: 가쪽 삼각법, D: 가쪽 사각법

(5) 엄지와 검지 갈퀴막공간 검사 Web Space Angle Test

선 자세 또는 앉은 자세에서 검사를 수행한다. 대상자는 엄지와 검지 손허리뼈의 벌림을 수행한다. 손허리뼘의 벌림의 각도를 측정하고 만약 엄지와 검지의 손허리뼈의 벌림 각도가 45° 미만일 경우, 엄지모음근을 충분히 스트레칭한 후에 다시 대상자에게 엄지와 검지의 손허리뼈의 벌림을 수행하고 각도를 측정한다(그림 8.67).

엄지와 검지의 손허리뼈의 벌림을 제한하는 근육은 엄지모음근이다. 엄지두덩근 그룹에서 내재근으로 짧은엄지굽힘근, 짧은엄지벌림근, 엄지맞섬근이 쥐거나 잡는 동작에서 관여한다. 엄지모음근의 이는곳이 세 번째 손허리뼈에서 시작하고 얇은 판상 부채살 모양의 형태를 보인다. 엄지모음근 또한 쥐거나 잡는 동작에서 보조적으로 도움을 주는데, 엄지모음근을 우세하게 사용한 경우 쥐거나 잡는 동작 또는 필기를 하는 동작에서도 엄지두덩근육 그룹을 덜 사용하기 때문에 장시간의 필기를 수행할 경우 손바닥의 근피로를 쉽게 느끼고, 엄지두덩이 발달되지 않는다. 그러므로 엄지모음근의 주된 사용으로 인해서 근육이 뻣뻣해지거나 단축이 있다면, 엄지와 검지 손허리뼈 사이의 벌림에서 제한이 발생할 수 있고, 이러한 경우 엄지모음근의 스트레칭 및 이완을 시켰을 경우, 엄지와 검지 손허리뼈의 벌림의 각도가 증가한다.

자　세　선 자세 또는 앉은 자세

방　법　엄지와 검지 손허리뼈의 벌림을 수행한 다음 두 손허리뼈가 이루는 각도를 측정하고, 엄지모음근을 스트레칭한 후 다시 각도를 확인함

확인사항　엄지와 검지 손허리뼈의 벌림 각도를 확인함

주의사항　손허리뼈의 각도를 확인하지 않고, 몸쪽 손가락뼈의 각도로 확인하지 않도록 주의함

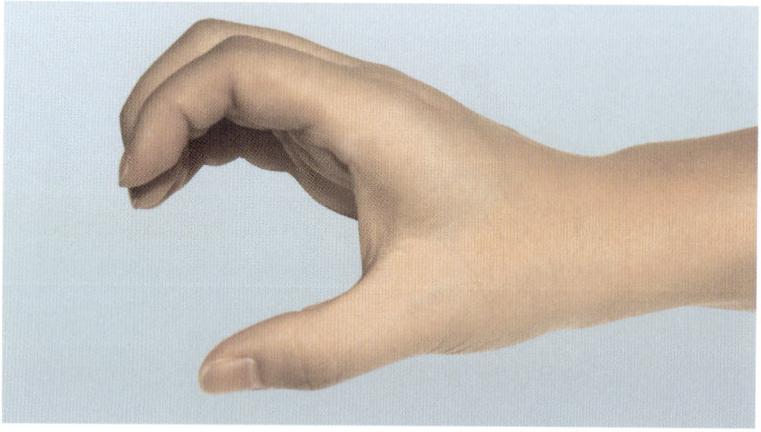

그림 8.67 엄지와 검지 손허리뼈의 각도

(6) 뼈사이근 움직임 검사Interossei Movement Test

선 자세 또는 앉은 자세에서 검사를 수행한다. 대상자에게 손허리손가락관절의 벌림과 모음을 능동적으로 수행하도록 지시한다. 대상자는 평상시 하던 움직임으로 손허리손가락관절의 벌림과 모음을 능동적으로 수행한다(그림 8.68).

대상자의 손허리손가락관절의 벌림과 모음의 움직임을 수행하는 동안, 대상자의 손허리손가락관절의 굽힘과 폄의 움직임 그리고 손가락사이관절의 굽힘을 확인할 필요가 있다. 일반적으로 손허리손가락관절의 모음을 수행할 때 세 번째 손가락을 중심으로 모음이 수행된다. 손허리손가락관절의 모음에는 바닥쪽뼈사이근이 주로 수행하게 되는데 바닥쪽뼈사이근은 손허리손가락관절의 모음뿐만 아니라 손허리손가락관절의 굽힘과 손가락사이관절의 폄에 보조적으로 관여함으로써 벌레근과 유사한 기능을 수행하기도 한다. 하지만 이러한 손허리손가락관절의 모음 시에 손허리손가락관절의 약간의 굽힘은 보조적인 바닥쪽뼈사이근의 움직임으로 정상적인 움직임으로 관찰될 수 있지만 손가락사이관절의 굽힘이 손허리손가락관절의 모음 시에 관찰될 경우, 손가락굽힘근의 외재성 움직임이 우세하게 동원되었을 가능성이 있다. 손허리손가락관절의 벌림을 수행할 때 등쪽뼈사이근에 의해서 손허리손가락관절의 벌림이 수행된다. 벌림의 움직임을 수행할 때, 손허리손가락관절의 과도한 폄이 발생될 경우 손가락폄근의 외재적 동원이 많이 발생된 경우로 판단될 수 있다. 그러므로 손허리손가락관절의 벌림 시에 손허리손가락관절의 굽힘과 폄의 중립이 유지되면서 움직임이 발생되지 않는지를 관찰하고, 폄에 대한 움직임을 관찰하는 것이 필요하다.

자　세 선 자세 또는 앉은 자세

방　법 손가락을 벌리고 모으는 동작을 수행함

확인사항 보상적 움직임 없이 손가락의 모음과 벌림을 수행하는지 확인함

주의사항 손허리손가락관절의 굽힘 발생, 손허리손가락관절의 폄 발생

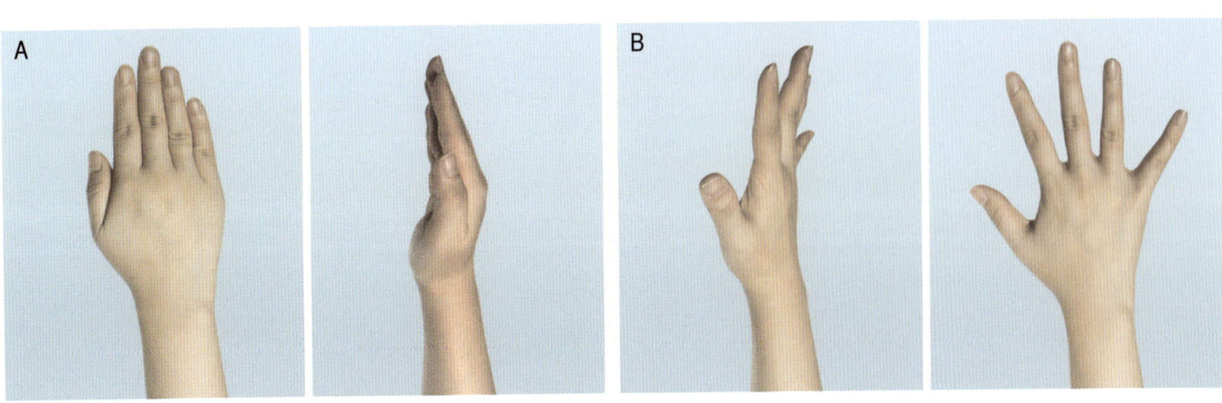

그림 8.68 손허리손가락관절의 모음과 벌림에 대한 움직임.
A: 손허리손가락관절의 모음, B: 손허리손가락관절의 벌림

PART 1 팔꿈치

5. 팔꿈치 KEMA 진단 분류

팔꿈치의 운동장애는 팔꿉관절 굽힘 및 엎침을 동반한 손목 폄 유형, 아래팔 엎침을 동반한 손목 굽힘 유형, 팔꿉관절 굽힘 유형, 팔꿉관절 엎침근 유형, 노자관절 벌림 유형, 팔꿉관절 폄 시에 위팔 바깥돌림과 위팔자관절 벌림 유형으로 분류한다(그림 8.69).

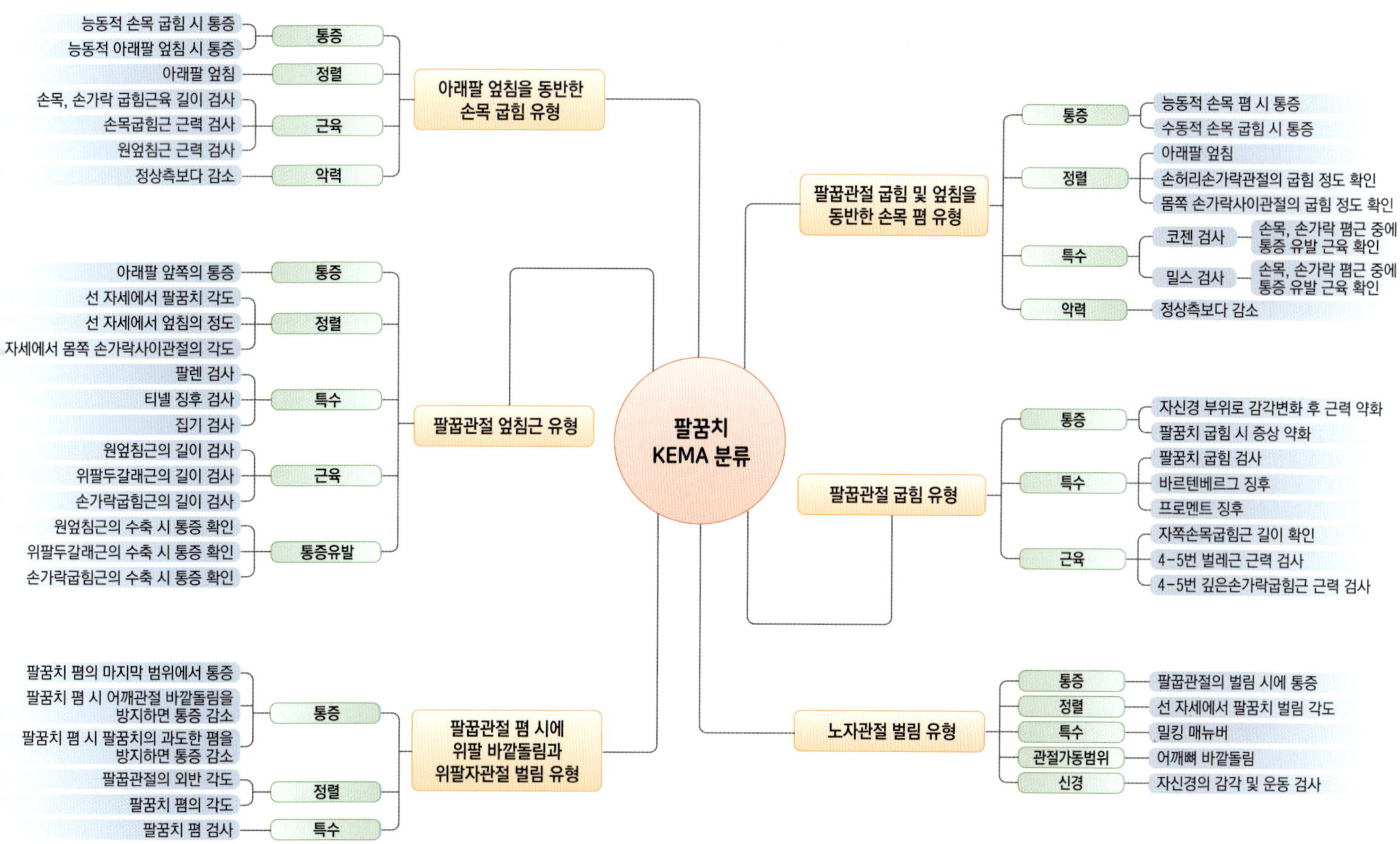

그림 8.69 팔꿈치 KEMA 분류 체계

1) 분류 기준

팔꿉관절(elbow joint)의 KEMA의 분류는 통증이 일어나는 양상에 따라 대표적으로 6가지로 분류된다. 첫 번째는 근육과 힘줄의 손상으로 통증이 야기되는 팔꿉관절 굽힘 및 엎침을 동반한 손목 폄 유형과 아래팔 엎침을 동반한 손목 굽힘 유형이 있다. 이 두 증후군은 각각 테니스엘보우와 골퍼엘보우로 잘 알려져 있다. 이 두 유형은 반복적인 동작이나 지속적인 자세를 유지했을 때 혹은 짧은 시간에 강한 장력(tensile force)이 근육이나 힘줄에 가해졌을 때 나타난다. 위의 두 유형은 날카로운 통증(sharp pain)이 나타나며, 손상된 근육이 늘어나거나 수축하게 되면 통증이 발생하고, 손상된 근육에 따라 통증을 야기하는 움직임이 달라질 수 있다.

두 번째는 신경의 손상으로 야기되는 팔꿉관절 굽힘 유형과 팔꿉관절 엎침근 유형이 있다. 팔꿉관절 굽힘 유형은 팔에서 일어나는 신경의 문제 중 두 번째로 많이 일어나는 유형이다. 자신경(ulnar nerve)의 손상으로 통증, 저림, 운동기능의 이상이 자신경의 분포와 지배하는 근육에 나타나는 특징이 있다. 일반적으로 팔꿉관절을 오랫동안 구부리거나, 자쪽손목굽힘근(flexor carpi ulnaris)을 과도하게 수축했을 때 팔꿈치굴(cubital tunnel) 내의 압력이 증가하여 팔꿈치굴을 지나가는 자신경의 압박력(compressive force)이 증가하여 증상이 나타난다. 팔꿉관절 엎침근 유형은 정중신경(median nerve)의 주가지(main branch)에 손상이 발생했을 때 나타나는 유형을 의미하며, 정중신경의 운동신경가지인 앞뼈사이신경(anterior interosseous nerve)에 문제가 생겼을 때 나타나는 유형을 앞뼈사이신경 유형(anterior interosseous nerve type)이라고 한다. 팔꿉관절 엎침근 유형은 일반적으로 두갈래근널힘줄(bicipital aponeurosis), 원엎침근(pronator teres) 그리고 얕은손가락굽힘근(flexor digitorum superficialis)을 과도하게 사용했을 때 정중신경 및 앞뼈사이신경에 압박을 가해 손상을 일으킨다. 아래팔 앞쪽에서 둔한 통증이 일어나며, 팔꿉관절 엎침근 유형은 통증, 저림, 운동기능 이상이 나타나는 반면, 앞뼈사이신경 유형은 순수한 운동신경이기 때문에 지배하는 근육의 운동기능만 문제를 일으킨다.

세 번째는 반복적인 움직임으로 나타나는 노자관절 벌림 유형과 팔꿉관절 폄 시에 위팔 바깥돌림과 위팔자뼈 관절 벌림 유형이 있다. 이 두 유형은 스포츠 활동을 하는 사람들에게 주로 나타나는 특징이 있다. 노자관절 벌림 유형은 야구의 투수, 창던지기 선수, 테니스, 아이스하키 등 스포츠 활동 시 빠른 속도로 노자관절이 벌어지는 움직임이 반복적으로 일어났을 때 팔꿉관절 안쪽에 통증이 나타난다. 보통 팔꿉관절이 가쪽으로 휜(valgus) 양상을 보이며, 간혹 자신경의 손상을 유발하기도 한다. 팔꿉관절 폄 시에 위팔 바깥돌림과 위팔자관절 벌림 유형은 팔꿈치를 펴는 과정에서 위팔의 바깥돌림과 위팔자관절의 벌림으로 인하여 팔꿈치의 앞쪽과 안쪽에 통증이 나타나는 유형이다. 일반적으로 팔을 뻗어 공을 잡는 야구선수, 장대높이뛰기 선수, 웨이트 트레이너 등 운동선수나 기타리스트에게서 호발한다고 보고되고 있다. 위팔뼈의 안쪽관절융기가 팔꿈치를 펴는 끝에서 두드러지게 보일 수 있으며, 운반각(carry angle)과 팔꿈치 폄의 각도가 증가되어 있을 가능성이 높다. 노자관절 벌림 유형과 팔꿉관절 폄 시에 위팔 바깥돌림과 위팔자관절 벌림 유형은 통증의 원인이 되는 움직임을 감소시켜주면 통증이 쉽게 감소한다. 따라서 정확한 움직임에 대한 교육이 필요하다. 팔꿉관절에서는 위에서 언급한 여섯 가지의 유형에 대하여 자세히 알아보도록 한다.

6. 팔꿉관절 굽힘 및 엎침을 동반한 손목 폄 유형

팔꿉관절 굽힘 및 엎침을 동반한 손목 폄 유형(wrist extension with elbow flexion and forearm pronation type)은 손가락 및 손목 폄 근육을 과도하게 사용하거나 근육의 손상을 가져올 만한 힘이 전달되었을 때 발생한다. 주로 아래팔 엎침과 팔꿈관절 굽힘 동작과 수반되어 나타나며, 4가지의 손가락 및 손목 폄근 중에서 어느 근육으로 손상이 되었는지 검사를 통해 확인하고 손상근육에 대한 다양한 중재가 필요하다. 또한 증상이 완화될 때까지 아래팔 엎침과 손목 폄의 움직임 대신에 아래팔 뒤침과 손목 굽힘의 움직임을 통해 증상을 완화하고 손상된 근육을 보호할 수 있도록 한다.

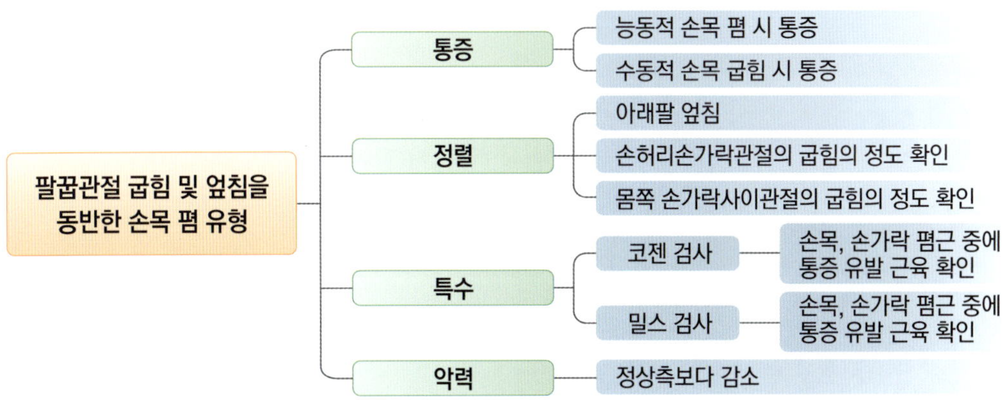

그림 8.70 팔꿉관절 굽힘 및 엎침을 동반한 손목 폄 유형 진단 분류

1) 분류 기준

(1) 통증 및 증상

팔꿉관절 굽힘 및 엎침을 동반한 손목 폄 유형이 있는 사람들은 손목을 펴거나 굽힘이 되는 움직임을 수행할 때 혹은 손가락을 펴는 동작을 실시할 때 아래팔의 원위부까지 방사되는 가쪽위관절융기(lateral epicondyle) 부위의 통증을 보고한다. 우유 3.8L를 들어서 붓고, 커피잔이나 도구를 들거나, 뮤지션들의 집중적인 수작업 수행 관련 동작, 컴퓨터 키보드 사용, 야구 · 테니스 · 수영 · 펜싱 등 스포츠 등으로 통증이 가중될 수 있다. 이 유형이 있는 환자들은 반복적으로 잡기 동작이나 손목 폄, 아래팔 엎침 그리고 팔꿈치 굽힘의 자세를 지속하면서 통증이 나타난다. 짧은노쪽손목폄근의 힘줄이 미세하게 찢어짐에 의해 증명된 바와 같이 가장 많이 관여한다는 것은 문헌에 기술되어 있지만 임상적으로는 손목이나 손가락을 펴는 4가지 근육인 긴노쪽손목폄근(extensor carpi radialis longus), 짧은노쪽손목폄근(extensor carpi radialis brevis), 자쪽손목폄근(extensor carpi ulnaris) 그리고 손가락폄근(extensor digitorum) 중에서 어떤 근육을 반복적으로 사용하여 힘줄과 근육에 손상을 일으켰는지 확인하여야 한다.

(2) 정렬 검사

① 아래팔 엎침 Forearm Pronation

아래팔 엎침의 가능성이 있다(그림 8.71).

② 손허리손가락관절의 폄 Metacarpophalangeal Joint Extension

손허리손가락관절의 굽힘 정도가 작다(그림 8.72).

③ 몸쪽 손가락사이관절의 굽힘 Porximal Interphalangeal Joint Flexion

몸쪽 손가락사이관절의 굽힘 정도가 크다(그림 8.72).

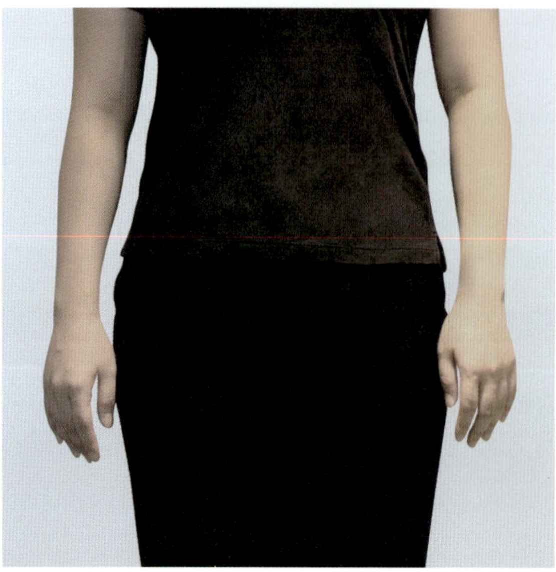

그림 8.71 아래팔 엎침

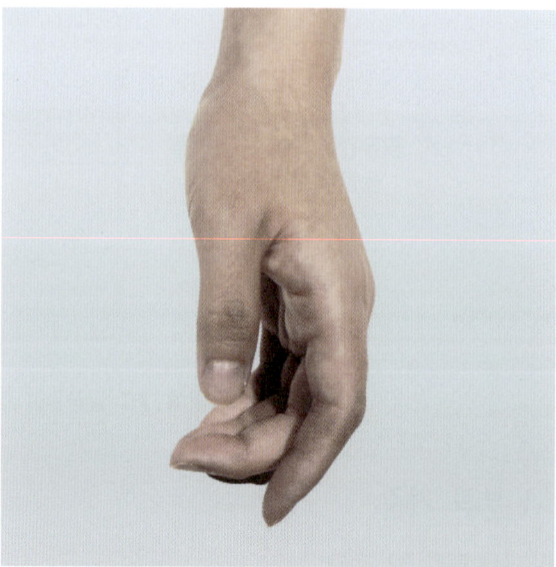

그림 8.72 손허리손가락관절의 폄 및 몸쪽 손가락사이관절의 굽힘

(3) 근육 검사

근수축통증유발 검사는 코젠 검사(Cozen test)를 응용한 방법이며, 근육 스트레칭 통증유발 검사는 밀스 검사(Mill's test)를 응용한 방법이다.

① 긴노쪽손목폄근 Extensor Carpi Radialis Longus

i) 근수축 통증유발 검사

피시험자는 팔꿈치를 펴고, 손목을 노쪽으로 치우치고 편 자세에서 시험자는 피시험자의 팔꿈치와 손을 잡은 상태에서 손목을 자쪽과 굽힘 방향으로 저항을 주어 버티게 했을 때 가쪽위관절융기 부위에서 통증이 발생하면 양성반응이다(그림 8.73).

ii) 근육 스트레칭 통증유발 검사

시험자는 피시험자의 팔꿈치를 펴고, 자쪽과 굽힘 방향으로 손목을 움직였을 때 가쪽위관절융기 부위에서 통증이 발생하면 양성반응이다(그림 8.74).

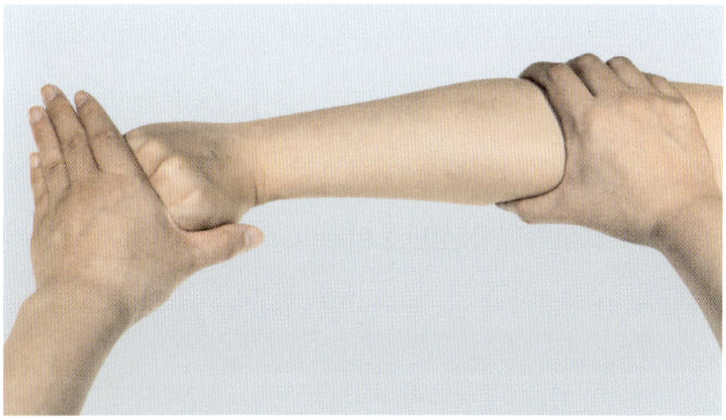

그림 8.73 긴노쪽손목폄근의 근수축 통증유발 검사

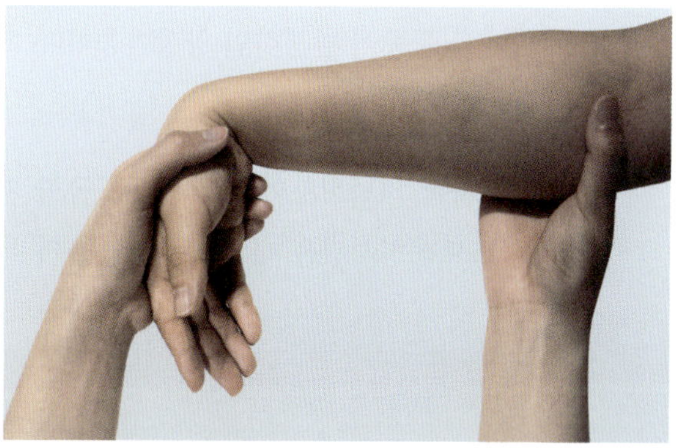

그림 8.74 긴노쪽손목폄근의 근육 스트레칭 통증유발 검사

② 짧은노쪽손목폄근 Extensor Carpi Radialis Brevis

i) 근수축 통증유발 검사

피시험자는 팔꿈치 90° 굽힘 자세에서 손목의 중립(neutal)을 실시하며 편 자세를 유지하고 시험자는 피시험자의 팔꿈치와 손을 잡은 상태에서 손목을 굽힘 방향으로 저항을 주어 버티게 했을 때 가쪽위관절융기 부위에서 통증이 발생하면 양성반응이다(그림 8.75).

ii) 근육 스트레칭 통증유발 검사

시험자는 피시험자의 팔꿈치 90° 굽힘 자세에서 중립을 유지하면서 손목을 굽혀서 짧은노쪽손목폄근을 스트레칭시켰을 때 가쪽위관절융기 부위에서 통증이 발생하면 양성반응이다(그림 8.76).

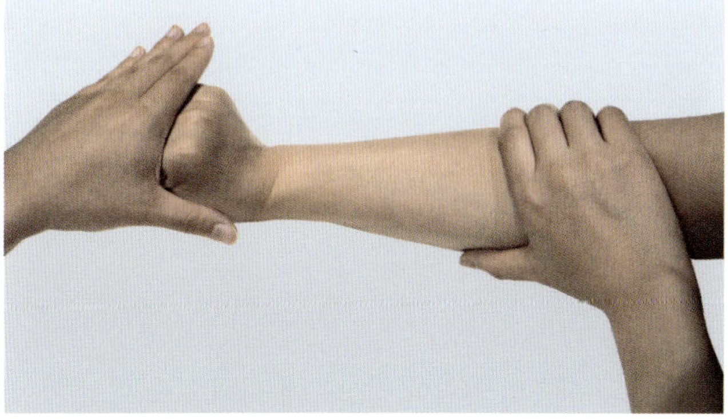

그림 8.75 짧은노쪽손목폄근의 근수축 통증유발 검사

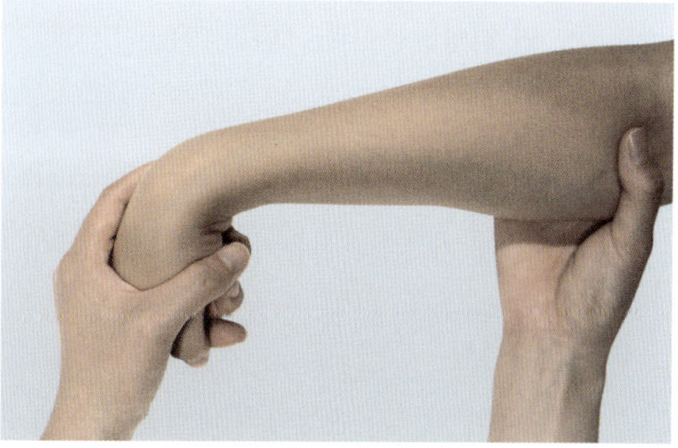

그림 8.76 짧은노쪽손목폄근의 근육 스트레칭 통증유발 검사

③ 자쪽손목폄근 Extensor Carpi Ulnaris

i) 근수축 통증유발 검사

피시험자는 팔꿈치 90° 굽힘 자세에서, 손목을 자쪽치우침하여 편 자세에서 시험자는 피시험자의 팔꿈치와 손을 잡은 상태에서 손목을 노쪽과 굽힘 방향으로 저항을 주어 버티게 했을 때 가쪽위관절융기 부위에서 통증이 발생하면 양성반응이다(그림 8.77).

ii) 근육 스트레칭 통증유발 검사

시험자는 피시험자의 팔꿈치 90° 굽힘 자세에서, 노쪽과 굽힘 방향으로 손목을 움직여서 자쪽손목폄근을 스트레칭시켰을 때 가쪽위관절융기 부위에서 통증이 발생하면 양성반응이다(그림 8.78).

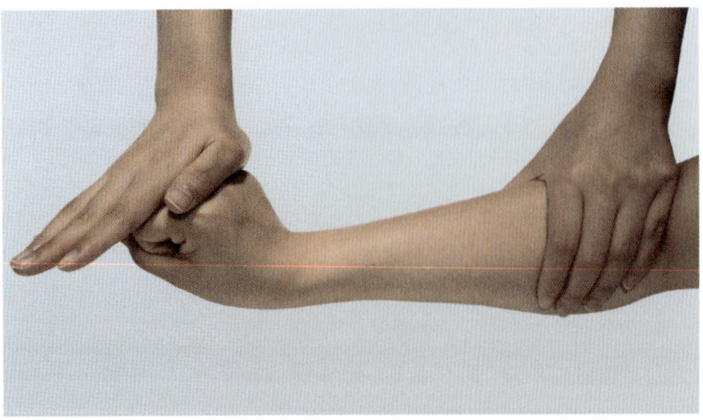

그림 8.77 자쪽손목폄근의 근수축 통증유발 검사

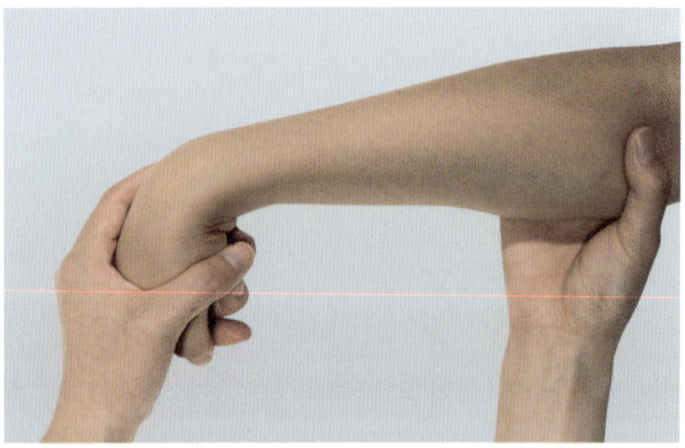

그림 8.78 자쪽손목폄근의 근육 스트레칭 통증유발 검사

④ 손가락폄근 Extensor Digitorum

i) 근수축 통증유발 검사

피시험자는 팔꿈치 90° 굽힘 자세에서 손목의 중립을 유지한 상태에서 손가락을 펴게 하고 시험자는 피시험자의 손가락을 굽힘 방향으로 저항을 주어 버티게 했을 때 가쪽위관절융기 부위에서 통증이 발생하면 양성반응이다(그림 8.79).

ii) 근육 스트레칭 통증유발 검사

시험자는 피시험자의 팔꿈치 90° 굽힘, 전위 없이 손목과 손가락을 굽혀서 손가락폄근을 스트레칭시켰을 때 가쪽위관절융기 부위에서 통증이 발생하면 양성반응이다(그림 8.80).

(4) 악력 검사

정상측의 악력과 손상측의 악력을 비교해 본다. 이후 추가 손상측의 악력이 정상측에 비해 30% 이상 차이가 나면 양성이다.

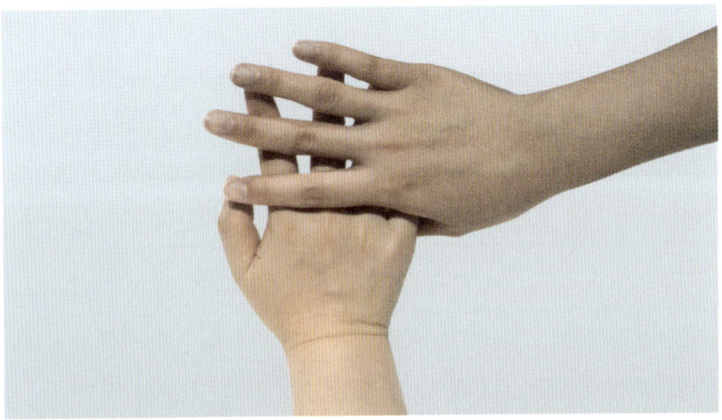

그림 8.79 손가락폄근의 근수축 통증유발 검사

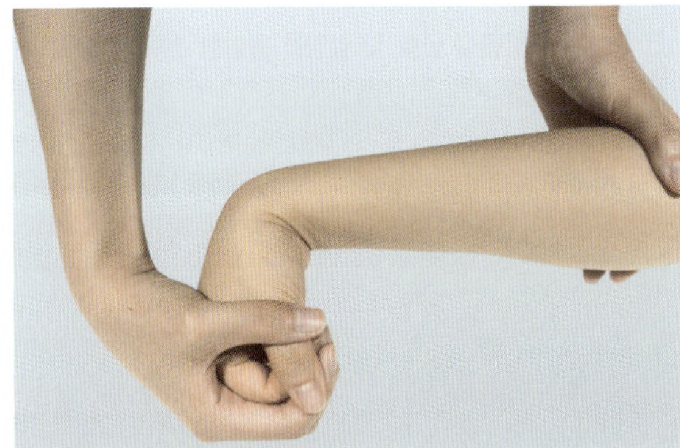

그림 8.80 손가락폄근의 근육 스트레칭 통증유발 검사

2) 분류

(1) 팔꿉관절 굽힘 및 엎침을 동반한 손목 폄 유형 진단 분류

팔꿉관절 굽힘 및 엎침을 동반한 손목 폄 유형은 아래팔 엎침과 손목 폄이 과도하게 일어나거나 근육이 갖고 있는 능력보다 더 큰 스트레스가 가해졌을 때 나타난다. 기여 요인으로는 통증과 악력 검사의 결과 등이 있으며, 평가항목 3개 중 2개 이상 양성이면 팔꿉관절 굽힘 및 엎침을 동반한 손목 폄 유형으로 분류한다(표 8.1).

표 8.1 팔꿉관절 굽힘 및 엎침을 동반한 손목 폄 유형 진단 분류표

기여 요인	검사 내용	반응
통증	능동적 손목 및 손가락 폄을 실시했을 때 통증	양성/음성
	수동적 손목 및 손가락 굽힘을 실시했을 때 통증	양성/음성
악력	양손의 악력 차이가 30% 이상 발생할 때	양성/음성

(2) 진단에 따른 중증도 평가

팔꿉관절 굽힘 및 엎침을 동반한 손목 폄 유형으로 분류된 경우에 중증도 분류를 위해 수행된다. 통증 요인(30점)은 시각상사척도(visual analogue scale, VAS)를 이용한다. 해당되는 통증 점수 영역에 따라 등급이 부여된다. 정렬 요인(15점)은 아래팔의 엎침, 손허리손가락관절과 몸쪽 손가락사이관절의 굽힘 정도에 따라 구분되어 진다. 근육 요인(40점)은 통증유발 검사를 통하여 근육 수축 시와 스트레칭 시에 통증 여부에 따라 점수가 부여된다. 마지막으로 정상측과 손상측의 악력(15점) 비교를 통하여 점수가 부여된다. 진단에 따른 중증도 평가는 중재 전후에 실시하여 환자 상태의 변화를 확인한다(표 8.2).

표 8.2 팔꿉관절 굽힘 및 엎침을 동반한 손목 폄 유형의 진단에 따른 중증도 평가표

기여 요인	통증 점수(VAS)		점수
통증 (30)	1~3		10
	4~7		20
	8~10		30
정렬 (15)	**정렬 상태**		**점수**
	아래팔 엎침 여부	정상측보다 엎침 각도가 증가	5
	손허리손가락관절의 굽힘	10° 이하	5
	몸쪽 손가락사이관절의 굽힘	45° 이상	5
근육 (40)	**근수축 통증유발 검사**		**점수**
	근수축 마지막 범위에서 통증도 없고 저항에 버틸 수 있다.		0
	근수축 마지막 범위에서 통증은 있지만 저항에 버틸 수 있다.		5
	근수축 마지막 범위에서 통증 때문에 저항에 버틸 수 없다.		10
	근수축 마지막 범위를 통증 때문에 유지하기 어렵다.		15
	근수축 중간 범위를 통증 때문에 유지하기 어렵다.		20
	근육 스트레칭 통증유발 검사		**점수**
	근육 스트레칭 마지막 범위까지 관절가동은 가능하고 통증도 없다.		0
	근육 스트레칭 마지막 범위까지 관절가동은 가능하지만 통증이 있다.		5
	근육 스트레칭 마지막 범위까지 통증 때문에 움직이기 어렵다.		10
	근육 스트레칭 중간 범위까지 통증 때문에 움직이기 어렵다.		20
악력 (15)	**분류**		**점수**
	손상측의 쥐기힘이 정상측 쥐기힘의 70% 이상		0
	손상측의 쥐기힘이 정상측 쥐기힘의 40~69%		10
	손상측의 쥐기힘이 정상측 쥐기힘의 0~39%		15
총점			100

3) 중재

(1) 움직임 교육

팔꿉관절 굽힘 및 엎침을 동반한 손목 폄 유형을 가진 환자에게는 통증이 있는 팔의 사용은 자제시키고, 증상을 유발하는 움직임을 피해야 한다. 그러나 완전한 고정이나 손목 폄 자세로 고정하는 것은 통증이 빨리 감소하더라도 재발의 가능성이 높기 때문에 많은 문헌에서 추천하지 않는다. 일반적으로 손상이 있는 근육을 이완시키고, 근수축을 감소시키면 통증이 감소하게 된다. 긴노쪽손목폄근의 손상이 있는 경우 팔꿉관절 굽힘 동안에 아래팔을 뒤침하게 되면 긴노쪽손목폄근의 사용이 감소되고, 위팔두갈래근의 사용을 높임으로 증상이 감소할 수 있다. 들기 작업의 경우 손목의 폄과 아래팔 엎침 자세에서 손목 굽힘, 아래팔 뒤침 자세로 변경하여 손목폄근의 근수축을 감소시켜 줄 수 있도록 한다. 또한 쥐기 동작을 하는 경우에 손목 폄 자세가 과도하게 일어나지 않도록, 손목의 중립 자세를 최대한 유지하면서 쥐기 동작을 할 수 있도록 교육해야 한다.

(2) 움직임 개선을 위한 도수 관리

① 관절가동술 Joint Mobilization

팔꿉관절 굽힘 및 엎침을 동반한 손목 폄 유형에 대한 관절가동술의 종류가 많지는 않다. 그 중에 멀리건의 방법을 이용하여 직접적으로 관절가동술을 하는 방법과 손목 폄의 관절범위가 정상보다 적은 사람에게 손목뼈의 관절가동술을 이용하여 손목뼈의 움직임(mobility)을 증가시키면 상대적으로 손목폄근육의 근 활성을 감소시키는 간접적인 방법이 있다.

i) 자뼈의 바깥쪽 미끄러짐 Ulnar Lateral Gliding

환자를 치료대에 바로 눕힌 다음 손에는 악력계나 가벼운 소도구를 쥐어준다. 치료사의 한 손은 위팔을 고정하고 다른 한 손은 아래팔 몸쪽의 자뼈를 감싸듯이 쥐고 자노뼈(ulnoradial) 방향과 평행한 가쪽방향으로 미끄러짐시킨다. 6초 정도 미끄러짐을 유지하는 동안에 환자에게 손에 쥐고 있는 도구를 통증이 없는 범위 내에서 쥐기 동작을 실시하도록 지시한다. 6초 이후 15~20초 정도 휴식하고 다시 미끄러짐을 10세트 반복하도록 한다(그림 8.81).

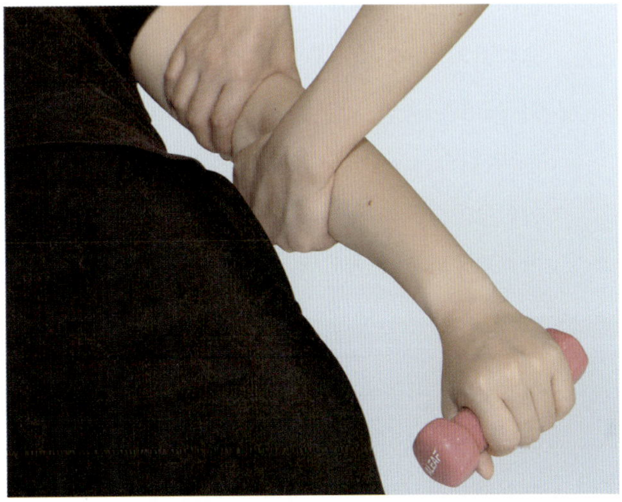

그림 8.81 자뼈의 바깥쪽 미끄러짐

ii) 손배뼈의 가동술 Scaphoid Bone Mobilization

환자를 치료대에 눕거나 앉은 자세에서 실시한다. 손배뼈를 가동화시키기 전에 환자가 충분히 이완하게 하여 손목과 손가락 근육의 수축이 일어나지 않게 한다. 치료사는 한 손으로 노자뼈의 원위부를 고정하고, 다른 한손의 엄지와 검지 손가락으로 손배뼈를 잡고 나머지 손가락과 손바닥은 환자의 손을 쥐도록 한다. 손배뼈를 잡은 손을 천천히 당긴 후 엄지손가락과 검지손가락을 이용하여, 손배뼈의 가동화를 실시하도록 한다(그림 8.82).

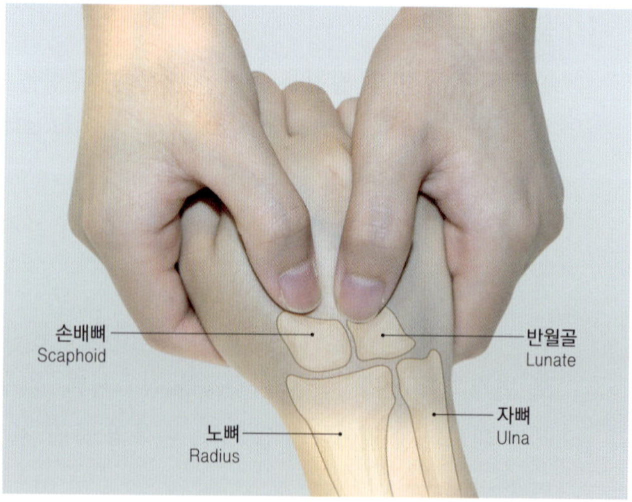

그림 8.82 손배뼈의 가동화

② 기능적 마사지 Functional Massage

기능적 마사지를 수행하기 위해 환자는 앉은 자세에서 테이블에 팔을 올린 상태에서 실시한다. 치료사는 통증이 있는 아래팔의 손목 및 손가락 폄근을 촉진하여 통증 부위를 확인하고, 치료사의 양쪽 엄지손가락을 맞대어 환자의 아래팔 원위부의 통증이 없는 부위에 대고 아래팔에 대해 45° 각도로 통증을 유발하지 않도록 누른 뒤 몸쪽 방향으로 밀어 올리는 동안 환자는 통증이 유발되지 않는 범위까지 손목 굽힘과 손가락 굽힘을 실시한다. 기능적 마사지는 한번에 10초 시행하고 6세트를 반복한다(그림 8.83).

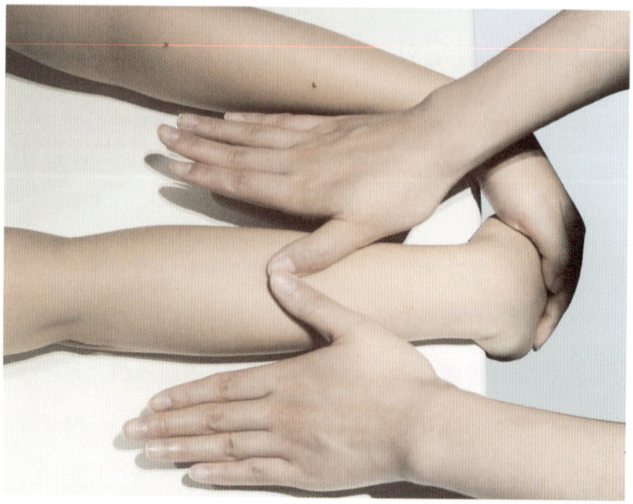

그림 8.83 기능적 마사지

③ 테이핑

먼저 손상된 근육과 통증의 위치를 확인하고 피부에 표시한다. 비탄력 테이프를 준비하여 표시를 중심으로 그 주위를 테이핑하도록 한다. 테이핑을 할 때에는 표시한 지점으로 힘의 방향이 모아질 수 있도록 하며, 연속적으로 테이핑을 하여 그림과 같이 다이아몬드 모양이 될 수 있도록 3~4회 돌려서 붙일 수 있도록 한다(그림 8.84).

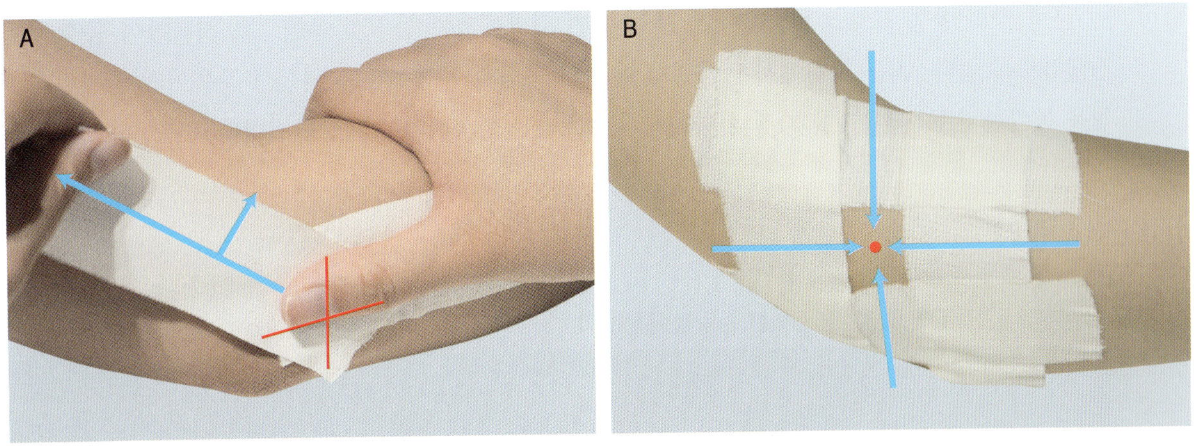

그림 8.84 테이핑. A: 테이핑 초기, B: 테이핑 완성

④ 운동

손상된 근육의 기능을 회복하기 위하여 손목폄근육의 스트레칭과 근력 강화 운동이 반드시 필요하다. 근육 스트레칭 운동 프로그램의 원칙은 손상된 근육에 스트레스를 최소화하는 자세에서 운동을 시작하여 환자가 참아낼 수 있다면 다음 단계의 근육에 스트레스를 주는 자세로 변경하여 나중에는 근육에 최대한 스트레스를 줄 수 있는 자세에서 근육 스트레칭 운동을 하도록 한다. 자세한 손목폄근육의 스트레칭 운동은 표 8.3을 확인한다.

표 8.3 손목폄근육 스트레칭 운동 프로그램

근육 스트레칭 단계	내용
1 단계	팔꿈치 90° 굽힘 각도에서 아래팔 중립 자세에서 손목 굽힘
2 단계	팔꿈치 90° 굽힘 각도에서 아래팔 엎침 자세에서 손목 굽힘
3 단계	팔꿈치를 펴고 아래팔 중립 자세에서 손목 굽힘
4 단계	팔꿈치를 펴고 아래팔 엎침 자세에서 손목 굽힘
5 단계	팔꿈치를 펴고 아래팔 엎침 자세에서 손목 굽힘 및 손목 치우침

- 긴손목노뼈폄근과 짧은손목노뼈폄근은 5단계에서 손목 굽힘과 자뼈쪽 치우침을 함께 한다.
- 자뼈손목폄근은 5단계에서 손목 굽힘과 노뼈쪽 치우침을 함께 한다.
- 손가락폄근은 각 단계의 마지막에 손목 굽힘과 손가락 굽힘을 함께 하도록 한다.

근력 강화 운동 프로그램의 원칙은 통증 초기 단계에서는 등척성 운동으로 시작하여 등장성 운동으로 진행하도록 한다. 최근 문헌에서는 등장성 운동의 구심성 운동보다는 원심성 운동이 팔꿉관절 굽힘 및 엎침을 동반한 손목 폄 유형을 가진 환자에게 치료효과를 향상시키는 운동방법이라고 추천하고 있다.

4) KEMA 관리

표 8.4 팔꿉관절 굽힘 및 엎침을 동반한 손목 폄 유형 요약

잘못된 움직임	손상	KEMA 관리
• 반복적인 아래팔 엎침 • 반복적인 손목과 손가락 폄	• 손목과 손가락 폄근의 손상	• 손목뼈 가동화 • 손상근육의 기능적 마사지 • 테이핑 • 손목 및 손가락 폄근의 근력 강화 및 스트레칭 운동

		• 작업 자세의 수정
		  • 아래팔 뒤침, 손목 굽힘 자세로 작업 자세 변경
		  • 손목이나 팔꿉관절 대신 다른 관절을 사용
		• 손의 크기에 부담을 주지 않는 적당한 크기의 작업 도구를 사용

7. 아래팔 엎침을 동반한 손목 굽힘 유형

안쪽 위관절융기염좌(medial epicondylitis)나 골퍼엘보우로 불리는 아래팔 엎침을 동반한 손목 굽힘 유형(wrist flexion with forearm pronated type)은 팔꿉관절 굽힘 및 엎침을 동반한 손목 폄 유형과 반대로 손가락 및 손목 굽힘근육을 과도하게 사용하거나 근육이나 힘줄의 손상을 가져올 만한 힘이 전달되었을 때 발생한다. 전체 위관절융기염(epicondylitis) 발생의 10~20% 정도를 차지하고 있으며, 일반적으로 무거운 물건을 들어 올리는 작업이나 공을 던지는 야구선수나 라켓을 이용한 스포츠인 골프, 테니스, 창던지기 등과 같은 운동 활동이나 목수, 배관공, 발골사와 같은 직업군에서 흔히 일어난다. 직접적인 외상으로 통증이 일어나는 경우는 적으며, 40세에서 50세에 가장 호발하고, 여자보다는 남자에게서 2배 정도 호발한다고 보고되고 있다. 손목 및 손가락 굽힘근은 팔꿉관절 굽힘 및 엎침을 동반한 손목 폄 유형과 다르게 근육을 선택하여 치료하는 것이 쉽지 않아 근육 검사를 통하여 나타나는 통증을 통해 확인한다. 아래팔 엎침보다는 뒤침 위주의 움직임을 유도하고 손과 손가락 굽힘근의 사용을 감소시켜 줄 수 있도록 한다.

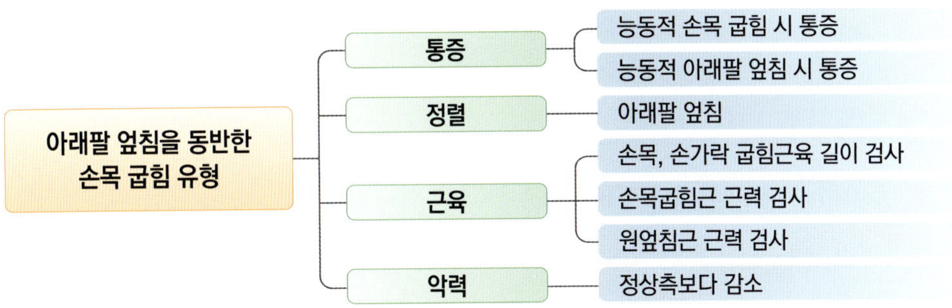

그림 8.85 아래팔 엎침을 동반한 손목 굽힘 유형 진단 분류

1) 분류 기준

(1) 통증 및 증상

아래팔 엎침을 동반한 손목 굽힘 유형은 손목 굽힘 동작이나 아래팔 엎침 동작을 반복적으로 하거나 혹은 지속적으로 유지하는 사람들에게 팔꿉관절 안쪽에 통증이 나타나는 특징이 있다. 통증은 아래팔 앞쪽에서 말단으로 방사통(radiating pain)이 발생하며, 증상의 시작은 서서히 발생한다.

(2) 정렬 검사

- 손목굽힘근육이 정상 쪽에 비해 잘 발달되어 있다.
- 아래팔 엎침되어 있다(그림 8.71).

(3) 근육 검사

① 근육 길이 검사

정상 쪽에 비해 손목과 손가락 굽힘근의 길이가 짧거나 뻣뻣(stiffness)할 수 있다.

② 근력 검사

손목굽힘근과 아래팔 엎침 근육의 근력은 통증으로 인하여 정상측에 비해 감소되며, 쥐기 근력 또한 통증으로 인하여 감소된다.

③ 통증유발 검사

- 아래팔 엎침 동작에 저항을 가하면 통증이 발생한다.
- 손목 굽힘 동작에 저항을 가하면 통증이 발생한다.

(4) 악력 검사

정상측의 악력과 손상측의 악력을 비교해 본다. 손상측의 악력이 정상측에 비해 30% 이상 차이가 나면 양성이다.

2) 분류

(1) 아래팔 엎침을 동반한 손목 굽힘 유형 진단 분류

아래팔 엎침을 동반한 손목 굽힘 유형은 손목과 손가락 굽힘이 과도하게 일어나거나 순간적 외적인 충격으로 관련된 근육이나 힘줄에 손상을 가해 나타난다. 기여 요인으로는 통증과 악력 검사의 결과 등이 있으며, 평가항목 3개 중 2개 이상 양성이면 아래팔 엎침을 동반한 손목 굽힘 유형으로 분류한다(표 8.5).

표 8.5 아래팔 엎침을 동반한 손목 굽힘 유형 진단 분류표

기여 요인	검사 내용	반응
통증	능동적 손목 및 손가락 굽힘을 실시했을 때 통증	양성/음성
	수동적 손목 및 손가락 폄을 실시했을 때 통증	양성/음성
악력	양손의 악력 차이가 30% 이상 발생할 때	양성/음성

(2) 진단에 따른 중증도 평가

아래팔 엎침을 동반한 손목 굽힘 유형으로 분류된 경우에 중증도 분류를 위해 수행된다. 통증 요인(30점)은

시각상사척도를 이용한다. 해당되는 통증 점수 영역에 따라 등급이 부여된다. 정렬 요인(10점)은 아래팔의 엎침, 손허리손가락관절과 몸쪽 손가락사이관절의 굽힘 정도에 따라 구분된다. 근육 요인(40점)은 통증유발 검사를 통하여 근육 수축 시와 스트레칭 시에 통증 여부에 따라 점수가 부여된다. 마지막으로 정상측과 손상측의 악력(20점) 비교를 통하여 점수가 부여된다(표 8.6).

표 8.6 아래팔 엎침을 동반한 손목 굽힘 유형의 진단에 따른 증증도 평가표

기여 요인	통증 점수(VAS)		점수
통증 (30)	1~3		10
	4~7		20
	8~10		30
정렬 (10)	정렬 상태		점수
	아래팔 엎침 여부	정상측보다 엎침 각도 증가	5
	아래팔의 근육 상태	정상측보다 더 발달되어 있음	5
근육 (40)	근수축 통증유발 검사		점수
	근수축 마지막 범위에서 통증도 없고 저항에 버틸 수 있다.		0
	근수축 마지막 범위에서 통증은 있지만 저항에 버틸 수 있다.		5
	근수축 마지막 범위에서 통증 때문에 저항에 버틸 수 없다.		10
	근수축 마지막 범위를 통증 때문에 유지하기 어렵다.		15
	근수축 중간 범위를 통증 때문에 유지하기 어렵다.		20
	근육 스트레칭 통증유발 검사		점수
	근육 스트레칭 마지막 범위까지 관절가동은 가능하고 통증도 없다.		0
	근육 스트레칭 마지막 범위까지 관절가동은 가능하지만 통증이 있다.		5
	근육 스트레칭 마지막 범위까지 통증 때문에 움직이기 어렵다.		10
	근육 스트레칭 중간 범위까지 통증 때문에 움직이기 어렵다.		20
악력 (20)	분류		점수
	손상측의 쥐기힘이 정상측 쥐기힘의 70% 이상		0
	손상측의 쥐기힘이 정상측 쥐기힘의 40~69%		10
	손상측의 쥐기힘이 정상측 쥐기힘의 0~39%		20
총점			100

3) 중재

(1) 움직임 교육

아래팔 엎침을 동반한 손목 굽힘 유형의 접근법은 팔꿉관절 굽힘 및 엎침을 동반한 손목 폄 유형의 접근법과 유사하다. 먼저 증상을 유발하거나 악화시킬 수 있는 움직임은 피하거나 사용을 줄일 수 있도록 한다. 손목 굽힘 자세로 고정은 증상의 재발을 이유로 추천하지 않으며, 아래팔 엎침을 동반한 손목 굽힘 유형에서 언급되었던 도수관리 및 마사지 방법을 손목뼈나 손목 및 손가락 굽힘근에 적용해 볼 수 있으며, 손상된 근육의 이완 및 스트레칭과 근력 향상이 필요하다.

작업장 환경이나 일상생활에서 물체를 반복적으로 쥐어야 하는 경우 물체의 손잡이의 직경을 손에 맞도록 하여 손가락굽힘근의 사용을 감소시켜야 한다. 또한 손목에서 굽힘이 일어나는 것을 팔꿉관절이나 어깨관절에서 대신 일어날 수 있도록 작업행동의 수정을 고려해야 한다.

(2) 운동

손목과 손가락 굽힘근 그리고 원엎침근의 본래 기능을 회복하기 위하여 스트레칭 운동을 실시한다. 스트레칭 운동을 실시할 때에는 환자가 참을 수 있는 정도 이상의 통증을 유발하지 않도록 주의를 하여야 하며, 자세한 손목굽힘근의 스트레칭 운동은 표 8.7을 확인한다.

표 8.7 손목굽힘근 스트레칭 운동 프로그램

근육 스트레칭 단계	내용
1 단계	팔꿈치 90° 굽힘 각도에서 아래팔 중립 자세에서 손목 폄
2 단계	팔꿈치 90° 굽힘 각도에서 아래팔 뒤침 자세에서 손목 폄
3 단계	팔꿈치를 펴고 아래팔 중립 자세에서 손목 폄
4 단계	팔꿈치를 펴고 아래팔 뒤침 자세에서 손목 폄
5 단계	팔꿈치를 펴고 아래팔 뒤침 자세에서 손목 폄 및 손목 치우침

- 손목노뼈굽힘근은 5단계에서 손목 폄과 자뼈쪽 치우침을 함께 하고, 손목자뼈굽힘근은 5단계에서 손목 폄과 노뼈쪽 치우침을 함께 하도록 한다.
- 손가락굽힘근은 각 단계의 마지막에 손목 폄과 손가락 폄을 함께 실시하도록 한다.

근력 강화 운동 프로그램은 통증 초기에 단계에서는 아래팔 엎침을 동반한 손목 굽힘 유형의 접근과 동일한 방법으로 진행한다. 먼저 근육의 약화를 최소화하고 근위축을 방지하기 위하여 등척성 운동을 손상 초기에 시작하도록 한다. 이후 저항이 없이 등장성 운동의 구심성 운동을 진행하고 점차적으로 저항 운동으로 실시하면서 원심성 운동으로 진행하도록 한다.

4) KEMA 관리

표 8.8 아래팔 엎침을 동반한 손목 굽힘 유형 요약

<table>
<tr><th>잘못된 움직임</th><th>손상</th><th>KEMA 관리</th></tr>
<tr><td rowspan="2">• 반복적인 아래팔 엎침
• 반복적인 손목과 손가락 굽힘</td><td rowspan="2">• 손목과 손가락 굽힘근의 손상</td><td>• 손목 및 손가락 굽힘근의 근력 강화 및 스트레칭 운동
• 엎침근의 스트레칭 운동
• 작업 자세의 수정</td></tr>
<tr><td>• 작업 자세의 수정
  • 아래팔 뒤침, 손목 폄 자세로 작업 자세 변경
  • 손목이나 팔굽관절 대신 다른 관절을 사용
• 손의 크기에 부담을 주지 않는 적당한 크기의 작업 도구를 사용</td></tr>
</table>

8. 팔꿉관절 굽힘 유형

팔꿉관절 굽힘 유형(elbow flexion type)은 팔꿈치를 반복적으로 굽히면서 팔꿈치 안쪽에 있는 자신경에 과도한 스트레스를 가해서 발생하는 신경학적인 유형이다. 팔에서 발생하는 신경학적 협착 중에 두 번째로 많이 발생하는 유형이다. 자신경에 스트레스를 주는 자세는 먼저 어깨 벌림, 팔꿈치 굽힘, 아래팔 엎침, 손목 굽힘 혹은 손목 폄 자세이다. 이 자세는 자신경을 스트레칭하는 자세로 반복적이고 지속적인 위의 자세는 자신경을 스트레칭시켜 팔꿉관절 굽힘 유형을 유발하게 된다. 또한, 자신경은 팔꿈치에서 자쪽손목굽힘근이 만드는 팔꿈치굴로 지나가는데, 자쪽손목굽힘근이 과도하고 반적적인 수축은 팔꿈치굴 내의 압력을 증가시키고, 이는 자신경에 압박을 주게 되어 팔꿉관절 굽힘 유형을 일으키기도 한다. 증상완화를 위하여 팔꿈치 굽힘을 감소시키고, 자쪽손목굽힘근의 사용을 감소시켜 자신경의 압박을 줄여준다면 증상은 완화될 것이다.

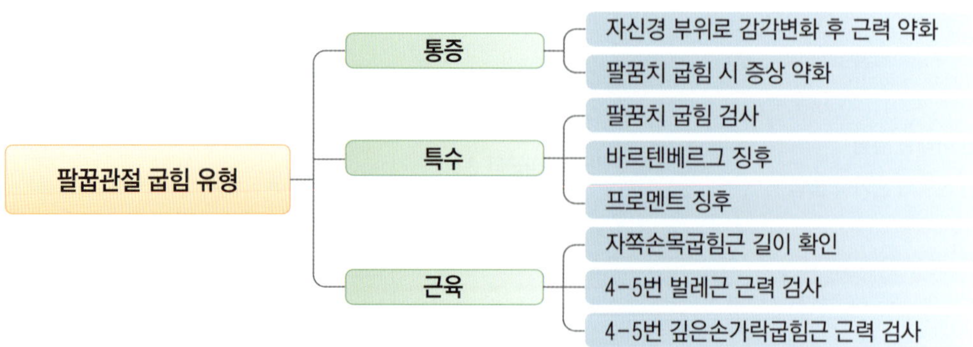

그림 8.86 팔꿉관절 굽힘 유형 진단 분류

1) 분류 기준

(1) 통증 및 증상

증상은 팔꿈치 원위부로 자신경이 분지하는 쪽으로 저림이나 이상감각이 나타날 수 있으며, 팔꿈치 안쪽으로 통증을 호소하기도 한다. 신경학적 증상이기 때문에 초기에는 감각적인 문제를 호소하다가 이후 증상이 악화되면 운동적인 문제가 나타난다.

(2) 특수 검사

① 팔꿈치 굽힘 검사

앉거나 선 자세에서 피검사자에게 어깨관절 내림, 팔꿉관절과 손목관절 굽힘 자세를 3분에서 5분간 유지하게 한다(그림 8.87).

- 양성반응: 자신경 분지로 저림 증상이나 저린 감각(tingling sensation)이 나타난다.

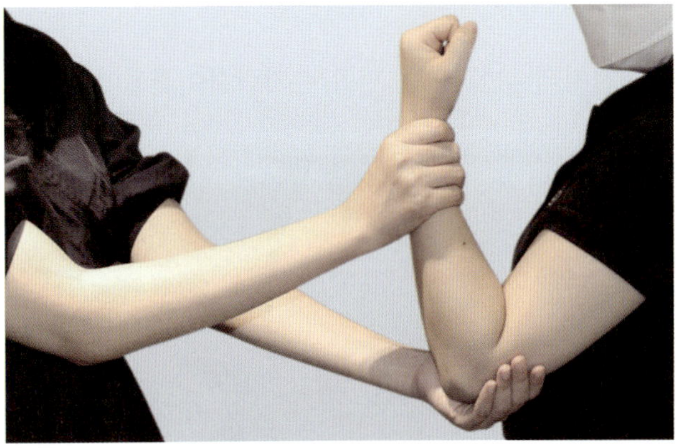

그림 8.87 팔꿈치 굽힘 검사

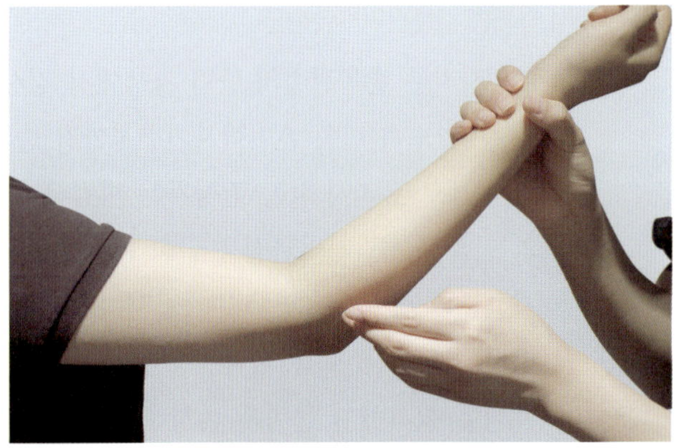

그림 8.88 티넬 징후 검사

② 티넬 징후 검사 Tinel's Sign Test

피검사자의 팔꿉관절을 30° 이상 구부린 후 검사자는 자뼈고랑을 가볍게 두드린다(tapping)(그림 8.88).

- 양성반응: 자신경 분지로 저림 증상이나 따가운 감각이 나타난다.

(3) 근육 검사

① 자쪽손목굽힘근 근육 길이 검사

팔꿉관절을 편 자세에서 손목관절을 노쪽치우침시키고 70~80° 폄 각도가 가능한지 확인한다.

② 근력 검사

i) 4-5번 벌레근

피검사자는 손목관절의 중립 자세에서 4-5번 손허리손가락관절의 90° 굽힌 자세를 유지하고, 검사자는 피검사자의 손허리손가락관절을 펴는 저항을 주도록 한다(그림 8.89). 손가락사이관절의 굽힘이 일어나지 않고 손허리손가락관절을 90° 굽힘 자세로 유지되는지 확인하고, 정상측도 같은 자세로 실시하여 근력을 손상측과 비교하도록 한다.

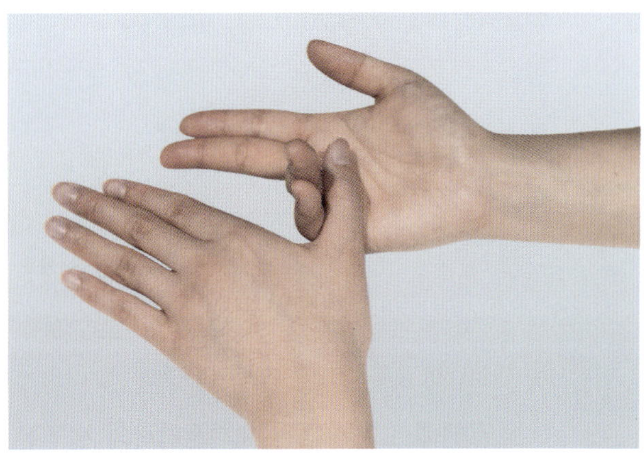

그림 8.89 4-5번 벌레근 근력 검사

ii) 4-5번 깊은손가락굽힘근

피검사자는 손목관절의 중립 자세에서 검사자는 피검사자의 4번과 5번 먼쪽 손가락사이관절이 굽힘을 할 수 있도록 먼쪽 손가락사이관절까지 중립 자세로 유지시키고, 검사자는 피검사자의 먼쪽 손가락사이관절을 굽힘 자세를 유지하도록 지시하고 먼쪽 손가락사이관절을 펴는 저항을 주도록 한다. 정상측도 같은 자세로 실시하여 근력을 손상측과 비교하도록 한다(그림 8.90).

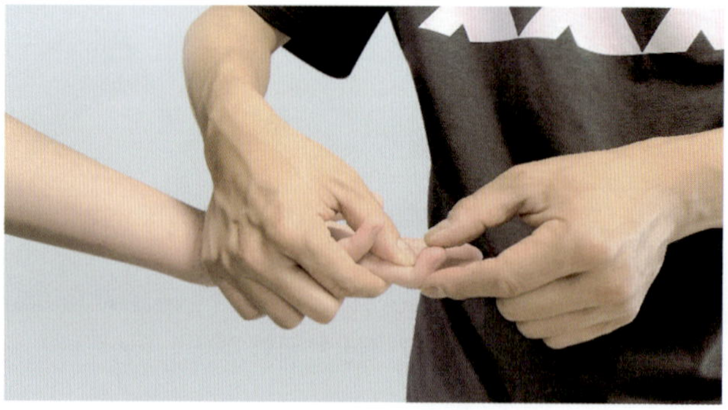

그림 8.90 4-5번 깊은손가락굽힘근 근력 검사

③ 특수 검사

i) 프로멘트 징후 Froment's Sign

프로멘트 징후는 자신경의 마비를 검사하는 방법이며, 이 검사를 수행하기 위해 검사자는 피검사자에게 엄지손가락과 집게손가락 사이(pinch grip)에 보통 종이와 같은 평평한 물체를 고정하도록 요청한다. 다음 검사자는 피험자의 손에서 물체를 빼내려고 하며, 피검사자는 물체가 빠지지 않도록 한다.

- 양성반응: 정상 쪽과 비교하여 피검사자의 손에서 물체가 쉽게 빠지거나, 엄지손가락의 손가락사이관절의 굽힘이 일어난다(그림 8.91).

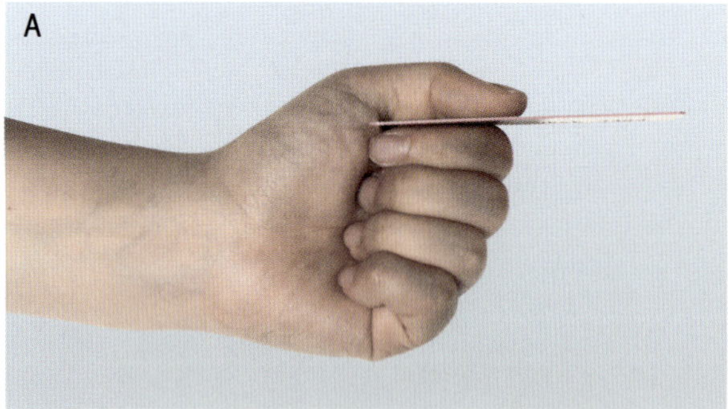

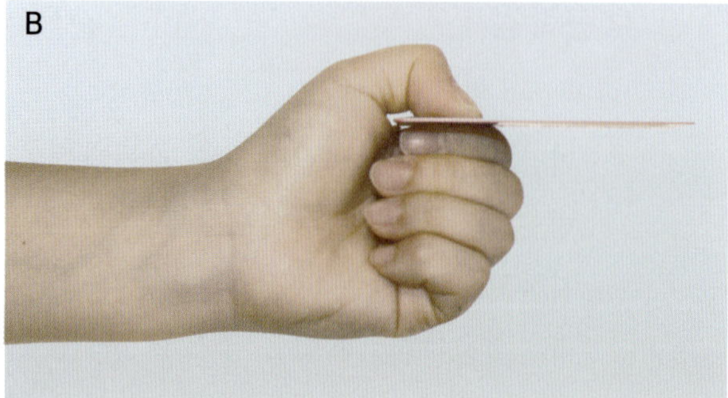

그림 8.91 프로멘트 징후. A: 정상, B: 양성

ii) 바르텐베르그 징후 Wartenburg's Sign

바르텐베르그 징후는 새끼손가락의 벌림은 가능하지만 모음의 기능이 떨어지는 자신경의 마비를 검사하는 방법이다. 검사자는 피검사자의 손가락 전부를 벌림 자세에서 모음 자세가 될 수 있도록 요청한다.

- 양성반응: 새끼손가락의 모음이 완전히 일어나지 않는다(그림 8.92).

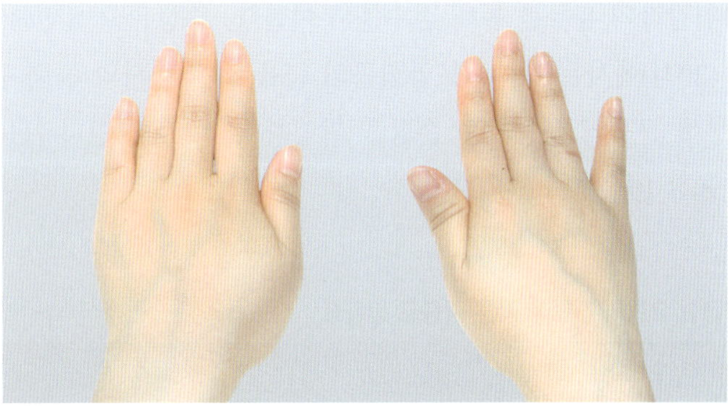

그림 8.92 바르텐베르그 징후

④ 인터뷰

- 작업 자세 및 습관을 확인한다.
- 잠을 잘 때 팔꿈치를 구부리거나 작업이나 스포츠 활동 시 팔꿈치를 구부려 힘을 주는 움직임이 많은지 확인하도록 한다.

2) 분류

(1) 팔꿉관절 굽힘 유형 진단 분류

팔꿉관절 굽힘 유형은 반복적인 팔꿉관절의 굽힘, 자쪽손목굽힘근의 반복적 사용, 팔꿉관절 안쪽의 반복적 충격이나 압박으로 통증과 저림 증상이 나타난다. 기여 요인으로는 통증과 특수 검사의 결과 등이 있으며, 평가항목 3개 중 2개 이상 양성이면 팔꿉관절 굽힘 유형으로 분류한다(표 8.9).

표 8.9 팔꿉관절 굽힘 유형 진단 분류표

기여 요인	검사 내용	반응
통증	일상생활에서 자신경 분지로 저림 증상이나 통증	양성/음성
특수	팔꿈치 굽힘 검사에서 자신경 분지로 저림 증상이나 통증	양성/음성
	티넬 징후 검사에서 자신경 분지로 저림 증상이나 통증	양성/음성

(2) 진단에 따른 중증도 평가

팔꿉관절 굽힘 유형으로 분류된 경우에 중증도 분류를 위해 수행된다. 통증 요인(10점)은 시각상사척도를 이용한다. 해당되는 통증 점수 영역에 따라 등급이 부여된다. 감각 요인(10점)은 팔꿈치 안쪽에서 손가락까지 저림 증상이나 과민감각의 유무를 통해 점수를 부여한다. 증상유발 요인(30점)을 통해 양성일 때 점수를 부여하며, 근육 요인(20점)에서는 자쪽손목굽힘근의 근육 길이 검사와 근력 검사를 통해 점수를 부여하고, 특수 검사(20점)를 통해 근육의 운동기능 손상을 확인하며, 마지막 인터뷰(10점)를 통하여 습관을 확인하여 점수를 부여한다(표 8.10).

표 8.10 팔꿉관절 굽힘 유형의 진단에 따른 증증도 평가표

기여 요인	통증 점수(VAS)		점수
통증 (10)	1~3		3
	4~7		6
	8~10		10
감각 (10)	**팔꿈치 안쪽부터 원위부로 이상감각 확인**		**점수**
	저림 증상 있음		5
	과민감각이 있음		5
증상유발 (30)	**정렬 상태**		**점수**
	팔꿈치 굽힘 검사	양성	20
	티넬 징후 검사	양성	10
근육 (20)	**자쪽손목굽힘근 근육 길이 검사**		**점수**
	손목 폄과 노쪽치우침 시 뻣뻣함이 느껴진다.		5
	손목 폄과 노쪽치우침 시 각도에 제한이 있다.		10
	근력 검사		**점수**
	정상측에 비해 손상측의 4-5번 벌레근의 근력이 차이가 있다.		5
	정상측에 비해 손상측의 자쪽손목굽힘근의 근력이 차이가 있다.		5
특수 (20)	**근육 스트레칭 통증유발 검사**		**점수**
	프로멘트 징후	양성	10
	바르텐베르그 징후	양성	10
인터뷰 (10)	**분류**		**점수**
	잠을 잘 때 팔꿈치를 구부린다.		5
	팔꿈치를 구부리고 팔에 힘을 주는 작업이나 운동을 한다.		5
총점			100

3) 중재

(1) 움직임 교육

팔꿉관절 굽힘 유형은 팔꿈치굴의 압력이 증가하는 경우, 팔꿈치굴로 이동하는 자신경이 지속적인 압박을 받아 증상이 발생한다. 팔꿈치굴 내의 압력의 증가는 반복적인 팔꿈치의 구부림, 팔꿈치의 벌림 그리고 자뼈손목굽힘근의 과도한 사용이 그 원인으로, 자뼈손목굽힘근의 사용을 줄이기 위하여 손목 굽힘과 자쪽치우침이 일어나는 움직임보다는 손목 폄과 노쪽치우침이 일어날 수 있도록 한다. 또한 일상생활에서 팔꿈치의 구부림 각도를 70° 이상 일어나지 않게 하기 위하여, 먼저 팔꿈치를 구부려서 잠을 자는 사람은 수면 자세를 바꾸어 팔꿉관절의 굽힘이 과도하게 일어나지 않도록 한다. 작업환경에서는 팔꿈치 안쪽으로 충격을 줄일 수 있는 받침대를 두어 팔꿈치굴의 압력을 감소시키며, 직접적으로 팔꿈치굴에 충격을 가하지 않도록 한다. 팔꿈치의 구부림 각도를 감소시키기 위해 작업대를 낮추고, 팔걸이가 없는 의자를 선택하며, 헤드셋 도구 등을 사용하여 불필요한 팔꿈치 구부림을 줄일 수 있도록 한다. 작업도구나 작업방식의 변경을 통해 팔꿈치의 구부림 횟수를 감소시키고, 팔꿈치에서 일어나야 하는 움직임을 어깨관절이나 손목관절에서 일어날 수 있도록 교육한다.

(2) 운동

① 자뼈손목굽힘근의 스트레칭 운동

뻣뻣한 자뼈손목굽힘근의 유연성 향상을 위해 근육이 스트레칭된 위치에서 마사지를 통하여 유연성을 향상시킨다. 먼저 자뼈손목굽힘근이 스트레칭될 수 있도록 손목 폄과 노쪽치우침을 시킨 후 자뼈손목굽힘근을 횡방향(transverse direction)으로 마사지한다. 자뼈손목굽힘근의 단면적이 크거나 짧은 경우에 빠른 속도나 과도한 스트레칭 운동을 하는 경우에 자뼈손목굽힘근에서 스트레칭이 일어나기보다는 콩알뼈(pisiform)의 아탈구가 일어나는 경우도 있다. 콩알뼈의 아탈구를 방지하면서 자뼈손목굽힘근을 스트레칭시키기 위해 치료사의 엄지손가락으로 콩알뼈를 고정하고 자뼈손목굽힘근의 유연성 운동을 실시하도록 한다(그림 8.93).

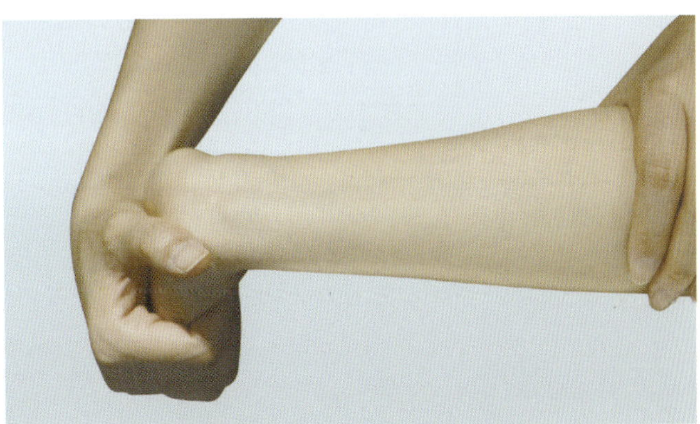

그림 8.93 자뼈손목굽힘근의 스트레칭

(2) 자신경의 미끄러짐 운동

자신경이 팔꿈치굴 안에서 유착을 떼어내고 움직일 수 있는 공간을 확보하기 위하여 자신경의 미끄러짐 운동(gliding exercise)을 실시하도록 한다. 자신경의 미끄러짐 운동 시에 어깨 올림과 손가락과 손목의 폄 자세를 잘 유지하면서 실시하고, 미끄러짐 마지막 범위에서 자세를 유지하기보다는 진동(oscillation)을 주거나 처음 자세에서 다시 반복하도록 한다(1장 목의 신경역동학 관리 참고).

4) KEMA 관리

표 8.11 팔꿉관절 굽힘 유형 요약

<table>
<tr><th>잘못된 움직임</th><th>손상</th><th>KEMA 관리</th></tr>
<tr><td rowspan="2">• 팔꿉관절의 과도한 구부림
• 자뼈손목굽힘근의 사용</td><td rowspan="2">• 팔꿈치굴의 자신경 손상</td><td>• 자뼈손목굽힘근의 스트레칭 운동
• 자신경의 미끄러짐 운동</td></tr>
<tr><td>• 일상생활의 변화
  • 의자의 팔받침대를 낮추거나 제거
  • 팔꿈치 아래 패드 적용
  • 작업 시 팔꿈치를 구부리지 않아도 되는 도구로 교체</td></tr>
</table>

9. 팔꿉관절 엎침근 유형

팔꿉관절 엎침근 유형(pronator type)은 아래팔 몸쪽의 정중신경이 압박을 받아 나타나는 유형이다. 이와 유사하게 정중신경에서 나오는 앞뼈사이신경이 압박을 받아 발생하는 앞뼈사이신경 유형도 있다. 주로 아래팔 앞쪽에 통증과 아래팔과 손에 감각이상이 올 수 있으며, 순수한 운동신경이기 때문에 손상을 받으면 바로 운동기능의 문제가 야기된다. 원인은 위팔두갈래근, 원엎침근, 손가락굽힘근 중에 한 가지 이상 과도한 사용으로 인하여 정중신경의 압박으로 나타난다. 이 세 가지의 원인 중에 어느 것이 직접적으로 연관성이 있는지 확인하고, 원인을 해결해야 증상의 호전을 기대할 수 있다.

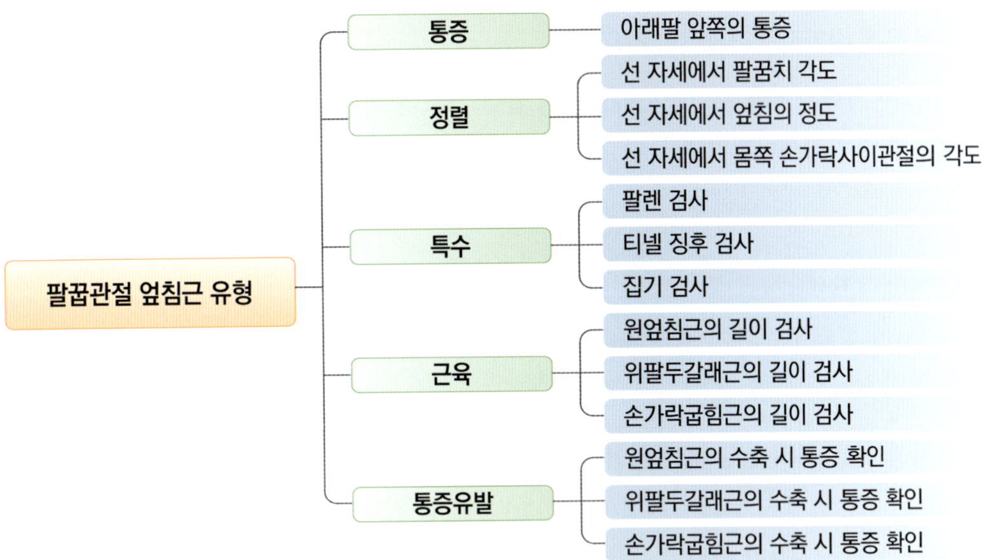
팔꿉관절 엎침근 유형
통증
아래팔 앞쪽의 통증
정렬
선 자세에서 팔꿈치 각도
선 자세에서 엎침의 정도
선 자세에서 몸쪽 손가락사이관절의 각도
특수
팔렌 검사
티넬 징후 검사
집기 검사
근육
원엎침근의 길이 검사
위팔두갈래근의 길이 검사
손가락굽힘근의 길이 검사
통증유발
원엎침근의 수축 시 통증 확인
위팔두갈래근의 수축 시 통증 확인
손가락굽힘근의 수축 시 통증 확인

그림 8.94 팔꿉관절 엎침근 유형 진단 분류

1) 분류 기준

(1) 통증 및 증상

팔꿉관절 엎침근 유형은 아래팔 앞쪽으로 통증이 발생하고, 아래팔과 손에 저림 증상과 이상감각이 정중신경이 분지하는 곳으로 발생하며, 감각손상 이후 근약화와 같이 운동손상이 나타난다. 일반적으로 위에서 언급한 세 가지 근육(위팔두갈래근, 원엎침근, 손가락굽힘근) 중에 한 가지 이상 과도한 사용으로 증상이 나타날 수 있으며, 특히 세 가지 근육을 동시에 사용하는 작업을 했을 때 아래팔 앞쪽으로 뻐근하거나 통증이 나타나는 것도 팔꿉관절 엎침근 유형에 속한다.

(2) 정렬 검사

① 선 자세에서 팔꿉관절 굽힘 각도

옆면에서 팔꿉관절의 15° 정도 굽힘이 일어나는 것이 정상적이며, 위팔두갈래근의 근장력으로 15°보다 굽힘이 더 일어났는지 확인한다.

② 선 자세에서 엎침의 정도

앞면에서 보았을 때 손등이 세 번째 손허리뼈(metacarpal bone)까지 보이는 것이 일반적으로 정상적이지만, 그보다 더 손등이 많이 보이는지 확인한다. 손등이 많이 보이는 경우에는 상지의 앞면부에 대한 정렬 검사를 참고한다(그림 8.66).

③ 선 자세에서 몸쪽 손가락사이관절의 각도

앞면에서 손허리손가락관절과 손가락사이관절의 굽힘 각도가 비슷해야 정상적이지만, 손허리손가락관절의 굽힘 정도가 적고 손가락사이관절의 굽힘 정도가 더 큰지 확인한다(그림 8.72).

(3) 특수 검사

① 팔렌 검사 Phalen's Test

피검사자는 양쪽의 손등을 맞대어 손목관절의 굽힘이 일어나게 한 뒤 30~60초 정도 유지한다(그림 8.95).

- 양성반응: 손가락과 손바닥에서 정중신경의 분지에 저림 증상과 따가운 감각이 일어나면 양성반응이다. 본 검사를 하는 목적은 손에서 일어나는 신경학적 증상이 엎침 유형 때문인지 손목 굽힘 유형(wrist flexion type) 때문인지 구분하기 위해서 실시한다. 팔렌 검사 결과 양성반응이 나타난다면 증상의 원인은 팔꿉관절 엎침근 유형이 아닌 손목 굽힘 유형으로 판단된다.

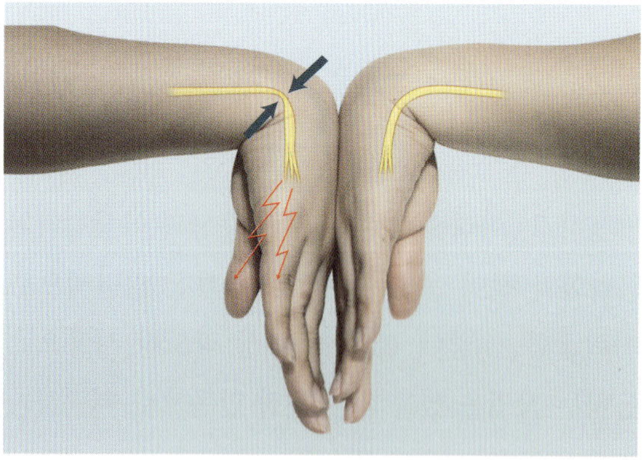

그림 8.95 팔렌 검사

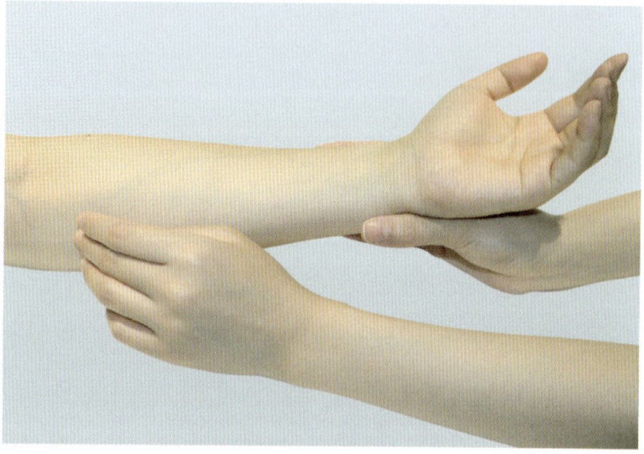

그림 8.96 티넬 징후 검사

② 티넬 징후 검사 Tinnel's Sign Test

검사자는 원엎침근의 부위에 4~6회 두드림을 실시한다(그림 8.96).

- 양성반응: 정중신경 분지로 저림 증상이나 따가운 감각이 나타난다.

③ 집기 검사 Pinch Grip Test

피검사자는 엄지손가락과 두 번째 손가락 끝을 맞닿게 하여 "O"를 만든 후에 손끝에 힘을 주어 서로 누르게 한다(그림 8.97).

- 양성반응: 엄지손가락과 두 번째 손가락의 몸쪽 손가락사이관절이 펴지는 양상이 나타나면 양성반응이다.

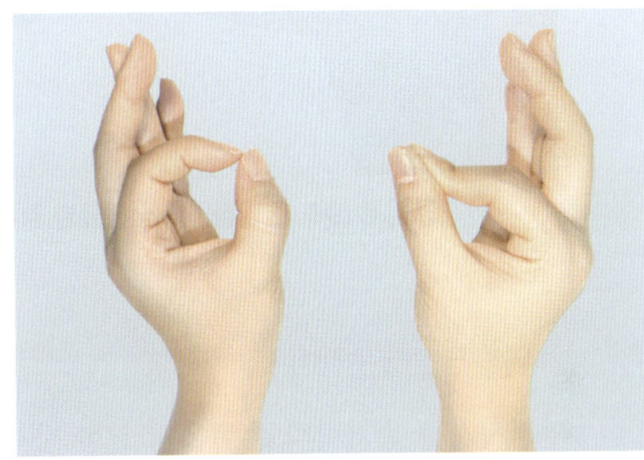

그림 8.97 집기 검사

(4) 근육 길이 검사

① 원엎침근 Pronator Teres

피검사자는 어깨관절 90° 굽힘 자세에서 피검사자는 팔꿈치머리를 바깥쪽으로 향하게 한 뒤 위팔을 고정한다. 피검사자는 손에 연필을 쥐고, 뒤침(supination) 자세를 취하도록 한다. 뒤침이 80° 이상일 때 정상적이다(단, 이전에 아래팔이나 팔꿉관절에 외상이나 질환이 없었던 것을 전제로 한다)(그림 8.32).

② 위팔두갈래근 Biceps Brachii

위팔두갈래근의 길이 검사는 그림 8.15를 참고하도록 한다.

③ 손가락굽힘근 Flexor Digitorum

손가락굽힘근의 길이 검사는 그림 8.36을 참고하도록 한다.

(5) 증상유발 검사

아래의 세 가지 근육을 각각 수축시켰을 때 증상이 유발되는지 확인한다.

① 원엎침근 Pronator Teres

피검시지는 팔꿉관절 90° 굽힘, 손가락과 손목은 편안한 자세에서 아래팔 엎침을 유지하고, 검사자는 엎침에 저항을 주도록 한다(그림 8.98).

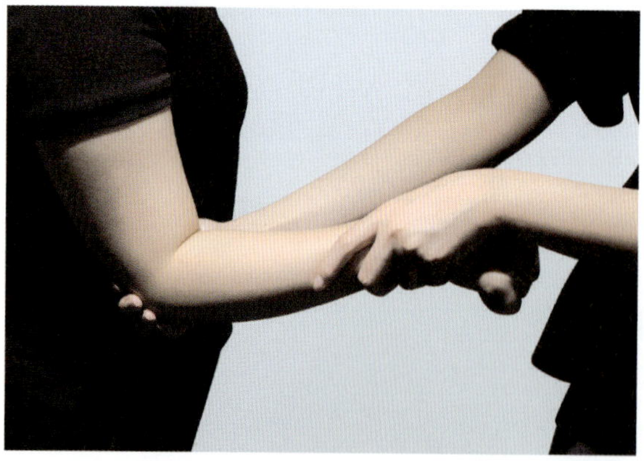

그림 8.98 원엎침근의 증상유발 검사

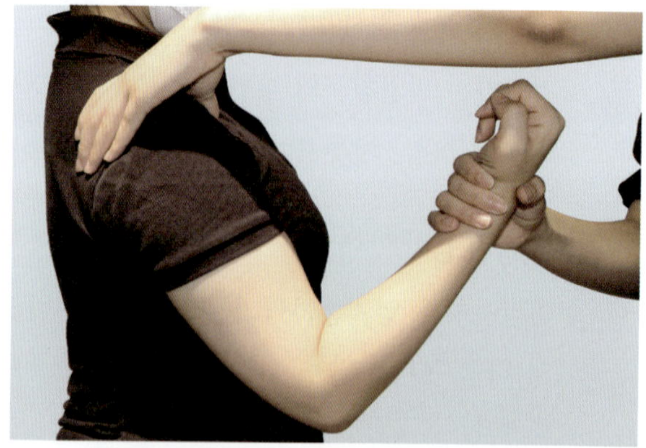

그림 8.99 위팔두갈래근의 증상유발 검사

② 위팔두갈래근 Biceps Brachii

피검사자는 손가락과 손목을 편안한 자세에서 팔꿉관절 90° 굽힘, 뒤침 자세를 유지하고, 검사자는 피검사자의 팔꿉관절 굽힘에 저항을 주도록 한다(그림 8.99).

③ 손가락굽힘근 Flexor Digitorum

피검사자는 아래팔 뒤침 자세에서 손가락사이관절의 굽힘을 유지(손의 훅 주먹자세, hook fist)하고, 검사자는 저항을 주도록 한다(그림 8.100).

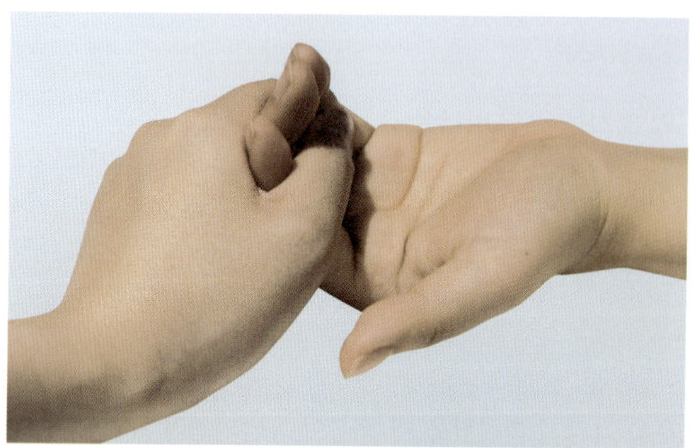

그림 8.100 손가락굽힘근의 증상유발 검사

2) 분류

(1) 팔꿉관절 엎침근 유형 진단 분류

팔꿉관절 엎침근 유형은 팔꿉 굽힘, 아래팔 엎침, 쥐기가 각각 반복되거나 함께 작용하여 아래팔 앞쪽에 통증을 일으킨다. 평가항목 3개 중 2개 이상 양성이면 팔꿉관절 엎침근 유형으로 분류한다(표 8.12). 아래의 그림과 같이 팔렌 검사의 결과에 따른 카테고리를 확인하고 진단에 이용하도록 한다.

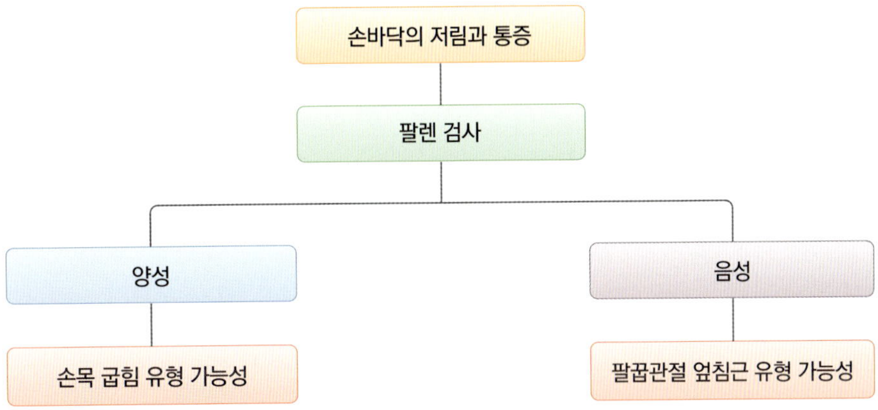

그림 8.101 손바닥 저림 및 통증 시 팔렌 검사를 통한 유형의 구분

표 8.12 팔꿉관절 엎침근 유형 진단 분류표

기여 요인	검사 내용	반응
통증	아래팔 앞쪽으로 나타나는 통증	양성/음성
신경증상	손바닥 쪽으로 저림 증상	양성/음성
증상유발	팔꿈치를 구부릴 때 또는 아래팔 엎침을 했을 때 또는 손가락사이관절을 구부렸을 때 아래팔 앞쪽 통증	양성/음성

(2) 진단에 따른 중증도 평가표

팔꿉관절 엎침근 유형으로 분류된 경우에, 중증도 분류를 위해 수행된다. 기여 요인으로는 통증, 정렬, 증상 유발, 근육, 특수 검사 결과에 따라 부여된 점수를 통해 중증도를 분류한다. 통증 요인(10점)은 시각상사척도를 이용하며, 해당되는 통증 점수 영역에 따라 등급이 부여된다. 정렬 요인(15점)은 편하게 선 자세에서 팔꿈치 각도, 아래팔과 몸쪽 손가락사이관절의 정렬상태를 확인한다. 증상유발 검사(30점), 근육 검사(15점)는 위팔두갈래근, 원엎침근, 손가락굽힘근에 대한 검사이며, 신경학적인 문제를 확인하기 위하여 특수 검사(30점)를 실시한다(표 8.13).

표 8.13 팔꿉관절 엎침근 유형의 진단에 따른 중증도 평가표

기여 요인	통증 점수(VAS)		점수
통증 (10)	1~3		3
	4~7		6
	8~10		10
정렬 (15)	**정렬 상태**		**점수**
	팔꿈치 굽힘 각도 15° 이상		5
	아래팔 엎침되어 있음		5
	손의 몸쪽 손가락사이관절 각도 45° 이상		5
증상 유발 (30)	**검사**		**점수**
	팔꿉관절 굽힘 시 통증		10
	아래팔 엎침 시 통증		10
	쥐기 동작 시 통증		10
근육 (15)	**근육 길이 검사**		**점수**
	위팔두갈래근의 근육 길이가 짧음		5
	원엎침근의 근육 길이가 짧음		5
	손가락굽힘근의 근육 길이가 짧음		5
특수 (30)	**근육 스트레칭 통증유발 검사**		**점수**
	티넬 징후 검사	양성	15
	집기 검사	양성	15
총점			100

3) 중재

(1) 움직임 교육

정중신경의 손상으로 팔꿉관절 엎침근 유형이 발생되는데, 그 원인은 위팔두갈래근의 두갈래근널힘줄(bicipital aponeurosis), 원엎침근, 손가락굽힘근으로 정중신경이 지나가고, 이 세 가지 근육 중에 하나 이상의 근육이 과도하게 사용되었을 때 정중신경의 압박이 발생한다. 이로 인해 통증과 감각이상, 운동손상의 원인이 되기도 한다.

먼저 위팔두갈래근이 과도하게 사용되어 두갈래널힘줄의 장력이 증가하여 증상이 나타나는 경우에는 위팔두갈래근의 근수축을 감소시키기 위하여 위팔노근(brachioradialis)을 사용할 수 있도록 한다. 또한 팔꿉관절의 굽힘 상태에서 아래팔 뒤침은 위팔두갈래근의 사용을 활성화시키므로 팔꿉관절 폄 자세에서 뒤침을 실시하여 뒤침근(supinator)을 사용할 수 있도록 교육하도록 한다. 원엎침근의 과도한 사용으로 증상이 나타나는 경우에 아래팔 엎침을 어깨관절이나 손목관절에서 보상할 수 있도록 하며, 아래팔 엎침보다는 뒤침 자세에서 작업할 수 있도록 교육한다. 손가락굽힘근을 과도하게 사용하여 증상이 나타나는 경우, 쥐기 동작을 실시할 때 손가락굽힘근의 활성도를 감소시키기 위하여 쥐기 방법을 변경해야 한다. 손가락굽힘근은 외재근육(extrinsic muscle)이므로 내재근육(intrinsic muscle)인 벌레근(lumbrical muscle)을 이용하여 내재근육 쥐기 방법으로 변경해야 한다. 갑작스러운 삽질이나 제초기를 사용하는 등 팔꿉관절 굽힘, 아래팔 엎침 그리고 쥐기가 동시에 일어나는 반복된 동작에 엎침근 유형이 나타날 수 있는데, 증상 초기에 아래팔이 불편한 정도의 느낌이 들면서 시작되고, 이때 휴식을 취하면 어느 정도 증상이 완화된다.

(2) 운동

① 위팔두갈래근 스트레칭

위팔뼈머리가 고정된 상태에서 어깨관절의 폄, 팔꿉관절의 폄, 아래팔 엎침을 유지하면서 위팔두갈래근을 잡고 안쪽–바깥쪽 방향으로 마사지를 하여 근육을 스트레칭하도록 한다(그림 8.15).

② 원엎침근 스트레칭

손가락이 자신을 몸쪽을 보도록 손바닥을 책상에 올려놓고 팔꿉관절 폄, 뒤침, 손목과 손가락 폄 자세를 유지한다. 안쪽위관절융기에서 바깥쪽으로 45° 먼쪽 방향으로 원엎침근이 지나가므로, 그 지점을 기준으로 근육의 주행 방향과 수직 방향으로 마사지를 하여 근육을 스트레칭하도록 한다(그림 8.102).

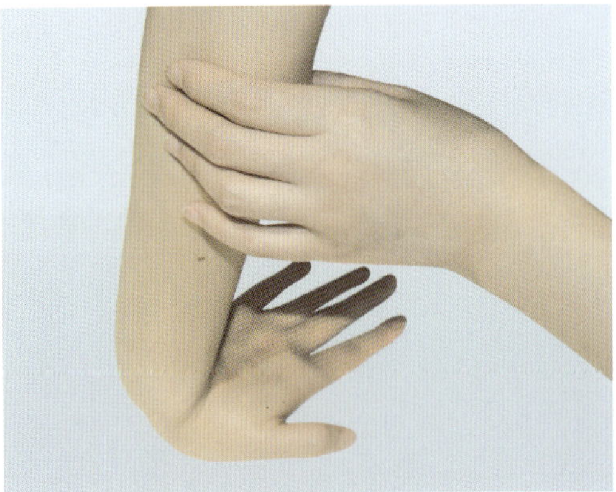

그림 8.102 원엎침근의 스트레칭

③ 손가락굽힘근 스트레칭

손가락굽힘근을 스트레칭하는 방법은 많지만 지금 소개하는 방법은 아래팔과 손목을 고정하고 손가락을 움직여 손가락굽힘근을 스트레칭하는 방법이다. 먼저, 손바닥을 바닥에 대고 팔꿈치를 들어 손목에 통증이 발생하기 전까지 손바닥과 아래팔이 이루는 각을 90°까지 증가시킨다. 그 후 손가락의 잡고 손가락사이관절의 폄자세에서 손허리손가락관절을 펴도록 한다. 스트레칭 운동은 반복적으로 하며, 통증으로 인한 스트레스가 가해지지 않는 범위 내에서 실시하도록 한다. 엄지손가락도 손허리손가락관절의 폄과 모음 자세가 되도록 하여 스트레칭한다.

4) KEMA 관리

표 8.14 엎침근 유형 요약

잘못된 움직임	손상	KEMA 관리
• 위팔두갈래근의 사용 • 원엎침근의 사용 • 손가락굽힘근의 사용	• 정중신경의 손상	• 위팔두갈래근, 원엎침근, 손가락굽힘근의 스트레칭 • 정중신경의 미끄러짐 운동 • 팔꿈치 폄 자세에서 뒤침, 엎침 자세보다는 뒤침 자세, 외재적 쥐기에서 내재적 쥐기 연습
		• 작업 시 아래팔 엎침보다는 뒤침 자세로, 내재적 쥐기 사용함

10. 노자관절 벌림 유형

노자관절 벌림 유형(ulnoradial abduction type)은 안쪽곁인대(medial collateral ligament)의 늘어남이나 염좌로 인하여 주로 팔꿉관절 안쪽에 통증이 발생하는 유형이다. 팔꿉관절에 바깥쪽에서 안쪽으로 가해지는 외상을 입어서 나타나기도 하지만, 주로 팔꿉관절에 벌림이 과도하게 일어나는 스포츠 활동, 예를 들어 야구의 투수, 창던지기, 테니스, 아이스하키, 골프 그리고 미식축구의 쿼터백 등과 같이 던지는 활동을 반복적으로 하는 사람에게 발생한다. 일반적으로 운반각이 증가해 있거나, 팔꿉관절의 가쪽휨이 많이 일어나는 것이 특징이며, 밀킹 매뉴버(Milking maneuver) 시에 양성반응이 나타난다. 노자관절 벌림에 대하여 이를 막아주는 역할이 구조물로는 팔꿉관절의 자뼈-작은머리 관절(radiocapitellar joint)과 팔꿈치머리(olecranon)이며, 근육조직으로는 자쪽손목굽힘근과 얕은손가락굽힘근이 팔꿉관절의 벌림 정도를 줄여 줄 수 있다. 팔꿉관절의 벌림 정도를 최소화시키고 안정화시키면 통증 감소를 확인할 수 있다.

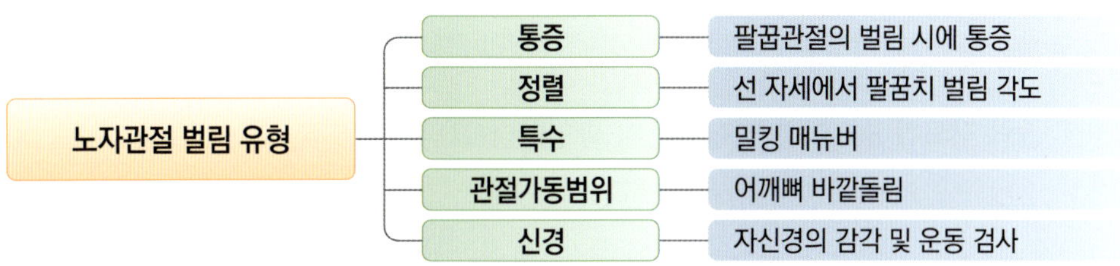

그림 8.103 노자관절 벌림 유형 진단 분류

1) 분류 기준

(1) 통증 및 증상

팔꿉관절의 가쪽휨으로 인해 팔꿉관절 안쪽의 스트레칭으로 인해 통증이 발생한다. 팔꿉관절의 안쪽위관절융기에서 먼쪽으로 2cm 부위에 압통이 발생하며, 던지는 동안 날카롭고 심한 통증이 발생하고, 자신경 손상 시 저림 증상이나 심하게는 지배하는 근육의 운동기능의 저하가 나타날 수 있다.

(2) 정렬 검사

① 선 자세에서 팔꿉관절의 벌림 각도

운반각은 남성의 경우 5~10°가 정상 범위고, 여성의 경우 10~15°가 정상 범위이며, 남성과 여성 모두 양쪽의 운반각이 대칭을 이루어야 한다.

(3) 특수 검사

① 밀킹 매뉴버 Milking Maneuver

밀킹 매뉴버는 안쪽곁인대의 불안정성을 검사하는 방법으로 어깨관절 90°, 팔꿉관절 90° 굽힘, 아래팔 뒤침 자세에서 피검사자의 엄지손가락을 당겨 팔꿉관절을 가쪽휜 자세를 만들도록 한다(그림 8.104).

- 양성반응: 팔꿉관절 안쪽곁인대 주위에 통증이 있거나, 불안정성이 느껴지면 양성반응이다.

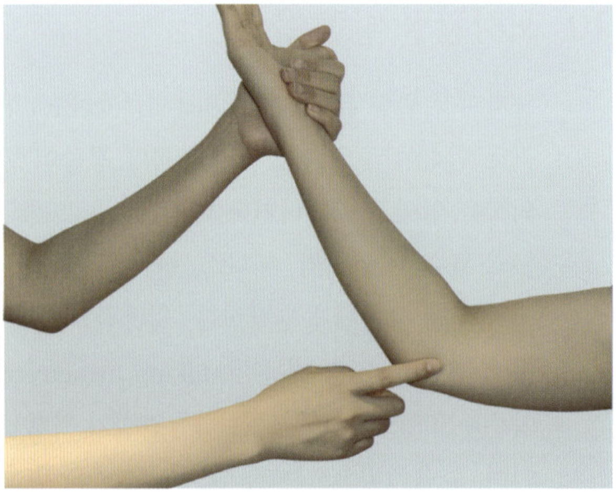

그림 8.104 밀킹 매뉴버

(4) 움직임 검사

① 바깥돌림 각도 검사

어깨관절의 바깥돌림 각도가 80° 이상 일어나는지 확인한다(그림 8.105).

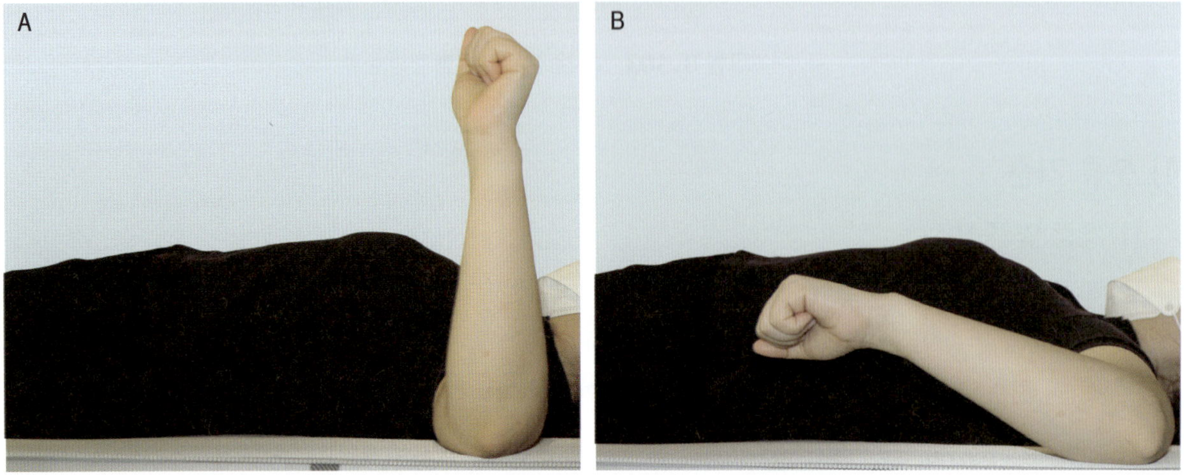

그림 8.105 바깥돌림 각도 검사. A: 시작 자세, B: 끝 자세

(5) 신경 검사

① 자신경 지배피부의 감각 검사

자신경이 분지하는 부위의 감각이상이나 저림 증상이 있는지 확인한다. 감각이상이나 저림 증상이 있으면 양성이다.

② 자신경 지배근육의 운동 검사

자신경이 지배하는 근육의 근약화 혹은 근위축이 있는지 확인한다. 근약화 혹은 근위축이 있으면 양성이다.

2) 분류

(1) 노자관절 벌림 유형 진단 분류

노자관절 벌림 유형은 통증 요인, 정렬 요인, 특수 검사를 통해 기여 요인의 반응을 확인하고, 평가항목 3개 중 2개 이상 양성이면 노자관절 벌림 유형으로 분류한다(표 8.15).

표 8.15 노자관절 벌림 유형 진단 분류표

기여 요인	검사 내용	반응
통증	팔꿈치의 안쪽에 나타나는 통증	양성/음성
정렬	손상 쪽의 운반각 증가	양성/음성
특수	밀킹 매뉴버 검사 시 팔꿈치 안쪽에 나타나는 통증이나 불안정성	양성/음성

(2) 진단에 따른 중증도 평가

노자관절 벌림 유형으로 분류된 경우에 중증도 분류를 위해 수행된다. 기여 요인으로는 통증, 정렬, 관절 각도 검사, 신경 검사, 특수 검사가 있으며, 그 결과에 따라 부여된 점수를 통해 중증도를 분류한다. 통증 요인(20점)은 시각상사척도를 이용하며, 해당되는 통증 점수 영역에 따라 등급이 부여된다. 정렬 요인(20점)은 편하게 선 자세에서 운반각을 확인하고, 어깨뼈의 바깥돌림 각도의 정도(10점)와 자신경의 손상여부(30점) 그리고 특수 검사(20점)를 통해 점수가 부여된다(표 8.16).

표 8.16 노자관절 벌림 유형의 진단에 따른 중증도 평가표

<table>
<tr><th>기여 요인</th><th colspan="2">통증 점수(VAS)</th><th>점수</th></tr>
<tr><td rowspan="3">통증
(20)</td><td colspan="2">1~3</td><td>10</td></tr>
<tr><td colspan="2">4~7</td><td>15</td></tr>
<tr><td colspan="2">8~10</td><td>20</td></tr>
<tr><td rowspan="3">정렬
(20)</td><td colspan="2">정렬 상태</td><td>점수</td></tr>
<tr><td colspan="2">팔꿈치 벌림 각도 남자 5~10°/여자 10~15°</td><td>10</td></tr>
<tr><td colspan="2">팔꿈치 벌림 각도 남자 11° 이상/여자 16° 이상</td><td>20</td></tr>
<tr><td rowspan="2">관절가동범위
(10)</td><td colspan="2">검사</td><td>점수</td></tr>
<tr><td colspan="2">바깥돌림 각도 80° 이하</td><td>10</td></tr>
<tr><td rowspan="3">신경
(30)</td><td colspan="2">검사</td><td>점수</td></tr>
<tr><td colspan="2">자신경 지배피부의 감각 검사</td><td>15</td></tr>
<tr><td colspan="2">자신경 지배근육의 운동 검사</td><td>15</td></tr>
<tr><td rowspan="2">특수
(20)</td><td colspan="2">검사</td><td>점수</td></tr>
<tr><td>밀킹 매뉴버</td><td>양성</td><td>20</td></tr>
<tr><td colspan="3">총점</td><td>100</td></tr>
</table>

3) 중재

(1) 움직임 교육

노자관절 벌림 유형은 팔꿈치 안쪽곁인대의 손상으로 인하여 팔꿈치 안쪽에 통증이나 불안정성이 일어나는 유형이다. 스포츠 활동이나 작업 그리고 일상생활에서 일어날 수 있는 노자관절이 벌어지는 움직임을 최대한으로 줄일 수 있도록 해야 한다. 또한 날개뼈의 모음의 정도나 어깨관절의 바깥돌림 각도가 작을 때, 같은 일을 어깨관절에서 수행하기 위해서는 상대적으로 노자관절의 벌림이 더욱 많이 일어나야 하기 때문에 날개뼈의 모음이나 어깨관절의 바깥돌림이 더욱 더 일어날 수 있도록 교육한다. 통증이 심한 경우에는 가쪽휨을 일으키는 운동이나 훈련은 6주 정도 피하도록 하며, 팔꿉관절에서 완전하게 폄 동작이 일어나면서 가쪽휨의 각도가 동시에 증가한다면, 팔꿉관절의 과도한 폄 동작을 제한하도록 한다. 통증이 감소하게 되면 팔꿉관절에서 일어나는 가장 기본적인 움직임인 굽힘, 폄, 엎침, 뒤침에 대한 근력 강화 훈련을 노자관절의 벌림이 일어나지 않도록 실시한다. 특히 노자관절 벌림에 대한 안정성의 기능을 하는 자뼈손목굽힘근과 얕은손가락굽힘근에 대한 근력 강화 훈련을 실시한다.

(2) 운동

① 자뼈손목굽힘근의 근력 강화

자뼈손목굽힘근은 팔꿉관절의 가쪽휨에 대한 안정성을 제공하는 주요한 기여근육이다. 자뼈손목굽힘근을 강화하기 위하여 손목 굽힘, 자쪽치우침 자세에서 저항에 버틸 수 있도록 한다(그림 8.106).

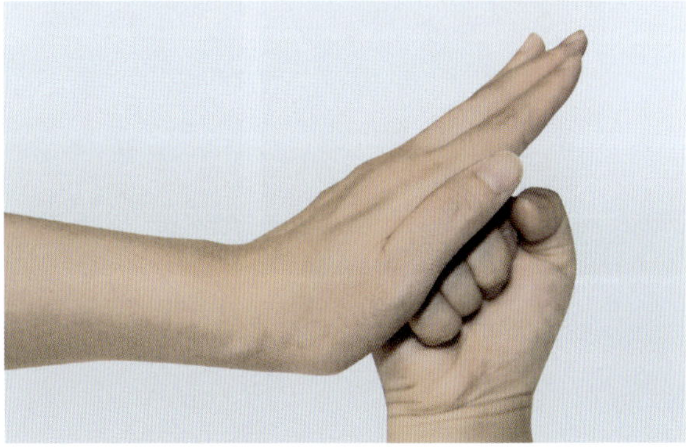

그림 8.106 자뼈손목굽힘근의 근력 강화

② 얕은손가락굽힘근의 근력 강화

얕은손가락굽힘근은 안쪽곁인대와 부분적으로 붙어 있어 팔꿈치 폄의 정도에 따라 가쪽휨에 대한 안정성을 제공할 수 있다. 얕은손가락굽힘근의 근력을 강화시키기 위하여 저항에 대하여 훅 주먹 자세와 같은 몸쪽손가락사이관절을 구부리는 저항 운동을 실시한다(그림 8.107).

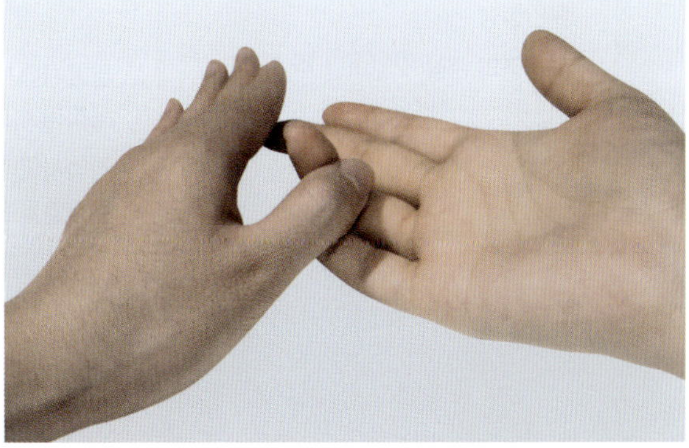

그림 8.107 4-5번 얕은손가락굽힘근의 근력 강화

(3) 보조기 및 테이핑

손상 초기 단계에서 팔꿉관절의 폄 동작의 제한을 위해 보조기나 테이핑을 이용하도록 한다. 첫 2주 동안에는 팔꿉관절의 폄 동작을 제한하며, 2주 이후에 점차적으로 폄 각도를 증가시켜 0°까지 진행한다(그림 8.108).

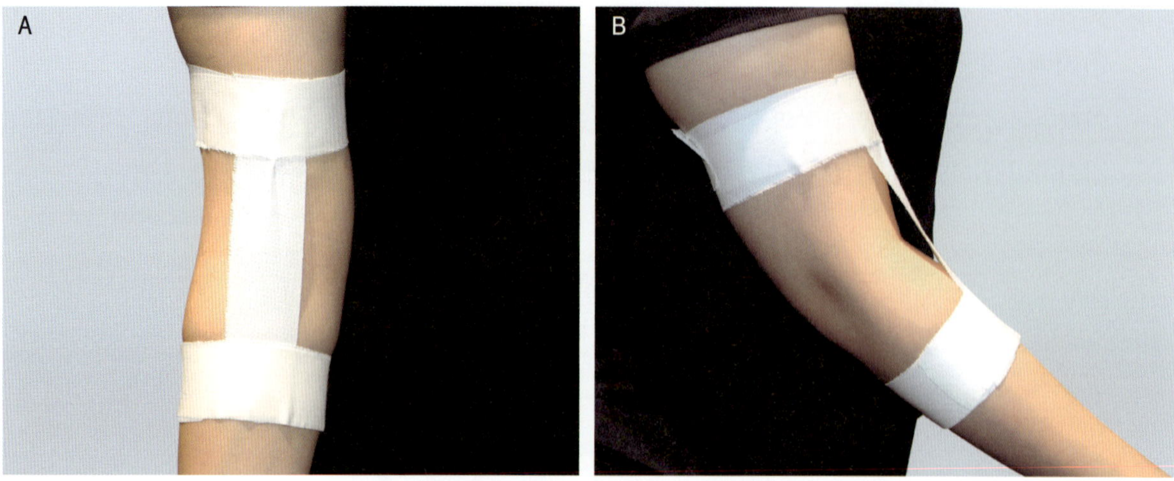

그림 8.108 보조기 및 테이핑. A: 앞면, B: 옆면

4) KEMA 관리

표 8.17 노자관절 벌림 유형 요약

잘못된 움직임	손상	KEMA 관리
• 팔꿉관절의 가쪽휨이 증가하는 움직임/팔꿉관절의 과도한 폄 동작과 가쪽휨이 함께 일어나기도 함	• 안쪽곁인대의 손상으로 팔꿉관절의 불안정성 • 자신경의 손상이 일어날 수 있음	• 팔꿉관절의 가쪽휨이 증가하는 움직임은 피함 • 어깨관절의 바깥돌림 각도를 증가 • 자뼈손목굽힘근, 얕은손가락굽힘근의 근력 강화 • 손상 초기 보조기 및 테이핑 적용
		• 팔꿈치에서 가쪽휨을 최소화할 수 있도록 움직임 속도를 조절 • 작업시 가쪽휨을 최소화할 수 있는 팔꿈치의 움직임을 고안

11. 팔꿉관절 폄 시에 위팔 바깥돌림과 위팔자관절 벌림 유형

팔꿉관절 폄 시에 위팔 바깥돌림과 위팔자관절 벌림 유형(humeral lateral rotation and ulnohumeral abduction during elbow extension type)(이하 위팔 바깥돌림과 위팔자관절 벌림 유형)은 팔꿉관절을 펴는 동안 위팔에서는 바깥돌림이 일어나면서 위팔자뼈에서는 벌림이 일어나며 팔꿉관절의 앞-안쪽에 통증이 발생하는 유형이다. 창던지기, 야구의 포수, 테니스, 웨이트 트레이닝과 같은 팔을 뻗으면서 바깥돌림을 하는 선수들에게 주로 발생한다. 외형적으로 운반각이 크고 팔꿈치 폄 각도가 과도하게 나타나는 경우에 더 호발될 수 있으며, 간혹 자신경의 손상으로 저림 증상이 일어날 수도 있다. 위팔 바깥돌림과 위팔자관절 벌림 유형은 팔을 펴는 동안 팔꿉관절의 벌림을 줄이고 팔꿈치의 폄 각도가 과도하게 일어나는 것을 줄여주면 통증이 감소되는 것을 경험할 수 있다.

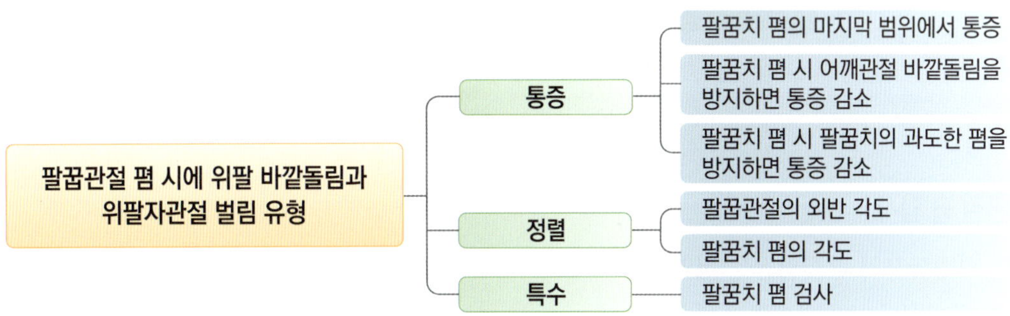

그림 8.109 팔꿉관절 폄 시에 위팔 바깥돌림과 위팔자관절 벌림 유형 진단 분류

1) 분류 기준

(1) 통증 및 증상

위팔 바깥돌림과 위팔자관절 벌림 유형은 팔꿉관절의 앞-안쪽에 통증이 발생하는 유형이다. 팔꿈치를 펴는 동안 팔꿈치의 가쪽휨과 과도한 폄이 일어나면서 팔꿉관절 앞-안쪽에 날카로운 통증이 나타난다. 일반적으로 앞-안쪽 위관절융기(epicondyle)를 지그시 누르게 되면 대상자는 심한 통증을 호소한다.

(2) 정렬 검사

① 선 자세에서 팔꿈치의 벌림 각도

운반각은 남성의 경우 5~10°가 정상 범위이고, 여성의 경우 10~15°가 정상 범위이며, 남성과 여성 모두 양쪽의 운반각이 대칭을 이루어야 한다.

② 선 자세에서 팔꿉관절의 각도

편안하게 선 자세에서 팔꿉관절은 15° 굽힘이 정상적이며, 15°보다 작은 경우 검사자는 다시 피검사자의 위팔과 아래팔을 잡아 팔꿉관절에서 과다폄(hyperextension)이 일어나는지 확인한다(그림 8.110).

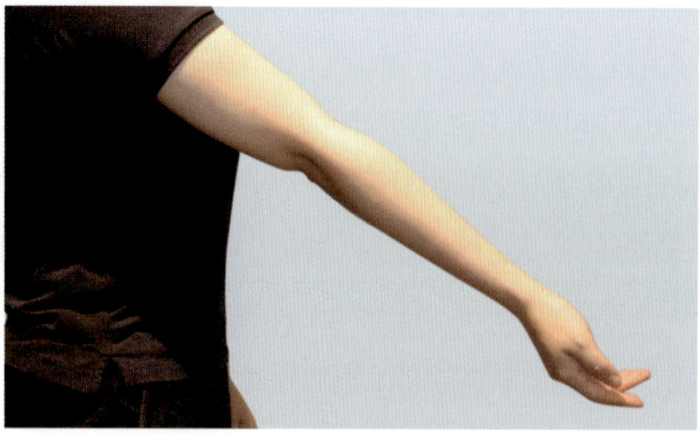

그림 8.110 팔꿉관절의 폄 각도

(3) 움직임 검사

① 팔꿉관절 폄 검사

검사자는 피검사자의 팔꿉관절을 천천히 최대한 펴도록 한다. 이때 위팔 바깥돌림과 팔꿉관절의 벌림 그리고 과다폄이 일어나는지 확인하도록 한다.

(4) 압박 검사

① 앞-안쪽 위관절융기의 압박

검사자는 피검사자의 통증이 있는 팔의 앞-안쪽 위관절융기를 압박하도록 한다(그림 8.111). 정상측과 비교하여 심한 통증이 일어나면 양성반응이다.

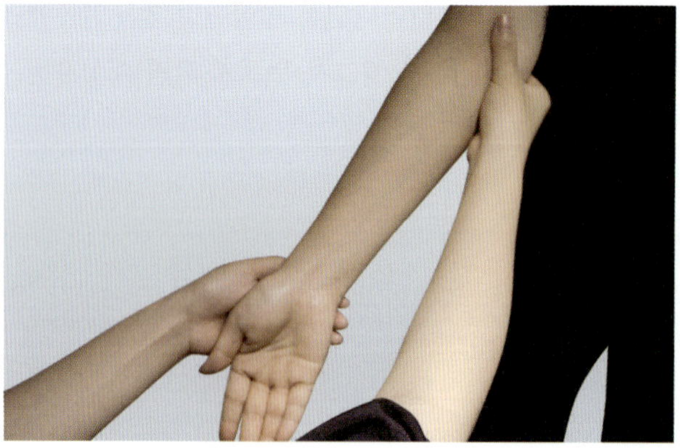

그림 8.111 압박 검사

(5) 신경 검사

① 자신경 지배피부의 감각 검사

자신경이 분지하는 부위의 감각이상이나 저림 증상이 있는지 확인한다. 감각이상이나 저림 증상이 있으면 양성이다.

② 자신경 지배근육의 운동 검사

자신경이 지배하는 근육의 근약화 혹은 근위축이 있는지 확인한다. 근약화 혹은 근위축이 있으면 양성이다.

2) 분류

(1) 위팔 바깥돌림과 위팔자관절 벌림 유형 진단 분류

위팔 바깥돌림과 위팔자관절 벌림 유형은 통증, 정렬 그리고 움직임 요인을 통해 기여 요인의 반응을 확인한다. 평가항목 4개 중 3개 이상 양성이면 위팔 바깥돌림과 위팔자관절 벌림 유형으로 분류한다(표 8.18).

표 8.18 위팔 바깥돌림과 위팔자관절 벌림 유형 진단 분류표

기여 요인	검사 내용	반응
통증	앞-안쪽 위관절융기 부위의 통증	양성/음성
정렬	팔꿈치 벌림 각도 남자 11° 이상/여자 16° 이상	양성/음성
	팔꿈치 굽힘 각도 15° 이하	양성/음성
움직임	팔꿉관절을 펼 때 위팔의 바깥돌림	양성/음성

(2) 진단에 따른 중증도 평가

위팔 바깥돌림과 위팔자관절 벌림 유형으로 분류된 경우에 중증도 분류를 위해 수행된다. 기여 요인으로는 통증, 정렬, 움직임, 압박, 신경 검사가 있으며, 그 결과에 따라 부여된 점수를 통해 중증도를 분류한다. 통증 요인(10점)은 시각상사척도를 이용하며 해당되는 통증 점수 영역에 따라 등급이 부여된다. 정렬 요인(30점)은 편하게 선 자세에서 운반각과 팔꿈치 폄 각도를 확인하고, 움직임 검사(30점)를 통해 팔꿈치를 펼 때 세 가지의 움직임이 일어나는지 확인하고, 압박 검사(10점)를 통해 실제로 통증이 나타나는지 확인한다. 마지막으로 자신경의 손상유무(20점)로 마무리한다. 각각의 항복에 대해 부여된 점수를 통해 중증도를 분류한다(표 8.19).

표 8.19 위팔 바깥돌림과 위팔자관절 벌림 유형의 진단에 따른 중증도 평가표

기여 요인	통증 점수(VAS)		점수
통증 (10)	1~3		3
	4~7		6
	8~10		10
정렬 (30)	**정렬 상태**		**점수**
	팔꿈치 벌림 각도 남자 5~10°/여자 10~15°		5
	팔꿈치 벌림 각도 남자 11° 이상/여자 16° 이상		15
	팔꿈치 폄 각도 0~10°		5
	팔꿈치 폄 각도 11~20°		10
	팔꿈치 폄 각도 21° 이상		15
움직임 (30)	**팔꿈치 폄 검사**		**점수**
	위팔 바깥돌림이 일어남		10
	팔꿉관절 벌림이 일어남		10
	팔꿉관절의 10° 이상 폄 일어남		10
압박 (10)	**검사**		**점수**
	앞-안쪽 위관절융기의 압박 시 통증		10
신경 (20)	**검사**		**점수**
	자신경 지배피부의 감각 검사	양성	10
	자신경 지배근육의 운동 검사	양성	10
총점			100

3) 중재

(1) 움직임 교육

팔꿉관절 폄 시에 위팔 바깥돌림과 위팔자관절 벌림 유형으로 통증을 호소하는 사람에게는 팔꿉관절을 펴는 상황에서 위팔의 바깥돌림, 위팔자관절 벌림, 팔꿉관절의 과도한 폄과 같이 세 가지 움직임에 대하여 제한하도록 한다. 주로 통증은 팔꿉관절 폄 끝부위에서 위팔의 바깥돌림과 위팔자관절의 벌림이 일어나면서

나타난다. 그러므로 팔꿉관절 폄 끝부위에서 위팔의 바깥돌림과 위팔자관절의 벌림이 일어나지 않도록 팔꿉관절 굽힘근의 조절된 원심성 수축이 일어날 수 있도록 한다.

(2) 운동

① 팔꿉관절 굽힘근의 조절

팔꿉관절 폄 동작의 끝부분에서 위팔의 바깥돌림, 위팔자관절의 벌림, 팔꿉관절의 과도한 폄이 일어나지 않도록 팔꿉관절 굽힘근의 원심성 수축성 조절 훈련을 하도록 한다(그림 8.112).

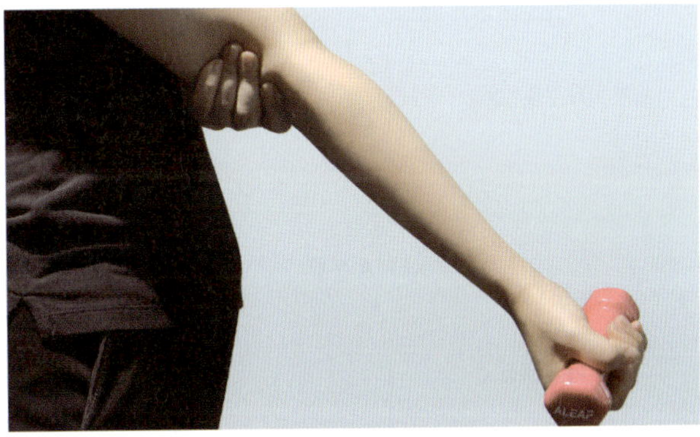

그림 8.112 팔꿉관절 굽힘근의 조절

(3) 테이핑

손상 초기 단계에서 팔꿉관절의 과도한 폄 동작의 제한을 위해 테이핑을 이용하도록 한다. 팔꿉관절 0° 이상 과도한 폄이 일어나지 않도록 테이핑하여 고정하는 것이 중요하다(그림 8.108).

4) KEMA 관리

표 8.20 위팔 바깥돌림과 위팔자관절 벌림 유형 요약

잘못된 움직임	손상	KEMA 관리
• 위팔의 바깥돌림 • 위팔자관절의 벌림 • 팔꿉관절의 과도한 폄	• 팔꿉관절의 앞-안쪽에 통증이 발생	• 위팔의 바깥돌림, 위팔자관절의 벌림, 팔꿉관절의 과도한 폄을 제한 • 팔꿉관절 굽힘근의 원심성 수축 조절 • 손상 초기 테이핑 적용
		• 팔꿈치를 펴는 동작 시 팔꿈치 폄 각도를 0° 이전에서 더 펴지지 않도록 함 • 팔을 짚고 체중을 실어 기대는 습관을 고침

PART 2 손목

12. 손목 KEMA 진단 분류

손목의 운동장애는 손목 폄 부족 유형, 손목 굽힘 부족 유형, 손목 굽힘 유형, 자쪽치우침 유형이 있다(그림 8.113).

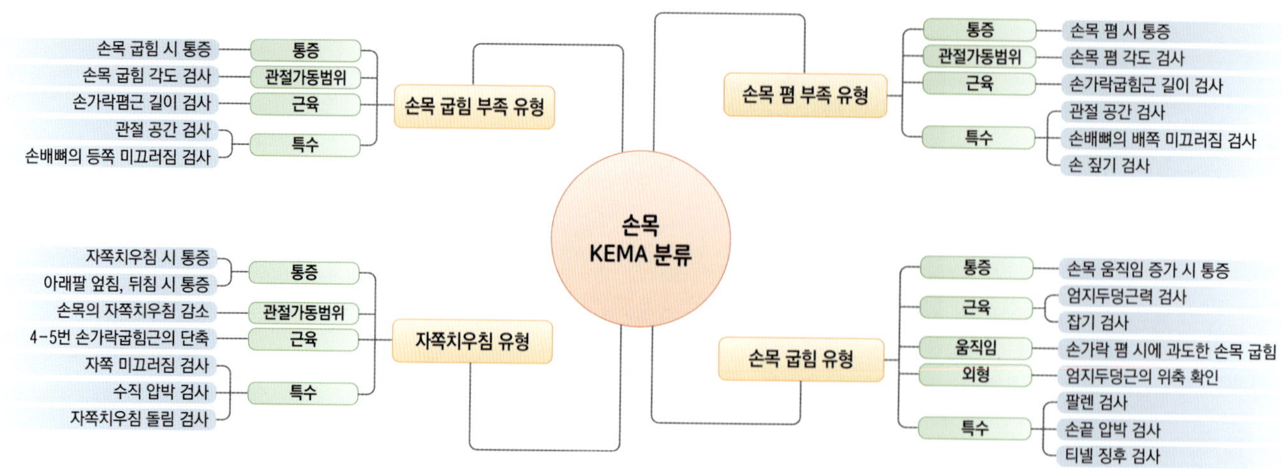

그림 8.113 손목 KEMA 분류 체계

1) 분류 기준

손목관절(wrist joint)에 대한 KEMA의 분류는 근골격계의 원인으로 일어나는 통증과 말초신경계의 손상 그리고 외상으로 일어나는 통증에 따라 4가지로 분류하였다. 첫 번째는 손목을 펼 때 통증이 나타나는 손목 폄 부족 유형이다. 이 유형은 손목 폄 각도 90° 이내로 손을 바닥에 짚을 때 손목관절의 등쪽으로 통증이 잘 일어나며, 90° 이상 손목을 폈을 때 손목관절의 등쪽에 나타나는 통증은 손목 폄 부족 유형이 아닌 다른 원인으로 볼 수 있다. 손목 폄 부족 유형이 있는 사람은 손을 바닥에 짚을 때 손바닥을 대고 짚기보다는 주먹을 쥐고 바닥을 짚어 손목의 폄 동작을 하지 않는 특징이 있다. 원인으로는 손목관절 공간의 부족과 손목뼈(carpal bone)의 움직임이 적을 때 그리고 손가락굽힘근이 짧은 경우에 손목뼈의 배쪽 움직임이 감소하여 손목을 펴기 어렵거나 손목에 통증이 야기된다. 손목 폄 부족 유형은 주변에서 흔히 볼 수 있기 때문에 위의 세 가지 원인을 잘 파악하여 치료적 접근을 하면 빠르고 좋은 결과를 볼 수 있을 것이다.

두 번째는 이와 반대의 경우인 손목 굽힘 부족 유형이며, 손목을 굽힐 때 손목의 통증을 호소한다. 손목 폄 부족 유형과 비슷한 양상으로 손목관절 공간, 손가락폄근의 길이 그리고 손배뼈의 손등쪽 미끄러짐이 잘 일어나는지 확인하고 치료적 접근을 하도록 한다. 손목 굽힘 부족 유형은 손목 폄 부족 유형과 같이 닫힌사슬(closed chain)에서 일어나는 것이 아니라 열린사슬(open chain)에서 움직임이 일어나므로 손목 폄 부족 유형보다 빈도는 적은 편이다.

세 번째는 손목 굽힘 유형이며 흔한 용어로는 손목굴 증후군이라 불린다. 손목 굽힘 유형은 손목굴을 지나가는 정중신경의 손상으로 인하여 손바닥에 저림 증상이나 지배하는 근육의 위축까지 볼 수 있으며, 남자보다는 여자에게 조금 더 흔하고, 전체 인구의 약 4% 정도에서 일어난다고 보고하고 있다. 상지에서 일어나는 신경학적인 문제 중에 가장 많은 빈도를 차지하고 있으며, 원인으로는 직업적으로 손목 사용이 반복적이고, 진동이 일어나는 장비를 사용하거나 손목이나 손에 큰 힘을 내어 일을 하는 경우, 손목굴에 직접적으로 압박을 가하는 작업 등을 통하여 손목굴 공간의 감소나 손목굴에 차 있는 체액의 증가로 정중신경의 압박이 증가하고 이로 인하여 증상이 발현하게 된다. 임산부나 힘줄윤활막염(tenosynovitis)이 있는 사람도 호발된다고 알려지고 있다. 특발성 손목 굽힘 증후군의 34%에서는 치료 없이도 통증이 경감된다고 알려져 있으며, 양쪽 손에 증상이 나타나거나 팔렌 검사에서 양성이 나온 사람은 예후가 좋지 않다고 보고하고 있고, 반대로 증상의 기간이 짧고, 젊은 사람 그리고 임산부가 아닌 경우에 예후를 긍정적으로 보고 있다.

마지막으로는 자쪽치우침 유형으로 낙상이나 충격이 자쪽으로 가해지면서 삼각섬유연골 복합체(triangular fibrocartilage complex, TFCC)의 손상으로 통증이 발생하는 유형이다. 삼각섬유연골 복합체는 손에서 전달되는 부하의 20% 정도를 전달하며, 먼쪽 노자관절의 안정성을 담당하고 있기 때문에 삼각섬유연골 복합체의 손상은 손목의 자쪽치우침이나 아래팔의 엎침과 뒤침 시 통증 및 불편함을 호소하며, 일상생활동작(ADL)에 많은 영향을 미친다. 자쪽치우침 유형은 근육이 아닌 조직(인대, 디스크 등)의 손상이므로 초기에 안정을 취해주어야 하며, 점차적으로 통증이 감소되는 시기에 손목의 불필요한 자쪽치우침의 움직임을 제한해주며, 자쪽치우침의 동작을 제한하는 손목뼈의 움직임을 원활하게 해 주어야 한다. 손목 굽힘 유형은 아직 원인이 명확하지 때문에 접근에 대한 문헌은 수술적 방법이나 약물을 통한 방법이 주를 이루고 있으며, 치료적 방법을 설명한 문헌은 많지 않다. 자쪽치우침 유형도 아직까지 약물을 통한 방법이 주를 이루고 있으며, 보존적 치료 방법을 실험한 문헌 또한 많지 않다. 위의 4가지 유형에 대하여 자세히 알아보도록 한다.

13. 손목 폄 부족 유형

손목 폄 부족 유형(insufficient wrist extension type)은 손목에서 일어나는 흔한 유형 중의 하나로, 손목을 펼 때 손목에서 느껴지는 날카로운 통증 때문에 손목의 완전한 폄이 어려운 유형이다. 손목을 편 상태로 바닥이나 벽을 짚게 되면 통증이 나타나며, 이 유형이 있는 사람은 손바닥을 짚었을 때의 통증을 본인이 알고 있기 때문에 바닥이나 벽을 짚을 때에는 손목 통증을 줄이기 위하여 주먹을 쥐고 손목의 폄 없이 바닥이나 벽을 짚는 특징이 있다. 일반적으로 통증 없이 손목을 펴기 위해서는 먼저 노자관절과 손목뼈관절 사이의 관절 공간이 충분히 유지되어야 하고, 손목뼈의 손바닥쪽 움직임이 원활해야 하며, 마지막으로 손가락굽힘근의 길이가 정상적이어야 한다. 손목 폄 부족 유형이 의심되는 사람들은 이러한 요건들에 대한 평가를 실시하도록 한다. 일반적으로 이 유형은 도구를 잡는 동작이나, 자전거 타기, 테니스 등 물체를 반복적으로 쥐거나 잡기 동작을 지속적으로 했을 때, 손목과 손가락의 굽힘 및 폄 근육이 사용되면서 손목관절의 관절 공간이 감소되어 손목뼈의 운동성(mobility)이 떨어지기 때문에 발생한다고 설명하고 있다.

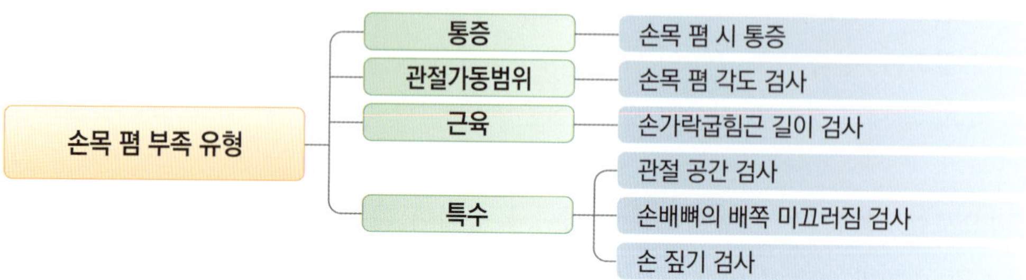

그림 8.114 손목 폄 부족 유형 진단 분류

1) 분류 기준

(1) 통증 및 증상

손목을 폈을 때 손목에서 날카로운 통증을 호소한다. 특히 바닥에 손을 짚었을 때 통증이 나타나는 것이 일반적이며, 손가락을 구부리고 바닥에 짚었을 때와 손가락을 펴고 바닥에 짚었을 때 나타나는 통증의 정도에 따라 치료적 접근이 달라진다.

(2) 관절가동범위 검사

손목 폄 각도를 검사하도록 한다. 이때 손가락은 살짝 구부러진 자연스러운 자세를 유지시키도록 한다. 능동적 손목 폄 각도가 61° 이상일 때 정상이며 46~60°일 때와 45° 이하일 때를 확인하도록 한다.

(3) 근육 검사

① 손가락굽힘근 길이 검사

손가락굽힘근의 길이 검사는 그림 8.35를 참고하도록 한다.

(4) 특수 검사

① 바닥에 손 짚기 검사Push Down Test

바닥에 손 짚기와 관련하여 손가락굽힘근이 통증과 관련이 있는지 아래 2가지 자세에서 실시하고, 통증이 손가락 폄 상태에서 나타나는지, 손가락의 폄/굽힘과 관계없이 통증이 나타나는지 확인한다.

i) 손가락 폄 상태에서 손 짚기

팔꿉관절, 손목관절, 손가락 폄 상태로 손바닥을 바닥에 짚었을 때 통증이 나타나는지 확인한다(그림 8.115A).

ii) 손가락 굽힘 상태에서 손 짚기

테이블에 팔꿉관절, 손목관절 폄 그리고 손가락 굽힘 상태로 손바닥을 바닥에 짚었을 때 통증이 나타나는지 확인한다(그림 8.115B).

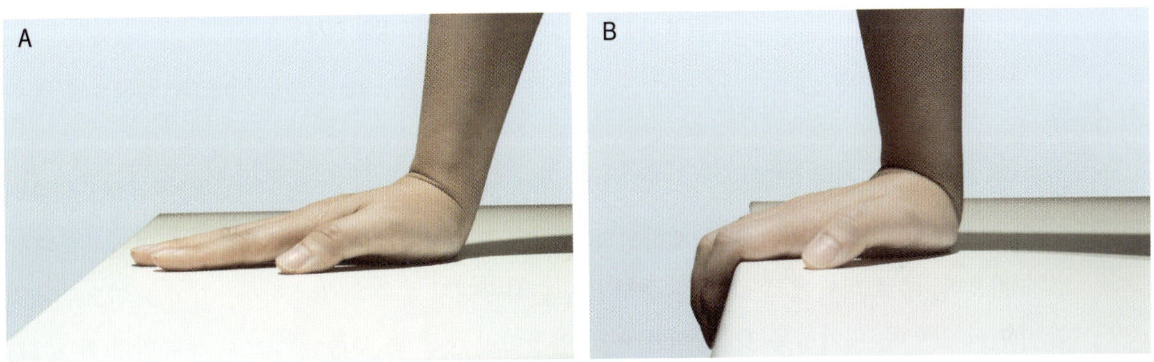

그림 8.115 손 짚기 검사. A: 손가락 폄 상태, B: 손가락 굽힘 상태

손가락 폄 상태에서 손 짚기와 손가락 굽힘 상태에서 손 짚기 모두 손목 통증이 나타났을 때 손목뼈의 바닥쪽 미끄러짐 제한이 통증의 원인으로 본다. 손가락 폄 상태에서 손 짚기 시에는 손목 통증이 나타났지만 손가락 굽힘 상태에서 손 짚기 시 손목 통증이 감소되거나 사라졌다면, 손가락굽힘근의 단축이 통증의 원인으로 본다.

② 손목관절 공간 검사Wrist Joint Space Test

검사하고자 하는 손을 아래에 두고 아래팔을 바닥과 수평하게 내린 뒤 위의 손은 아래의 손을 눌러 고정한 뒤 검사하고자 하는 팔의 아래팔을 당겨 손목관절이 벌어지도록(distraction) 한다. 자뼈의 붓돌기(styloid)가 몸쪽으로 1cm 정도 이동하는지 확인한다(그림 8.116). 정상적인 경우는 자뼈의 붓돌기가 몸쪽으로 1cm 이상 이동하지만 손목관절 공간이 협소한 경우는 1cm 미만 자뼈의 붓돌기가 이동한다.

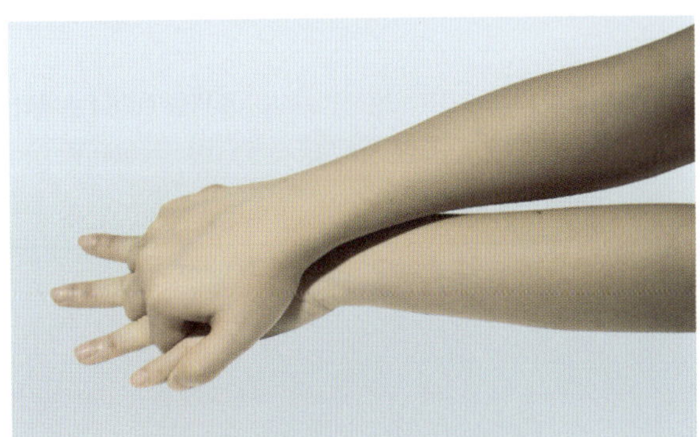

그림 8.116 손목관절 공간 검사

③ 손배뼈의 바닥쪽 미끄러짐 검사 Scaphoid Volar Gliding Test

환자의 손배뼈 앞과 뒤를 치료사의 엄지와 검지 손가락으로 잡은 뒤 배쪽으로 이동시켜 본다. 정상측과 손상측 손배뼈의 움직임을 비교해 보도록 한다(그림 8.117).

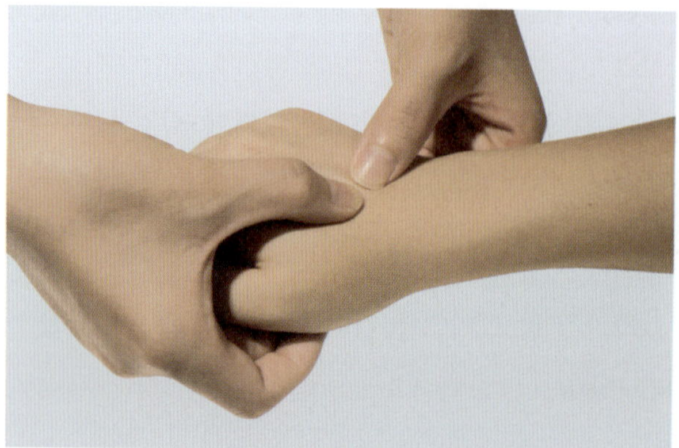

그림 8.117 손배뼈의 바닥쪽 미끄러짐 검사

2) 분류

(1) 손목 폄 부족 유형 진단 분류

손목 폄 부족 유형은 손목 펴기가 제한됨과 동시에 통증이 야기된다. 일반적으로 열린사슬에서는 통증 호소가 적으며, 주로 바닥에 손을 짚는 동작인 닫힌사슬에서 통증을 호소한다. 기여 요인으로는 통증과 움직임 요인이 있으며, 평가항목 2개 중 1개 이상 양성이면 손목 폄 부족 유형으로 분류한다(표 8.21).

표 8.21 손목 폄 부족 유형 진단 분류표

기여 요인	검사 내용	반응
통증	바닥에 손을 90°로 짚었을 때 손목관절 등쪽의 통증	양성/음성
움직임	주먹을 쥐거나 손바닥이 아닌 손가락 끝으로 팔굽혀펴기 자세를 취함	양성/음성
	능동적 손목 폄 각도가 60° 이하	양성/음성

2) 진단에 따른 중증도 평가

손목 폄 부족 유형으로 분류된 경우에 중증도 분류를 위해 수행된다. 기여 요인으로는 통증, 관절가동범위, 근육, 특수 검사가 있으며, 그 결과에 따라 부여된 점수를 통해 중증도를 분류한다. 통증 요인(30점)은 시각상사척도를 이용하며, 해당되는 통증 점수 영역에 따라 등급이 부여된다. 관절가동범위(20점), 근육의 길이(20점), 특수 검사(30점)를 통해 점수를 부여한다(표 8.22).

표 8.22 손목 폄 부족 유형의 진단에 따른 중증도 평가표

기여 요인	통증 점수(VAS)	점수
통증 (30)	**손가락 폄 상태에서 바닥에 손 짚기**	**점수**
	손목에 통증	15
	손가락 굽힘 상태에서 바닥에 손 짚기	**점수**
	손목에 통증	15
관절가동범위 (20)	**각도**	**점수**
	능동적 손목 폄 각도 0~45°	20
	능동적 손목 폄 각도 46~60°	10
근육 (20)	**손가락굽힘근 길이 검사**	**점수**
	손가락의 폄 각도 21~40°	10
	손가락의 폄 각도 0~20°	20
특수 (30)	**손목관절 공간 검사**	**점수**
	붓돌기의 움직인 거리가 10mm 이하	20
	손배뼈의 바닥쪽 미끄러짐 검사	**점수**
	손상측의 움직임이 정상측보다 작음	10
총점		100

3) 중재

(1) 움직임 교육

손목 폄 부족 유형은 일상생활을 하면서는 크게 통증을 호소하지 않지만 손바닥을 바닥에 짚을 때 통증이 일어난다. 쥐기 동작을 반복적으로 하거나 지속적으로 유지했을 때 손가락굽힘근은 짧아지고, 손목의 관절 공간이 좁아지며, 손목뼈의 움직임이 줄어들게 된다. 따라서 쥐기 동작을 하고 난 다음에는 아래에 언급되는 것과 같이 손가락굽힘근의 스트레칭 운동과 손목의 관절 공간을 스스로 늘릴 수 있도록 한다.

(2) 치료적 접근의 순서

진단명에 따른 중증도 분류에서 i)과 ii) 검사를 실시했을 때, 두 검사 모두에서 통증이 나타나는 경우

① 손목관절 공간을 늘려주도록 한다.

② 손목뼈의 운동성을 증가시킨다.

③ 손가락굽힘근을 스트레칭한다.

진단명에 따른 중증도 분류에서 i)과 ii) 검사를 실시했을 때, i) 검사에서 통증이 나타나고, ii) 검사에서는 i) 검사보다 통증이 감소하거나 나타나지 않는 경우

① 손목관절 공간을 늘려주도록 한다.

② 손가락굽힘근을 스트레칭한다.

③ 손목뼈의 운동성을 증가시킨다.

(3) 손목관절 공간의 스트레칭

신체 관절은 적절한 관절의 공간이 있어야 움직임이 원활히 이루어진다. 마찬가지로 손목관절의 공간은 어느 정도의 공간이 확보되어야 손목뼈가 주변조직과 충돌 없이 움직임이 일어난다. 손목관절의 공간을 스트레칭하기 위해서 환자는 테이블에 손을 올려놓고, 환자의 손등 위에 치료사의 손을 올려 고정한다. 환자는 손목에 힘을 빼고 손과 아래팔이 수평을 이루도록 당긴다. 치료사는 자뼈의 붓돌기를 통해 손목관절 공간이 늘어나는 것을 확인한다. 환자는 수평으로 당긴 후 다시 천천히 힘을 빼어 원위치로 돌아오기를 반복하여 시행한다.

(4) 손목뼈 운동성의 증가

손목뼈 운동성은 팔꿉관절 굽힘 및 엎침을 동반한 손목 폄 유형에서 했던 방식으로 손배뼈를 잡고 운동성을 향상시키는 방법을 언급했다. 또 다른 방법으로는 줄을 이용한 방법이 있다. 신발끈과 같은 크기의 줄을 이용하여 손목뼈의 운동성을 향상시키는 방법으로, 먼저 손상 측의 손을 테이블에 대고 손과 아래팔을 수평하게 놓은 뒤 어깨관절 굽힘이 90°가 되도록 쪼그려 앉는다. 다음 환자의 손등 위에 치료사의 손을 올려놓고 환자의 손을 고정하면, 환자는 손목관절의 공간을 살짝 스트레칭한다. 준비한 줄을 손목뼈의 위치에

올려놓아 늘어뜨리고 정상측의 손으로 줄을 팔과 수직 방향으로 천천히 잡아당긴다. 다음 환자는 쪼그려 앉은 자세에서 천천히 일어나며, 손과 아래팔이 이루는 각도를 증가시키는 동시에 당기고 있는 줄의 방향도 손과 아래팔이 이루는 각의 중간을 유지할 수 있도록 한다. 손과 아래팔이 90°를 이룰 때 줄은 테이블에서 45° 정도가 될 수 있도록 하며, 그 다음 천천히 원위치로 돌아오도록 한다. 줄을 당기는 힘과 관절 공간을 스트레칭하는 힘은 계속적으로 유지될 수 있도록 조절한다(그림 8.118).

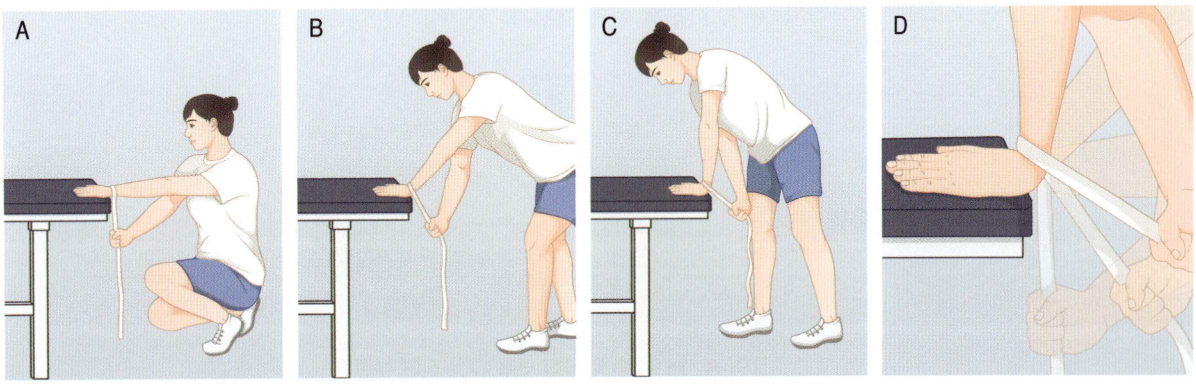

그림 8.118 손목뼈 운동성의 증가를 위한 자가 운동. A: 시작 자세, B: 중간 자세, C: 끝 자세, D: 운동 순서에 따른 아래팔의 위치 변화

(5) 손가락굽힘근의 스트레칭 운동

손가락굽힘근을 스트레칭하는 방법은 많지만, 지금 소개하는 방법은 아래팔과 손을 정확히 고정하고 손가락을 움직여 손가락굽힘근을 스트레칭하는 방법이다. 먼저, 손을 바닥에 대고 팔꿈치를 들어 손목에 통증이 발생하기 전까지 손과 아래팔이 이루는 각을 90°까지 증가시킨다. 그 후 손가락의 잡고 손가락사이관절을 편 상태에서 손허리손가락관절을 편다. 스트레칭 운동은 반복적으로 하며, 통증으로 인한 스트레스가 가해지지 않는 범위 내에서 실시하도록 한다. 엄지손가락도 손허리손가락관절에서 폄과 모음이 일어나도록 한다.

4) KEMA 관리

표 8.23 손목 폄 부족 유형 요약

잘못된 움직임	손상	KEMA 관리
• 손목의 고정 • 반복적 쥐기 동작이나 쥐기 동작을 유지하기	• 손목 펴기의 어려움 • 손가락굽힘근이 짧아짐 • 손목관절의 공간 협소 • 손목뼈의 움직임 감소	• 손목관절 공간의 스트레칭 • 손목뼈 운동성의 증가 • 손가락굽힘근의 스트레칭 운동 • 지속적으로 손과 손목에 힘을 주지 않도록 함 • 도구를 이용한 작업 시 적절하게 휴식을 취함

14. 손목 굽힘 부족 유형

손목 굽힘 부족 유형(insufficient wrist flexion type)은 손목 폄 부족 유형과 반대로 손목의 굽힘이 제한되거나 손목을 구부렸을 때 통증이 일어난다. 일반적으로 손목을 구부린 자세에서 닫힌사슬처럼 바닥에 지지하는 일이 거의 없기 때문에 손목 폄 부족 유형과 같이 빈도가 많지 않다. 손목 굽힘 부족 유형이 있는 사람은 손목뼈의 관절사이 공간, 손가락폄근의 길이, 손배뼈의 등쪽 미끄러짐을 확인하여 치료적 접근을 하게 되면 쉽게 통증을 감소시킬 수 있다.

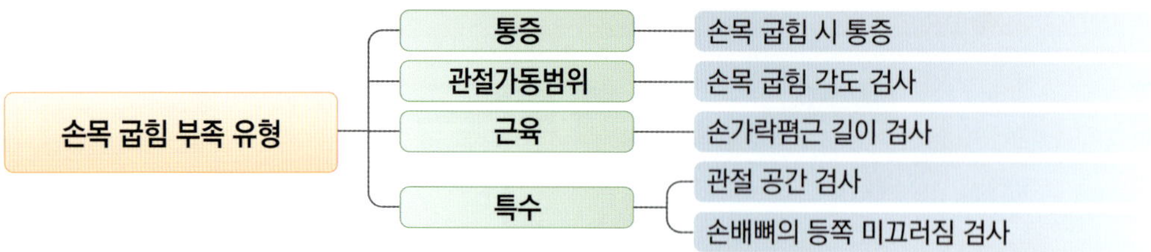

그림 8.119 손목 굽힘 부족 유형 진단 분류

1) 분류 기준

(1) 통증 및 증상

손목을 구부렸을 때 통증을 호소한다. 특히 도구를 쥐거나 주먹을 쥐고 손목을 굽힘했을 때 손등쪽에서 날카로운 통증이 나타난다.

(2) 관절가동범위 검사

손목 굽힘 각도를 검사하도록 한다. 이때 손가락은 자연스러운 자세를 유지시키도록 한다. 손목 폄 각도를 61° 이상일 때 정상이며 46~60°일 때와 45° 이하일 때를 확인하도록 한다.

(3) 근육 검사

① 손가락폄근 길이 검사

손가락폄근의 길이 검사는 그림 8.32의 자세에서 아래팔이 60° 이상 올라갈 수 있는지 확인한다.

(4) 특수 검사

① 손목관절 공간 검사Wrist Joint Space Test

손목 폄 부족 유형에서의 검사와 동일하며, 자뼈의 붓돌기가 몸쪽으로 1cm 정도 이동하는지 확인한다(그림 8.116). 정상적인 경우는 자뼈의 붓돌기가 몸쪽으로 1cm 이상 이동하지만 손목관절 공간이 협소한 경우는 1cm 미만의 움직임을 보인다.

② 손배뼈의 등쪽 미끄러짐 검사 Scaphoid Volar Gliding Test

환자의 손배뼈 앞과 뒤를 엄지와 검지 손가락으로 잡은 뒤 손등쪽으로 이동시켜 본다. 정상측과 손상측 손배뼈의 움직임을 비교해 보도록 한다(그림 8.117).

2) 분류

(1) 손목 굽힘 부족 유형 진단 분류

손목 굽힘 부족 유형은 손목의 굽힘이 제한되고 동시에 통증이 발생된다. 평가항목 2개 중 1개 이상 양성이면 손목 폄 부족 유형으로 분류한다(표 8.24).

표 8.24 손목 굽힘 부족 유형 진단 분류표

기여 요인	검사 내용	반응
통증	손가락이 편안한 자세에서 손목을 구부렸을 때 손목의 통증	양성/음성
	손가락을 굽히고 손목을 구부렸을 때 손목의 통증	양성/음성

(2) 진단에 따른 중증도 평가

손목 굽힘 부족 유형으로 분류된 경우에 중증도 분류를 위해 수행된다. 기여 요인으로는 통증(25점), 관절가동범위(20점), 근육(20점), 특수 검사(35점)가 있으며, 그 결과에 따라 부여된 점수를 통해 중증도를 분류한다(표 8.25).

3) 중재

(1) 움직임 교육

손목 굽힘 부족 유형은 주로 물건을 잡고 손목을 구부렸을 때 통증이 일어난다. 손목 폄 부족 유형과 마찬가지로 쥐기 동작을 반복적으로 하거나 지속적으로 유지했을 때 손가락폄근은 짧아지고, 손목관절 공간이 좁아지며, 손목뼈의 움직임이 줄어들게 된다. 따라서 쥐기 동작을 하고 난 다음에는 아래에 언급되는 것과 같이 손가락폄근의 스트레칭 운동과 손목관절 공간을 스스로 늘릴 수 있도록 한다.

표 8.25 손목 굽힘 부족 유형의 진단에 따른 중증도 평가표

기여 요인	통증 점수(VAS)	점수
통증 (25)	**손가락을 굽힌 자세에서 손목 굽힘**	**점수**
	손목에 통증	10
	손가락을 편안하게 한 상태에서 손목 굽힘	**점수**
	손목에 통증	15
관절가동범위 (20)	**각도**	**점수**
	능동적 손목 폄 각도 0~45°	20
	능동적 손목 폄 각도 46~60°	10
근육 (20)	**손가락폄근 길이 검사**	**점수**
	손목 굽힘 각도 45~60°	10
	손목 굽힘 각도 61° 이상	20
특수 (35)	**손목관절 공간 검사**	**점수**
	붓돌기의 움직인 거리가 10mm 이하	20
	손배뼈의 등쪽 미끄러짐 검사	**점수**
	손상측의 움직임이 정상측보다 작음	15
총점		100

(2) 치료적 접근의 순서

진단명에 따른 중증도 분류에서 i)과 ii) 검사를 실시했을 때, 두 검사 모두에서 통증이 나타나는 경우

① 손목관절 공간을 늘려주도록 한다.

② 손목뼈의 운동성을 증가시킨다.

③ 손가락폄근을 스트레칭한다.

진단명에 따른 중증도 분류에서 i)과 ii) 검사를 실시했을 때, i) 검사에서 통증이 나타나고, ii) 검사에서는 i) 검사보다 통증이 감소하거나 나타나지 않는 경우

① 손목관절 공간을 늘려주도록 한다.

② 손가락폄근을 스트레칭한다.

③ 손목뼈의 운동성을 증가시킨다.

(3) 손목관절 공간의 스트레칭

손목관절의 공간을 적절하게 확보하여 손목뼈의 움직임을 원활하게 해준다. 자세한 방법은 손목 폄 부족 유형의 중재에서 (3) 손목관절 공간의 스트레칭을 참고하도록 한다(그림 8.116).

(4) 손목뼈 운동성의 증가

손목뼈의 운동성을 증가시키기 위하여 팔꿉관절 굽힘 및 엎침을 동반한 손목 폄 유형과 손목 폄 부족 유형에서 언급한 방법으로 손목뼈, 특히 손배뼈의 움직임을 증가시켜 준다. 손목 굽힘 부족 유형에서는 손목뼈의 손등쪽 움직임이 감소되어 있기 때문에, 특히 손등쪽의 미끄러짐을 반복적으로 시켜줄 수 있도록 한다.

(5) 손가락폄근의 스트레칭 운동

손목을 중립 자세로 굽힘을 유지하고 손가락을 구부려서 손목 및 손가락 폄근의 스트레칭 운동을 한다. 자세한 운동방법은 그림 8.32의 손목 및 손가락 폄근 자가 스트레칭을 참고하여 실시하도록 한다. 그림 8.32처럼 실시하였을 때 손목 굽힘의 중립 자세를 유지하기 어렵다면, 자뼈를 바닥쪽으로 노뼈를 하늘 방향으로 위치시키고 손목과 손가락 굽힘을 실시하여 손목관절의 치우침이 일어나지 않도록 운동을 실시한다.

4) KEMA 관리

표 8.26 손목 굽힘 부족 유형 요약

잘못된 움직임	손상	KEMA 관리
• 손목의 고정 • 반복적 쥐기 동작이나 쥐기 동작을 유지하기	• 손목 펴기의 어려움 • 손가락굽힘근이 짧아짐 • 손목관절의 공간 협소 • 손목뼈의 움직임 감소	• 손목관절 공간의 스트레칭 • 손목뼈 운동성의 증가 • 손가락굽힘근의 스트레칭 운동 • 지속적으로 손과 손목에 힘을 주지 않도록 함 • 도구를 이용한 작업 시 적절하게 휴식을 취함

15. 손목 굽힘 유형

손목 굽힘 유형(wrist flexion type)은 상지에서 일어나는 신경학적 문제 중에 가장 호발하는 유형이다. 다른 의학적 명칭으로는 손목굴증후군이라고 불린다. 손목굴내로 이동하는 정중신경의 압박으로 손의 통증과 신경학적 증상인 저림 증상이 나타난다. 전체 인구의 3.8%에서 보이며 남자보다는 여자에게서 발생하고, 특히 호발하는 나이로는 40세에서 60세까지이다. 손목굴에는 8개의 손가락굽힘힘줄(finger flexor tendon), 긴엄지굽힘근 그리고 정중신경이 지나가고, 손목굴 안에는 체액(fluid)으로 채워져 있다. 정상적인 경우에 손목굴 내의 공간은 1.7cm^{2}이며, 그 압력은 편한 자세에서 2.5mmHg를 보이지만 손목 굽힘 유형 환자의 손목굴 내의 압력은 편한 자세에서 43.0mmHg로 정상에 비해 20배 정도 증가한다고 보고되고 있다. 정중신경이 압박받는 원인은 여러 가지가 있지만 해부학적으로 문제가 되는 경우, 진동이 일어나는 도구를 사용하는 경우, 손목의 안정화가 떨어져 불필요한 손목의 움직임이 일어나는 경우가 있으며, 신경이 압박되는 단계에 따라 초기(early), 중기(moderate), 말기(late)로 나뉘어지며, 단계에 따라 통증과 저림 증상의 정도가 다르게 나타난다. 초기에는 근약화가 보이지 않으나 중기와 말기에서는 정중신경의 지배를 받는 근육의 약화 및 위축이 일어나 원숭이 손의 모습을 보이기도 한다. 치료방법은 수술적 방법과 비수술적 방법이 있으며, 수술적 방법은 많은 문헌을 통해 제시되고 있다. 비수술적 방법은 약물에 대한 문헌이 주를 이루고 있지만, 다른 손목 굽힘 유형에 대한 비수술적 접근을 알아보도록 한다.

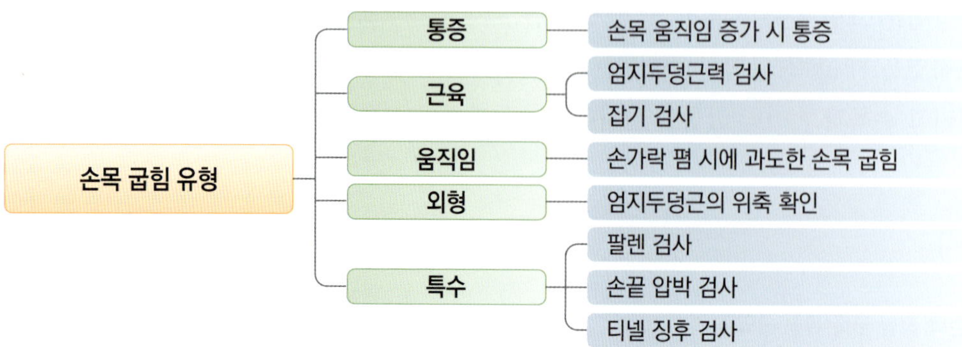

그림 8.120 손목 굽힘 유형 진단 분류

1) 분류 기준

(1) 통증 및 증상

초기에는 통증과 저림 증상이 간헐적으로 나타나며, 손목을 과도하게 굽히거나 펴는 동작을 반복하여 손목굴에 스트레스를 주었을 때 증상을 경험한다. 이 시기에는 근육의 퇴행적 변화는 관찰되지 않는다. 중기에서는 보다 지속적으로 그리고 자주 감각이상 및 증상이 나타나며, 근약화와 근섬유의 위축이 나타날 수 있다. 말기에서는 감각이상은 거의 지속되며, 근위축도 확연하게 볼 수 있다. 말기에는 감각이상이 지속되기 때문에 증상유발 검사(provocation test)는 무의미하며, 두점구별 검사(two point discrimination test)나 모노필라멘트 검사를 통하여 호전이나 악화의 정도를 확인할 수 있다. 통증이나 저림 증상은 정중신경이 지배하는 엄지손가락에서 4번 손가락 절반 정도의 손과 손가락에서 나타나며, 초기에는 밤에만 증상이 나타나다가 말기에는 지속적으로 나타난다.

(2) 근력 검사

① 엄지두덩근력

검사자는 피검사자의 엄지손가락을 벌려놓은(abduction) 상태에서 모음 자세로 힘을 줄 때, 피검사자는 엄지손가락의 벌림 자세를 유지한다. 정상측과 환측을 번갈아 실시하여 근력을 확인한다(그림 8.121).

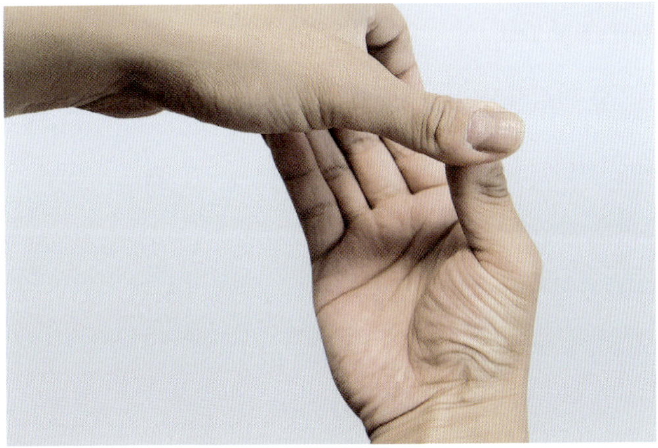

그림 8.121 엄지두덩근력 확인

(3) 움직임 검사

주먹을 쥐고 펴는 동작을 실시할 때, 주먹을 쥘 때는 손목관절의 폄이 나타나고 주먹을 펼 때는 손목관절의 굽힘이 일어난다. 손목의 안정성이 떨어질수록 손목의 움직임은 과도해진다. 적어도 주먹을 펼 때 손목관절의 굽힘이 중립 자세 이상으로 일어나는지 확인한다(그림 8.122).

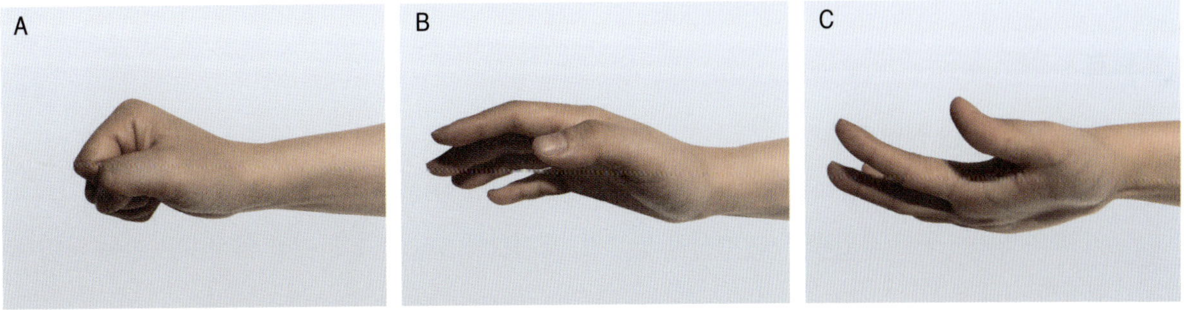

그림 8.122 주먹을 펴는 동작. A: 시작 자세, B: 정상적인 손목 굽힘, C: 과도한 손목 굽힘

(4) 외형 검사

엄지두덩근의 근위축이 있는지 정상측과 손상측을 비교해본다.

(5) 특수 검사

① 팔렌 검사 Phalen's Test

팔꿉관절 엎침근 유형을 참고한다(그림 8.95).

② 손끝 압박 검사 Fingertip Pressure Test

엄지손가락으로 손상측의 손목굴을 30초에서 60초 동안 압박하여 정중신경의 증상이 나타나는지 확인한다(그림 8.123).

③ 티넬 징후 검사 Tinel's Sign Test

검사자는 손가락 끝으로 피검사자의 손목굴에 두드림을 실시한다(그림 8.124).

④ 집기 검사 Pinch Grip Test

팔꿉관절 엎침근 유형을 확인하도록 한다(그림 8.97).

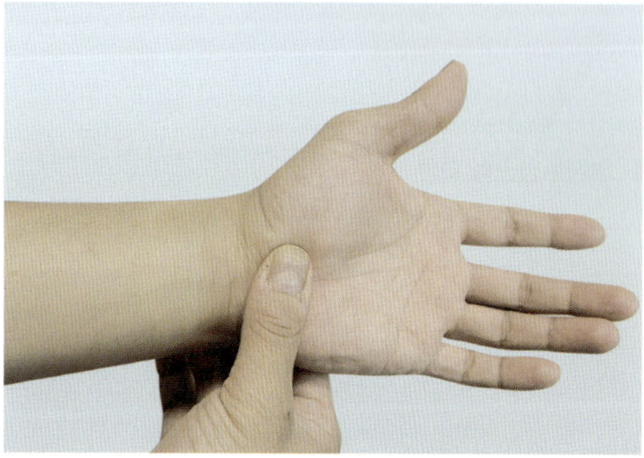

그림 8.123 손끝 압박 검사

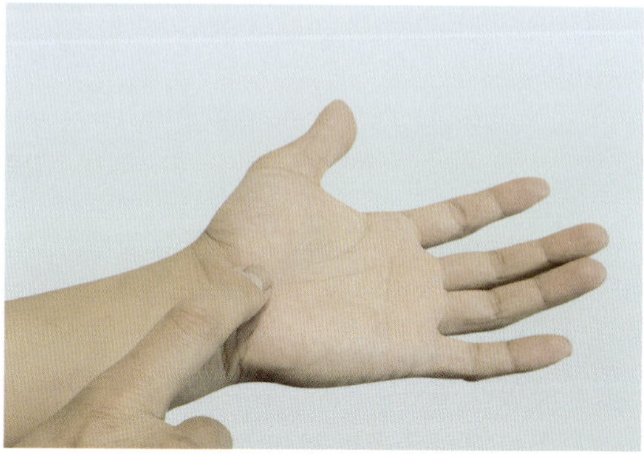

그림 8.124 티넬 징후 검사

2) 분류

(1) 손목 굽힘 유형 진단 분류

손목 굽힘 유형은 손목굴내의 압력이 증가하여 정중신경의 압박을 가해서 나타나는 신경학적 증상이다. 기여 요인으로는 통증 요인과 특수 검사가 있으며, 평가항목 3개 중 2개 이상 양성이면 손목 굽힘 유형으로 분류한다(표 8.27).

표 8.27 손목 굽힘 유형 진단 분류표

기여 요인	검사 내용	반응
통증	손바닥의 통증이나 저림 증상	양성/음성
	밤에 손바닥의 통증이나 저림 증상이 빈번함	양성/음성
특수	팔렌 검사	양성/음성

(2) 진단에 따른 중증도 평가

손목 굽힘 유형으로 분류된 경우에 중증도 분류를 위해 수행된다. 기여 요인으로는 통증(10점), 근육(20점), 움직임(20점), 외형(20점), 특수 검사(30점)가 있으며, 그 결과에 따라 부여된 점수를 통해 중증도를 분류한다(표 8.28).

표 8.28 손목 굽힘 유형의 진단에 따른 중증도 평가표

기여 요인	통증 점수(VAS)		점수
통증 (10)	1~3		3
	4~7		6
	8~10		10
근육 (20)	검사		점수
	엄지두덩근의 G등급 이하		10
	집기 검사 시 손가락사이관절의 폄이 일어남		10
움직임 (20)	손가락 폄 검사		점수
	손가락을 펼 때 손목 굽힘이 중립 자세 이상으로 일어남		20
외형 (20)	위축 여부		점수
	엄지두덩근의 위축이 있음		20
특수 (30)	검사		점수
	팔렌 검사	양성	10
	압박 검사	양성	10
	티넬 징후 검사	양성	10
총점			100

3) 중재

(1) 움직임 교육

손목 굽힘 유형은 손목굴 내의 정중신경이 여러 가지 원인을 이유로 압박을 받아 발생한다. 근골격계적으로는 손목의 굽힘 자세에서 손가락을 쥐는 동작을 했을 때 손목 굽힘 유형이 있는 사람에게는 손가락의 굽힘 힘줄(flexor tendons) 앞쪽 이동이 일어나고, 굽힘근지지띠(flexor retinaculum)와 굽힘 힘줄 사이의 거리를 감소시켜 손목굴 안에서의 정중신경에 대한 압력을 증가시킨다. 이러한 손목과 손가락의 움직임 때문에 정중신경에 가해지는 압력을 감소시키기 위하여 손가락의 쥐기 동작이 일어날 때 손목은 중립 자세나 약간 폄 자세를 유지한다면 굽힘 힘줄의 앞쪽 이동이 감소하기 때문에 정중신경에 가해지는 압력을 낮출 수 있다. 마찬가지로 손가락이 펴지는 동안 손목에서는 손목의 굽힘근과 폄근에 의해 안정화가 되어야 하지만, 손목 굽힘 유형 환자에게서는 손목이 안정화되지 않고 굽힘이 일어나는 것을 볼 수 있다. 그러므로 손가락을 펴는 동작을 할 때에도 손목은 중립에서 약간의 폄 자세를 유지할 수 있도록 교육하고 훈련해야 한다. 손목 굽힘 유형이 있는 환자에게는 손목에서 일어나는 불필요한 움직임을 최대한 감소시켜 손목굴로 이동하는 정중신경의 스트레스를 최대한 줄여줄 수 있도록 아래의 사항들을 교육해야 한다.

① 일상생활을 하는 동안 손목을 중립 자세로 유지할 수 있도록 함

② 손목을 반복적으로 과도하게 사용하는 움직임은 피하도록 함

③ 잠을 잘 때 손목이 구부러지는 자세는 피하도록 함

④ 진동기구를 사용하는 경우 항진동 글러브를 착용함

⑤ 손목굴에 직접적인 충격을 가하는 동작은 피하고, 손목굴 아래에 압력을 줄여줄 수 있는 패드를 사용하도록 함

⑥ 손목과 손가락에 스트레스를 최소화할 수 있는 인간공학적으로 디자인 된 도구를 사용함

(2) 독립적 힘줄 움직임 운동Isolated Tendon Gliding Exercise

총 5가지의 동작으로 이루어진 독립적 힘줄 움직임 운동은 손목 굽힘 유형 환자에게 유용하게 사용할 수 있는 운동이다. 이 운동을 통해서 손목굴을 이동하는 힘줄의 움직임을 개선하고 통증을 완화하는 것을 목적으로 한다(그림 8.125).

(3) 정중신경 미끄러짐 운동

정중신경의 움직임을 원활하게 하기 위하여 정중신경의 미끄러짐 운동을 실시하도록 한다.

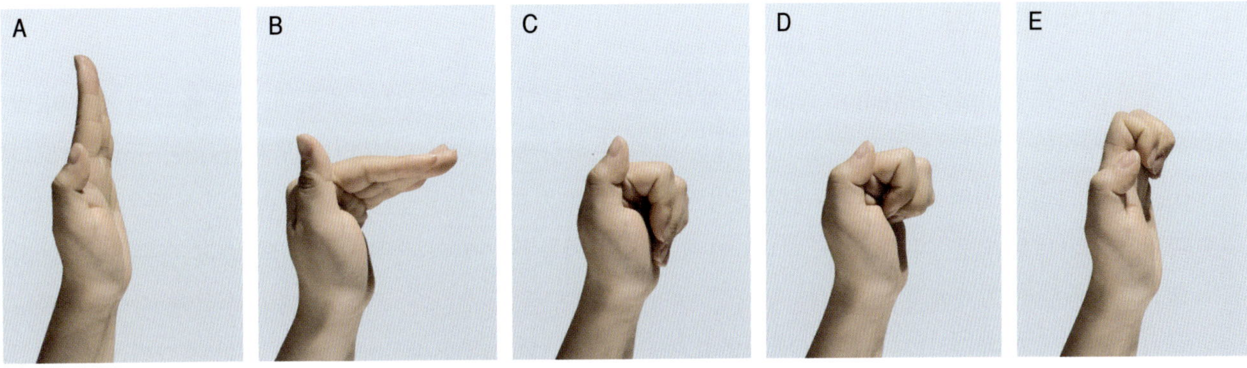

그림 8.125 독립적 힘줄 움직임 운동.
A: 편손(straight hand), B: 테이블 끝 손(table top), C: 편주먹(straight fist), D: 꽉쥔주먹(full fist), E: 훅 주먹(hook fist)

4) KEMA 관리

표 8.29 손목 굽힘 유형 요약

<table>
<tr><th>잘못된 움직임</th><th>손상</th><th>KEMA 관리</th></tr>
<tr><td rowspan="2">• 손가락 움직임 시 손목의 과도한 움직임</td><td rowspan="2">• 손목굴의 정중신경의 압박 증가</td><td>• 손가락 움직임 시 손목관절의 안정화
• 독립적 힘줄 움직임 운동
• 정중신경 미끄러짐 운동</td></tr>
<tr><td>• 손목의 중립 자세를 유지할 수 있도록 교육 및 보조기 착용
• 손목굴에 충격이나 압력을 줄일 수 있도록 손목 아래에 패드를 사용
• 진동이 일어나는 도구 사용 시 비진동형 장갑을 착용</td></tr>
</table>

16. 자쪽치우침 유형

자쪽치우침 유형(ulnar deviation type)은 삼각섬유연골 복합체의 손상으로 손목의 자쪽 부위에 통증이 발생하는 유형이다. 삼각섬유연골 복합체는 다섯 번째 손허리뼈 바닥(base)부터 세모뼈(triquetrum), 갈고리뼈(hamate) 그리고 자뼈까지 인대로 연결되어 있는 부분으로 디스크와 공간이 있어 손목의 노쪽치우침보다 자쪽치우침의 범위가 큰 이유이기도 하다. 이 복합체의 기능은 자뼈와 손목뼈 사이의 충격 흡수 역할을 하는데, 손목의 중립 자세에서 가해지는 무게의 18~20% 정도를 흡수한다. 또한 자뼈와 손목뼈 사이, 먼쪽노자관절의 안정성을 제공한다. 낙상 시에 손바닥으로 짚었을 때나 손과 손목에 과도한 힘이 전달될 때 삼각섬유연골 복합체의 손상이 일어나는데, 특히 자쪽으로 압력이 가해지거나 손목에서 회전력이 발생하면 이 복합체의 손상이 쉽게 일어난다. 손목의 안정성에 기여하는 삼각섬유연골 복합체의 손상이 발생하면, 손목을 자쪽치우침이나 엎침과 뒤침 동작에서 통증이 일어난다. 손목의 움직임, 특히 아래팔의 엎침이나 뒤침은 일상생활에서 많이 사용되기 때문에 이 복합체의 손상 시 통증과 불편함을 많이 호소하게 된다.

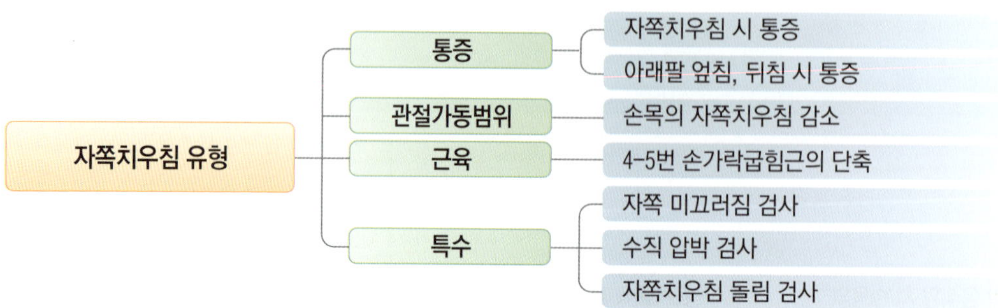

그림 8.126 자쪽치우침 유형 진단 분류

1) 분류 기준

(1) 통증 및 증상

자쪽치우침 유형은 넘어짐과 같은 외상으로 인하여 삼각섬유연골 복합체에 손상이 발생하여 통증이 일어나는 유형이다. 통증은 자쪽으로 치우치거나 아래팔의 엎침과 뒤침 시에 통증이 콩알뼈와 세모뼈 부위에 발생한다. 또한 자쪽으로 치우쳐서 압력을 가해도 손상된 삼각섬유연골 복합체에 영향을 주어 통증이 나타난다.

(2) 관절가동범위 검사

정상측과 손상측의 자쪽치우침 각도를 비교하도록 한다. 일반적으로 손상측의 자쪽치우침 각도가 작을 것이며, 자쪽치우침 각도를 통해 손상측의 회복 정도를 확인해 보도록 한다.

(3) 근육 검사

네 번째와 다섯 번째 손가락굽힘근이 짧은 경우에 손목에서는 자쪽치우침이 나타날 수 있으므로 그림 8.36을 참고하여 네 번째와 다섯 번째 손가락굽힘근의 길이를 정상쪽과 비교해 본다.

(4) 특수 검사

① 자쪽 미끄러짐 검사Ulnar Gliding Test

검사자는 대상자의 아래팔과 손을 잡고 손목에 압력을 가하며 자쪽으로 치우치면서 미끄러짐시킨다. 이때 삼각섬유연골 복합체 부위에 통증이 나타나면 양성이다(그림 8.127).

② 수직 압박 검사Axial Load Test

검사자는 대상자의 아래팔과 손을 잡고, 손목을 자쪽치우침하여 압력을 가한다. 이때 삼각섬유연골 복합체 부위에 통증이 나타나면 양성이다(그림 8.128).

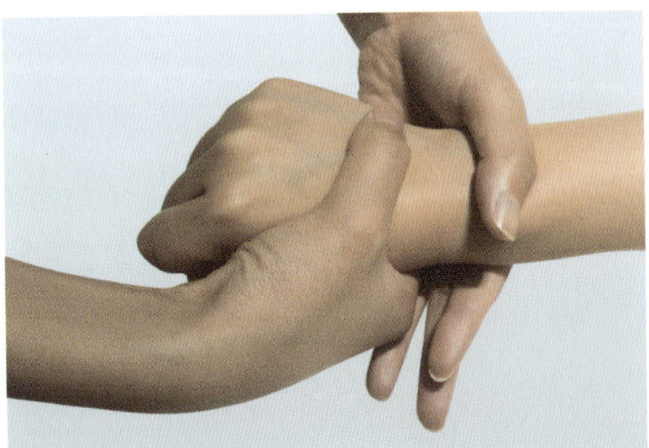

그림 8.127 자쪽 미끄러짐 검사

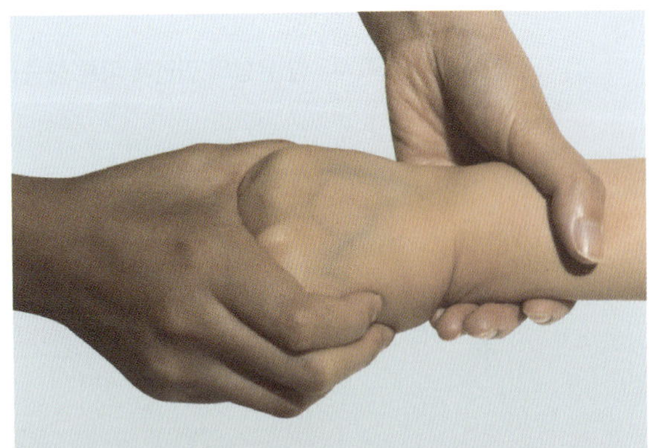

그림 8.128 수직 압박 검사

③ 자쪽치우침과 돌림 검사Ulnar Deviation and Rotation Test

검사자는 대상자의 아래팔과 손을 잡고 자쪽으로 치우침시킨 뒤 엎침과 뒤침을 반복한다. 이때 삼각섬유연골 복합체 부위에 통증이 나타나면 양성이다.

2) 분류

(1) 자쪽치우침 유형 진단 분류

자쪽치우침 유형은 일반적으로 삼각섬유연골 복합체의 외상으로 인하여 통증이 나타나며, 평가항목 3개 중 2개 이상 양성이면 자쪽치우침 유형으로 분류한다(표 8.30).

표 8.30 자쪽치우침 유형 진단 분류표

기여 요인	검사 내용	반응
통증	손목의 자쪽치우침 시 통증	양성/음성
	손목의 자쪽 압박 시 통증	양성/음성
	아래팔의 엎침과 뒤침 시 통증	양성/음성

(2) 진단에 따른 중증도 평가

자쪽치우침 유형으로 분류된 경우에 중증도 분류를 위해 수행된다. 기여 요인으로는 통증(15점), 관절가동범위(20점), 근육(20점), 특수 검사(45점)가 있으며, 그 결과에 따라 부여된 점수를 통해 중증도를 분류한다(표 8.31).

표 8.31 자쪽치우침 유형의 진단에 따른 중증도 평가표

기여 요인	통증 점수(VAS)		점수
통증 (15)	1~3		5
	4~7		10
	8~10		15
관절가동범위 (20)	**각도**		**점수**
	자쪽치우침 각도가 정상측에 비해 5° 이상 차이가 남		20
근육 (20)	**4-5번 손가락굽힘근 검사**		**점수**
	4-5번 손가락굽힘근이 정상측보다 짧음		20
특수 (45)	**검사**		**점수**
	자쪽 미끄러짐 검사	양성	15
	수직 압박 검사	양성	15
	자쪽치우침과 돌림 검사	양성	15
총점			100

3) 중재

(1) 움직임 교육

자쪽치우침 유형은 근육손상이 아닌 인대 및 디스크의 손상으로 인한 통증이기 때문에, 손상 초기에는 작업이나 일상생활 중에서 손목에 자쪽치우침이 일어나지 않도록 한다. 자쪽치우침 시 통증이 심하다면, 손목의 자쪽치우침이나 돌림이 일어나지 않도록 테이핑이나 보조기를 이용하도록 한다. 또한 손목에서 일어나야 하는 움직임은 팔꿈치나 어깨관절에서 일어나도록 하여 손목에 가해지는 스트레스를 최소한으로 줄여줄 수 있도록 한다.

(2) 손목뼈의 노쪽 미끄러짐 운동 Radial Gliding of Carpal Bone

손목의 자쪽 움직임에 대한 저항을 줄여주기 위해 손목뼈의 노쪽 미끄러짐 운동을 실시한다. 특히 손목관절을 떼어당긴(traction) 상태에서 반달뼈의 관절가동술을 실시한다. 방법은 손목을 자쪽으로 치우치면서 반달뼈를 잡고 노쪽으로 미끄러짐을 실시한다.

(3) 손가락굽힘근의 스트레칭

도구를 잡거나 손가락을 구부릴 때 불필요한 자쪽치우침이 일어나지 않기 위해 네 번째와 다섯 번째의 손가락굽힘근의 스트레칭 운동을 실시한다. 방법은 그림 8.36의 자세에서 스트레칭을 실시해도 되지만 삼각섬유연골 복합체 부위에 통증이 있어 손목 폄 자세가 어려운 경우에는 손목을 중립 자세에 두고, 손가락 굽힘근을 스트레칭한다. 통증이 감소할수록 손목 폄 각도를 증가시키고, 그 이후에는 손목 폄과 노쪽치우침 자세에서 손가락굽힘근을 스트레칭하도록 한다.

(4) 손목의 안정화 운동

도구를 잡고 손목의 굽힘과 폄 동작을 실시할 때 자쪽치우침이 일어나지 않도록 모니터링하면서 실시한다. 그림 8.42를 참고하도록 한다.

4) KEMA 관리

표 8.32 자쪽치우침 유형 요약

잘못된 움직임	손상	KEMA 관리
• 손가락 및 손목의 움직임 시 불필요한 자쪽치우침	• 삼각섬유연골 복합체의 손상으로 인한 통증	• 초기에 자쪽치우침의 움직임을 감소시켜 줌 • 손목의 비틀림 혹은 돌림이 일어나지 않도록 함 • 손목뼈의 노쪽 미끄러짐 운동 • 4-5번 손가락굽힘근의 스트레칭
		• 손목의 자쪽치우침이 일어나지 않도록 작업 자세의 변경 • 작업 시 손목보다는 팔꿉관절이나 어깨관절에서 보상할 수 있도록 함 • 삼각섬유연골 복합체 부위에 직접적인 충격이 가해지지 않도록 손목 아래에 충격흡수 패드를 설치함

17. 손 KEMA 진단 분류

손은 우리가 모든 일상생활에서 목적이 있는 섬세한 움직임을 가능하게 한다. 숟가락이나 젓가락을 이용하여 식사를 하고, 타자를 치거나 연필로 글씨를 쓸 때, 돈을 세고, 도구를 이용하는 무수히 많은 동작들, 특히 섬세한 동작을 위해서는 손의 사용이 꼭 필요하다. 그러므로 손을 통해 목적있는 움직임이 완성된다고 하더라도 과언이 아니며, 손의 건강은 삶의 질에 큰 부분을 기여한다고 할 수 있다. 하지만 무수히 많은 손의 사용은 우리가 손을 어떻게 사용해야 건강하고 오래 사용할 수 있을지에 대하여 간과하고 있는지도 모른다. 따라서 이 장에서는 손의 올바른 사용방법과 그렇지 않았을 때 나타나는 문제점들을 살펴보고자 한다.

먼저 손등에는 손등을 덮는 근육이 없으며, 손가락을 펴기 위한 근육들은 아래팔에서 시작하여 손등에는 힘줄의 형태로 손가락 마디나 끝에 부착된다. 이러한 이유는 손등으로 도구를 잡거나 직접적으로 물체 닿을 일이 없으며, 손가락 쥐는 동작을 원활하게 하기 위해 손등의 피부는 손바닥 피부와는 달리 얇고 잘 늘어난다. 손바닥에는 엄지두덩근과 새끼두덩근이 엄지와 새끼 손허리뼈에 각각 자리하고 있으며 손허리뼈에는 벌레근과 바닥쪽과 등쪽뼈사이근이 위치하고 있다. 또한 엄지 첫마디뼈바닥과 알머리뼈, 둘째와 셋째 손허리 손가락의 바닥, 셋째 손허리뼈의 손바닥면을 잇는 엄지모음근이 있으며 그 외로 아래팔뼈에서 시작하는 손가락 굽힘근의 힘줄이 손바닥을 통해 손가락까지 이어지고 있다. 손바닥에 근육이 존재하는 이유는 물건을 쥐기 위한 충격흡수의 역할, 쥐는 동작 시에 손바닥에 있는 내재근들이 인체역학적으로 손의 올바른 사용을 위해 존재한다. 이렇게 손 안에 있는 근육들을 손의 내재근이라 하며, 아래팔에서 손으로 이어지는 근육을 외재근이라 한다. 이 내재근과 외재근이 적절하게 사용되어야 건강하게 손을 사용할 수 있다.

일상생활을 할 때 가장 많이 사용하는 손가락은 엄지손가락과 검지손가락이다. 엄지손가락을 사용할 때에는 엄지두덩근육을 잘 사용할 수 있어야 한다. 앞서 언급한 필기 파지법의 종류에서 인간공학적으로 권장되는 파지법은 역동적 삼각법이다(그림 8.66). 이유는 엄지두덩근을 잘 사용하는 방법이며, 이는 필압과 필기에 대한 안정성을 증가시킨다고 언급했다. 그럼 반대로 추천하지 않는 파지법은 무엇인가? 엄지모음근을 이용하여 파지하는 방법이다. 엄지모음근을 사용하여 파지를 하게 되면 엄지손가락과 검지손가락 사이의 공간이 감소한 양상을 관찰할 수 있으며, 엄지두덩근의 동원이 떨어지는 것 확인할 수 있다. 엄지모음근을 이용하여 파지하는 것보다 엄지두덩근을 이용하여 파지하는 것의 장점은, 먼저 장시간의 필기 시에 엄지두덩근은 엄지모음근보다 단면적이 크므로 근피로를 덜 느낀다. 두 번째는 첫 번째 손목손허리관절에 안정성을 제공한다. 엄지모음근을 사용하여 엄지손가락의 모음, 폄 자세가 되면 두 번째 손가락과 붙게 되면서 첫 번째 손가락의 손목손허리관절의 불완전탈구가 일어나는 것을 확인할 수 있으며, 엄지손가락으로 잡기 동작 시에 엄지두덩근 대신에 엄지모음근을 반복적으로 사용하게 되면 첫 번째 손목손허리관절의 불완전탈구가 지속적으로 일어나게 되고 이는 통증으로 이어지게 된다. 이렇게 나타나는 유형을 손목손허리관절 과운동성 유형(CMC hypermobility type)이라고 한다.

1) 손목손허리관절 과운동성 유형 CMC Hypermobility Type

퇴행성관절염, 류마티스관절염, 호르몬의 문제로 인하여 인대가 느슨해지는 경우 등 병적이거나 호르몬의 원인을 제외하고 주로 물건을 잡을 때 엄지두덩근보다는 엄지모음근을 우세하게 사용하는 유형이다. 이는 연필을 사용할 때 뿐만 아니라 숟가락을 쥘 때, 병의 뚜껑을 돌릴 때, 심지어 핸드폰을 한 손으로 들고 문자를 보내는 등 일상생활이나 작업 시 도구를 사용할 때 엄지두덩근보다는 엄지모음근을 사용하여 엄지손가락의 모음과 폄이 일어나게 되면서, 손목손허리관절의 불완전탈구로 인한 통증이 나타난다(그림 8.129). 엄지모음근의 사용으로 인해 발생하는 손목손허리관절 과운동성 유형의 통증을 줄이기 위해서는 엄지두덩근을 강화시키고 엄지모음근의 유연성을 향상시키는 방법도 있겠으나, 가장 효과적인 치료방법은 엄지두덩근을 사용할 수 있도록 정확하게 파지하는 법을 알려주어야 한다. 엄지손가락과 검지손가락 사이의 공간을 최대한 만들어 준 다음 엄지손가락 끝의 바닥면이 물체나 다른 손가락에 닿을 수 있도록 교육해야 한다. 이러한 동작은 자주 사용하는 물체를 대상으로 파지하는 방법을 알려주고, 잼 통의 뚜껑을 돌려서 따는 것과 같은 동작을 할 때에도 정확한 동작으로 힘을 주는 연습을 시켜야 한다. 손의 힘이 부족하다면 보조도구를 이용할 수 있다.

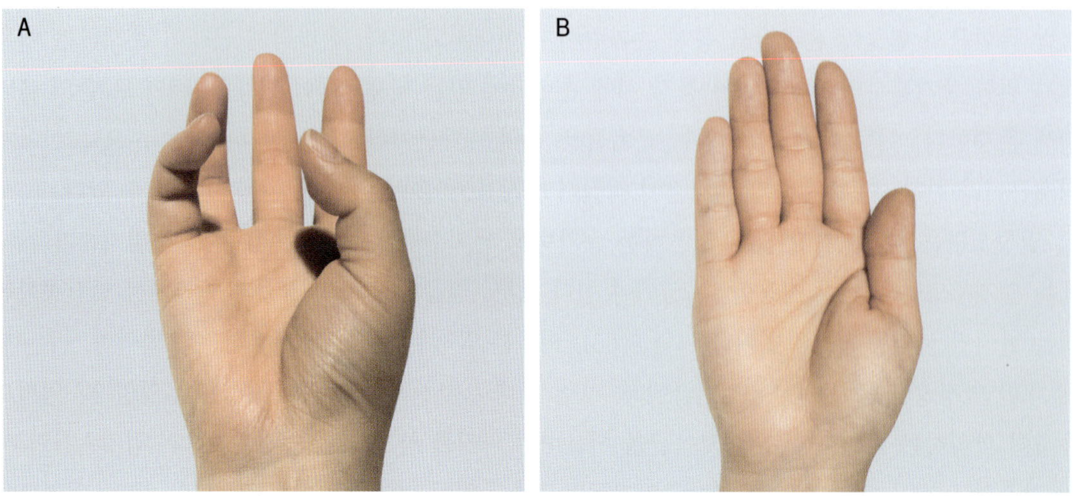

그림 8.129 A: 엄지두덩근의 사용, B: 엄지모음근의 사용

우리는 손가락을 사용하여 쥐는 동작을 하는데, 외재근을 사용한 외재적 잡기 방법(extrinsic grip pattern)과 내재근을 이용한 내재적 잡기 방법(intrisic grip pattern)이 있다. 외재적 잡기 방법은 깊은손가락굽힘근과 얕은손가락굽힘근을 이용하는 방법으로 손가락을 구부릴 때 손가락사이관절이 먼저 굽힘이 일어나고, 내재적 잡기 방법은 벌레근이 주로 동원되며, 손가락을 구부릴 때 손허리손가락관절의 굽힘이 먼저 일어나게 된다. 일반적으로 내재적 잡기 방법이 먼저 일어나며 그 뒤에 외재적 잡기 방법이 일어나서 쥐기 동작을 완성하게 된다(그림 8.65). 적어도 내재적 잡기와 외재적 잡기가 동시에 일어나야 한다. 우리가 물건을 잡을 때 잡기 방법에

따라 우리 몸에 미치는 영향이 다를까? 내재적 잡기 방법을 사용하여 물건을 잡을 때에는 손허리뼈 위에서 물체를 잡게 된다. 손허리뼈의 위쪽인 손바닥에는 근육과 지방이 있기 때문에 물체에서 오는 압력을 어느 정도 흡수해 줄 수 있다. 반대로 외재적 잡기 방법을 사용하여 물건을 잡을 때에는 손허리뼈가 아닌 손가락사이관절 부위에 물체를 두고 잡기를 하게 된다(그림 8.130). 이유는 앞서 언급한 내재적 잡기 전략과 외재적 잡기 전략의 손가락 움직임 때문이다. 손가락에는 손바닥보다 근육이 없을뿐더러 손가락굽힘근의 힘줄이 있다. 물체를 외재적 잡기 방법으로 쥐었을 때 물체의 압력은 손가락굽힘근의 힘줄에 전달이 되면서 스트레스를 주게 된다. 그렇게 발생할 수 있는 유형이 힘줄 마찰 유형(tendon friction type)이며, 다른 용어로는 방아쇠 손가락(trigger finger)이라고 한다.

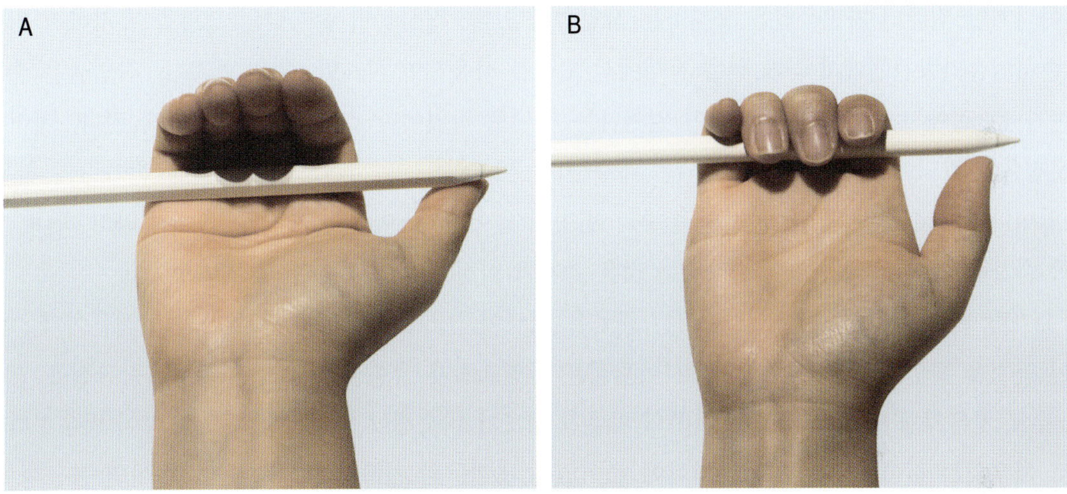

그림 8.130 A: 내재적 잡기 방법, B: 외재적 잡기 방법

2) 힘줄 마찰 유형 Tendon Friction Type

손가락굽힘근의 힘줄에 가해지는 스트레스로 인해 힘줄에 결절(nodule)이 발생하고 결절은 손가락의 도르래(pully)를 통과하기 어려워 지고 마찰이 생겨 통증이 발생하게 된다. 결절이 커질수록 손의 통증이 심해지고 결국에 능동적 굽힘 동작이 제한된다. 물론 힘줄 마찰 유형이 반드시 외재적 잡기 방법으로 발생한다고는 할 수 없으나, 손가락은 근육과 지방의 분포가 적기 때문에 외부의 압력을 손바닥보다 효과적으로 흡수할 수 없다. 따라서 손바닥으로 잡는 내재적 잡기 방법에 비하여 외재적 잡기가 힘줄 마찰 유형을 유발할 수 있는 요소가 된다. 결절은 세 번째와 네 번째 손가락에 주로 생긴다고 보고되고 있으며, 물체 및 도구와 마찰이 많은 손가락에 생기며, 손에 통증이 발생하고, 손가락을 움직이는 데 어려움을 호소한다. 초기에는 손가락을 쥐고 펴는 것이 부자연스럽다가 점차 손가락을 구부릴 때 방아쇠 현상(triggering)이 발생하고, 펼 때는 수동적으로 도움을 주어야 펼 수 있다. 이후에 결절이 커지게 되면 손가락의 굽힘과 폄이 어려워지게 된다. 이 시기가 되면 수술적인 방법을 통해 치료하게 된다. 하지만 수술을 했다 하더라도 반복적으로 다시 마찰을 가하게 되면 힘줄 마찰 유형이 다시 발생할

가능성은 커지게 된다. 따라서 내제적 잡기 방법을 교육하는 것이 무엇보다 중요하다. 또한 작업 시에 보호장갑의 착용, 부드러운 재질의 도구로 변경, 염증을 감소시키기 위한 휴식이 있으며, 무엇보다도 외재적 잡기 방법보다는 내재적 잡기 방법으로 잡기 전략을 수정하여 조직에 가해지는 스트레스를 줄여주어야 할 것이다.

3) 손가락 회전 유형 Finger Rotation Type

업무적으로나 스포츠 활동으로 도구를 잡고 사용하는 경우가 많이 있다. 예를 들어, 미용실의 미용사처럼 하루 종일 가위를 사용하는 경우, 골프선수들이 골프채를 들고 장시간 연습하는 경우, 전기기술자가 니퍼(nipper, 철선 · 강선 · 동선 등을 절단하는 데 이용되는 공구)를 사용하여 오랜 시간 작업하는 경우 또한 도구를 잡는 것은 아니지만 컴퓨터 자판작업을 오래하는 작업들이 있다. 정상적인 손가락의 정렬을 유지하기 위하여 손가락이 손허리손가락관절에서 곧게 뻗은 자세에서 도구를 사용해야 하지만, 위의 예로 든 작업들은 손가락이 손허리손가락관절에서 손가락의 치우침이 일어나는 자세로 작업이나 스포츠 활동을 하게 된다. 이러한 손가락의 치우침은 손바닥에서 손가락에 부착되는 내재근의 근길이를 변화시키고 점차적으로 손가락의 치우침 및 회전이 일어나면서 손허리손가락 관절의 통증과 변형이 일어난다. 이를 손가락 회전 유형라고 하며, 가까운 혹은 먼쪽 손가락사이관절의 변형이 나타나는 것은 손가락 회전 유형과 다른 유형의 변형이다.

손가락 회전 유형의 변형이 일어나는 근육은 뼈사이근(interosseous muscle)과 벌레근이다. 이 두 근육의 길이 균형을 확인하기 위하여 손가락사이관절은 자연스럽게 굽힘을 하고 손허리손가락관절을 폄한 상태에서 좌, 우로 치우치게 된다. 왼쪽과 오른쪽의 치우침 정도가 비슷해야 하지만 한쪽으로 많이 치우친다든지 반대쪽으로 치우치는 것이 뻣뻣하다면 손가락에 붙어있는 내재근의 왼쪽과 오른쪽 근육 길이의 불균형이 있음을 알 수 있다.

이를 해결하기 위하여 검사했던 방법으로 시행했을 때 적게 치우치거나 치우치는 정도가 적은 쪽으로 유지하여 근육 길이를 스트레칭하고, 같은쪽으로 손가락을 치우쳐서 유지시킴으로써 근력 강화도 함께 시킬 수 있도록 한다.

4) 엄지손가락 뼈사이관절 과다폄 유형 Thumb IP Hyperextension Type

엄지손가락을 이용하여 작업을 하거나 손끝으로 과도한 힘을 주어야 하는 경우 손가락사이관절이 폄 상태가 되고 반복적으로 무리한 힘을 주게 되는 경우 손가락 관절의 등쪽에 통증이 발생하게 된다. 이러한 경우에 손가락사이관절의 폄이 과도하게 일어나는 경우가 많이 있다. 이런 통증을 감소시키기 위하여 손가락사이관절이 과도한 폄 자세가 되는 것을 방지하고 중립 자세를 유지하면 통증은 쉽게 감소한다. 그러나 손가락사이관절이 과도한 폄 자세가 엄지의 손허리손가락관절에서 폄이 일어나지 않는 것에 대한 보상작용으로 일어나는 경우가 있으므로, 보상작용으로 손가락사이관절이 폄되는 경우에는 손허리손가락관절에서 폄이 일어날 수 있도록 스트레칭과 근력 강화 운동을 시켜야 손가락사이관절의 보상적인 과도한 폄 자세를 수정할 수 있다.

참고문헌

1. 이건철 외. 기능해부학. 퍼시픽북스. 2018.
2. Comerford, Mark, and Sarah Mottram. Kinetic control-e-book: The management of uncontrolled movement. Elsevier Health Sciences. 2011.
3. Sahrmann, Shirley. Movement system impairment syndromes of the extremities, cervical and thoracic spines-e-book. Elsevier Health Sciences. 2010.
4. Neumann, Donald A. Kinesiology of the musculoskeletal system; Foundation for rehabilitation. Mosby & Elsevier. 2010.
5. Fornalski, Stefan, Ranjan Gupta, and Thay Q. Lee. Anatomy and biomechanics of the elbow joint. Sports medicine and arthroscopy review 11.1 (2003): 1-9.
6. Stroyan, Michael, and Kevin E. Wilk. The functional anatomy of the elbow complex. Journal of Orthopaedic & Sports Physical Therapy 17.6 (1993): 279-288.
7. Ferriell, Brittany R., et al. Determining the effectiveness of pencil grips: an electromyographical analysis. Occupational therapy in health care 12.1 (2000): 47-62.
8. Akselrud, Robin. The effects of pencil grips on handwriting and tripod grasp in children with learning disabilities. Touro College. 2004.
9. Fedorcik, Gregory G., et al. Differences in wrist mechanics during the golf swing based on golf handicap. Journal of Science and Medicine in Sport 15.3 (2012): 250-254.
10. Kim, Geun-Su, et al. Effect of weight-bearing wrist movement with carpal-stabilizing taping on pain and range of motion in subjects with dorsal wrist pain: a randomized controlled trial. Journal of Hand Therapy 33.1 (2020): 25-33.
11. Gwak, Gyeong-Tae, et al. Comparison of maximal isometric forearm supination torque in two elbow positions between subjects with and without limited forearm supination range of motion. Physiotherapy theory and practice 37.1 (2021): 99-105.
12. Kim, Jun-hee, et al. Immediate improvements of supination range of motion and strength following pronator teres muscle friction massage: a clinical trial comparing people with and without supination limited motion. Journal of Manual & Manipulative Therapy 27.2 (2019): 109-114.
13. Hwang, Ui-jae, et al. Comparison of Elbow Extensor Muscle Strength and EMG Activity in Supine and Prone Positions in Healthy Subjects. Journal of Musculoskeletal Science and Technology 2.1 (2018): 16-19.
14. Choung, Sung-Dae, et al. Comparison of muscle activity of wrist extensors and kinematics of wrist joint during wrist extension in automobile assembly line workers with and without lateral epicondylitis. Work 55.1 (2016): 241-247.
15. Choung, Sung-Dae, et al. Short-term effects of self-mobilization with a strap on pain and range of motion of the wrist joint in patients with dorsal wrist pain when weight bearing through the hand: a case series. Manual therapy 18.6 (2013): 568-572.
16. Vicenzino, Bill, Aatit Paungmali, and Pamela Teys. Mulligan's mobilization-with-movement, positional faults and pain relief: current concepts from a critical review of literature. Manual therapy 12.2 (2007): 98-108.
17. Tal-Akabi, Amir, and Alison Rushton. An investigation to compare the effectiveness of carpal bone mobilisation and neurodynamic mobilisation as methods of treatment for carpal tunnel syndrome. Manual Therapy 5.4 (2000): 214-222.
18. Walker, Michael J. Manual physical therapy examination and intervention of a patient with radial wrist pain: a case report. Journal of orthopaedic & sports physical therapy 34.12 (2004): 761-769.

CHAPTER

9

발과 발목

Foot and ankle

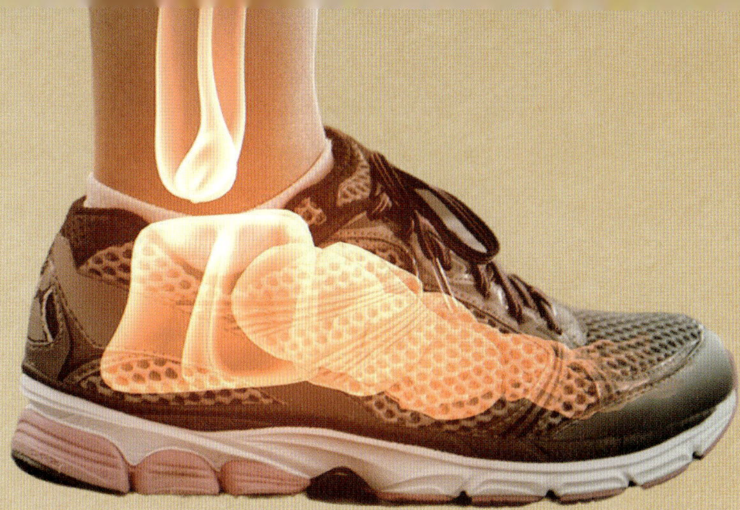

1. 서론

발은 여러 관절을 지나가는 근육들과 관절 사이를 지지하기 위한 연부조직들에 의해 복잡하고 세밀한 움직임이 가능하다. 발과 발목관절(족관절, ankle joint)은 보행 시 복잡하고 세밀한 움직임과 올바른 자세를 유지하기 위해 다양한 뼈와 관절, 인대, 근육 및 힘줄로 구성된 해부학적 구조를 가지고 있다.

발목관절은 목말뼈(거골, talus)와 정강뼈(경골, tibia) 및 종아리뼈(비골, fibular)와 관절을 이루며 26개의 뼈로 구성되어 뒷발(후족, hindfoot), 중간발(중족, midfoot), 앞발(전족, forefoot)로 구분할 수 있다. 뒷발은 7개의 발목뼈 중 목말뼈와 발꿈치뼈(종골, calcaneus)로 구성되며 뒷발의 안쪽번짐(내번, inversion)과 가쪽번짐(외번, eversion) 움직임이 발생하는 목말밑관절(거골하관절, subtalar joint)이 여기에 포함된다. 중간발은 7개의 발목뼈 중 5개의 뼈인 발배뼈(주상골, navicular), 입방뼈(입방골, cuboid), 안쪽 · 중간 · 가쪽 쐐기뼈(설상골, medial, middle, lateral cuneiforms)로 구성되며 가로발목뼈관절(transverse tarsal joint)을 포함한다. 앞발은 발의 가장 앞쪽 부분이며 발허리뼈(중족골, metatarsals), 발가락뼈(지골, phalanges), 종자뼈(종자골, sesamoid)가 여기에 포함된다.

발의 복잡한 해부학적 구조는 체중을 효과적으로 지지할 수 있게 하며 보행 시 충격을 흡수하고 몸을 전진시키는 지렛대 기능을 수행하게 한다. 이러한 지렛대 역할을 통해 보행 중 정상적으로 체중을 뒷발에서 앞발로 이동시키는 것이 가능하다. 사람은 일생 동안 보행과 달리기를 하면서 지면과 발이 수백만 번의 접촉을 하게 되고, 발은 이러한 지면 반발력 또는 충격을 흡수하기 위해 충분한 유연성과 안정성을 갖고 있어야 한다. 또한, 보행과 달리기 시 밀기 단계(push off)에서 생기는 큰 추진력에 견딜 수 있을 만큼 견고해야 한다. 그러므로, 건강한 발은 관절 및 결합조직 그리고 근육들의 상호작용을 통해 충격 흡수와 전진을 할 수 있도록 유연성과 안정성을 모두 가지고 있어야 한다. 즉, 발은 유연성과 안정성이라는 두 개의 대조적인 기능을 수행해야 하는데, 발이 과도하게 유연하면 엎침 발(pronated foot)로, 유연함이 감소되면 뒤침 발(supinated foot)로 분류할 수 있다.

2. 해부학 및 운동학

1) 해부학

(1) 뼈

발목뼈(족근골, tarsal bone)는 몸쪽 발목뼈(proximal tarsal bone) 2개(목말뼈, 발꿈치뼈)와 먼쪽 발목뼈(distal tarsal bone) 5개(안쪽 · 중간 · 가쪽 쐐기뼈, 입방뼈, 발배뼈)로 분류할 수 있다.

목말뼈는 발목뼈 중 가장 위쪽에 위치하며 발에서 두 번째로 큰 뼈로, 체중을 정강뼈에서 발의 앞쪽 끝으로 전달하게 한다. 목말뼈는 정강뼈와 종아리뼈와 함께 발목관절을 구성하며, 매끄러운 윗면인 목말뼈도드래(거골활차, trochlea)와 정강뼈와 종아리뼈의 아래 관절면이 서로 관절을 이룬다.

발꿈치뼈는 발목에서 가장 큰 뼈로 뒷발에서 쉽게 촉진할 수 있다. 정상적으로 바로 서 있을 때 체중의 대부분이 정강뼈로부터 목말뼈, 발꿈치뼈, 지면의 순서로 전달된다. 발꿈치뼈의 뒷면은 거칠고 손잡이 모양으로 돌출되어 있고 발꿈치힘줄(아킬레스 건, calcaneal tendon)이 닿는다.

입방뼈의 뒷면은 발꿈치뼈의 앞면 및 가쪽면과 관절을 이루며, 앞쪽으로는 넷째와 다섯째 발허리뼈와 관절을 이룬다. 발배뼈는 배 모양의 납작한 뼈로써, 발목의 안쪽에서 목말뼈의 앞면과 관절을 이룬다. 발배뼈의 먼쪽은 세 개의 쐐기뼈와 관절을 이룬다. 세 개의 쐐기뼈들은 쐐기 모양의 뼈로 서로 관절을 이루며 한 줄로 배열되어 발배뼈 앞에 위치한다. 안 · 가쪽 위치에 따라 안쪽쐐기뼈(내측설상골, medial cuneiform), 중간쐐

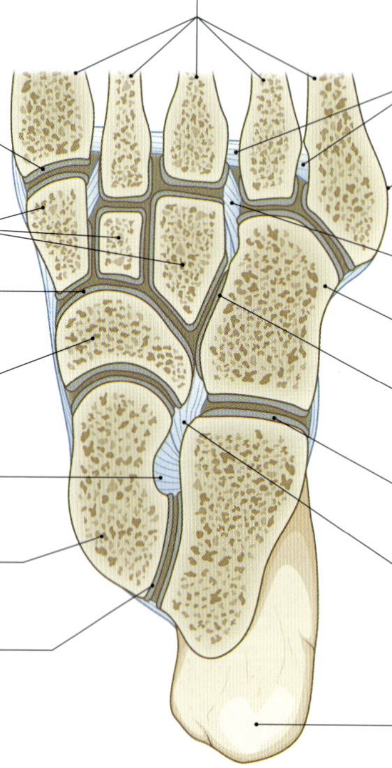

그림 9.1 발목뼈와 관절

기뼈(중간설상골, intermediate cuneiform), 가쪽쐐기뼈(외측설상골, lateral cuneiform bone)로 부른다. 쐐기뼈들은 발배뼈의 앞면과 관절을 이루며, 가쪽쐐기뼈는 입방뼈의 안쪽 면과도 관절을 이룬다.

발허리뼈는 서고, 걷고, 달릴 때 체중을 지지하는 역할을 한다. 발허리뼈는 다섯 개의 긴 뼈로 안쪽부터 발바닥을 가로질러 로마숫자 I–V 번호를 매겨 구분한다. 몸쪽에서 처음 세 개의 발허리뼈와 세 개의 쐐기뼈가 관절을 이루고, 그 다음 가쪽의 두 개 발허리뼈는 입방뼈와 관절을 이룬다(그림 9.1).

발가락뼈(지골, phalange)는 14개의 뼈로 이루어져 있다. 엄지발가락(무지, hallux)은 두 개의 발가락뼈(첫마디뼈, 끝마디뼈)로 구성된 반면, 나머지 다른 네 개의 발가락은 각각 세 개의 발가락뼈(첫마디뼈, 중간마디뼈, 끝마디뼈)로 이루어져 있다.

(2) 관절

발목관절은 정강뼈와 종아리뼈로 이루어진 먼쪽 관절면과 목말뼈의 위쪽 도르래면이 관절하여 형성된 경첩관절로, 체중지지에 중요한 역할을 수행하며 탈구와 염좌가 빈번하게 발생한다. 주된 발목관절인 정강목말관절(경거관절, tibiotalar joint)은 체중을 지탱하는 대표적인 관절이며 제한된 발등굽힘(dorsiflexion)과 발바닥쪽굽힘(plantar flexion)이 가능하다.

목말밑관절(거골하관절, subtalar joint)은 목말뼈의 오목한 아래면과 발꿈치뼈 볼록한 윗면으로 관절을 이루며, 뒷발의 안쪽번짐과 가쪽번짐이 가능하다. 발목뼈사이관절(족근간관절, intertarsal joint)은 7개의 발목뼈들 간에 형성되는 평면관절로 제한된 미끄러짐과 비틀림이 일어난다. 발목발허리관절(족근중족관절, tarsometatarsal joint)은 먼쪽 발목뼈와 각 발허리뼈의 바닥면으로 만들어지는 평면관절로 제한된 미끄러짐과 비틀림이 일어난다. 발허리발가락관절(중족지절관절, matatarsophalangeal joint)은 타원관절로 굽힘(굴곡, flexion)과 폄(신전, extension) 그리고 벌림(외전, abduction)과 모음(내전, adduction)이 가능하다. 발가락뼈사이관절(족지절관절, interphalangeal joint)은 굽힘과 폄이 가능한 경첩관절이다(그림 9.2).

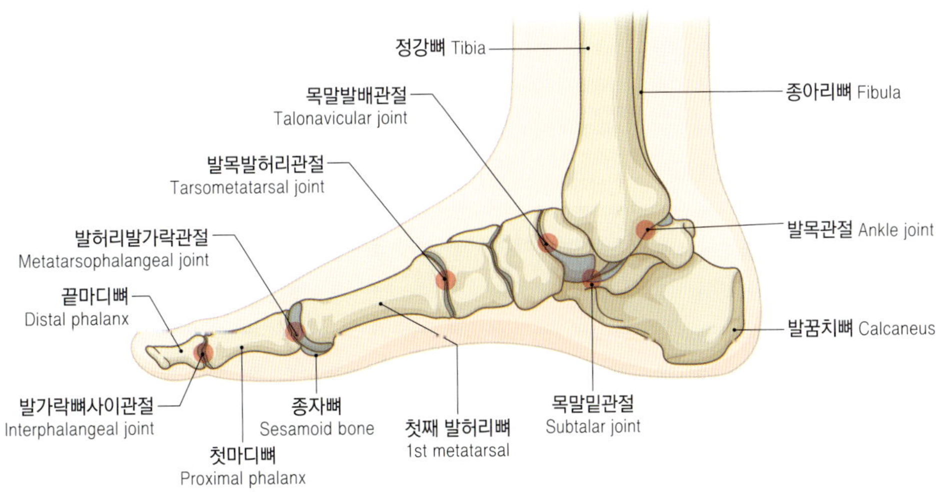

그림 9.2 발의 관절(안쪽면)

(3) 근육

① 앞정강근 Tibialis Anterior

앞정강근(전경골근, tibialis anterior)은 정강이뼈의 앞쪽에서부터 발의 안쪽(안쪽쐐기뼈와 첫째 발허리뼈)에 닿는 근육이다. 앞정강근은 발목관절에서 발등굽힘을 수행하는 근육들 중 가장 크며, 다리의 앞쪽구획(anterior compartment) 근육들 중에서 가장 안쪽에 위치한다(그림 9.3).

이는곳
- 정강이뼈의 앞쪽

닿는곳
- 발의 안쪽
(안쪽쐐기뼈와
첫째 발허리뼈)

작용
- 발목관절에서 발을
발등 쪽으로 굽힘
- 목말밑관절에서
안쪽번짐

신경지배
- 깊은종아리신경
(심비골신경,
deep peroneal nerve)

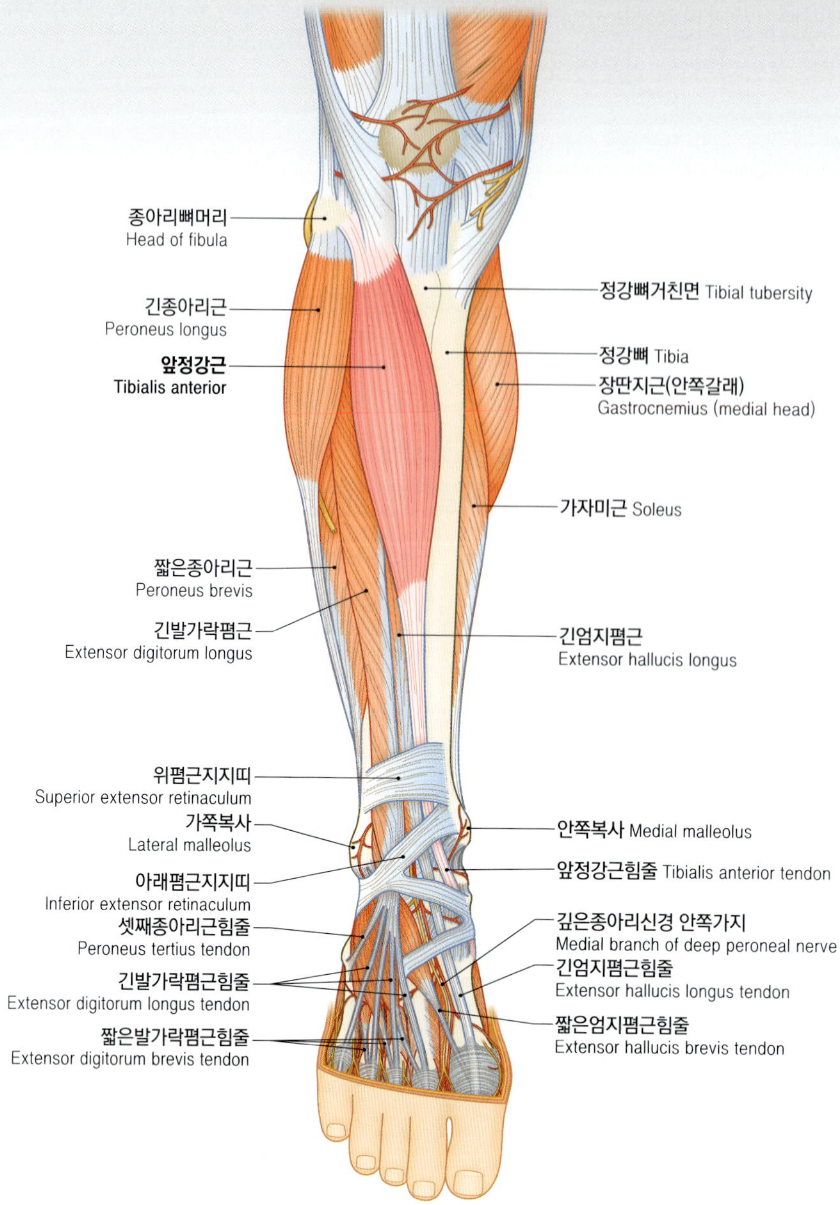

그림 9.3 앞정강근

② 긴발가락폄근 Extensor Digitorum Longus

긴발가락폄근(extensor digitorum longus)은 종아리의 앞쪽구획에 위치하여 2-5번 발가락의 발등면에 끝나는 긴 폄근이다. 발목관절에서 긴발가락폄근의 기능은 앞정강근의 기능과 동일하다. 앞정강근의 약화가 있을 경우 발등굽힘 시 긴발가락폄근이 앞정강근을 보상하게 되고, 이는 발허리뼈머리통증(중족골통증, metatarsalgia), 발목 통증과 같은 질환을 발생시킬 수 있는 위험 요인이 된다(그림 9.4).

이는곳

- 종아리뼈의 앞쪽

닿는곳

- 2-5번 발가락의 발등 면

작용

- 발허리발가락관절과 발가락뼈사이관절에서 2-5번 발가락을 폄
- 목말밑관절에서 가쪽번짐

신경지배

- 깊은종아리신경

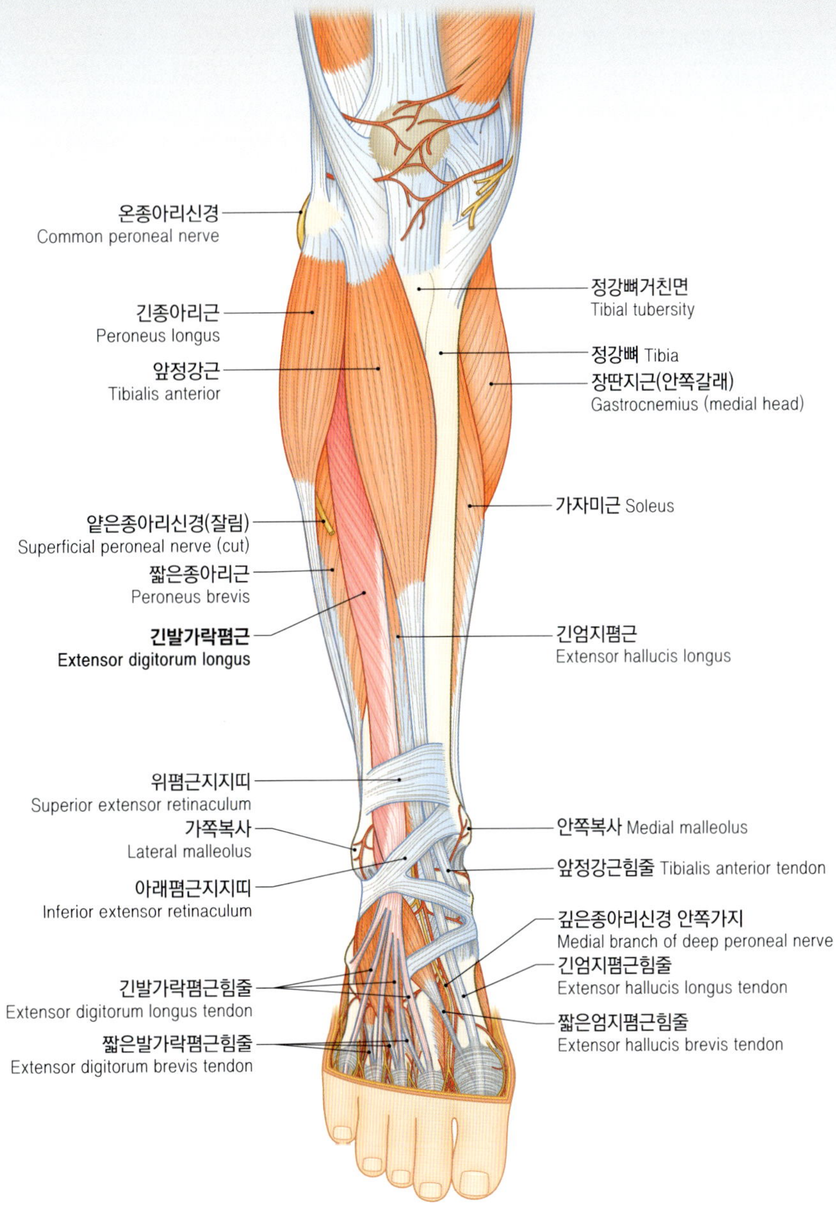

그림 9.4 긴발가락폄근

③ 가자미근 Soleus

가자미근(soleus)은 정강뼈와 종아리뼈의 뒤쪽에서 시작하여, 발꿈치힘줄을 경유하여 발꿈치뼈에서 끝나는 근육이다(그림 9.5). 가자미근 밑으로 정강신경(경골신경, tibial nerve)이 통과하는데, 가자미근의 비대 또는 단축, 염증이 있을 경우 가자미근 밑을 지나는 부위에서 정강신경이 압박 또는 포착(entrapment)되어 다리의 저림 증상을 발생시키는 사례가 있다.

이는곳
- 정강뼈와 종아리뼈의 뒤쪽

닿는곳
- 발꿈치힘줄

작용
- 발목관절에서 발바닥쪽굽힘

신경지배
- 정강신경

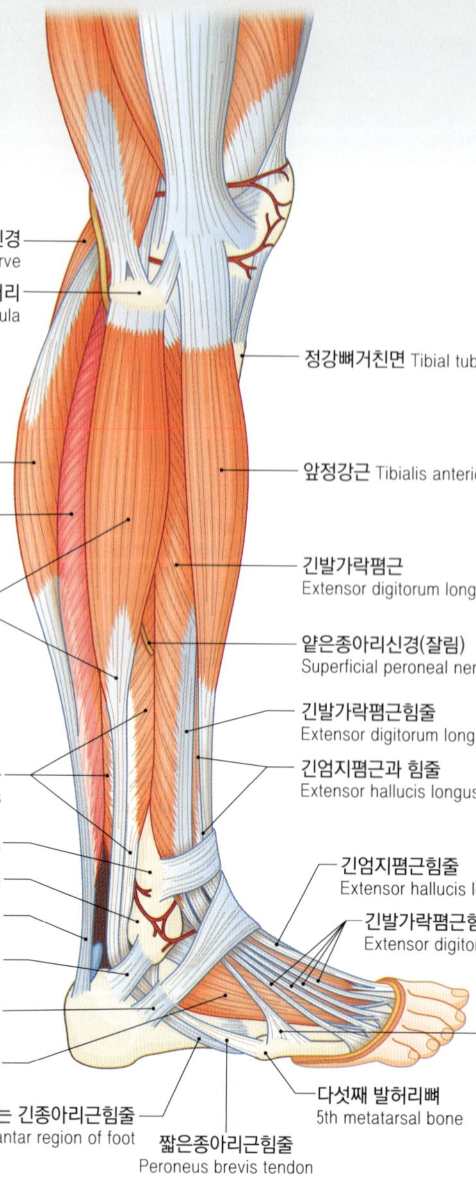

그림 9.5 가자미근

④ 장딴지근 Gastrocnemius

장딴지근(비복근, gastrocnemius)은 두 개의 갈래를 가지며, 무릎과 발의 움직임에 관여하는 다관절 근육이다(그림 9.6). 보행 시 중간디딤기에 발꿈치를 들어올리기 위해 장딴지근과 가자미근이 수축하여 신체가 앞으로 나아가려는 힘이 발생된다.

이는곳
- 넙다리뼈의 안쪽과 가쪽 관절융기

닿는곳
- 발꿈치힘줄

작용
- 발목관절에서 발바닥쪽굽힘
- 무릎관절에서 무릎 굽힘

신경지배
- 정강신경

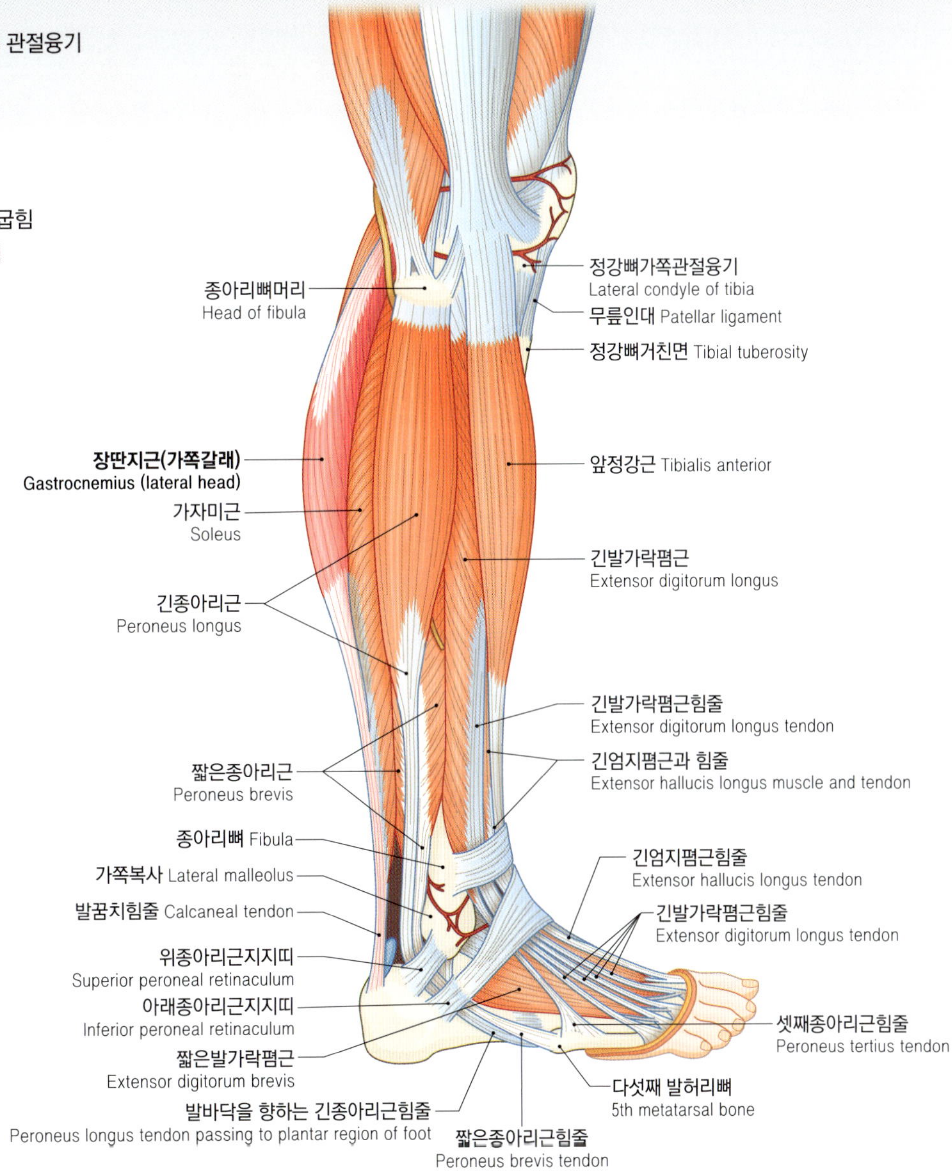

그림 9.6 장딴지근

⑤ 긴종아리근 Peroneus Longus

긴종아리근(장비골근, peroneus longus)은 몸쪽 종아리뼈의 가쪽에서 발의 안쪽(안쪽쐐기뼈와 첫째 발허리뼈)에 닿는 근육이다(그림 9.7). 긴종아리근은 발목관절에서 발을 발바닥으로 구부리게 하며, 목말밑관절에서 발을 가쪽번짐한다. 긴종아리근 힘줄의 먼쪽은 독특한 경로를 지난다. 가쪽복사(외과, lateral malleolus)를 지나 발의 가쪽면을 지난 다음 발바닥쪽으로 깊게 들어가게 된다. 긴종아리근은 결국 발의 가쪽에서 시작하여 발바닥 내측면에 뒤정강근(후경골근, tibialis posterior)의 부착점과 같은 위치에 닿게 되어 두 근육이 연결된다. 두 근육의 연결로 인해 발바닥을 몸쪽으로 올려주는 슬링과 비슷한 구조가 되어 발바닥의 활을 유지하는데 기여한다.

이는곳
- 종아리뼈의 몸쪽-가쪽

닿는곳
- 안쪽쐐기뼈와 첫째 발허리뼈

작용
- 발목관절에서 발바닥쪽굽힘
- 목말밑관절에서 가쪽번짐

신경지배
- 얕은종아리신경(표재비골신경, superficial peroneal nerve)

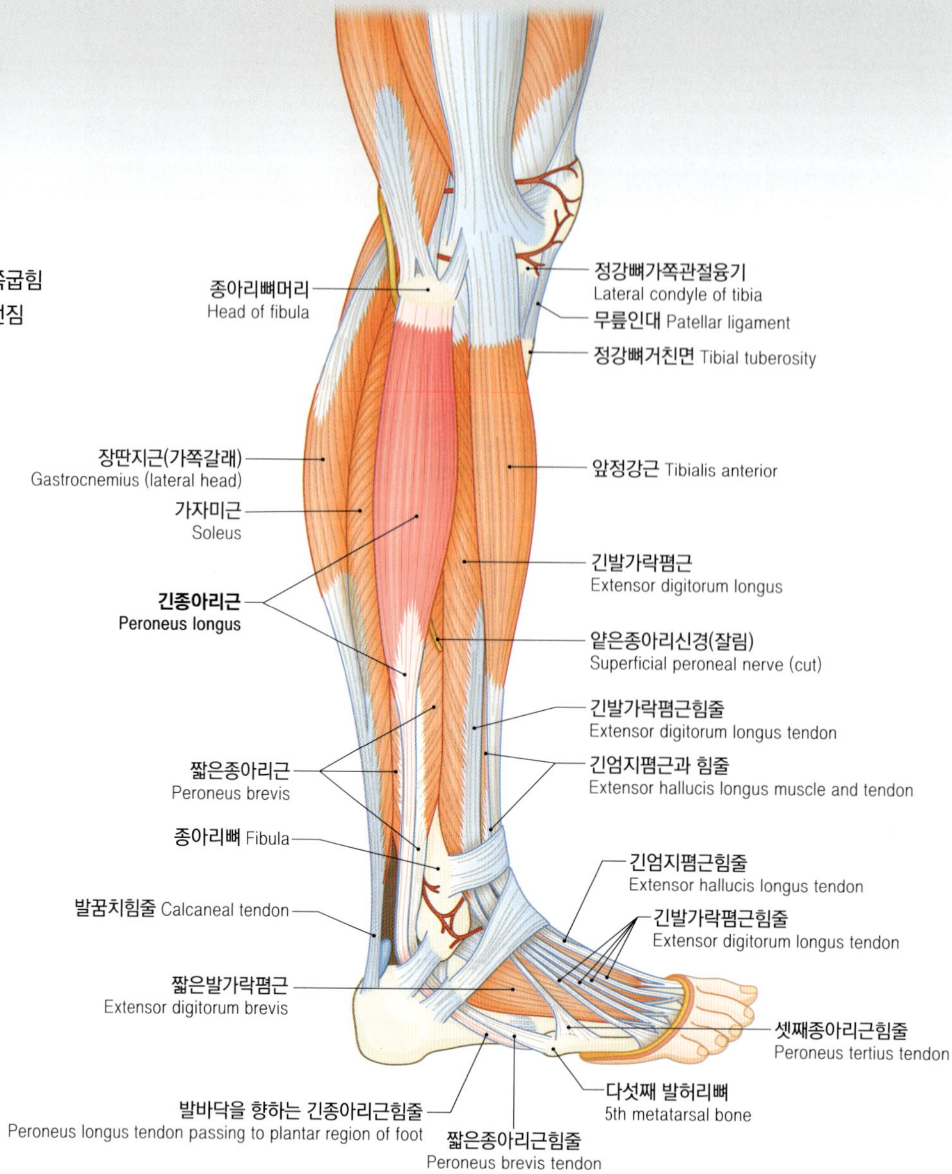

그림 9.7 긴종아리근

⑥ 짧은종아리근 Peroneus Brevis

짧은종아리근(단비골근, peroneus brevis)은 긴종아리근 아래에 위치하며 발목관절의 발바닥쪽굽힘과 가쪽번짐을 수행하며, 발목관절의 가쪽 안정성에 기여한다. 종아리근육들 중 상대적으로 길이가 가장 짧고, 크기도 가장 작다(그림 9.8).

이는곳
- 종아리뼈의 먼쪽-가쪽

닿는곳
- 다섯째 발허리뼈 바닥면

작용
- 발목관절에서 발바닥쪽굽힘
- 목말밑관절에서 가쪽번짐

신경지배
- 얕은종아리신경

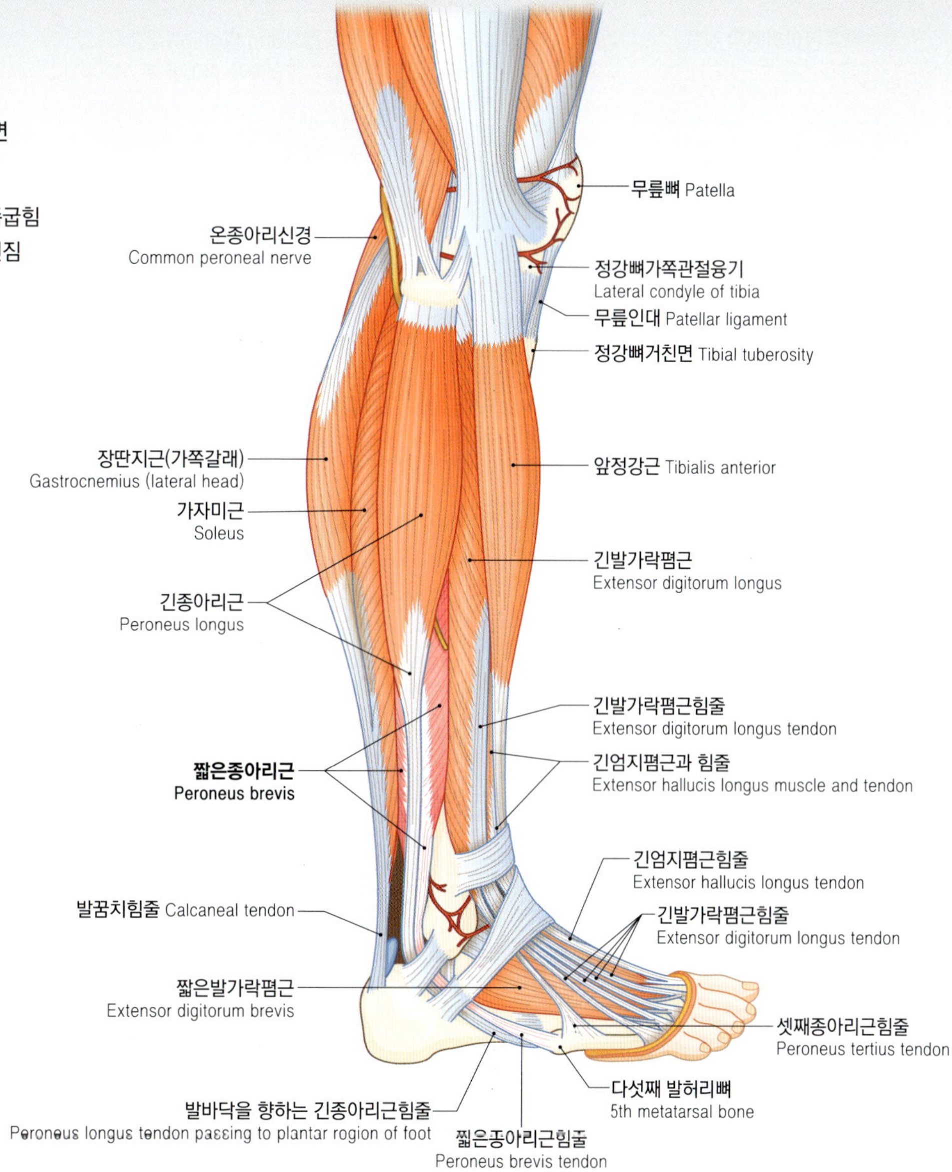

그림 9.8 짧은종아리근

⑦ 뒤정강근 Tibialis Posterior

뒤정강근(후경골근, tibialis posterior)은 뒤쪽 종아리에 위치하며, 정강뼈와 종아리뼈의 뒤쪽에서 시작하여 발의 안쪽복사 아래를 지나 발배뼈거친면(navicular tuberosity)에 닿는다(그림 9.9). 뒤정강근은 다리의 가장 안쪽, 뒤쪽 구획의 가장 깊은 곳에 위치한다. 뒤정강근은 발바닥의 안쪽 세로활을 지지하는데 주요 역할을 하는 근육으로써, 기능장애가 있을 경우 편평발(편평족, pes planus, flat foot)이 발생할 수 있다.

이는곳
- 정강뼈와 종아리뼈의 뒤쪽

닿는곳
- 발배뼈 결절

작용
- 발목관절에서 발바닥쪽굽힘
- 목말밑관절에서 안쪽번짐

신경지배
- 정강신경

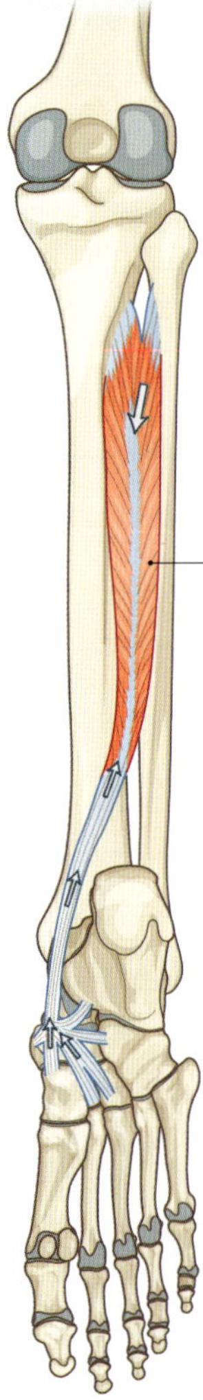

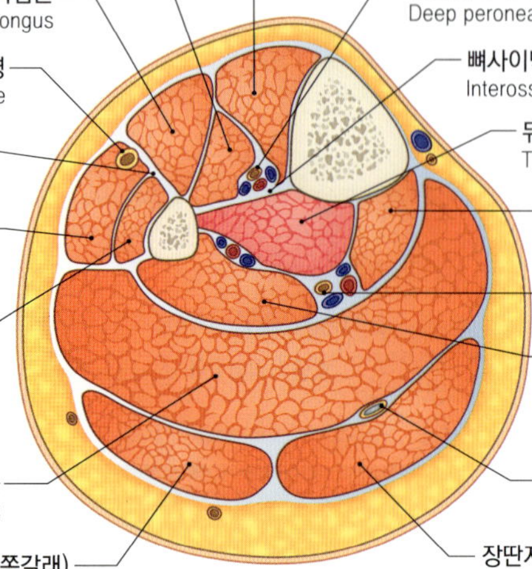

그림 9.9 뒤정강근. A: 뒤정강근, B: 다리 횡단면

(4) 신경

다리를 지배하는 신경 중에서 궁둥신경(좌골신경, sciatic nerve)은 인체에서 가장 길고 굵은 신경으로 오금 부위에서 정강신경과 온종아리신경(총비골신경, common peroneal nerve)으로 나뉜다.

정강신경은 넙다리 아래에서 시작하여 종아리뼈사이신경, 안쪽종아리피부신경, 장딴지신경(비복신경, sural nerve), 안쪽발바닥신경, 가쪽발바닥신경 근육 가지 및 안쪽발꿈치 가지를 낸다. 아래로 내려가면서 무릎 관절과 장딴지와 발꿈치 및 발가락의 피부 및 근육에 분포하여, 무릎의 굽힘근과 발목의 발바닥쪽굽힘근, 발가락굽힘근을 지배한다. 종아리 뒤쪽면과 발바닥 피부로부터 감각정보를 받는다.

온종아리신경은 넓적다리아래의 궁둥신경에서 시작하여 넙다리네갈래근(대퇴사두근, quadriceps femoris) 머리에 분포하여 넙다리두갈래근(대퇴이두근, biceps femoris)의 짧은갈래, 긴종아리근, 짧은종아리근, 앞정강근, 발가락폄근에 분포한다. 얕은종아리신경과 깊은종아리신경 및 가쪽장딴지피부신경으로 나뉜다. 가쪽장딴지피부신경은 안쪽장딴지피부신경과 합쳐져 장딴지신경이 되어 종아리의 뒤쪽 피부에 분포한다.

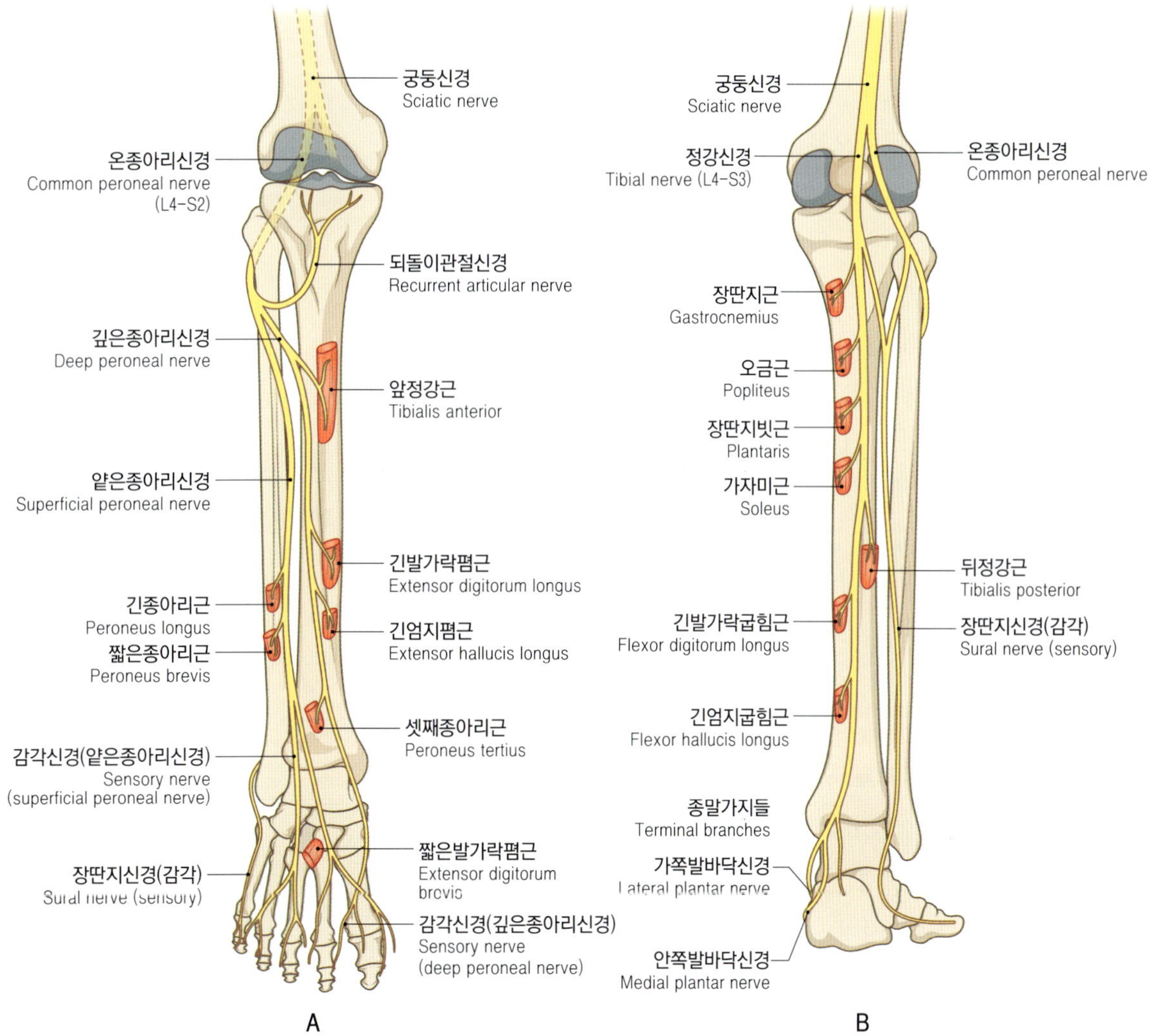

그림 9.10 발을 지나는 신경. A: 앞면, B: 뒷면

(5) 발목 인대와 발목 삠

발목관절의 인대는 안쪽의 세모인대(deltoid ligament)와 가쪽인대(lateral ligament)로 구분할 수 있다. 가쪽인대는 세 개의 인대로 구성되며, 앞목말종아리인대(전방거비인대, anterior talofibular ligament), 발꿈치종아리인대(종비인대, calcaneofibular ligament) 및 뒤목말종아리인대(후방거비인대, posterior talofibular ligament)가 있다. 각각의 인대는 발과 발목관절의 위치에 따라서 발목관절과 목말밑관절을 안정시키는 역할을 하고 있다.

안정성 측면에서 발목관절의 가쪽복사와 안쪽복사는 구조학적으로 뼈의 안-가쪽 안정성을 증가시킨다. 특히, 가쪽복사는 안쪽복사보다 약 10mm 정도 긴 구조적 특징으로 발목관절의 안정성은 안쪽보다 가쪽이 더 높다. 발목관절의 안쪽에는 크고 강한 세모인대가 위치해 안정성을 더 높여주는 반면, 가쪽은 가쪽복사에 의한 안정성이 발달했기 때문에 세모인대보다 상대적으로 더 약한 가쪽곁인대가 존재한다.

발바닥쪽굽힘과 안쪽번짐 시 가쪽인대가 팽팽해지게 되는데, 이때 과도한 힘이 발에 가해질 때 발목인대의 가장 흔한 손상인 발목 삠(염좌, ankle sprain)이 발생할 수 있다.

발목 삠 손상은 발의 근골격계 손상 중 가장 빈번하게 발생하는 손상이며, 앞목말종아리인대의 단독 손상이 대부분이며(약 80%), 발꿈치종아리인대가 동반되는 손상은 약 20%로서 발목의 중등도 이상의 손상을 의미한다. 앞목말종아리인대와 발꿈치종아리인대는 발바닥쪽굽힘과 안쪽번짐 시 가장 팽팽해지며, 뒤목말종아리인대는 발목의 발등굽힘과 안쪽번짐 시 팽팽해지며 목말밑관절의 안정성을 제공한다.

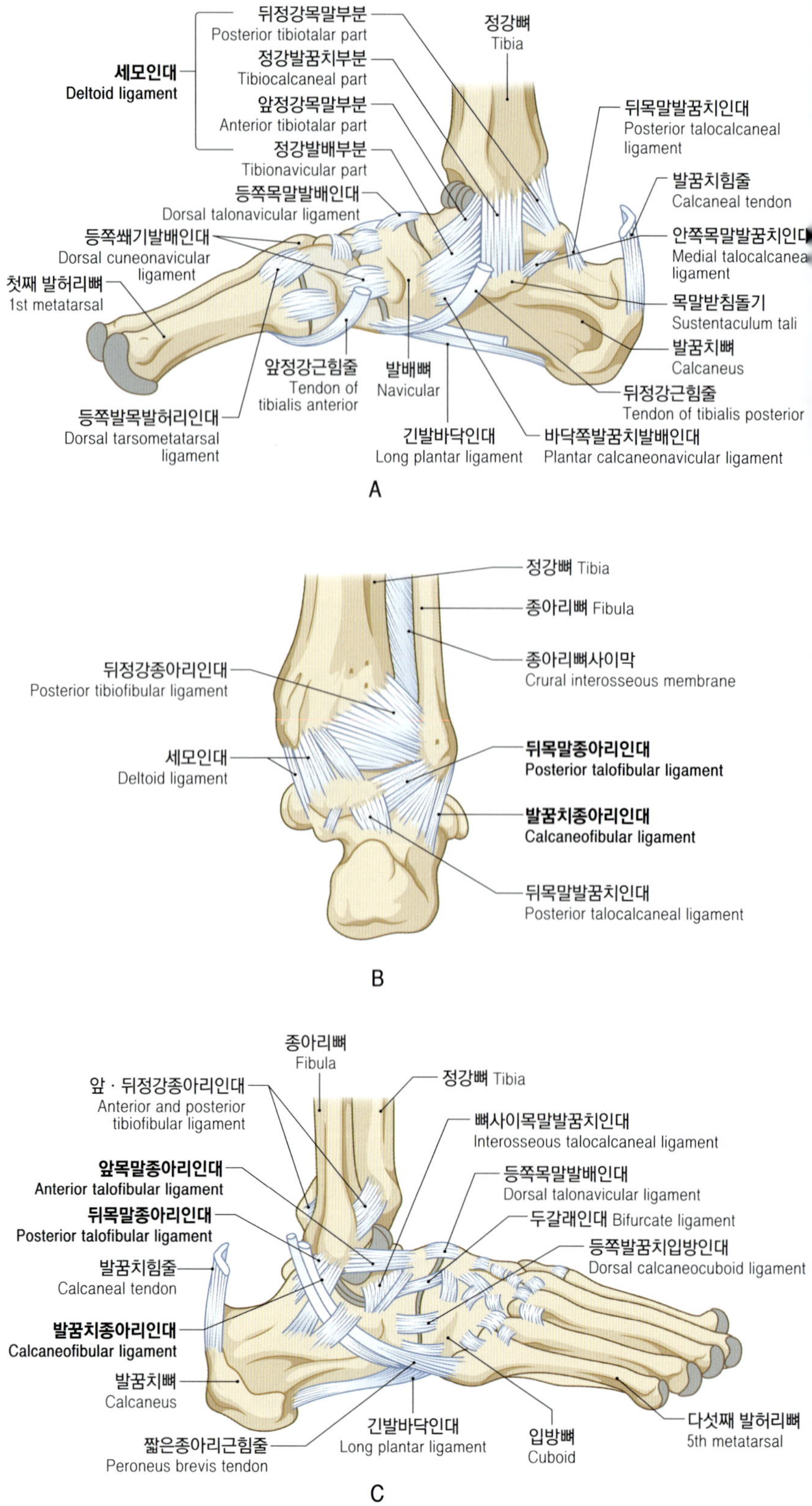

그림 9.11 발목관절과 발목 인대. **A:** 안쪽면, **B:** 뒷면, **C:** 가쪽면

(6) 발바닥 활과 편평발 Plantar Arch and Pes Planus

발바닥 활(plantar arch)은 서 있는 동안 체중을 지지할 수 있을 만큼의 안정적인 지지대 기능을 할 수 있다. 발바닥의 인대와 힘줄들이 발꿈치와 발허리뼈의 먼쪽 부분에 서로 얽혀져 활을 유지하게 하며, 체중은 발바닥의 세로활(종족궁, longitudinal arch)을 따라 발 구석구석으로 분배된다. 이와 같은 발의 세로활은 수동적 구조물과 능동적 구조물로 지지된다. 발허리뼈와 목말뼈 사이 관절의 잠김 구조, 긴발바닥인대(장족저인대, long plantar ligament) 그리고 발바닥근막(족저근막, plantar fascia) 등에 의해 수동적으로 세로활을 지지하고 있다. 능동적 구조물들은 발의 외재근과 내재근들로써, 보행과 선 자세와 같은 체중지지 활동 동안 세로활을 지지하는 역할을 수행한다.

세로활은 안쪽 발바닥면이 지면보다 높게 만들어, 발이 정상적으로 서 있을 때 발의 가쪽이 몸무게의 대부분을 지탱하게 된다. 또한 발의 안쪽과 가쪽 세로활의 만곡 차이로 가로활(횡족궁, transverse arch)이 형성되어, 발 아래쪽에 공급되는 혈관, 근육, 신경은 발허리뼈와 지면 사이에 눌려지지 않게 된다. 발바닥 활의 탄력성은 안정 시 체중지지와 분배뿐만 아니라 갑작스런 체중부하의 변화로 발생될 수 있는 충격을 흡수하는 것을 도와준다.

만약 정상적인 발바닥 활이 무너지거나, 형성되지 않아 안쪽 발바닥이 지면에 닿게 되면 편평발이라고 일컫는다(그림 9.12). 이때 발은 지면의 충격 흡수 및 체중 분배의 역할이 떨어지게 되어 쉽게 피로해진다.

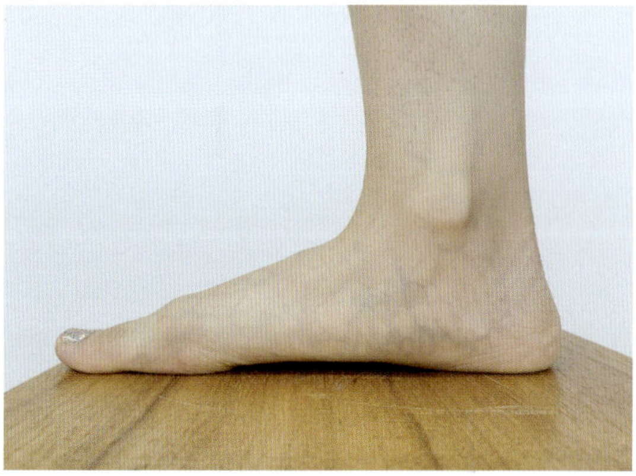

그림 9.12 편평발

2) 운동학

발과 발목관절의 기본적인 움직임들은 3개의 기본적인 돌림 축에 대하여 직각방향으로 움직임이 일어난다(그림 9.13). 발등굽힘과 발바닥쪽굽힘은 안–가쪽 축에 대해 정중면(시상면, sagittal plane)과 평행하게 일어나는 움직임이다. 가쪽번짐과 안쪽번짐은 앞–뒤 축에 대해 이마면(전두면, frontal plane)과 평행하게 일어나는 움직임이며, 벌림과 모음은 수직(상–하) 축에 대한 가로면(수평면, transverse plane)에서 일어나는 움직임이다. 그러나 발과 발목관절에서 일어나는 대부분의 움직임들은 3개의 기본적인 돌림 축에 대하여 직각으로 일어나기보다는 사선 축(oblique axis)에 대해서 일어나기 때문에, 발과 발목관절의 주요 관절들에서는 이러한 기본적인 용어가 사용되는 것이 부적절하다.

발과 발목관절에서의 사선 축에 일어나는 움직임을 설명하기 위해서 목말밑관절의 엎침(회내, pronation)과 뒤침(회외, supination)의 복합적인 용어를 사용한다. 목말밑관절의 엎침은 목말뼈가 모음과 발바닥쪽굽힘되고, 발꿈치뼈가 가쪽번짐된 상태로 정의할 수 있다. 엎침된 발은 안쪽 세로활이 무너져 안쪽 발이 지면과 가까워지

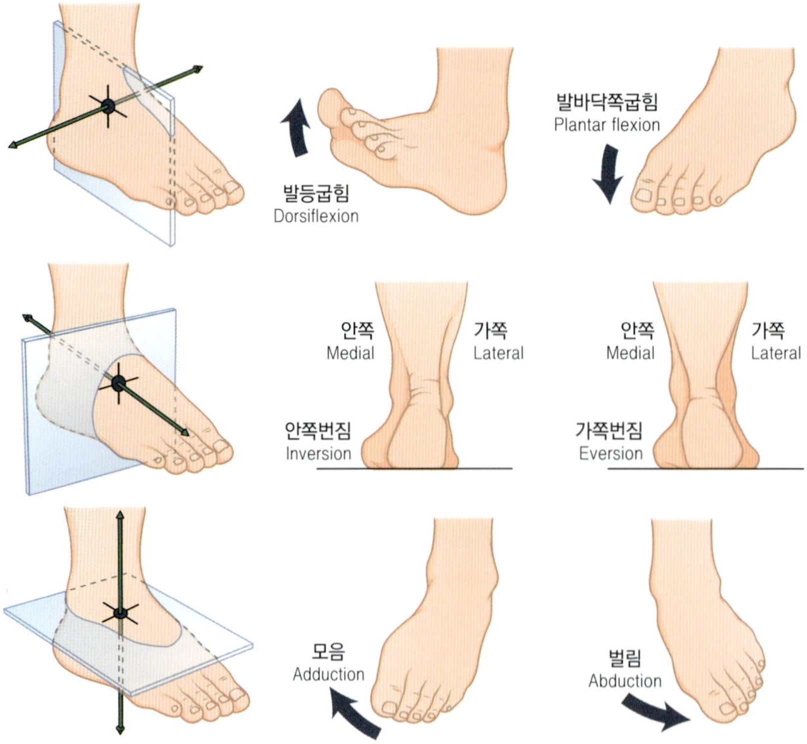

그림 9.13 발의 움직임

고, 뒤쪽 발의 가쪽번짐이 동반되어 흔히 편평발과 동의어로 사용된다. 발의 엎침은 발바닥근막, 뒤정강근과 힘줄, 앞정강근과 힘줄, 장딴지근과 힘줄에 통증이 나타날 수 있으며, 정강신경과 발가락사이신경이 지배하는 근육과 피부에 통증, 저림 또는 무감각이 발생하고 중간발(midfoot)에도 통증이 나타날 수 있다. 이로 인해 쉽게 발이 피로해지며, 장거리 보행 시나 운동 시에 발 통증이 자주 발생된다.

발에서 목말밑관절의 뒤침(supination of subtalar joint)은 목말뼈가 벌림과 발등굽힘되고, 발꿈치뼈가 안쪽번짐된 상태로 정의할 수 있다. 편평발과 반대로 세로활이 너무 높거나 체중이 발의 바깥쪽으로 집중된 상태를 말하며, 오목발(요족, pes cavus)과 동의어로 사용된다. 발의 체중이 균형 있게 분산되는 것이 아닌 소수의 지점에서, 특히 발의 가쪽에 체중이 과부하되어 몸의 균형을 잡기 위해 발가락이 구부려지는 변형이 있거나, 발바닥 가쪽면에 심한 굳은살이 나타날 수 있다(그림 9.14).

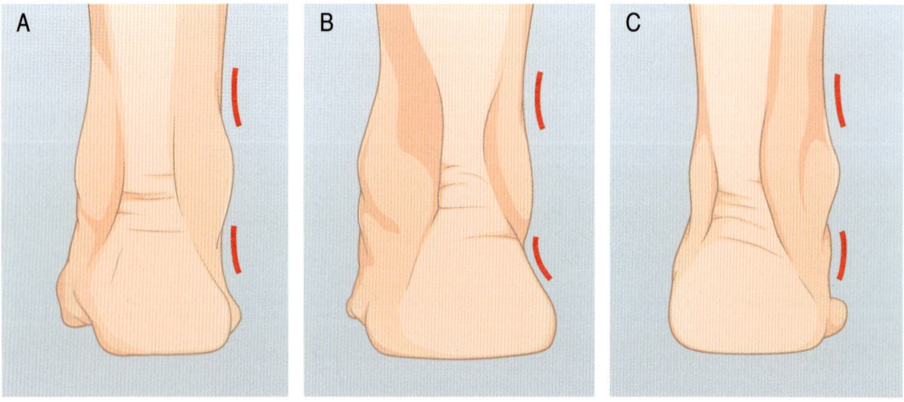

그림 9.14 오른쪽 목말밑관절. A: 중립, B: 엎침, C: 뒤침

3. 촉진

발과 발목의 주요 촉진 부위는 다음과 같다(그림 9.15).

1) 발배뼈 결절 Navicular Tuberosity

발배뼈 결절(주상골 결절, navicular tuberosity)은 발바닥 안쪽 세로활 높이의 정상과 비정상을 감별하기 위해 필요한 촉진 부위다. 특히, 발배뼈 하강 검사(navicular drop test) 시 반드시 촉진하고 표시해야 하는 부위이다. 발배뼈 결절을 찾기 위하여 먼저 안쪽복사의 아래 끝부분을 찾은 후, 앞쪽과 아래쪽(앞쪽 대각선 방향)으로 약 2cm 정도 떨어진 곳에서 두드러지는 결절을 만질 수 있다. 발목 가쪽번짐 시 발배뼈 결절을 보다 쉽게 찾을 수 있다.

2) 뒤정강근힘줄 Tibialis Posterior Tendon

뒤정강근의 정상적인 기능은 발바닥 안쪽 세로활의 유지를 위해 필수적인 요인이며, 촉진을 통해 근육 이상을 빠르고 쉽게 감별할 수 있다. 뒤정강근힘줄(후경골근건, tibialis posterior tendon)은 안쪽복사의 뒤쪽을 지나 발배뼈 결절에 닿기 때문에, 안쪽복사의 뒤쪽에서 발의 능동적 안쪽번짐 시 쉽게 촉진할 수 있다.

3) 정강신경 Tibial Nerve

정강신경의 병리적 소견은 다리의 신경학적 증상을 야기할 수 있는 신경 병변들 중 발생 빈도가 높다. 티넬

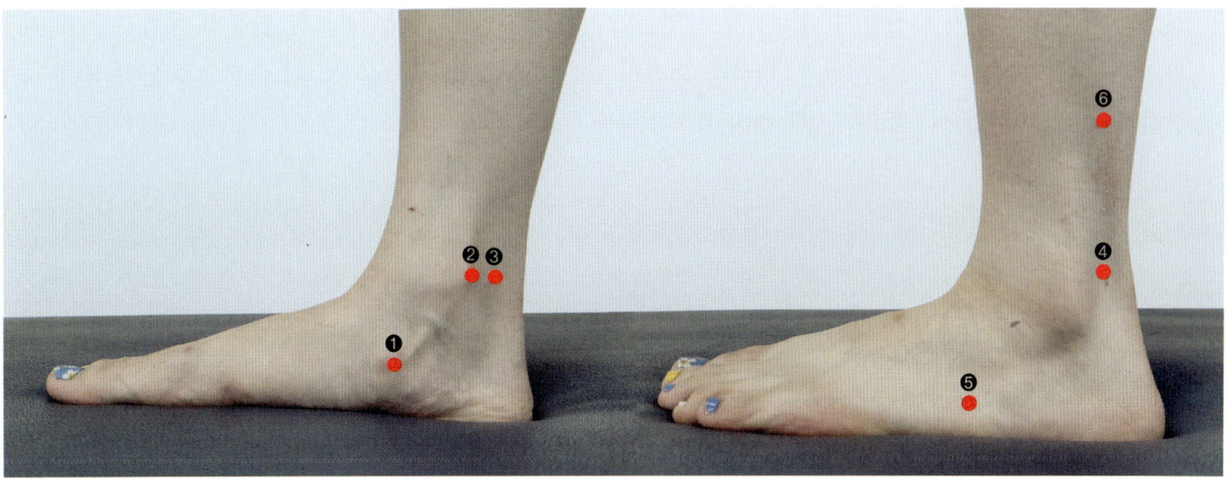

그림 9.15 발의 주요 촉진 부위.
❶ 발배뼈 결절 ❷ 뒤정강근힘줄 ❸ 정강신경 ❹ 장딴지신경 ❺ 짧은종아리근힘줄 ❻ 얕은종아리신경

두드림 검사(Tinel's tapping test)로 정강신경의 민감도 확인 또는 저림 증상을 유도하기 위해서는 이 신경의 촉진이 중요하다. 정강신경은 앞에서 언급한 뒤정강근 바로 뒤쪽에서 촉진할 수 있다. 먼저, 발의 능동적 안쪽번짐 시 뒤정강근이 두드러지는 것을 볼 수 있으며, 뒤정강근힘줄의 뒤쪽 피부를 손가락 끝으로 문지르면 뒤정강근힘줄보다 더 작은 끈을 확인할 수 있다. 이때, 정강신경의 병리적 소견이 있는 대상자일 경우 갑작스런 촉진 또는 문지름으로 인해 저림 증상이 강하게 나타날 수 있으니 주의해야 한다.

4) 장딴지신경 Sural Nerve

장딴지신경은 발꿈치힘줄의 가쪽면과 평행하게 아래로 지나며 발목관절에서 약 2cm 위쪽(몸쪽)에서 촉진할 수 있다. 발꿈치힘줄을 쉽게 촉진한 후 힘줄 가쪽과 앞쪽의 피부를 손가락 끝으로 문지르면 작은 끈을 확인할 수 있다. 정강신경 촉진과 동일하게 병리적 소견이 있는 대상자일 경우 갑작스런 촉진으로 인해 저림 증상이 강하게 나타날 수 있으니 주의해야 한다.

5) 짧은종아리근힘줄 Peroneus Brevis Tendon

짧은종아리근힘줄(단비골근건, peroneus brevis tendon)은 발목의 가쪽에서 쉽게 찾을 수 있는 구조물 중 하나이다. 짧은종아리근은 가쪽복사의 뒤쪽에서 구부러져 다섯째 중간발허리뼈의 바닥면에 닿기 때문에, 다섯째 중간발허리뼈 주위 피부에서 발의 능동적 가쪽번짐 시 쉽게 촉진이 가능하다.

6) 얕은종아리신경 Superficial Peroneal Nerve

얕은종아리신경은 가쪽복사에서 위쪽으로 약 12cm 떨어진 곳의 종아리뼈의 뒤쪽 부분을 손가락 끝으로 피부 밑 조직을 긁음으로써 촉진할 수 있다. 앞서 언급한 정강신경과 장딴지신경보다 신경의 굵기가 작기 때문에 촉진하는 데 어려움이 있을 수 있다. 병리적 소견이 있는 대상자일 경우 갑작스런 촉진으로 인해 저림 증상이 강하게 나타날 수 있으니 주의가 필요하다.

4. 정렬 검사

1) 목말밑관절의 중립 위치 검사 Neutral Subtalar Joint Position Test

목말밑관절의 중립 위치는 엎침 또는 뒤침되지 않은 자세로 보행 시 가장 효율적으로 발 기능을 수행할 수 있는 관절의 위치를 말한다.

① 목적

발의 정상적인 정렬 상태를 확인한다(앞발과 뒷발의 상대적인 정렬 상태 확인).

② 방법

대상자는 발이 테이블 모서리를 벗어나 엎드린 자세를 취한다. 측정하고자 하는 발의 반대측 엉덩관절을 굽힘, 벌림 그리고 가쪽돌림을 시켜 숫자 4자 모양으로 만든다(그림 9.16A). 목말밑관절의 관절가동범위를 알아보기 위해서는 2개의 이등분선과 하나의 축이 필요하다. 첫 번째 이등분선은 발꿈치뼈의 뒷면

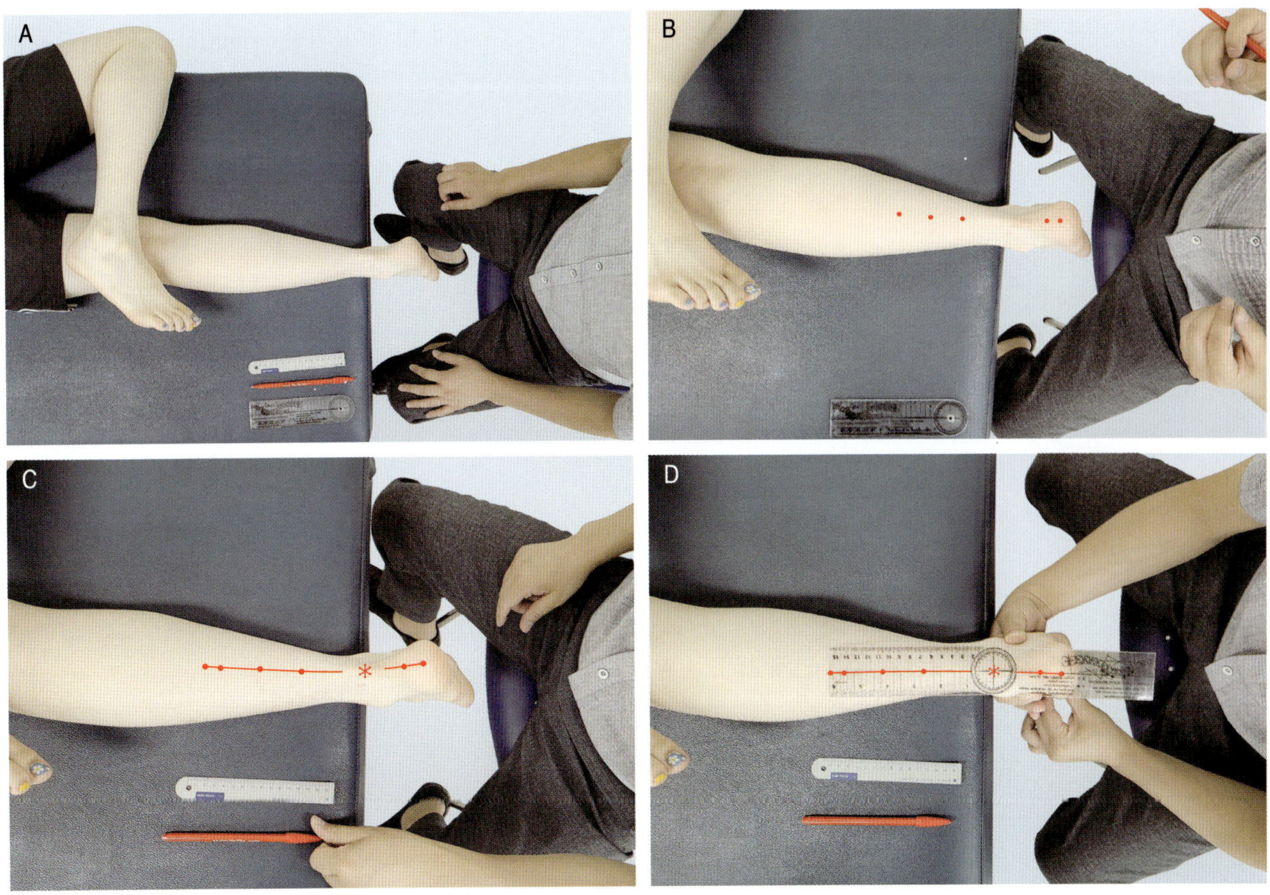

그림 9.16 목말밑관절의 중립 위치 검사. A: 시작 자세, B: 이등분선을 위한 중간 점 표시, C: 이등분선과 축 표시, D: 각도 측정

을 양분하게 만든다. 발꿈치뼈 주위의 연부조직 때문에 정확하게 선을 긋기 힘들므로 신중하게 촉지하면서 발꿈치뼈에 안·가쪽을 양분하는 중간 지점에 두 점을 찍은 후 두 점을 지나는 이등분선을 긋는다. 두 번째 이등분선은 종아리의 뒷면 아래쪽 1/3 지점에 안·가쪽 중간이 되는 3개의 점을 찍어 선으로 연결시킨다. 두 개의 이등분선의 축은 뒷발의 안·가쪽번짐의 축이 된다. 발꿈치뼈를 검사자가 수동적으로 안쪽번짐과 가쪽번짐을 수행하여 움직임의 축을 "*"로 표시한다(그림 9.16B, C). 이후, 그림 9.17과 같이 앞발의 넷째와 다섯째 발허리뼈머리를 잡고 수동적으로 발등굽힘 0°에 위치하게 한다. 만약 종아리세갈래근(triceps surae)의 단축으로 인해 발등굽힘 0° 자세 유지가 힘들다면, 종아리세갈래근의 제한으로 인한 부드러운 끝 느낌(soft end-feel)이 느껴질 때까지 발목관절 발등굽힘을 수동적으로 만들어준다.

③ 정상 정렬

이상적인 정렬은 목말뼈가 중립(위아래 이등분선이 일직선)을 유지하며, 앞발도 중립에 있는 자세이다(그림 9.17A).

④ 임상적 의의

비정상적인 발의 정렬 상태인 앞발과 뒷발의 안굽이(내반, varus)와 밖굽이(외반, valgus) 자세를 찾아낼 수 있다.

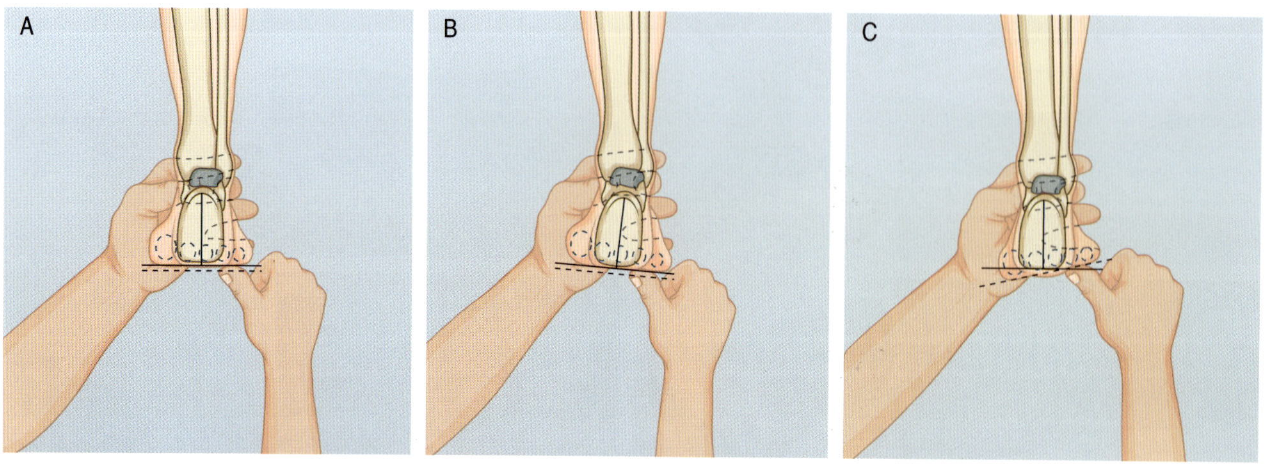

그림 9.17 이상적인 목말밑관절. A: 중립, B: 뒷발의 안굽이, C: 뒷발의 밖굽이

2) 선 자세에서의 안정 시 발꿈치 각도 Resting Calcaneal Standing Posture, RCSP

선 자세에서의 안정 시 발꿈치 각도는 발꿈치뼈의 이등분선이 지면과 이루는 각도를 의미한다(그림 9.18).

① 목적

발꿈치뼈의 안쪽번짐 혹은 가쪽번짐 각도를 측정하여 편평발과 오목발을 구분한다.

② 방법

중립 자세에서 발꿈치뼈의 이등분선이 지면과 이루는 각도를 측정한다.

③ 정상 정렬

발꿈치 각도는 안쪽번짐 2°~가쪽번짐 4°이다.

④ 임상적 의의

선 자세에서의 안정 시 발꿈치 각도가 가쪽번짐 4° 이상이면 편평발로, 안쪽번짐 2° 이상이면 오목발로 분류한다.

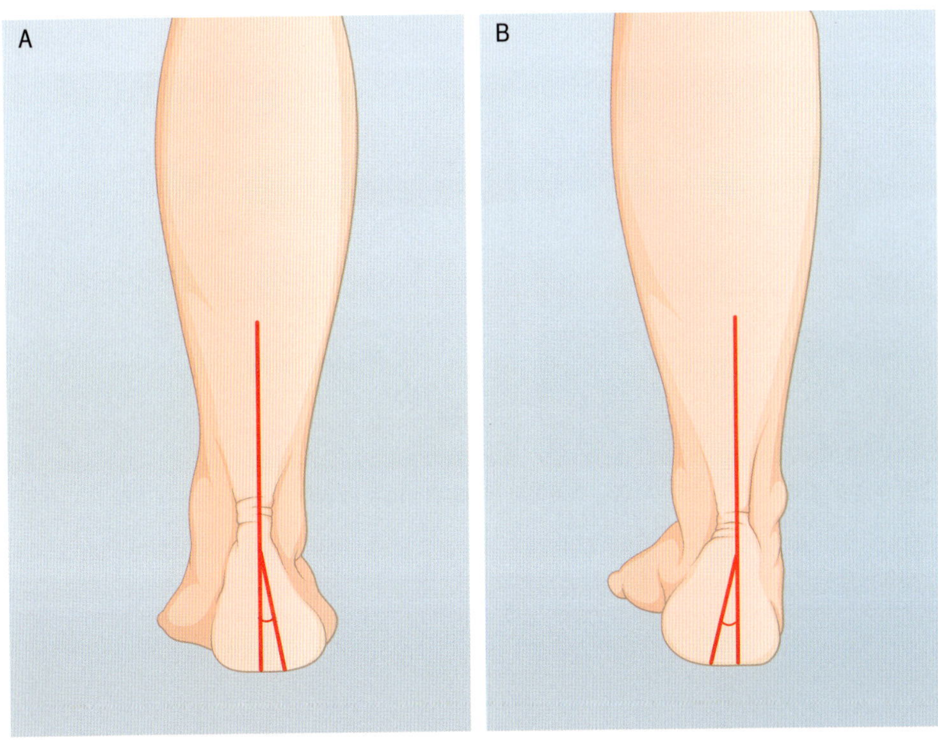

그림 9.18 선 자세에서의 안정 시 발꿈치 정렬. A: 편평발, B: 오목발

3) 발배뼈 하강 검사 Navicular Drop Test

① 목적

기능적 편평발을 평가한다.

② 방법

발배뼈거친면을 촉진한 후 표시한다. 대상자가 앉아 있을 때(비체중지지) 목말밑관절의 중립 자세에서 바닥으로부터 발배뼈거친면(표시)까지의 거리를 측정한다. 이후, 대상자가 서 있을 때(체중지지) 바닥으로부터 발배뼈거친면까지의 거리를 측정한다(그림 9.19).

③ 정상 정렬

앉은 자세에서 측정 값과 선 자세에서의 측정 값의 차이가 5~10mm이면 정상으로 분류한다.

④ 임상적 의의

앉은 자세에서 측정 값과 선 자세에서의 측정 값을 비교한다. 두 자세의 높이 차이가 10mm 초과 시 엎침 발로, 5mm 미만 시 뒤침 발로 분류할 수 있다.

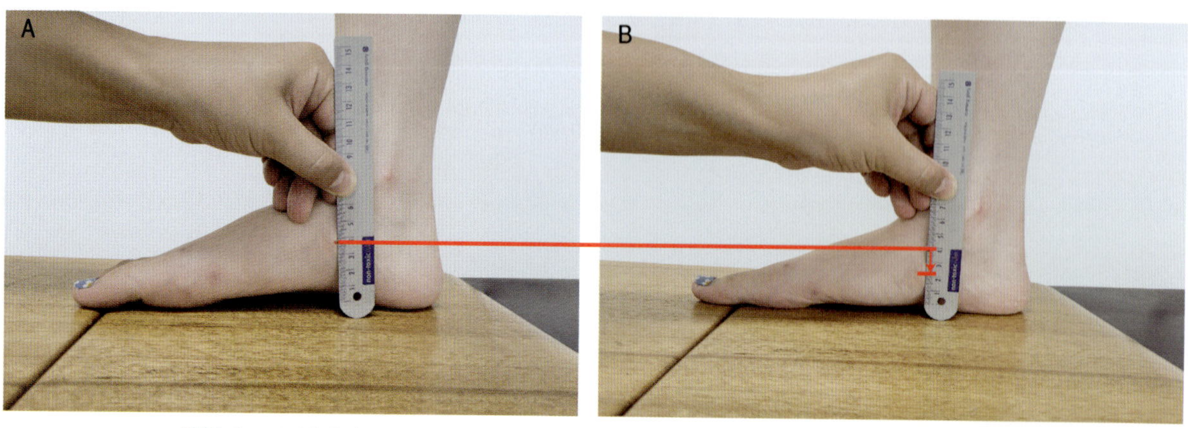

그림 9.19 발배뼈 하강 검사. **A:** 앉은 자세에서 목말밑관절의 중립 위치, **B:** 선 자세에서 측정

5. 근육 검사

1) 앞정강근 근력 검사 Tibialis Anterior Strength Test

자세

- 무릎을 90° 굽히고 길게 앉은 자세

방법

- 대상자는 발등굽힘과 안쪽번짐 자세를 유지함
- 검사자는 발바닥쪽굽힘과 가쪽번짐 방향으로 저항을 적용함

확인사항

- 발등굽힘과 안쪽번짐 자세를 유지할 수 있는 능력을 확인함

주의사항

- 검사 시 보상적인 발가락 폄(긴발가락폄근의 보상)이 발생하지 않도록 주의함

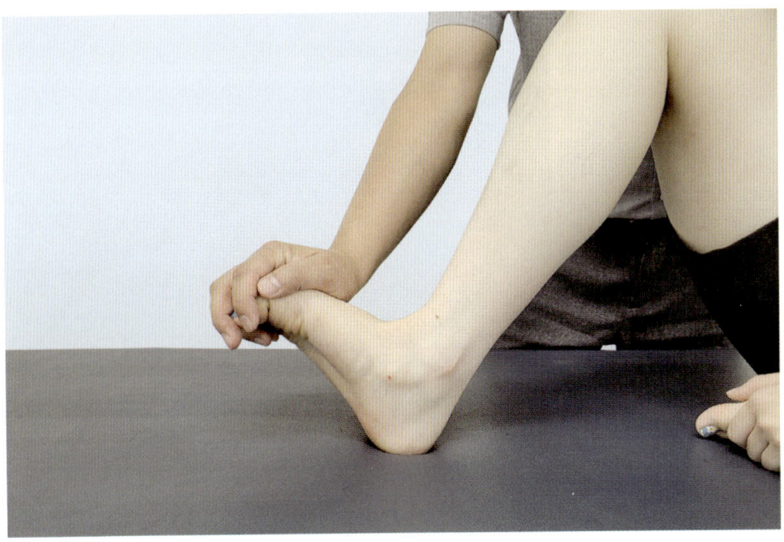

그림 9.20 앞정강근 근력 검사

2) 긴발가락폄근 길이 검사 Extensor Digitorum Longus Length Test

자세

- 길게 앉은 자세

방법

- 대상자는 발가락 중립을 유지하며 발바닥쪽굽힘을 수행함
- 이후 발가락을 구부리고 발바닥쪽굽힘을 수행함

확인사항

- 발가락을 구부리고 발바닥쪽굽힘을 했을 때의 각도가 발가락 중립에서의 발바닥쪽굽힘 각도보다 작다면 긴발가락폄근의 단축을 의심할 수 있음

주의사항

- 무릎 폄(무릎 굽힘 통제) 또는 발목의 중립을 유지하며 검사를 수행함

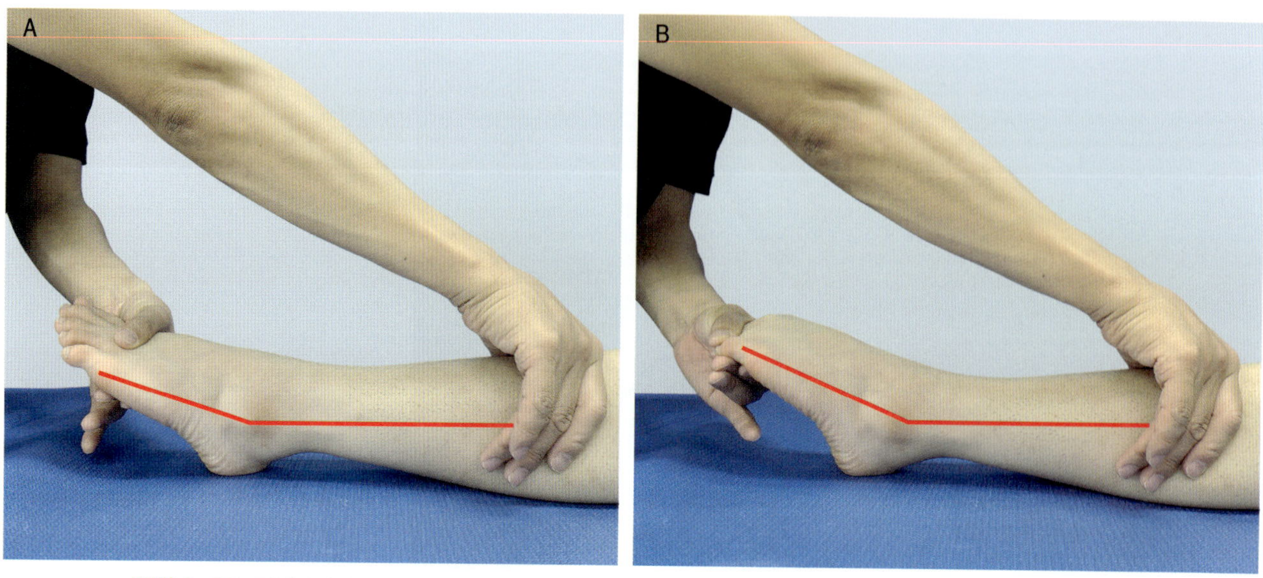

그림 9.21 긴발가락폄근 길이 검사. **A:** 발가락 중립을 유지하며 발바닥쪽굽힘, **B:** 발가락을 구부리며 발바닥쪽굽힘

3) 가자미근 길이 검사 Soleus Length Test

자세

- 무릎을 구부리고 엎드린 자세

방법

- 검사자는 대상자의 발목관절 발등굽힘(0°)을 수동적으로 유지하며 무릎을 구부림

확인사항

- 무릎 굽힘 끝범위까지 무릎을 구부리는 동안 발바닥이 수평면과 평행을 유지하는지 확인함

주의사항

- 안쪽번짐 및 가쪽번짐이 발생하지 않고 발목관절 중립을 유지하며 검사를 수행함

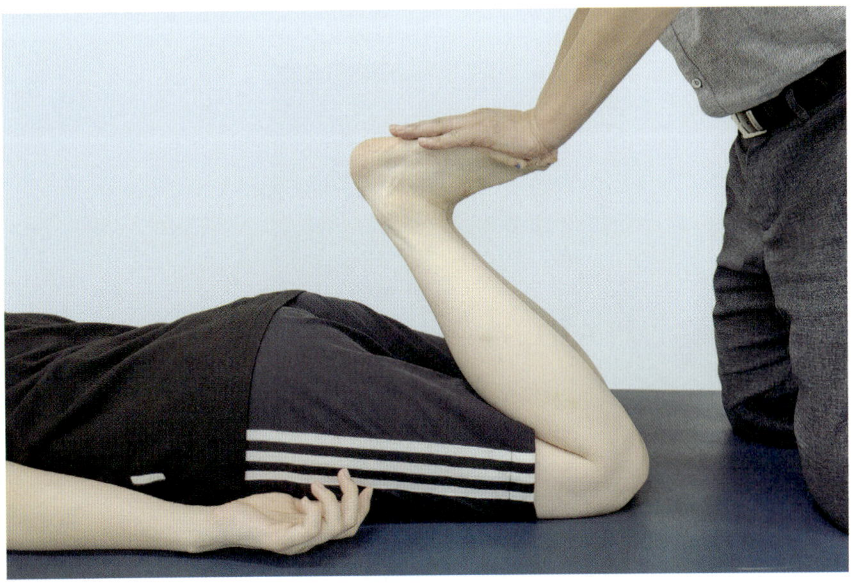

그림 9.22 가자미근 길이 검사

4) 장딴지근 길이 검사 Gastrocnemius Length Test

자세

- 엎드린 자세(발목은 테이블 밖에 위치)

방법

- 목말뼈를 중립으로 고정한 후 발등굽힘 관절가동범위 측정(축은 가쪽복사에서 1.5cm 먼쪽에, 고정팔은 종아리뼈와 평행, 운동팔은 다섯째 발허리뼈와 평행하게 배치 후 측정)

확인사항

- 정상 발등굽힘 관절가동범위와 비교하여 확인함

참조

- 정상 발등굽힘 각도(10°)

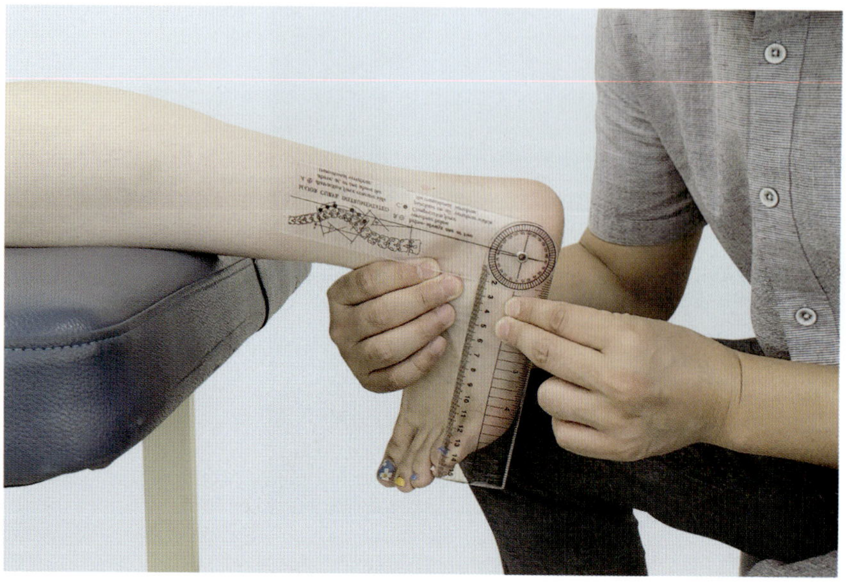

그림 9.23 장딴지근 길이 검사

5) 긴종아리근 근력 검사 Peroneus Longus Strength Test

자세

- 측정하는 쪽 무릎을 구부리고 엎드린 자세

방법

- 대상자는 발바닥쪽굽힘과 가쪽번짐, 앞발 엎침을 유지함
- 검사자는 안쪽번짐과 앞발 뒤침 방향으로 저항을 적용함

확인사항

- 대상자가 가쪽번짐과 앞발 엎침을 유지할 수 있는지 확인함

주의사항

- 검사자가 저항을 발등굽힘 방향으로만 적용하면 다른 발바닥쪽굽힘근육들이 보상할 수 있으니 주의함

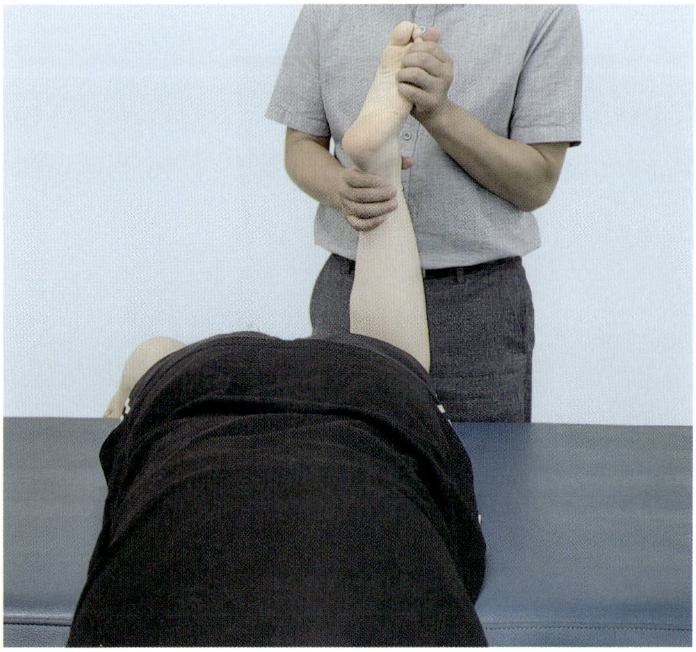

그림 9.24 긴종아리근 근력 검사

6) 짧은종아리근 근력 검사 Peroneus Brevis Strength Test

자세

- 길게 앉은 자세

방법

- 대상자는 발목관절의 발바닥쪽굽힘과 가쪽번짐을 유지함
- 검사자는 안쪽번짐 방향으로 저항을 적용함

확인사항

- 대상자가 가쪽번짐을 유지할 수 있는지를 확인함

주의사항

- 짧은종아리근의 약화가 있을 경우 긴발가락폄근으로 보상할 수 있으므로, 발가락 폄이 발생되지 않고 발가락 중립을 유지하며 가쪽번짐을 유도하도록 주의함

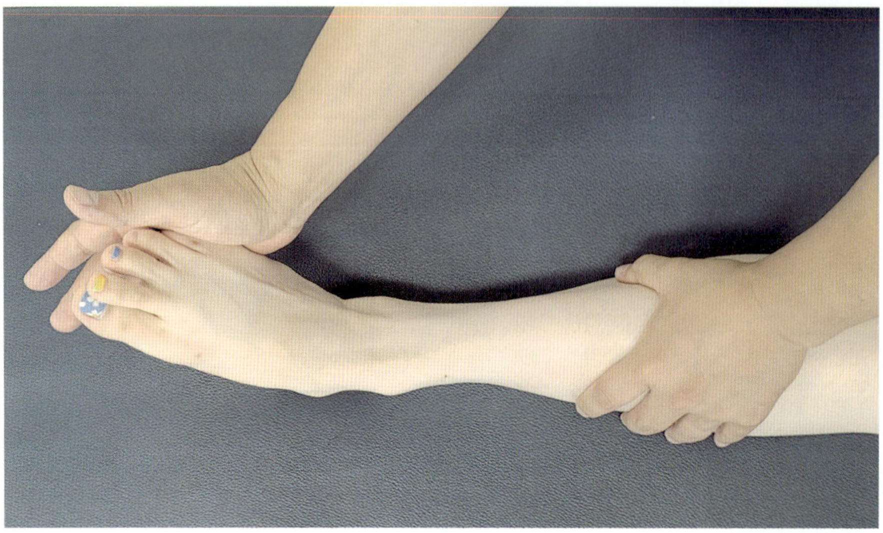

그림 9.25 짧은종아리근 근력 검사

7) 뒤정강근 근력 검사 Tibialis Posterior Strength Test

자세

- 측정하는 쪽의 무릎을 구부리고 엎드린 자세

방법

- 대상자는 발바닥쪽굽힘과 안쪽번짐, 앞발 뒤침을 유지함
- 검사자는 가쪽번짐과 앞발 엎침 방향으로 저항을 적용함

확인사항

- 대상자가 안쪽번짐과 앞발 뒤침을 유지할 수 있는지를 확인함

주의사항

- 검사자가 저항을 발등굽힘 방향으로만 적용하면 다른 발바닥쪽굽힘근육들이 보상할 수 있으므로 주의함

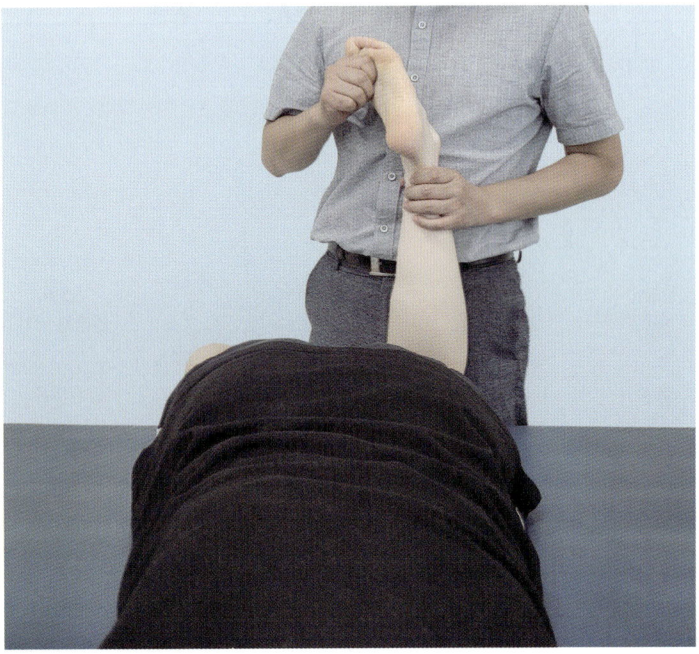

그림 9.26 뒤정강근 근력 검사

6. 움직임 검사

1) 보행 분석Gait Analysis

보행 주기는 크게 디딤기(입각기, stance phase)와 흔듦기(유각기, swing phase)로 나눌 수 있으며, 각 단계에 접지기, 중간디딤기, 추진기와 초기흔듦기, 중간흔듦기, 말기흔듦기 등이 포함된다(그림 9.27).

(1) 보행 중 정상적인 발의 움직임

발이 지면에 닿기 전 앞정강근에 의해 발목관절이 발등굽힘되고, 뒤정강근 수축에 따라 목말밑관절이 약간 안쪽번짐된다. 발꿈치 닿기 시 앞정강근의 원심성 수축(eccentric contraction)에 의해 발은 부드럽게 발바닥쪽굽힘되며 발바닥의 외측면을 따라 앞발이 지면에 닿게 된다. 이후, 발은 체중을 지지하게 되며 신체가 앞으로 나아가려는 물리적 모멘트로 발꿈치가 들리고 장딴지근 수축에 의해 발바닥쪽굽힘이 촉진된다. 추진을 위한 지렛대 역할을 위해 중간발목관절이 잠기게 되고 효과적으로 몸이 전방으로 전진되며 발의 안정성은 증가하게 된다.

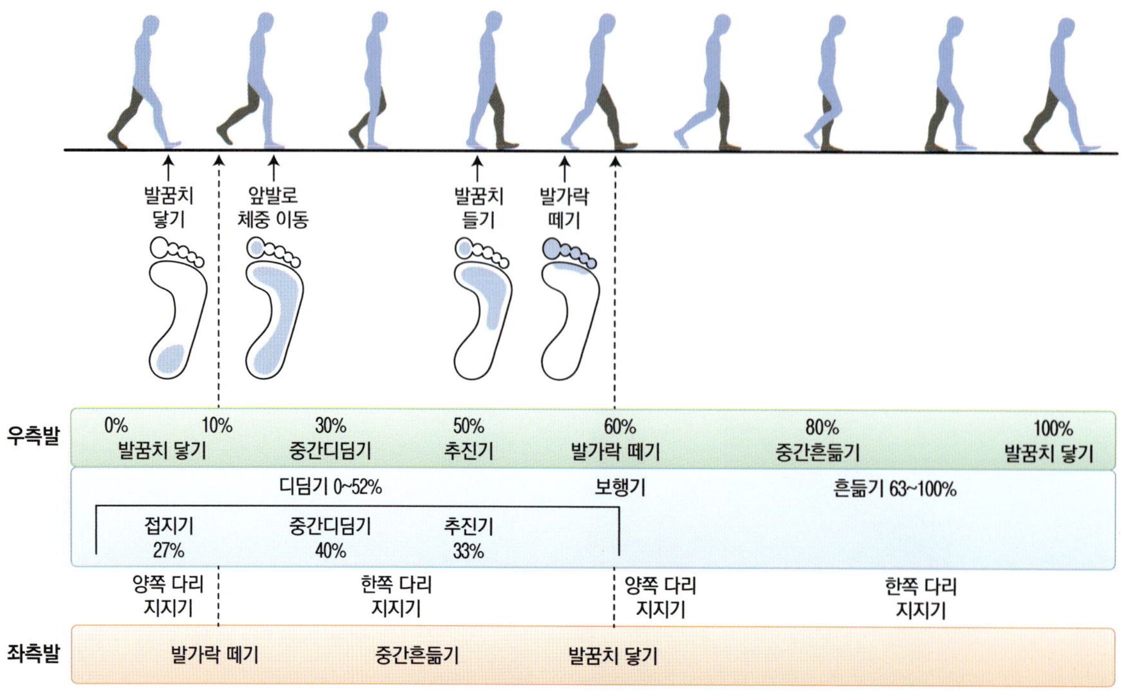

그림 9.27 보행 주기

(2) 보행 중 발 근육의 기능

정강뼈의 앞쪽구획 근육들(앞정강근, 발가락폄근)은 발꿈치 닿기 직후에 강하게 수축한다. 이 근육들은 발목관절의 발바닥쪽굽힘 속도를 감소시켜 앞발이 지면에 부드럽게 닿게 한다. 이후 발가락 떼기 직후에 발가락이 지면에 끌리지 않도록 발등굽힘을 위해 수축한다. 이 근육들의 기능 약화는 앞발이 지면에 힘없이 떨어지고 발가락 떼기 이후 앞발을 발등굽힘하지 못하는 발처짐(족하수, foot drop)을 야기한다.

뒤정강근은 중간디딤기 초기에 발이 체중을 지지하는 동안 안쪽 세로활을 유지시키고 목말밑관절의 엎침을 감소시킨다. 이 근육의 기능 약화는 중간디딤기와 발꿈치 들기 동안 발의 안정성 감소를 야기하여 세로활이 무너지고 발의 통증을 발생시킬 수 있다.

가자미근과 장딴지근은 중간디딤기 후기 시 발꿈치를 들어 올릴 때 가장 활발한 수축을 한다. 가자미근은 발목의 발등굽힘 속도를 감소시켜 몸쪽 정강뼈가 앞쪽으로 빠르게 전위(displacement)되는 것을 예방하고, 장딴지근은 중간디딤기 시 무릎관절의 굽힘 장력을 발생시켜 무릎의 과다폄으로 발생할 수 있는 부상을 예방한다. 이 근육들의 기능 약화 시 보행의 추진력이 감소되고, 발꿈치에서 앞발로의 체중 이동이 불가능하게 된다. 이때 발꿈치에 체중이 과도하게 지지되어 발꿈치에 통증이 발생할 수 있다.

긴종아리근과 짧은종아리근은 발목의 가쪽번짐 기능을 수행함으로써 발목의 안정성에 기여한다. 이 근육들의 기능 약화 시 발목관절에 불안정성이 발생하고 뒤정강근의 길항 능력이 감소되어 발이 안쪽번짐되며, 그로 인해 발 가쪽으로의 체중부하가 과도하게 발생된다.

(3) 발과 관련된 비정상적 보행

① 엎침 발 보행

중간디딤기 시에 발의 안쪽번짐이 나타나며 세로활이 과도하게 낮아진다. 이때 통증이 있을 경우 디딤기가 짧아지는 경향이 나타난다. 또한, 디딤기 시 체중은 가쪽 발이 아닌 발 전체 또는 안쪽에 상대적으로 많이 지지되며 엉덩관절의 안쪽돌림이 나타날 수 있다.

② 뒤침 발 보행

발꿈치 닿기부터 중간디딤기까지 세로활 높이가 거의 변화가 없으며, 종아리세갈래근의 단축 또는 우세가 빈번하여 발꿈치 들기가 상대적으로 빠르게 일어나는 이른 발꿈치 들기(early heel raise)가 나타날 수 있다. 디딤기 동안 체중은 발바닥의 가쪽에 집중적으로 지지되며, 뛰는 듯한 걸음걸이와 엉덩관절의 가쪽돌림이 특징적으로 나타날 수 있다.

③ 이른 발꿈치 들기 보행

발등굽힘 가동범위 제한이 있는 경우, 보행 시 후반디딤기에 정강뼈가 발등 위로 전진해 나아가는 것이 제한된다. 따라서, 발등굽힘 가동범위 제한을 보상하기 위해 다양한 보상적 움직임이 발생할 수 있는데, 가장 대표적인 보상적 움직임은 '발꿈치 일찍 들어올리기'이다.

발 진행 각도(발 디딤 각도, foot progression angle)가 증가되었을 때, 발등굽힘 가동범위의 제한이 있지만 발꿈치 일찍 들어올리기가 나타나지 않을 수 있다. 발 진행 각도는 보행 시 발이 지면을 디딜 때의 벌림각(toe out angle)을 의미하며 정상 값은 7~15°이다. 부족한 발등굽힘 가동범위를 보상하기 위해 발 진행 각도를 증가시켜 보행 시 발등굽힘 각도가 크게 필요 없는 보행 형태를 보인다.

2) 살짝 무릎 굽힘 검사Small Knee Bending Test

자세

- 발을 어깨 너비로 벌린 후 바로선 자세

방법

- 대상자가 능동적으로 무릎을 구부리도록 함

음성

- 양발을 수평면과 떨어지지 않고 발목 중립을 유지하며 무릎 굽힘이 가능함

양성

- 발꿈치가 바닥에 닿은 상태에서의 무릎 굽힘 제한
- 무릎 굽힘 시 엎침 발생
- 무릎 굽힘 시 발꿈치 들림

참고 무릎 굽힘 시 발꿈치가 수평면에서 들리거나 무릎 굽힘을 어려워한다면 가자미근의 단축을 의심하고 가자미근 길이 검사를 추가로 수행함. 엎침 발의 경우, 무릎 굽힘에 따른 발등굽힘이 증가함에 따라 발바닥 안쪽 세로활의 무너짐이 발생할 수 있음. 세로활의 무너짐과 함께 통증이 있다면, 발바닥 안쪽 세로활의 무너짐을 방지 또는 교정한 상태로 동일한 동작을 재검사함. 이때, 통증이 없어진다면 엎침 발로 분류할 수 있음

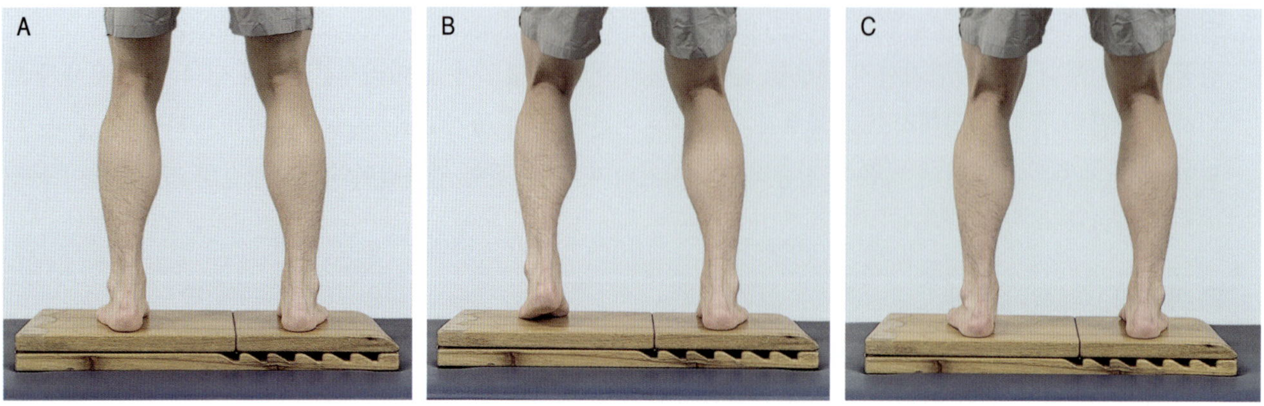

그림 9.28 왼쪽 발목의 살짝 무릎 굽힘 검사.
A: 무릎 굽힘 제한, B: 무릎 굽힘 시 발꿈치 들림, C: 무릎 굽힘 시 엎침 및 무릎관절의 안굽이 또는 밖굽이 발생

3) 긴발가락폄근 우세 검사 Extensor Digitorum Longus Dominance Test

자세

- 길게 앉은 자세

방법

- 대상자가 능동적으로 발등굽힘을 수행하도록 함

음성

- 보상적 움직임 없이 발가락 중립을 유지하며 발등굽힘이 가능함

양성

- 안정 시 긴발가락폄근의 단축 및 우세로 인해 긴발가락폄근힘줄이 발등 피부 위로 두드러지게 보이며, 능동 발등굽힘 수행 시 발가락 폄이 과도하게 발생함

> **참고** 검사 전 안정 상태에서 대상자의 발등면을 관찰함. 발등굽힘을 위해 긴발가락폄근을 우세하게 사용하거나 긴발가락폄근 단축이 있는 사람은 안정 시에 긴발가락폄근힘줄이 발등 피부 표면에 두드러지는 것을 확인할 수 있음. 또한, 능동 발등굽힘 수행 시 발가락 폄이 우선적으로 일어나는지를 관찰하여 긴발가락폄근의 우세 사용을 확정함. 그렇다면 대상자는 발등굽힘을 실시하는 앞정강근의 근력이 약해질 가능성이 높으므로 앞정강근의 근력 검사를 추가로 실시하는 것을 권장함

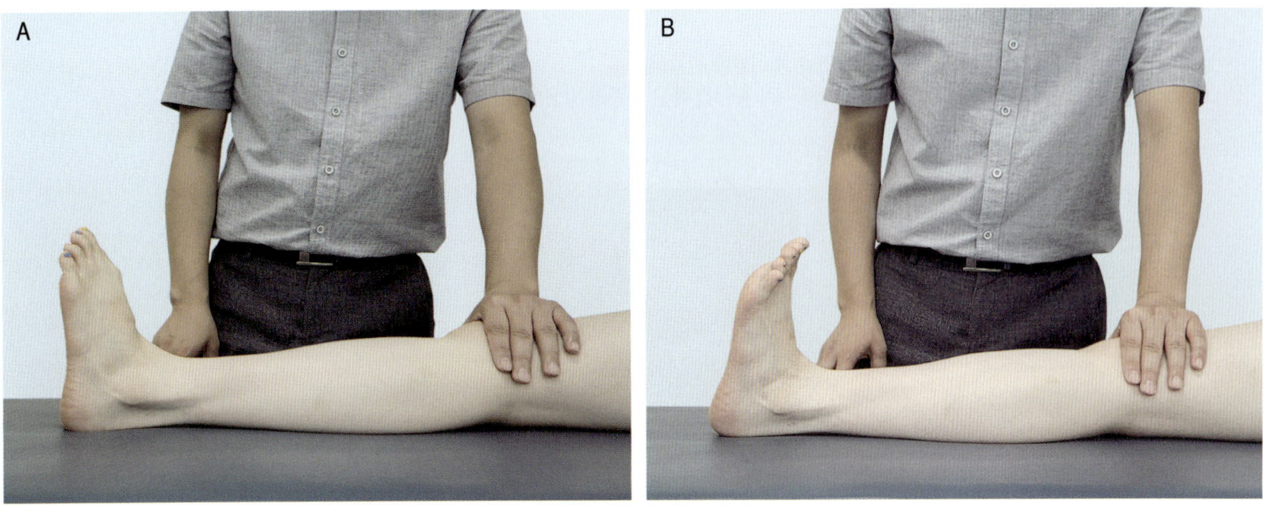

그림 9.29 긴발가락폄근 우세 검사. A: 음성, B: 양성

7. 인대 검사

앞목말종아리인대는 발목의 발바닥쪽굽힘과 안쪽번짐을 제한하게 된다. 앞목말종아리인대는 발바닥쪽굽힘 시, 안쪽번짐에서 가장 팽팽해지며, 발꿈치종아리인대는 발목의 중립과 발등굽힘 자세에서 안쪽번짐 시 팽팽해지며 목말밑관절의 안정성을 제공한다.

1) 발목 앞당김 검사 Ankle Anterior Drawer Test

자세

- 앉은 자세(비체중지지)

방법

- 발목관절의 발바닥쪽굽힘 20° 자세에서 발꿈치뼈를 잡고 앞쪽으로 당김

음성

- 검사 시 이상 반응 없음

양성

- 앞쪽 당김 시 통증, 과도한 전방전위(anterior displacement) 또는 염발음
- 검사 시 대상자의 불안감

> **참고** 발목 앞당김 검사는 앞목말종아리인대의 손상 여부를 검사함.
> 양성 시 목말뼈 주변에 소리가 나거나, 대상자가 불안감 혹은 통증이 발생할 수 있으니 주의 깊게 검사를 수행해야 함

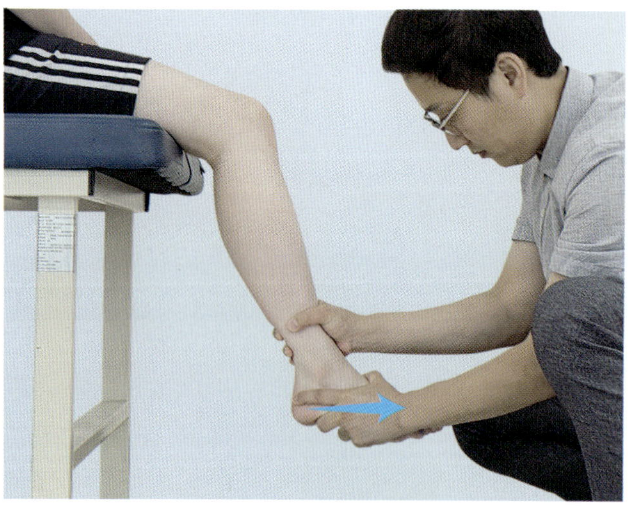

그림 9.30 발목 앞당김 검사

2) 목말뼈 경사 검사 Talar Tilt Test

자세

- 앉은 자세(비체중지지)

방법

- 발목관절의 발바닥쪽굽힘 20° 자세에서 발꿈치뼈를 잡고 최대 안쪽번짐 움직임을 수행함

음성

- 검사 시 이상 반응 없음

양성

- 안쪽번짐 시 통증 또는 염발음
- 검사 시 대상자의 불안감

참고
목말뼈 경사 검사는 앞목말종아리인대를 검사함.
발목 앞당김 검사와 동일하게 양성 시 목말뼈 주변에 소리가 나거나,
대상자가 불안감 혹은 통증이 발생할 수 있으니 주의 깊게 검사를 수행해야 함

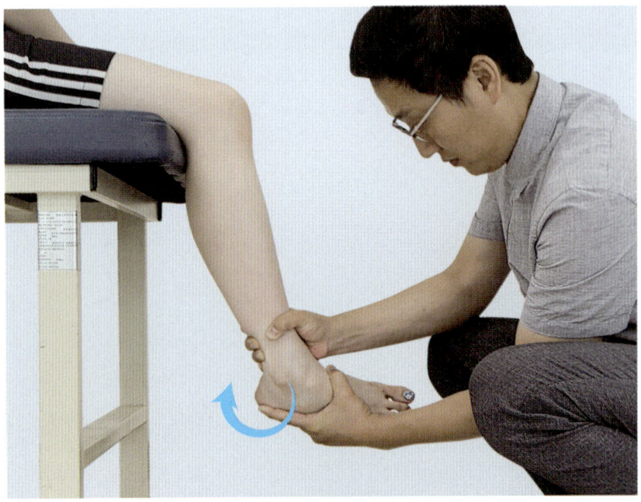

그림 9.31 목말뼈 경사 검사

8. 신경역동학 검사

1) 정강신경 신경역동학 검사 Tibial Nerve Neurodynamic Test

자세

- 바로누운 자세

방법

- 시작 자세에서 무릎관절 폄과 발목관절 발등굽힘을 유지하며 엉덩관절 굽힘 수행함

음성

- 무릎관절 폄과 발등굽힘을 유지하며 엉덩관절 80° 굽힘 수행이 가능함

양성

- 신경 장력이 증가하여 불쾌감(오금, 종아리 또는 발바닥 부위), 저림 또는 통증 호소
- 무릎관절 폄과 발등굽힘을 유지하며 검사 수행 시 엉덩관절 굽힘 제한

주의사항

- 검사 시 허리척주앞굽음(요추전만, lumbar lordosis)의 감소가 보상적으로 발생할 수 있으니 정상적인 허리척주앞굽음을 유지할 수 있도록 주의함(그림 9.32에서는 수건을 이용하여 허리 굽힘 통제)

참고 정강신경은 무릎과 종아리로 내려가면서 장딴지와 발꿈치 및 발가락의 피부 및 근육에 분포하여, 무릎의 굽힘근과 발목의 발바닥쪽굽힘근, 발가락굽힘근을 지배함. 정강신경은 안쪽복사뼈 아래 발목굴(족근관, tarsal tunnel) 아래로 지나가기 때문에 발의 가쪽번짐, 엉덩관절 모음 또는 안쪽돌림 동작을 추가할 시 신경의 장력이 더 증가할 수 있음. 검사 시, 대상자의 통증 호소, 신경 긴장도 증가 또는 무릎 굽힘 증가 등과 같은 관절가동범위의 변화가 보이면 정강신경의 단축 또는 민감도 증가를 의심할 수 있음

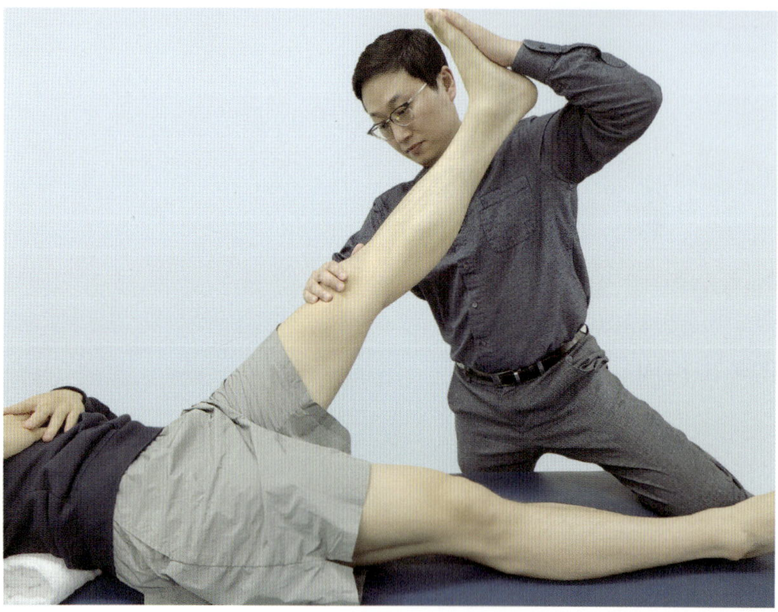

그림 9.32 정강신경 신경역동학 검사

2) 정강신경 활시위 검사Tibial Nerve Bowstring Test

자세

- 바로누운 자세

방법

- 시작 자세에서 발목관절 발등굽힘을 유지하며 엉덩관절 굽힘을 수행함
- 이후 오금 부위에서 정강신경에 티넬 두드림 검사를 실시함

음성

- 비정상적인 느낌 없음

양성

- 티넬 두드림 검사 시 정상신경을 따라 불쾌감(오금, 종아리 또는 발바닥 부위), 저림 또는 통증 호소

주의사항

- 검사 시 허리척주앞굽음의 감소가 보상적으로 발생할 수 있으므로, 정상적인 허리척주앞굽음을 유지할 수 있도록 주의함(그림 9.33에서는 수건을 이용하여 허리 굽힘 통제)

참고 대상자의 오금을 지나는 정강신경에 티넬 두드림 검사를 실시함. 티넬 두드림 검사는 검사하고자 하는 신경에 두드리기(tapping)를 실시하여 검사자의 통증 호소 및 신경 긴장도가 증가하는지를 살펴보는 방법임. 티넬 두드림 검사에 대해 대상자가 불쾌감 또는 통증을 호소하거나 신경학적 증상이 증가한다면 정강신경의 단축 또는 민감도 증가를 의심할 수 있음

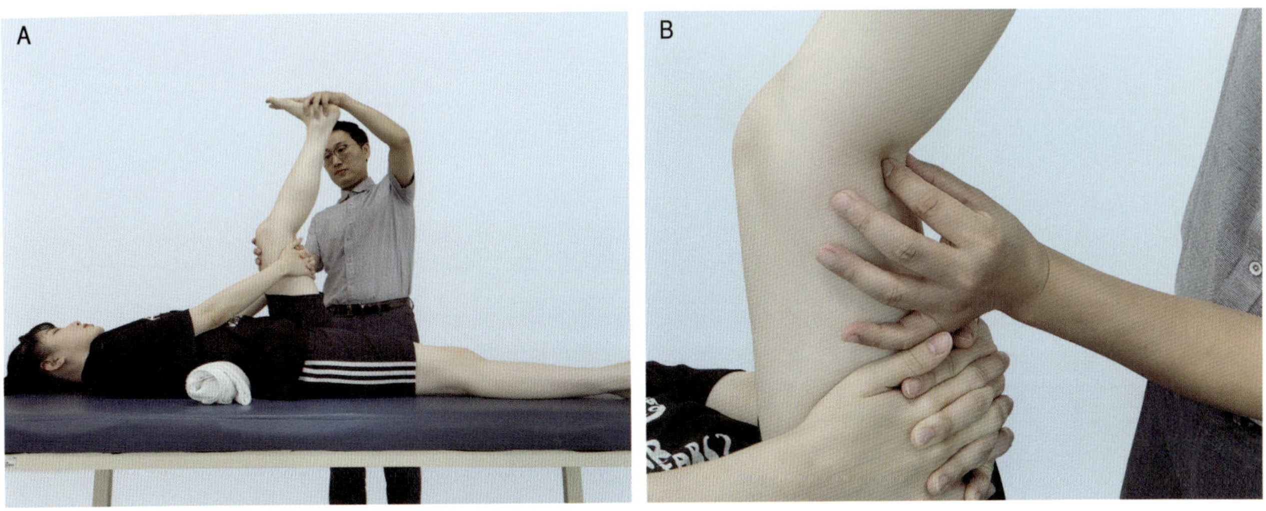

그림 9.33 정강신경 활시위 검사. A: 검사 자세, B: 정강신경 티넬 두드림 검사

3) 종아리신경 신경역동학 검사 Peroneal Nerve Neurodynamic Test

자세

- 바로누운 자세

방법

- 시작 자세에서 무릎관절 폄과 발목관절 발바닥쪽굽힘 및 안쪽번짐을 유지하며 엉덩관절 굽힘을 수행함

음성

- 무릎관절 폄과 발바닥쪽굽힘 및 안쪽번짐을 유지하며 엉덩관절 80° 굽힘 수행이 가능함

양성

- 신경 장력이 증가하여 불쾌감(정강뼈 앞쪽 또는 발등의 안쪽 부위) 호소
- 무릎관절 폄과 발바닥쪽굽힘 및 안쪽번짐을 유지하며 검사 수행 시 엉덩관절 굽힘 제한

주의사항

- 검사 시 허리척주앞굽음의 감소가 보상적으로 발생할 수 있으므로, 정상적인 허리척주앞굽음을 유지할 수 있도록 주의함
- 검사 시 엉덩관절 모음 또는 안쪽돌림 동작을 추가하면 신경 장력이 더 증가할 수 있음

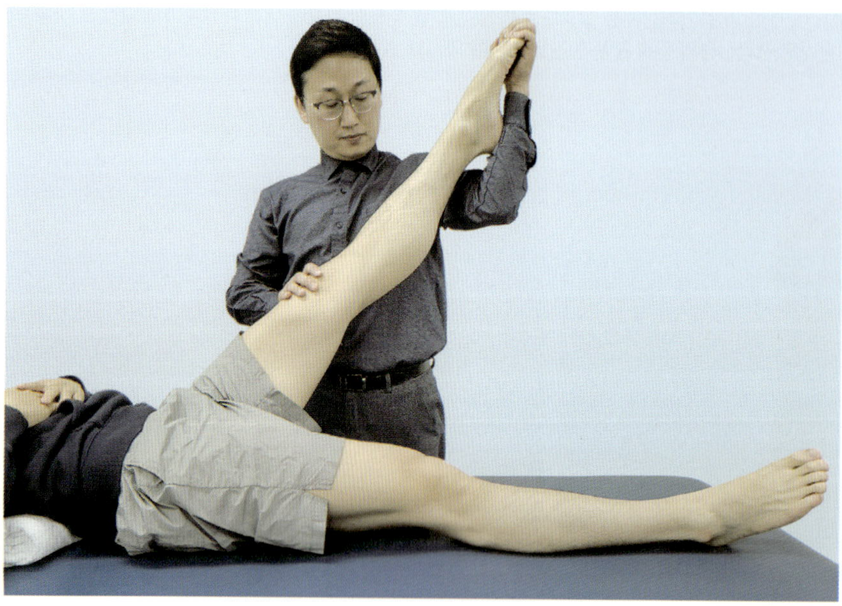

그림 9.34 종아리신경 신경역동학 검사

4) 장딴지신경 신경역동학 검사 Sural Nerve Neurodynamic Test

자세

- 바로누운 자세

방법

- 시작 자세에서 무릎관절 폄과 발목관절 발등굽힘 및 안쪽번짐을 유지하며 엉덩관절 굽힘을 수행함

음성

- 무릎관절 폄과 발등굽힘 및 안쪽번짐을 유지하며 엉덩관절 80° 굽힘 수행이 가능함

양성

- 신경 장력이 증가하여 불쾌감(발꿈치뼈 또는 다섯째 발허리뼈 부위), 통증 또는 저림 호소
- 무릎관절 폄과 발등굽힘 및 안쪽번짐을 유지하며 검사 수행 시 엉덩관절 굽힘 제한

주의사항

- 검사 시 허리척주앞굽음의 감소가 보상적으로 발생할 수 있으므로, 정상적인 허리척주앞굽음을 유지할 수 있도록 주의함
- 검사 시 엉덩관절 모음 또는 안쪽돌림 동작을 추가하면 신경 장력이 더 증가할 수 있음

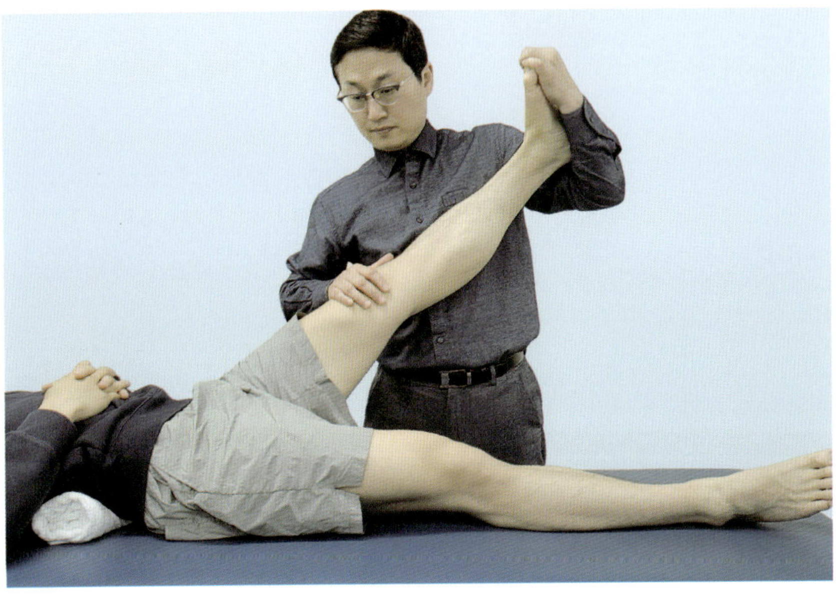

그림 9.35 장딴지신경 신경역동학 검사

9. 발과 발목 KEMA 진단 분류

발과 발목의 운동장애는 발의 엎침, 뒤침, 불충분한 발등굽힘, 저운동성 유형으로 분류된다(그림 9.36).

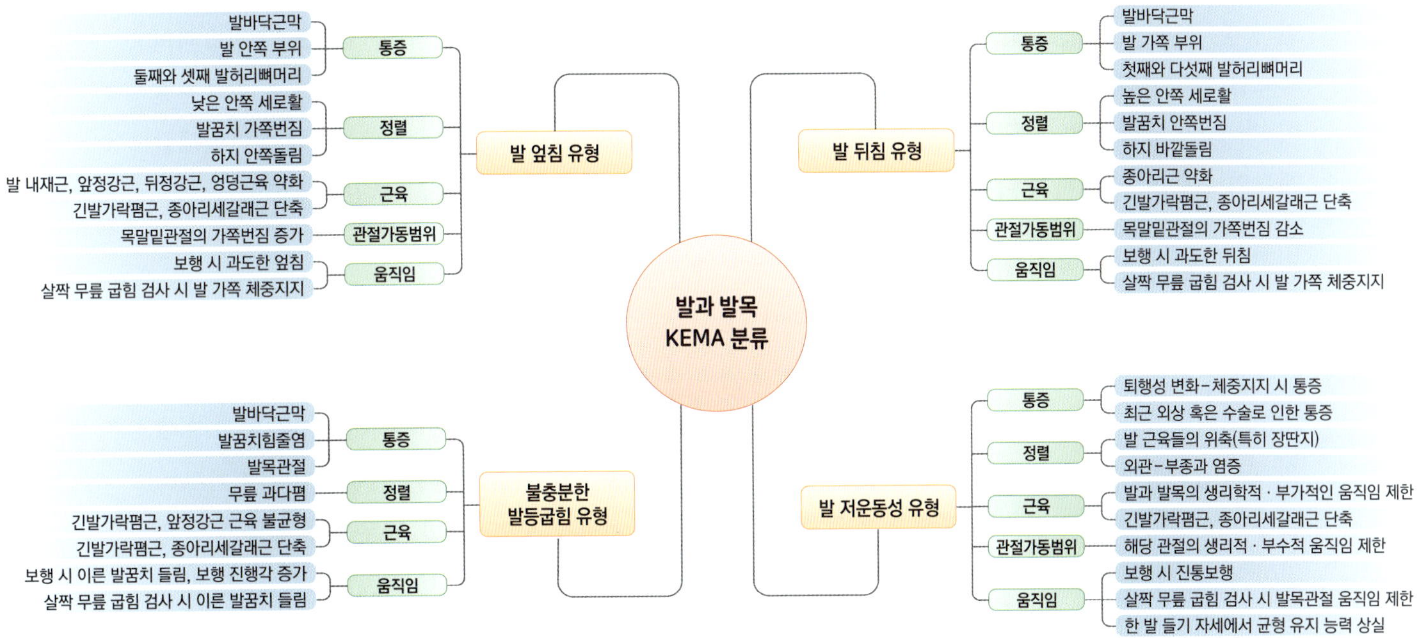

그림 9.36 발과 발목 KEMA 분류 체계

1) 분류 기준

(1) 통증 및 증상

발과 발목에서의 손상은 비정상적인 정렬과 움직임에 의한 장기간의 스트레스로 인해 발 주위 조직들에 통증과 증상을 일으킨다. 발 엎침 유형은 발바닥근막, 앞정강근, 뒤정강근, 둘째와 셋째 발허리뼈머리, 셋째와 넷째 사이의 발가락사이신경(지간신경, interdigital nerve) 또는 정강신경, 발 안쪽관절 부위에 통증과 증상을 보인다. 발 뒤침 유형은 발바닥근막, 종아리근, 종아리세갈래근(triceps surae), 발꿈치힘줄, 첫째와 다섯째 발허리뼈머리 그리고 발의 가쪽관절 부위에 통증을 보인다. 불충분한 발등굽힘 유형은 발바닥근막, 종아리세갈래근, 발꿈치힘줄, 발꿈치 윤활주머니, 앞정강근, 깊은종아리신경 부위에 통증과 증상을 일으킨다. 발 저운동성 유형은 주로 관절염과 같은 퇴행성 변화나 고정(immobilization)과 같은 과거력을 가지고 있고, 보행, 서기, 계단 오르기와 같은 체중지지 시 통증이 증가하며 휴식 시 증상이 감소한다. 또한 통증이 깊은 곳에 위치하고 통증 위치가 애매모호하다고 표현하며 점차적으로 통증이 증가하는 특징을 지닌다.

(2) 정렬 검사

발 엎침 유형은 선 자세에서 뒷발의 발꿈치 가쪽번짐, 목말발배관절의 하강과 발 안쪽면 팽창, 낮은 안쪽 세로활, 뒷발에 대한 앞발의 벌림, 앞발의 볼 너비 증가 및 넙다리뼈와 정강뼈의 안쪽돌림 자세를 보인다. 반면에 발 뒤침 유형은 뒷발의 발꿈치 안쪽번짐, 중간발의 목말발배관절의 높이 증가, 발 가쪽면 팽창, 높은 안쪽 세로활, 뒷발에 대한 앞발의 모음, 앞발의 볼 너비 감소 및 넙다리뼈 또는 정강뼈의 과도한 가쪽돌림을 보인다. 불충분한 발등굽힘 유형은 무릎관절의 과도한 폄과 상대적으로 발목관절이 발바닥쪽굽힘된 자세를 보인다. 발 저운동성 유형은 발과 발목 주위 근육의 위축, 특히 종아리세갈래근의 위축이 더 심하게 나타난다. 발과 발목에서 외관상 부종과 염증성 징후가 보인다.

(3) 관절가동범위 및 근육 길이 검사

발목관절에서 발등굽힘의 제한은 모든 유형에서 나타나는 공통적인 특징이다. 발등굽힘의 제한은 종아리세갈래근의 단축 및 발목관절 자체의 제한 혹은 부수적인 움직임 제한에 의해 나타날 수 있다. 첫째 발허리발가락관절의 제한은 발의 엎침과 뒤침 유형에서 나타나는 공통적인 특징이다. 발 엎침 유형은 목말밑관절의 증가된 가쪽번짐 관절가동범위를 보이는 반면, 발 뒤침 유형은 가쪽번짐 관절가동범위가 제한된다. 불충분한 발등굽힘 유형은 긴발가락폄근의 제한을 보인다. 발 저운동성 유형은 근육 길이 검사, 관절가동범위 검사, 관절의 부수적인 움직임 평가를 근거로 판단한다. 손상측 발과 발목 주변 관절의 생리적 · 부수적 움직임 제한을 볼 수 있으며, 퇴행 변화와 함께 끝범위까지의 반복적인 수동적 관절가동범위 움직임은 통증을 감소시킨다.

(4) 근력 검사

발 엎침 유형은 뒤침 근육인 뒤정강근, 발 내재근, 엉덩관절 가쪽돌림근의 약화가 특징이다. 발 뒤침 유형은 긴 · 짧은종아리근육의 약화가 특징이며, 불충분한 발등굽힘 유형은 앞정강근과 발 내재근의 약화가 특징이다. 발 저운동성 유형은 발과 발목 주위 특정 근육에 약화가 있으며, 특히 장딴지근에 약화가 있다.

(5) 움직임 검사

발 엎침 유형은 보행 및 달리기 시 디딤기에서 과도한 발꿈치 가쪽번짐과 낮은 활, 말기디딤기에서 불충분한 뒤침 방향으로의 움직임, 발꿈치 떼기에서 불충분한 발바닥쪽굽힘근의 수축력을 보이며, 디딤기 시 엉덩관절과 무릎관절의 과도한 안쪽돌림을 보인다. 한쪽 다리 뛰기 시 발꿈치의 가쪽번짐, 낮은 활, 불충분한 발바닥쪽굽힘근의 수축으로 인한 점프 높이의 감소를 보인다. 계단 내려가기 또는 살짝 무릎 굽힘 검사 시 발꿈치의 가쪽번짐, 낮은 활, 무릎관절과 엉덩관절 안쪽돌림을 보이며 체중은 발의 안쪽으로 이동한다.

발 뒤침 유형은 보행 및 달리기 시 감소된 발꿈치 가쪽번짐이 나타나고, 발꿈치 닿기부터 중간디딤기까지 거의 변화가 없는 활 높이, 무릎과 엉덩관절의 가쪽돌림, 과도한 무릎관절 안굽이 모멘트가 나타난다. 그리고 말기디딤기 혹은 발꿈치 들기 시 발에서는 엎침이 발생된다. 한쪽 다리 뛰기 시 발바닥쪽굽힘근의 충분한 수축력으로 높은 점프를 보이며 엉덩관절과 무릎관절의 가쪽돌림과 무릎관절 안굽이 모멘트를 보인다. 계단 내려가기 또는 살짝 무릎 굽힘 검사 시 제한된 발등굽힘, 거의 변화가 없는 활 높이를 보이며 발의 체중이 가쪽으로 이동한다.

불충분한 발등굽힘 유형은 보행 및 달리기 시 정강뼈가 발 위로 나아감에 따라 중간디딤기 이후에 발꿈치가 빨리 들리며 무릎관절을 과도하게 폄하게 된다. 또한 발 진행 각도(foot progression angle)가 증가되는 것을 볼 수 있다. 장딴지근, 가자미근, 발꿈치힘줄의 수동적인 장력을 사용하여 디딤기 시 정강뼈 위치를 조절한다. 흔듦기 동안에는 발등굽힘이 감소되는 특징이 있다. 계단 내려가기 시 지면에 발꿈치를 붙이기가 불가능하며, 살짝 무릎 굽힘 검사 시 제한된 발등굽힘이 있는 다리에서 정상 다리보다 지면으로부터 발꿈치가 더 높거나 정강뼈가 더 후방에 위치한다. 앉은 자세에서 능동적 발등굽힘 시 발목관절의 보상적 움직임으로 발가락을 과도하게 편다. 또한 발 내재근의 약화와 함께 발허리발가락관절의 안정성이 떨어진다.

발 저운동성 유형은 보행 및 달리기 시 감소된 양측 보폭으로 인해 이차적으로 관절 통증이 발생되며 특정 발과 발목관절의 관절가동범위가 제한된다. 또한 진통보행(antalgic gait)을 보인다. 완전한 체중지지를 견디기 힘들며 보행 보조도구에 의지할 수 있다. 계단 내려오기 또는 살짝 무릎 굽힘 검사 시 발목의 움직임이 제한되며, 계단을 앞으로 내려갈 때 발목의 움직임 제한으로 인해 옆으로 돌아서 내려오기 또는 뒤로 내려오거나, 양발로 번갈아 내려오는 것을 피하는 패턴을 보인다. 균형과 고유수용성감각 손상으로 인해 손상측 발로 체중지지를 유지하기 힘들며, 눈을 감았을 때 수행 능력이 더욱 나빠진다.

10. 발 엎침 유형

발 엎침 유형(pronation type)은 서기, 걷기, 달리기와 같은 체중지지 활동 동안 뒷발, 중간발 또는 앞발에서 과도하게 엎침이 일어날 수 있으며, 발과 발목 이외의 하지 관절내의 다양한 구조에 운동손상을 일으키는 과도하게 유연한 발이다.

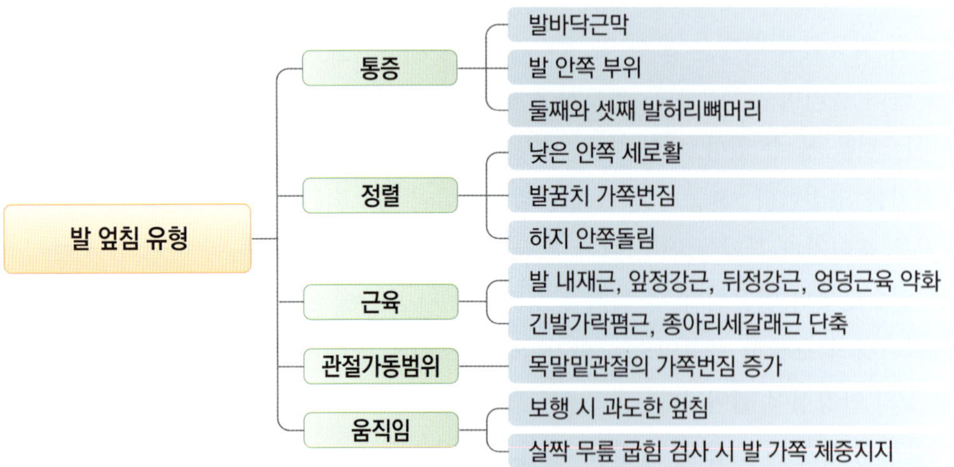
발 엎침 유형
통증
발바닥근막
발 안쪽 부위
둘째와 셋째 발허리뼈머리
정렬
낮은 안쪽 세로활
발꿈치 가쪽번짐
하지 안쪽돌림
근육
발 내재근, 앞정강근, 뒤정강근, 엉덩근육 약화
긴발가락폄근, 종아리세갈래근 단축
관절가동범위
목말밑관절의 가쪽번짐 증가
움직임
보행 시 과도한 엎침
살짝 무릎 굽힘 검사 시 발 가쪽 체중지지

그림 9.37 발 엎침 유형 진단 분류

1) 분류 기준

(1) 통증 및 증상

과도한 엎침 움직임으로 인한 스트레스는 뒷발, 중간발 또는 앞발 주위의 다양한 조직에 손상을 일으킨다. 발 엎침 유형은 중간발의 안쪽 부위에 주로 통증을 일으킨다. 발바닥근막 통증은 대부분 아침에 일어나 첫 걸음을 할 때 발생되며, 오랜 시간 동안 비체중지지 활동 후 점점 악화되는 발꿈치 통증과 함께 동반된다.

안쪽 정강뼈의 먼쪽 1/3 또는 발배뼈로 주행하는 뒤정강근과 힘줄을 따라 국소적 통증을 호소한다. 이러한 통증은 보행 혹은 달리기와 같은 체중지지 활동 시 뒤정강근이 엎침을 조절하기 위한 원심성 수축 또는 발의 뒤침과 발목관절의 발바닥쪽굽힘을 하기 위해 구심성 수축으로 작용할 때 뚜렷이 나타난다. 또한 정강뼈의 몸쪽–가쪽 부위 또는 안쪽쐐기뼈와 첫째 발허리뼈에 기시하는 앞정강근과 힘줄에도 국소적으로 증상이 나타날 수 있다. 이 증상은 근육이 발바닥쪽굽힘을 조절하기 위한 원심성 수축이 작용하는 발꿈치 닿기에서 발바닥 닿기까지 나타난다. 흔히 정강이 통증(shin splint)이라고 부르며, 특히 장거리 걷기 또는 달리기 이후에 뚜렷이 나타난다(그림 9.38).

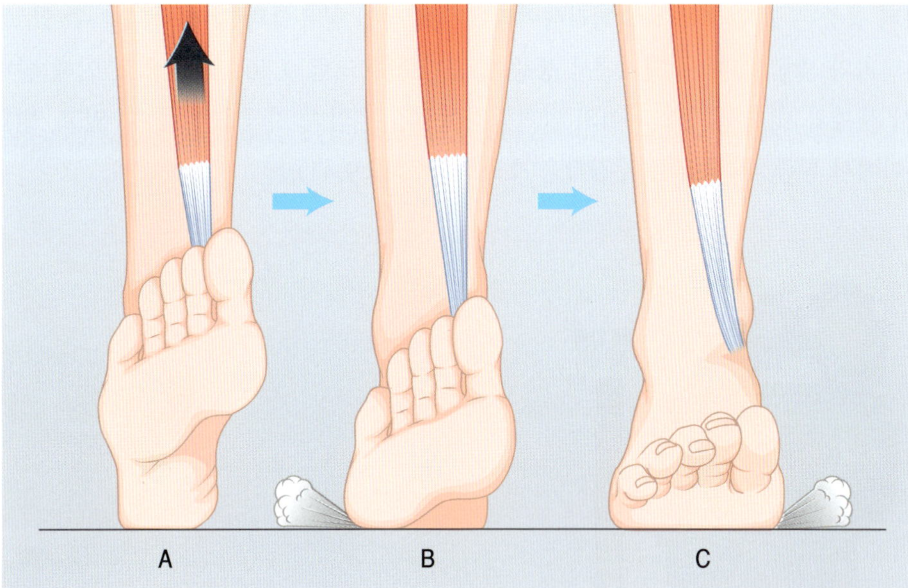

그림 9.38 보행 시 엎침을 제어하는 앞정강근의 원심성 수축. A: 발꿈치 닿기, B: 부하 반응기, C: 발바닥 닿기

발의 과도한 엎침 시 안쪽 복사뼈에서 발바닥쪽으로 스트레스가 가해지면서 정강신경을 압박하게 되어 신경 증상을 일으킬 수 있다. 통증, 저림 또는 무감각은 발목의 뒤-안쪽 부위와 발바닥쪽 면에 위치한다. 티넬 징후 검사는 신경로를 따라 적용하며, 필요한 경우에는 증상을 증가시킬 수 있는 자세인 발등굽힘, 발꿈치뼈 가쪽번짐 그리고 발가락 폄 상태에서 실시한다(그림 9.39).

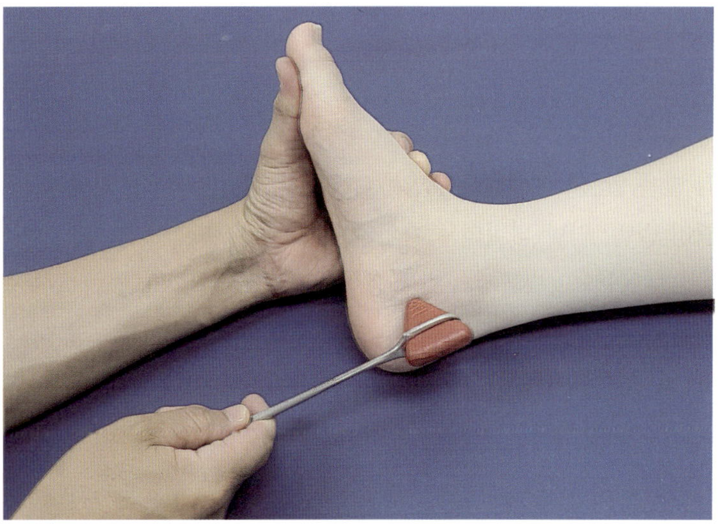

그림 9.39 정강신경 압박 검사

발허리뼈 통증은 둘째와 셋째 발허리뼈머리에 국소적인 굳은살과 함께 나타날 수 있고, 보행과 달리기 시 말기디딤기와 발꿈치 떼기 단계에서 통증이 증가한다(그림 9.40). 엎침으로 인해 발배뼈가 앞쪽으로 밀려오면서 셋째와 넷째 발가락 사이의 발가락사이신경이 압박 자극을 받을 수 있고, 발허리뼈와 연결된 발가락 사이에서 통증, 저림 또는 무감각을 호소한다(그림 9.41).

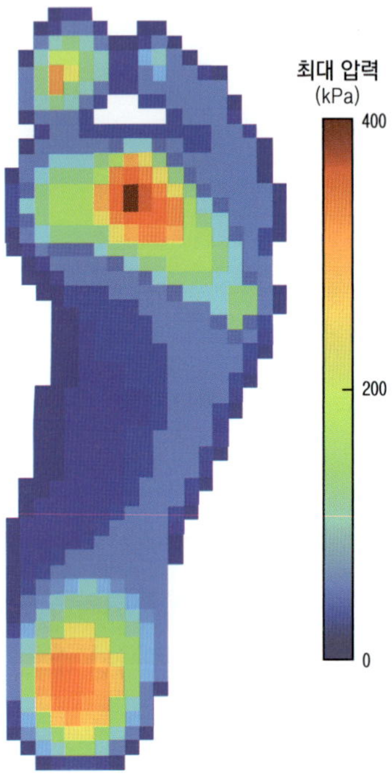

그림 9.40 둘째와 셋째 발허리뼈머리의 과도한 발바닥 압력

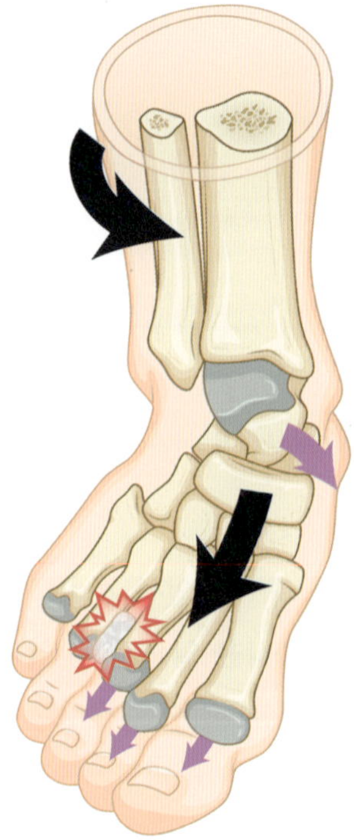

그림 9.41 발가락 신경종

(2) 정렬 검사

선 자세에서의 엎침 발은 발꿈치 가쪽번짐, 발목뼈중간관절의 안쪽으로의 돌출, 낮은 안쪽 세로활, 뒷발에 대한 앞발의 상대적인 벌림, 앞발 너비의 증가와 같은 다양한 자세들이 특징이다(그림 9.42). 발 안쪽으로의 과도한 체중이동으로 인한 엉덩관절과 무릎관절에서의 안쪽돌림, 넙다리뼈 앞경사, 정강뼈 안쪽 비틀림, 밖굽이무릎과 같은 넙다리뼈와 정강뼈의 구조적 변화가 발생한다(그림 9.43). 가장 일반적인 앞발-뒷발의 구조적 기형 자세로는 앞발 안굽이(forefoot varus)가 있다. 충분한 목말밑관절 가쪽번짐 동작이 가능하면 앞발의 안굽이 정렬에 대한 보상적 움직임으로써 과도한 엎침이 발생된다(그림 9.44).

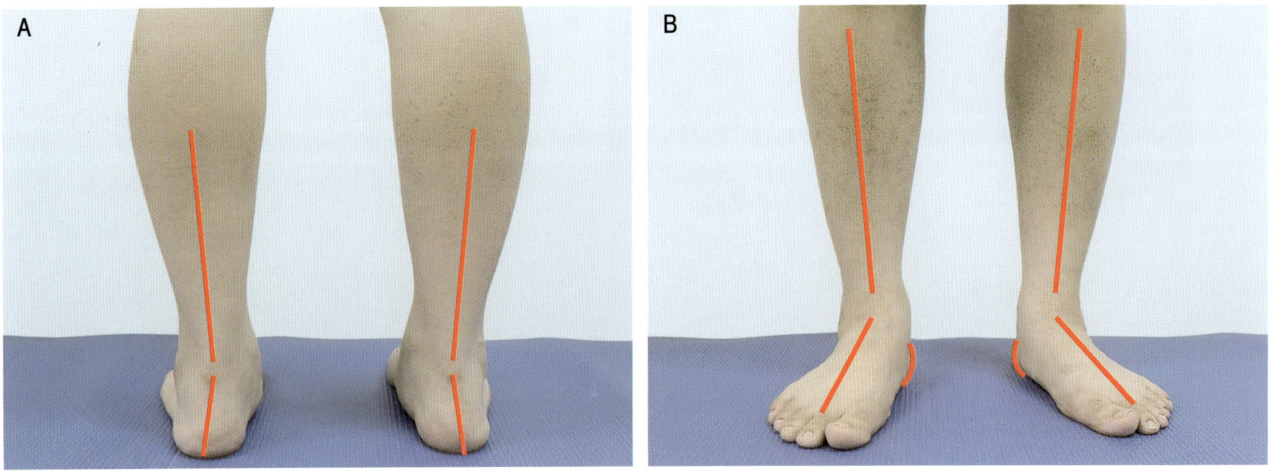

그림 9.42 엎침 유형의 발 정렬 상태. A: 뒷모습, B: 앞모습

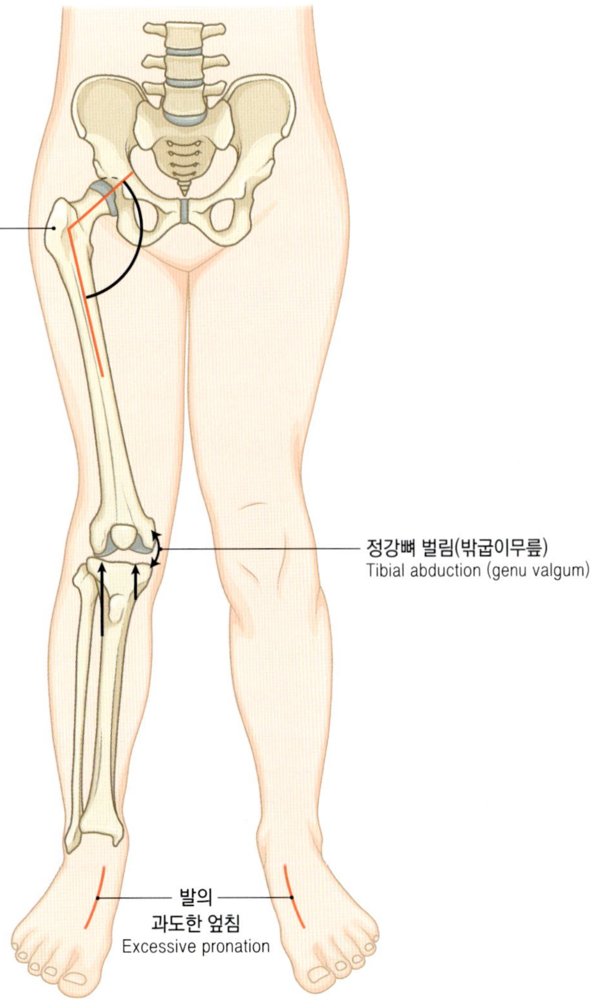

그림 9.43 엎침과 관련한 하지 정렬

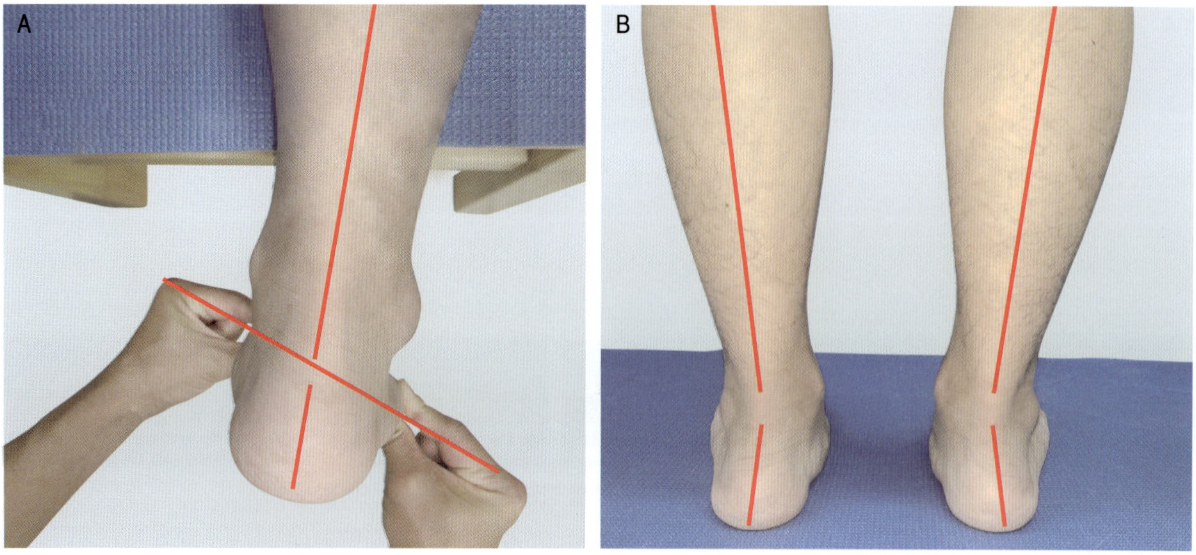

그림 9.44 앞발 안굽이 정렬 보상에 따른 엎침 자세. A: 엎드린 자세, B: 선 자세

(3) 관절가동범위 및 근육 길이 검사

목말밑관절의 가쪽번짐 가동범위가 충분히 일어난다면 뒷발 또는 앞발의 안굽이된 구조적 기형의 보상 작용으로 체중지지 시에 뒷발에서 엎침 유형이 유발된다. 발목관절의 발등굽힘 제한은 엎침 유형의 일반적인 특징이다. 무릎관절을 편 상태에서 발등굽힘이 10° 이하이고 무릎관절을 굽힌 상태에서 발등굽힘이 10° 이상이라면, 장딴지근 단축을 의미하며 정상적인 발목관절의 부수적 움직임이 일어나지만, 무릎관절을 굽힘 상태에서 발등굽힘이 10° 이하라면 가자미근 단축을 의미한다.

엄지 발허리발가락관절의 수동적인 폄 움직임 제한은 엎침 유형을 일으키는 요인으로 작용한다. 정강뼈가 발 위에서 앞으로 나아가고 발꿈치가 바닥에서 들리기 시작할 때 엄지 발허리발가락관절의 충분한 발등굽힘 움직임이 요구된다. 엄지 발허리발가락관절의 폄은 엄지 발허리발가락관절의 고정 없이 발목관절의 최대 발바닥쪽굽힘 상태에서 엄지 발허리발가락관절의 폄이 60°보다 작으면 제한된 것을 의미한다. 또한 발목관절의 발바닥쪽굽힘 시 엄지 발허리발가락관절 펴기가 30° 이상이고 최대 발목관절 발등굽힘 시 엄지 발허리발가락관절의 폄이 30° 이하이면 긴엄지굽힘근(flexor hallucis longus)의 단축을 의미한다. 발목 자세와 상관없이 엄지 발허리발가락관절의 폄이 제한되어 있고 부수적인 움직임이 제한되어 있다면 엄지 발허리발가락관절 자체의 제한을 의미한다(그림 9.45).

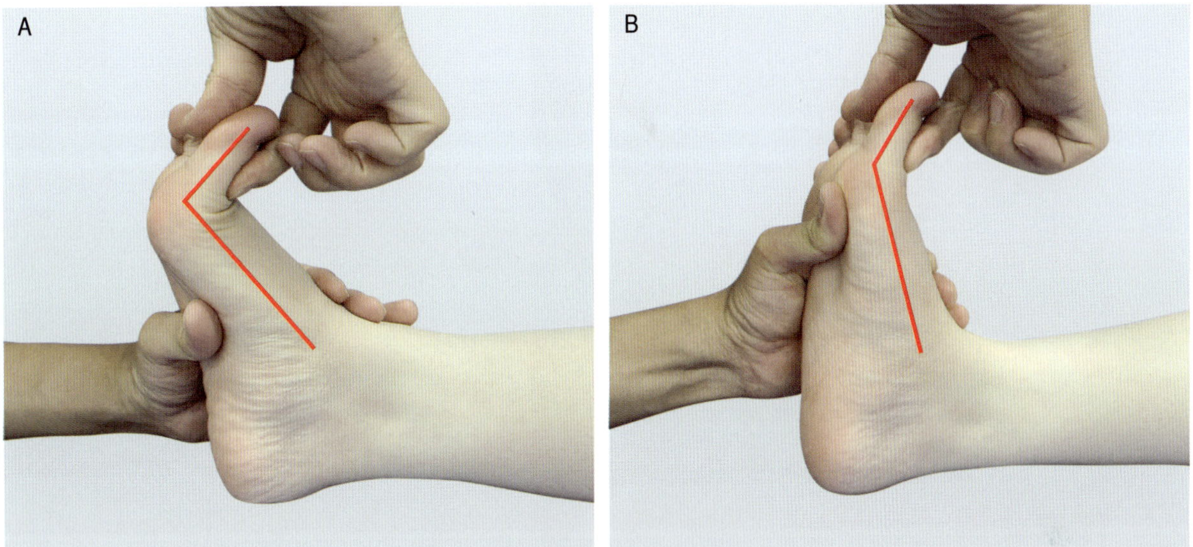

그림 9.45 엄지 발허리발가락관절의 가동범위. A: 발목관절 발바닥쪽굽힘 자세, B: 발목관절 발등굽힘 자세

(4) 근력 검사

보행 및 달리기 시에 발과 발목에서 발생되는 힘은 치료사가 도수 근력 검사 시 가하는 힘보다 더 클 수 있다. 따라서 발과 발목관절에서 근 수행 손상을 결정하는 것은 어려울 수 있다. 특히, 발 근육은 흔히 일반적인 도수 근력 검사에서 검사할 수 없는 강한 원심성 수축을 하므로 실질적인 근 수행 능력을 결정하기 위해서는 기능적 검사가 필요하다.

장딴지근은 걷기 및 달리기를 하는 동안에 강력한 발바닥쪽굽힘을 발생시키는 데 중요한 근육으로써 뒤정강근, 긴발가락굽힘근, 긴엄지굽힘근과 함께 말기디딤기 동안 발의 뒤침에 기여한다. 기능을 평가하기 위해서 한 발로 발꿈치 들기를 하는 동안에 발꿈치를 관찰한다. 발의 발바닥쪽굽힘근을 함께 수축하도록 하고, 가능한 동작의 모든 범위 내에서 발꿈치의 안쪽번짐과 올림을 유발할 수 있어야 한다. 이때 한 발로 발꿈치 들기 25회를 완전히 수행할 수 있으면 정상이다. 뒤정강근의 기능 저하는 한 발로 발꿈치 들기 시 발꿈치가 안쪽번짐되지 않고 완전히 발꿈치를 들어 올릴 수 없으며, 중간발에서 발등굽힘이 보상적으로 나타난다. 정상적으로 보행 및 달리기 시 장딴지근이 눈에 보일 정도로 강한 수축이 있어야 할 것이다. 발바닥쪽굽힘근의 약화 또는 동원 저하는 중간디딤기를 지난 후에 엎침을 일으키는 요인이 된다.

엉덩관절 안쪽돌림은 발의 엎침 움직임을 일으키는 요인 중 하나이다. 엉덩관절 가쪽돌림근(뒤쪽 중간볼기근, 큰볼기근, 엉덩관절 가쪽돌림근)의 수행 능력 손상은 엉덩관절의 과도한 안쪽돌림으로 인해 발의 엎침을 일으킨다. 발 내재근은 체중지지 활동 시 발의 활 높이를 유지하는 데 중요하다. 발 내재근의 근력 평가는 발가락으로 이용하여 수건 말기, 활 올리기 및 발허리발가락관절을 구부리는 개인의 능력을 관찰하여 간접적으로 실시한다(그림 9.46).

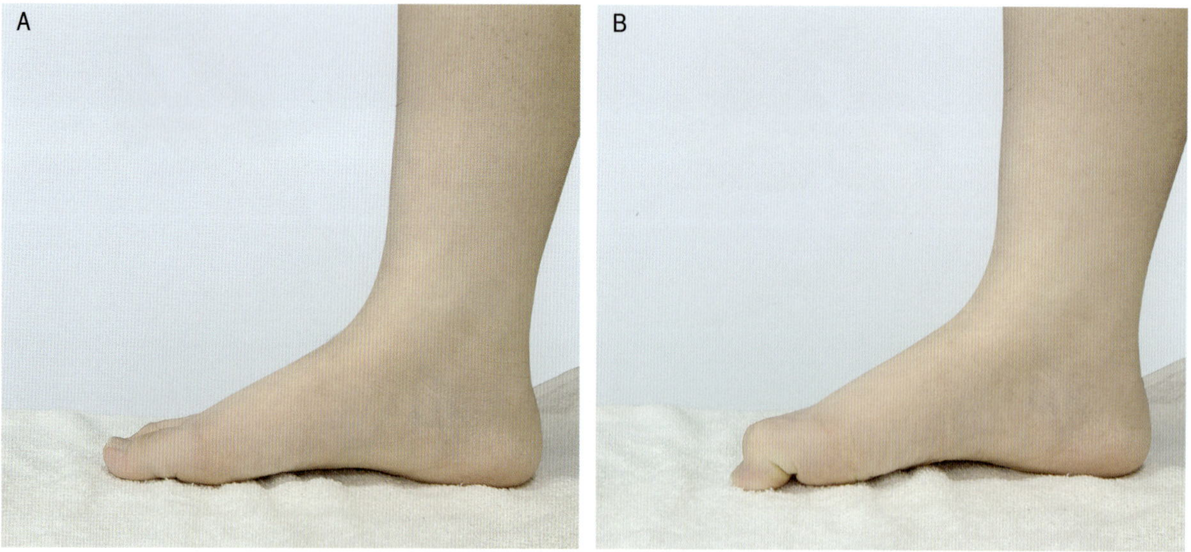

그림 9.46 발 내재근 약화로 인한 발가락사이관절 굽힘 현상. A: 시작 자세, B: 수건 말기 자세

(5) 움직임 검사

걷기 및 달리기 시 운동손상은 초기 및 중간 디딤기 동안 과도하게 발꿈치가 가쪽번짐되고, 중간디딤기 동안 과도하게 활이 낮아지며 말기디딤기에서 뒤침 움직임이 제한되는 것을 볼 수 있다. 흔히 발꿈치 떼기가 아주 적게 일어나면서 종아리세갈래근의 수축력이 약하다. 발의 안쪽 부위로의 체중 부하 증가와 함께 엉덩관절의 안쪽돌림 또한 보일 수 있다. 맨발 걷기를 하는 동안에 발바닥 압력 검사를 하면 발의 안쪽 면에 과도한 압력분포뿐만 아니라 둘째와 셋째 발허리뼈머리를 따라 압력이 높게 나타난다.

달리기 시 지면에 접촉하기 위해 정상적으로 사용하는 패턴은 발꿈치를 가장 먼저 지면에 접촉하는 것이다. 발꿈치 닿기 패턴은 충격을 흡수하고 발을 아래로 내리기 위해 정강뼈 앞쪽구획 근육을 동원한다. 그리고 이후에 뒤쪽구획 근육들이 정강뼈 전진 조절 및 발바닥쪽굽힘을 돕기 위해 동원된다. 반면에 중간발 또는 앞발이 먼저 접촉하는 달리기 패턴은 엎침 운동손상을 유발할 수 있다. 중간발 또는 앞발 초기 접지와 함께 체중의 힘은 중간발을 통해 이동되고 중간발에서 발등굽힘 동작을 일으킨다. 특히, 디딤기 동안에 정강뼈 앞쪽구획 근육은 동원되지 않고 뒤쪽구획 근육의 작용이 유지되는 것은 종아리세갈래근과 뒤정강근에 추가적인 스트레스를 준다.

걷기 및 달리기 시에 엎침 조절이 불가능하다면 외부 활 지지(인서트, 발배뼈 패드 또는 활 지지 테이핑)가 추가될 수 있으며, 이때 엎침 움직임과 증상 발현 유무를 재검사하게 된다. 엉덩관절 및 무릎관절의 안쪽돌림 조절 이상을 평가하기 위해 대상자에게 엉덩근육 및 엉덩관절의 가쪽돌림 내재근을 수축하도록 지시하여 해당 근육들의 수행 능력을 확인할 수 있다(그림 9.47).

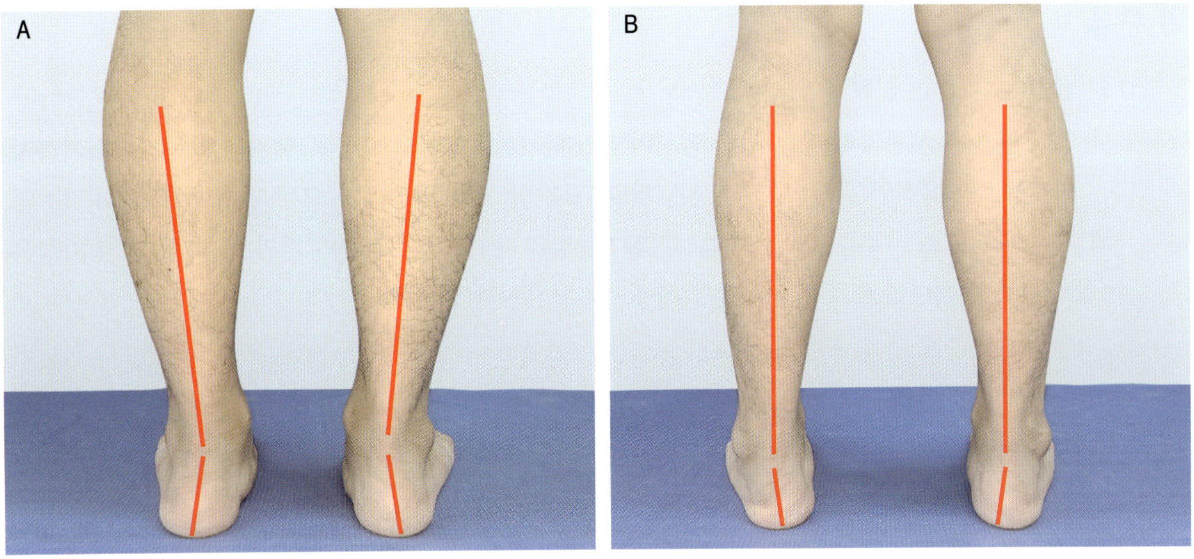

그림 9.47 엎침에 기여하는 엉덩관절 가쪽돌림근 수행 능력 확인. **A:** 안정 시 자세, **B:** 엉덩근육 활성화 시 선 자세

엎침 유형의 대상자는 반복적인 한쪽 다리 뛰기(single-leg hopping) 검사 수행 시 발꿈치 가쪽번짐, 낮은 안쪽 세로활, 앞발의 벌림 또는 무릎관절 및 엉덩관절 안쪽돌림을 보인다. 종아리세갈래근의 수축 저하는 흔히 한쪽 다리 뛰기 검사를 하는 동안에 매우 명확하게 나타난다. 점프 높이 감소와 발바닥쪽굽힘의 부족에 대한 보상으로 팔을 흔드는 동작의 증가와 점프를 위하여 넙다리네갈래근 또는 엉덩관절 폄근의 의존이 증가된다. 또한 엉덩관절이나 무릎관절에서 안쪽돌림의 영향을 주는 운동손상은 한쪽 다리 뛰기 시 쉽게 평가할 수 있다. 증상이 나타난다면 종아리세갈래근 수축 지시, 활 지지대 착용 그리고 엉덩관절 및 무릎관절 움직임 손상을 교정한 후 증상 발현 유무를 다시 평가해 본다.

엎침 유형의 대상자에게 계단을 내려오거나 살짝 무릎 굽힘 검사를 지시하고 움직임 및 증상 발현 유무를 평가한다. 엎침과 일치하는 움직임 손상(발꿈치 가쪽번짐, 낮은 활, 발의 안쪽면 위로 체중 이동과 무릎관절 또는 엉덩관절 안쪽돌림)과 증상의 발현은 엎침 유형을 의미한다. 엎침 유형이 가진 운동 손상 교정을 위해 활을 올리기, 발바닥 가쪽으로의 체중 이동, 넙다리뼈 안쪽돌림을 조절하기 위해 엉덩관절 가쪽 돌림근 수축 등에 의해 증상이 감소된다면 이는 엎침 유형의 진단을 뒷받침하게 되는 것이다.

2) 분류

(1) 발 엎침 유형 진단 분류

발 엎침 유형은 체중지지 활동 동안 엎침이 과도하거나 보행 중 발꿈치 닿기에서 중간디딤기까지 엎침되는 비정상적인 움직임 손상이다. 손상은 뒷발, 중간발 또는 앞발에서 모두 발생할 수 있다. 발 엎침 유형의 기여 요인으로는 통증, 정렬, 근육, 관절가동범위 및 움직임 검사의 결과 등이 있다. 평가항목 8개 중 5개 이상 양성이면(60% 이상) 발 엎침 유형으로 분류한다(표 9.1).

표 9.1 발 엎침 유형 진단 분류표

기여 요인	검사 내용	반응
통증	보행 시 통증	양성/음성
정렬	발배뼈 낙하 검사(10mm 초과)	양성/음성
근육	뒤정강근 근력(G등급 이하)	양성/음성
	발 내재근 근력(보상적인 발가락사이관절 굽힘 패턴)	양성/음성
	종아리세갈래근 길이	양성/음성
관절가동범위	발꿈치 가쪽번짐(20° 이상)	양성/음성
움직임	보행 시 과도한 엎침	양성/음성
	살짝 무릎 굽힘 검사(발 안쪽에 체중이 지지되면서 통증 발생)	양성/음성

(2) 진단에 따른 중증도 평가

발 엎침 유형으로 분류된 경우에 중증도 분류를 위해 수행된다. 통증 요인(30점)은 시각상사척도(visual analog scale, VAS)를 이용한다. 해당되는 통증 점수 영역에 따라 점수가 부여된다. 정렬 요인(10점)은 선 자세에서의 발의 정렬 상태에 따라 각각 점수가 부여된다. 발 엎침 유형을 유발할 수 있는 근육들의 근력 및 근육 길이 검사 결과에 따라 양성반응인 경우마다 각각 점수가 부여된다(15점). 관절가동범위 요인(15점)은 목말밑관절의 과도한 가쪽번짐이다. 움직임 요인(30점)은 아래 표에 제시된 움직임 검사의 결과에 따라 양성반응인 경우마다 각각 점수가 부여된다(표 9.2). 진단에 따른 중증도 평가는 중재 전후에 실시하여 환자 상태의 변화를 확인한다.

표 9.2 발 엎침 유형의 진단에 따른 중증도 평가표

기여 요인	통증 점수(VAS)			점수
통증 (30)	1~3			10
	4~7			20
	8~10			30
정렬 (10)	정렬 상태			점수
	발배뼈 낙하 검사		11~15mm	2
			15mm	5
	선 자세에서의 발꿈치 각도		가쪽번짐 2~4°	2
			가쪽번짐 4°	5
근육 (15)	근육	검사	검사의 양성반응	점수
	앞정강근	근력 검사	G등급 이하	2
	뒤정강근		G등급 이하	3
	발 내재근		G등급 이하	3
	엉덩관절 가쪽돌림근		F등급 이하	2
	종아리세갈래근	근육 길이 검사	단축	3
	엄지발가락굽힘근		단축	2
관절가동범위 (15)	분류			점수
	발꿈치 가쪽번짐	20~25°		8
		25° 이상		15
움직임 (30)	검사	양성반응		점수
	보행	초기디딤기 동안 발꿈치의 안쪽번짐 제한		8
		발꿈치 닿기에서 중간디딤기까지 활 높이 낮음		8
		엉덩/무릎관절의 안쪽돌림 혹은 밖굽이무릎		4
	살짝 무릎 굽힘 검사	제한된 발등굽힘에 의해 이른 발꿈치 들림		6
	한쪽 다리 뛰기	엉덩/무릎관절의 안쪽돌림 혹은 밖굽이무릎		4
총점				100

3) 중재

(1) 움직임 교육

움직임 교육은 증상을 감소시킬 수 있을 것으로 판단되는 특별한 지시와 함께 움직임을 교정하고 수행하도록 한다. 특히, 보행 및 달리기 시 발꿈치를 들어 올리도록 지시함으로써 종아리세갈래근을 수축하고 안쪽세로활을 들어 올리도록 한다. 보행 시 볼기근들을 수축하면서 발꿈치를 먼저 딛도록 지시한다. 대상자는 발꿈치가 먼저 닿는 패턴을 상대적으로 더 많이 사용하면서 뛰도록 지시하며, 중간발 또는 앞발 닿기 패턴을 상대적으로 감소시키면 증상을 감소시킬 수 있다.

(2) 움직임 개선을 위한 도수 관리

① 근육 길이 교정

장딴지근을 늘리기 위해 무릎을 편 상태에서 선 자세 벽 스트레칭(standing wall stretching)(그림 9.48A), 계단 모서리에서 발꿈치 떨어뜨리기(heel hang)(그림 9.49) 또는 길게 앉아서 수건을 이용한 발등굽힘 스트레칭 운동을 수행한다(그림 9.50). 가자미근과 발꿈치힘줄의 경우는 무릎을 구부린 상태에서 스트레칭한다. 주의할 점은 엎침 유형이 있는 대상자를 위한 벽 스트레칭 운동 시 엎침을 방지하기 위한 활 지지대가 있는 신발 착용 혹은 발을 약간 모음된 상태에서 발을 앞쪽으로 유지하거나 넙다리뼈와 정강뼈를 일직선상에 유지하도록 한다(그림 9.48B, C). 또한 발꿈치는 스트레칭 운동 내내 바닥에 붙어 있어야 한다.

단축된 긴발가락폄근의 근육 길이 교정을 위해 대상자를 앉은 자세 또는 손과 무릎을 바닥에 대고 네발기기 자세 뒤쪽락킹 동안 발가락을 발바닥쪽굽힘한 채로 손상된 발을 발바닥쪽굽힘시킴으로써 해결할 수 있다.

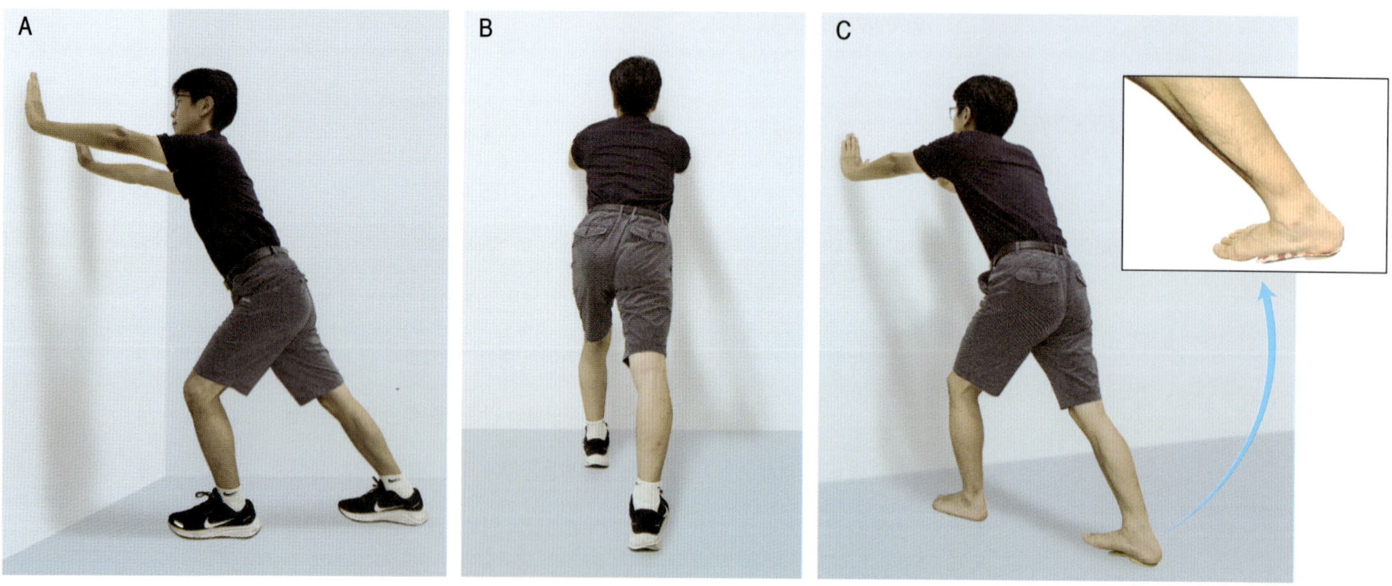

그림 9.48 선 자세 벽 스트레칭. A: 옆모습, B: 뒷모습, C: 활 지지대 착용

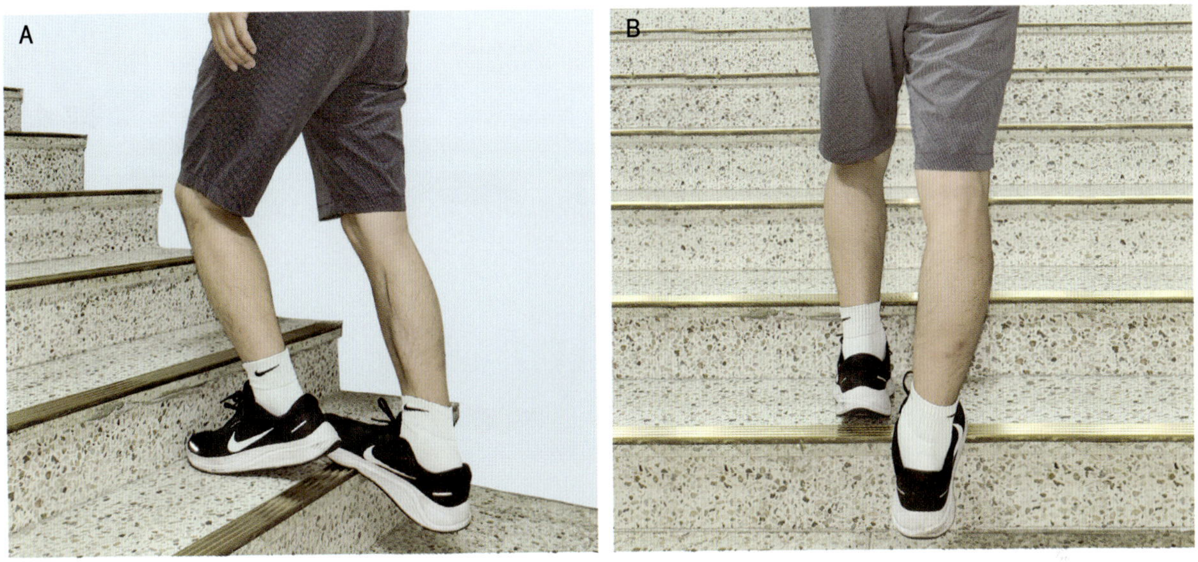

그림 9.49 계단 모서리에서 발꿈치 떨어뜨리기. A: 옆모습, B: 뒷모습

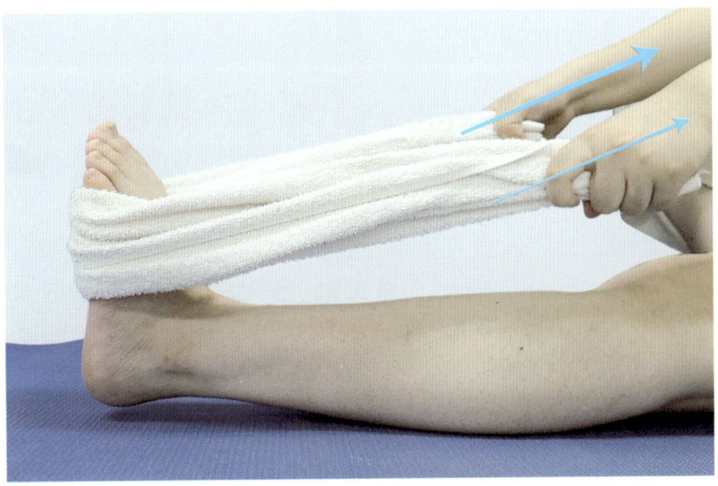

그림 9.50 길게 앉아 수건을 이용해 안쪽번짐(화살표 크기는 당기는 힘의 크기)을 유지한 상태에서 발등굽힘 스트레칭

긴엄지굽힘근의 감소된 신장성과 관련된 제한된 엄지 발허리발가락관절은 발목의 발등굽힘과 함께 발등굽힘 방향으로의 지속적인 스트레칭을 수행한다.

② 관절가동술

발목관절 제한을 개선하기 위해 목말뼈의 뒤쪽 미끄러짐 또는 떼어당김 가동술을 시행한다. 엄지 발허리발가락관절의 폄 제한을 해결하기 위해서 발허리발가락관절에 있는 몸쪽 발가락뼈의 아래쪽 미끄러짐을 시행한다.

③ 근력 강화 훈련

대상자에게 발꿈치를 올리도록 지시하여 종아리세갈래근의 수축 능력을 평가한 후 뒤침근(종아리세갈래근 및 뒤정강근)의 약화 시 탄력밴드를 이용하여 발바닥쪽굽힘 및 발바닥쪽굽힘/안쪽번짐, 발꿈치 들어올리기 및 한쪽 다리 뛰기를 포함하는 점진적인 근력 강화 프로그램을 적용한다(그림 9.51). 또한 안쪽 발꿈치로 쿠션있는 볼(ball)을 압박하며 발꿈치를 들어올려 안쪽번짐 움직임을 유도한다. 이때 더 중요한 것은 구심성 수축보다는 원심성 수축에 더 집중해야 한다는 것이다(그림 9.52).

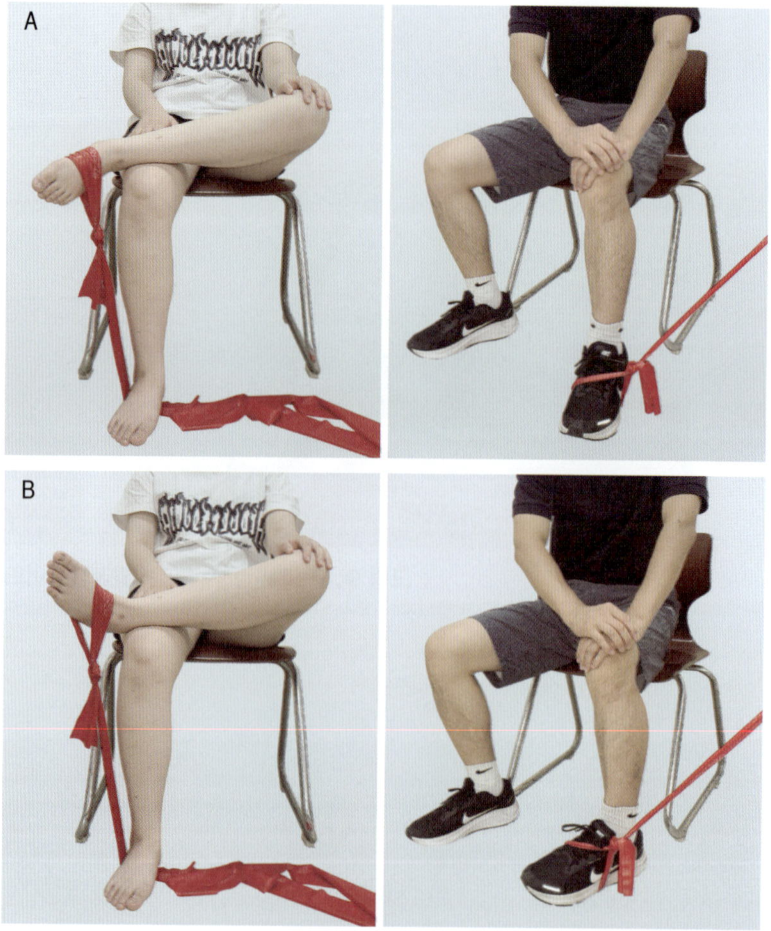

그림 9.51 탄력밴드를 이용한 뒤정강근 강화 훈련. A: 시작 자세, B: 끝 자세

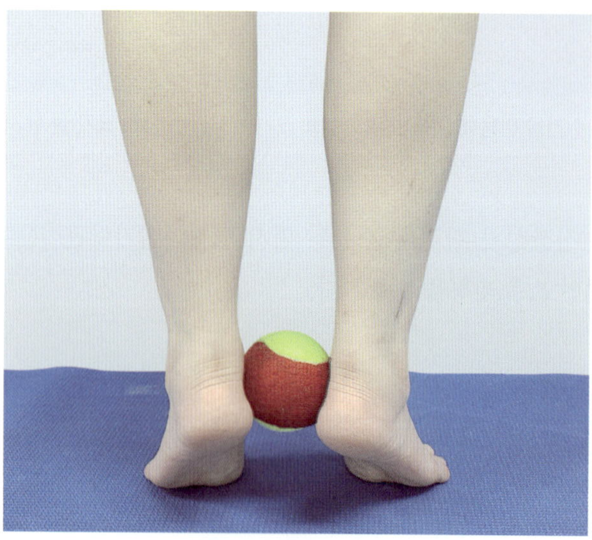

그림 9.52 볼을 이용한 뒤정강근 강화 운동

발 내재근 강화를 위한 짧은 발 운동(short foot exercise)은 발가락의 굽힘 없이 발허리발가락관절을 바닥에 붙여 발꿈치 방향으로 당기는 동작으로, 앞 · 뒤 방향으로 발의 길이가 작아지고 안쪽 세로활을 높게 만드는 동작으로 이루어진다. 이때 발허리발가락관절과 발꿈치가 지면에서 떨어지지 않도록 하고 발의 안쪽 세로활이 최대로 올라가도록 지시하였다(그림 9.53). 저항은 앉은 자세, 두 발로 선 자세, 한 발로 선 자세 순으로 한다. 또 다른 방법으로 발가락으로 수건을 움켜지고 발 아래로 수건을 당겨서 강화될 수 있다. 저항을 증가하기 위해서는 수건 위에 무게를 추가한다(그림 9.54). 선택적인 발 내재근 강화 운동을 위해 반드시 발허리발가락관절을 구부리고 활을 올리며 긴발가락굽힘근의 독립적인 동작이 일어나지 않도록 몸쪽과 먼쪽 발가락사이관절에서 굽힘이 일어나지 않도록 해야 한다. 뒤쪽 엉덩관절 근육의 강화는 옆으로누운 자세에서 엉덩관절 벌림과 함께 가쪽돌림 움직임을 수행하고 적당한 수준의 저항을 추가한다.

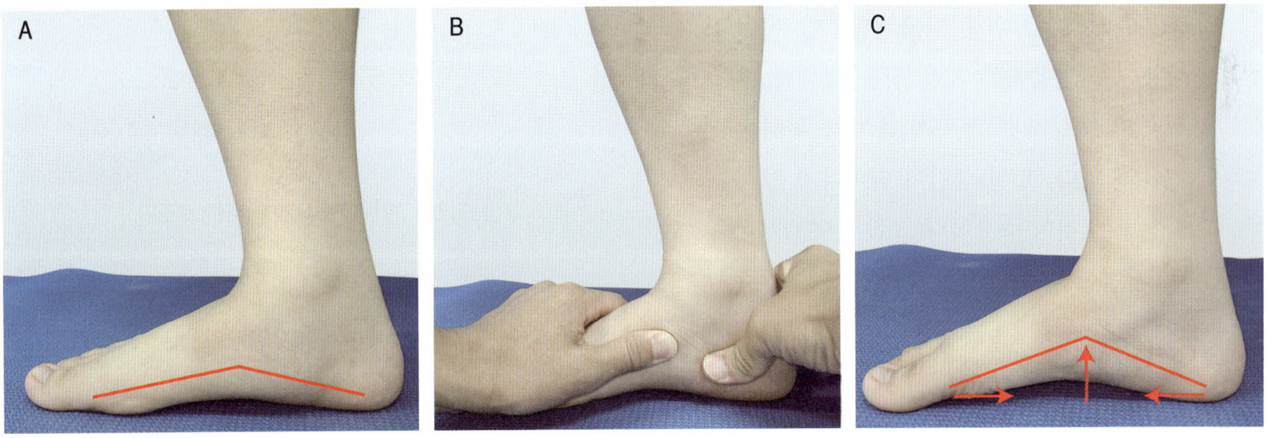

그림 9.53 발 내재근 강화를 위한 짧은 발 운동. A: 시작 자세, B: 짧은 발 자세 교정, C: 짧은 발 자세 유지

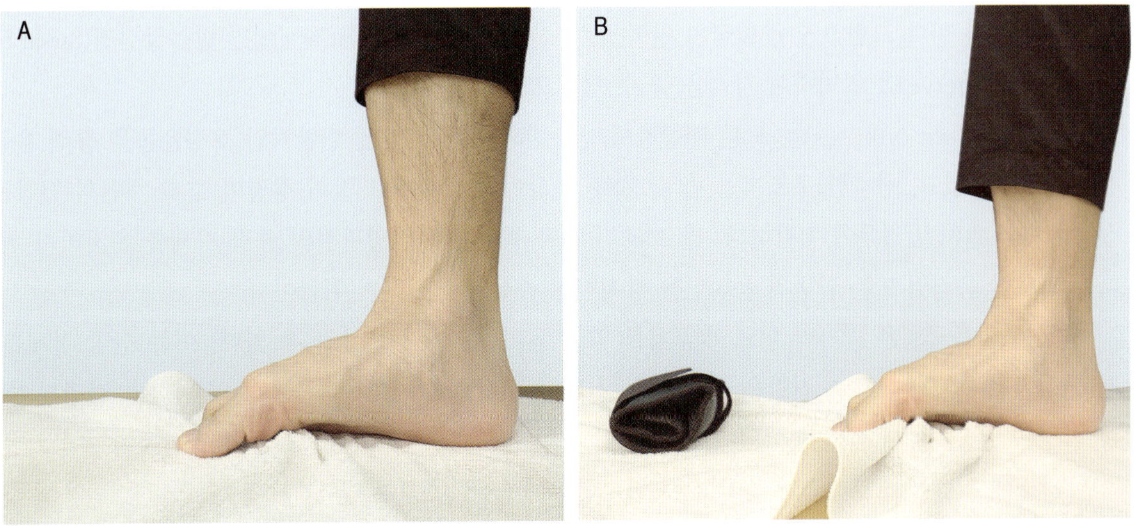

그림 9.54 발 내재근 강화를 위한 수건말이 운동. A: 기본적인 수건말이 운동, B: 부하 추가를 통한 점진적인 강화 운동

(3) 움직임 개선을 위한 보조기, 신발 및 테이핑

① 보조기

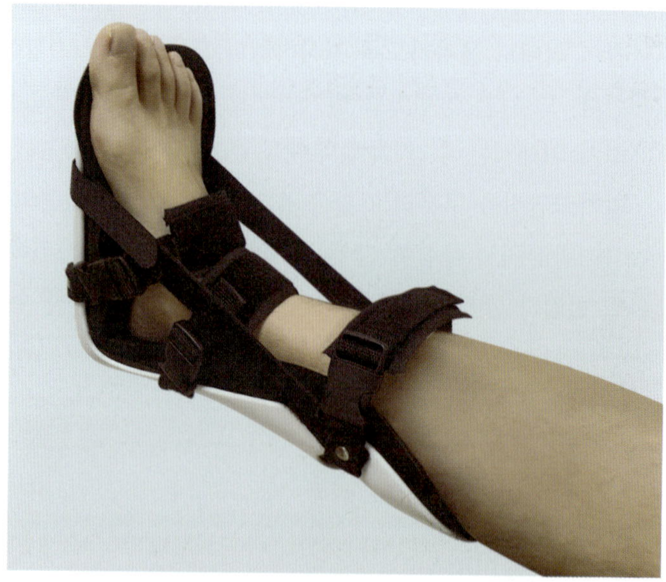

그림 9.55 발등굽힘 유지를 위한 보조기

지속적인 발목관절 스트레칭 운동은 발등굽힘 보조기에 의해 제공될 수 있다. 보조기는 비체중지지 보조기로 일반적으로 밤에 착용하는 것으로 추천되지만 개인이 보조기를 착용하는 동안 비체중지지를 유지할 수 있다면 낮 동안에도 사용될 수 있다. 발등굽힘을 증가하기 위한 일반적인 치료계획에 증상이 호전되지 않는 대상자를 위해 사용된다. 밤 동안 보조기를 착용하는 것은 잠을 방해할 수 있으며 대상자가 잘 받아들이지 못하는 경우가 있다. 또한 엎침이 일어나지 않게 착용하는 것이 중요하다(그림 9.55).

저렴한 발 보조용품들은 대상자의 증상관리를 위해 가장 도움이 되는 것을 결정하는데 쉽게 추가되고 제거될 수 있어야 한다. 그중 가장 흔한 발 보조용품인 발배뼈 패드(navicular pad)와 뒷발과 앞발의 안쪽 웨지(medial forefoot & rearfoot wedge)는 증상을 유발하는 비정상적인 엎침 동작을 제한하는데 도움을 줄 수 있다(그림 9.56). 국소적인 발허리뼈 통증을 위해 발허리뼈 패드(metatarsal pad)를 적용할 수 있다. 이 패드는 발허리머리의 부하를 줄이고, 발허리발가락관절의 과다폄(hyperextension)을 제한하기 위해 발허리머리의 몸쪽 0.5~1cm에 위치되어야 한다(그림 9.57). 발꿈치 안쪽 또는 신발 바닥이 단단한 재질이면 발목굴신경(tarsal tunnel nerve: tibial nerve)을 압박하여 자극을 줄 수 있으므로 피해야 한다.

발 보조기(foot orthoses)는 모든 대상자에게 추천되지는 않지만, 일반적인 교정운동을 통해 운동손상을 교정할 수 없고, 심각한 구조적인 변형, 자주 증상이 재발되거나 발의 정렬이 향후 개인의 건강문제를 심각하게 유발시킬 경우에 적합하다. 발 보조기 사용 목적은 목말밑관절의 중립 자세를 유지하기 위함 보다는 과도한 움직임 또는 끝범위 움직임을 방지하여 증상을 해결하기 위함이다.

제한된 발등굽힘은 발가락 위로 발꿈치를 약간 높여줌으로써 보상될 수 있다. 이는 신발 전체를 통해서 달성할 수 있으며, 보통 신발을 신고 있는 사람들은 잘 보이지 않는다. 신발의 변화와 관련된 발의 증상 발병은 발꿈치에서 앞발 높이의 변화(발꿈치 높임 정도)와 관련이 있을 것이다. 심지어 발꿈치 높이의 작은 감소에도 발에 스트레스가 증가할 수 있으며 손상을 유발할 수 있다.

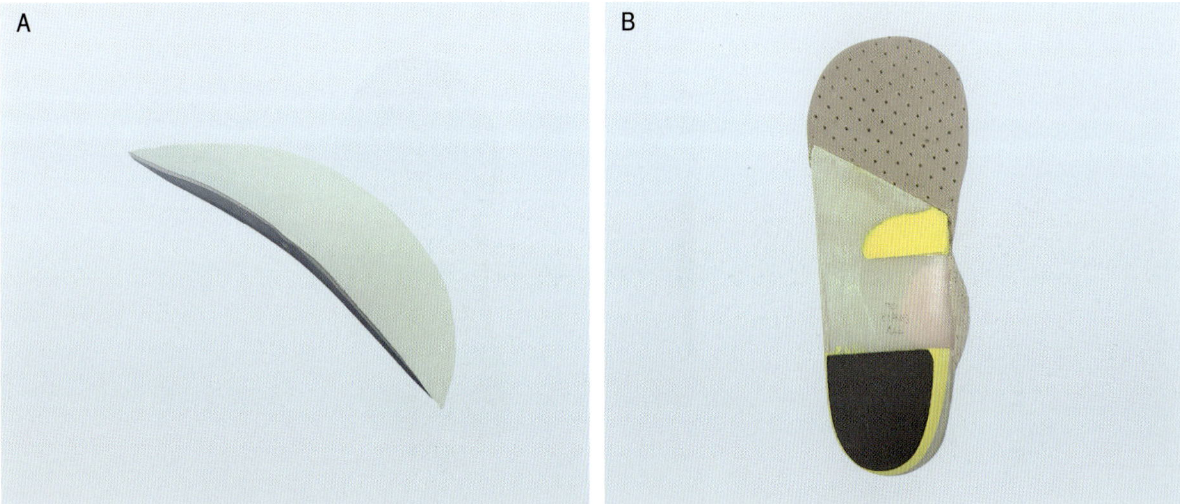

그림 9.56 엎침 제한을 위한 발 보조용품. A: 발배뼈 패드, B: 뒷발과 앞발의 안쪽 웨지

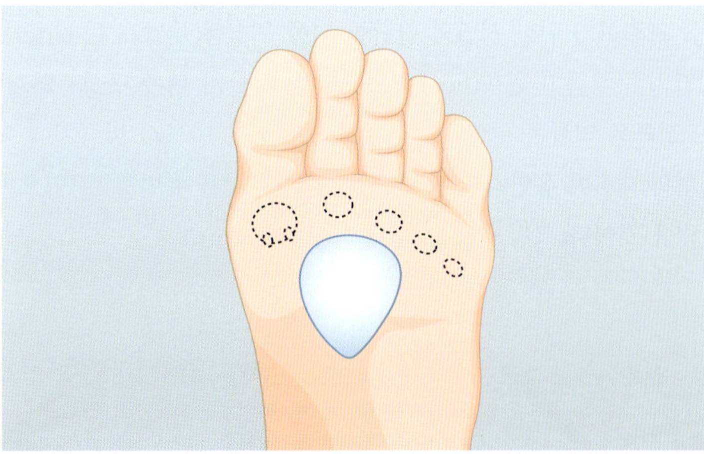

그림 9.57 발허리뼈 패드

② 신발

엎침 유형을 위한 적절한 신발 선택은 매우 중요하다. 신발의 화형(last)은 신발 형태를 위해 사용되는 주형이며 원칙적으로는 발 모양과 같아야 한다. 일반적으로 화형은 직선, 반곡선 또는 곡선형이 있다. 형태를 평가하기 위해서는 발꿈치를 밑창 부분을 안쪽 및 가쪽으로 균등하게 이등분한다. 이등분된 발꿈치부터 신발의 발 앞쪽까지 선을 연결한다. 직선 화형(straight last)은 발꿈치를 이등분한 신발의 앞발의 좌·우가 균등하게 이등분된 형태이다. 곡선 화형(curved last)은 신발의 앞발 가쪽 부위보다 안쪽 부위가 더 큰 부분을 차지한다. 엎침 유형을 가진 대상자는 흔히 더 직선적인 발을 가지고 있고 직선형(straight) 또는 반곡선형 화형(semi-curved last)이 가장 잘 맞는다(그림 9.58).

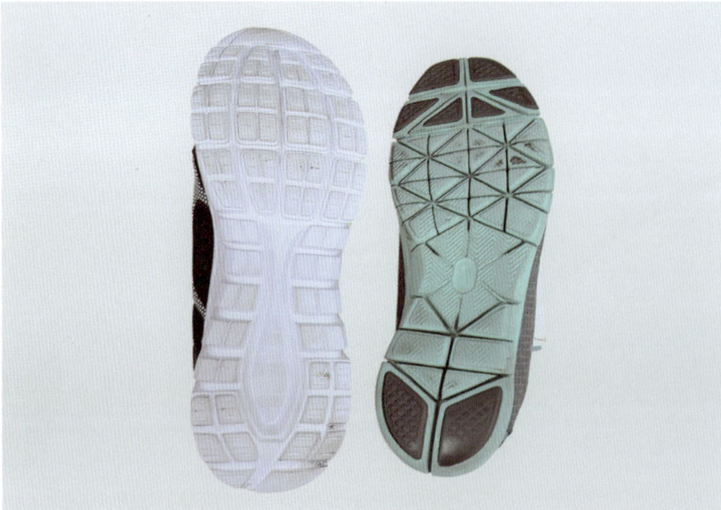

그림 9.58 엎침 유형을 위한 직선형 화형(왼쪽)

뒷발 움직임을 조절하기 위한 신발의 단단한 뒤쪽 구성품(뒷날개, quarter)은 대부분 모든 대상자를 위해 추천한다. 신발의 구성품인 월형(heel counter)은 신발의 뒤쪽 구성품의 하나로 발꿈치를 감싸주고 뒷발의 움직임을 조절하는 역할을 한다. 신발 뒤쪽 구성품은 반드시 발꿈치에 꼭 맞아야 하고, 단단한 재질이어야 한다. 월형의 재질이 유연하거나 없다면, 엎침 유형을 유발할 수 있으며 발꿈치뼈의 가쪽번짐 움직임을 조절할 수 없을 것이다(그림 9.59).

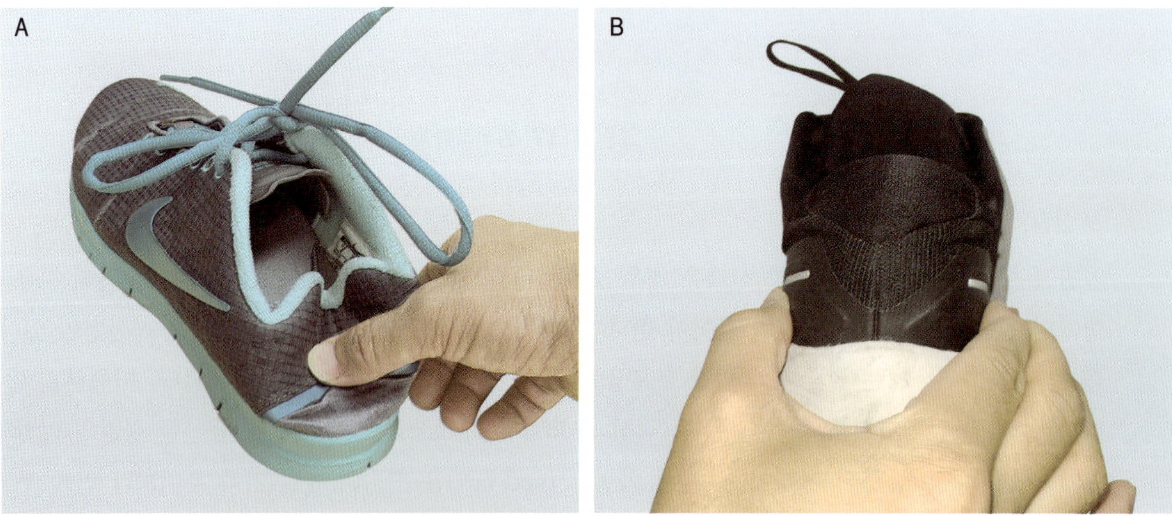

그림 9.59 신발 월형. A: 비추천, B: 추천

신발 밑창에 사용되는 재료의 밀도는 발의 특정한 동작에 대한 신발의 저항에 영향을 준다. 밑창의 견고함이 적은 신발은 중간발을 구부러지게 하며 발목뼈중간관절 및 발목발허리관절의 발등굽힘을 일으킨다(그림 9.60). 엎침 손상이 뒷발 및 중간발에서 발생하는 경우 단단한 재료는 발꿈치부터 중간발까지 적용되어야 한다. 밑창의 유연성은 반드시 평가되어야 하고, 발가락 브레이크(toe break)에서만 쉽게 구부려져야 한다(그림 9.61). 발꿈치뼈는 중립 위치이지만 중간발의 엎침이 증가된 대상자에게는 견고한 재료가 반드시 중간발 안쪽에만 위치해야 한다. 만약 이러한 대상자에게 뒷발에 견고한 재료를 적용하게 되면, 과도한 발꿈치 안쪽번짐이 발생하여 다른 잠재적인 운동손상 유형을 일으킬 수 있다.

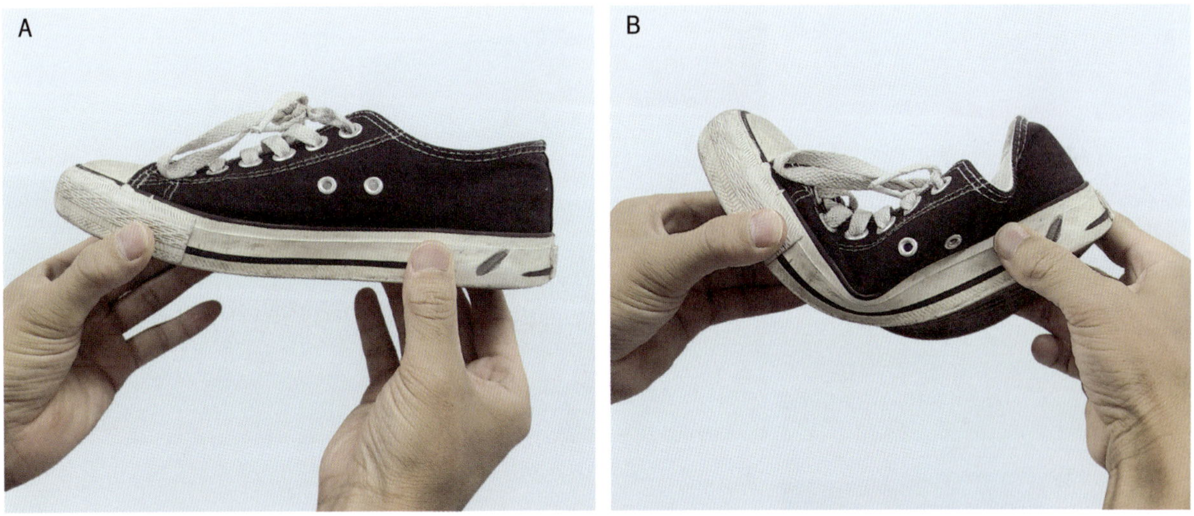

그림 9.60 신발 밑창 재질에 따른 중간발에서의 발등굽힘 현상. A: 시작 자세, B: 신발을 구부린 자세

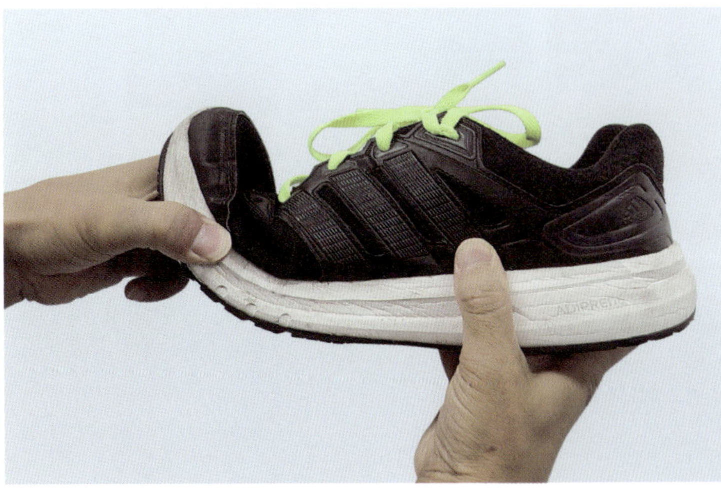

그림 9.61 엎침 동작을 예방하기 위한 발가락 브레이크

③ 테이핑

바로누운 자세 혹은 길게 앉은 자세에서 비탄력 테이프를 발 내측의 첫째 발허리발가락관절 전에서 시작하여 발꿈치를 감싸고 다섯째 발허리발가락관절 전까지 붙인다(그림 9.62A). 적당한 크기의 테이프로 발의 수직 방향으로 외측에서 시작하여 안쪽 방향으로 붙인다. 발바닥 피부나 테이프에 주름이 생기지 않도록 한다. 발 크기에 따라 3~4회 반복하면서 테이프가 반 정도 겹쳐지도록 한다(그림 9.62B, C). 테이프가 떨어지지 않도록 그림 9.62A에서 했던 테이프 적용을 한 번 더 시행한다(그림 9.62D, E). 마지막으로 대상자의 발을 바닥에 놓고 발등쪽으로 발허리머리 위를 지나게 고정 테이프를 적용한다(그림 9.62F).

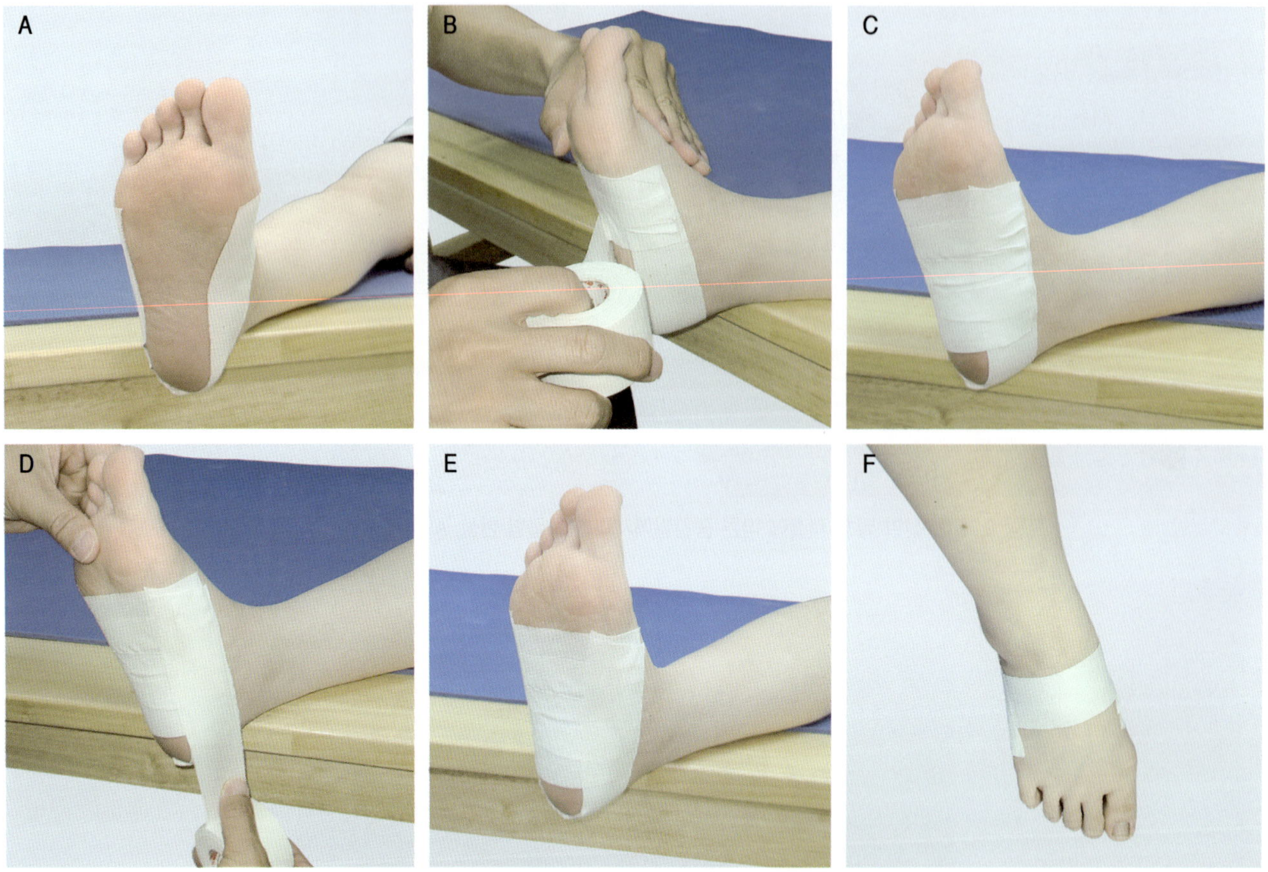

그림 9.62 엎침 유형을 위한 로우다이(low dye) 테이핑(A→F)

4) KEMA 관리

발 엎침 유형은 무게지지 활동 시 과도한 엎침을 막는 것이 중요하다. 무거운 물건을 들고 보행을 하거나 장시간 서서 작업 시 발을 보호하는 것이 필요하다. 이를 위해 활 지지대가 없는 신발, 유연한 월형, 중간발 부위가 쉽게 구부리지는 신발, 곡선 화형과 높은 굽 신발을 피한다. 장거리 걷기 및 달리기 시 엎침을 줄이기 위해 활동 수준을 낮추는 것도 중요하다. 또한 스키나 골프와 같은 반복적인 하지 안쪽돌림을 동반한 과도한 엎침 시 올바른 자세에 대한 교육이 필요하다.

표 9.3 발 엎침 유형 요약

잘못된 정렬	손상	KEMA 관리
• 발꿈치의 가쪽번짐 • 낮은 안쪽 활 • 엉덩관절/무릎관절의 안쪽돌림	• 보행 시 엎침 제어 불량 • 약화된 엎침을 제어하는 근육 (앞 · 뒤정강근, 발 내재근, 엉덩관절 가쪽돌림근) • 종아리세갈래근 단축	• 엎침 최소화를 위한 걷기 및 달리기 전략 • 뒤정강근 및 발 내재근 강화 훈련 • 종아리세갈래근 스트레칭 운동 • 엎침을 제어하기 위한 신발, 보조기, 테이핑 적용

11. 발 뒤침 유형

발 뒤침 유형(supination type)은 보행 시 디딤기 동안 과도한 뒤침 움직임이 일어나 뒷발, 중간발 및 앞발에 손상을 일으킨다. 일반적으로 견고한 발로 충격흡수 능력이 저하되어 발과 발목 이외에도 무릎 또는 엉덩관절에서 구조적 운동손상이 동반될 수 있다(그림 9.63).

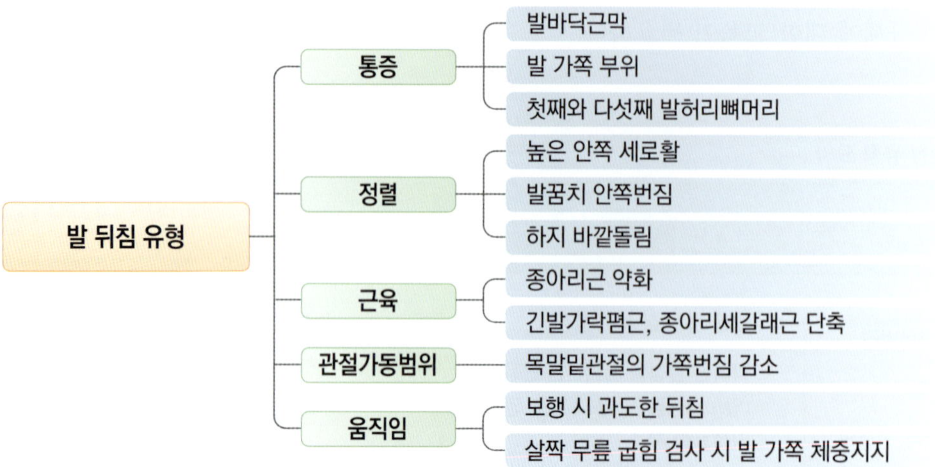

그림 9.63 발 뒤침 유형 진단 분류

1) 분류 기준

(1) 통증 및 증상

아침에 일어나 처음 걸을 때 또는 체중지지 활동 시 발뒤꿈치 통증을 일으키는 발바닥근막염(plantar fascilitis)은 전형적인 뒤침 유형의 증상이다. 이는 안쪽 발꿈치뼈 결절에서 발바닥근막의 닿는곳까지의 근막을 따라 압통이 존재한다(그림 9.64). 체중지지 동안 뒤침을 조절 혹은 감소시키는 종아리근과 힘줄(peroneous muscle and tendon)이 발꿈치 떼기 시 통증을 일으킬 수 있다. 또한 정강뼈가 전방으로 나아가는 중간디딤기 혹은 추진기 시 종아리세갈래근 그리고 발꿈치힘줄에서 통증이 나타날 수 있다.

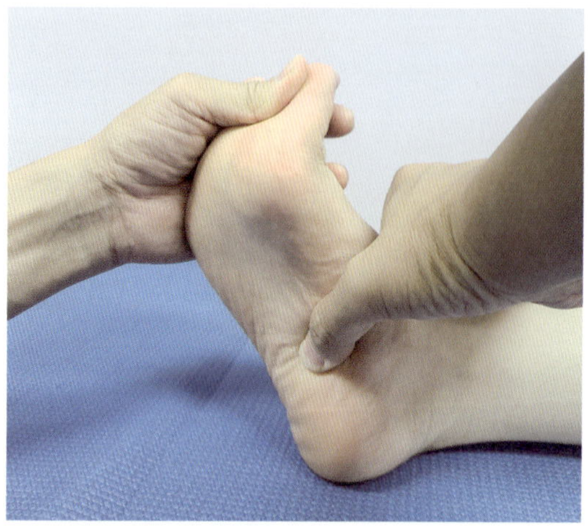

그림 9.64 발바닥근막염 검사

추진기 시 첫째와 다섯째 발허리뼈머리에 굳은살 혹은 통증이 나타날 수 있다. 엎침 유형과는 달리 발 가쪽 부위(목말뼈, 발꿈치뼈, 입방뼈, 넷째와 다섯째 발허리뼈)에 통증을 호소할 수 있다. 그 외에도 충격흡수를 못하는 견고한 발과 연관된 무릎관절, 엉덩관절 또는 허리 부위의 통증을 일으킬 수 있다.

(2) 정렬 검사

선 자세에서 발꿈치뼈의 안쪽번짐과 가쪽 돌출을 보이고, 안쪽에서는 높은 안쪽 세로활, 중간발목관절에서 뒷발에 비해 앞발의 상대적 모음, 너비가 좁은 앞발이 특징이다(그림 9.65). 뒤침 유형에 기여하는 발의 뒤침 움직임과 연관된 엉덩관절 또는 무릎관절의 가쪽돌림 자세를 보인다. 목말밑관절의 중립 정렬 검사 시 가쪽번짐이 제한된 뒷발 또는 앞발의 밖굽이(forefoot valgus)를 보인다(그림 9.66). 또는 첫째 발허리뼈머리가 나머지 발허리뼈머리의 면 아래로 발바닥쪽굽힘된 첫째 열(plantarflexed first ray) 자세로 앞발의 안쪽번짐을 위한 보상 자세이다(그림 9.67).

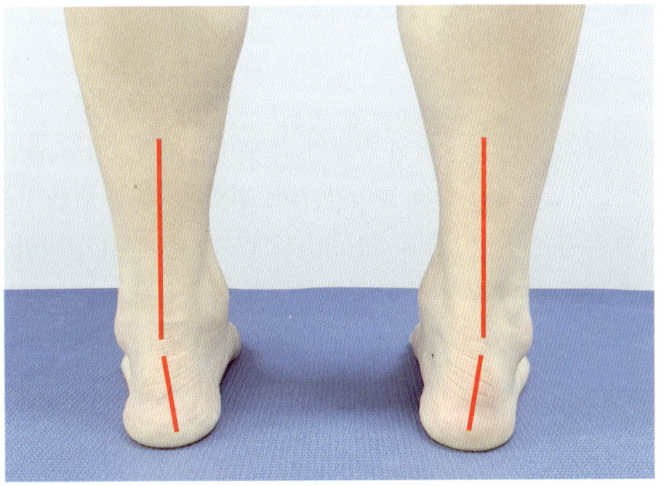

그림 9.65 뒤침 증후군의 발 정렬

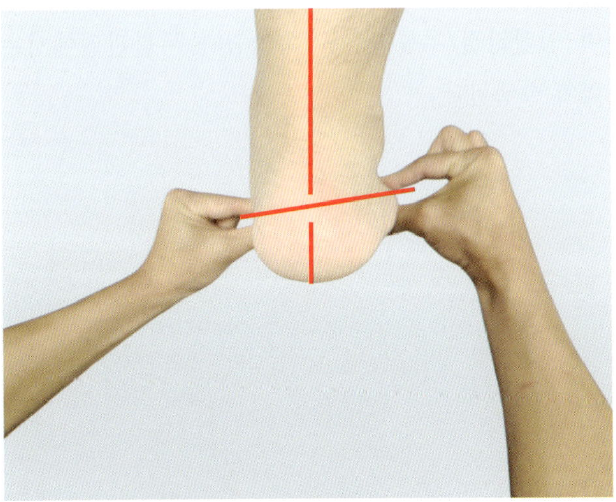

그림 9.66 뒤침 유형의 앞발 밖굽이

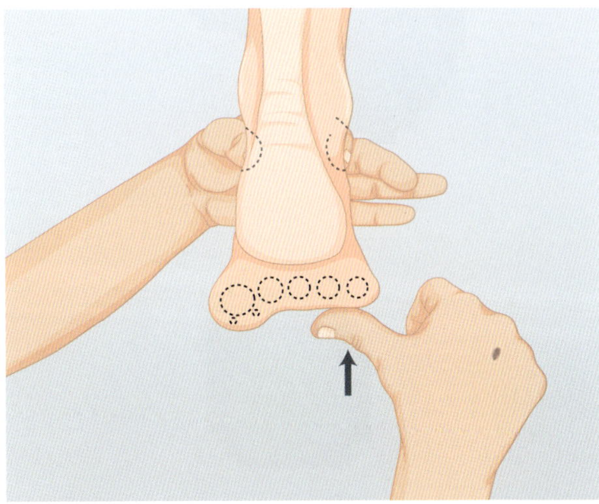

그림 9.67 첫째 열의 발바닥쪽굽힘에 따른 발의 뒤침 자세

(3) 관절가동범위 및 근육 길이 검사

발 뒤침 유형은 발목관절의 발등굽힘이 제한되어 있다. 발목관절의 발등굽힘이 무릎관절을 편 상태에서 발등굽힘이 10° 이하이고 무릎관절을 굽힌 상태에서 발등굽힘이 10° 이상이라면 장딴지근 단축을 의미한다. 반면에 무릎관절을 굽힘과 상관없이 발등굽힘이 10° 이하라면 가자미근이 단축됨을 의미한다. 첫째 발허리발가락관절의 발등굽힘의 제한에 의해 뒤침 유형이 나타날 수 있다.

발목관절의 발바닥쪽굽힘에 비해 최대 발등굽힘 상태에서 발허리뼈머리를 고정한 채로 수동적인 첫째 발허리발가락관절 폄 각도 차이가 30° 이상 차이가 있으면 긴엄지굽힘근의 단축을 의미한다. 또한 엎드린 자세에서 목말밑관절의 가쪽번짐이 제한이 있다. 발가락 굽힘 가동범위는 긴발가락폄근 단축에 의해 발목관절의 발등굽힘보다 발바닥쪽굽힘 시 발가락 굽힘의 관절가동범위가 제한된다.

(4) 움직임 검사

걷기와 달리기 동안 뒤침 유형은 발의 충격흡수 기능이 감소되고 초기디딤기 동안에 발꿈치의 가쪽번짐이 제한되고 발꿈치 닿기부터 중간디딤기까지 활의 높이가 거의 변화가 없다. 추진기 동안에는 엉덩관절과 무릎관절 가쪽돌림 모멘트와 함께 무릎 안굽이(genu varum) 모멘트가 증가된다. 발바닥 압력 평가 시 중간발에서의 체중지지가 거의 없으며 발의 압력 분산을 위한 표면적을 감소시켜 발허리뼈머리, 특히 첫째와 다섯째 발허리뼈머리에 압력을 증가시킨다(그림 9.68).

계단 내려가기 또는 살짝 무릎 굽힘 검사 시 제한된 발등굽힘으로 인해 나타나는 이른 발꿈치 들기(early heel raise)가 일어나고, 활의 높이는 처음과 거의 변화가 없으며 체중은 발바닥의 가쪽으로 이동한다. 한쪽 다리 뛰기 시 효과적인 발바닥쪽굽힘근의 힘으로 점프는 높고 잘 조절되며 엉덩관절/무릎관절 가쪽돌림과 무릎관절에서는 내반력이 발생된다.

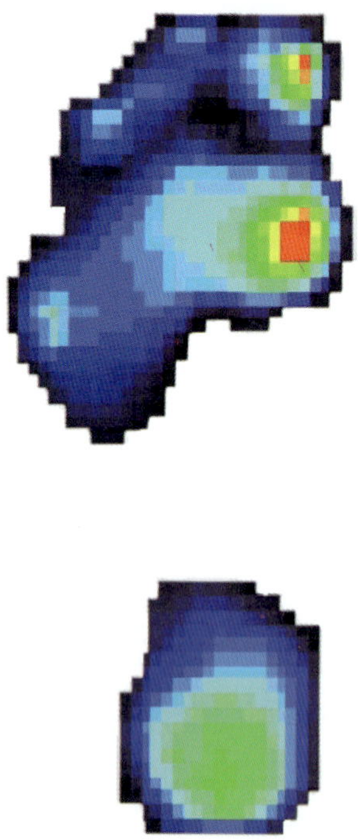

그림 9.68 뒤침 유형의 발바닥 압력

2) 분류

(1) 발 뒤침 유형 진단 분류

발 뒤침 유형은 체중지지 활동 동안 뒤침이 과도하거나 보행 중 발꿈치 닿기에서 중간디딤기까지 뒤침되는 비정상적인 움직임 손상이다. 손상은 뒷발, 중간발 또는 앞발에서 모두 발생할 수 있다. 과도하거나 비정상적인 뒤침과 더불어 발에서 충격을 흡수하는 능력이 저조하거나 없는 견고한 발이며, 발뿐만 아니라 무릎관절 또는 엉덩관절에서 보상적 움직임이 일어난다. 발 뒤침 유형의 기여 요인으로는 통증, 정렬, 근육, 관절가동범위 및 움직임 검사의 결과 등이 있다. 평가항목 8개 중 5개 이상 양성이면(60% 이상) 발 뒤침 유형으로 분류한다(표 9.4).

표 9.4 발 뒤침 유형 진단 분류표

기여 요인	검사 내용	반응
통증	보행 시 통증	양성/음성
정렬	발배뼈 하강 검사(5mm 이하)	양성/음성
근육	종아리근 근력(G등급 이하)	양성/음성
	종아리세갈래근 길이	양성/음성
	긴발가락폄근 길이	양성/음성
관절가동범위	목말밑관절의 가쪽번짐(20° 이하)	양성/음성
움직임	보행 시 과도한 뒤침	양성/음성
	살짝 무릎 굽힘 검사(발 가쪽으로 체중지지되면서 통증)	양성/음성

(2) 진단에 따른 중증도 평가

발 뒤침 유형으로 분류된 경우에 중증도 분류를 위해 수행된다. 통증 요인(30점)은 시각상사척도를 이용한다. 해당되는 통증 점수 영역에 따라 점수가 부여된다. 정렬 요인(20점)은 선 자세에서 발의 정렬 상태에 따라 각각 점수가 부여된다. 근육 요인(10점)은 뒤침 유형을 유발할 수 있는 근육들의 근력 및 근육 길이 검사 결과에 따라 양성반응인 경우마다 각각 점수가 부여된다. 관절가동범위 요인(10점)은 발목관절 발등굽힘과 목말밑관절 가쪽번짐의 제한이 있다. 움직임 요인(30점)은 아래 표에 제시된 움직임 검사의 결과에 따라 양성반응인 경우마다 각각 점수가 부여된다(표 9.5).

표 9.5 발 뒤침 유형의 진단에 따른 중증도 평가표

<table>
<tr><th>기여 요인</th><th colspan="3">통증 점수(VAS)</th><th>점수</th></tr>
<tr><td rowspan="3">통증
(30)</td><td colspan="3">1~3</td><td>10</td></tr>
<tr><td colspan="3">4~7</td><td>20</td></tr>
<tr><td colspan="3">8~10</td><td>30</td></tr>
<tr><td rowspan="5">정렬
(20)</td><td colspan="3">정렬 상태</td><td>점수</td></tr>
<tr><td colspan="2" rowspan="2">발배뼈 낙하 검사</td><td>2~5mm</td><td>3</td></tr>
<tr><td>0~2mm</td><td>10</td></tr>
<tr><td colspan="2" rowspan="2">선 자세에서의 안정 시 발꿈치 각도</td><td>안쪽번짐 2~4°</td><td>3</td></tr>
<tr><td>안쪽번짐 4° 이상</td><td>10</td></tr>
<tr><td rowspan="6">근육
(10)</td><td>근육</td><td>검사</td><td>검사의 양성반응</td><td>점수</td></tr>
<tr><td>앞정강근</td><td rowspan="2">근력 검사</td><td>G등급 이하</td><td>2</td></tr>
<tr><td>종아리근</td><td>G등급 이하</td><td>2</td></tr>
<tr><td>종아리세갈래근</td><td rowspan="3">근육 길이 검사</td><td>단축</td><td>2</td></tr>
<tr><td>긴엄지굽힘근</td><td>단축</td><td>2</td></tr>
<tr><td>긴발가락폄근</td><td>단축</td><td>2</td></tr>
<tr><td rowspan="3">관절가동범위
(10)</td><td colspan="3">분류</td><td>점수</td></tr>
<tr><td>발꿈치 가쪽번짐</td><td colspan="2">20° 이하</td><td>5</td></tr>
<tr><td>발목관절 발등굽힘</td><td colspan="2">10° 이하</td><td>5</td></tr>
<tr><td rowspan="6">움직임
(30)</td><td>검사</td><td colspan="2">양성반응</td><td>점수</td></tr>
<tr><td rowspan="3">보행</td><td colspan="2">초기디딤기 동안 발꿈치의 가쪽번짐 제한</td><td>6</td></tr>
<tr><td colspan="2">발꿈치 딛기에서 중간디딤기까지 활 높이 거의 변화 없음</td><td>6</td></tr>
<tr><td colspan="2">엉덩/무릎관절의 가쪽돌림 혹은 안굽이무릎</td><td>6</td></tr>
<tr><td>살짝 무릎 굽힘 검사</td><td colspan="2">제한된 발등굽힘에 의해 이른 발꿈치 들림</td><td>6</td></tr>
<tr><td>한쪽 다리 뛰기</td><td colspan="2">엉덩/무릎관절의 가쪽돌림 혹은 안굽이무릎</td><td>6</td></tr>
<tr><td colspan="4">총점</td><td>100</td></tr>
</table>

3) 중재

(1) 움직임 교육

걷기 및 달리기 시에 지면에 닿는 소리를 최소화하면서 착지를 부드럽게 하고 발꿈치의 중심으로 딛고 발의 무게중심이 가쪽으로 가지 않도록 지시한다. 발에 가해지는 하중을 감소시키기 위하여 활동 수준을 낮추며 증상이 심하다면 지팡이와 같은 보행 보조도구를 사용할 수 있다.

(2) 움직임 개선을 위한 도수 관리

① 근육 길이 교정

앉은 자세 혹은 선 자세에서 테니스공과 같은 공을 발바닥에 위치한 상태에서 발을 앞뒤로 움직여 발바닥근막을 통증이 없는 범위에서 발바닥근막을 신장한다(그림 9.69). 벽에 기댄 상태에서 장딴지근육의 스트레칭 운동을 위해 발의 뒤침을 교정할 수 있는 발보조기를 착용하고, 발꿈치는 스트레칭 운동을 하는 동안 바닥에 유지하면서 뒷다리의 발목을 발등굽힘시킨다. 뒤침 유형인 경우 살짝 발을 벌림한 상태로 스트레칭 운동을 한다면 효과가 더 좋을 것이다(그림 9.70).

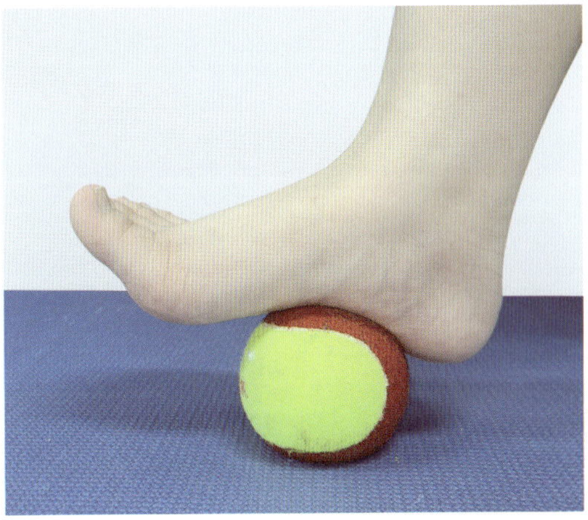

그림 9.69 발바닥근막 스트레칭 운동

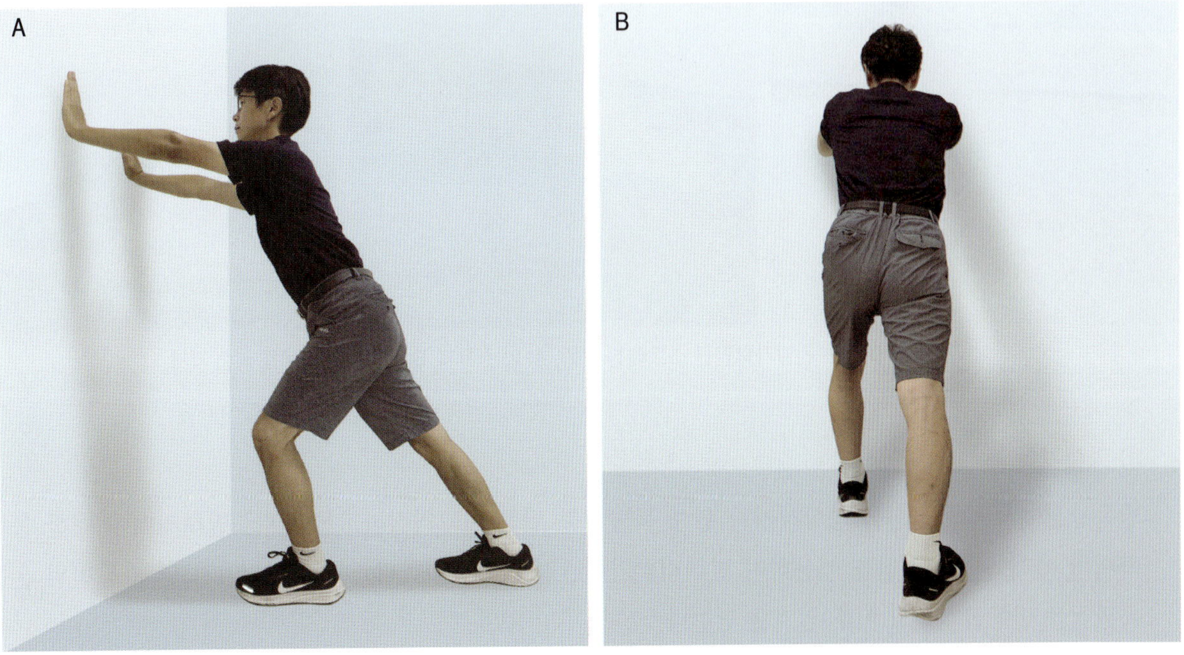

그림 9.70 선 자세 벽 스트레칭 운동. A: 옆모습, B: 뒷모습

다리를 뻗고 앉아서 수건으로 발등굽힘 및 가쪽번짐하면서 스트레칭 운동을 하도록 교육한다(그림 9.71). 단축된 긴발가락폄근의 스트레칭 운동을 위해 발목관절을 발바닥쪽굽힘한 상태에서 발가락을 굽힌다. 앉은 자세에서 할 수 있고, 긴발가락폄근이 매우 심하게 단축되었다면 네발기기 자세에서 뒤쪽락킹하여 스트레칭 시킬 수 있다(그림 9.72).

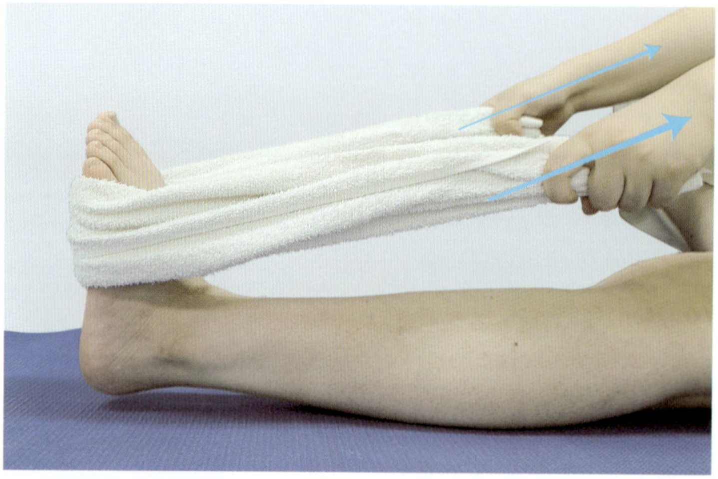

그림 9.71 길게 앉아 수건을 이용해 가쪽번짐(화살표 크기는 당기는 힘의 크기)을 유지한 상태에서 발등굽힘 스트레칭

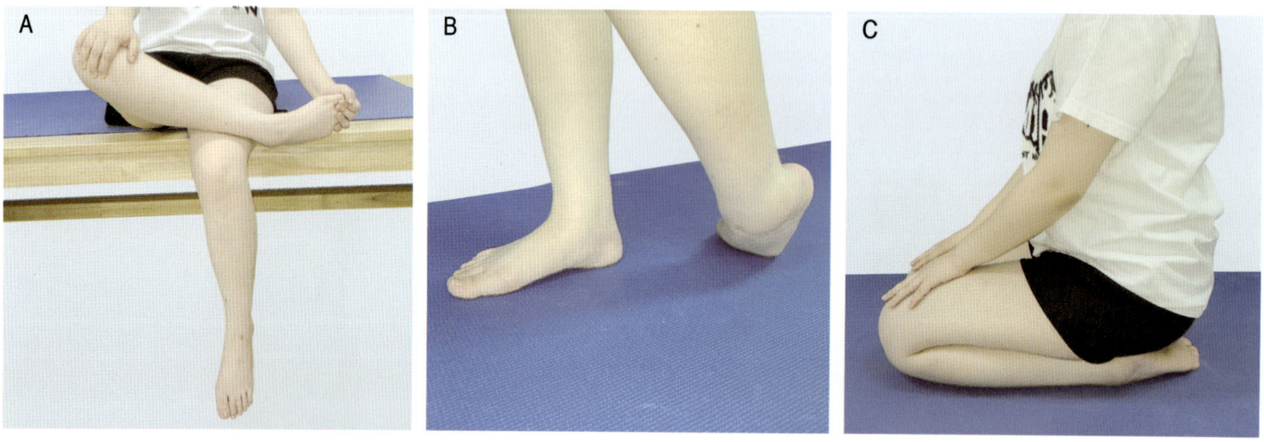

그림 9.72 긴발가락폄근 스트레칭 운동. A: 앉은 자세, B: 선 자세, C: 무릎 굽힘 자세

② 관절가동술

발목관절에서 발등굽힘을 향상시키기 위해 목말뼈를 뒤쪽 미끄러짐하도록 한다. 발허리뼈에 대한 몸쪽 발가락뼈의 아래쪽 미끄러짐을 이용하여 발허리발가락관절을 가동화한다. 수동적인 엄지 폄 가동범위 운동은 발목관절을 발등굽힘하고 이후 엄지를 폄한다.

③ 근력 강화 훈련

긴 · 짧은종아리근육을 강화하기 위해 발바닥쪽굽힘과 가쪽번짐 방향으로 고무 밴드를 이용하여 저항 운동을 한다(그림 9.73). 손상된 근육이라면 과도한 스트레스로부터 보호하고 염증이 경감된 후에 점진적인 근력 강화 프로그램을 적용해야 한다. 수건을 이용하여 발바닥쪽굽힘과 가쪽번짐 강화 운동을 하기 위해 한 발 서기 자세에서 엄지발가락으로 수건을 누르고 반대쪽 손으로 수건 끝을 잡는다. 그 이후에 발꿈치 들기 운동을 한다. 계단을 이용한 가쪽번짐 강화 운동은 계단의 모서리면에 발의 안쪽만 닿도록 한 발 서기를 한 상태에서 발의 가쪽을 들어 가쪽번짐 운동을 한다.

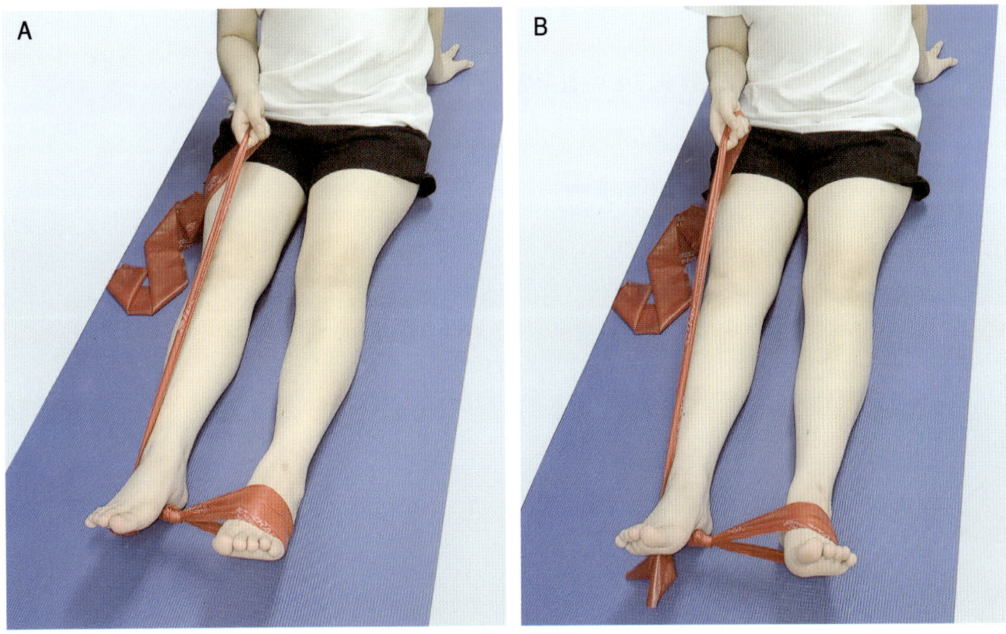

그림 9.73 종아리근육 근력 강화. A: 시작 자세, B: 끝 자세

(3) 움직임 개선을 위한 보조기, 신발 및 테이핑

① 보조기 및 신발

뒤침 발과 유사한 화형으로 곡선형 화형을 추천한다(그림 9.74). 엎침 유형과 마찬가지로 뒷발의 움직임을 조절하기 위하여 단단한 월형을 삽입한다. 뒷발 아래 밑창 소재는 발꿈치뼈 안쪽번짐을 촉진할 수 있는 소재의 밀도 차이가 있으면 안 된다. 쿠션과 활 지지대가 있고 발에 충분한 공간을 제공하기 위해 신발의 너비와 깊이가 적당해야 한다. 부드러운 소재와 함께 수용적 발 보조기는 넓은 체중지지 면을 통해 힘 분배를 돕기 위하여 추가적인 활 지지대가 필요하고(그림 9.75), 발허리뼈머리에 통증이 있다면 발허리뼈 패드를 삽입시킬 수 있다(그림 9.76).

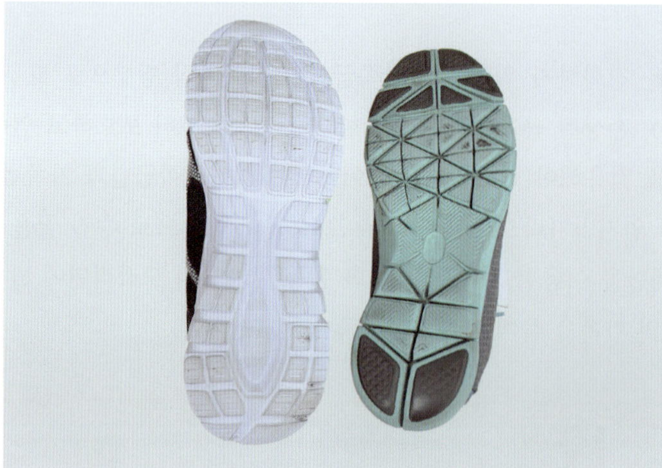

그림 9.74 뒤침 유형을 위한 곡선형 화형(오른쪽)

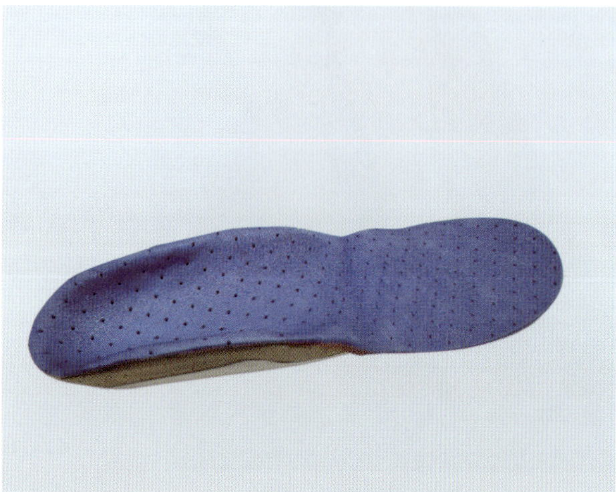

그림 9.75 뒤침 유형을 위한 수용적 발 보조기

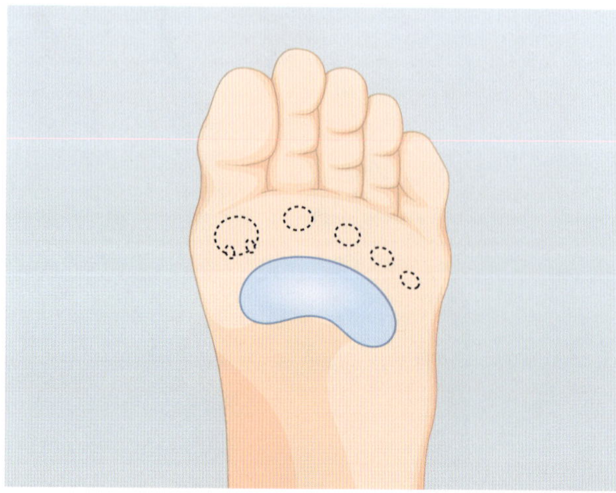

그림 9.76 발허리뼈 패드

② 테이핑

바로누운 자세 혹은 길게 앉은 자세에서 비탄력 테이프를 발 안쪽의 첫째 발허리발가락관절 전에서 시작하여 발꿈치를 감싸고 다섯째 발허리발가락관절 전까지 붙인다(그림 9.77A). 발 안쪽면에서 시작하여 발꿈치를 감싸면서 첫째 발허리발가락관절까지 테이핑을 적용한다(그림 9.77B). 발 가쪽면에서 시작하여 발꿈치를 감싸면서 다섯째 발허리발가락관절까지 테이핑을 적용한다(그림 9.77C). 적당한 크기의 테이프로 발의 수직 방향으로 가쪽에서 시작하여 안쪽 방향으로 끝낸다. 발바닥 피부나 테이프에 주름지지 않도록 한다. 발 크기에 따라 3~4회 반복하면서 테이프가 반 정도 겹쳐지도록 한다(그림 9.77D). 테이프가 떨

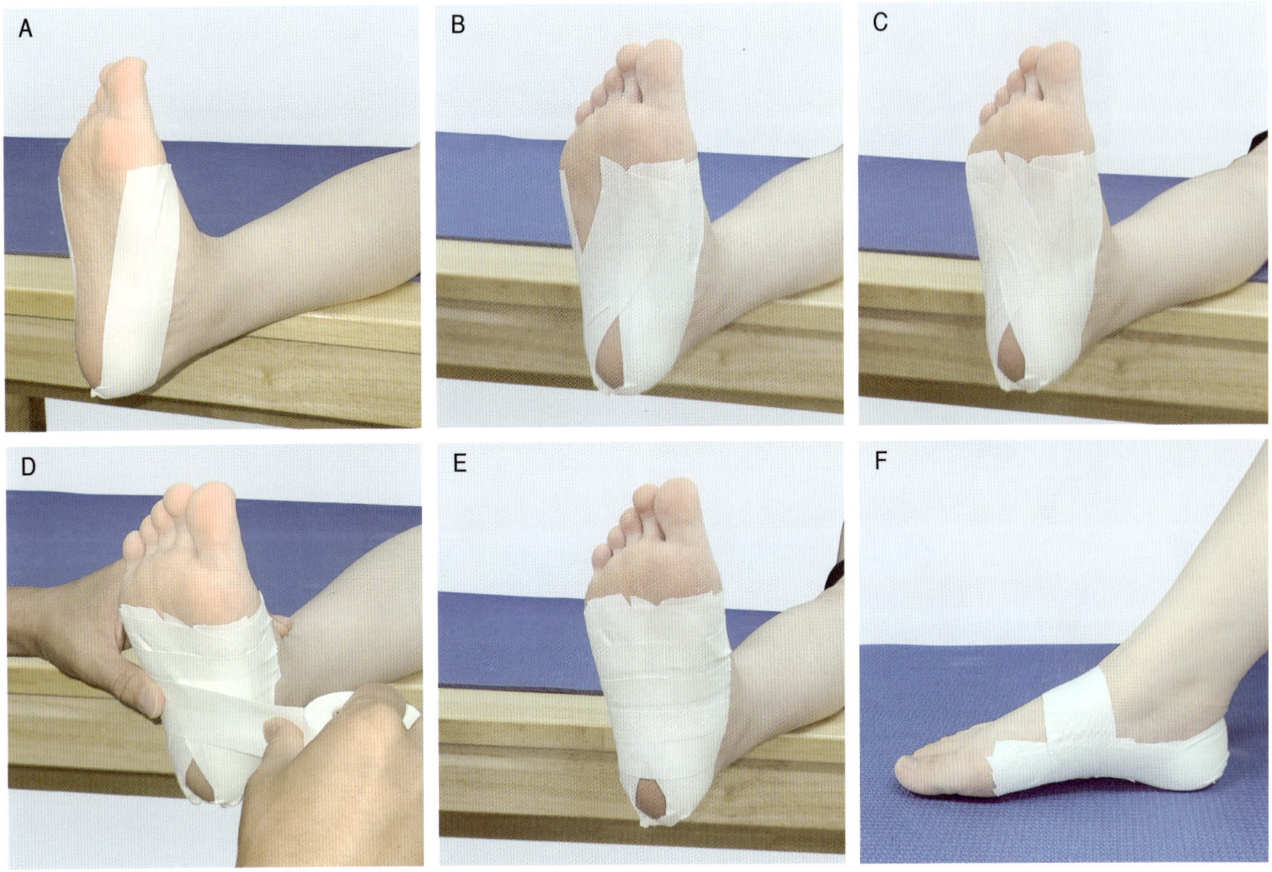

그림 9.77 발바닥근막염을 위한 테이핑(A→F)

어지지 않도록 그림 9.77A에서 했던 테이프 적용을 한 번 더 시행한다(그림 9.77E). 마지막으로 대상자의 발을 바닥에 올려놓고 발등쪽으로 발허리뼈머리 위를 지나게 고정 테이프를 적용한다(그림 9.77F).

발꿈치힘줄염의 경우 발꿈치힘줄의 압박을 줄이기 위해 발꿈치힘줄 테이핑을 적용한다(그림 9.78). 엎드린 자세에서 발바닥쪽굽힘 상태에서 테이핑을 적용한다. 종아리세갈래근 위쪽에서 앵커를 적용한다(그림 9.78A). 긴 테이프를 종아리세갈래근 위의 앵커 뒷부분에서 시작하여 장축으로 적용한다(그림 9.78B). 테이프를 장축 방향으로 반을 절개하고 찢어지지 않은 부분의 끝이 발꿈치힘줄이 튀어나온 부분을 오게 한다. 절개한 두 개의 테이프 중 하나의 끝은 발꿈치의 가쪽에 오게 하고 발등쪽을 향하게 한다. 다른 한쪽 끝은 발의 안쪽을 지나 발등쪽을 향하게 하여 앞에 적용한 테이프의 끝과 만나 8자 모양을 만들게 한다(그림 9.78C).

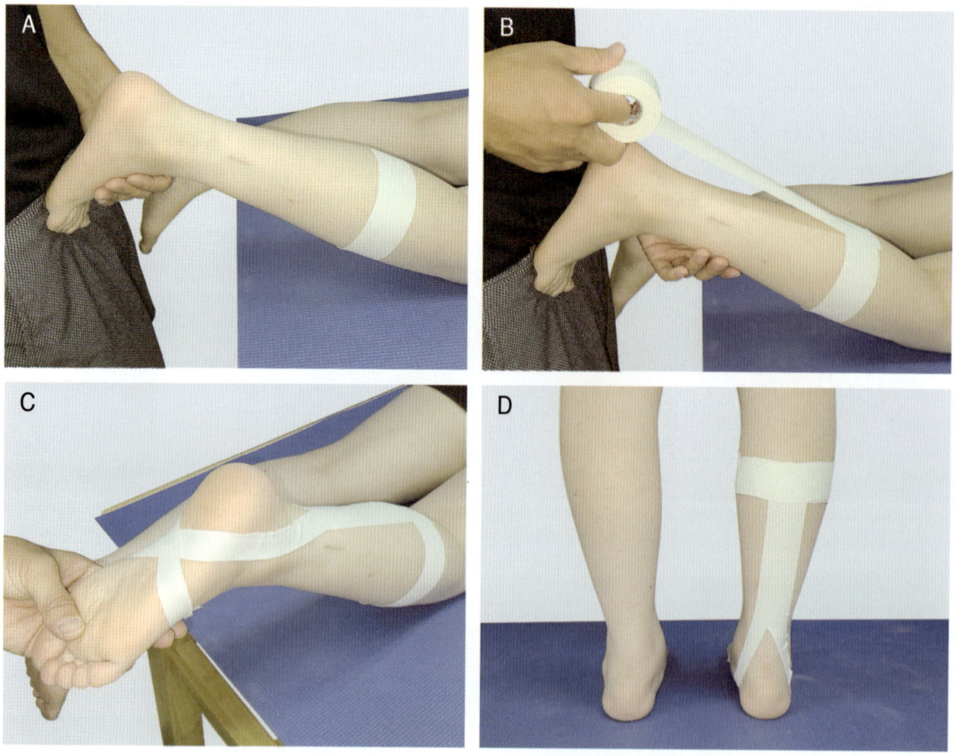

그림 9.78 발꿈치힘줄염을 위한 테이핑(A→D)

4) KEMA 관리

발 뒤침 유형은 무게지지 활동 시 과도한 뒤침을 막고 발의 충격을 흡수할 수 있도록 해야 한다. 무거운 물건을 들고 보행을 하거나 장시간 서서 작업을 피하는 것이 필요하다. 충격흡수 기능이 있는 신발, 곡선 화형의 신발, 상대적으로 견고한 내측 창과 유연한 바깥 창을 지닌 신발을 추천한다. 갑작스러운 체중 증가로 인해 뒤침과 관련된 증상이 발현될 수 있으므로 체중 감량도 중요하다.

표 9.6 발 뒤침 유형 요약

잘못된 정렬	손상	KEMA 관리
• 발꿈치 안쪽번짐 • 중간발의 발등 높이 증가 • 앞발이 뒷발에 비해 모음 자세 • 높은 안쪽 세로활 • 넙다리뼈 또는 정강이뼈의 과도한 가쪽돌림 • 앞발의 너비 감소	• 보행 시 과도한 뒤침 • 약화된 종아리근 • 종아리세갈래근/긴발가락폄근 단축	• 뒤침 최소화를 위한 걷기 및 달리기 전략 • 긴 · 짧은종아리근육 강화 훈련 • 종아리세갈래근 스트레칭 운동 • 뒤침을 제어하기 위한 신발, 보조기, 테이핑 적용

12. 불충분한 발등굽힘 유형

불충분한 발등굽힘 유형(insufficient dorsiflexion type)은 과도한 뒤침 또는 엎침과는 상관없이 중간디딤기에서 발꿈치 떼기 또는 흔듦기에 발목관절의 발등굽힘 제한이 있는 움직임 손상이다(그림 9.79).

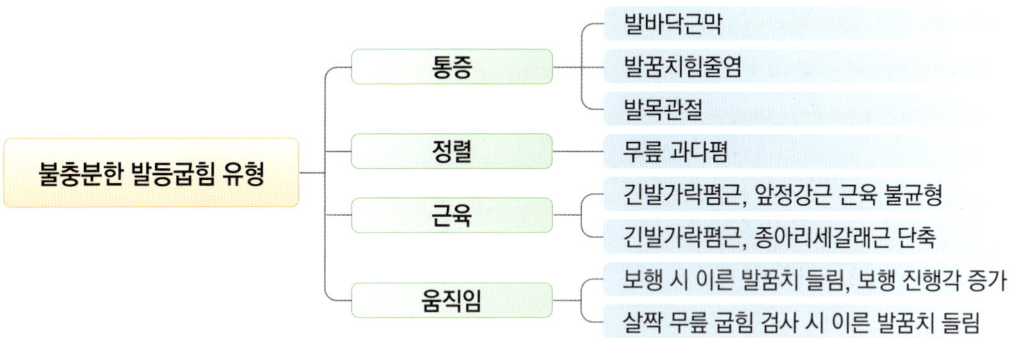

불충분한 발등굽힘 유형
통증
발바닥근막
발꿈치힘줄염
발목관절
정렬
무릎 과다폄
근육
긴발가락폄근, 앞정강근 근육 불균형
긴발가락폄근, 종아리세갈래근 단축
움직임
보행 시 이른 발꿈치 들림, 보행 진행각 증가
살짝 무릎 굽힘 검사 시 이른 발꿈치 들림

그림 9.79 불충분한 발등굽힘 유형 진단 분류

1) 분류 기준

(1) 통증 및 증상

불충분한 발등굽힘 유형은 아침에 처음 걸을 때 또는 체중지지 활동 시 발바닥의 발꿈치 부위에 통증을 호소하는 발바닥근막염을 일으킬 수 있다. 이때 안쪽 발꿈치뼈 결절에서 시작하여 발바닥근막의 정지부를 따라 근막에 압통이 존재한다. 종아리세갈래근의 통증 및 발꿈치힘줄염은 말기디딤기 시 발 위에서 정강뼈의 전진을 조절하기 위한 원심성 수축 또는 발꿈치 떼기 시 요구되는 구심성 수축 동안에 근육이나 힘줄에 통증이 발생한다. 발꿈치 부위의 윤활주머니염은 직접적인 압박이 가해지면 통증이 일어난다. 특히, 윤활주머니의 통증은 발꿈치 떼기, 중간디딤기, 쪼그려앉기 또는 윤활주머니에 직접적인 압박을 가하는 자세로 앉아 있을 때 일어날 수 있다.

앞정강근과 그 힘줄에 통증을 일으킬 수 있는데, 앞쪽과 가쪽 종아리뼈 몸통 또는 안쪽쐐기뼈와 첫째 발허리뼈의 바닥부로 닿는 앞정강근 힘줄 주행 방향을 따라서 힘줄의 모든 부위에서 근육의 국소적인 통증을 호소한다. 증상은 앞정강근이 발을 지면에 내리기 위해 발꿈치 닿기에서 발바닥 닿기까지의 원심성 수축 시 또는 앞정강근이 발을 들기 위해 구심성 작용을 하는 흔듦기 동안에 나타난다.

깊은종아리신경의 증상으로 통증, 저림 또는 무감각을 호소하고, 이 증상은 발가락으로 방사될 수 있다. 증상은 신발을 신었을 때 발등에서 단단하게 조일 때 또는 최대 발등굽힘이 요구되는 활동 동안에 가장 흔하게 나타난다. 쪼그려앉기와 오르막길을 뛰어 올라가기와 같은 활동 동안 발등굽힘 끝범위에서 발목관절의 앞쪽 관절선 부위에 날카롭고 찝히는 통증이 있다. 발허리뼈머리 통증은 걷기와 달리기의 말기 디딤기와 발끝치 떼기 동안에 악화된다.

(2) 정렬

불충분한 발등굽힘 유형은 무릎관절의 과다폄과 상대적으로 발바닥쪽굽힘된 선 자세 정렬을 가진다(그림 9.80).

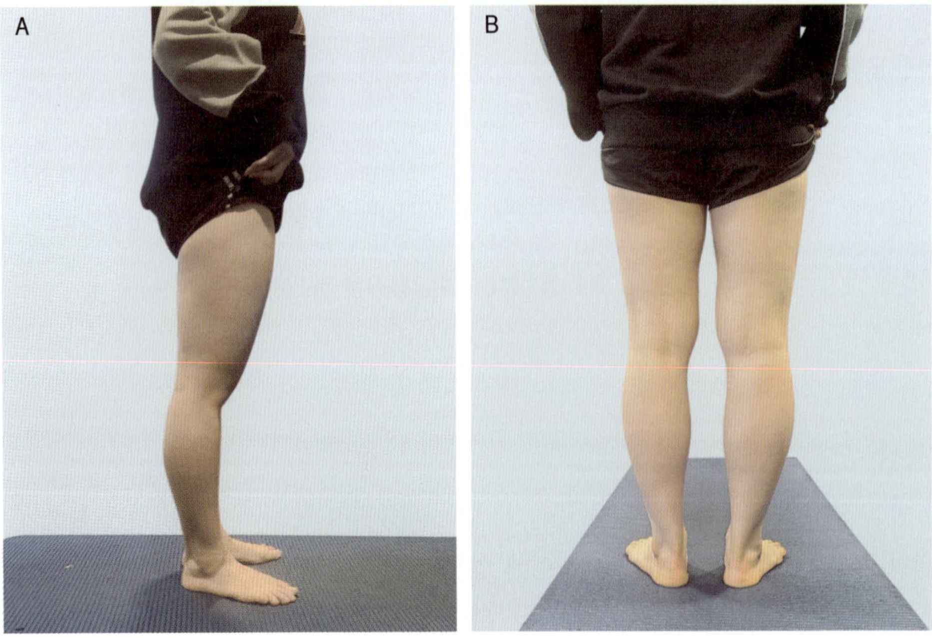

그림 9.80 불충분한 발등굽힘 유형의 선 자세에서의 정렬. A: 옆모습, B: 뒷모습

(3) 관절가동범위 및 근육 길이 검사

불충분한 발등굽힘 유형은 발목관절의 발등굽힘이 제한되어 있다. 무릎관절을 편 상태에서 발등굽힘이 10° 이하이고 무릎관절을 굽힌 상태에서 발등굽힘이 10° 이상이라면 장딴지근 단축을 의미한다. 반면에 무릎관절을 굽힘과 상관없이 발등굽힘이 10° 이하라면 가자미근이 단축됨을 의미한다. 또한 긴발가락폄근의 단축은 불충분한 발등굽힘 유형의 특징이다. 둘째에서 다섯째 발허리발가락관절의 굽힘 상태에서의 발목관절 발바닥쪽굽힘 각이 발가락 중립 자세 혹은 편안한 자세에서의 발목관절 발바닥쪽굽힘 각도보다 작으면 긴발가락폄근의 단축을 의미한다(그림 9.81).

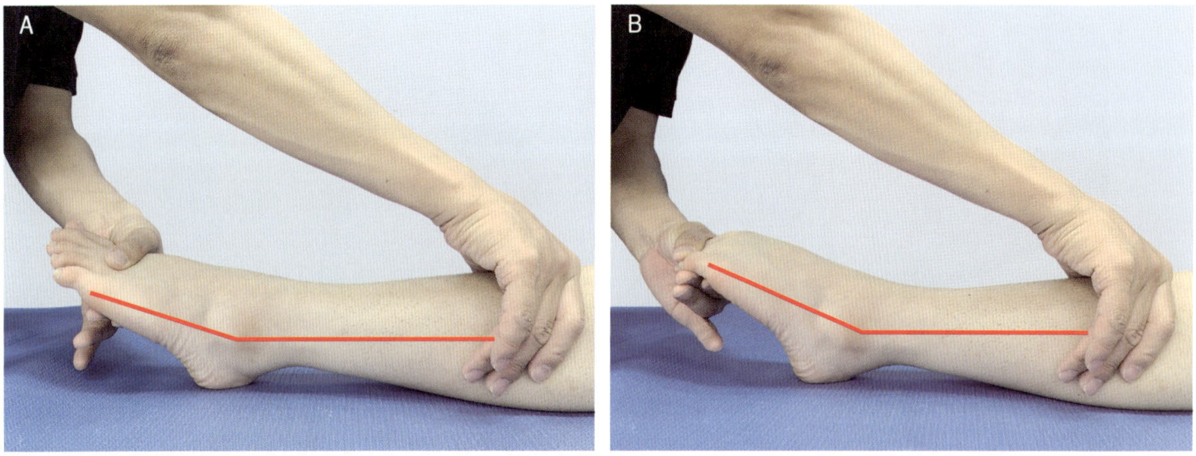

그림 9.81 긴발가락폄근의 길이 검사. A: 발가락 중립 자세에서의 발목관절 발바닥쪽굽힘, B: 발가락 굽힘 시 발목관절 발바닥쪽굽힘

(4) 움직임 검사

보행 및 달리기 시 불충분한 발등굽힘 유형은 후반디딤기 동안에 발 위로 정강뼈를 쉽게 전진할 수 없으므로 발꿈치 일찍 들어올리기, 무릎관절 과다폄, 발 진전 각도의 증가와 같은 보상작용이 나타난다.

살짝 무릎 굽힘 검사 시 발꿈치가 일찍 들리는 것을 관찰된다. 양측을 비교했을 때 발꿈치가 빨리 들리거나 더 들리는 쪽이 발등굽힘 제한이 있는 발이다(그림 9.82). 앉아서 발등굽힘 시 발목관절의 발등굽힘을 보상하기 위해 발가락이 펴하게 된다(그림 9.83). 발가락 굽힘을 유지한 상태로 발목관절의 발바닥쪽굽힘 검사 시 발가락을 편안한 상태와 비교할 때 발바닥쪽굽힘의 가동범위가 줄어들었다면 긴발가락폄근의 단축을 의미한다(그림 9.84).

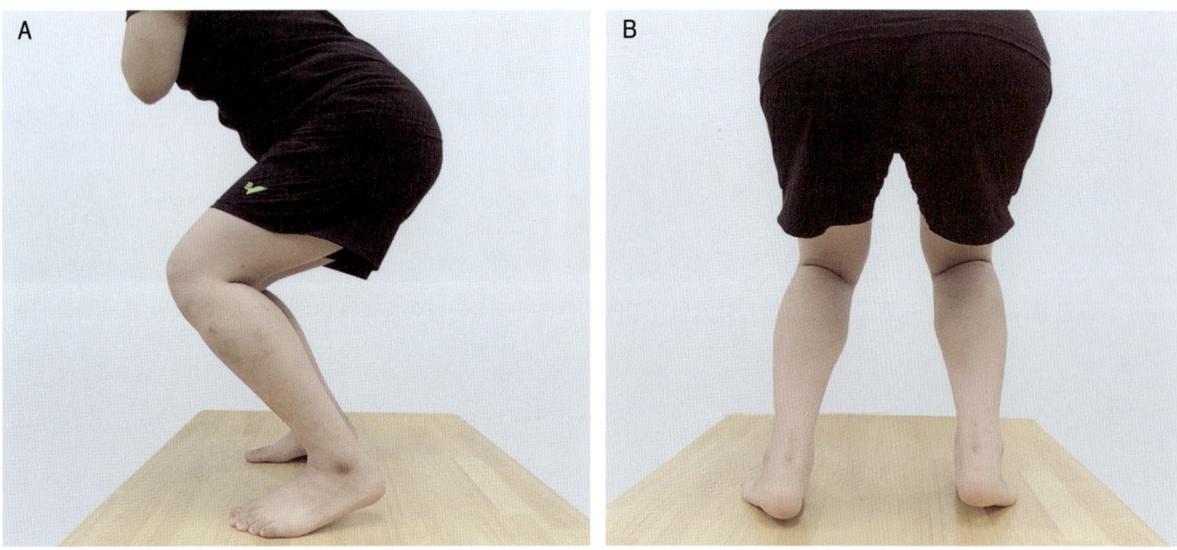

그림 9.82 살짝 무릎 굽힘 검사 시 발꿈치 들림. A: 옆모습, B: 뒷모습

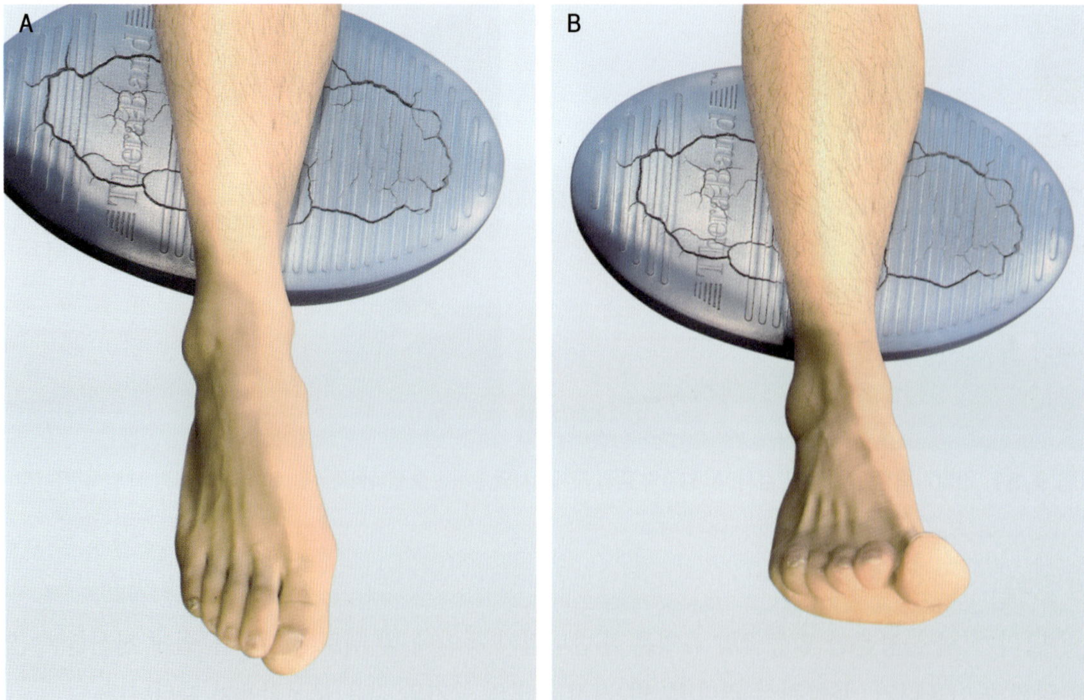

그림 9.83 발목관절 발등굽힘 시 발가락의 과도함 발등굽힘. A: 시작 자세, B: 끝 자세

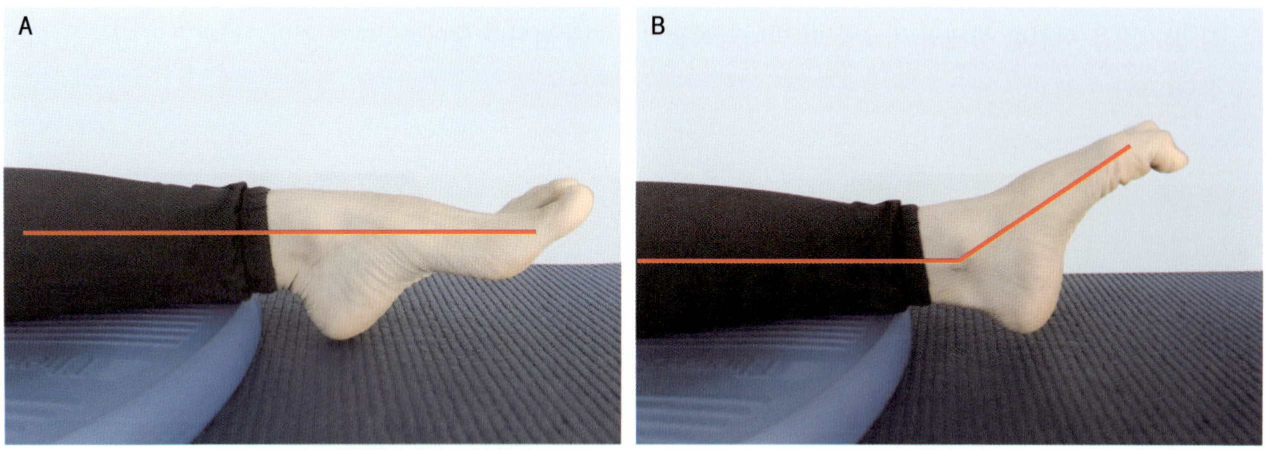

그림 9.84 긴발가락폄근 단축 시 발가락 굽힘 여부에 따른 발바닥쪽굽힘 가동범위 변화. A: 발가락 이완, B: 발가락 굽힘

2) 분류

(1) 불충분한 발등굽힘 유형 진단 분류

불충분한 발등굽힘 유형은 보행이나 달리기 등 일상생활에서 보행 시 발꿈치 닿기에서 발등굽힘이 충분히 일어나지 않아 발바닥쪽굽힘이 과도하게 사용되어 일어나는 움직임 손상이다. 발등굽힘 시 앞정강근을 이용하기보다 긴발가락폄근을 사용하여 발목관절에서 움직임이 잘 일어나지 않아 발목관절에 찝히는 느낌이 있거나 달리다가 급하게 멈추면 발목이 밀리는 느낌이 일어난다. 불충분한 발등굽힘 유형의 기여 요인으로는 통증, 정렬, 근육, 움직임 검사의 결과 등이 있다. 평가항목 7개 중 5개 이상 양성이면(70% 이상) 불충분한 발등굽힘 유형으로 분류한다(표 9.7).

표 9.7 불충분한 발등굽힘 유형 진단 분류표

기여 요인	검사 내용	반응
통증	보행 시 통증	양성/음성
정렬	무릎관절의 과다폄	양성/음성
	발목관절의 발바닥쪽굽힘	양성/음성
근육	종아리세갈래근 단축	양성/음성
	긴발가락폄근 단축	양성/음성
움직임	능동적인 발등굽힘 검사(발가락 폄)	양성/음성
	살짝 무릎 굽힘 검사(무릎 굽힘 90° 이전에 발꿈치 들림)	양성/음성

(2) 진단에 따른 중증도 평가

불충분한 발등굽힘 유형으로 분류된 경우에 중증도 분류를 위해 수행된다. 통증 요인(30점)은 시각상사척도를 이용한다. 해당되는 통증 점수 영역에 따라 점수가 부여된다. 정렬 요인(20점)은 선 자세에서의 관절을 관찰하여 과신전 정렬 상태에 따라 점수가 부여된다. 근육 요인(20점)으로 불충분한 발등굽힘 유형을 유발할 수 있는 근육들의 근력 및 근육 길이 검사 결과에 따라 양성반응인 경우마다 각각 점수가 부여된다. 움직임 요인(30점)은 아래 표에 제시된 움직임 검사의 결과에 따라 양성반응인 경우마다 각각 점수가 부여된다(표 9.8).

표 9.8 불충분한 발등굽힘 유형의 진단에 따른 중증도 평가표

<table>
<tr><th>기여 요인</th><th colspan="3">통증 점수(VAS)</th><th>점수</th></tr>
<tr><td rowspan="3">통증
(30)</td><td colspan="3">1~3</td><td>10</td></tr>
<tr><td colspan="3">4~7</td><td>20</td></tr>
<tr><td colspan="3">8~10</td><td>30</td></tr>
<tr><td rowspan="3">정렬
(20)</td><td colspan="3">정렬 상태</td><td>점수</td></tr>
<tr><td colspan="3">무릎관절의 과다폄</td><td>10</td></tr>
<tr><td colspan="3">발목관절의 발바닥쪽굽힘</td><td>10</td></tr>
<tr><td rowspan="4">근육
(20)</td><td>근육</td><td>검사</td><td>검사의 양성반응</td><td>점수</td></tr>
<tr><td>앞정강근</td><td>근력 검사</td><td>G등급 이하</td><td>7</td></tr>
<tr><td>종아리세갈래근</td><td>근육 길이 검사</td><td>단축</td><td>7</td></tr>
<tr><td>긴발가락폄근</td><td>근육 길이 검사</td><td>단축</td><td>6</td></tr>
<tr><td rowspan="5">움직임
(30)</td><td>검사</td><td colspan="2">양성반응</td><td>점수</td></tr>
<tr><td rowspan="2">보행</td><td colspan="2">이른 발꿈치 들기</td><td>5</td></tr>
<tr><td colspan="2">무릎관절 과다폄</td><td>5</td></tr>
<tr><td>살짝 무릎 굽힘 검사</td><td colspan="2">이른 발꿈치 들기</td><td>10</td></tr>
<tr><td>능동적인 발등굽힘 검사</td><td colspan="2">발가락 폄</td><td>10</td></tr>
<tr><td colspan="4">총점</td><td>100</td></tr>
</table>

3) 중재

(1) 움직임 교육

보행 시 말기디딤기에서 최대한 발등굽힘이 유지되도록 발꿈치가 빨리 들리지 않게 한다. 이는 장딴지근의 수동적 신장에 의해 일어나는 이른 발뒤꿈치 들기를 감소시킬 수 있다. 하이힐을 신거나 잠자리에서 이불을 발가락까지 덮지 않도록 한다.

(2) 움직임 개선을 위한 도수 관리

① 근육 길이 교정

불충분한 발등굽힘 유형의 일반적인 중재 방법은 제한된 발목관절의 움직임을 개선하는 것에 초점을 맞춘다. 종아리세갈래근의 길이를 신장시키기 위해 선 자세 벽 스트레칭 운동이나 계단에 올라가 종아리세갈래근을 스트레칭한다. 길게 앉아서 수건으로 발등굽힘을 보조하여 능동적으로 발등굽힘하는 방법과 발등굽힘을 유지하기 위한 야간 발목 보조기를 사용하는 방법도 있다(그림 9.55).

② 관절가동술

발목관절의 자가 가동술 방법을 제공하기 위해 테이프를 목말뼈 앞쪽에서 아래쪽, 뒤쪽으로 진행하여 목말뼈의 안쪽과 가쪽 그리고 발꿈치뼈의 뒤쪽 모서리 부분에 테이프를 감아준다. 테이프를 적용한 후 고정된 발 위에서 정강뼈의 전진이 요구되는 런지 혹은 쪼그려앉기 자세를 취한다(그림 9.85). 테이프는 발 위로 정강뼈가 전진할 때 목말뼈를 안정화를 제공하는 것을 돕기 위해 일상생활에서 닫힌사슬 활동 동안 사용될 수 있다. 테이프는 수건 혹은 밴드로 대체될 수 있고, 고정된 발 위에서 능동적으로 정강뼈를 전진하는 동안 수건의 모서리 끝으로 목말뼈의 뒤-아래쪽 방향으로 미끄러짐(gliding)을 제공할 수 있다(그림 9.86).

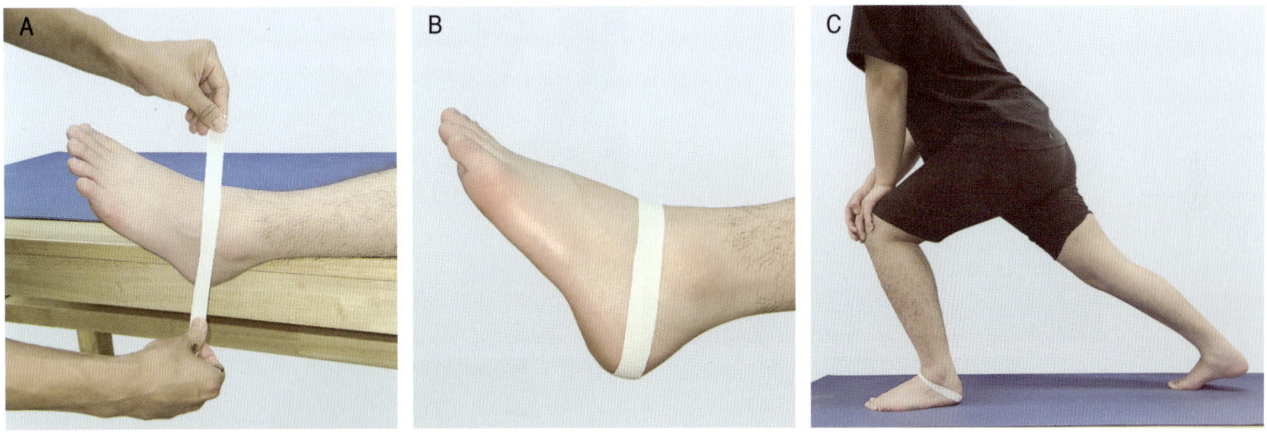

그림 9.85 테이핑을 이용한 목말뼈 뒤쪽 미끄러짐. A: 테이핑 적용, B: 테이핑 적용 후 모습, C: 런지 자세에서의 목말뼈 뒤쪽 미끄러짐

③ 근력 강화 훈련

앞정강근을 강화하기 위해서는 발등굽힘을 할 때 긴발가락폄근을 많이 쓰이지 않게 하는 것이 중요하기 때문에 다음과 같은 운동을 수행한다. 앉은 자세에서 발꿈치가 바닥에 붙지 않게 물건을 받쳐 밴드를 이용해 저항을 준다. 발등굽힘 시 주의할 점은 발가락이 펴되지 않도록 운동해야 한다는 것이다. 이 동작이 잘 된다면 엉덩관절 굽힘과 발등굽힘을 함께 수행하며 운동한다. 양쪽 발등에 밴드를 걸어 둔 후 발가락이 펴되지 않은 상태에서 발등굽힘을 유지하면서 엉덩관절 굽힘과 폄을 반복하여 수행한다. 다음 진전된 저항 운동은 전 운동

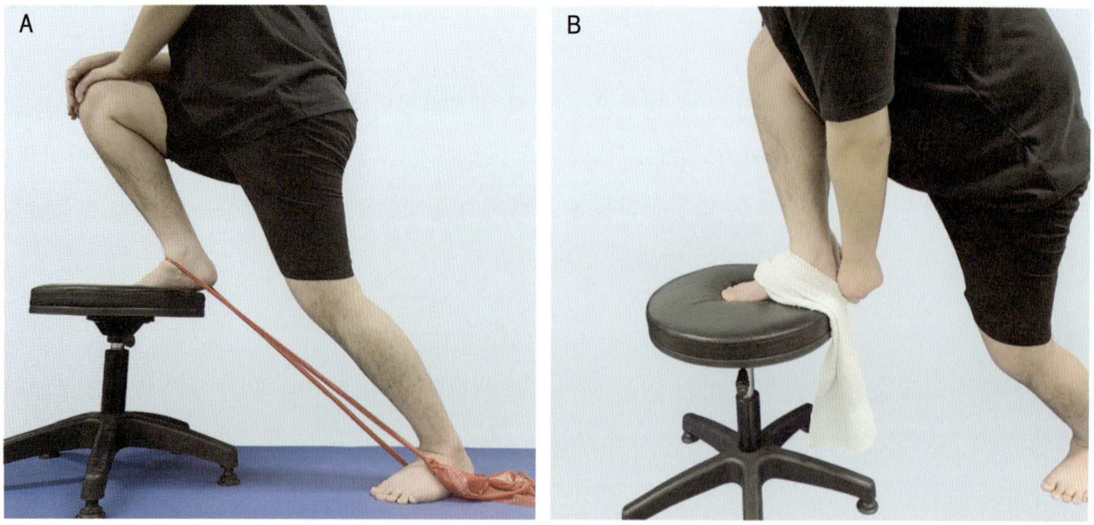

그림 9.86 목발뼈 뒤쪽 미끄러짐. A: 밴드 이용, B: 수건 이용

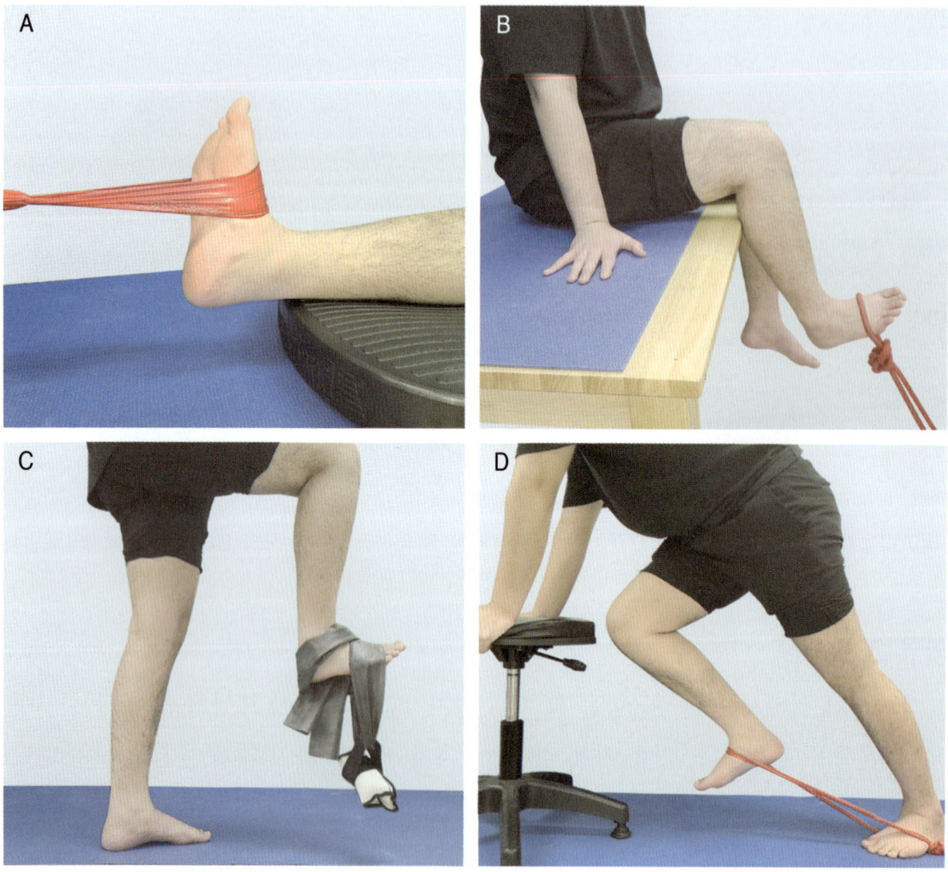

그림 9.87 앞정강근의 점진적인 근력 강화 훈련. A: 1단계, B: 2단계, C: 3단계, D: 4단계

과 똑같이 양쪽 발등에 밴드를 걸어둔 후에 앞 구조물에 기댄 후 피칭을 하도록 한다. 이때도 발가락이 폄되지 않은 상태에서 빠르게 발을 바꾸어 운동을 수행하여 달리는 동작에서도 앞정강근이 잘 사용되도록 교육한다(그림 9.87).

발 내재근을 강화하기 위해 수건을 바닥에 두고 발가락으로 수건을 움켜잡고 발 아래로 끌어당긴다. 무게는 저항을 증가시키기 위해 수건에 추가할 수 있다. 활은 올라가야 하지만, 대상자가 긴발가락굽힘근은 사용하지 않도록 한다.

(3) 움직임 개선을 위한 보조기, 신발 및 테이핑

신발의 화형은 발과 맞아야 한다. 보행 중 추진기 시 발허리발가락관절에서 구부러질 수 있는 밑창과 함께 단단한 뒷날개의 월형이 있는 신발이 일반적으로 적절하다. 발등굽힘 가동범위 제한을 일으키는 굽이 높은 신발은 피해야 한다. 신발의 길이와 넓이 그리고 발가락 상자(toe box)의 높이는 발의 크기와 발가락 기형을 수용할 수 있어야 한다.

발꿈치 올리기(heel lift)는 급성기의 통증 완화를 위해 발등굽힘을 감소시켜 스트레스를 줄이는 목적으로 신발 안에 삽입한다. 종아리세갈래근 스트레칭 운동프로그램이 완료되었을 때 높이를 낮출 수 있다. 윤활주머니염이 있을 경우 신발 발꿈치의 압력으로 인해 통증이 발생될 수 있으므로 일시적으로 발꿈치가 개방된 신발을 신는 것이 필요할 수 있다. 발꿈치힘줄염을 위해서 발목을 발바닥쪽굽힘되게 하며 먼쪽 종아리 뒤쪽에서 발의 활 중간까지 테이핑을 한다(그림 9.78).

4) KEMA 관리

불충분한 발등굽힘 유형은 쪼그려 앉기와 같은 일상생활이 힘들어진다. 따라서 평상시 발목관절의 발등굽힘을 제한시키는 굽이 높은 신발 착용을 피해야 하고, 보행 시에 충분한 발등굽힘 움직임이 일어나야 한다. 체중지지기에서 이른 발꿈치 들기가 일어나지 않도록 보행 훈련을 시행한다.

표 9.9 불충분한 발등굽힘 유형 요약

잘못된 정렬	손상	KEMA 관리
• 무릎관절의 과다폄 • 상대적으로 발바닥쪽 굽힘된 발목관절	• 종아리세갈래근의 단축 • 긴발가락폄근의 단축 • 발등굽힘 시 발목뼈의 뒤쪽 미끄러짐 제한 • 발등굽힘 시 과도한 발가락 폄	• 보행 시 입각기 시 능동적인 발꿈치 들기 • 앞정강근/발 내재근 강화 • 발등굽힘 증진을 위한 장딴지근 스트레칭 운동 및 관절가동술

13. 발 저운동성 유형

발 저운동성 유형(hypomobility type)은 발과 발목의 생리학적 · 부수적 움직임(accessory motion)의 감소와 관련이 있으며, 관절의 퇴행성 변화 또는 외상 혹은 수술로 인한 장기간의 고정이 원인이다(그림 9.88).

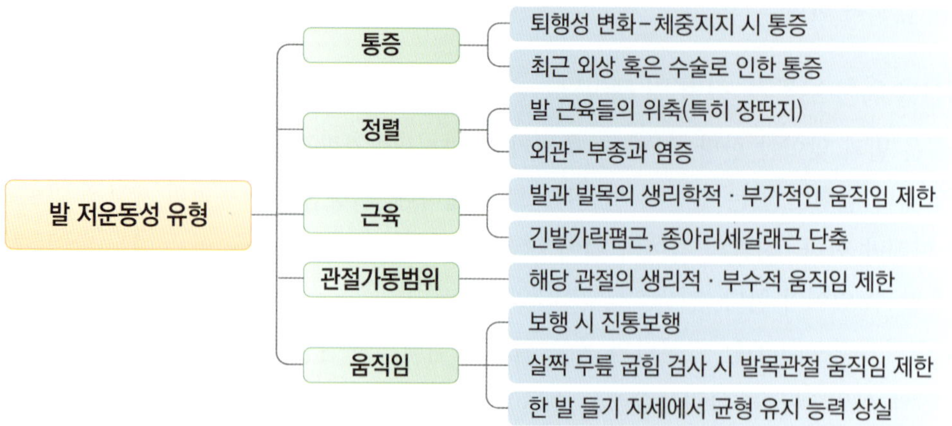

그림 9.88 발 저운동성 유형 진단 분류

1) 분류 기준

(1) 통증 및 증상

발 저운동성 유형의 주된 운동손상은 발과 발목의 생리학적 그리고 부수적인 움직임 감소와 연관이 있다. 주로 관절의 퇴행성 변화 혹은 장기간의 고정이 원인이다. 대부분 보행, 선 자세, 계단 오르고 내리기와 같은 체중지지 활동 시 통증을 호소하고 휴식 시에는 통증이 감소한다. 아침이나 장기간의 휴식 후에는 발 관절의 뻣뻣함을 호소하며 통증이 점진적으로 증가한다. 증상 부위와 그에 대한 설명이 애매모호하며 관절내 깊은 곳에 있다고 호소한다. 발과 발목내의 뼈관절염은 과거의 외상과 관절 협착 및 불규칙한 관절면과 관련이 있는 반면에 류마티스 관절염은 뻣뻣한 관절, 관절 파괴, 기형과 관련이 있다. 발 저운동성 유형의 주된 특징은 최근의 외상 또는 수술 과거력으로 인한 발과 발목의 고정 기간이 있었으며 발의 움직임이 기대했던 만큼 진전되지 않는 특징을 가진다.

(2) 정렬 검사

발 저운동성 유형은 특징적인 구조 정렬이 없다. 다만 육안으로 장딴지근육이 위축된 모습으로 보이며, 부종, 관절의 퇴행 변화 그리고 수술의 결과로 발과 발목이 국소적으로 비대해 보일 수 있다. 발과 발목 주위에서의 염증 징후들을 볼 수 있다.

(3) 관절가동범위 및 근육 길이 검사

발 저운동성 유형은 생리학적 및 부수적인 관절의 움직임 제한이 특징이다. 발목관절의 발등굽힘뿐만 아니라 발바닥쪽굽힘도 제한되고 목말밑관절, 발목뼈사이관절, 발허리뼈사이관절, 발허리발가락관절과 같은 관절도 포함될 수 있다. 수술, 외상 또는 고정과 관련된 감소된 관절 움직임에 대한 추가적인 평가가 필요하다. 치료사는 특정 관절의 움직임을 향상시켜야 하는지 또는 움직임이 증가되지 않도록 다른 부위에서 보상적 움직임이 일어났는지에 대해 정확하게 이해해야 한다. 평가 동안에 관절 제한이 뼈관절염과 관련이 있다면 수동적인 움직임의 반복은 흔히 움직임과 증상을 호전되게 한다. 제한된 관절의 움직임이 몸쪽과 먼쪽의 관절들에 의해서 보상되었을 가능성이 있다. 특히 무릎관절의 과다폄, 발중간부관절 발등굽힘은 일반적인 보상적 움직임이다.

(4) 근력 검사

전반적으로 발목과 발 근육의 근력은 약하며 일반적으로 한 발로 발꿈치 들기가 불가능하다.

(5) 움직임 검사

보행 시 손상측의 단축된 디딤기, 정상측의 감소된 보폭, 발가락이 가쪽으로 향하는 증가된 발 진전각, 발꿈치 닫기에서 발꿈치 떼기로 가는 비정상적인 보행 패턴을 보인다. 완전한 체중지지를 견디기 힘들어하는 진통보행이 특징이다. 제한된 발목관절 움직임에 대한 보상으로 무릎의 과다폄이 일어나고 이동 보조기구에 의존하며 체중지지 활동에 대한 지구력이 저하된다. 제한된 발목 움직임으로 인해 계단 내려가기 시 정상측으로 체중지지하도록 옆으로 또는 비교대적 패턴으로 계단을 내려갈 필요가 있다. 고유수용성감각 및 균형 능력 평가를 위해 수행된 한 발 서기 검사에서 균형 조절 손상 및 유지 시간 감소가 확인된다. 시각적 차단 시에는 한 발 서기에 더 큰 어려움을 느끼게 된다.

2) 분류

(1) 발 저운동성 유형 진단 분류

발 저운동성 유형의 일차적인 운동손상은 발과 발목의 생리학적 · 부수적 움직임 제한과 연관되어 있다. 이는 해당되는 관절의 퇴행성 변화 또는 장기간의 고정 효과로 인한 결과이다. 발 저운동성 유형의 기여 요인으로는 통증, 정렬, 관절가동범위, 근육, 움직임 검사의 결과 등이 있다. 평가항목 7개 중 5개 이상 양성이면(70% 이상) 저운동성 유형으로 분류한다(표 9.10).

표 9.10 발 저운동성 유형 진단 분류표

기여 요인	검사 내용	반응
통증	보행 시 통증	양성/음성
정렬	종아리근육의 위축	양성/음성
	부종	양성/음성
관절가동범위	해당관절의 생리학적 · 부수적 움직임 제한	양성/음성
근육	해당 근육의 길이 단축	양성/음성
움직임	진통보행(체중지지 제한)	양성/음성
	한 발 서기 유지 능력 상실	양성/음성

(2) 진단에 따른 중증도 평가

발 저운동성 유형으로 분류된 경우에 중증도 분류를 위해 수행된다. 통증 요인(30점)은 시각상사척도를 이용한다. 해당되는 통증 점수 영역에 따라 점수가 부여된다. 정렬 요인(20점)은 선 자세에서의 장딴지근육의 위축 혹은 손상 관절의 부종 여부를 관찰하여 점수가 부여된다. 관절가동범위 요인(20점)은 해당관절의 생리학적 · 부수적 움직임 제한 유무에 따라 점수가 부여된다. 근육 요인(20점)은 저운동성 유형을 유발할 수 있는 근육들의 근력 및 근육 길이 검사 결과에 따라 양성반응인 경우마다 각각 점수가 부여된다. 움직임 요인(10점)은 아래 표에 제시된 움직임 검사의 결과에 따라 양성반응인 경우마다 각각 점수가 부여된다(표 9.11).

표 9.11 발 저운동성 유형의 진단에 따른 중증도 평가표

<table>
<tr><th>기여 요인</th><th colspan="3">통증 점수(VAS)</th><th>점수</th></tr>
<tr><td rowspan="3">통증
(30)</td><td colspan="3">1~3</td><td>10</td></tr>
<tr><td colspan="3">4~7</td><td>20</td></tr>
<tr><td colspan="3">8~10</td><td>30</td></tr>
<tr><td rowspan="3">정렬
(20)</td><td colspan="3">정렬 상태</td><td>점수</td></tr>
<tr><td colspan="3">종아리세갈래근 위축</td><td>10</td></tr>
<tr><td colspan="3">부종</td><td>10</td></tr>
<tr><td rowspan="3">관절가동범위
(20)</td><td colspan="3">관절가동범위</td><td>점수</td></tr>
<tr><td colspan="3">해당 관절의 생리학적 움직임 제한</td><td>10</td></tr>
<tr><td colspan="3">해당 관절의 부수적 움직임 제한</td><td>10</td></tr>
<tr><td rowspan="3">근육
(20)</td><td>근육</td><td>검사</td><td>검사의 양성반응</td><td>점수</td></tr>
<tr><td>해당 근육</td><td>근력 검사</td><td>G등급 이하</td><td>10</td></tr>
<tr><td>해당 근육</td><td>근육 길이 검사</td><td>단축</td><td>10</td></tr>
<tr><td rowspan="3">움직임
(10)</td><td>검사</td><td colspan="2">양성반응</td><td>점수</td></tr>
<tr><td>보행</td><td colspan="2">진통보행</td><td>5</td></tr>
<tr><td>한 발 서기</td><td colspan="2">균형 능력 상실</td><td>5</td></tr>
<tr><td colspan="4">총점</td><td>100</td></tr>
</table>

3) 중재

(1) 움직임 교육

환자가 관절염 병력이 있다면 걷기 또는 달리기와 같은 반복적인 체중지지 활동을 중단하는 것이 필요하다. 고정식 자전거 타기와 수중 에어로빅, 노젓기와 같은 상하지 유산소 운동을 제공할 필요가 있다. 체중 감량은 체중지지 활동 시 통증에 상당한 영향을 줄 수 있으므로 필요하다면 반드시 논의되어야 한다. 절뚝거리는 진통보행은 무릎, 엉덩관절, 허리 또는 정상측 발의 다른 부위에 손상을 일으킬 수 있다. 보행패턴 치료의 초점은 정상적인 체중이동 및 체중지지 활동의 회복이다. 보행 보조도구의 사용은 관절염이 있는 대상자에게 일시적 또는 영구적으로 적용된다.

(2) 움직임 개선을 위한 도수 관리

① 근육 길이 교정

손상, 수술 또는 고정으로 인한 관절의 뻣뻣함은 적극적인 관절가동범위 운동프로그램이 필요하다. 단축된 종아리세갈래근/발꿈치힘줄을 늘리기 위해 목말밑관절의 중립 자세를 유지한 채로 벽 스트레칭 운동, 발꿈치 늘어뜨리기 스트레칭 운동 및 길게 앉아서 수건으로 발등굽힘 보조 스트레칭 운동을 실시한다. 발등굽힘 자세를 유지하기 위한 야간 발목 보조기도 도움이 될 수 있다(그림 9.55).

② 관절가동술

감소된 발바닥쪽굽힘을 증가시키기 위해 네발기기 자세에서의 뒤쪽락킹 혹은 능동 · 수동적인 관절가동범위 운동을 실시하며 관절가동화와 도수 교정이 함께 적용된다(그림 9.89). 발목관절의 제한을 해결하기 위해 떼어당김 기법 혹은 벨트, 테이핑, 밴드를 이용한 목말뼈의 뒤쪽 미끄러짐을 한다(그림 9.90). 목말밑관절의 안쪽번짐/가쪽번짐 제한은 각각 가쪽과 안쪽 미끄러짐을 이용하여 목말밑관절을 가동화한다(그림 9.91).

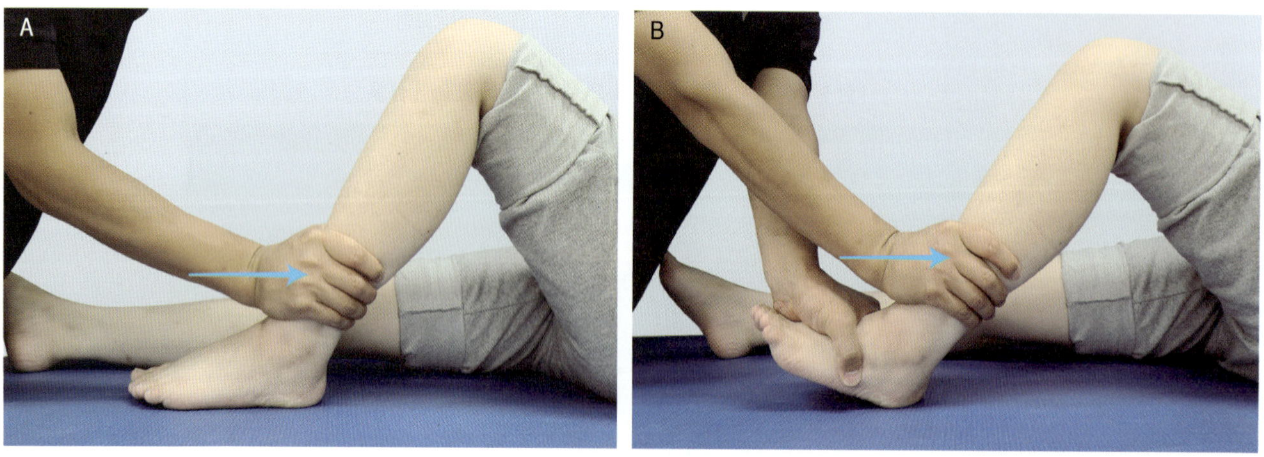

그림 9.89 발목관절의 발바닥쪽굽힘 증진을 위한 정강뼈 뒤쪽 미끄러짐. A: 정강뼈 뒤쪽 미끄러짐, B: 미끄러짐과 동시에 능동적인 발바닥쪽굽힘

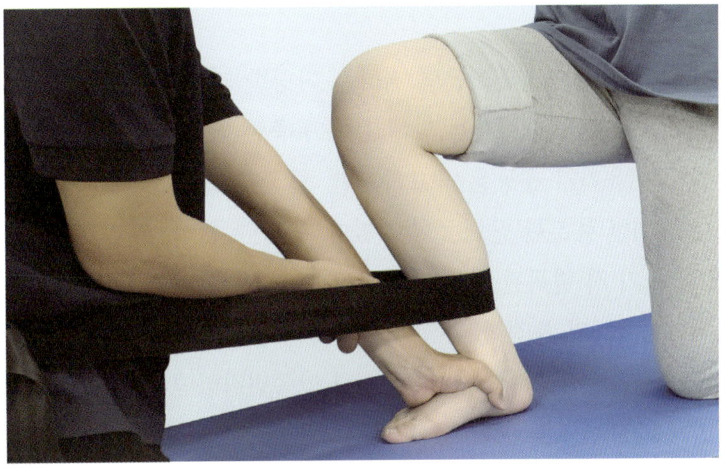

그림 9.90 발목관절 발등굽힘을 위한 정강뼈 앞쪽 및 목말뼈 뒤쪽 미끄러짐

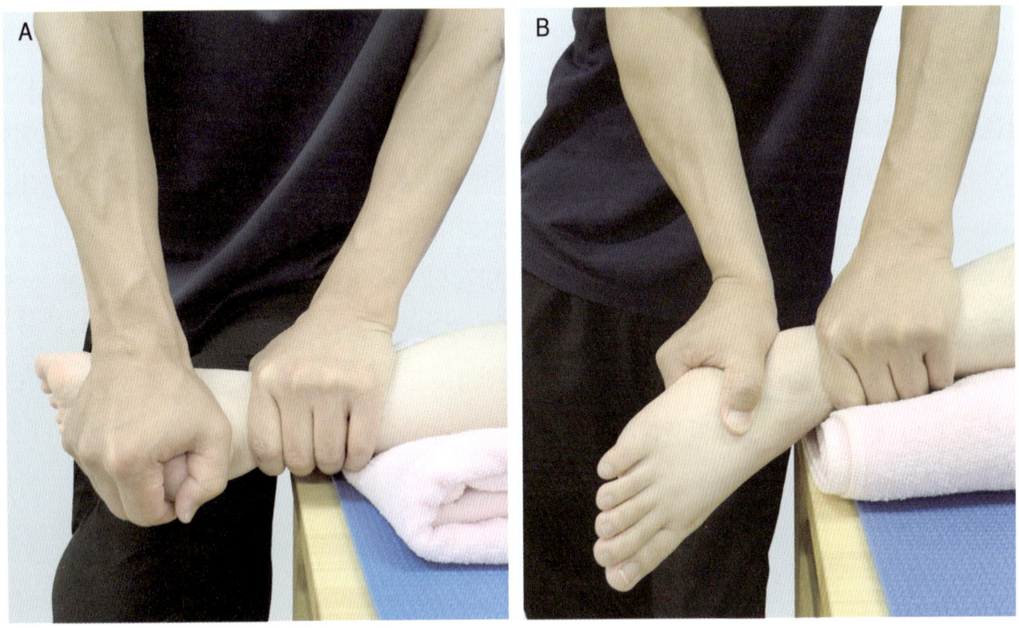

그림 9.91 목말밑관절의 안쪽번짐/가쪽번짐 증진을 위한 가동술. A: 안쪽번짐 증진, B: 가쪽번짐 증진

앞쪽 혹은 뒤쪽 미끄러짐을 이용하여 특정 발목뼈사이관절을 가동화하며 감소된 발허리발가락관절과 발가락뼈사이관절 가동범위를 증진시키기 위해 앞쪽(폄)과 뒤쪽(굽힘) 미끄러짐을 사용하여 가동화한다. 근육 길이의 변화가 뚜렷하게 증가될 때까지 신발의 발꿈치 높이기를 적용하는 것이 필요할 수 있다. 관절염에 의해 감소된 운동성은 관절 염증과 증상이 악화되는 것을 피하기 위해 더욱 부드럽게 다루어져야 한다.

③ 근력 강화 훈련

발바닥쪽굽힘근(장딴지근 및 뒤정강근) 근력 저하는 다양한 기능적 손상을 유발한다. 일반적으로 탄력밴드를 활용한 근력 강화 운동은 체중지지에 의해 자주 통증이 있을 때 시작할 수 있는 적절한 운동이다. 양측 혹은 한쪽 발꿈치 들어올리기 운동은 중요하지만, 발꿈치 들어올리기가 가능하다고 해서 보행과 달리기 동안 발꿈치 떼기를 위한 충분한 근력을 갖추었다고 볼 수 없다. 뛰기, 달리기, 전력질주, 계단 내려가기 동안에 발가락으로 착지 시 발목관절의 발등굽힘의 조절은 발바닥쪽굽힘근의 원심성 수축에 의한 결과이다. 따라서 발바닥쪽굽힘근의 특정한 신장성 과부하는 높은 수준의 활동 목표가 있는 대상자들에게 매우 중요하다. 앞장강근과 종아리근 강화를 위해 각각 안쪽번짐하면서 발등굽힘 방향으로, 가쪽번짐하면서 발바닥쪽굽힘 방향으로 탄력밴드를 활용하여 저항 운동을 한다. 또한 짧은 발 운동과 같은 발 내재근 강화 운동을 실시한다. 손상된 균형과 고유수용감각은 낙상과 추가적인 손상에 중요한 기여 요인이 된다. 치료의 단계는 눈을 뜬 상태–눈을 감은 상태–견고한 지면–편평하지 않은 지면 순으로 진행된다. 이후에 공차기, 뒤로 걷기와 같은 역동적인 활동을 수행하게 된다.

(3) 움직임 개선을 위한 보조기, 신발 및 테이핑

발 저운동성 유형의 부종 크기에 따라 신발의 크기와 모양을 조절할 수 있는 끈 매듭법을 시행하고 충분한 공간을 제공하기 위한 깊이 있는 신발(depth shoe)을 추천한다. 발꿈치와 발가락 높이 비율(heel–to–toe ratio)의 증가는 발목관절의 발등굽힘 제한을 해결하기 위한 치료가 성공적이지 못했을 때 합리적인 대안이 될 수 있다. 관절염을 위해 체중지지 동안 발과 발목의 증상을 완화하기 위해 만들어질 수 있는 다양한 신발 교정법들이 있으며, 특히 전면접촉 발 보조기를 추천한다(그림 9.92). 신발 밑바닥에 허리쇠가 삽입된 락커 형태의 신발은 발목관절의 발등굽힘 또는 발허리발가락관절의 발등굽힘을 하려는 최대의 노력 없이 발가락을 쉽게 구부리도록 하기 위한 것이다(그림 9.93).

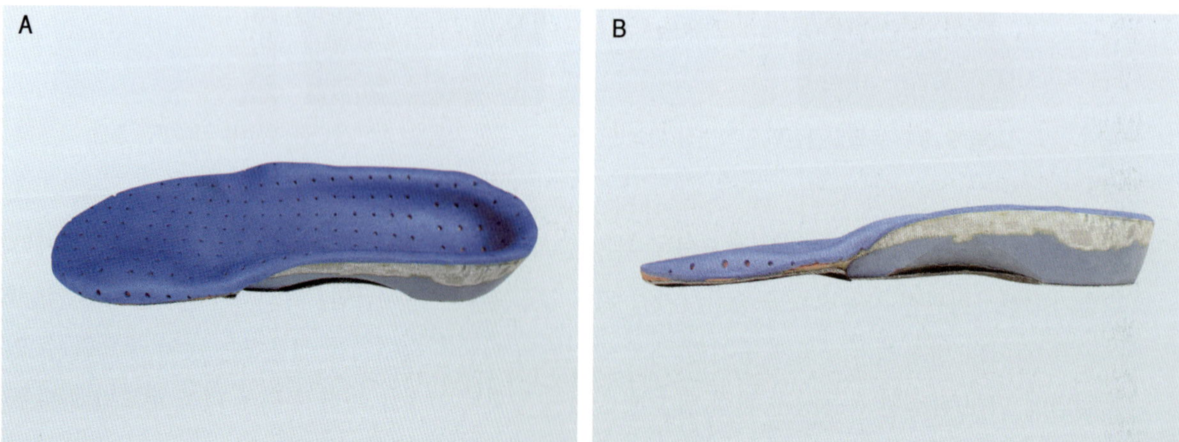

그림 9.92 관절염을 위한 전면접촉 발 보조기. A: 윗모습, B: 옆모습

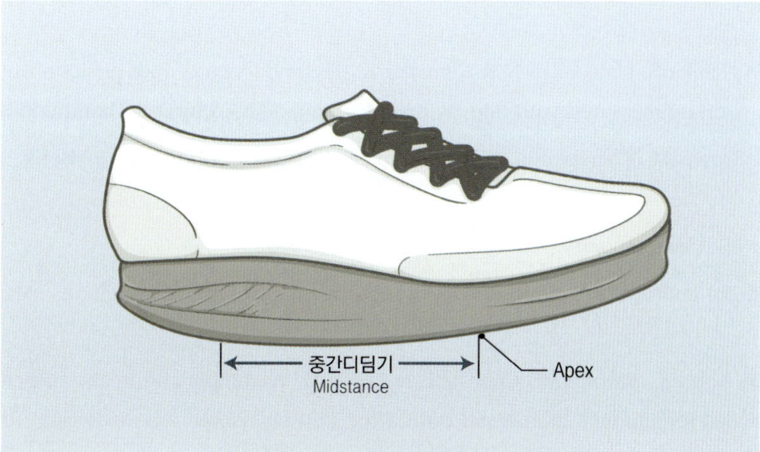

그림 9.93 허리쇠를 포함한 락커 신발

4) KEMA 관리

관절염이 있거나 발 수술을 받은 환자인 경우, 걷기 또는 달리기와 같은 강한 충격이 반복되는 체중지지 활동을 중단하는 것이 필요하다. 체중지지 활동은 통증을 유발할 수 있으므로 체중 감량 및 보행 보조도구 사용이 필요하다(표 9.12).

표 9.12 발 저운동성 유형 요약

잘못된 정렬	손상	KEMA 관리
• 종아리근육 위축 • 부종	• 해당 근육의 근력 약화 및 길이 단축 • 진통보행 • 균형 능력 상실	• 체중지지 능력 향상 • 해당 관절 가동범위 운동 • 해당 근육의 발과 발목 주위 근력 강화 운동 • 균형 훈련

참고문헌

1. Akuzawa H, Imai A, Iizuka S, Matsunaga N & Kaneoka K. The influence of foot position on lower leg muscle activity during a heel raise exercise measured with fine-wire and surface EMG. Physical Therapy in Sport. 2017; 28; 23-28.
2. Constantinou M & Brown M. Therapeutic taping for musculoskeletal conditions-E-Book. Elsevier Health Sciences. 2010.
3. Decker W & Albert SB. Contemporary pedorthics. Elton-Wolf. 2002.
4. Exelby L. The Mulligan concept: its application in the management of spinal conditions. Manual therapy. 2002; 7(2); 64-70.
5. Jung DY, Kim MH, Koh EK, Kwon OY, Cynn HS, & Lee WH. A comparison in the muscle activity of the abductor hallucis and the medial longitudinal arch angle during toe curl and short foot exercises. Physical Therapy in Sport. 2011; 12(1); 30-35.
6. Jung DY, Koh EK, Kwon OY. Effect of foot orthoses and short-foot exercise on the cross-sectional area of the abductor hallucis muscle in subjects with pes planus: a randomized controlled trial 1. Journal of back and musculoskeletal rehabilitation. 2011; 24(4); 225-231.
7. Jung DY, Koh EK, Kwon OY, Yi CH, Oh JS, Weon JH. Effect of medial arch support on displacement of the myotendinous junction of the gastrocnemius during standing wall stretching. Journal of orthopaedic & sports physical therapy. 2009; 39(12); 867-874.
8. Kim MH, Kwon OY, Kim SH, Jung DY. Comparison of muscle activities of abductor hallucis and adductor hallucis between the short foot and toe-spread-out exercises in subjects with mild hallux valgus. Journal of Back and Musculoskeletal Rehabilitation. 2013; 26(2); 163-168.
9. Kisner C, Colby LA, Borstad J. Therapeutic exercise: Foundations and techniques. Fa Davis. 2017.
10. Koh EK, & Jung DY. The reliability of flexor hallucis longus stretch test in subjects with asymmetric hallux valgus angles.The Journal of Korean Physical Therapy. 2016; 28(2); 124-127.
11. Michaud TC. Foot orthoses and other forms of conservative foot care. Williams & Wilkins. 1993.
12. Neumann DA. Kinesiology of the musculoskeletal system-e-book: Foundations for rehabilitation. Elsevier Health Sciences. 2016.
13. Sahrmann S. Movement system impairment syndromes of the extremities, cervical and thoracic spines. Elsevier Health Sciences. 2010.
14. Soysa A, Hiller C, Refshauge K, Burns J. Importance and challenges of measuring intrinsic foot muscle strength. Journal of foot and ankle research. 2012; 5(1); 1-14.
15. Valmassy RL. Clinical biomechanics of the lower extremities. Mosby Incorporated. 1996.
16. Wu SK, Lou SZ, Lee HM, Chen HY, You JY. Gastrocnemius inflexibility on foot progression angle and ankle kinetics during walking.Clinical Biomechanics. 2014; 29(5); 556-563.

INDEX

ㅈ

Q

R

S